Klinikleitfaden
Innere Medizin

Untersuchung, Diagnostik, Therapie, Notfall

Herausgeber: Dr. Jörg Braun, Lübeck,
Dr. Arno Dormann, Minden

Lektorat: Dr. Martina Steinröder, Dr. Rainer Siebenand

Reihenherausgeber: Dr. Arne Schäffler, Ulrich Renz

Unter Mitarbeit von: Priv.-Doz. Dr. Hermann M. Behre, Münster;
Dr. Kirsten Bödecker, Lübeck; Dr. Matthias Braun, Cuxhaven;
Dr. Andreas Brüning, Lübeck; Dr. Gotthilf Fischle, Tübingen;
Dr. Hans-Joachim Frercks, Malente; Dr. Berthold Gehrke, München;
Dr. Thomas Grünwald, Berlin; Dr. Henning Hoffmann, Lübeck;
Dr. Erdmute Knop, Lübeck; Dr. Burkhard Kreft, Lübeck;
Dr. Christian Knoll, Lübeck; Dr. Thomas Lehners, Neustadt/ RBGF;
Dr. Martin Lindig, Lübeck; Dr. Elmar Neuheuser, Minden;
Dr. Margret Oethinger, Boston; PD Dr. Achim Peters, Lübeck;
Dr. Herbert Renz-Polster, Portland; Oliver Sbach, Holstendorf;
Dr. Hans Joachim Siemens, Lübeck; PD Dr. Ulrich Stierle, Lübeck;
Dr. Sabine Schmidt, Ulm; Christian Wanzen, Traben-Trarbach;
Dr. Klaus Weber, Lübeck

6., neu bearbeitete Auflage

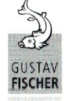

Gustav Fischer Verlag
Lübeck, Stuttgart, Jena, Ulm

Zuschriften und Kritiken an: Dr. med. Jörg Braun, Klinik für Innere Medizin
Medizinische Universität zu Lübeck, Ratzeburger Allee 160, 23538 Lübeck

Wichtiger Hinweis
Die Erkenntnisse in der Medizin unterliegen laufendem Wandel durch Forschung und klinische Erfahrungen. Die Autoren dieses Werkes haben große Sorgfalt darauf verwendet, daß die gemachten (therapeutischen) Angaben – insbesondere hinsichtlich Indikation, Dosierung und unerwünschter Wirkungen – dem derzeitigen Wissensstand entsprechen. Das entbindet den Benutzer nicht von der Verpflichtung, anhand der Beipackzettel zu verschreibender Präparate zu überprüfen, ob die dort gemachten Angaben von denen in diesem Buch abweichen, und seine Verordnung in eigener Verantwortung zu bestimmen.

CIP-Titelaufnahme der Deutschen Bibliothek

Klinikleitfaden Innere Medizin : Untersuchung, Diagnostik, Therapie, Notfall.
Hrsg.: Jörg Braun ; Arno Dormann. Unter Mitarb. von: Hermann M. Behre –
6. neu bearb. Aufl. – Lübeck ; Stuttgart ; Jena ; Ulm : G. Fischer, 1996
ISBN 3-437-41000-8
NE: Braun, Jörg [Hrsg.]; Behre, Hermann M.; Innere Medizin

Gedruckt auf elementar chlorfrei gebleichtem Papier

Alle Rechte vorbehalten.
1. Auflage März 1989
2. Auflage Januar 1990
3. Auflage September 1991
4. Auflage Juni 1992
5. Auflage September 1994
6. Auflage August 1996

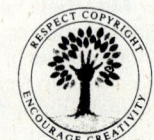

Fremdsprachige Ausgaben:
Italienisch: Gruppo Editoriale Faenza Editrice, Faenza
Ungarisch: Springer-Verlag, Berlin, Heidelberg, New York, Budapest
Polnisch: Zaklad Narodowy, Wroclaw
Tschechisch: Galén Verlag, Prag
Spanisch: Grass Ediciones, Barcelona
Griechisch: Paschalidis Medical Publications, Athen
Türkisch: YÜCE AS, Istanbul
Russisch: Lotes Verlag, Minsk
Rumänisch: Editura Medicala, Bukarest
Bulgarisch: Medizina i Fizkultura, Sofia

© 1996 Gustav Fischer Verlag: Lübeck, Stuttgart, Jena, Ulm

Das Werk einschließlich aller seiner Teile ist urheberrechtlich geschützt. Jede Verwertung außerhalb der engen Grenzen des Urheberrechtsgesetzes ist ohne Zustimmung des Verlages unzulässig und strafbar. Dies gilt insbesondere für Vervielfältigungen, Übersetzungen, Mikroverfilmungen sowie die Einspeicherung und Verarbeitung in elektronischen Systemen.

Satz: SRP GmbH, Geschäftsstelle Lübeck
Druck: Clausen & Bosse, Leck
Umschlag: Gerda Raichle, Ulm; Andreas Waage, Ulm

Printed in Germany

Geleitwort

Ärztinnen und Ärzte sehen sich als Berufsanfänger oft großen Schwierigkeiten gegenüber: Ihr Berufsalltag stellt hohe Anforderungen an ihr Wissen und ihre praktischen wie organisatorischen Fähigkeiten. Nicht immer ist ein erfahrener Kollege mit Rat und Tat zur Stelle – und nicht nur Notfälle erfordern zügiges Handeln in Diagnostik und Therapie.

Hier soll mit dem bewährten Buchkonzept Hilfestellung gegeben werden. Zusammen mit zahlreichen Kolleginnen und Kollegen verschiedener Kliniken wurde mit dem *„Klinikleitfaden Innere Medizin"* ein Ratgeber entworfen, in dem sich nicht nur der Berufsanfänger rasch und kompetent informieren kann.

Ich freue mich, daß dieses Werk in kurzer Zeit so weite Verbreitung gefunden hat und bereits in mehrere Sprachen übersetzt worden ist. Ich wünsche ihm weiterhin viel Erfolg.

Professor Dr. med. Peter C. Scriba

Direktor der Medizinischen Klinik
Klinikum Innenstadt der Universität München

Vorwort zur 6. Auflage

Sieben Jahre nach dem Erscheinen der ersten Auflage des *Klinikleitfadens Innere Medizin* ist dieses Buch mit einer Gesamtauflage von über 160 000 Exemplaren und Übersetzungen in zehn Sprachen aus unseren Kitteltaschen nicht mehr wegzudenken. Grundlage dieses Erfolges ist die konsequente und kontinuierliche Aktualisierung und Neubearbeitung jeder Auflage.
Ganz wesentlich haben hierzu unsere Leser mit vielen Anregungen beigetragen. Ihnen gilt unser Dank. Wir hoffen, daß sie uns auch weiterhin kritisch unterstützen.

Für die sechste Auflage wurden die einzelnen Fachgebiete aktualisiert und vertieft, z.B. bei der Darstellung der Diagnostik und Therapie von Infektionskrankheiten (AIDS, multiresistente Streptokokken etc.). Wichtige Hinweise zu aktuellen Trends, z.B. Datenvernetzung in der Medizin (Online-Dienste etc.), wurden hinzugefügt.

Das Gesundheitsstrukturgesetz (GSG) führt in sämtlichen Gebieten der Medizin zu umfassenden Umstrukturierungen und notwendigen Verhaltensänderungen. Um diesen Anforderungen gewachsen zu sein, haben wir erstmalig in der sechsten Auflage Stufenschemata für die Labordiagnostik (Kosten-Nutzen-Verhältnis), die Tagestherapiekosten und den Einsatz von Anitbiotika, sowie einen erweiterten ICD-9-Schlüssel aufgenommen.

Für die sechste Auflage wurde das Herausgeberteam durch Dr. Arno Dormann verstärkt; auch konnten neue Autoren gewonnen werden. Wir bitten unsere Leser auch weiterhin um kritische Anmerkungen und Ergänzungen und hoffen, daß der Klinikleitfaden in seinem neuen Erscheinungsbild auch weiterhin ein zuverlässiger und kompetenter Begleiter im Stationsalltag bleibt.

Jörg Braun, Lübeck und Arno Dormann, Minden
im Juli 1996

Danksagung

Für die Durchsicht der Manuskripte und für Anregungen danken wir:

Herrn Dr. med. Boris Baetge, Med. Klinik I der Med. Universität Lübeck
Herrn Prof. Dr. med. H.P. Bertram, Lehrstuhl für Pharmakologie und Toxikologie der Universität Witten-Herdecke
Herrn Dr. med. Eike Burmester, Abteilung für Innere Medizin, Städtisches Krankenhaus Süd, Lübeck
Herrn PD Dr. med. Klaus Dalhoff, Med. Klinik II der Med. Universität Lübeck
Herrn Dr. med. Peter Erren, Bielefeld
Herrn PD Dr. med. Hans-Björn Gehlen, Institut für Radiologie der Med. Universität Lübeck
Frau Dr. med. Viktoria Heidinger, Internistische Abteilung, Katharinenhospital, Stuttgart
Herrn Dr. med. Volkhart Kurowski, Med. Klinik II der Med. Universität Lübeck
Herrn Dr. med. Diether Ludwig, Med. Klinik I der Med. Universität Lübeck
Frau Dr. med. Sigrun Müller-Hagen, 2. Med. Abteilung des Albertinen-Krankenhauses Hamburg
Herrn Prof. Dr. med. Michael Otte, Chefarzt der 2. Med. Abteilung des Allgemeinen Krankenhauses Wandsbek
Herrn Prof. Dr. med. Klaus Sack, stellvertretender Direktor der Med. Klinik I der Med. Universität Lübeck
Herrn Prof. Dr. med. P. Ch. Scriba, Direktor der Medizinischen Klinik, Klinikum Innenstadt der Universität München
Herrn PD Dr. med. J. Steinhoff, Med. Klinik I der Med. Universität Lübeck
Herrn Dr. Roman Stößenreuther, München
Herrn Prof. Dr. med. K.J. Wießmann, Med. Klinik II der Med. Universität Lübeck

Nicht zuletzt danken wir den vielen Lesern, die uns mit Kritik und vielen neuen Ideen versorgt haben.

Bedienungsanleitung

Der Klinikleitfaden ist ein *Kitteltaschenbuch*. Wir haben daher versucht, medizinisches Wissen komprimiert darzustellen. In der Kitteltasche ist unserer Meinung nach kein Raum für theoretische Grundlagen wie Pathophysiologie oder allgemeine Pharmakologie. Das Klinikleitfadenkonzept orientiert sich an den praktischen Problemen von Diagnostik und Therapie.

Wie in einem medizinischen Lexikon werden viele gebräuchliche Abkürzungen verwendet, die im Abkürzungsverzeichnis auf Seite IX ff. erklärt werden.

Die Kernkapitel des Klinikleitfadens sind folgendermaßen gegliedert:
- Der erste Teil behandelt „Leitsymptome und ihre Differentialdiagnose" sowie das für die Abklärung sinnvolle diagnostische Vorgehen
- Der zweite Teil „Diagnostische Methoden" gibt einen Überblick über Indikation und Interpretation der wichtigsten Untersuchungsmethoden des entsprechenden Fachgebietes (z.B. EKG, Röntgen, Labordiagnostik)
- In den folgenden Teilkapiteln werden einzelne Krankheitsbilder besprochen.

 Abschnitte zum therapeutischen Vorgehen bei **Notfällen** sind durch einen umrandeten Kasten mit dem Blaulichtsymbol gekennzeichnet.

 Tips, Tricks und Hinweise auf vermeidbare Fehler sind mit einer Mausefalle gekennzeichnet.

Es wurde versucht, Wiederholungen zu vermeiden, z.B. wird die Thromboseprophylaxe nicht dreimal in Hämatologie, Intensivmedizin und Angiologie, sondern nur einmal (in Kapitel 21.8) ausführlich dargestellt. Dies erfordert eine große Zahl von Verweisen, die mit einer *Hand* ☞ gekennzeichnet sind.

Ein ausführlicher Index ist der Schlüssel zum Inhalt. Im Index sind Notfälle rot hervorgehoben. Zusätzlich findet sich auf der Titelseite eines jeden Kapitels eine Inhaltsübersicht.

Wir haben uns um größte Sorgfalt bemüht. Dennoch sollten insbesondere die angegebenen Arzneimitteldosierungen und andere Therapierichtlinien beständig überprüft werden. Keine noch so sorgfältig verfaßte Publikation kann klinische Erfahrung ersetzen. Anleitung und Supervision durch erfahrene KollegInnen bleiben daher wesentliche Grundlage der ärztlichen Ausbildung.

Abkürzungsverzeichnis

Symbole

®	Handelsname
↔	normal (im Normbereich)
↑	hoch, erhöht
↓	tief, erniedrigt
→	vgl. mit, daraus folgt
☞	siehe (Verweis)

A

A.	Arterie(n)
abdom.	abdominal(is)
abs.	absolut
ACE	*Angiotensin converting enzyme*
ACTH	adrenokortikotropes Hormon
ACVB	Aortocoronarer Venenbypass
ADH	Antidiuretisches Hormon
Ätiol.	Ätiologie
AFP	Alpha-Fetoprotein
AGS	Adrenogenitales Syndrom
AIDS	*Acquired immuno deficiency syndrome*
allg.	allgemein
ALL	Akute lymphatische Leukämie
AK	Antikörper
AMA	Antimitochondrialer Antikörper
AML	akute myeloische Leukämie
Amp.	Ampulle
ANA	Antinukleäre Antikörper
ant.	anterior
ANV	akutes Nierenversagen
a.p.	anterior-posterior
AP	alkalische Phosphatase
art.	arteriell
AS	Aminosäure
ASL	Anti-Streptolysin-Titer
ASR	Achillessehnenreflex
ASS	Azetylsalicylsäure
AT III	Antithrombin III
a.-v.	arterio-venös
AVK	Arterielle Verschlußkrankheit
AZ	Allgemeinzustand

B

BAL	Bronchoalveoläre Lavage
bakt.	bakteriell
BB	Blutbild
bds.	beidseits, bilateral
BE	Broteinheit, *base excess*
bes.	besonders
BGA	Blutgasanalyse
Bili	Bilirubin
BSG	Blutkörperchensenkungsgeschwindigkeit
BSP	Bandscheibenprolaps
BSR	Bizepssehnenreflex
BZ	Blutzucker
bzw.	beziehungsweise

C

C_1–C_8	Zervikalsegment 1–8
ca.	circa
Ca^{2+}	Kalzium
Ca	Karzinom
CAH	Chronisch aggressive Hepatitis
CEA	Carcino-embryonales Antigen
CHE	Cholinesterase
Chol.	Cholesterin
chron.	chronisch
Cl^-	Chlorid
CLL	chron. lymphatische Leukämie
CML	chron. myeloische Leukämie
COLD	chronic obstructive lung disease
CT	Computertomogramm
CCT	Kraniales Computertomogramm
CRP	C-reaktives Protein
CVI	chron. venöse Insuffizienz

D

DD	Differentialdiagnose
Def.	Definition
desc.	descendens
d.h.	das heißt
Diab. mell.	Diabetes mellitus
Diagn.	Diagnostik
DIC	disseminierte intravasale Koagulopathie

DIP	distales Interphalangealgelenk		G6PD	Glukose-6-Phosphat-Dehydrogenase
DK	Dauerkatheter		GvH	graft versus host
DNA	Desoxyribonukleinsäure		Gy	Gray (→ Radiother.)
dpt.	Dioptrien		gyn.	gynäkologisch
DSA	Digitale Subtraktionsangiographie		γ-GT	γ-Glutamyl-Transferase
DUS	Doppler-Ultraschall			
DVSA	digitale, venöse Subtraktionsangiographie		**h**	Stunde
			Haem. infl.	Haemophilus influenzae
E. coli	Escherichia coli		Hb	Hämoglobin
E'lyte	Elektrolyte		Hbs-Ag	Hepatitis B-Antigen
EK	Erythrozytenkonzentrat		ß-HCG	humanes Choriongonadotropin
EKG	Elektrokardiogramm		HE	hepatische Enzephalopathie
ELISA	enzyme-linked immuno sorbent assay		Hep.	Hepatitis
EMG	Elektromyographie		Hkt.	Hämotokrit
ENG	Elektroneurographie		HOCM	Hypertrophe obstruktive Kardiomyopathie
Enterob.	Enterobacter		HOPS	Hirnorganisches Psychosyndrom
EP	evoziertes Potential		HT	Herzton
E'phorese	Elektrophorese		HWI	Harnwegsinfektion
Epid.	Epidemiologie		HWK	Halswirbelkörper
ERC, ERCP	Endoskopische retrograde [Cholangio-]-		HWS	Halswirbelsäule
ERP	[Pankreatiko]-Graphie		HZV	Herzzeitvolumen
Erkr.	Erkrankung			
Erw.	Erwachsener		**I.**a.	intraarteriell
Ery	Erythrozyten(-konzentration)		I.c.	intracutan
EZ	Ernährungszustand		ICR	Interkostalraum
			IE	Internationale Einheiten
F	Frauen, Faktor		IgA (-G, -M)	Immunglobulin A (-G, -M)
FEV$_1$	Einsekundenkapazität		IKZ	Inkubationszeit
FFP	fresh frozen plasma		i.m.	intramuskulär
FRC	functional residual capacity		Ind.	Indikation
FSH	Follikel stimulierendes Hormon		Inf.	Infektion, inferior
FSP	Fibrinogenspaltprodukte		Insuff.	Insuffizienz
			Intox.	Intoxikation
Gew.	Gewicht		i.S.	im Serum
GFR	Glomeruläre Filtrationsrate		ITP	Idiopathische thrombopenische Purpura
ggf.	gegebenenfalls		IUP	Intrauterinpessar
Ggl.	Ganglion		i.v.	intravenös
GH	Growth hormon		i.v. Py	intravenöse Pyelographie
GIT	Gastrointestinaltrakt			
GN	Glomerulonephritis		**J.**	Jahre
GOT	Glutamat-Oxalacetat-Transaminase		JVP	Jugularvenenpuls
GPT	Glutamat-Pyruvat-Transaminase		5JÜR	Fünfjahres-Überlebensrate

K⁺	Kalium		mittl.	mittlere
KG	Krankengymnastik		Mon.	Monat(e)
/kg	pro Kilogramm Körpergewicht		MRT	Magnetresonanztomographie
KBR	Komplementbindungsreaktion		MS	Multiple Sklerose
KH	Kohlenhydrate		ms	Millisekunden
KHK	Koronare Herzkrankheit		MSH	Melanozyten stimulierendes Hormon
Klebs.	Klebsiella		MSU	Mittelstrahlurin
KM	Knochenmark, Kontrastmittel		MTP	Metatarsolphalangealgelenk
KMP	Kardiomyopathie		MÜZ	mittlere Überlebenszeit
KMT	Knochenmarktransplantation		Mycob. tbc	Mycobacterium tuberculosis
kons.	konservativ		Mycopl. pneum.	Mycoplasma pneumoniae
Konz.	Konzentration			
KI	Kontraindikation		**N.**, Nn.	Nervus, Nervi
KO	Komplikation		Na	Natrium
Krea	Kreatinin		NANB-Hep.	Non-A-Non-B-Hepatitis
			NAP	Nervenaustrittspunkte
Leuko(s)	Leukozyten		NNH	Nasennebenhöhlen
LDH	Laktatdehydrogenase		NNM	Nebennierenmark
LH	Luteinisierendes Hormon		NNR	Nebennierenrinde
li	links		neg.	negativ
Lig.	Ligamentum		Neiss. mening.	Neisseria meningitidis
LJ.	Lebensjahr		NI	Niereninsuffizienz
L1 - L5	Lumbalsegment 1–5		NMR	Kernspintomographie
Lk	Lymphknoten		NSAID	non steroidal antiinflammatory drugs (Syn. NSAR)
LMA	Lebermembran-Autoantikörper		NSAR	nicht-steroidale Antirheumatika (Syn. NSAID)
LWS	Lendenwirbelsäule		NW	Nebenwirkung
LWK	Lendenwirbelkörper			
LP	Lumbalpunktion		**O.**B.	ohne Besonderheit
Lufu	Lungenfunktion		OP	Operation
			Ös.	Ösophagus
M	Männer			
M., Mm.	Musculus, Musculi		**P.**a.	posterior-anterior
MAS	Malassimilationssyndrom		pAVK	periphere arterielle Verschlußkrankheit
max.	maximal		Päd.	Pädiatrie
MCL	Medioclavicularlinie		Pat.	Patient
MCP	Metacarpolphalangealgelenk		path.	pathologisch
MCTD	Mixed connective tissue disease		PAS	Paraaminosalizylsäure
MCV	Mittleres korpuskuläres Volumen		PBC	Primäre Biliäre Zirrhose
MDP	Magen-Darm-Passage		PcP	Pneumocystis carinii Pneumonie
M,D,S	Motorik, Sensibilität, Durchblutung		PCR	polymerase chain reaction
Mg²⁺	Magnesium		PDK	Periduralkatheter
MG	Molekulargewicht			
min.	minimal			
Min.	Minute			
Mio.	Millionen			

PEEP	Positive endexpiratory pressure	Staph. aur.	Staphylokokkus aureus
PEG	Perkutane endoskopische Gastrostomie	STH	somatotropes Hormon
p.i.	post infectionem	s.u.	siehe unten
PIP	proximales Interphalangealgelenk	sup.	superior
P.m.	punctum maximum (Herzauskultation)	Sy.	Syndrom

T$_3$, T$_4$ Triodthyronin, Thyroxin
tägl. täglich
Tbc Tuberkulose
TBG Thyroxinbindendes Globulin
TC total [lung] capacity
TEE transösophageale Echokardiographie
Ther., ther. Therapie, therapeutisch
Thrombos Thrombozyten
TG Triglyzeride
TIA Transiente ischämische Attacke
Tr. Traktus
Trep. pall. Treponema pallidum
TPHA Treponema pallidum Hämagglutinations-test
TRH Thyreotropin releasing hormone
TSH Thyreoidea stimulating hormone
TSR Tricepssehnenreflex
TTK Tagestherapiekosten
TZ Thrombinzeit

P. nodosa Panarteriitis nodosa
Pneumok. Pneumokokken
pos. positiv
postop. postoperativ
PNP Polyneuropathie
präop. präoperativ
PRIND prolonged reversible ischaemic neurol. deficit
PSC primär sklerosierende Cholangitis
PSR Patellarsehnenreflex
PTC perkutane transhepatische Cholangiographie
PTCA perkutane transluminale coronare Angioplastie
PTT Partielle Trombinzeit

RA rheumatoide Arthritis
re rechts
respir. respiratorisch
rezid. rezidivierend
RG Rasselgeräusch
Rö Röntgen
RPR Radiusperiostreflex
RR Blutdruck nach Riva-Rocci

u.a. und andere, unter anderem
UHSK ultrahoch dosierte Streptokinase

V.a. Verdacht auf
v.a. vor allem
VC vital capacity
Vit. Vitamin
vgl. vergleiche

S. siehe
s.a. siehe auch
Salm. Salmonellen
s.c. subkutan
S1 - S5 Sakralsegment 1–5
Sek. Sekunde(n)
serol. serologisch
SHT Schädelhirntrauma
SIADH Syndrom der inadäquaten ADH-Sekretion
SIRS Systemic inflammatory response system
SLE Systemischer Lupus erythomatodes
SMA Smooth muscle antigen

Wo. Woche(n)
WW Wechselwirkung (von Arzneimitteln)

Z.B. zum Beispiel
ZNS Zentrales Nervensystem
z.Zt. zur Zeit
ZVD Zentraler Venendruck
ZVK Zentraler Venenkatheter

Bildnachweis

S. 185: Tony Stone Bilderwelten, München
S. 583: Hoffmann La Roche AG, Basel
S. 659: Gazelle Technologie INC.; USA
S. 725: Gazelle Technologie INC.; USA

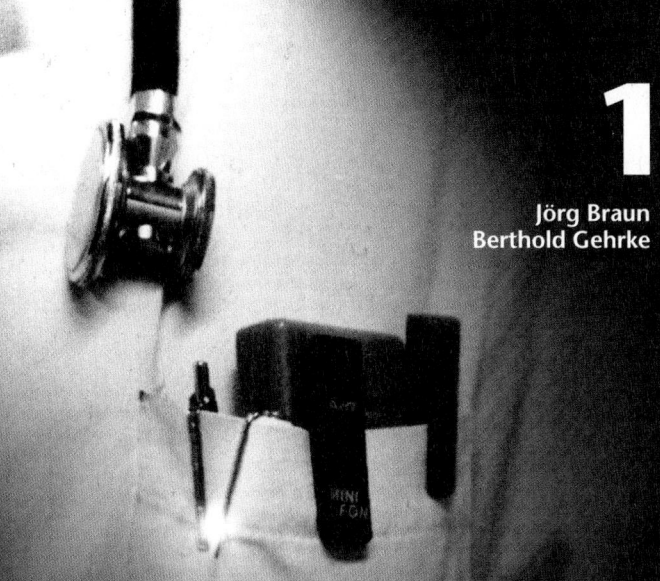

Jörg Braun
Berthold Gehrke

Tips für die Stationsarbeit

1.1	Patientenaufnahme	2	1.8	Was darf der/die AiP? 21
1.2	Körperliche Untersuchung	3	1.9	Medizinische Online-Dienste 22
1.3	Das Rezept	8	1.10	Kostenmanagement im Krankenhaus 24
1.3.1	Rezeptausstellung	8		
1.3.2	Betäubungsmittelrezept	8	1.11	Umweltschutz im Krankenhaus 25
1.4	Die Entlassung des Patienten	9		
1.4.1	Die Entlassung	9	1.12	Die häufigsten Diagnosen der ICD-9-Diagnosestatistik 26
1.4.2	Der Arztbrief	10		
1.5	Sterben und Tod eines Patienten	11		
1.5.1	Der sterbende Patient	11		
1.5.2	Totenbescheinigung (Leichenschauschein)	12		
1.5.3	Organtransplantation	12		
1.5.4	Obduktion	13		
1.6	Aufklärungspflicht	14		
1.7	Probleme im Stationsalltag	15		
1.7.1	Nadelstichverletzung	15		
1.7.2	Nasenbluten	16		
1.7.3	Akutes Glaukom	17		
1.7.4	Akuter idiopathischer Hörsturz	17		
1.7.5	Dekubitus	17		
1.7.6	Multi-resistenter S. aureus (MRSA)	19		
1.7.7	Schluckauf	21		

Antibiotika	☞ 19.1
Diabeteseinstellung	☞ 13.1.1
Diät bei Diabetes mellitus	☞ 13.1.1
bei Fettstoffwechselstör.	☞ 13.2
bei Hyperurikämie	☞ 13.3
bei Niereninsuffizienz	☞ 9.7.4
Dosierung von Medikamenten über Perfusor	☞ 21.9
Handels- und Freinamen der 2000 wichtigsten Medikamente	☞ 23
Infusions- und Ernährungstherapie	☞ 2.8
Neurolog. Untersuchung	☞ 16.1
Obstipation	☞ 7.1.5
Schmerztherapie	☞ 21.6

1.1 Patientenaufnahme

Nach der Aufnahmeuntersuchung entscheiden
- **Bettruhe?**
  - *Absolute Bettruhe* indiziert bei Phlebothrombose (Oberschenkel/Beckenvene), Lungenembolie, akuter Phase des Herzinfarktes, Endokarditis, Myokarditis
  - *Relative Ind.:* schwere Infektionskrankheiten (Thomboseprophylaxe!), Synkopen in der Anamnese, Gleichgewichtsstörungen, Herzinsuff.
  - *Keine Ind.:* Thrombophlebitis, Pneumonie (v.a. alter Pat.), entgleister Diab. mell.
- **Nahrungskarenz?** Absolute Nahrungskarenz, solange eine OP nicht ausgeschlossen ist; bei akuter Pankreatitis, Ileus
- **Diät:** Eine besondere Diät ist indiziert bei Diab. mell. (Standard = 14 BE, ☞ 13.1), Fettstoffwechselstörungen (☞ 13.2), Gicht (☞ 13.3), Hypertonie (☞ 5.3.1), Niereninsuff. (☞ 9.7). Ein Großteil der früher üblichen „Schonkosten" bei gastrointestinalen Erkrankungen sind obsolet
- **Parenterale Ernährung** ☞ 2.8
- **Thromboseprophylaxe** ☞ 21
- **Schmerzmittel** und Schmerztherapie ☞ 21.6
- **Schlafmittel:** Behandlung auf wenige Tage beschränken.
  - Keine Kombinationspräparate!
  - Barbiturate wegen langer HWZ und hohem Abhängigkeitspotential meiden. Kurzwirksame Benzodiazepine (z.B. Oxazepam, eine halbe Tabl. 2 h vor dem Schlafen) sind Mittel der Wahl
  - Paradoxe Reaktionen v.a. bei alten Pat. sind auf Überdosierung zurückzuführen: Dosisreduktion!
  - Bei arteriosklerotischen Verwirrtheitszuständen Chloralhydrat (30 Min. vor dem Schlafen 0,5–1 g mit einem Glas Wasser), Koffein (z.B. 1 Tasse Kaffee oder 15–20 Trpf. einer Koffein-Lösung)
- **Psychopharmaka** ☞ 21.7
- **Abführmittel** (☞ 7.1.5): im Krankenhaus sind z.B. Mittel der Wahl
  - Einmalklistiere
  - Laktulose: z.B. Bifiteral® 10–20 g bzw. 3 x 1–2 Eßlöffel tägl.; Wirkungseintritt nach 8–10 h, Vorsicht bei Diab. mell.
  - Natriumpicosulfat: in Laxoberal® 1–2 Tbl. bzw. 10–20 Tropfen, Wirkungseintritt nach 2–4 h
- **Tetanus- und Tollwutschutz** ☞ 18.8
- Evtl. Eintrag in die Akte, ob **Reanimationsversuch** erfolgen sollen, ggf. nach Rücksprache mit Pat. und Angehörigen
- **Blinder oder schwerhöriger Patient:** Personal mitteilen, sich immer vorstellen, deutlich artikulieren.

1.2 Körperliche Untersuchung

Allgemeines
- **Allgemein-** (AZ: gut, reduziert, stark reduziert) und **Ernährungszustand** (EZ)
- **Bewußtseinslage?** Diagnostik und Vorgehen bei Koma und Präkoma ☞ 3.3. Ist Pat. zu Raum, Zeit und Person orientiert? Ist der Pat. kontaktfähig? Konzentrationsfähigkeit? Körperhaltung?

Inspektion von Haut und Schleimhäuten
- **Exsikkosezeichen:** „stehende" Hautfalten, trockene Haut und Schleimhäute, borkige Zunge, Augenbulbi weich, Puls flach/schnell, Hypotonie
- **Zyanose?** Konzentration des reduzierten Hb im Kapillarblut > 5 g/dl.
  - Periphere Zyanose: lokal begrenzte oder generell erhöhte O_2-Sättigung des Blutes in der Lunge. Klinik: Haut und Akren blau, Zunge aber nicht. Ursachen: z.B. Herzinsuff. DD Zyanose ☞ 4.1.3
  - Zentrale Zyanose: Haut und Zunge blau. Ursachen: z.B. Lungenerkrankungen mit erhöhtem Shuntvolumen, Herzvitien mit Rechts-Links Shunt
- **Ikterus?** Gelbfärbung der Skleren ab Serum-Bili > 1,5 mg/dl (> 26 mmol/l). Juckreiz (Cholestase)? DD Ikterus ☞ 8.1.1
- **Anämie?** Konjunktiven erscheinen blaß, wenn Hb < 9 g/dl. Koilonychie = Einsenkungen der Nagelplatte bei Eisenmangelanämie. Anämie zusammen mit Ikterus kann Hinweis auf Hämolyse oder Malignom sein. DD Anämie ☞ 14.1.1
- **Ödeme?** Prätibial, periorbital, sakral? Ein- oder beidseitig? Anasarka (Ödem im Rücken bei bettlägrigem Pat.)? DD Ödeme ☞ 10.1.1
- **Haut:** Behaarung? Pigmentierung? Exantheme? Enantheme? Ekzeme? Petechien? Spider naevi (u.a. bei Lebererkrankungen)?

	DD des fleckförmigen Exanthems	
Farbe	**Ursache**	**Differentialdiagnose**

rot	- Durchblutungssteigerung
	- Gefäßvermehrung
	- Austritt von Erythrozyten
	  – klein = Petechien
	  – groß = Ekchymosen
		- Erysipel, Virusexanthem (z.B. Masern), Verbrennung I. Grades, Arzneimittelexanthem, Naevus flammeus, Spider naevus M. Werlhof, Vasculitis allergica, Purpura senilis, Steroidpurpura

braun	- Melanin- oder Melanozytenvermehrung - Hämosiderinablagerung	- Sommersprossen, Altersfleck, Café au lait-Fleck, flacher Nävuszellnävus - Purpura jaune d'ocre bei chron. venöser Insuff., Bleomycindermatitis, postinflammatorische Hyperpigmentierung
weiß	- Pigmentverlust - Gefäßverengung oder Gefäßarmut	- Vitiligo, Albinismus, Pityriasis versicolor, syphilitisches Leukoderm - Kälte, Raynaud-Sy., Nävus anämicus, Sklerodermie

Primäreffloreszenzen
- **Fleck (Makula):** umschriebene Farbveränderung im Hautniveau
- **Knötchen (Papel):** feste, nicht wegdrückbare Erhabenheit der Haut von Stecknadelkopf- bis Erbsgröße. Ätiol.: z.B. Warze, Xanthelasma, Lichen ruber, Prurigo, Condylomata lata
- **Knoten (Nodus):** tastbare Gewebevermehrung in tieferen Hautschichten. Ätiol.: z.B. Lk-Schwellung, Lipom, Erythema nodosum
- **Tumor:** Gewebevergrößerung jedweder Ursache. Ätiol.: z.B. Spinaliom, Keratoakanthom, noduläres malignes Melanom
- **Quaddel (Urtika):** durch ein Ödem im Korium entstandene plateauartige, flüchtige, juckende Erhabenheit der Haut (weiß oder blaß rosa). Ätiol.: z.B. Nesselsucht, Quincke-Ödem, Brennessel- oder Quallenkontakt, lokale Insektenstichreaktion
- **Bläschen (Vesikula)** und **Blase (Bulla):** mit Flüssigkeit gefüllter Hohlraum (intra- oder subepidermal). Ätiol.: z.B. Herpes simplex, Herpes zoster, Pemphigus vulgaris, bullöses Pemphigoid, Verbrennung III., Prophyria cutanea tarda, Lyell-Sy.
- **Pustel (Pustula):** oberflächlicher, mit Eiter gefüllter Hohlraum, entweder primär oder aus einer Blase entstehend. DD: z.B. Akne vulgaris, Impetigo contagiosa, Follikulitis, Psoriasis pustulosa, Mykosen.

Sekundäre Effloreszenzen
- **Schuppe (Squama):** lamellenartige Hornabschilferung. Ätiol.: z.B. Psoriasis vulgaris, Pityriasis versicolor, Mykosen
- **Kruste:** eingetrocknetes Sekret, Blut, Eiter
- **Erosion:** oberflächl. Hautdefekt bis zu unteren Epidermisgrenze. Narbenlose Abheilung. Ätiol.: z.B. geplatzte Blasen, Kratzeffekte = Exkoriationen, Schürfverletzungen
- **Ulkus:** tiefer Hautdefekt bis unter die Epidermisgrenze. Abheilung unter Narbenbildung. Ätiol.: z.B. Ulcus cruris, Verbrennung III., Erfrierung, Verätzung, Basaliom (Ulcus terebrans), neurotrope Ulzera bei Polyneuropathie
- **Rhagade:** strichförmiger Hauteinriß z.B. Mundwinkelrhagade, Analfissur. Ätiol.: z.B. Überdehnung, Tinea pedis (☞ 18.5.3)
- **Atrophie:** Verdünnung der Haut durch Gewebeschwund. Ätiol.: z.B. lange Glukokortikoidanwendung, Lupus erythematodes (☞ 17.5.1), senile Atrophie, Sklerodermie (☞ 17.5.2)
- **Narbe (Cicatrix):** atroph. Epidermis über verhärtetem Bindegewebe nach Heilung eines tieferen Defektes
- **Nekrose:** abgestorbenes Gewebe. Trockene Nekrose = Mumifikation. Feuchte Nekrose (superinfiziert) = Gangrän. Ätiol.: z.B. pAVK IV (☞ 5.4.1), nekrotisierender Zoster, nekrotisierende Vaskulitis allergica, gangränöses Erysipel
- **Lichenifikation:** flächige Verdickung der Haut mit Vergrößerung der Hautfelderung. Ätiol.: z.B. Neurodermitis, chron. Ekzem.

Anordnung und Verteilung von Effloreszenzen
Immer beurteilen: Größe, Begrenzung (scharf, unscharf) und Konfiguration (bogig, rund, oval, strichförmig).

- **Diffus:** Erkrankung größerer Hautgebiete oder des gesamten Körpers ohne Inseln gesunder Haut, z.B. bei Erythrodermie, Albinismus, M. Addison
- **Disseminiert:** einzeln stehende Effloreszenzen, generalisiert am ganzen Körper, z.B. bei Masern, Varizellen, Röteln, schwerer Psoriasis vulgaris
- **Gruppiert:** Einzeleffloreszenz mit Neigung zu Gruppenbildung und Konfluenz (dann polyzyklisch begrenzt), z.B. Herpes simplex, Zoster (gruppierte Vesiculae)

- **Kokardenförming:** konzentrische Anordnung verschiedener Einzeleffloreszenzen, z.B. zentrale Blase mit Randerythem. Erythema exsudativum multiforme, Herpes gestationis
- **Randbetont (anulär):** Ausbreitung zentrifugal bei scheinbarer zentraler Abheilung. Tinea corporis, Erythema anulare centrifugum, Granuloma anulare
- **Gyriert, girlandenförmig:** Konfluenz mehrerer anulärer Herde.

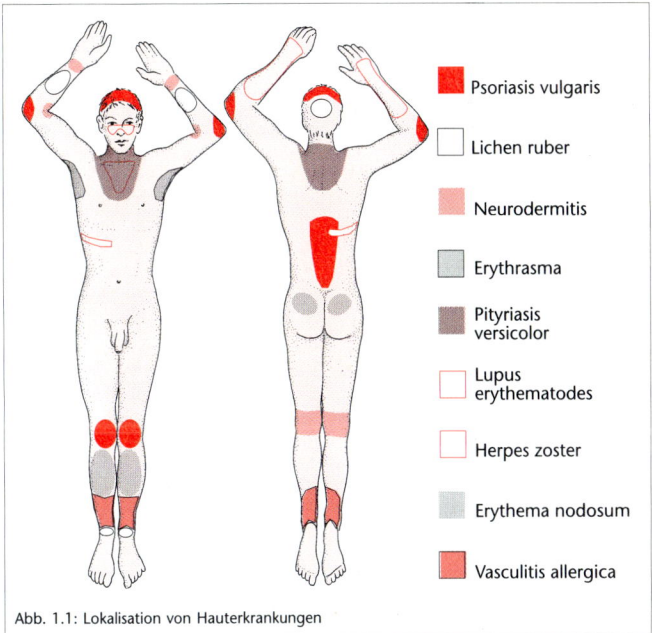

Abb. 1.1: Lokalisation von Hauterkrankungen

Hände
- **Trommelschlegelfinger** und **Uhrglasnägel** → chron. Hypoxämie
- **Ölfleck-, Tüpfel- und Krümelnägel**
- **Braunfärbung** an Endgliedern von D_2 und D_3 bei Rauchern
- **Palmarerythem** bei Lebererkrankungen
- **Dupuytrensche Kontraktur**, z.B. Leberzirrhose, Alkohol; idiopathisch
- **Schwellungen** im proximalen Interphalangealgelenk sprechen für rheumatoide Arthritis (Morgensteifigkeit, Ulnardeviation, ☞ 17.4.1)
- **Heberden-Knötchen:** seitlich der distalen Interphalangealgelenke liegende Knötchen sprechen für Arthrose (DD Gelenkschmerz ☞ 17.1.1)
- **Tremor:** z.B. chron. Alkoholismus, Hyperthyreose, Parkinsonismus, Leberausfallkoma (→ flapping tremor). DD ☞ 16.2.3.

Kopf und Hals
- **Pupillen:** direkte und konsensuelle Lichtreaktion, Konvergenz, Isokorie (Pupillen gleich groß). Pupillen entrundet? Konjunktiven gerötet? Augenhintergrund spiegeln (hypertensive, diabetische Retinopathie? Stauungspapille?). *Cave:* bei V.a. erhöhten Augeninnendruck Augen nicht weitstellen → kann Glaukomanfall auslösen!
- **Mundhöhle:** Rötung/Entzündung des Rachenrings, der Tonsillen, Zahnstatus, Gaumensegeldeviation, Belag/Ulzera/Aphten/Enantheme auf Zunge oder Mundschleimhaut? Blaue Zunge bei zentraler Zyanose, Himbeerzunge bei Scharlach, Hunter-Glossitis bei megaloblastärer Anämie, vergrößerte Zunge z.B. bei Akromegalie. Foetor ex ore: Alkohol, säuerlicher Geruch z.B. bei Gastritis, Azeton bei diabetischer Ketoazidose, Foetor hepaticus bei Leberkoma, urinartig bei Urämie. Mikrostomie (zu kleine Mundöffnung) bei Sklerodermie
- **Hirnnerven** ☞ 16.1.1
- **Kopf:** druck- oder klopfschmerzhaft? Temporalgefäße druckschmerzhaft? Druckschmerz der Nervenaustrittspunkte (NAP)?
- **Hals:** Struma (☞ 12.1.3)? Obere Einflußstauung? Kehlkopfpulsation bei Aortensuff. Lk-Vergrößerung (DD ☞ 14.1.5). Halsvenen gestaut (bei 45° Oberkörperneigung)?

Thorax
- **Form:** Faßthorax, Trichterbrust, Kyphoskoliose
- **Mammae** und regionale Lk inspizieren und palpieren (☞ 11.1.2)
- Untersuchung der Lunge ☞ 6.2.1.

Herz/Kreislauf
- **Puls:** seitengleich? Femoralispuls abgeschwächt (pAVK, Aortenisthmusstenose)? Frequenz (Tachykardie > 100/Min., Bradykardie < 60/Min.). Rhythmus: regelmäßig, unregelmäßig, peripheres Pulsdefizit (☞ 4.2.1). Pulsus paradoxus: Puls wird bei Inspiration schwächer (☞ 6.3.2)
- **Blutdruck:** Seitendifferenz > 20 mmHg pathol., Manschette sollte 3/5 des Oberarms bedecken (bei kleineren Manschetten falsch hohe RR-Werte). Distaler Rand mind. 3 cm oberhalb der Ellenbeuge.

Cave: bei Dialysepat. RR nie am Shuntarm messen, bei Hemiphlegikern nicht an der gelähmten Seite

- **Herz:** Inspektion, -palpation und -perkussion. Pulsationen (z.B. bei Aorteninsuff. im 2. ICR parasternal), Herzspitzenstoß (normal im 5. ICR MCL; bei Linksherzhypertrophie hebend, verbreitert und nach außen unten verlagert), relative Herzdämpfung (kräftige Perkussion von außen nach innen), absolute Herzdämpfung (leise Perkussion von innen nach außen, bei Lungenemphysem fehlend oder verkleinert)
- **Auskultation** ☞ 4.2.1.

Abdomen
- **Inspektion**
  - Zeichen der Lebererkrankung (☞ 8.5.1)
  - Aufgetriebener Bauch, Faustregel zur DD: „**F**ett, **F**oetus, **F**aeces, **F**latus (Luft), **F**lüssigkeit (Aszites) und Tumor"
  - Pulsationen
- **Palpation**
  - Im schmerzarmen Bereich beginnen. Druckschmerz? Resistenzen: verschieblich, schmerzhaft, wie groß?

- Bauchdecken weich oder Abwehrspannung? Loslaßschmerz? Klopfschmerz? Bruchpforten geschlossen? Leistenhernie (☞ 7.8.1)?
- Bauchaortenaneurysma: expansile Pulsation
- Leberpalpation: Größe, Konsistenz, Leberpulsation bei Trikuspidalinsuff. (☞ 4.8.7), Courvoisiersches Zeichen (pralle, tastbare Gallenblase); hepatojugulärer Reflux bei Leberpalpation? DD Hepatomegalie ☞ 8.1.3
- Milzpalpation (wenn tastbar, dann vergrößert). DD Splenomegalie ☞ 14.1.6
- **Perkussion**
  - Lebergrenzen mit Kratzauskultation bestimmen
  - Klopfschmerz über Abdomen (tympanisch, gedämpft)
  - Ggf. Aszites-Ausdehnung abschätzen: Perkussion und Palpation der fortgeleiteten Flüssigkeitswelle, lageabhängige Flankendämpfung. DD Aszites ☞ 8.1.2
- **Auskultation** der Darmgeräusche (DG): „Totenstille" bei paralyt. Ileus, gesteigerte hochgestellte, spritzende, metallisch klingende DG bei mechanischem Ileus (☞ 7.6.2)
- **Rektale Untersuchung** ☞ 7.2.1.

Nieren und ableitende Harnwege
- Klopfschmerzhaftes Nierenlager? DD ☞ 9.1.4
- Strömungsgeräusche paraumbilikal (Nierenarterienstenose)
- Äußere Genitale untersuchen, Hodenpalpation.

Wirbelsäule
Stauch-, Klopfschmerz, Form (Kyphose, Lordose, Skoliose, Gibbus), Muskelverspannung, Beweglichkeit (Schober-Test ☞ 17.1.1).

Extremitäten
Beweglichkeit (Spastik, Rigor, Zahnradphänomen), Gelenke (Rötung, Bewegungsschmerz ☞ 17.1.1, Neutral-0-Methode ☞ 17.2.1), trophische Störungen (z.B. Purpura jaune d'ocre an den unteren Extremitäten bei chron. venöser Insuff.), Temperatur und Umfang (im Seitenvergleich!), Ödeme, Varikosis (Venenerkrankungen ☞ 5.5).

Lymphknoten
Aurikulär, submandibulär, nuchal, zervikal, supra-, infraklavikulär, axillär, kubital, inguinal, popliteal Lk tastbar? Lage, Form, Größe, Oberfläche, Abgrenzbarkeit, Konsistenz. Verschieblich? Schmerzhaft? DD Lk-Vergrößerung ☞ 14.1.5.

Nervensystem
Reflexe ☞ 16.1.2. Sensibilität, Tonus, Kraft, Koordination ☞ 16.1.3–16.1.7.

Warnsignale, die auf ein Malignom hinweisen
- Gewichtsabnahme
- Verändertes Stuhl- und Miktionsverhalten: Blut im Stuhl, Teerstuhl, abwechselnde Diarrhoe und Obstipation, unwillkürlicher Stuhlabgang bei vorher kontinenten Pat.
- Ungewöhnliche Blutung, Absonderungen (z.B. Hämoptysen, Ausfluß)
- B-Symptome: Fieber, Nachtschweiß, Gewichtsverlust, Leistungsknick
- „Knoten", Schwellung, v.a. schmerzlose, geschwollene Lk
- (Allmählich zunehmende) Übelkeit, Erbrechen und Schluckbeschwerden
- Auffällige Veränderungen z.B. von Muttermalen, Warzen
- Länger als 3–4 Wo. anhaltender Husten, Heiserkeit.

1.3 Das Rezept

1.3.1 Rezeptausstellung

Verschreiben dürfen Ärzte, Zahnärzte, Tierärzte. Ein Rezept umfaßt:
- Name, Anschrift und Berufsbez. des Verschreibenden (Stempel) und Datum
- Das Kürzel „Rp." (üblich, jedoch nicht vorgeschrieben)
- Name des Arzneimittels, Arzneiform (z.B. Tabl., Supp.), Menge (z.B. 1 mg) pro abgeteilter Arzneiform und Stückzahl (z.B. N 1: kleine Packung)
- Anweisungen zur Einnahme (z.B. 3 x tägl.)
- Vor-, Zuname, Krankenkasse und Adresse des Pat.
- Eigenhändige Unterschrift
- Vordrucke sind nur für Krankenkassen- und BtMVV-Rezepte Vorschrift.

BTM-Anforderungsschein für den Stationsbedarf in der Klinik dürfen vom Stationsleiter bzw. seinem Vertreter ausgestellt werden.

1.3.2 Betäubungsmittelrezept

Betäubungsmittel nur bei begründeter Indikation verschreiben. Aber: Verordnungsschwelle BtMVV-Rezept und die damit verbundenen Rezepturschwierigkeiten dürfen nicht von der Verordnung starker Schmerzmittel z.B. bei Tumorschmerzen abhalten!

- Liste der BtMVV-(Betäubungsmittelverschreibungsverordnung)-pflichtigen Medikamente z.B. in den violetten Seiten der „Roten Liste"
- Die Verordnung ist für einen Pat., als „Praxisbedarf" und „Stationsbedarf" möglich
- 3-teiliges amtliches Formular des BGA (Bundesopiumstelle, Postfach 330013, 14191 Berlin) kann dort angefordert werden. Bei Erstanforderung Approbationsurkunde beilegen
- Es dürfen für einen Pat. verschiedene Opiate auf einem BtM-Rezept verschrieben werden
- Verschrieben werden kann die in der Roten Liste Tab. angegebene Höchstmenge, maximal jedoch der Bedarf für 30 Tage (Ausnahme möglich)
- Der Verbleib des BtM ist auf Karteikarten nach amtlichem Formblatt nachzuweisen. Dies muß vom Arzt (z.B. dem Stationsarzt) mind. monatlich überprüft werden. Die Unterlagen sind 3 J. aufzubewahren.

Hand- oder Maschinenschrift
- Name, Vorname und Anschrift des Pat., Datum (Rezept ist innerhalb von 7 Tagen einzulösen)
- Name des Verschreibenden, Berufsbezeichnung, Anschrift (mit Tel.-Nr., Stempel möglich). Ggf. Name bzw. Bezeichnung des Krankenhauses bzw. der anfordernden Station; vollständige Anschrift; Ausstellungsdatum
- Handelsnamen, Darreichungsform (z.B. Tabl., Supp)
- BtM-Menge pro Packungseinheit (in g oder mg) und die Stückzahl (in arab. Ziffern und in Worten wiederholt)
- Gebrauchsanweisung (z.B. 3 x 1), alternativ: „gemäß schriftlicher Anweisung"

Handschriftlich muß erfolgen
- Die Unterschrift des Arztes
- Ggfs. der Zusatz: „in Vertretung".

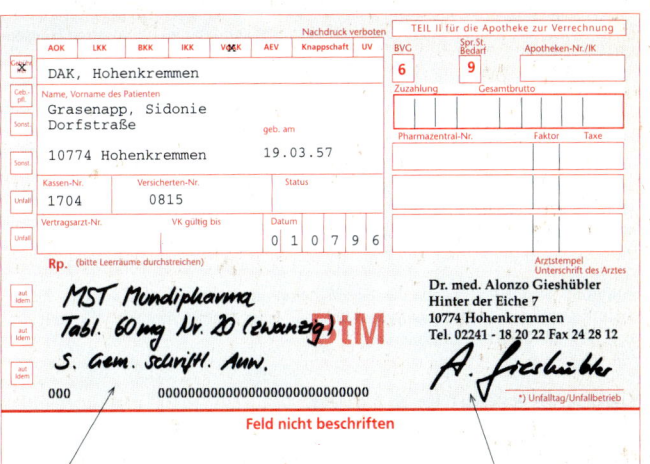

Abb. 1.2: BtM-Rezept

1.4 Die Entlassung des Patienten

1.4.1 Die Entlassung

Folgende Probleme müssen geklärt sein:
- Ist eine Fahrt mit Taxi oder öffentlichen Verkehrsmitteln möglich und zumutbar (Alltagskleidung und Schuhe vorhanden)? Ist ein Liegend-Transport nötig?
- Kann die DM 20,– Selbstbeteiligung für den Transport aufgebracht werden? Liegen die Voraussetzungen zur Befreiung vor (geringes Einkommen oder aufgrund kostenintensiver Behandlungen unzumutbar hohe Kosten? → Antrag bei der örtlichen Krankenkasse auf Ausstellung einer Befreiungskarte)?

- **Fahrtüchtigkeit**: Ist der Pat. Inhaber eines Führerscheins, muß der Arzt den Pat. auf eine neu eingetretene Fahruntüchtigkeit aufmerksam machen. Ist der Pat. nicht einsichtig, ist der Arzt zur Meldung an das örtliche Straßenverkehrsamt (→ Telefonbuch) berechtigt (jedoch nicht verpflichtet)
- Sind Angehörige, Nachbarn oder das (wieder-)aufnehmende Altenheim informiert? Evtl. – z.B. bei Tumorpatienten – auch Hausarzt anrufen, um rechtzeitige Hausbesuche sicherzustellen
- Hat der Pat. einen Hausschlüssel, um in die Wohnung zu kommen?
- Hat der Pat. zu essen? Keine Entlassung z.B. von alleinstehenden Diabetikern am Samstagnachmittag!
- Hat der Pat. die lebenswichtigen Verhaltensregeln verstanden (z.B. Flüssigkeitsrestriktion bei Herzinsuff., K^+-arme Diät bei dialysepflichtiger Niereninsuff.)?
- Hat der Pat. Medikamente? „Tagesration" bis zum Hausarztbesuch mitgeben, ggf. Rezept an Angehörige aushändigen
- Bei Entlassung Kurzbericht an den weiterbehandelnden Arzt mitgeben

> Aufgrund der Bestimmungen des Gesundheitsstrukturgesetzes muß der Pat. auf viele Rezepte v.a. bei Originalpräparaten z.T. hohe Anteile zuzahlen. Wo möglich, deshalb Generika rezeptieren.

Darüber hinaus bestehen folgende Angebote:
- **Gemeindeschwester**: besucht den Patienten für Verbandswechsel, Insulinspritze, Stoma- oder Ulkuspflege. Kosten werden bei medizinischer Notwendigkeit in der Regel übernommen
- **Essen auf Rädern**: bietet auch Diäten an (z.B. Diab. mell., cholesterinarm)
- **Heimkrankenpflege**
- **Wohlfahrtsverbände** (z.B. Diakonisches Werk, Caritas) bieten in „Pflegestationen" Hilfsmittel an (verstellbares Bett, Toilettenstuhl, Rollstuhl)
- **Sozialpsychiatrischer Dienst** übernimmt Nachsorge, z.B. bei Dorgenabhängigkeit, psychotischen Erkrankungen. Er kann bei Rückfall-, Selbstmordgefährdung oder erneutem Psychoseschub die Einweisung veranlassen.

1.4.2 Der Arztbrief

- **Anschrift** des/der weiter Behandelnden: in der Regel Hausarzt; ggf. Durchschrift an Spezialärzte, Psychologen, auf Wunsch auch an den Pat. selbst
- **Anrede**, z.B. „Sehr geehrte Frau Kollegin, wir berichten über Ihren Patienten, Herrn Markus Muster, geb. am 29.02.1900, der vom 11.06 bis zum 29.06.1996 in unserer stationären Behandlung war."
- **Diagnosen**: Hier sollten – nach Bedeutung für den jetzigen Klinikaufenthalt geordnet – alle Diagnosen aufgeführt werden, die bei Entlassung gestellt werden können
- **Anamnese**: z.B. „Der Pat. kam zur Aufnahme wegen". Dabei können die Worte des Pat. verwendet und in indirekter Rede wiedergegeben werden. Ggf. an dieser Stelle auch die Krankengeschichte und die bisherigen Krankenhausaufenthalte erwähnen. Ggf. Medikation bei Einweisung, auch mit Hinweisen für mangelnde Compliance angeben. Risikofaktoren erwähnen

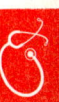

- **Befund:** Beispiel:
  - „180 cm großer, 72 kg schwerer Patient in gutem AZ und EZ. Keine Dyspnoe, keine Zyanose, kein Ikterus, keine tastbare Lk-Vergößerung. NNH frei. Pupillen isokor, prompte Lichtreaktion beidseits, Visus gut. Zunge feucht, nicht belegt, Rachen reizlos. Keine Struma, Halsvenen nicht gestaut
  - Thorax symmetrisch, Herzgrenzen nicht verbreitert, Herzspitzenstoß im 5. ICR MCL tastbar; Rhythmus regelmäßig, Frequenz 68/Min., kein Pulsdefizit, 1. und 2. Herzton rein, keine pathol. Geräusche; RR 150/75 mmHg seitengleich. Lungengrenzen gut atemverschieblich, Klopfschall sonor, Atemgeräusch vesikulär, keine Rasselgeräusche
  - Bauchdecken weich, keine Narben, kein Druckschmerz, keine Resistenzen, Bruchpforten geschlossen, Darmgeräusche lebhaft; Leber 22 cm in MCL, Milz nicht tastbar vergrößert. Nierenlager nicht klopfschmerzhaft, Wirbelsäule nicht klopfschmerzhaft, nicht deformiert. Rektale Untersuchung: Prostata abgrenzbar, keine Hämorrhoiden tastbar, kein Blut am Fingerling
  - Gließmaßen frei beweglich, keine Ödeme. Alle Pulse regelrecht tastbar, keine Geräusche, Reflexe (BSR, TSR, RPR, PSR, ASR) seitengleich auslösbar. Keine pathologischen Reflexe."
- **Labor:** Werte bei Aufnahme, z.B. „Pathologisch waren ... im Normbereich lagen ...", wichtige Parameter im Verlauf, Spezialuntersuchungen (z.B. TSH, AFP) auch bei nicht pathol. Befund immer aufführen
- **Apparative Diagnostik:** Befunde von EKG, Rö-Thorax, Lufu, Sonographie, Röntgenspezialuntersuchungen usw.
- **Zusammenfassende Darstellung** des Verlaufs: Dabei im 1. Satz auf Einweisungsgrund eingehen, z.B. „Pat. kam zur Klärung eines Gewichtsverlustes von 8 kg zur Aufnahme. Als Ursache fanden wir ein schlecht sitzendes Gebiß."
- **Therapie** bei Entlassung, ggf. Empfehlungen für weitere Diagnostik und Vorgehen bei zu befürchtenden Komplikationen
- **Unterschrift:** eigene, Oberarzt, Chefarzt.

1.5 Sterben und Tod eines Patienten

1.5.1 Der sterbende Patient

Der Tod eines Patienten darf nicht mit ärztlichem Versagen gleichgesetzt werden. Liegt ein Patient im Sterben, sollte der Arzt folgende Fragen prüfen:
- Können Sorgen des Patienten erleichtert werden (z.B. der Wunsch, ein Testament zu schreiben, seine Kinder noch einmal zu sehen, zu Hause zu sterben)?
- Ist der Patient schmerzfrei?
- Können für den Patienten quälende Diagnostik und Therapieformen (Bestrahlung, Chemotherapie, parenterale Ernährung, Blutentnahmen) abgesetzt werden?
- Ist ggf. dafür gesorgt, daß keine Reanimation vorgenommen wird (Hinweis an den diensthabenden Arzt, ggf. schriftliche Festlegung in Krankenakte oder am Bett)?
- Sind die Angehörigen und ggf. der Hausarzt informiert?

- Hat der Patient noch Fragen? Wünscht er Beistand durch den Seelsorger (in vielen Krankenhäusern gibt es einen Krankenhausseelsorger)?
- Ist alles getan, daß der Patient in Ruhe (Einzelzimmer) und würdevoll sterben kann?

Diagnosekriterien des klinischen Todes
- Pulslosigkeit, Atemstillstand, Bewußtlosigkeit, weite reaktionslose Pupillen
- Sichere Todeszeichen: Totenflecken (nach 0–4 h, rotviolette Flecken, v.a. in abhängigen Körperpartien, die nach spätestens 24 h nicht mehr wegdrückbar sind), Leichenstarre (nach 2–6 h, schreitet vom Kopf zur Peripherie hin fort und löst sich nach 2–3 Tagen).

1.5.2 Totenbescheinigung (Leichenschauschein)

Landesrechtliches Dokument. Es wird von dem Arzt, der die Leichenschau (möglichst innerhalb von 24 h nach dem Tod) vornimmt, ausgefüllt. Es besteht meist aus einem offenen Teil für amtliche Zwecke und einem vertraulichen Teil mit medizinischen Angaben zur Todesursache (Grundlage der amtlichen Todesursachenstatistik).

- Personalien des Toten, Todesfeststellung, Todeszeitpunkt
- Todesart, erfordert Kenntnisse von der Vorgeschichte
- Lag eine übertragbare Krankheit im Sinne des Bundesseuchengesetzes (☞ 18.9) vor? Wenn ja, Amtsarzt im örtlichen Gesundheitsamt benachrichtigen
- Todesursache: Ist diese unklar (z.B. unbekannter Pat.) oder haben Gewalt, Verletzungen, Suizid, Alkohol, Vergiftung, Vernachlässigung, OP oder Anästhesie eine Rolle gespielt (V.a. unnatürliche Todesursache), ist der Staatsanwalt zu informieren.

▶ *Cave:* Totenschein nur unterschreiben, wenn mindestens ein sicheres Todeszeichen vorhanden ist und eine Untersuchung am unbekleideten Körper möglich war!

1.5.3 Organtransplantation

Spenderkriterien
Eine Organentnahme ist immer dann in Betracht zu ziehen, wenn:
- Die klinischen Zeichen des Hirntodes sich andeuten
- Ein vorbestehender irreversibler Schaden des zu entnehmenden Organs ausgeschlossen werden kann (passagere Funktionsverschlechterung ist keine KI!)
- Eine Übertragung von Krankheiten (Sepsis, Malignom) unwahrscheinlich ist (lokale Infektion keine KI!)
- Das biologische Alter < 65 J. liegt (keine absolute Grenze!)
- Bei jedem Organspender kann auch eine Gewebespende (z.B. Kornea, Haut, Knochen) erwogen werden.

Voraussetzungen zur Organentnahme

- **Einwilligung** des Pat. (Organspenderausweis) oder eines nahen Angehörigen
- **Hirntoddiagnostik**
  - *Voraussetzungen:* Es muß eine akute, schwere primäre (z.B. Hirnblutung) oder sekundäre (z.B. Hypoxie) Hirnschädigung vorliegen. Bei primären infratentoriellen Prozessen ist eine EEG-Kontrolle obligat. Ausgeschlossen sein müssen: Intox., neuromuskuläre Blockade, Unterkühlung, endokrines oder metabolisches Koma, Schock als Ursache des Komas. Bei möglicher Nachwirkung zentral dämpfender Medikamente muß zusätzlich ein zerebraler Zirkulationsstillstand nachgewiesen werden
  - *Symptom-Trias:* Koma, Apnoe, Hirnstammareflexie. *Apnoe-Test:* Nach Beatmung mit 100 % O_2 Reduktion des Ventilationsvolumens auf 25 %, bis $paCO_2$ > 60 mmHg → Diskonnektion von der Beatmungsmaschine. Der Ausfall der Spontanatmung ist bewiesen, wenn innerhalb einer angemessenen Frist keine spontane Atmung auftritt. Bei Hirnstammareflexie lichtstarre, weite Pupillen beidseits, fehlender Kornealreflex beidseits, fehlender okulo-zephaler Reflex (Puppenkopfphänomen), fehlende Trigeminus-Schmerzreaktion, fehlender Tracheal- und Pharyngealreflex. Diese Befunde müssen übereinstimmend und nacheinander im Abstand von 12 h (Beobachtungszeitraum bei primärem Hirntod) bzw. 3 Tagen (bei sekundärem Hirntod) von 2 Untersuchern festgestellt und dokumentiert werden (Protokoll zur Feststellung des Hirntodes). Von den beiden Ärzten muß wenigstens einer über mehrjährige Erfahrung in der Intensivbehandlung von Pat. mit schwerer Hirnschädigung verfügen. Im Falle einer in Aussicht gestellten Organentnahme müssen beide Ärzte unabhängig von einem Transplantationsteam sein. Schriftliche Dokumentation möglichst auf vorgedrucktem Protokollbogen mit Datum, Uhrzeit und Namen der untersuchenden Ärzte. Protokollbogen ist dem Krankenblatt beizufügen
  - *Ergänzende Untersuchungen* dienen dazu, diesen Beobachtungszeitraum zu verkürzen: Null-Linien-EEG über 30 Min. bei kontinuierlicher Registrierung. Bei sekundärer Hirnschädigung sollte ein Null-Linien-EEG frühestens 6 h nach Eintritt der Hirnschädigung abgeleitet werden. Nachweis des zerebralen Zirkulationsstillstandes mittels bds. A. carotis-Angiographie oder mittels Dopplersonographie (mind. 2 x im Abstand von mind. 30 Min.) oder mittels zerebraler Perfusionsszintigraphie. Evtl. mehrfaches Ableiten früher akustisch evozierter Potentiale (FAEP) mit Erlöschen der Wellen III–V (Voraussetzung: normale Körpertemperatur und nicht relevanter Barbituratspiegel).

 Bei Unklarheiten unbedingt Kontaktaufnahme mit einer Transplantationszentrale!

1.5.4 Obduktion

Eine Obduktion erfolgt nur nach Einwilligung der Angehörigen, evtl. auch nach Ablauf einer 24 h-Frist, innerhalb der die Angehörigen Einspruch erheben können. Näheres regelt der Krankenhausbehandlungsvertrag zwischen Pat. und Krankenhausträger. Erzwingbar ist die Obduktion bei Seuchenverdacht (nach amtsärztlichem Gutachten!) und vor einer Feuerbestattung, sofern die Todesursache nicht anders geklärt werden kann. Die gerichtliche Sektion wird vom Staatsanwalt beantragt.

Berufsgenossenschaften können zur Klärung eines Kausalzusammenhanges zwischen Arbeitsunfall und Tod eines Versicherten eine Obduktion verlangen. Eine „versorgungsrechtlich" begründete Obduktion kann auch vom Stationsarzt im Einverständnis mit den Angehörigen angeordnet werden, um die spätere Beweislage der Hinterbliebenen zu verbessern.

1.6 Aufklärungspflicht

Grundregeln
- Der Umfang der Aufklärung richtet sich nach der Dringlichkeit des „Eingriffes" sowie nach dem Bildungs- und Erfahrungsstand des Pat.. Hierunter können auch „eingreifende" med. Therapie-Verfahren, z.B. Chemother., gefaßt werden.
- Die Aufklärung sollte dem Pat. die Selbstbestimmung, d.h. eine abwägende Wahrnehmung seiner Interessen ermöglichen
- Über typische Eingriffrisiken ist unabhängig von der KO-Rate aufzuklären
- Eine OP stellt für jeden Pat. eine Ausnahmesituation dar, in der seine Aufnahmefähigkeit verändert sein kann. Darum:
  - Informationen gut gliedern!
  - Aufklärungsgespräch möglichst wiederholen (auch Angehörige müssen oft mehrmals aufgeklärt werden!)
  - Wichtige Punkte schriftlich festhalten, nicht nur für den Staatsanwalt, auch für den Pat.!
- Die Aufklärung hat außer bei Notfällen rechtzeitig, d.h. zumindest am Tag vor dem Eingriff und auf keinen Fall nach der Prämedikation zu erfolgen
- Es ist notwendig, die Aufklärung vom Pat. durch Unterschrift bestätigen zu lassen oder vor Zeugen vorzunehmen. Denn: In fast allen Arzthaftungsprozessen muß der Arzt beweisen, daß der Pat. hinreichend aufgeklärt worden ist!
- Kinder und Jugendliche von 14–18 J. können selbst einwilligen, wenn sie fähig sind, die Bedeutung und die Folgen des Eingriffs und der Narkose für sich selbst zu erkennen. Sonst ist die Einwilligung des Erziehungsberechtigten einzuholen. Bei entmündigten Pat. benötigt man die Einwilligung des jeweiligen Vormundes.

Aufklärung und Einwilligung zur OP
Der Operateur stellt die OP-Ind., der Anästhesist beurteilt die Narkosefähigkeit, konsiliarisch herangezogene Ärzte die Frage der präop. Verbesserungsmöglichkeiten!
- Die Aufklärung durch den Operateur umfaßt: Art und Umfang des Eingriff, Vorgehensweise, typische Komplikationen, Operationszeitpunkt, prä- und postop. Maßnahmen, Fragen des Pat.
- Der Anästhesist bespricht die in Frage kommenden Narkoseverfahren mit deren typischen Risiken, präop. Flüssigkeits-, Nahrungs- und Nikotinkarenz, Prämedikation, postop. Betreuung; stets unter Berücksichtigung der Wünsche, Ängste und Fragen des Pat. Je weniger dringlich die OP-Indikation, desto ausführlicher ist dabei über die Risiken zu sprechen.

Der Pat. muß grundsätzlich über alle relevanten Umstände seiner Erkrankung und ihre Therapiemöglichkeiten aufgeklärt werden. Hiervon hängt die juristische Wirksamkeit der Einwilligung zu einem ärztlichen Eingriff ab.

1.7 Probleme im Stationsalltag

1.7.1 Nadelstichverletzung

Wahrscheinlichkeit einer Infektion nach einmaliger beruflicher Exposition (Schätzung)			
Häufigkeit/Wahrscheinlichkeit	Hepatitis B-Virus	Hepatitis C-Virus	HIV
Häufigkeit des Vorkommens infektiöser Pat.	1 : 200	1 : 500	1 : 1.000
Wahrscheinlichkeit, daß Inokulation von virus-positivem Blut zur Infektion beim Nichtimmunen führt	1 : 3	1 : 10	1 : 250
Wahrscheinlichkeit, daß Exposition mit Blut unbek. Infektiosität beim Nichtimmunen zu Inf. führt	1 : 600	1 : 5.000	1 : 250.000

Nach: J. Drescher, K.-G. Gerdts, Interview Rettungsdienst und Aids.
In: Rettungsdienst Nr. 6 (1994), S. 7

Prophylaxe
- Konsequentes Tragen von virusdichten Handschuhen bei jedem möglichen Kontakt mit Körpersekreten
- Mundschutz und ggf. Schutzbrille bei möglicher Entstehung von Spritzern
- Kein Zurückstecken gebrauchter Nadeln in die Schutzkappe, sondern sofortiges Abwerfen in geeignete Container, kein Biegen oder Brechen gebrauchter Nadeln oder Skalpelle
- Auch wenn Speichel nicht zu einer HIV-Übertragung führen dürfte, sollte die Notwendigkeit zur „Mund-zu-Mund-Beatmung" z.B. durch Gesichtsmasken, Ambu-Beutel minimiert werden
- Nach Nadelstich muß bis zum Beweis des Gegenteils von potentieller Infektiosität ausgegangen werden → „Safer Sex", keine Blut- oder Organspenden
- Das Risiko einer Nadelstichverletzung ist erhöht nach Nachtdiensten (v.a. im „Euphoriestadium") sowie vor und nach Urlaub!

Vorgehen nach Verletzung mit Hepatitis- oder HIV-kontaminierter Nadel
- Jedes Krankenhaus sollte über eine schriftlich fixierte Behandlungsrichtlinie und einen verantwortlichen Ansprechpartner verfügen
- Die Kontagiosität des HI-Virus ist gering: Die Ansteckungsrate nach direkter Inokulation wird auf < 0,5 % geschätzt, die Kontagiosität von Hepatitis B und C ist dagegen ca. 25 x höher
- Chirurgische Wundversorgung, großzügige Desinfektion (z.B. Fingerbad in Betaisodona®), Nadel ggf. für mikrobiol. Untersuchung asservieren
- Bei Kontakt mit Haut oder Schleimhäuten (Auge, Mund) sorgfältig spülen
- Immer D-Arzt-Bericht
- Infektionsdosis (blutgefüllte Nadel > Lanzette > Spritzverletzung) beurteilen, Krankheitsstadium des Pat. dokumentieren (höheres Übertragungsrisiko bei aktiver Hepatitis B/C bzw. AIDS-Vollbild).

> **Vorgehen nach Verletzung mit Hepatitis- oder HIV-kontaminierter Nadel**
>
> **HIV**
> - Bei Inokulation (d.h. „penetrierendem Kontakt") HIV-pos. Materials möglichst schnell 200 mg AZT (= 1 Amp. Retrovir®) i.v., spätestens innerhalb 2 h
> - 4 h nach i.v. Gabe mit oraler Therapie beginnen: z.B. 5 x 250 mg AZT über mind. 14 d. Cave: Das Med. ist für diese Anwendung nicht zugelassen. NW (v.a. Übelkeit, Kopf- und Muskelschmerzen, Müdigkeit) sind mit 75 % sehr häufig und führen in 30 % zum Abbruch
> - Für eine Chemotherapieprophylaxe sprechen die schwerwiegenden Folgen einer HIV-Infektion, die bewiesene antiretrovirale Aktivität von AZT und die Tatsache, daß NW bei Kurzzeitmedikation fast immer reversibel sind. Dagegen spricht die nicht bewiesene prophylaktische Wirksamkeit und die im Tierversuch nachgewiesene Kanzerogenität. Antikonzeption während der Tabletteneinnahme!
> - Wichtiger als diese Empfehlungen zur Chemoprophylaxe (Wirksamkeit nicht bewiesen) ist die ärztliche Beratung
> - HIV-Testung des Verletzten (mit Einverständnis) an den Tagen 0, 45, 90, 180, 365
>
> **Hepatitis**
> Hepatitits B-Impfstatus erfragen, ggf. anti-HBs, anti HBc-AK abnehmen. Bei fehlendem Impfschutz gegen Hepatitis B ggf. simultane Aktiv-/Passiv-Impfung.

1.7.2 Nasenbluten

Ätiologie
- Meist lokal („habituell") durch Zerreißen kleiner Venen v.a. im Locus Kiesselbachii. Selten Septumpolypen, Trauma, Schädelbasisfraktur
- Als Symptom einer Allgemeinerkrankung: Hypertonie, Arteriosklerose, hämorrhagische Diathese (v.a. Pat. unter Marcumar®, Thrombopenie; ☞ 14.1.3), perniziöse Anämie (☞ 14.3.3), Leukämie (☞ 14.4.1), Infektionen (z.B. Typhus, ☞ 18.3.20), Urämie (☞ 9.7.4).

Vorgehen
- Oberkörper hochlagern, Blut zunächst in eine Nierenschale tropfen lassen: verschlucktes Blut ist ein starkes Emetikum!
- RR und Puls messen (Schockzeichen ☞ 3.2.1); wenn möglich Lokalisation der Blutung mit dem Otoskop (vorderer/hinterer Nasenabschnitt)
- Eisbeutel in Nacken und Stirn; fast immer sistiert die Blutung nach 10–15 Min.
- Wenn nicht, mit abschwellenden Nasentropfen (alternativ auch mit 1 Trp. Adrenalin) getränkte Watte fest in Nasenloch stopfen, Nasenflügel zusammendrücken. Tamponade nach ca. 24 h entfernen
- Bei Marcumar®-Pat. evtl. 1 Amp. Vit K (Konakion MMR, 10 mg) i.v.
- Ggf. Tamponade durch den HNO-Arzt, Blasen-Katheter.

 Das Ausmaß des Blutverlustes wird meist überschätzt.

1.7.3 Akutes Glaukom

Meist einseitige, anfallsartige Erhöhung des Augeninnendruckes auf 50–80 mmHg (normal < 22 mmHg) durch Abflußsperre des Kammerwassers. Prädisposition: Hyperopie, höheres Alter, Streß. Sekundäres Glaukom, z.B. durch Trauma (z.B. Linsenluxation), Blutung (z.B. bei Diab. mell.) und intraokuläre Tumoren.

Klinik
Kopfschmerzen, Trigeminusschmerz, Übelkeit, Erbrechen, Visus stark reduziert. Druckmydriasis (Pupille einseitig weit und lichtstarr), Hyperämie der Bindehaut, steinharter Bulbus.

Therapie
Pupillenverengung durch 1%ige Pilocarpin-Augentropfen (1 Trp. alle 10 Min.), Acetazolamid (Diamox®) 500 mg i.v., evtl. zusammen mit „lytischem Cocktail" (Triflupromazin [Psyquil®] 20 mg, Promethazin [Atosil®] 50 mg, Pethidin [Dolantin®] 100 mg in Fruchtsaft gelöst oder i.m.). Danach sofortige Überweisung in fachärztliche Behandlung!

1.7.4 Akuter idiopathischer Hörsturz

Plötzliche, meist einseitige Hörminderung oder Taubheit vom Innenohrtyp unklarer Ätiologie. Oft geht ein Druck- oder Geräusch-Gefühl voraus. In 30 % Schwindel (M. Menière), ggf. mit Nystagmus.

Therapie
- Überweisung in HNO-ärztliche Betreuung!
- Bettruhe
- Versuch der Durchblutungssteigerung, z.B. durch Infusion mit HAES® 10 % 250–500 mg tägl. (Cave: Herzinsuff.!), Pentoxifyllin (z.B. Trental®) 3 x 200 mg p.o. tägl., evtl. auch i.v. bis zu 1200 mg tägl. als Dauerinfusion. KI: frischer Herzinfarkt
- Evtl. Sedierung, Glukokortikoide, Stellatumblockade.

1.7.5 Dekubitus

Durch Druckeinwirkung verursachte Schädigung von Haut oder Schleimhaut und tieferen Gewebsschichten. Durch konsequente Prophylaxe fast immer vermeidbar.

Ätiologie
- Druck > 2 h führt zu Hypoxie und Gewebsschäden bis zur Nekrose. Begünstigt durch Feuchtigkeit und Durchblutungsstörungen
- Prädilektionsstellen: Ohrmuscheln, Schulterblätter, Ellbogen, Wirbelsäule, Kreuzbein, Sitzbeinhöcker, Trochanter major, Knie, Ferse, Knöchel; unter Gipsverbänden, Schienen, Prothesen

Risikofaktoren
Risikopatienten erkennen! V.a. Risikopat. im Verlauf mehrfach und gezielt untersuchen. Vorhandene Dekubitalgeschwüre dokumentieren (z.B. Foto).
- Immobilität, eingeschränkte Motorik
- Alter > 60 J. (Spontanbewegungen bes. nachts oft stark reduziert)
- Schlechter EZ, Adipositas, Kachexie. Fieber, Inkontinenz
- Durchblutungsstörungen (z.B. AVK, Herzinsuff., venöse Stauung), Stoffwechselerkrankungen (z.B. Diab. mell.), Anämie
- Medikamente, z.B. Antikoagulantien, Antibiotika, Zytostatika
- Haut zu trocken oder feucht (z.B. Schweiß, Fieber), vorgeschädigt (z.B. Radiatio, Ekzem)
- Depressive, antriebslose, demente oder nicht kooperationsfähige Pat.

Prophylaxe
- Konsequente Druckentlastung durch
  - Mobilisierung
  - Lagerung (z.B. spezielle Matratzen), für großflächige Aufliegeflächen sorgen. Evtl. Mikroglaskugel-System (z.B. Air fluidised von Clinitron®), Auflagedruck < Kapillardruck im Körper. Faltenfreies Liegen, Bettdecke nicht direkt auf Fuß („Tunnel")
  - Umlagerungsplan dokumentieren; z.B. 30°-Schräglage. Häufigkeit so, daß keine Rötungen entstehen
- Hautpflege: trocken halten, O/W-Emulsionen
- Geeignete Versorgung inkontinenter Pat. Keine Gummimaterialien
- Ausreichende Ernährung, Flüssigkeitszufuhr; Risikofaktoren mindern (z.B. Herzinsuff.-Therapie, Diab. mell.-Einstellung).

Therapie
- Konsequente Prophylaxe (dokumentieren)! Mind. alle 2 h nach Plan umlagern. Auf den Dekubitus darf zu keiner Zeit Druck einwirken
- Jeder Dekubitus ist bakteriell besiedelt, trotzdem steriles Arbeiten, um keine weiteren Keime einzuschleppen
- Abstrich; Antibiotika bei systemischer Infektion
- Generell feuchte Verbände. Verbandwechsel oft zweimal tägl. oder öfter nötig
- Spülen: NaCl 0,9 % nur in Reinigungsphase, Ringer-Lsg. in Granulationsphase
- Nekrosen mechanisch entfernen (z.B. scharfer Löffel, Skalpell), bei ausgedehnten Nekrosen evtl. in Narkose
- Gut geeignet: Hydrokolloid-/gelverbände (z.B. Varihesive®, Comfeel®) unterstützen Selbstreinigung, haften gut, sind hautschonend und schnell und schmerzarm auszuwechseln. Anfangs wegen starker Sekretbildung häufiger Wechsel nötig (Blasenbildung, undichter Verband), später kann Verband bei flachen Wunden mit geringer Sekretion 2–3 (–7) Tage verbleiben. Bei richtiger Handhabung trotz hoher Produktkosten wegen der wesentlich schnellerern Heilung kostengünstiger
- Tiefe Wunden z.B. mit Comfeel-Salbe® füllen und mit Hydrokolloid-/gelplatten abdecken oder mit Ringer-Lsg. getränkten Kompressen locker tamponieren
- Wundränder bei Gefahr der Mazeration mit Hautschutzplatten (z.B. Curagat®, Stomahesive®) oder entsprechenden Salben abdecken. *Cave:* Stomahesive®-Paste enthält Alkohol: nur auf intakte Haut

- Auch stark infizierte Wunden bedürfen meist keiner anderen Behandlung (gründliche Reinigung, Verbandswechsel mindestens 2 x tägl.). Unterstützend kann Varidase® eingesetzt werden
- Granulierende und sich epithelisierende Wunden weiter mit Hydrokolloid-/gelverbänden verbinden. Ebenso kleine Epitheldefekte (z.B. mit Comfeel transparent®), um Reibungskräfte zu mindern
- Falls erforderlich überschüssige Granulationen scharf (mechanisch) entfernen. Silbernitrat („Ätzstift, Höllenstein") meiden, da durch die Verbrennung Epithelisierung verzögert wird
- Plastische Deckung: immer erforderlich bei Grad 4, freiliegenden Knochen oder Sehnen, fast immer bei tief in die Muskulatur reichenden oder 3–5 cm tiefen Wunden. Frühzeitig chirurgisches Konsil.

- Defekt oft größer als auf erstem Blick zu sehen, da Fett- und Muskelgewebe eine geringere Ischämietoleranz haben
- Mobilisation aus einem Bett mit Mikroglaskugel-System oft sehr langwierig
- Varidase®-Gel trocknet aus, daher Varidase® besser in Ringer-Lsg. lösen. Wasserstoffperoxyd und Polyvidon-Iod (z.B. Betaisodona®-Lsg.) meiden, da gewebeschädigend
- Lokale Antibiotika vermeiden (Effekt gering, hohes Allergisierungsrisiko).

1.7.6 Multi-resistenter S. aureus (MRSA)

In Krankenhäusern werden zunehmend multiresistente Erreger (MRSA in Deutschland in 5 %, in Südeuropa in > 50 %!) nachgewiesen. Ursachen hierfür sind: Anwendung von Breitspektrumantibiotika in Krankenhäusern und im ambulanten Bereich sowie in der Nahrungsmittelherstellung (z.B. Massentierhaltung, Käseherstellung), Zunahme von multimorbiden, abwehrgeschwächten Pat. im Krankenhaus.

In Deutschland am häufigsten sind multiresistente S. aureus-Stämme (Synonym: methicillinresistente oder oxacillinresistente S. aureus-Stämme). Es besteht Resistenz gegen β-Lactam-Antibiotika (alle Penicilline und Cephalosporine), Erythromycin, Clindamycin, Aminoglykoside, Imipenem und Chinolone (Gyrasehemmer). Prädisponierende Faktoren: Intensivstation (wichtigster Risikofaktor), vorangegangene Antibiotikather., hohes Alter, Multimorbidität, Diab. mell., Immunsuppression.

Diagnostik
- Erregernachweis bei Pat. z.B. im Trachealsekret, Wundabstrich, Kathterspitze
- Nachweis bei Personal zunächst im Nasenabstrich; ist dieser positiv, Hautabklatsch. Ist auch dieser pos. → kein Patientenkontakt, Sanierung. Wird MSSA (methicillin sensibler S. aureus) nachgewiesen (ca. 10–20 % der Bevölkerung) keine Ther. notwendig.

Therapie
Ziel: Behandlung der Infektion und Verhinderung einer Ausbreitung

- Regelmäßige Schulung des Personals
- Unterscheidung in:
  - Kolonisation: MRSA-Nachweis ohne Infektion → Isolierung aber keine Antibiotikather., Versuch der Sanierung
  - Infektion: antibiotische Therapie notwendig
- **Isolierung:** Einzelzimmer, Kittelpflege (Kittel 1–3 x tägl. wechseln, im Zimmer lassen), Handschuhe. Pat. möglichst nicht transportieren. Alle Kontaktpersonen (auch Reinigungsdienst, Krankengymnasten, Angehörige) informieren. Entsorgung von Abfällen im Zimmer in spez. Abfallbehältern. Bei Verlegung/Entlassung Scheuerwisch-Desinfektion. Wenn eine aerogene Ausbreitung möglich ist (Infektionen des Respiratonstraktes; große Wundfläche, z.B. bei Dekubitus, Verbrennung) zusätzlich Mundschutz und Haube
- **Verminderung der Kolonisation:** Waschen z.B. mit Chlorhexidinseife, Gurgeln (Chlorhexidin). Pseudomoninsäure intranasal (z.B. Turixin®-Salbe)
- **Antibiotikather.:** Glykopeptide (Vancomycin oder Teicoplanin), ggf. in Kombination mit Cotrimoxazol, Rifampicin und Fusidinsäure. Kosten/Tag ca. DM 200,-
- Bei MRSA-Ausbruch Umgebungsuntersuchung des Personals (Nasenabstrich, ggf. Handabklatschpräparat).

- Wegen der hohen Persistenz von MRSA bei Wiederaufnahme eines früher MRSA pos. Pat. davon ausgehen, daß dieser weiterhin als Streuquelle in Betracht kommt
- S. epidermidis ist häufig methicillin-resistent (MRSE), eine Ther. jedoch nur bei Infektion notwendig
- Keine Glykopeptid-Antibiose bei bloßer Kolonisation ohne Infektion, eine Sanierung ist oft nicht zu erreichen.

Seltene Problemkeime
- **Multiresistente M. tuberculosis-Stämme:** Resistenz gegen INH, Rifampicin oder andere Tuberkulostatika (in Einzelfällen Resistenz gegen 7 verschiedene Tuberkulostatika!): Risikofaktor: vorangegangene Tbc-Behandlung, v.a. wenn die Therapie nicht regelrecht war (☞ 6.5.4). Hohe Mortalität, daher tuberkulostat. Kombinationsther. mit 4–5 Medikamenten
- **Penicillinresistente Pneumokokken** (DRSP, drug resistant Streptococcus pneumoniae): Nachweis bisher v.a. in Spanien und in den USA. Unterscheidung in relative-level resistance (RLR, minimale Hemmkonzentration von Penicillin zwischen 0,1 und 1 mg/ml) und high-level resistance (MHC > 1 mg/ml). Therapie mit Glykopeptid-Antibiotikum (z.B. Vancomycin) plus 3. Generation-Cephalosporin plus Rifampicin
- **Vancomycinresistente Enterokokken:** v.a. bei E. faecium zunehmende Antibiokaresistenz. Die Vancomycinresistenz ist plasmidvermittelt, so daß eine Verbreitung und möglicherweise sogar eine Übertragung auf andere Bakterienspezies (z.B. S. aureus) zu befürchten ist. Kein gesichertes Therapieregime!

1.7.7 Schluckauf

Ätiologie
- Meist Magendehnung oder Alkohol (kurzer Schluckauf mit Spontanremission)
- Chron. Schluckauf: Herzinfarkt, ZNS-Tumor, Mediastinaltumor, Nierenversagen, Prostata-Ca, Z.n. Bauchoperation.

Klinik und Diagnostik
- Behandlungspflichtig ist der chronische Schluckauf > 48 h, der auf „Hausmittel" nicht anspricht. Er kann verursachen: Schlaflosigkeit, Gewichtsverlust, Erschöpfung, Depression
- Labor: BB, BSG, Krea, E'lyte
- Rö-Thorax, Sono-Abdomen
- Gastroskopie (ggf. mit pH-Metrie und Manometrie)
- Ggf. CT oder MRT des Kopfes.

Therapie
- Behandlung der Grundkrankheit
- Metoclopramid (z.B. 1 Amp. Paspertin®) i.v.
- Bei Versagen Baclofen (z.B. 2 x 5 bis max. 5 x 15 mg Lioresal®).

 Keine Benzodiazepine, können Schluckauf verschlimmern.

Schluckauf rund um die Welt	
Hiccup, hiccough	englisch
Hoquet	französisch
Hipo	spanisch
Hikke	norwegisch, dänisch
Hicka	schwedisch
Hik	holländisch
Hickirik	türkisch
Hirik	kurdisch
Geehouk	hebräisch
Hakka	arabisch (Syrien)
Chouhigua	arabisch (Algerien)
Chahgua	arabisch (Marokko)
Sughitz	rumänisch
Nac	vietnamesisch
Lozingas	griechisch (neu)
Δφγμος	griechisch (alt)
Ikota	russisch
Tale	chinesisch
Czkawka	polnisch
Singultus	lateinisch, englisch
Singhiozzo	italienisch
Sekseke	persisch
Nach S. Launois, Eur Respir J 1993	

1.8 Was darf der/die AiP?

Stellung des AiP
Der Arzt im Praktikum ist nicht mehr Student, sondern Arzt in der Ausbildung. Er wird unter Aufsicht eines approbierten Arztes tätig. Dabei bedeutet „Aufsicht" nicht, daß der ausbildende Arzt ständig neben dem AiP steht. Er soll und darf nur solche ärztliche Tätigkeiten übernehmen, die er nach dem Stand seiner Kenntnisse und Fähigkeiten ordnungsgemäß ausführen kann. Davon muß sich der ausbildende Arzt auch überzeugen. Wenn ein AiP fahrlässig handelt, kann er im Schadensfall belangt werden. Fahrlässig handelt ein AiP, wenn er Tätigkeiten verrichtet, für die er nicht ausreichend ausgebildet und somit nicht fachlich geeignet ist.

Einsatz des AiP
Grundsätzlich gilt: ein AiP darf, was er kann.
- Allgemeine ärztliche Tätigkeiten (z.B. Anamnese, körperliche Untersuchung, Injektionen, Blutentnahmen, Wundversorgung, Verordnungen von Heil- und Hilfsmitteln, Kur, Krankenhauseinweisung), Eingriffe (z.B. OPs, Sektionen) und Bereitschaftsdienste: Der AiP ist Arzt und darf diese Tätigkeiten unter Aufsicht und bei entsprechender Ausbildung und entsprechenden Kenntnissen vornehmen. Im Bereitschaftsdienst muß jedoch die Rufbereitschaft eines approbierten Arztes gewährleistet sein. Dabei ist eine Überprüfung der getroffenen Maßnahmen bei aufgenommenen Patienten durch den verantwortlichen Arzt bei nächster Gelegenheit geboten
- Ein Einsatz des AiP im Rettungsdienst sollte nicht erfolgen
- Atteste, Befundberichte darf der AiP ausstellen. Gutachten, Gesundheitszeugnisse, Todesbescheinigungen sind vom ausbildenden Arzt gegenzuzeichnen
- Ausbildungsaufgaben können dem AiP nicht übertragen werden, da er sich selber noch in einer Lernphase befindet
- Vertretung eines niedergelassenen Arztes ist nach dem Gesetzestext nicht möglich. Ansonsten gelten bei Tätigkeit in einer Praxis ebenfalls oben genannte Grundsätze.

1.9 Medizinische Online-Dienste

Die moderne Datenkommunikation und -vernetzung macht auch vor Krankenhaus und Praxis nicht Halt. So können Röntgenaufnahmen digitalisiert versandt, Datenbanken nach bestimmten Krankheitsbildern durchsucht oder Bibliotheken-Kataloge nach Pharma-Wechselwirkungen ausgewertet werden. Online bedeutet „am Telefon hängend". Damit ist gemeint, das zwei oder beliebig mehr Rechner, egal wo sie stehen, Informationen austauschen.

Internet
Um die Rechner besser auszulasten, entstand in den späten 60er Jahren in den USA das Internet. Es besteht heute aus weltweit mehreren Millionen Rechnern, die zur Unterscheidung einen mehrteiligen „Namen" (Adresse) bekommen. Z.B.: „confusion.rmc.de": de für Deutschland (uk für United Kingdom, be für Belgien usw.), com für gewerbliche Anbieter (edu für US-Unis etc.), rmc steht für einen bestimmten kommerziellen „Provider" (s.u.), confusion für einen Unterbereich innerhalb des Provider-Netzes.

Dienste im Internet
- **E-Mail (elektronische Post):** Dienst zum Versenden von Nachrichten und beliebiger Daten. Jeder Teilnehmer erhält eine Adresse, die aus seinem (abgekürzten) Namen, @ für englisch „at" und seinem „Heimatrechner" besteht, (z.B. der Autor: bgehrke@confusion.rmc.de)
- **Newsgroups:** v.a. für Wissenschaftler unverzichtbar. Hier werden in „öffentlicher E-Mail" neueste Entwicklungen schnell und aktuell besprochen. Grundsätzlich kann jeder mitlesen, schreiben oft nur nach Freigabe durch einen Moderator
- **WWW/WorldWideWeb:** Den großen Schub in die breite Öffentlichkeit erhielt das Internet durch „das Web" mit seinem Hypertext-Transport-Protokoll (http). Hiermit lassen sich aufwendige Grafiken mit Texten und sogar Video- und Musiksequenzen

abrufen Über die Hypertext-Verweise „surft" der Benutzer durch das Angebot, ohne sich um technische Details und Anwahlvorgänge kümmern zu müssen
- **ftp (file transmission protocol):** ermöglicht das Laden von Informationen auf den eigenen Rechner; dies ist ohne Kennwort möglich („anonymous ftp")
- **Suchmaschinen:** Ein Hauptproblem ist das Finden der gewünschten Informationen. Hilfe geben spezielle Suchmaschinen, die nach Eingabe von Schlüsselwörtern die Zieldokumente ausgeben. Gute Suchmaschinen sind z.B. Yahoo (http://www.yahoo.com) und Altavista (http://altavista.digital.com).

Voraussetzungen an Hard- und Software

Neben Telefon und PC ein Modem mit 28.800 bit/s; echte Power-User brauchen eine ISDN-Karte. Die Software für alle Dienste (meist ein „Web-Browser") stellen die Provider bzw. Online-Dienste als Paket zur Verfügung. Die Informationen des Internet selbst kosten meist nichts, wohl aber der Zugang. Der Zugang erfolgt über einen kommerziellen Internet-Provider, der pauschal oder nach Zeit und Menge abrechnet. Ebenfalls als Provider treten die Online-Dienste auf, die zusätzlich noch spezielle Informationen und Nutzungsmöglichkeiten bereitstellen. Für Mediziner sind sie unterschiedlich interessant, das größte Angebot dürfte CompuServe bieten.

Online-Dienste und Adressen

Dienst	Adresse	Bemerkung
Internet http://www.	med-online.de	Verzeichnis von Selbsthilfegruppen, Artikel aus den deutschsprachigen Med-online-News bzw. Med-online-Guide. EBM-, GO-Tips
	medizin-forum.de/aktuell	Einzige deutsche Med-online-Zeitung; Recherche und Stichwortsuche möglich
	mayo.edu	Die bekannte Klinik mit eigenen Infos und gut ausgewählten Verweisen
	yahoo.com/text/health	Suchmaschine
	oncolink.upenn.edu	Startseite für alle Bereiche der Onkologie
http://wwwbs.	cs.tu-berlin.de/bibliotheken	Online-Katalog deutscher Bibliotheken inkl. DIMDI und Max-Planck-Institut
Newsgroups	alt.med.allergy	Laienniveau; englisch
	sci.med.pathology	Relativ wissenschaftlich
T-Online (Telekom, ehemals BTX)	*DIMDI#	Anmeldepflichtiger Zugang, freier Zugang zu Infos des BMG und BGI
	*mo# (medicine online)	Kurze Texte, kleine Grafiken zu allgemeinen Themen
HOS (Health Online Service)	http://www.hos.de	Neuer Dienst für Ärzte, neben kurzen Fachartikeln auch Freizeitangebote
CompuServe	http://www.compuserve.com oder http://info.compuserve.de	Für wissenschaftlich interessierte Mediziner, neben Internetzugang viele Datenbanken und spezielle Medizinerforen
Datenbanken und Medizinerforen in Compuserve	GO KI	130 Datenbanken, 50000 Zeitschriften
	GO DIABETES	
	GO PCPRO, Sektion „Medizin"	

1.10 Kostenmanagement im Krankenhaus

Neben weitgehend unbeeinflußbaren Kosten (v.a. zunehmende Morbidität durch demographische Entwicklung, Personalkosten, Kosten zur Umsetzung gesetzlicher Bestimmungen wie Arbeitszeitgesetz und Dokumentationspflichten) können Einsparungen v.a. auf dem Gebiet der Sachkosten erreicht werden.

Medikamente
- Hauptkosten durch Antibiotika. Deshalb klare, an die lokale Resistenzlage angepaßte Therapie-Konzepte zur kalkulierten Therapie. Evtl. orale oder i.v.-orale Sequenz-Therapie durchführen. Teure Antibiotika sind Glykopeptide (z.B. Vancomycin, Teicoplanin), Carbapeneme (z.B. Imipenem/Cilastin), Monobactame (z.B. Aztreonam), Cephalosporine der 3. und 4. Generation. Bei Aminoglykosiden große Preisunterschiede (Amikacin deutlich teurer als Gentamicin)
- Zytokine: v.a. Granulozytenwachstumsstoffe (G-CSF), Erythropoetin
- Plasmaprodukte: v.a. Humanalbumin, Immunglobuline, Blutgerinnungsfaktoren (z.B. Faktor VIII, AT III)
- Parenterale Ernährung: Kosten nicht nur durch Ernährungslösungen an sich, sondern auch durch Folgekosten: ZVK (mit Rö-Kontrolle), Katheter-Komplikationen, Laborkontrollen. Daher enterale Ernährung anstreben (z.B. über PEG).

Diagnostik
- Keine Schrotschußdiagnostik! Gezielte Untersuchungen anordnen
- Prüfen, ob die teurere Untersuchung tatsächlich zusätzlich benötigte Informationen bringt
- Untersuchung zur Diagnosestellung überhaupt notwendig? (z.B. bei akutem Lungenödem kein Rö-Thorax erforderlich)
- Nicht mehrere Untersuchungen zur Klärung der gleichen Frage (z.B. bei V.a. Hirnmetastasen CCT *oder* MRT)
- Verlaufskontrollen nach klinischen Erfordernissen einsetzen.

Mausefalle
- Wesentliche Voraussetzung für eine bessere Verteilung der vorhandenen Resourcen ist Kostenbewußtsein. Daher sollten Listen über aktuelle Preise von Medikamenten und Untersuchungen erstellt werden. Stationsbezogene Abrechnungen erleichtern ein feedback
- Einsparungen, die nicht auf Kosten der Pat.-Versorgung gehen, lassen sich langfristig nur durch eine verbesserte Ausbildung erreichen.

1.11 Umweltschutz im Krankenhaus

Im Krankenhaus fallen täglich 3–4,5 kg Abfall pro Pat. an. Durch Verbrennung des Klinikmülls, Belastung von Wasser (Einleitung schadstoffhaltigen Abwassers in Kläranlagen) und Bodengefährdung (Vermehrung der Mülldeponien) wird die Gesundheit aller gefährdet. Umweltschutz ist somit Präventivmedizin.

Hygiene
- Zurückhaltung mit überflüssigen Desinfektionsmaßnahmen (z.B. sind Nachttischdesinfektion und Raum-Sprühdesinfektion obsolet). Hauptinfektionsquelle sind die Hände des Personals
- Schutzkittel für Personal und Besucher nur bei Manipulationen am Patienten sinnvoll. Kittel zur Mehrfachverwendung am Patientenbett belassen
- Plastiküberschuhe, Desinfektionsmatten, UV-Lampen, Plastikinzisionsfolien verringern das Infektionsrisiko nicht und sind unnötig.

Abfallvermeidung
- Infusionsbestecke ohne Hygienerisiko bis zu 48 h, bei patientennaher Einschaltung eines Mikrofilters bis zu 72 h verwendbar, kein täglicher Wechsel
- Papierverbrauch drosseln, Recyclingpapier verwenden
- Keine PVC- oder FCKW-haltigen Artikel einsetzen
- Mehrweg- statt Wegwerfartikel (z.B. Nierenschalen, Inkontinenzmaterial, Antithrombosestrümpfe, Redonflaschen, Absaugvorrichtungen, Infusionsflaschen aus Glas, Mehrweg-Flaschenhalterung)
- Materialeinsparung: wenn medizinisch möglich, Injektionen statt Infusionen, Antibiose einmal statt mehrmals täglich. Leere, gebrauchte Behälter als Kanülenabwurfgefäße benutzen, keine Extracontainer anschaffen
- Keine quecksilberhaltigen Thermometer verwenden
- Viele Einwegartikel sind resterilisierbar! Es gibt keine Rechtsvorschrift, die dies verbietet (Anleitungen bei u.a. Adressen), allerdings sind Einschränkungen bei der Produkthaftung (z.B. resterilisierte Herzkatheter) zu bedenken.

Adressen
Weitere Tips, Herstellerverzeichnis, Literatur, Beantwortung konkreter Fragen, Vermittlung von Kontakten zu anderen ,,Umweltschützern im Krankenhaus" bei:
- Arbeitskreis Abfallvermeidung und -entsorgung Bayerischer Krankenhäuser (AABK), Zentrum für Umweltmedizin in der Elisabeth-Klinikum Straubing, Prof. Dr. med. Volker Zahn, Dr. med. Claus Schulte-Uebbing, St. Elisabethstr. 23, 94315 Straubing, Tel.: 09421 – 71 00
- Prof. Dr. med. Franz Daschner, Leiter der Klinikhygiene, Klinikum der Albert-Ludwigs-Universität, Hugstetter Str. 55, 79106 Freiburg/Br., Tel.: 0761 – 27 01
- Chefarzt Dr. med. Horst Pomp, Ev. Bethesda Krankenhaus GmbH, Bocholder Str. 11–13, 45355 Essen, Tel.: 0201 – 6 30 11
- Bundesdeutscher Arbeitskreis für umweltbewußtes Management e.V. (B.A.U.M.), Tinsdaler Kirchenweg 211, 22559 Hamburg, Tel.: 040 – 81 01 01.

1.12 Die häufigsten Diagnosen der ICD-9-Diagnosestatistik

ACI-Stenose	433.1
mit PRIND	435
Adams-Stokes-Syndrom	426.9
Adipositas	278.0
Akute Bronchitis	466.0
akute Bronchiolitis	466.1
Akute Cholezystitis (ohne Steine)	575.0
durch Alkoholismus	535.5
Akute NNH-Entzündung: Kiefer	461.0
Stirn	461.1
Siebbein	461.2
Keilbein	461.3
sonstige NNH, Pansinusitis	461.8
Akute Tonsillitis	463
Chron. Mandelentzündung	474.0
Alkoholabusus	303
alkoholische Fettleber	571.0
alkoholische Myokardiopathie	425.5
Alkoholpsychose	291
alkoholtox. Hepatitis	571.1
Anämie	
Fe-Mangel	280
Sekundäre	284.9
Tumor-	280.4
Angina pectoris	413
Aortenklappenfehler, nicht rheum.	424.1
Apoplektischer Insult	436
Appendizitis	541
Arrhythmie, absolute	427.3
Arthrosis deformans	715.9
Aspirationspneumonie	507.0
Asthma, exogen-allerg.	493.0
Infektasthma	493.1
Intrinsic-Asthma	493.1
N. n. bez. Form	493.9
Status	493.9
Aszites	789.5
Atopisches Ekzem	691.8
AV-Block	426.1
Bauchaortenaneurysma	441.4
Blutung, unklare	459.0
Bronchialkarzinom	162.9
Bronchopneumonie	485
durch n. n. bez. Erreger	486
Candidose	112.9
Cerebrale Blutung: Subarachnoidal	430
intracerebral	431
Cholezystitis	575.0
Cholezystolithiasis	575.2
mit akuter Cholezystitis	574.0
mit sonstiger Cholezystitis	574.1
ohne Angabe einer Cholezystitis	574.2
Chron. Bronchitis	
Bronchiektasie	494
tuberkulöse Bronchiektasie	011.5
chronischer Raucherhusten	491.0
COLD	491.2
mukopurulent	491.1
sonstige Formen	491.8
n.n. bez. Form	491.9
Colon irritabile	561.1
Coma hepaticum	572.2
Demenz, senile	290.0
Depression	311
Diab. mell., latent	790.2
Typ I, insulinpfl.	250.1.1
Typ IIb, diätpflichtig	250.3.1
antidiabetikapflichtig	250.3.2
insulinpflichtig	250.3.3
Diabetisches Präkoma	250.2
Digitalisintoxikation	972.1
Divertikulitis	562.1
Duodenitis	535.6
Durchgangssyndrom, akutes	293.0
Dyspepsie und sonstige Störungen der Magenfunktion	536.8
Emphysem	492
Epilepsie	345
Erkältung, akute Rhinopharyngitis	460
Essentielle Hyperlipidämie	272
Exsikkose	276.5
Extrasystolie	427.6
Fettleber, alkoholische	571.0
Fieber unbekannter Ursache	780.6
Funktionelle Diarrhoe	564.5
Funktionelle Herzbeschwerden,	
Gallenkolik: Cholezystolithiasis	
mit akuter Cholezystitis	574.0
mit sonstiger Cholezystitis	574.1
Gastritis	535.0
Gastroenteritis/Enterokolitis	
infektiös	009.0
vermutlich infektiös	009.1
Gicht	274.9
Glaukom	365
Grippe	487.1
mit Pneumonie	487.0
mit sonstigen Atemorganen	487.1
mit sonstiger Organbeteiligung	487.8
Hämatemesis	578.0
Hämorrhoiden	455.6
Harnwegsinfekt	599.0
Hepatitis A	573.1
mit Coma	070.0
ohne Coma	070.1
Hepatitis B	573.1
mit Coma	070.2
ohne Coma	070.3
Hepatitis C, D, E	573.1
mit Coma	070.6
ohne Coma	070.9
Hepatitis, alkoholische	571.1
Hepatitis, infektiöse	573.1
Hepatomegalie	789.1

Die häufigsten Diagnosen der ICD-9-Diagnosestatistik

Herpes simplex	054.4
Herpes zoster (ohne Komplikationen)	053.9
Herzinfarkt, akut	410
Herzinfarkt, alt	412
Herzinsuffizienz	
(Stauungs-)	428.0
Linksherz-	428.1
n. n. bez.	428.9
Herzrhythmusstörungen	427.9
Hiatusgleithernie	552.3
Husten	786.2
Hypercholesterinämie	272.0
Hyperparathyreoidismus, sek.	588.8
Hyperthyreose	242.9
Hypertonie: essentiell	401
renale	403
mit Herz- und Nierenkrankheit	404
sekundär	405
wenn maligne	0
wenn benigne	1
ohne Angabe	9
Hypertriglyceridämie	272.1
Hyperurikämie	274.1
Hyperventilationssyndrom	786.0
hysterisch	300.1
psychogen	306.1
Hypothyreose	244.9
Idiopathische Lungenfibrose	516.3
Ikterus	782.4
Ileus, mechanischer	560.9
Ileus, paralyt.	560.1
Infektiöse Diarrhoe	009.2
Diarrhoe ohne n.A.	009.3
Kardiomegalie	429.3
Katarakt	366.9
KHK	414.0
Kolon-Ca	153.9
Leberzirrhose,	
alkoholtoxisch	571.2
posthepatitisch	571.5
Leistenbruch	550.9
mit Einklemmung	550.1
gangränös	550.0
LSB	426.3
Lungenembolie	415.1
Magen-Ca	151.9
Mallory-Weiss-Sy.	5307
Mamma-Ca	174.9
Meläna	578.1
n. n. bez.	578.9
Meningitis, bakterielle	320.9
Metastasen	
Gehirn	198.3
Leber	196.0
Lunge	196.1
Lymphknoten	196.9
Knochen	198.5
Migräne	346.9
Mononukleose, infektiöse	075
Morbus Crohn	555.0
Myokarditis	422
Nausea und Erbrechen	787.0
psychogen o.n.A.	307.5
unstillbar	536.2
Niereninsuff., komp.	585
Nierenversagen, akutes	584.9
Nikotinabusus	305.1
Obstipation	564.0
Orthostasereaktion	458.0
Ösophagitis	530.1
Ösophagus-Ca	150.9
Ösophagusvarizen	456.0
bei Leberzirrhose	456.2
Pankreatitis, akute	577.0
Pankreatitis, chron.	577.1
Parkinson	332.0
Paroxysmale Tachykardie n.n. bez.	427.2
supraventrikulär	427.0
pAVK	440.2
Plasmozytom	203.0
Pleuraerguß (begleitend)	511.9
Pleuritis ohne Erguß, ohne Tbc	511.0
mit Erguß, bakteriell	511.1
tuberkulös	012.0
Pneumokokken-Pneumonie	481
Klebsiella	482
Pseudomonas	482.1
H.influenzae	482.8
Streptokokken	482.3
Staph.	482.4
Pneumonie, Adenovirus	480.0
RS-Virus	480.1
Para-Influenza	480.2
sonstige Viren	480.8
Influenza/Grippe-Pneumonie	487.0
n. n. bez. Viruspneumonie	480.9
Pneumonie,	
Broncho-	485
Lobär-	486
Portale Hypertension	572.3
Prostata-Ca	185
Prostataadenom, -hyperplasie	600
gutartige Neubildung	222.2
Psoriasis	696.1
Pyelonephritis, chronisch	590.0
akut	590.1
Refluxösophagitis	530.1
Rektum-Ca	154.1
Rheumatoide Arthritis	714.0
RSB	426.6
Sarkoidose	135
Schrumpfniere, n. n. bez.	587
mit Hypertonie	403
Schwerhörigkeit	389.9
Schwindel o.n.A.	780.4
Sepsis	038.9
Sinusbradykardie	427.8
Spontanpneumothorax	512
Synkope	780.2
Tiefe Venenthrombose	451.2
Ulcus cruris	707.1
Ulcus duodeni	532
Ulcus ventriculi	531
Ventrikuläre Tachykardie	427.1
Vorhofflimmern	427.3

2

Christian Wanzen
Thomas Lehners
Margret Oethinger
Elmar Neuhäuser
Arno Dormann

Ärztliche Arbeitstechniken

2.1	**Stufenschema zur Hautdesinfektion**	**30**
2.2	**Injektionstechnik**	**30**
2.2.1	Intrakutane Injektion (i.c.)	30
2.2.2	Subkutane Injektion (s.c.)	31
2.2.3	Intramuskuläre Inj. (i.m.)	31
2.2.4	Intravenöse Injektion (i.v.)	32
2.3	**Punktionen**	**33**
2.3.1	Periphere Venenpunktion	33
2.3.2	Zentraler Venenkatheter (ZVK) und Pulmonalis-Katheter	35
2.3.3	Arterielle Punktion	42
2.3.4	Pleurapunktion	44
2.3.5	Lumbalpunktion (Liquorpunktion)	45
2.3.6	Peritonealpunktion (Aszitespunktion)	47
2.3.7	Implantierbarer Venenkatheter („Port")	48
2.4	**Entnahme von Material für bakteriologische Untersuchungen**	**49**
2.4.1	Blutkulturen	49
2.4.2	Urin	50
2.4.3	Sputum	51
2.4.4	Bronchial- u. Trachealsekret	51
2.4.5	Stuhl/Rektalabstrich/ Analabstrich	52
2.4.6	Abstriche	53
2.4.7	OP-Material/ Wundsekrete/Punktate	54
2.4.8	Intravasale Katheter	54
2.4.9	Materialgewinnung für Spezialuntersuchungen	54
2.5	**Biopsien**	**55**
2.5.1	Knochenmarkpunktion, Knochenmarkbiopsie	55
2.5.2	Leberbiopsie	57
2.5.3	Nierenbiopsie	57
2.6	**Sonden und Drainagen**	**58**
2.6.1	Ösophaguskompressionssonde	58
2.6.2	Magen- und Dünndarmsonden	60
2.6.3	Postoperative Drainagen	62
2.6.4	Blasenkatheter	62
2.6.5	Pleuradrainage (Thoraxdrainage)	64
2.7	**Transfusion von Blutkomponenten**	**66**
2.7.1	Vorgehen bei Bluttransfusion	66
2.7.2	Blutkomponenten und ihre Indikationen	68
2.7.3	Durchführung der Transfusion	69
2.7.4	Transfusionsreaktionen	70
2.7.5	Infektionsrisiko durch Blutkomponenten	71
2.7.6	Eigenblutspende	72
2.8	**Infusions- und Ernährungstherapie**	**73**
2.8.1	Prinzipien der parenteralen Ernährung	75
2.8.2	Schemata zur parenteralen Ernährung	76
2.9	**Sondenernährung**	**77**
2.10	**Beatmung**	**78**
2.10.1	Indikation	78
2.10.2	Oropharyngeale Intubation	79
2.10.3	Extubation	80
2.10.4	Maschinelle Beatmung	81

2.1 Stufenschema zur Hautdesinfektion

Kategorie I (geringes Infekionsrisiko)
Intra-, subkutane und intravenöse Injektionen und Blutentnahmen.
- Hautdesinfektionsmittel (z.B. Dibromol® farblos) auftragen (Spray oder getränkte Tupfer). Die Einwirkzeit ist beendet, wenn der *Feuchtglanz der Haut* durch Verdunsten des Alkohols verschwunden ist, was ca. 30 Sekunden dauert
- *Cave:* Hände- und Hautdesinfektionsmittel sind nicht das gleiche: erstere (z.B. Sterilium®) enthalten rückfettende Zusätze, die bei der Hautdesinfektion stören, weil sie die Haftung von Pflastern herabsetzen.

Kategorie II (mittleres Infektionsrisiko)
Intravenöse Verweilkanülen/-katheter, intramuskuläre Injektionen, Blutkulturen.
- Reinigen der Haut mit Desinfektionsmittel und sterilem Tupfer
- Erneutes Auftragen des Desinfektionsmittels nach ca. 30 Sek. und Abwischen der Haut mit sterilem Tupfer.

Kategorie III (hohes Infektionsrisiko)
Operationen, Punktionen von Körperhöhlen, insbesondere Gelenkpunktionen.
- Reinigung der Haut, Enthaarung und Entfettung falls erforderlich. Zweimaliges Auftragen des Desinfektionsmittels zu je 2,5 Min., Gesamteinwirkzeit 5 Min.
- Arzt muß sterile Handschuhe und Mundschutz tragen.

2.2 Injektionstechnik

Bei allen Injektionen
- Jede Ampulle kontrollieren: Wirkstoff? Verfallsdatum?
- Spritzeninhalt kontrollieren: Ausfällung? Trübung?
- Haut desinfizieren nach Kategorie I (außer i.m. Injektion: Kat. II; ☞ 2.1)
- Nach Einstechen richtige Lage der Kanüle durch Aspiration prüfen: bei i.c., s.c. und i.m. Injektionen darf *kein* Blut aspiriert werden
- Nach Zurückziehen der Kanüle Einstichstelle komprimieren
- *KO:* Blutung und Entzündung.

2.2.1 Intrakutane Injektion (i.c.)

Ind.: Quaddelung, BCG-Impfung, Tine-Test, Allergietestung.
Technik: feine Kanüle (25 G/0,5–braun) sehr flach zur Hautoberfläche einführen, intrakutane Quaddel setzen: Haut erscheint weißlich. Maximal 0,1 ml applizierbar.

2.2.2 Subkutane Injektion (s.c.)

Ind.: z.B. Heparin, Insulin.
Applikationsorte: Oberschenkel, Ober-/Unterarm, Bauchhaut parumbilikal, Schultern. Unterbauch möglichst meiden: Gefahr großflächiger Hämatome insb. bei Heparininjektion. Bei Adipösen unzuverlässige Resorption. Hautfalte leicht abheben und im Winkel von 45° einstechen, bei kachektischen Pat. flacher. *Nicht* aspirieren. Geeignete Nadel: 23 G/0,63–blau oder 25 G/0,5–braun.

2.2.3 Intramuskuläre Injektion (i.m.)

Lange Kanüle: 21 G/0,8 (beim Normalgewichtigen mind. 4 cm lang, beim Übergewichtigen 7 cm). Von allen Injektionen *höchstes Infektionsrisiko* (Spritzenabszeß), daher andere Applikationswege prüfen. Stets sorgfältig desinfizieren nach Kategorie II (☞ 2.1). Max. 5 ml applizierbar.

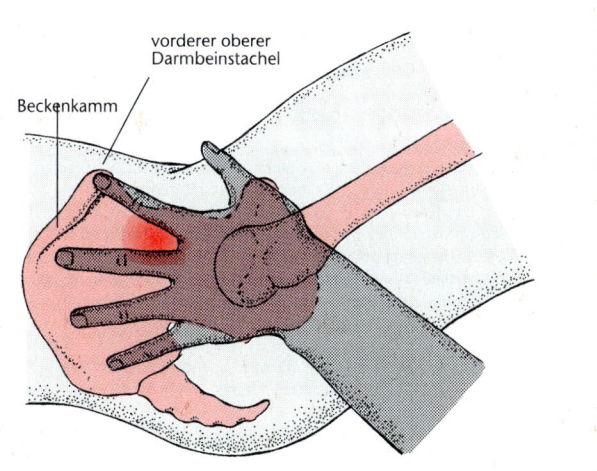

Abb. 2.1: Ventrogluteale Injektion: Pat. liegt zur guten Muskelentspannung auf der Seite.
Re: Zeigefinger auf Spina iliaca sup. ant., Mittelfinger auf Crista iliaca legen.
Li: Zeigefinger auf Crista iliaca, Mittelfinger auf Spina iliaca sup. ant. legen. In das so entstehende Dreieck (= oberer äußerer Quadrant) 2–5 cm tief senkrecht einstechen.
Cave: N. ischiadicus, große Gefäße.

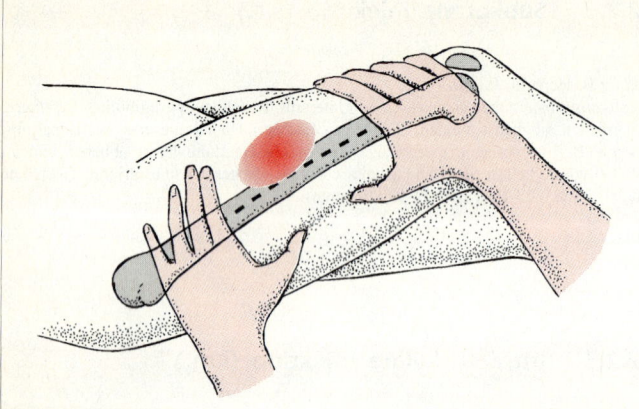

Abb. 2.2: i.m.-Injektion
Oberschenkel-Injektion in das mittlere vordere Drittel des M. vastus lat. Einstich senkrecht auf den Femur gerichtet. *Cave:* Bein nicht außen rotieren → Gefahr der Gefäßverletzung.

Oberarm-Injektion
Senkrecht zum Humerus in den M. deltoideus. Arm nicht rotieren (→ Gefäß-Nervenverletzung!).

2.2.4 Intravenöse Injektion (i.v.)

- *Applikationsorte*: z.B. Ellenbeuge, Unterarm, Handrücken, V. jugularis externa, Fußrücken (Thrombosegefahr!), V. femoralis (ultima ratio)
- *Material:* Spritze, Kanülen (z.B. 21 G/0,8 – grün), Stauschlauch
- *Durchführung:* proximal des Punktionsortes Stauschlauch nicht zu fest anlegen, da der art. Zufluß sonst unterbunden wird (art. Pulse müssen tastbar sein). Vene palpieren, Hautdesinfektion. Punktion der Vene im Winkel von ca. 30° zur Haut bei gleichzeitiger Fixierung der Haut nach distal, Lagekontrolle durch Blutaspiration. Öffnen der Stauung. Langsame Injektion (ca. 1–3 ml/Min.), sofern keine spezielle Medikamentenvorschrift besteht. Trockenen Tupfer auflegen. *Nach* Herausziehen der Nadel Kompression der Einstichstelle und Anheben des Arms (Arm nicht beugen → führt zu venösem Stau mit Hämatombildung).

Tips bei schwierigen Venenverhältnissen
- Arm reiben und leicht beklopfen. Großzügig Alkoholspray (wirkt dilatierend)
- Arm senken und Pat. vor Anlegen des Stauschlauches mehrmals Hand zur Faust schließen lassen („pumpen")
- Arm in heißes Wasser tauchen (alternativ mit heißen, feuchten Tüchern umwickeln), einige Min. stauen, sorgfältig alle möglichen Punktionsstellen palpieren. Achtung: Verfälschung der Kaliumbestimmung und der Gerinnungstests bei langer Stauung

- Bei „Rollvenen" Y-förmigen Zusammenfluß wählen. Vene nach distal fixieren
- Bei dünnen, oberflächlichen Venen kann das Aufsprühen von Nitrolingual-Spray auf die Haut eine erstaunliche Kaliberzunahme bewirken
- Statt Stauschlauch Blutdruckmanschette anlegen und zwischen systolischem und diastolischem Wert einstellen
- Bei mehreren i.v.-Injektionen, bei dünnen Venen oder bei Entnahme großer Blutmengen (> 20 ml) ohne Vakuumsystem. Butterflys® (19 G/1,1 – weiß, 21 G/0,8 – grün, 23 G/0,6 – blau; teuer!).

Das Geheimnis des Erfolges ist Geduld, sorgfältige Palpation und eine richtig angelegte Stauung! Nach zwei bis drei erfolglosen Versuchen KollegIn rufen.

2.3 Punktionen

2.3.1 Periphere Venenpunktion

Technik wie bei der intravenösen Injektion (☞ 2.2.4). Komplikationen:
- Hämolyse durch zu schnelles Aspirieren des Blutes (bzw. zu starken Sog)
- Gerinnung bei langwieriger Venenpunktion.

Material: Blutröhrchen mit folgenden Zusätzen	
Zusätze	Zweck, Beispiele
Plastikkügelchen	Serologie, Kreuzprobe, klinische Chemie
Na-Zitrat 3,8%	Gerinnungstests, BSG
Na-Heparin	Blutgase, HLA-Typisierung, ionisiertes Ca^{2+}
EDTA	Hämatologie
Na-Fluorid	Laktat und Glukose

■ Vena femoralis-Punktion

Ind.: venöse Blutentnahme bei Scheitern anderer Entnahmestellen; als Notfallzugang für zentrale Katheter (ultima ratio); großlumiger Zugang für Dialyse oder arterio- bzw. venovenöse Filtration. Die V. femoralis liegt medial der A. femoralis (*Merkspruch:* IVAN – von Innen: Vene, Arterie, Nerv).

Material: 20 ml Spritze, z.B. 21 G/0,8–Kanüle, u.U. lange Nadel notwendig.

Durchführung

Pat. in möglichst flache Rückenlage bringen. Hilfreich ist die Außenrotation und leichte Abduktion im Hüftgelenk. Desinfektion der Leistenregion (Kategorie II, ☞ 2.1). Femoralarterie mit dem 2. und 3. Finger der nicht punktierenden Hand sicher palpieren und fixieren. Ca. 1 cm medial der Arterie von innen (Winkel zum Gefäßverlauf ca. 45°) auf die Mitte des Leistenbandes hin punktieren und Nadel unter Aspiration vorschieben. Kommt kein Blut, langsames Zurückziehen der Kanüle unter Sog, bis

Blut angesaugt wird. Nach Beendigung schnelles Zurückziehen der Kanüle und Kompression der Einstichstelle für mind. 3 Minuten. Bei Katheterinsertion weiteres Vorgehen je nach Technik (z.B. Seldinger-Technik, ☞ 2.3.2).

 Cave: nur rel. kurze Verweildauer der Katheter, da erhöhte Thrombosegefahr (bei Verweilkanülen kontinuierliche Spülung mit Heparin z.B. 5 000–10 000 IE/24 h erforderlich).

■ Punktion mit Verweilkanülen (z.B. Braunülen®, Venflons®)

Bei häufigen Punktionen mit distalen Venen beginnen, um kaliberstärkere Venen zu schonen. Sinnvolle Reihenfolge: Unterarm, Handrücken, Ellenbeuge.

Durchflußraten von Verweilkanülen						
Gauge	22 G	20 G	18 G	17 G	16 G	14 G
Farbe	blau	rosa	grün	weiß	grau	braun
Außendurchmesser [mm]	0,8	1,0	1,2	1,4	1,7	2,0
Innendurchmesser [mm]	0,6	0,8	1,0	1,2	1,4	1,7
Durchfluß ml/Min. – Wäßrige Infusion – Blut	31 18	54 31	80 45	125 76	180 118	270 172

Material
2–3 Braunülen verschiedener Größe (Standard beim Erwachsenen für wäßrige Infusionen: 17 G/weiß oder 18 G/grün), Pflasterverband, u.U. Lokalanästhetikum mit 25 G-Kanüle und 2 ml Spritze, bei gleichzeitiger Blutabnahme 20 ml Spritze und Blutröhrchen, 5 ml 0,9%ige NaCl-Lösung zum Durchspülen der Braunüle, Verschluß mit Stöpsel oder Mandrin.

Durchführung (☞ Abb. 2.3)
Desinfektion Kategorie II (☞ 2.1). Haarentfernung, z.B. mit Einmalrasierer. Lokalanästhesie bei empfindlichen Pat. und großen Braunülen (< 17 G): Dabei genügt 0,1 ml 1%iges Lidocain, was die Haut bei i.c.-Applikation nur weißlich erscheinen läßt und keine Quaddel bildet. Vene stauen, möglichst proximal einer Y-Vereinigung. Haut fixieren. Zuerst Haut rasch durchstechen (ca. 45° zur Hautoberfläche) und Vene flach punktieren. Wenn Blut am transparenten Kanülenansatz einströmt, Braunüle ca. 5 mm im Venenlumen vorschieben, Punktionsnadel zurückziehen und gleichzeitig Plastikkanüle vorschieben; Stauschlauch lösen; Nadel entfernen, dabei mit einem Finger die Vene proximal der Kanülenspitze abdrücken, Braunüle mit Stopfen oder Mandrin verschließen. Fixieren und durchspülen.

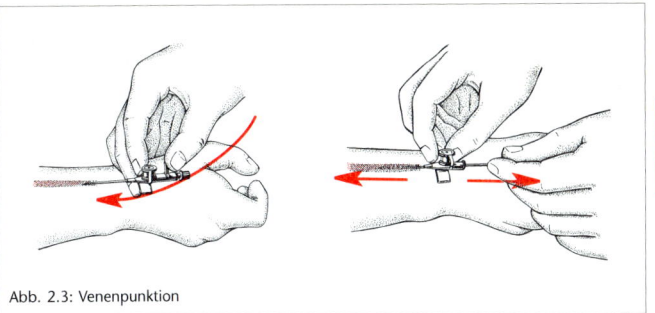

Abb. 2.3: Venenpunktion

Komplikationen
- Vene „platzt": evtl. Vene zu steil punktiert und Hinterwand durchstochen oder „bindegewebsschwache" Gefäße (z.B. Glukokortikoid-Therapie); *Hilfe:* sofort nach Punktion Stauschlauch lösen oder Punktionsversuch ohne Stauung
- Schmerzhafte Punktion: Hautpunktion zu flach oder Punktion durch „Desinfektionsmittelpfütze"
- „Paralaufen" der Infusion oder Thrombophlebitis: Braunüle entfernen! Jede an der Punktionsstelle dolente Braunüle sofort entfernen; „der Patient hat immer recht, auch wenn man nichts sieht". Je nach Schwere der Reizung Arm hochlagern und ruhigstellen, kühlende Umschläge mit Alkohol, Heparinsalbe, evtl. lokal oder systemisch Antiphlogistika. Evtl. *low dose*-Heparin (☞ 21.8.1)
- Kunststoffkanüle läßt sich nicht vorschieben, obwohl sie im Lumen liegt, evtl. störende Venenklappen. Mit NaCl durchspülen und gleichzeitig vorschieben.

2.3.2 Zentraler Venenkatheter (ZVK) und Pulmonalis-Katheter

■ Zentraler Venenkatheter

Ind.: hypovolämischer oder kardiogener Schock, Z.n. Reanimation, sicherer Zugang zur V. cava sup. für volle parenterale Ernährung, peripherer Venenzugang nicht möglich, Zufuhr von hyperonkotischen (☞ 2.8.2) oder anderen venenwandreizenden Substanzen (z.B. Kalium, hochkonz. Glukoselösungen), ZVD-Messung (s.u.).

Relative KI: Gerinnungsstörungen (v.a. V. subclavia), Kopf-Tieflagerung nicht möglich (Vv. jugulares), Adipositas und Lungenemphysem (V. subclavia), voraussichtlich lange ZVK-Verweildauer (V. cephalica, V. basilica).

- *Periphere Zugangswege:* V. basilica, V. cephalica
- *Zentrale Zugangswege:* V. subclavia, V. jugularis int. und ext., V. brachiocephalica (= V. anonyma).

Material: Einmalpunktions-Set mit Plastikkatheter 14 G oder 16 G, ca. 70 cm lang für V. basilica und V. cephalica, ca. 30 cm lang für V. jugularis und V. subclavia.

10 ml Spritze mit steriler Kochsalzlösung, 5–10 ml 1%iges Lidocain mit Kanülen (z.B. 21 G – grün). 3-Wege-Hahn (blau = venös), Nahtmaterial, Nadelhalter. Sterile Handschuhe, Tücher und Mundschutz, möglichst EKG-Monitor. Alternative Verfahren mit intrakardialer EKG-Ableitung (bei Zugang über periphere Vene mit Metallguide) ersparen Röntgenkontrolle z.B. Alphacard® (s. Herstellerangaben).

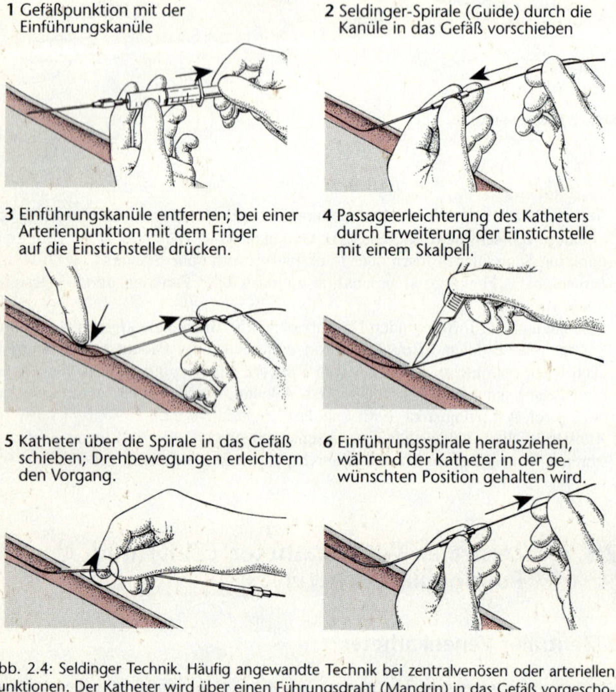

1 Gefäßpunktion mit der Einführungskanüle

2 Seldinger-Spirale (Guide) durch die Kanüle in das Gefäß vorschieben

3 Einführungskanüle entfernen; bei einer Arterienpunktion mit dem Finger auf die Einstichstelle drücken.

4 Passageerleichterung des Katheters durch Erweiterung der Einstichstelle mit einem Skalpell.

5 Katheter über die Spirale in das Gefäß schieben; Drehbewegungen erleichtern den Vorgang.

6 Einführungsspirale herausziehen, während der Katheter in der gewünschten Position gehalten wird.

Abb. 2.4: Seldinger Technik. Häufig angewandte Technik bei zentralvenösen oder arteriellen Punktionen. Der Katheter wird über einen Führungsdraht (Mandrin) in das Gefäß vorgeschoben. Vorteil: geringere Traumatisierung, niedrigeres Infektionsrisiko.

Durchführung: bei V. jugularis und V. subclavia Pat. in die Trendelenburgsche Lage bringen (Senken des Oberkörpers um ca. 20 Grad durch Kippen des Bettes, dadurch bessere Venenfüllung und Vermeidung von Luftembolien), den Kopf zur Gegenseite drehen. Rasieren, Desinfektion Kategorie II (☞ 2.1) und Abdecken der Haut. Lokalanästhesie.

- Nach mißglückter Punktion der V. subclavia oder V. anonyma Versuch auf der Gegenseite erst nach Röntgenkontrolle (→ Pneumothorax?)
- Bei Richtungskorrekturen Kanüle bis unter die Haut zurückziehen, dann erst mit veränderter Richtung vorschieben

- Stahlkanüle niemals in situ in die Kunststoffkanüle zurückstecken (diese kann durchbohrt und abgeschnitten werden)
- Bei Widerstand beim Vorschieben intravasale Lage des Katheters durch Blutaspiration kontrollieren (Katheterende unter das Niveau des Patienten halten)
- Schwierige Punktion häufig bei: Z.n. Vorpunktion auf derselben Seite, nach Fehlpunktion (Hämatom!), Exsikkose (ggf. Pat. zunächst „auffüllen"), Venenthrombose. Ggf. vor und während Punktion Sonographie (mit 7,5-Mhz-Schallkopf)
- Vorsicht bei BZ- und E'lytbestimmungen aus ZVK bei gleichzeitiger Infusion
- Obligate *Röntgenkontrolle*; bei nicht-röntgendichten Kathetern wird Kontrastmittel verwendet. Lagekorrektur. *Richtige Lage:* untere Vena cava sup., ca. 2 cm oberhalb der Einmündung in den rechten Vorhof (Katheterspitze befindet sich außerhalb des Perikardbeutels) oder hoch im rechten Vorhof (d.h. im Rö-Bild ca. 2 QF unterhalb des Sternoclaviculargelenks)
- Bei Fieber oder entzündeter Eintrittsstelle Katheter entfernen und Neueinlage an anderer Stelle.

■ Periphere Zugangswege (V. basilica, V. cephalica)

- *Vorteil:* geringe Infektionsgefahr, geringe Blutungsgefahr bei Gerinnungsstörungen (Kompressionsmöglichkeit). *Nachteil:* Thromboseneigung, zeitaufwendig, große Variabilität der Anatomie, daher häufig Fehllage!
- *Punktionsort:* Ellenbeuge
- *Technik:* Verwendung von Einmalpunktionssets (z.B. Cavafix®), evtl. Lokalanästhesie. V. basilica (medial) bevorzugen, da V. cephalica (lateral) rechtwinklig in die V. subclavia einmündet und sich von dort manchmal nicht mehr weiterschieben läßt, dann evtl. Arm abduzieren und supinieren. Einführungslänge vorher abschätzen
- Röntgenkontrolle.

■ Jugularis interna-Punktion (transmuskulärer Zugang)

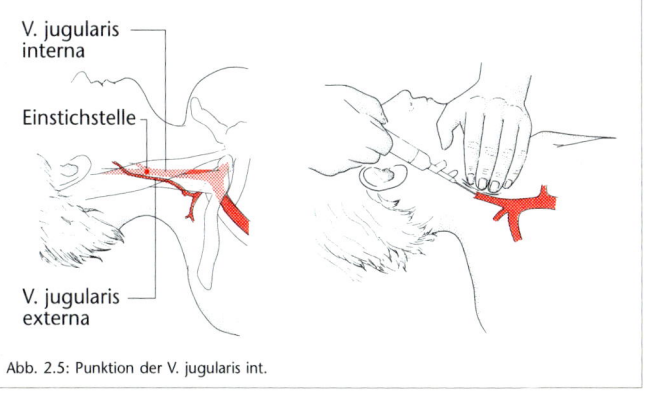

Abb. 2.5: Punktion der V. jugularis int.

- Konsequente Kopftieflagerung („Schocklage"); wenn nicht möglich (Dyspnoe) anderen Zugangsweg wählen
- *Punktionsort:* etwas unterhalb der sichtbaren Kreuzungsstelle der V. jug. externa mit dem M. sternocleidomastoideus und ca. 1 cm lateral der tastbaren Arterie
- Bei der Lokalanästhesie durch Aspirationsversuche Lage der V. jugularis bestimmen. Stichrichtung mit z.B. Faserschreiber markieren
- Unter ständiger Palpation der A. carotis (postero-medial der V. jugularis) Einführen der Punktionskanüle transmuskulär unter Aspiration im Winkel von ca. 30° zur Haut. Zielpunkt beim Vorschieben ist der mediale Rand des klavikulären Muskelansatzes. In 3–4 cm Tiefe wird die V. jug. int. erreicht. Aspiration von venösem Blut. Vorschieben der Plastikkanüle, danach Zurückziehen der Punktionsnadel. Röntgendichten Katheter einführen
- Weiteres Vorgehen wie unter Subclavia-Punktion beschrieben. Aufheben der Kopftieflage erst nach Anschluß an das Infusions-System.

■ Subclaviapunktion

V. subclavia kreuzt 1. Rippe dorsal des medialen Klavikuladrittels. Anteriore Lage zur A. subclavia und der Pleurakuppel.

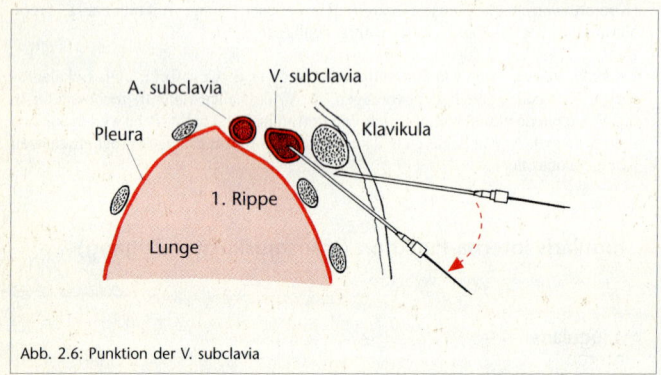

Abb. 2.6: Punktion der V. subclavia

Infraklavikulärer Zugang
- Gute Gewebefixierung der Gefäße. Punktion auch dann möglich, wenn Pat. Kopftieflage nicht toleriert. *Cave:* System geschlossen halten → Luftembolie
- *Lagerung:* Arm des Pat. abduzieren und außenrotieren (übersichtlichere anatomische Verhältnisse)
- *Punktionsort:* unmittelbar infraklavikulär in der Medioklavikularlinie. 1–2 ml des Lokalanästhetikums als „Depot" unmittelbar an das Periost der Klavikula setzen; mit weiteren ca. 3–4 ml das umgebende Gewebe infiltrieren
- Einbringen der Punktionskanüle zwischen aufgesetztem 2. und 3. Finger der nicht punktierenden Hand unter ständiger Aspiration mit aufgesetzter 10 ml-NaCl-Spritze. Zunächst Haut annähernd senkrecht durchstechen, dann Punktionskanüle an die Klavikula heranführen

- Punktionskanüle horizontal unter der Klavikula und in ständigem Kontakt zu ihr in Richtung auf die obere Begrenzung des Sternoklavikulargelenkes vorschieben. Der Winkel zur Thoraxoberfläche beträgt etwa 30°
- Nach Überwinden eines Widerstandes (Lig. costoclaviculare) erreicht man die V. subclavia in 4–6 cm Tiefe. Intraluminale Lage durch mühelose Blutaspiration kontrollieren. Kunststoffkanüle in das Lumen vorschieben und Stahlkanüle entfernen
- Je nach Technik (z.B. Seldinger Technik, ☞ Abb. 2.4) Katheter re 15–17 cm, li 20–22 cm einführen; Eindringtiefe des Katheters mit dem außen angelegten Führungsdraht abschätzen. *Cave:* Katheter niemals gegen Widerstand vorschieben!
- Erneut intravasale Lage durch Blutaspiration prüfen und Katheter gut fixieren, ggf. Naht, steriler Verband
- Röntgenkontrolle (s.o.).

 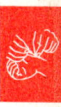

Höchstes Pneumothoraxrisiko unter allen Zugangswegen. Daher vor Punktionsversuch überlegen, ob ein Pneu den Pat. in einen kritischen Zustand bringt. Alternative Zugangswege prüfen.

Komplikationen aller Zugangswege

Pneumothorax (v.a. V. subclavia), art. Punktion (Gefahr des Hämatothorax → sofortige Kanülenentfernung und Druckverband für mind. 5 Min., ggf. Eisbeutel), Hämatom, Verletzung des Ductus thoracicus auf der li Seite (Chylothorax), Luftembolie (evtl. Beatmung mit PEEP), Verletzung des Plexus brachialis, Katheterfehllage mit Rhythmusstörungen, Endokardverletzung, Thrombophlebitis, Infektionen bei 7–16 % der Pat. (abhängig v.a. von der Verweildauer, Erreger meist Staph. aureus) und Thrombose der zentralen Vene.

ZVD-Messung

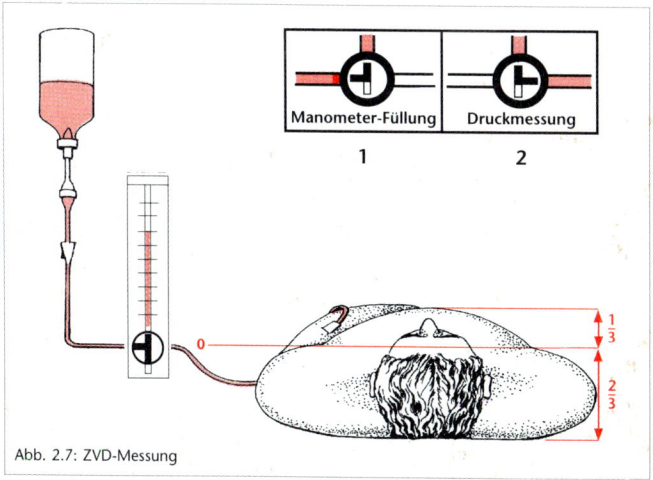

Abb. 2.7: ZVD-Messung

ZVD nur in flacher Rückenlage des Pat. und korrekter zentraler Lage des Katheters meßbar; ZVD muß atemabhängig schwanken.

Prinzip:
- Meßvorrichtung ausrichten (z.B. mit Thoraxlineal). Rechter Vorhof = 0 cm, entspricht 2/3 des Abstands von Wirbelsäule zu Sternum beim liegenden Pat.
- Manometer mit Infusionslösung (NaCl 0,9%) füllen (**1**)
- Dann Dreiwegehahn zum Patienten öffnen: Messung des (atemvariablen) Venendrucks in cm Wassersäule (**2**). Normwert: ca. 2–12 cm $H_2O \approx$ 1–9 mmHg (1 cm H_2O = 0,74 mmHg).
- Warten bis Flüssigkeitssäule atemabhängig nicht mehr wesentlich sinkt. Meßdauer sollte 3–5 Min. nicht überschreiten, sonst Wertverfälschung.

Pulmonalis-Katheter (Swan-Ganz-Katheter)
Dieser Rechtsherzkatheter ermöglicht u.a. die Bestimmung folgender Parameter:
- Zentraler Venendruck (ZVD), rechter Vorhofdruck (RAP, mittel 4–5 mmHg) und Ventrikeldruck
- Pulmonalarteriendruck (PAP, systolisch 25–30 mmHg, enddiastolisch 5 mmHg)
- Pulmonaler kapillärer Verschlußdruck (PCWP = pulmonary capillary wedge pressure, mittel 8–12 mmHg): entspricht dem Druck im linken Vorhof (☞ 3.2.1)
- Herzzeitvolumen (5–8 l/Min.; Thermodilutionsmethode durch Injektion eines definierten Bolus kalter Kochsalzlösung) und Herzindex (CI = cardiac index, 2,5–4 l/Min/qm)
- Transpulmonaler Widerstand (PVR): normal < 250 dyn x Sek. x cm^{-5}. Berechnung: PVR = (mittlerer PVP - mittlerer PCWP) x 80/HZV. Erniedrigt bei Sepsis, erhöht bei z.B. Emphysem
- Peripherer Widerstand (SVR): SVR = mittlerer arterieller Druck (= diast. RR + (syst.-diast. RR/3) – mittlerer RAP x 80/HZV. Normal bei 800–1200 dyn x Sek. x cm^{-5}.

Ind.: DD von Schock und akuter Dyspnoe, Herzinfarkt (großer Infarkt, kardiogener Schock, akute Klappenfehler, Herzbeuteltamponade, Septumruptur). Evtl. zur Therapiesteuerung bei Volumensubstitution, Katecholamingabe (Dobutamin, Dopamin, Adrenalin, Noradrenalin), medikamentöser Vasodilatation.

Differentialdiagnose durch Pulmonaliskatheterbefunde

	RAP	PCWP	HZV	SVR
Hypovolämie	↓	↓	↓↓	↑
Kardiogener Schock	↑	↑↑	↓↓	↑
Lungenembolie	↑↑	↓↑	(↓)	↑
Sepsis früh	↓	↓	↑	↓
spät	↓	↓↑	↓	↑
Herzbeuteltamponade	↑↑	↑	↓	↑

RAP = re Vorhofdruck
HZV = Herzminutenvolumen
PCWP = wedge pressure
SVR = systemic vascular resistance

Durchführung

- Zugangswege wie bei ZVK jedoch über Einführungsbesteck (5 bzw. 7F) und Schleuse. Bei Zugang über V. basilica linke Seite geeigneter
- Vor Punktion Pat. an EKG-Monitor anschließen, Braunüle legen (als Zugang für Notfall). Elektrische Zuleitung prüfen. Distales und proximales Lumen mit NaCl-Lösung füllen. Ballon mit Luft auf Dichtigkeit prüfen
- Punktion der Vene wie beim ZVK. Katheter durch eingeführte Schleuse unter kontinuierlicher Druckkurvenkontrolle am Monitor vorschieben. Das charakteristische Aussehen der jeweiligen Druckkurven erlaubt die genaue Lokalisation der Katheterspitze. Registrierung der Druckkurven
- Nach Erreichen der A. pulmonalis den Ballon aufblasen und den Katheter langsam so weit vorschieben, bis gerade die typische Form der Pulmonalkapillarposition (*wedge-position*, ☞ Abb. 2.8) erscheint
- Jetzt muß der Ballon sofort entblockt und entlastet werden, woraufhin die typische Pulmonalisdruckkurve erscheinen muß. *Cave:* Katheter nie für längere Zeit in der wedge-position geblockt lassen (Gefahr der Lungeninfarzierung)! Katheter nie in geblocktem Zustand zurückziehen (Gefahr der Herzklappenverletzung)
- Ballon zur Überprüfung der richtigen Lage mehrfach füllen und entlasten. Katheter ggf. mit Naht fixieren, Einstichstelle mit sterilem Verband abdecken.

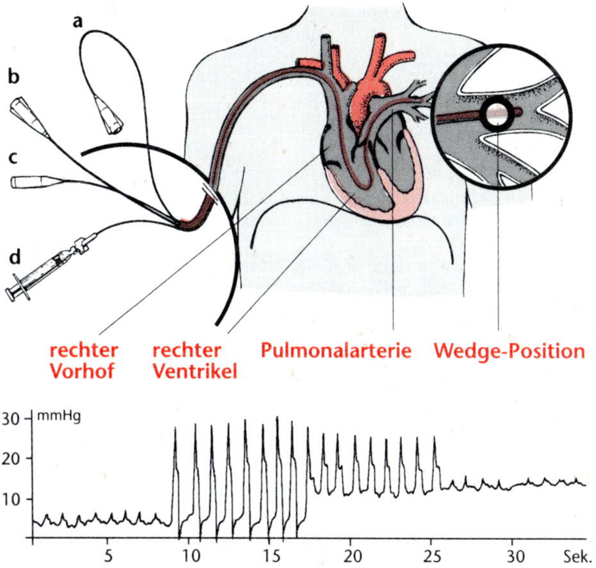

Abb. 2.8: Swan-Ganz-Katheter (Pulmonalis-Katheter)
a distales Lumen (rot) zur Messung des Pulmonalarterien- bzw. Kapillardruckes
b proximales Lumen (blau) zur Messung des ZVD bzw. rechtsatrialen Druckes
c elektrische Zuleitung zum Thermistor (liegt proximal des Ballons an der Katheterspitze)
d Lumen zur Insufflation des Ballons mit Luft

KO: Herzrhythmusstörungen, Ballonruptur, Luftembolie, Verknotung, Lungeninfarkt, Pulmonalarterienperforation (Hämoptyse, Schock).

2.3.3 Arterielle Punktion

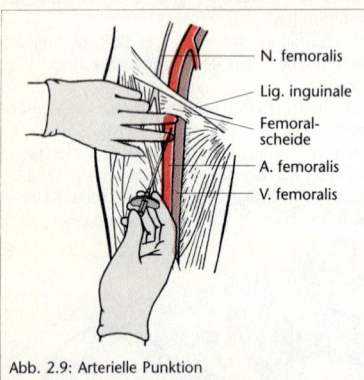

Abb. 2.9: Arterielle Punktion

Ind.: BGA (wenn Bestimmung aus Kapillarblut nicht ausreicht), Arteriographie.

KI: erhöhte Blutungsneigung, Inf. des umliegenden Gewebes.

Punktionsorte: A. femoralis, A. radialis, A. brachialis.

Material: spezielle BGA-Spritze oder heparinisierte 2–5 ml Spritze mit dünner Kanüle (24 G/lila für A. radialis, 21 G/grün für A. femoralis). Desinfektion Kategorie II, sterile Handschuhe, Mundschutz.

Durchführung bei A. femoralis
- Pat. soll auf einer harten Unterlage liegen, die Hüfte muß gestreckt sein (evtl. Kissen unter das Gesäß schieben). Haut und palpierende Hand desinfizieren (Kategorie II, ☞ 2.1)
- A. femoralis caudal des Lig. inguinale palpieren, Haut spannen (Hilfsperson bei Adipösen), Gefäß zwischen Zeige- und Mittelfinger punktieren (zur Erinnerung: IVAN → innen Vene, außen Nerv). Mit leerer Spritze unter Sog zwischen den beiden Fingern senkrecht zur Haut einstechen, bis Blut kommt. Evtl. muß dafür Kanüle erst langsam zurückgezogen werden
- Bei gelungener Punktion der Arterie *pulsiert* helles Blut aus der Kanüle
- Nach Herausziehen der Kanüle Punktionsstelle 5 Min. fest komprimieren. Danach Blutstillung kontrollieren. Wenn praktikabel, anschließend ca. 30 Min. mit einem Sandsack komprimieren. *Cave:* Falsches oder ungenügendes Komprimieren kann zu erheblichen Hämatomen führen! Zur BGA Spritze sofort luftdicht und ohne Lufteinschluß verschließen und ins Labor transportieren (→ Helfer).

Durchführung bei A. radialis
Handgelenk überstrecken. Kollateralkreislauf überprüfen (*Allen-Test* ☞ 5.2.1): Pulsation der A. ulnaris? Evtl. Lokalanästhesie, Punktionskanüle (z.B. 24 G) mit aufgesetzter Spritze im Winkel von 30° von distal nach proximal daumenseitig einführen. Weiteres Vorgehen wie oben.

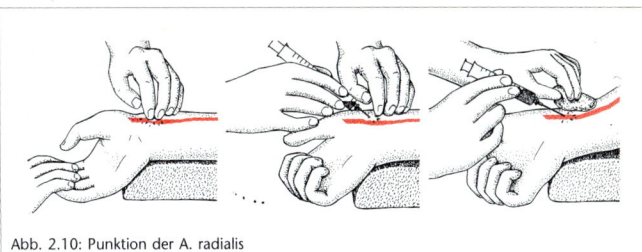

Abb. 2.10: Punktion der A. radialis

■ Arterieller Katheter

Ind.: direkte (invasive, blutige) Blutdruckmessung auf Intensivstation oder bei großen OP's. Häufige Kontrolle art. Parameter: BGA, Säure-Basen-Status. Nur A. femoralis: kontinuierliche arteriovenöse Hämofiltration, Linksherzkatheter. *KI:* wie arterielle Punktion (s.o.).
Punktionsorte: A. radialis, A. femoralis.
Material: A. radialis: kurze Teflonkanülen (z.B. Abbo-Cath®) 20 G (Erwachsene), 24 G (Kinder). A. femoralis: Katheter 18 G; Dialysezugang max. 5 F. Ggf. Punktionsset in Seldingertechnik (☞ 2.3.2), Lokalanästhesie, sterile Handschuhe.

Durchführung für A. radialis
- Kollateralkreislauf an der nicht dominanten Hand überprüfen (Allen-Test ☞ 5.2.1)
- Handgelenk überstrecken. Desinfektion Kat. II (☞ 2.1). Evtl. Lokalanästhesie s.c.
- Verweilkanüle unmittelbar proximal des Lig. carpale im Winkel von ca. 30° zur Haut einstechen und sehr langsam vorschieben. Bei Erreichen der Arterie strömt Blut in den Kanülenansatz. Jetzt Kanüle senken und flach ca. 2 mm vorschieben (sichere intravasale Lage der Kanülenspitze)
- Äußere Kunststoffkanüle vorschieben, Punktionsnadel zurückziehen. Bei sicherer Lage spritzt das Blut rhythmisch aus der Kanüle. Verweilkanüle fixieren.
  Keinen Dreiwegehahn direkt an der Kanüle befestigen!

Durchführung für A. femoralis
- Hautdesinfektion Kat. II, evtl. Rasur
- Leichte Außenrotation und Abduktion, Palpation der A. femoralis unterhalb des Lig. inguinale (medial liegt die Vene, lateral der Nerv)
- Punktion mit entsprechender Kanüle (z.B. 18 G, 5 F) mit leerer 10 ml Spritze im Winkel von 45° bis Blutaspiration möglich und rhythmisches Pulsieren, dann weiter nach Seldinger-Technik (☞ 2.3.2)
- Fixierung mit Naht
- Druckmessung oder Dialysebestecks anschließen
- Bei Blutdruckmessung Zuleitung an den Druckaufnehmer (Transducer) anschließen und Druckmeßeinrichtung gem. Bedienungsanleitung kalibrieren. Der arterielle Zugang muß regelmäßig mit NaCl-Heparin gespült werden.

 Eindeutige Markierung („Arterie") vermindert das Risiko einer versehentlichen intraarteriellen Injektion! *KO:* Durchblutungsstörungen.

2.3.4 Pleurapunktion

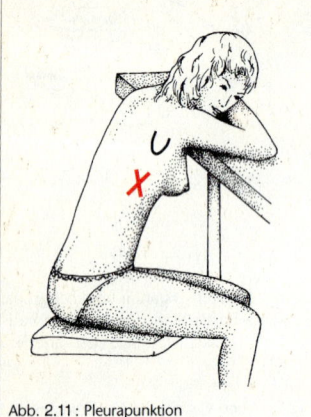

Abb. 2.11: Pleurapunktion

(Pleuradrainage ☞ 2.6.5)

Ind.: diagnostische oder therapeutische Punktion eines Ergusses, Zytostatika-Instillation, Pleuraempyem, Pneumothorax.
KI: Blutungsanomalien (z.B. Hämophilie, Marcumar).

Material: entweder Punktions-Set mit Rotanda-Spritze oder 50 ml-Spritze mit 3-Wegehahn und sterilen Verbindungsschläuchen, Punktionskanülen (z.B. Abbocath®, Braunüle®) 16 G-grau oder 17 G-gelb, vorzugsweise ventilgesichert (z.B. Frekasafe®). 10 ml 1%iges Lidocain mit 1 Kanüle (z.B. 21 G-grün). 4–5 Proberöhrchen, Blutkulturflaschen (aerob/anaerob), großes Gefäß. 2 Paar sterile Handschuhe, Desinfektionslösung, braunes Pflaster, sterile Tupfer.

Durchführung
- Evtl. Prämedikation mit Antitussivum (z.B. Paracetamol 1 g + Codein 40 mg)
- Patient mit angehobenem Arm bequem sitzend plaziert (Pat. im Bett: Fußbrett herausziehen, Pat. sitzt am Fußende, Arme mit Kissen auf Bettbügel. Pat. auf Stuhl: Arme auf Stuhllehne oder Patienten Hand auf die Schulter der Gegenseite legen lassen, ☞ Abb. 2.10).
- Pleuraerguß perkutieren, auskultieren und mit dem Röntgenbild vergleichen. Evtl. Sono-Kontrolle. Markierung der Punktionsstelle dorsolateral in der hinteren Axillarlinie oder Skapularlinie im ICR unterhalb des Ergußdämpfungsrandes, aber nicht tiefer als 6. bis 7. ICR (*Cave:* Leber und Milz). Hautdesinfektion Kategorie II (☞ 2.1)
- Zunächst mit Lidocain 1 % am „Oberrand der Unterrippe" Lokalanästhetikum-Depot setzen
- Dann tieferliegendes Gewebe bis auf die Pleura parietalis infiltrieren. Dabei durch Probepunktion die notwendige Eindringtiefe für die Punktionskanüle erkunden
- Punktionskanüle senkrecht zur Haut am *oberen Rippenrand* einstechen, Kanüle etwas nach oben ziehen und weiter senkrecht vorziehen („Zickzacktechnik" reduziert Pneu-Risiko). Ständige Aspiration mit aufgesetzter Spritze. Sobald sich Pleuraflüssigkeit aspirieren läßt, Stahlnadel zurückziehen (sonst Pneu-Gefahr!) und Plastikkanüle vorschieben
- Während eines Valsalva-Manövers ersten Schlauch, auf den unter sterilen Bedingungen ein Dreiwegehahn und ein zweiter Schlauch montiert wurde, auf das Kanülenende setzen (sog. Zwei-Schlauch-System, ☞ Abb. 2.11). 20 ml-Spritze auf Dreiwegehahn setzen und Pleuraflüssigkeit für Bakteriologie usw. **steril** abziehen. 50 ml-Spritze auf Dreiwegehahn montieren, füllen, Dreiwegehahn drehen und Flüssigkeit durch den Schlauch ins Gefäß spülen. Alternative bei größeren Mengen: Erguß mit Absauggerät absaugen. *Cave:* Druck nicht > 20 cm H_2O

- Hustenreiz (durch Aneinanderreiben der Pleurablätter) kündigt vollständige Drainage an
- Mit erneutem Valsalva-Manöver Kanüle entfernen, sofortige Kompression mit mehrlagigem Tupfer, Pflasterverband
- *Cave:* Pleurapunktion bei *starkem Hustenreiz und Unruhe des Pat. abbrechen*
- *Im Anschluß immer Röntgenkontrolle!* Inspiratorische Aufnahme: Resterguß? Exspiratorische Aufnahme: Pneumothorax?

a Lunge
b Ergußflüssigkeit

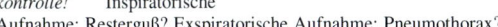

Abb. 2.12: Pleurapunktion

KO: Pneumothorax (☞ 6.1.6), Hämatothorax, Infektion, Verletzung der Interkostalgefäße, sehr selten Lungenödem „e vacuo" bei zu schneller Punktion durch Unterdruck (☞ 4.5.2), Verletzung intraabdomineller Organe.

 Für die Gewinnung von geringen Mengen Pleuraflüssigkeit genügt die Punktion mit einer 20 ml-Spritze mit aufgesetzter Kanüle (z.B. 21 G/grün).

Diagnostik von Pleurapunktat, Aszites und Peritoneallavage

„3 Röhrchen" für Klinische Chemie, Pathologie und Mikrobiologie.
Untersuchung des Punktats in der Regel auf:
- Proteingehalt, spez. Gew. (Transsudat? Exsudat?), Glukose, Laktat, Lipase (pankreatogen?), Cholesterin, LDH + ggf. Tu-Marker, Zellzahl und Differentialbild
- Bakteriologische Kulturen, Tbc- und Pilzkulturen
- Bei V.a. maligne Erkrankung: Zytologie (Labor benachrichtigen, Punktat evtl. zentrifugieren)
- *Zusätzlich bei Peritonealflüssigkeit* (☞ 8.1.2)
  - Mikroskopische Untersuchung auf Speiseanteile
  - Bei V.a. Pankreatitis: Amylase, Lipase
  - Bei V.a. Blutung (Peritoneallavage): Hkt. (> 2 % beweist Blutung).

2.3.5 Lumbalpunktion (Liquorpunktion)

Ind.: V.a. infektiöse ZNS-Erkrankung (Meningitis, Enzephalitis), MS, Subarachnoidalblutung, Raumforderung mit Liquorzirkulationsstörung, intrathekale Ther.
KI: erhöhter Hirndruck (Augenspiegeln beider Augen: bei Stauungspapille > 3 dpt. Prominenz evtl. CCT durchführen, ☞ 16.7)
Material: sterile Tücher, Handschuhe, Maske. 5 ml 1 % Lidocain mit Kanülen, bevorzugt atraumatische Spinalnadel (z.B. 22 G)
Punktionsstelle: L 4/5 oder L 3/4 zwischen den Dornfortsätzen mit Daumennageldruck markieren. Orientierung: Kreuzungspunkt der Verbindungslinie beider Darmbeinschaufeln mit der Wirbelsäule = Höhe L 3/4 (☞ Abb. 2.12).

Durchführung

- Pat. aufklären, evtl. Prämedikation (z.B. Dormicum® 2,5–5 mg i.v.)
- 1/2 h vor LP venöse Blutentnahme zur BZ-Bestimmung
- 3 sterile Röhrchen mit Nr. 1, 2, 3 beschriften
- Während der Punktion mit dem Pat. sprechen und Vorgang beschreiben
- *Lagerung:* Pat. in Embryohaltung, Rücken an der Bettkante (☞ Abb 2.12) oder sitzend (mit Helfer)

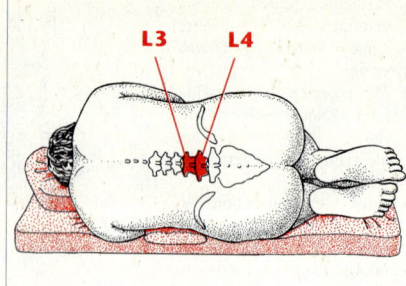

Abb. 2.13: Lumbalpunktion

- Haut 3 x großflächig desinfizieren (Kat. III; ☞ 2.1). Evtl. Lokalanästhesie i.c. und interspinal
- Spinalnadel mit Mandrin durch die Haut stechen. Zielrichtung schräg nach kranial Richtung Bauchnabel. Nach Überwinden des Widerstandes des derben Lig. interspinale Nadel vorsichtig weiter vorschieben; Nadelöffnung soll nach lateral zeigen
- Zwischendurch Mandrin herausziehen, einige Sek. warten und kontrollieren, ob schon Liquor abtropft, sonst Nadel mit Mandrin langsam weiter vorschieben. Liquor in Röhrchen sammeln (je etwa 1 ml), Reihenfolge beachten
- Nadel herausziehen, steriles Pflaster, Punktionsstelle einige Min. komprimieren. Patient liegt 1 h flach auf dem Bauch, mit Sandsack auf der Punktionsstelle. Bei Neigung zu Kopfschmerzen prophylaktische Flachlagerung für 24 h.

KO: bei korrekter Durchführung kein Risiko außer dem postpunktionellen Syndrom: diffuse Kopfschmerzen, Übelkeit, Ohrensausen und/oder Ohnmachtsneigung für 1–2 Tage nach der Liquorentnahme. *Prävention:* 24 h Bettruhe nach der Punktion.

Ther.: strenge Bettruhe, vermehrte Flüssigkeitszufuhr (1 l/24 h zusätzlich trinken), evtl. Infusion von 1 l E'lytlösung in 24 h, 1–2 g ASS/24 h (umstritten).

Liquoruntersuchung (DD pathol. Liquorbefunde ☞ 16.3.1)

Inspektion (eitrig?, blutig?). Zellzählung, Differentialbild, Zuckergehalt (↓ bei bakterieller Inf., normal ca. 70 % des BZ); quantitative Proteinbestimmung, E'phorese (IgG, IgA, IgM, monoklonale IgG-Banden) im Vergleich mit Serumproteinen. Nach Zentrifugation: xanthochromer Überstand → Hinweis auf Einblutung in den Liquor.

Mikrobiologie: mikroskop. Direktpräparat (Gramfärbung), bakteriol. Kultur (Pneumok., Meningok., Hämophilus influenzae, Listerien, Enterobacteriaceae, Pilze), Lues-Serologie, Virusserologie, PCR.

2.3.6 Peritonealpunktion (Aszitespunktion)

Ind.: bakteriologische, zytologische und enzymatische Aszites-Diagnostik (DD Aszites ☞ 8.1.2), Entlastungspunktion bei massivem Aszites, Drainage bei Peritonitis oder Abszeß.
KI: keine bei ultraschallgeführter Punktion, ansonsten: große Ovarialzysten, Hydronephrose, Schwangerschaft. Vorsicht bei hämorrhagischer Diathese und hepatischem Präkoma.
Punktionsorte: Übergang vom äußeren zum mittleren Drittel der Linie vom Nabel zur Spina iliaca ant. sup. links (weniger Verwachsungen) oder rechts, sowie in der Medianlinie zwischen Nabel und Symphyse. Epigastrische Gefäße beachten (☞ Abb. 2.13).

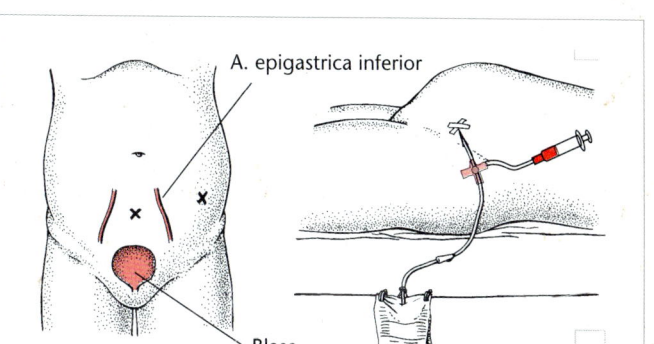
Abb. 2.14: Peritonealpunktion

Durchführung

- Blase entleeren lassen, Hautdesinfektion, Lokalanästhesie (25 G)
- *Diagnostische Punktion:* 20–50 ml-Spritze mit grüner Kanüle (21 G) unter Aspiration in die Peritonealhöhle einführen (leichter Widerstand beim Durchstechen der Faszienschicht). Spritze füllen, Nadel schnell zurückziehen, Klebeverband. *Tip:* Um bei massivem Aszites Nachlaufen nach Zurückziehen der Nadel zu vermeiden, „zick-zack-stechen": erst subkutan stechen, dann Nadel entlang des Fettgewebes verschieben, dann erst peritoneal stechen
- *Therapeutische Punktion:* Desinfektion Kategorie III (☞ 2.1). Braunüle (18G grün oder 17G weiß) nach hinten, unten und lateral vorschieben, wobei Pat. Bauchdecke anspannen soll (pressen). Nach Entfernung der Nadel fließt Aszites im Strahl aus der Hülse. Schlauchsystem mit Dreiwegehahn, Spritze und Auffangbeutel anschließen
- Aszites spontan ablaufen lassen, ggf. mit Spritze über Dreiwegehahn aspirieren. Bei Stop Pat. auf die Punktionsseite lagern, Hülse ggf. leicht zurückziehen. Der ges. Aszites kann (langsam!) auf einmal abgelassen werden
- Nach der Punktion steriler Kleinverband. Bei Aszites-Leck Punktionsstelle mit einem Stich übernähen
- Eiweißgehalt im Aszites bestimmen.

2.3.7 Implantierbarer Venenkatheter („Port")

Subkutan implantierter zentraler Venenzugang. Der Port besteht aus einem Reservoir (Ø 3–4 cm), das mit einer ca. 1 cm dicken Silikonmembran verschlossen ist (☞ Abb.). Die Membran kann ca. 5000 x angestochen werden und verbleibt meist lebenslang.

Indikation: längerfristige parenterale Ernährung, Applikation von systemischer und lokaler Zytostatikather (z.B. bei Lebermetastasen), dauerhafte Gabe venenreizender Medikamente (z.B. CMV-Ther. bei AIDS; ☞ 18.4.3), bei Pat. mit extrem schlechten peripheren Venen, zur Schmerzther. Wichtig: Ind. zur Implantation früh stellen, da weniger Komplikationen bei noch gutem AZ.
Implantation: operativ in lokaler oder meist Vollnarkose. Vom Reservoir führt ein Katheter in eine zentrale Vene (meist re. V. basilica oder re. V. subclavia/jugularis). Das Reservoir wird auf dem M. pectoralis fixiert.
Häufige postoperative KO: lokale Wundinfektion, Hämatom, Serom, Dislokation des Reservoirs, Kathetersepsis. Idealerweise sollte nach OP ca. 1 Woche bis zum Anstechen des Port vergehen bei reizlosen Wundverhältnissen.
KI: Koagulopathie, erhöhtes Narkoserisiko. Problematisch bei i.v. Drogenabusus. *Cave:* möglichst keine Blutentnahme (wg. Kontamination), möglichst keine Implantation bei Fieber bzw. rez. Fieberschüben, da Gefahr der septischen Besiedlung.

- Keine ZVD-Messung
- Ist ein Portsystem erst bakteriell besiedelt (z.B. mit Staph. epidermidis), ist eine Sanierung auch mit gezielter Antibiotikagabe oft nicht mehr erreichbar: deshalb aseptisches Vorgehen und intensive Pat.-Schulung
- Die Applikation der Infusionsnadel und das Anlegen der Infusion sollte nur durch erfahrene Mitarbeiter erfolgen
- Keine Injektionen in das Portsystem mit normalen Kanülen, da diese Stanzdefekte verursachen
- Bei Widerstand Injektion abbrechen!

Injektion in Port
Material: Nadeln, die keine Stanzdefekte (Huber-Schliff) bewirken, verwenden z.B. Farmacia-Gripper-Nadeln®, mit 90° gewinkelter Kanüle, Desinfektionsmittel, sterile Handschuhe, sterile Kompressen, evtl. Tegaderm®-Pflaster, PVP-Salbe, NaCl 0,9 %, 10 ml-Spritzen, 2500 I.E. Heparin, evtl. steriles Lochtuch.

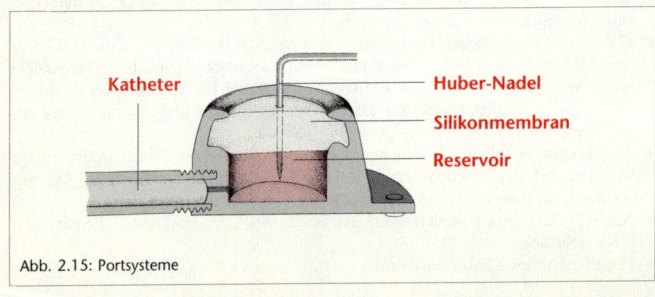

Abb. 2.15: Portsysteme

Durchführung
- Verband entfernen; Desinfektion; ggf. alte Nadel entfernen, hierbei Port mit der anderen Hand fixieren; Inspektion der Wunde/Injektionsstelle (z.B. Hämatome, Abszeß); erneute, großflächige, mehrmalige Desinfektion
- *Ab jetzt obligat steriles Arbeiten.* Fixieren des Ports unter der Haut und sicheres Lokalisieren der membranösen Seite; die Nadel senkrecht durch die Haut und Membran stechen, bis Kontakt zum Portboden sicher gespürt wird; Injektion von 10 ml NaCl 0,9 %, das Injizieren muß leicht erfolgen, bei möglichem Zweifel an Lokalisation der Nadel evtl. Aspiration von Blut; Anschließen der Infusionen/Injektion
- Nach Abschluß jeder Manipulation/Injektion/Infusion obligates Spülen des Portsystems mit sog. *Heparin-Block* (z.B. 200 I.E. Heparin auf 2 ml NaCl 0,9 %), danach Verschluß der Klemme an der Portnadel; Verband (evtl. lokale PVP-Applikation) oder Entfernen der Nadel. Die Nadel kann bei guten Wundverhältnissen ca. 1 Woche belassen werden
- Blutentnahme: Grundsätzlich Blutentnahme primär aus peripheren Venen, falls nicht möglich, Durchgängigkeit prüfen, zur Vermeidung von Laborfehlern fraktionierte Entnahme von jeweils 3 x 3 ml Blut und verwerfen vor eigentlicher Blutentnahme, nach Beendigung fraktioniertes Spülen mit 3 x 3 ml NaCl 0,9 %, danach Heparin-Block (s.o.)
- Zur Vermeidung von Proteinablagerungen bei hoher Gebrauchsfrequenz des Systems 1 x wöchentlich Spülung mit Alkohol (5 ml Äthanol 95 % auf 5 ml NaCl 0,9 %), langsame Injektion. Bei Nichtgebrauch Spülung alle 6 Wo mit NaCl 0,9 %.

Komplikationen: lokale Infektionen, Kathetersepsis (Ther.: nach Blutkultur peripher und venös z.B. Vancomycin 2 x 1 g/24 h *über* den Port), Blutungen beim Anstechen, Abrisse des Katheters, Dislokationen des Reservoirs, thrombotischer Verschluß des Katheters, Thrombosen (Armvenen = Paget-von Schroetter-Sy. ☞ 5.5.2).

2.4 Entnahme von Material für bakteriologische Untersuchungen

2.4.1 Blutkulturen

Vorbereitung
- Zwei Blutkulturflaschen (aerob/anaerob) auf 37 °C erwärmen
- Flaschen beschriften
- Einmalspritze (20 ml), Kanülen und Hautdesinfektionsmittel bereitlegen.

Hautdesinfektion und Blutentnahme
- Punktionsstelle sorgfältig desinfizieren (Desinfektion Klasse II; ☞ 2.1)
- 10–20 ml Blut entnehmen (siehe Herstellerangaben)
- Vor Umfüllen in Blutkultur-Flaschen neue, sterile Nadel aufsetzen (z.B. 20 G gelb)
- Desinfektion der Gummipfropfen, Injektion von je 5–10 ml Blut

- In aerober Flasche ggf. Kanüle zur Belüftung kurz ohne Spritze stecken lassen (systemabhängig; Herstelleranweisungen beachten)
- Transport so rasch wie möglich in das mikrobiologische Labor
- Bis zum Transport Flaschen im Brutschrank bei 37 °C aufbewahren.

Häufigkeit und Zeitpunkt von Blutentnahmen bei Sepsis
Zuverlässigkeit des Erregernachweises steigt mit Anzahl der entnommenen Blutkulturen. Die Entnahme einer einzigen Probe reicht für den sicheren Nachweis einer Bakteriämie bzw. Fungämie nicht aus. Die erste Blutentnahme sollte vor Therapiebeginn erfolgen.
- *Sepsis mit intermittierendem Fieber:* vor Therapiebeginn 2 Entnahmen von verschiedenen Lokalisationen im Abstand von einer Stunde, frühzeitig im Fieberanstieg. Nach Therapiebeginn am 1. und 2. Tag je 2 Entnahmen am Ende von Antibiotika-Dosierungsintervallen
- *Endokarditis:* am 1. Tag mindestens 3 Entnahmen vor Therapiebeginn. Nicht auf Fieberanstieg warten; erhöht die Sensitivität nicht. 2. Tag: 3 Entnahmen am Ende von Antibiotika-Dosierungsintervallen
- *Verdacht auf Fungämie:* am 1. und 2. Tag je 2 Entnahmen, verbesserte Ausbeute bei arterieller Entnahme.

2.4.2 Urin

Mittelstrahlurin (MSU)
Methode der Wahl für orientierende bakt. Urinuntersuchung. Geeignet ist *Morgenurin* (hohe Keimzahlen); letzte Miktion vor nicht weniger als drei Stunden. Probeentnahme vor Beginn der Antibiotikather.; tritt innerhalb von drei Tagen keine Besserung ein, Kontrolluntersuchung durchführen.

Gewinnung von MSU
- Hände mit Seife waschen und mit Einweghandtuch abtrocknen
- Genitale (v.a. bei Frauen) mit in sauberes Wasser getauchten Tupfern reinigen, dann mit einem zweiten Tupfer in gleicher Weise nachreinigen
- Erste Urinportion (ca. 50 ml) in die Toilette oder ein Gefäß entleeren, dann – ohne den Harnstrahl zu unterbrechen – etwa 5 ml Harn im vorher griffbereit abgestellten Transportgefäß auffangen. Verschluß aufsetzen und entweder Probe bis zum Transport im Kühlschrank bei 4 °C lagern oder vorgefertigten Nährmedienträger (z.B. Uricult®) eintauchen und bei 37 °C bebrüten.

Katheterurin
Indikation: einwandfreie Gewinnung von Mittelstrahlurin nicht möglich, Blasenpunktion kommt nicht in Betracht.

Durchführung
- Grundsätzlich Einwegkatheter verwenden
- Sorgfältige Reinigung des Genitale vor dem Eingriff (☞ MSU)
- Risiko einer Keimeinschleppung wird insbesondere bei der Frau nur dann ausreichend gemindert, wenn spezielle Untersuchungseinrichtungen (gynäkologischer Untersuchungsstuhl) zur Verfügung stehen
- Dauerkatheterträger: Urin keinesfalls aus Urinbeutel entnehmen. Entnahme nach sorgfältiger Desinfektion per Katheterpunktion im proximalen Abschnitt.

Blasenpunktionsurin

Sicherste Grundlage eines aussagekräftigen mikrobiologischen Befundes. Gefahr der Kontamination des Urins nahezu ausgeschlossen.

Indikation
- Keine einwandfreie Gewinnung von Mittelstrahl- und Katheterurin (z.B. bei Phimose)
- Wiederholt uneinheitliche bakteriologische und zelluläre Befunde, Mischinfektionen. Blasenpunktion setzt gefüllte Blase voraus.

Durchführung
- Entfernung der Schamhaare und Hautdesinfektion Kat. II im Bereich der Punktionsstelle
- Punktionsstelle 1–2 QF oberhalb der Symphyse, Stichrichtung senkrecht zur Hautoberfläche
- Nach Punktion Kanüle rasch zurückziehen und Punktionsstelle einige Minuten mit Tupfer komprimieren.

2.4.3 Sputum

Häufigstes Untersuchungsmaterial zur mikrobiologischen Diagnostik von Infektionen der Atemwege. Wegen hoher Kosten, geringer Sensitivität und Spezifität nur bei M. tuberculosis und eingeschränkt bei Pneumocystis carinii sinnvol.

Durchführung
- Möglichst Morgensputum gewinnen, d.h. Sekret aus den tiefen Atemwegen, das sich während der Nacht angesammelt hat und nach dem Erwachen abgehustet wird (keine „Spucke")
- Kurz vor erster Expektoration Mund mit frischem Leitungswasser spülen
- Sekret in sterilen Sputumbecher abhusten. Gefäß verschließen, ohne Innenrand oder Verschlußkappeninnenfläche zu berühren
- Ist spontane Sputumgewinnung nicht möglich, Provokationsversuch durch Inhalation eines hypertonen Aerosols (z.B. 1,2 % NaCl-Lösung).

2.4.4 Bronchial- und Trachealsekret

Bronchialsekret instrumentell mit oder ohne Spülung aus den tiefen Atemwegen gewinnen, möglich bei intubierten Patienten oder guter Lokalanästhesie: EKG-Monitor (Bradykardie durch Vagusreizung möglich!).

Bronchoskopie
- Kontamination des Untersuchungsmaterials durch Mund-Rachen-Flora wird gemindert
- Sekretgewinnung möglichst ohne Spülung mittels Aspiration durch Bronchoskop
- Ist Materialgewinnung so nicht möglich, ausschließlich mit steriler Ringer-Laktat-Lösung, nicht mit NaCl 0,9 % (bakterizide Wirkung möglich!) spülen
- Evtl. gedeckte Mikrobürste (geringe Kontamination).

Bronchoalveoläre Lavage (BAL)
V.a. bei abwehrgeschwächten Pat. mit Pneumonie, Sensitiviät ca. 70 %, Spezifität 80–90 %
- Spülung mit 100–200 ml Ringer-Laktat-Lösung durch flexibles Bronchoskop zur quantitativen Kultur. Zusätzlich periphere gedeckte „Mikrobürste"
- Keimzahl $\geq 10^4$ cfu/ml (cfu = colony forming units) bzw. bei Bürstenabstrichen $\geq 10^3$ cfu/ml spricht für Infektion.

Aspiration
- Bei jedem Patienten mit V.a. Aspiration sollte initial ein Rö-Thorax und eine Bronchoskopie erfolgen
- Keine blinde Spülung mit NaCl über den Tubus (Gefahr der Keimverschleppung), große Nahrungsbestandteile sollten sofort mit den Fingern entfernt werden
- Bronchoskopische Entfernung von sichtbaren Nahrungspartikeln, keine großflächige Lavage (Gefahr der Keimverschleppung), sondern selektive BAL der betroffenen Subsegmente, Material kultivieren und Gram-Präparat zur semiquantitativen Beurteilung der Keimdichte gewinnen, Magensaft kultivieren (potentielles Erregerreservoir), Blutkultur vor Bronchoskopie abnehmen (auch bei afebrilen Patienten)
- Gram-Präparat: Bei fehlendem Keimnachweis bzw. geringer Kontamination mit Bakterien ist nicht unbedingt eine Antibiose erforderlich. Bei Fieber erneute Kultivierung ggf. erneute Bronchoskopie + Rö-Thorax, Beginn der Antibiose. Bei initial radiologisch nachweisbarem Infiltrat, bzw. bronchoskopisch nachweisbarer Infektion sofortiges Einleiten der Antibiotikatherapie, ggf. wechseln nach Erhalt der Kultur. Bei Nachweis von massiver Kontamination sollte auch bei afebrilen Patienten umgehend eine Antibiose eingeleitet werden.

Sekretgewinnung bei Tracheostoma und Trachealtubus
- Bei Tubus- bzw. Kanülenwechsel sterilen Absaugkatheter einführen
- Sekret aspirieren und in ein steriles Röhrchen einbringen
- Alternative: Katheterspitze mit steriler Schere abschneiden und in Röhrchen mit Transportmedium einsenden
- Bei Ergebnisinterpretation berücksichtigen, daß nach intratrachealer Intubation bzw. Anlegen eines Tracheostomas innerhalb von Stunden eine Besiedlung der tiefen Atemwege („Kolonisation") mit Oropharyngealflora erfolgt.

2.4.5 Stuhl/Rektalabstrich/Analabstrich

Stuhlprobe (Rektalabstriche sollten nur entnommen werden, wenn kein Stuhl zu gewinnen ist)
- Untersuchung auf pathogene Darmkeime (Salmonellen, Shigellen, Typhus, Paratyphus, Yersinien, Campylobacter jejuni) grundsätzlich *an drei verschiedenen Tagen*, da Erregernachweis in einer einzigen Probe nicht immer gelingt
- Stuhlentleerung in sauberes Gefäß, das keine Seifen- oder Desinfektionsmittelreste enthält; Urinbeimengungen unbedingt vermeiden
- Ca. doppeltbohnengroßes Stück in Stuhlröhrchen überführen. Bei dünnflüssigem Stuhl 0,5–1 ml einsenden
- Jede einzelne Stuhlprobe zügig in das Labor transportieren, nicht sammeln! Empfindliche Keime wie Shigellen sterben schon nach kurzer Zeit ab. Bei V.a. Lambliasis unverzüglich Mikroskopie des frischen Stuhls (☞ 18.7.4)

- Sind Eiter- oder Schleimflocken aufgelagert oder finden sich blutige Anteile, sollten diese mit Wattetupfern entnommen und nach Einbringen in ein Transportmedium getrennt untersucht werden (hoher Bakteriengehalt)
- Bei V.a. Typhus und Paratyphus *parallele Entnahme von Blutkulturen,* vor allem in der ersten Krankheitswoche!
- Bei V.a. antibiotikaassoziierte Kolitis Clostridienkultur- und/oder Toxinnachweis im Stuhl (☞ 7.1.4).

Analabstrich zum Nachweis von Enterobius vermicularis (Oxyuren)-Eiern
- Materialgewinnung frühmorgens
- Nach Spreizen der Perianalfalten Tesafilm über die Analöffnung und die flachgezogenen Perianalfalten kleben
- Tesafilm entfernen und auf Objektträger aufkleben
- Objektträger mit Patientendaten beschriften und in Transporthülse zur mikroskopischen Untersuchung in das Labor einsenden.

2.4.6 Abstriche

Mit Abstrichtupfer Material unter Sicht von verdächtigen Stellen entnehmen und in Röhrchen mit Transportmedium einbringen. Tupfer nie trocken einsenden, da Anzucht anspruchsvoller Keime nicht mehr gelingt. Lagerung und Transport bei Raumtemperatur.

Rachen-/Tonsillenabstrich
- Patient darf vor Entnahme keine Schleimhautdesinfektion (z.B. Chlorhexidin® etc.) durchgeführt haben!
- Zunge mittels Spatel herunterdrücken; mit Wattetupfer Material von entzündeten bzw. mit Sekret oder Eiter bedeckten Bereichen entnehmen. Berührung anderer Schleimhäute (Lippen, Zunge) sowie Kontamination des Tupfers mit Speichel vermeiden.

Urethralabstrich
- Probengewinnung frühestens eine Stunde nach der letzten Miktion
- Vor Entnahme des Abstrichs Transportmedium auf Raumtemperatur bringen. Abstrich sofort oder innerhalb von höchstens 6 h an das Labor weiterleiten
- *Männer:* Entnahmestelle darf nicht desinfiziert werden. Ausfluß, falls vorhanden, mit Abstrichtupfer aufnehmen; ggf. Eiter aus Harnröhre von proximal nach distal ausstreichen; andernfalls dünnen Abstrichtupfer einige cm in die Urethra einführen und vorsichtig drehen
- *Frauen:* nach Abwischen der äußeren Urethra Harnröhre mit sterilem Tupfer von vaginal komprimieren und ggf. austretendes Sekret mit dem Tupfer aufnehmen. Läßt sich kein Sekret gewinnen, dünnen Abstrichtupfer ca. 2 cm in die Urethra einführen und vorsichtig drehen.

2.4.7 OP-Material/Wundsekrete/Punktate

Material aus offenen Prozessen
- Sekret vom Wundrand mit Abstrichtupfer entnehmen und in Transportmedium einbringen
- Teile des Wundrandes in ein steriles Röhrchen mit Nährbouillon einbringen
- Fußgangrän: mit einer Kanüle aus der Tiefe der Wunde Material aspirieren und in Blutkulturflasche injizieren.

Material aus geschlossenen Prozessen (Punktate)
- Punktion und Aspiration mit einer Spritze unter aseptischen Bedingungen. Material in steriles Röhrchen einbringen; Lagerung und Transport bei Raumtemperatur
- Bei Verdacht auf Anaerobierinfektion Material in eine vorgewärmte Blutkulturflasche einspritzen und Lagerung der Probe bei 37 °C im Brutschrank (besonders geeignet für Pleura- und Peritonealpunktate).

2.4.8 Intravasale Katheter

- Bei V.a. Kathetersepsis oder Entzündung im Bereich der Insertionsstelle Entfernung und nachfolgende mikrobiologische Untersuchung der Katheterspitze
- *Katheter bis ca. 10 cm Länge:* etwas unterhalb der Insertionsstelle mit steriler Schere abschneiden und Spitze steril in Röhrchen einbringen
- *Katheter über 10 cm Länge:* Zusätzlich zur Katheterspitze ein ca. 5 cm langes Stück distal der Insertionsstelle herausschneiden und ebenfalls steril einsenden.

2.4.9 Materialgewinnung f. Spezialuntersuchungen

Chlamydien-Diagnostik
- Chlamydien sind auf üblichen Nährböden nicht kultivierbar; Anzucht gelingt nur auf Spezialmedium (aufwendig)
- Mikroskopie: typische Einschlußkörper (Giemsa-Färbung). Chlamydien in der Regel nur innerhalb infizierter Epithelzellen; Untersuchungsmaterial muß zellreich sein. Eiter und Exsudate sind somit zur Chlamydien-Diagnostik ungeeignet!
- Antigennachweis (EIA z.B. Clamydiazym®, gut und preiswert), IFT z.B. Micro Trak®, gleichzeitig Serologie (KBR, nicht spezifisch!)
- DNS-Nachweis verfügbar für Chl. trachomatis: Gensonden, PCR (in Erprobung).

Gonorrhoe-Diagnostik
Konventionelle Diagnostik: Neben dem Abstrichtupfer im Transportmedium immer zwei luftgetrocknete Ausstriche auf Objektträgern einsenden. Evtl. empfindlicher Gensondentest zum Direktnachweis.

Mykoplasmen/Ureaplasmen
Urogenitalinfektionen
- Direkter Erregernachweis ist Methode der Wahl. Antikörpernachweis ohne diagnostische Bedeutung

- Urogenitalabstriche und Urin müssen wg. großer Empfindlichkeit der Mikroorganismen gegenüber Umwelteinflüssen in Spezialtransportmedium eingebracht werden
- Parallele Untersuchung hinsichtlich anderer pathogener Erreger ist unbedingt notwendig. Hierzu Material in gewöhnlichen Transportbehältern zusätzlich einsenden.

Infektionen des Respirationstrakts: Serologischer Nachweis einer Infektion mit Mycoplasma pneumoniae ist heute noch Methode der Wahl (Direktnachweis aufwendig und wenig empfindlich).

Tuberkulose-Diagnostik
Sputum/Bronchialsekret
- Spontan oder nach Provokation aus tiefen Atemwegen hervorgebrachtes Sekret in einem sterilen Gefäß auffangen. Mindestens 2 ml einsenden
- Durchführung an drei aufeinanderfolgenden Tagen. Mittels Bronchoskopie gewonnenes Sekret in sterilen Röhrchen einsenden.

Magennüchternsekret/Magenspülwasser: Magensaft des nüchternen Patienten mittels Magensonde aspirieren und in einem sterilen Gefäß einsenden. (Probe mit Trinatriumphosphat neutralisieren, Rücksprache Labor.) Läßt sich mittels einfacher Aspiration nicht genügend Untersuchungsmaterial gewinnen, vorher mit physiologischer NaCl-Lösung spülen und anschließend erneut aspirieren.

Morgenurin: Untersuchung des ersten nach der Nachtruhe entleerten Urins. Nach Einschränkung der Flüssigkeitszufuhr am Vorabend (Konzentration!) wird der Morgenurin in sterilem Gefäß aufgefangen. Mindestvolumen 100 ml; keinen Sammelurin einsenden.

Menstrualblut: Zu gleichen Teilen mit sterilem Aqua dest. versetzen, vom Hämolysat 10 ml zur Untersuchung einsenden.

Diagnostik der Tuberkulose und der atypischen Mykobakterien bei HIV-Infektion ☞ 18.4.3.

2.5 Biopsien

2.5.1 Knochenmarkpunktion/-biopsie

Punktion (Sternum, aber auch Beckenkamm) ergibt eine Aspirationszytologie. Biopsie ergibt Histologie! Die Beckenkammpunktion ist technisch schwieriger als die Sternalpunktion, aber weniger schmerzhaft und ungefähr*lich*er und sollte daher bevorzugt werden.

- *KO:* potentiell tödliche KO bei Sternalpunktion (Verletzung großer Gefäße, Herzbeuteltamponade und Pneumothorax).
- *Ind.:* hämatol. Erkrankungen. *Ind. für KM-Biopsie:* Punktion ohne Materialgewinn (punctio sicca); Mitbeurteilung des Knochens und der Gefäße, z.B. bei V.a. nicht-leuk-ämische Lymphome, chron. myeloproliferative Syndrome, Panmyelopa-

thie, granulomatöse Markveränderungen, Markfibrose, KM-Metastasen; Diskrepanz zwischen BB und KM-Zytologie. *KI:* Entzündung im Punktionsbereich, schwere plasmatische Koagulopathie (z.B. Hämophilie, ggf. Gerinnungsschutz). Zusätzliche KI für Sternalpunktion: Aortenaneurysma, Z.n. Sternotomie.
- *Material:* Spezialpunktionsnadel (mit Hemmschloß gegen zu tiefes Eindringen bei Sternalpunktion), *Yamshidi*-Stanznadel (Beckenkammbiopsie), 10 ml Lidocain 1 %, für Aspiration 2 oder 5 ml-Spritze (+ 0,5 ml Natriumzitrat), sterile Handschuhe, sterile Kompressen, Objektträger.

Beckenkammpunktion

Punktionsstelle: Spina iliaca post. sup. oder ant. sup. Pat. entweder in Bauchlage, Rolle unter dem Becken, in Seitenlage mit angewinkelten Knien oder im Sitzen.

Durchführung

Ggf. Prämedikation mit Benzodiazepin; Tasten des Beckenkamms und der Spina. Rasur, Desinfektion Kat. III (☞ 2.1) der Punktionsstelle. Infiltrationsanästhesie s.c. und bis auf das Periost. Stichinzision der Haut. Einführen z.B. einer *Yamshidi*-Nadel (der Nadel liegt eine ausführliche Anleitung bei); mit stärkerem Druck unter leichter Drehung Durchstoßen der Corticalis; bei nachlassendem Widerstand ist die Knochenmarkshöhle erreicht. Wenn Biopsie gewünscht ist, Mandrin herausziehen und Hohlnadel unter rotierenden Bewegungen ca. 3 cm in die Spongiosa eintreiben (geringer Widerstand), zum Abscheren des Stanzzylinders die Nadel mehrmals rasch drehen. Stanznadel und Stanzzylinder vorsichtig herausziehen und den Stanzzylinder mit einem Draht in ein Röhrchen mit Formaldehyd geben.

Für Aspirationszytologie Sternalpunktionsnadel ohne Hemmschloß vorsichtig einführen, Mandrin herausziehen und Spritze aufsetzen. Rasch Knochenmark aspirieren (bei zu langer Aspiration Kontamination durch Markblut möglich). Aspiration ist schmerzhaft (typischer „ziehender" Schmerz, Pat. zur Ablenkung tief einatmen lassen)! Ergebnis kontrollieren: Bröckel nach Ausspritzen auf die vorbereiteten Objektträger? Ggf. Aspiration an anderer Stelle wiederholen. Nach Entfernung der Nadel Punktionsstelle komprimieren, ggf. Naht, Pflasterverband, Kompression durch Sandsack.

Zügige Weiterverarbeitung: Aspirat auf mit Natriumzitrat betropfte Objektträger aufbringen und ausstreichen. Zusätzlich peripheren Blutausstrich (EDTA-Röhrchen) ans Labor schicken (genaue klin. Angaben!).

Sternalpunktion

Nur in Ausnahmefällen indiziert: Risikoreich, schmerzhaft, schlechte Materialausbeute.
- *Punktionsstelle:* Corpus sterni in Höhe des 2.–3. ICR, etwas lateral der Mittellinie des Sternums.
- *Durchführung:* Vorbereitung wie Beckenkammpunktion. Aspirationsnadel (Hemmschloß je nach Hautdicke etwa 3–5 mm oberhalb der Haut einstellen) mit einer gleichmäßigen Drehbewegung bis auf das Periost einstechen, Hemmschloß wieder auf 3–5 mm über Hautniveau verstellen und mit kurzem Druck bis ins KM (nachlassender Widerstand) vorschieben. Weiteres Vorgehen entspricht der Aspiration bei Beckenkammpunktion.

2.5.2 Leberbiopsie

Entweder als perkutane, Ultraschall- oder CT-gesteuerte Leberpunktion oder im Rahmen einer Laparoskopie. Eine Punktion sollte nicht durchgeführt werden bei Quick < 50 %, Thrombos < 40/nl, PTT > 45 Sek.

Indikation
Verlaufskontrolle von diffusen Lebererkrankungen (☞ 8.3 und 8.4); Fettleber, chron. Hepatitis, Zirrhose, Amyloidose (☞ 17.4.1); Speicherkrankheiten (M. Wilson), Abklärung von Lebergranulomen und -neoplasien. *Laparoskopie:* bei allen unklaren Leberkrankheiten, die sich mit anderen diagnost. Möglichkeiten nicht klären lassen. Vorteil gegenüber Leberblindpunktion ist die gezielte bioptische Gewebeentnahme unter Sicht.

KI: hämorrhagische Diathese, Peritonitis, Cholangitis, ausgeprägter Aszites, extrahepatische Cholestase, Leberhämangiom.

KO: Pneumothorax, intraabdominelle Blutung, gallige Peritonitis, Sepsis.

Nach Punktion Bettruhe, engmaschige Kreislaufüberwachung. Kontrollsonographie am nächsten Tag (Hämatom?), häufig Schmerzausstrahlung in die re. Schulter.

2.5.3 Nierenbiopsie

Indikation
Proteinurie > 3 g tägl., rapid progressive GN, V.a. GN bei Systemerkrankung, evtl. bei Niereninsuff. unklarer Ätiologie, zur DD einer eingeschränkten Nierenfunktion nach Nierentransplantation. *KI:* hämorrhagische Diathese, Einzelniere (anatomisch, funktionell; Ausnahme: Transplantatniere), Hydronephrose, Zystennieren, Nierenzysten, Nierenarterienaneurysmen (P. nodosa), perirenaler Abszeß, Nierenvenenthrombose. Therapieresistente Hypertonie, Nephrokalzinose (Blutungsrisiko). Fehlen therapeutischer Konsequenzen.

Möglichst Triplediagnostik: Lichtmikroskopie, Immunhistologie, Elektronenmikroskopie

Durchführung
Nur durch Erfahrenen unter Sono-Kontrolle mit speziellem Nierenbiopsie-Set. 2 Blutkonserven kreuzen. Nachbehandlung: Druckverband. Mind. 6 h Rückenlage, regelmäßige RR- und Pulskontrolle, Bettruhe für > 24 h, Urinstatus (Hämaturie?), *keine* Heparinisierung, kein ASS. *Kontrollsonographie* am nächsten Tag (Hämatom?).

2.6 Sonden und Drainagen

2.6.1 Ösophaguskompressionssonde

Ösophaguskompressionssonden sind schwierig zu legen und komplikationsträchtig, sie erfordern daher intensive Überwachung!

Ind.: gastroskopisch gesicherte, akute obere GIT-Blutung (Ösophagus- oder Fundusvarizenblutung ☞ 3.6), wenn Unterspritzung/Ligatur unmöglich und medikamentöse Therapie erfolglos. Bei schwerem hypovolämischem Schock, wenn Notfallgastroskopie nicht möglich.

KO: Aspiration, Asphyxie (Dislokation des Ösophagusballons), Kardiaruptur (Dislokation des Magenballons).

Sondentypen
- Die *Sengstaken-Blakemore-Sonde* besitzt 2 Ballons und 3 Lumen: Magen, Magenballon, Ös.-Ballon.
- *Minnesota-Vier-Lumen-Sonde:* zusätzliches Lumen zum Absaugen des Ösophagus
- Die *Linton-Nachlas-Sonde* hat nur einen Ballon, der am Magen/Ösophagusübergang zu liegen kommt. Die Linton-Nachlas-Sonde ist v.a. bei Fundusvarizen geeignet.

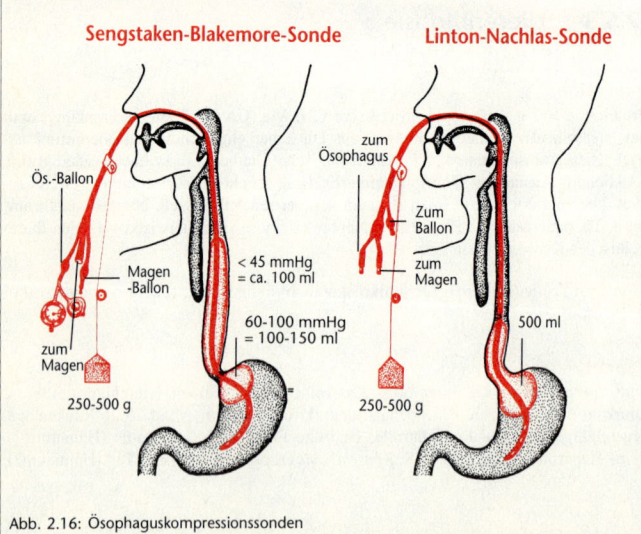

Abb. 2.16: Ösophaguskompressionssonden

Ballonprüfung
Aufblasen des Magenballons mit 100, 200 und 300 ml Luft. Hierunter Druckmessung über Druckkontrollöffnung mittels Manometer. Druckwerte für jeweiliges Volumen notieren. Dichtigkeit prüfen, Luft ablassen.

Vorbereitung
Lagerung des Patienten mit ca. 45°-Neigung des Kopfes. Nasen- und Rachenraum mit Oberflächenanästhetikum (z.B. Lidocain®-Spray, 8–10 Hübe) betäuben.

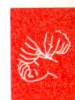

- Bei fehlenden Schutzreflexen Pat. intubieren
- Pat. mit liegender Sonde regelmäßig absaugen, da Schlucken nicht möglich.

■ Sengstaken-Blakemore-Sonde

- Luft aus dem Magen- und Ös.-Ballon absaugen und Druckkontrollöffnungen mit Plastikpfropfen versehen, um Deflation der Ballons während des Einführens zu sichern
- Ballons mit Gleitmittel bestreichen (z.B. Lidocain-Gel 2 %)
- Einführen der Sonde über die Nase bis zur 50 cm-Markierung (Sondenspitze im Magen). Auskultation des Epigastriums während der Instillation von Luft
- Danach Rö-Kontrolle! Spitze muß deutlich unterhalb des Zwerchfelles liegen
- Um Erbrechen während des Aufblasens des Ballons zu verhindern, sofort über Magenschlauch absaugen.

Endgültige Plazierung
- Aufblasen des Magenballons unter Manometerkontrolle mit 100–150 ml Luft. Wenn der intragastrale Ballondruck nach Einführen um 15 mmHg höher als bei gleichem extrakorporal insuffliertem Volumen ist, befindet sich der Magenballon im Ösophagus (Rupturgefahr! Erneute Plazierung)
- Ballon im Magen → Verschluß der Druckkontroll- und Lufteinlaßöffnungen
- Sonde vorsichtig zurückziehen, bis federnder Widerstand spürbar
- Ös.-Ballon mit 25–30 mmHg (ca. 100 ml Luft) aufblocken und verschließen
- Schlauch an der Nase fixieren. Evtl. Zug mit 250–500 g
- Spülung des Magens mit 0,9%iger NaCl-Lösung, bis Aspirat klar. Bleibt es blutig, Erhöhung des intraösophagealen Ballondruckes auf 35–45 mmHg unter ständiger Druckkontrolle über Druckkontrollöffnung des Ös.-Ballons (mind. stündlich)
- Bei fortbestehender Blutung Zug von außen auf die Sonde erhöhen
- Magenabsaugung in kurzen Intervallen
- Druck im Ös.-Ballon möglichst niedrig halten (max. 45 mmHg)
- Steht die Blutung, alle 3 h Ös.-Ballondruck um 5 mmHg bis auf 25 mmHg senken
- Alle 6 h Ös.-Ballon für 5 Min. entleeren, um Drucknekrosen zu vermeiden
- Steht die Blutung bei einem intraösophagealen Druck von 25 mmHg, Ös.-Tamponade für mindestens 12 h fortsetzen, dann Luft ablassen. Ballon noch für weitere 4 h in seiner Position belassen.

Entfernung
- Tritt in diesen 4 h keine Rezidivblutung auf, Sonde vorsichtig entfernen
- Bei Regurgitation mit Aspirations- und Erstickungsgefahr: zur sicheren Deflation des Ballons wird der extrakorporale Teil der Sonde vor der Extubation durchtrennt (Schere am Patientenbett).

Linton-Nachlas-Sonde

Plazierung im Magen wie Sengstaken-Blakemore-Sonde, dann mit 100 ml Luft aufblasen, zurückziehen, bis leichter Widerstand spürbar. Nachblocken bis zum Gesamtvolumen 500 ml. Evtl. Zug mit 250–500 g. Rö-Kontrolle, regelmäßiges Absaugen der proximalen und distalen Öffnung, um die Effektivität der Blutstillung zu überprüfen.

Cave: Ösophaguskompressionssonden nur in Ausnahmefällen länger als 24 h liegen lassen.

2.6.2 Magen- und Dünndarmsonden

Sondentypen
- Kurzzeitsonden für diagnostische Zwecke und intraoperativ (nasal, oral)
- Verweilsonden (nasogastrisch)
  - Magensonden: ca. 75 cm lang, Entfernung Nase–Cardia ca. 45 cm. Vorteil: einfache Anlage, Nachteil: Aspirationsgefahr bei Magenentleerungsstörungen (☞ 2.9)
  - Dünndarmsonden ca. 100 cm lang, endoskopische (alternativ Durchleuchtung) Plazierung 10 cm distal der Flexura duodenojejunalis. Vorteil: sicherer Aspirationsschutz, Nachteil: Endoskopie erforderlich, Anlage manchmal sehr schwierig, kontinuierliche Nahrungsapplikation über Pumpe erforderlich.

Legen einer Magensonde beim wachen Patienten
Pat. Vorgehen erklären. Zahnprothesen entfernen. Pat. sollte aufrecht sitzen, den Kopf leicht nach vorne geneigt. Sonde wird durch vorheriges Anfeuchten gleitfähiger, durch Aufbewahrung im Kühlschrank ist Flexibilität herabgesetzt und Sonde beim 1. Versuch besser zu schieben. Sonde durch Mund oder Nase einführen, dabei soll Pat. tief durchatmen und vor allem während des Schiebens schlucken (evtl. Wasser trinken). Langsame, behutsame Passage von Nase und Rachen (nicht stochern!). Kontrolle der Sondenlage durch Einblasen von Luft mit einer *Magenspritze* und Auskultation des Luftaustritts im epigastrischen Winkel. Sollte der Pat. Hustenreiz oder Luftnot verspüren, tracheale Fehllage: sofort zurückziehen! Entfernen der Sonde durch gleichmäßigen und raschen Zug bei aufrecht sitzendem Pat.

- Bei diagnostischer Magensekretgewinnung ergibt linksseitige Lage bessere Ausbeute
- Bei länger liegender Sonde müssen E'lyt-Verluste durch Magensekretverlust ausgeglichen werden! Magensaft ist sehr K^+-reich (10 mval K^+/l); die Konzentrationen von Na^+ (40–100 mval/l) und Cl^- (70–120 mval/l) sind pH-abhängig, BGA-Kontrolle
- Bei dünnen Ernährungssonden Rö-Kontrolle der Lage der Sondenspitze. Bei länger liegender Sonde Gefahr der Refluxösophagitis (Prophylaxe ☞ 7.3.1)
- Beim unkooperativen Pat. kontraindiziert.

Perkutane endoskopische Gastro-/Jejunostomie (PEG/PEJ)

Transkutane Ernährungssonden zur enteralen Ernährung oder zur kontinuierlichen Ableitung von Mageninhalt.

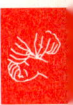

Indikationen
- Benigne oder maligne Stenosen im Mund, Hals und Mediastinalbereich, Ösophagus und Mageneingang. Voraussetzung ist die Passierbarkeit der Stenose
- Neurologische Schluckstörungen, z.B. bei SHT, Apoplex, apallischem Syndrom
- Verbrennungen und Verätzungen im Kopf-, Mund- oder Ösophagus-Bereich
- Geriatrische Erkrankungen, z.B. Verwirrtheitszustände, zerebrovaskuläre Insuff., M. Alzheimer
- Tumorkachexie bzw. Anorexie
- *Indikationen für PEJ:* Patienten mit höherem Pneumonierisiko (z.B. vorbestehende Ösophagitis und rezidivierende Pneumonien in der Anamnese).

Sondentypen und Vorgehen
Vorgehen: Lokalanästhesie mit Sedierung. Vorgehen wie bei Gastroskopie. Lokalisation der Punktionsstelle mittels Diaphanoskopie. Endoskop dient dabei als intraluminale Lichtquelle.

- *Transorale Durchzugssonde* (bestes Verfahren): Punktion des Magens nach Desinfektion. Einführen eines Zugfadens über die Kanüle. Dieser wird endoskopisch mit einer Zange gefaßt und samt Endoskop oral herausgeführt. Anschließend Ernährungssonde p.o. über den Zugfaden bis in den Magen einführen und durch die Bauchdecke durchziehen, bis die angebrachte gastrale Andruckplatte der Magenschleimhaut anliegt. Bei gestörter Magenmotilität oder insuffizienter Cardia kann eine innere Sonde im unteren Duodenum/oberen Jejunum plaziert werden
- Stets radiologische Lagekontrolle. Erste Gabe von Tee bzw. Sondenkost (☞ 2.9) am Morgen nach der Katheteranlage. Normalerweise kommt es nach ca. 10 Tagen (bei Immunsuppression später) zur lokalen Verklebung zwischen Bauchdecke und Magenwand.

Kontraindikationen
- Fehlende Diaphanoskopie (s.o.)
- Gerinnungsstörungen, Peritonitis, M. Crohn (*cave:* Fistelbildung), Aszites (sonographisch ausschließen), Peritonealdialyse.

Komplikationen
- Lokale Wundinfektion → häufiger Verbandswechsel, lokal desinifizierende Salben, Eröffnung kleinerer Abszesse
- Bauchdeckenhämatom → spontane Resorption
- Häufig Pneumoperitoneum (Peritonitisgefahr) → klinische Überwachung. Meist spontane Rückbildung
- Fehlpunktion mit gastrokolischer Fistel → Operation
- Peritonitis: bei Dislokation des Ballons oder fehlendem Zug besteht die Gefahr einer Dehiszenz von Magenwand und Bauchdecke → Peritonitis → Operation
- Verlegung der Sonde → Sonde mit einer 2 ml-Spritze durchspülen, ggf. Sondenwechsel
- Aspirationspneumonie (☞ 6.5.1), Rezidivprophylaxe: Oberkörper 40° hochlagern.

Es handelt sich um eine Gastro-/Jejunostomie mit Eröffnung des Peritoneums und eines Hohlorganes, deshalb
- Aufklärung des Pat. und/oder seines gesetzlichen Vertreters mit Einverständniserklärung!
- Pat. nüchtern
- Eingriff unter aseptischen Bedingungen!
- nur in Endoskopieabteilungen mit chirurg. Interventionsmöglichkeit
- Vorsicht bei Pat. mit vorausgegangenen Bauch-OP! (Verwachsungen)
- Inzision so hoch im Magen wie möglich, um intraperitonealen Austritt von Flüssigkeit durch die Punktionsstelle zu verhindern.

2.6.3 Postoperative Drainagen

Redon-Drainage
Verhindert postop. Serom- oder Hämatombildung bei primärem Wundverschluß. Proximales Ende (mit vielen Öffnungen) in die Wunde einlegen, Haut von innen nach außen mit Führungsspieß oder Nadel durchstechen, Nadel am Kunststoffschaft (distales Ende) abschneiden, Redonschlauch mit Hautnaht fixieren und mit Vakuumflasche verbinden. Flasche jeden Tag erneuern, Blutverlust dokumentieren. Abhängig von Wundsekretion Redon nach 48–72 h entfernen.

Gummi-, Kunststoff- oder Penrosedrainage
Senkt nach intraadomineller OP das Risiko einer diffusen Peritonitis, ermöglicht frühzeitiges Erkennen einer Anastomoseninsuffizienz. Im Gesicht oder Handbereich können Gummilaschen zur Ableitung eingelegt werden. Drainagen sollten immer gesichert sein, entweder mittels Naht oder steriler Sicherheitsnadel, welche durch den Drain gesteckt wird. *Asepsis!* Verweildauer: nach 24–48 h wird Drain unter sterilen Bedingungen mobilisiert und gekürzt, Sicherung mit Sicherheitsnadel. Sollte nicht länger als 5–6 Tage verbleiben.

2.6.4 Blasenkatheter

Ind.: Harnretention (postop., Prostata-Adenom, neurogen, Harnröhrenstriktur), Gewinnung von Blasenurin (☞ 2.4.2), Harninkontinenz oder Überlaufblase, präop. Vorbereitung, Messung der Urinmenge/Zeiteinheit, Restharnbestimmung, differenzierte Nierenfunktionsproben, Flüssigkeitsbilanz, Spül- bzw. Instillationsbehandlung.

Katheterarten
- Einmalkatheter (vorwiegend diagn. Anwendung)
- Verweilkatheter (therapeutische Anwendung): ein- oder zweiläufig mit Blockballon
- Spülkatheter: zwei- oder dreiläufig mit Dreiwegehahn, einem Eingangs- und Ausgangskanal sowie Blockballon.

Transurethrale Katheterisation
Material: Katheter (14, 16 oder 18 Ch.), steriles Katheterset mit 1–2 Nierenschalen, Urinbeutel, 6 Tupfer, Handschuhe, Unterlage und Lochtuch, steriles Röhrchen, Desinfektionsmittel, Spritze mit Lidocain-Oberflächenanästhesie und Gleitmittel.

Durchführung bei Männern
- Rückenlage mit Unterschieben eines Kissens unter das Becken
- Lochtuch so plazieren, daß die Harnröhrenöffnung sichtbar ist. Äußeres Genitale desinfizieren (ohne sterilen Handschuh)
- Mit sterilem Handschuh Penis halten, Vorhaut zurückstreifen und Harnröhrenöffnung spreizen. Glans penis und Meatus urethrae dreimal mit einem Tupfer desinfizieren (z.B. mit Betaisodona)
- Urethrale Oberflächenanästhesie mit Lidocain-Gel-Spritze, z.B. ca. 10 ml Instillagel®, 60 Sek. warten
- Spitze des Katheters mit sterilem Gleitmittel versehen
- Mit der linken Hand den Katheter am hinteren Ende greifen und ihn mit der rechten Hand ca. 5 cm von der Spitze entfernt fassen
- Katheterende zwischen kleinem und Ringfinger der rechten Hand einklemmen
- Penis mit der linken Hand nach oben strecken und Blasenkatheter ca. 15 cm in die Harnröhre vorschieben. Wird Widerstand spürbar, Penis unter Strecken absenken und Katheter weiterschieben bis Urin fließt. Ggf. kleineren Katheter verwenden
- Fließt Urin, Katheter weiter vorschieben. Bei erneutem Widerstand Ballon mit 5 oder 10 ml Aqua dest. (kein NaCl, Ventil-Verkrustung!) blocken. Vorsichtig zurückziehen, bis man einen federnden Widerstand spürt
- *Cave:* Präputium unbedingt reponieren → Gefahr der Paraphimose!

Durchführung bei Frauen
- Rückenlage, Fersen zusammenstellen, Knie nach außen
- Lochtuch so plazieren, daß die Harnröhrenöffnung sichtbar ist
- Zuerst Vulva von ventral nach dorsal desinfizieren. Dann mit linker Hand (sterile Handschuhe) Labien spreizen und kleine Schamlippen dreimal desinfizieren. Zuletzt Harnröhrenöffnung desinfizieren. Der letzte Tupfer wird in den Vaginaleingang gebracht. Desinfektionstupfer nur einmal verwenden
- Katheter in die Harnröhre einführen. Bei Dauerkathetern Blockballon mit 5 oder 10 ml Aqua dest. füllen. Vorsichtig zurückziehen, bis man einen federnden Widerstand spürt
- Tupfer aus dem Vaginaleingang entfernen.

■ Suprapubischer Blasenkatheter

Ind.: Urethralstrikturen und -verletzungen, postop. Urinableitung, längerdauernde Urinableitung, akuter Harnverhalt, Harngewinnung (Gefahr der Keimverschleppung geringer als bei transurethralem Katheter). *KI:* V.a. Blasenkarzinom.

Material: Zystotomie-Set (z.B. Cystofix®), Malecot-Katheter 20 G oder 24 G, 10 ml 1%iges Lidocain mit Kanüle (22 G/0,7), Skalpell, sterile Tücher und sterile Handschuhe, Einmalrasierer.

Durchführung: möglichst durch Urologen. Gefüllte Blase palpieren und perkutieren, Sono-Kontrolle; ist Blase nicht gefüllt, 500–1000 ml Tee geben, bei schon liegendem transurethralen Katheter retrograde Füllung. Rasur und Desinfektion der Haut, Infiltrationsanästhesie, etwa 2–3 cm über der Symphyse in der Medianlinie. Zur Lokalisationshilfe mit noch liegender Anästhesienadel Punktionsversuch. Stichinzision der Haut mit Einmalskalpell. Punktionsbesteck in die Blase einführen und Katheter vorschieben, danach Punktionskanüle zurückziehen und entfernen (Kanüle an Perforationsstelle aufklappbar). Katheter je nach Typ mit Ballon blocken oder mit Naht fixieren, steriler Verband.

Komplikationen
- *Transurethraler Katheter:* Harnwegsinfekte durch Keimverschleppung und aufsteigende Infektionen (Risiko bei Dauerkatheter: 5 % pro Tag) und nachfolgende Urosepsis, deshalb Durchführung nur unter strikter Asepsis und Antisepsis
- *Suprapubischer Katheter:* Peritonitis bei *via falsa*, Blutung. Strikturen der Harnröhre.

Katheterwechsel
- *Transurethraler* Katheter mind. alle 2 Wo. (Ausnahme: Silastik-Langzeitkatheter alle 3 Mon.). Bei trübem Urin, Hinweis auf Inkrustierung oder Infektion: sofortiger Katheterwechsel
- *Suprapubischer* Katheter mind. alle 2 Mon.

- Bei Harnverhalt durch erhöhten Sympathikotonus (z.B. postop., Ther. mit Neuroleptika, nach Katheterisierung) zuerst Versuch mit 0,25 mg Carbachol (z.B. Doryl®) s.c. *NW:* Atemwegsobstruktion
- Dauerkatheter zu oft, zu lange; Alternativen prüfen: Kontinenztraining, intermittierender Einmalkatheterismus, suprapubische Harnableitung.

2.6.5 Pleuradrainage (Thoraxdrainage)

Indikation: größerer Pneumothorax (ab einem Drittel des halben Thoraxdurchmessers), Pneumothorax mit Atemnot oder bei bestehender Atemwegserkrankung, rezidiv. oder beidseitiger Pneumothorax, Spannungspneu, Pneumothorax unter Beatmung, Hämatothorax (☞ 6.1.8), Chylothorax, funktionell relevanter oder rezidivierender Pleuraerguß, Drainage eines Pleuraempyems.

> **Notfalldrainage bei Spannungspneumothorax**
>
> 2. ICR in der Medioclavicularlinie der betroffenen Seite mit möglichst großer Braunüle (14 G oder 12 G) punktieren → sofortige Entlastung des Überdrucks. Anschließend Pleurasaugdrainage wie unten beschrieben.

Bülau-Drainage
Zur fortlaufenden Entleerung eines Pleuraergusses (☞ 6.1.7), -empyems oder eines Pneumothorax entweder *ohne* Sog mittels einer Unterwasserdrainage mit Heberwirkung oder mit Sog (Vakuum bis max. 20 cm H$_2$O). Ableitung über einen Ableitungsschlauch, der im Pleuraspalt zu liegen kommt und mit einem geschlossenen System verbunden ist, das eine Sekretauffangkammer und ein Ventil zum Einstellen des Unterdruckes enthält.
Material: sterile Handschuhe, Kittel, Maske, Lochtuch, Ablagetuch, 10 ml-Spritze, 21 G- Nadel, 20–40 ml Lidocain 1%, Skalpell, Nahtmaterial (Seide 1/0), 2 Klemmen, Schere, Nadelhalter, Einführungsbesteck mit Trokar, Thoraxdrainage 24 bis 36 F oder Einmalbesteck (Pleuracath®), vorbereitete Unterwasserableitung, Saugpumpe, braunes Pflaster.

Durchführung

- Pat. informieren, evtl. Prämedikation mit Sedativum und Analgetikum, z.B. 2,5–5 mg Midazolam und 0,1 mg Fentanyl i.v.
- Punktionsort: z.B. 2. oder 3. ICR in der Medioclavicularlinie (Pneumothorax), sonst Drainage in der hinteren Axillarlinie im 4. oder 5. ICR (Pleuraerguß, -empyem, Hämatothorax). Lagerung des Pat. mit erhobenem Arm leicht zur Gegenseite gedreht
- Großzügige Lokalanästhesie und Probepunktion am „Oberrand der Unterrippe". Läßt sich weder Luft noch Flüssigkeit aspirieren, Punktionsort überprüfen
- Inzision der Haut mit spitzem Skalpell 2–3 cm unterhalb des vorgesehenen ICR
- *Vorgehen bei Bülau-Drainage* (nur für Geübte!): Weitere Präparation mit der Klemme. Evtl. weitere Lokalanästhesie
- Mit der Klemme stumpf durch die Interkostalmuskulatur vordringen. Fenster muß für Zeigefinger passierbar werden. Einführen des Fingers, um Gebiet zu sondieren, (z.B. Adhäsionen, Lage zum Zwerchfell)

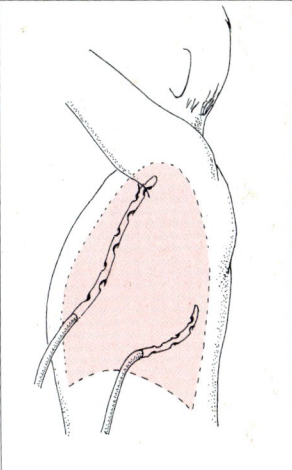

Abb. 2.16: Thoraxdrainage

- Einführungslänge der Drainage vorher abschätzen. Drainagenspitze mit nach unten gebogener Klemme packen und vorsichtig unter Kontakt zum Finger einführen
- Bei Verwendung eines Trokars diesen nach Inzision der Haut zügig einführen, Drainageschlauch vorschieben und Trokar zurückziehen
- Zur Drainage eines Pneumothorax kraniale Plazierung. Um Erguß zu drainieren, kaudale Plazierung. Alle seitlichen Öffnungen müssen intrathorakal liegen
- Äußeres Schlauchende zunächst mit Klemme abdichten, dann an vorbereitetes Ableitungssystem anschließen
- Tabaksbeutelnaht zum späteren Abdichten des Tunnels, Fixierung des Drainageschlauchs zur Lagekontrolle. Zusätzliche Fixation mit braunem Pflaster
- Rö.-Kontrolle der korrekten Lage
- Entfernen der Drainage: rasches Herausziehen, falls möglich unter Valsalva-Manöver, Verknoten der Tabaksbeutelnaht. Rö-Kontrolle.

KO: Blutung durch Verletzung von Interkostalgefäßen, Bronchusfistel, Verletzung von Zwerchfell, Leber und Milz. Lungenödem bei zu schneller Entlastung.

Ableitungssysteme

- *Ein-Flaschensystem:* Luftdicht verschließbare Flasche mit sterilem Wasser, in der sich ein Glasrohr 2 cm unter der Wasseroberfläche befindet. Bei persistierendem Pneumothorax, z.B. bei Alveolarruptur oder Bronchusfistel treten Blasen bei der Exspiration auf
- *Dreiflaschensystem* besteht aus einer Sammelflasche mit Meßskala, einem Unterwasserschloß mit sterilem Wasser und einer Saugkontrolle: zahlreiche industrielle Komplettlösungen (zur Handhabung s. Herstelleranweisung). Prinzip ☞ Abb. 2.17.

KO: Blutung durch Verletzung von Interkostalgefäßen, Bronchusfistel, Verletzung von Zwerchfell, Leber und Milz. Lungenödem bei zu schneller Entlastung.

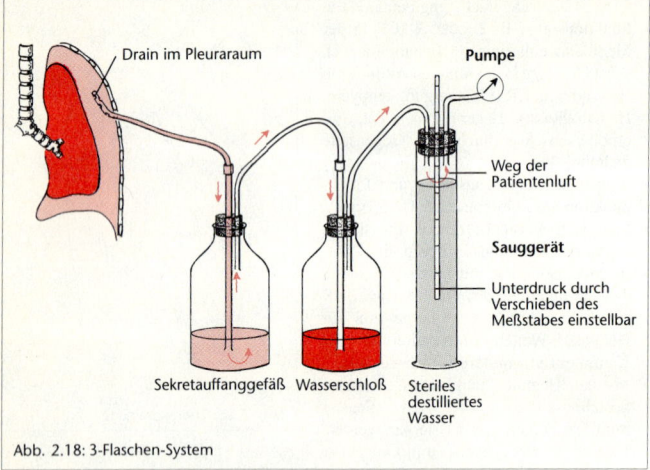

Abb. 2.18: 3-Flaschen-System

 Drainagen möglichst nicht unter der Mammillarebene einlegen, um Verletzungen von Zwerchfell und intraabdominellen Organen zu vermeiden. Zur Schonung der Interkostalgefäße am „Oberrand der Unterrippe" punktieren.

2.7 Transfusion von Blutkomponenten

2.7.1 Vorgehen bei Bluttransfusion

■ Rechtliche Grundlagen

- Arzneimittelgesetz
- Richtlinien zur Blutgruppenbestimmung und Bluttransfusion (Hrsg: Bundesärztekammer/Bundesgesundheitsamt, Deutscher Ärzte-Verlag Köln), Bundesärztekammer: Chargendokumentation von Blut und Blutprodukten. Dtsch. Ärzteblatt 91 (1994), 518 (Neufassung ca. ab 10/96 zu erwarten)
- Der Arzt muß den Patienten vor jeder Transfusion sowie präoperativ bereits bei der Möglichkeit einer evtl. Transfusion über die Risiken wie Immunisierungs- und Infektionsgefahr und über Alternativen (☞ 2.7.6) aufklären

- Verweigerung einer Transfusion: Ein bewußtseinsklarer, mündiger Pat. kann eine Transfusion nach Aufklärung über die möglichen Konsequenzen verweigern. Angehörige haben kein Bestimmungsrecht. Bei Minderjährigen, deren Erziehungsberechtigte eine Transfusion verweigern, kann der Arzt das Vormundschaftsgericht anrufen und eine Transfusionserlaubnis erwirken. Bei lebensbedrohendem Notfall entscheidet bei Kindern, Nicht-Mündigen, Bewußtseinsgestörten oder Bewußtlosen ausschließlich der behandelnde Arzt über Art und Umfang einer Transfusion.

■ Notwendige Untersuchungen, Kompatibilität

- *Indikationsprüfung:* Erythrozytengabe nur bei symptomatischer Anämie: Dyspnoe, Tachykardie, Angina pectoris, zerebrale Ischämie, Blutungsschock
- Der anfordernde Arzt trägt die Verantwortung für die Identität und muß das Blut selbst entnehmen
- Blutgruppenbestimmungen (ABO, Rhesusfaktoren) sowie Antikörpersuchtest: 10 ml Nativblut venös, Röhrchen mit Namen, Vornamen und Geburtsdatum beschriften
- Verträglichkeitsprobe („Kreuzprobe" vorgeschrieben!). Die Differenzierung evtl. vorliegender AK und Bereitstellung verträglicher Präparate benötigt mehrere Stunden. Nur bei vitaler Indikation Notfalltransfusionen, keine Kreuzprobe. Deshalb:
  - Rechtzeitige Anforderung, aussagefähige klinische Angaben
  - Spätestens nach 72 h muß eine neue Verträglichkeitsprobe auch für bereits als verträglich getestete Präparate mit frisch entnommenem Blut erfolgen
- Eine Verträglichkeitsprobe für fresh frozen plasma (FFP) und Thrombozytenkonzentrate (TK) ist nicht erforderlich (Ausnahme: durch Präparationsfehler stark erythrozytenkontaminierte TK)
- Bei erythrozytenhaltigen Präparaten muß ABO- und Rhesus-kompatibel transfundiert werden
- Jeder Transfusionsverlauf muß schriftlich dokumentiert werden (z.B. „o.B.").

AB0-System		
Ein Pat. der Blutgruppe	darf erhalten Ery-Konzentrat	FFP
0	0	0, A, B, AB
A	A, 0	A, AB
B	B, 0	B, AB
AB	AB, A, B, 0	AB

Sonderfall Thrombozytenkonzentrate: idealerweise AB0-*identische* Konzentrate transfundieren. Aus logistischen Gründen ist eine blutgruppen*in*kompatible Transfusion oft unvermeidbar (verkürzte Thrombozyten-Lebensdauer).

Rhesus-System

Ein Rhesus-negativer Empfänger muß Rhesus-negative Erythrozyten erhalten. Ein Rh-positiver Empfänger kann Rh-positive und Rh-negative Erythrozyten erhalten.

2.7.2 Blutkomponenten und ihre Indikationen

Blutkomponenten und ihre Indikationen

Präparat	Merkmale	Indikationen/Besonderheiten
Erythrozyten-Konzentrat (EK)	Aus 1 Blutspende (500 ml) durch Zentrifugation und Entfernung von buffy-coat und Plasma gewonnen. Enthält geringe Mengen an Leuko- und Thrombozyten! Lagerung bei + 4 °C je nach Stabilisator 3–5 Wo.	Akute und chron. Anämien. Hb-Anstieg ca. 1 g/dl je EK. Immunisierung und Reaktionen im erythrozytären und im HLA-System möglich. Bei > 100 EK-Transfusionen Gefahr der sekundärenHämochromatose (☞ 14.3.6)
Gefiltertes EK	Durch Filter (spezielle Systeme) weitere Leuko- und Thrombozytenreduktion um 99 % (< Immunisierungsdosis)	Bei chron. Erythrozytensubstitution: hämatol. Pat., renale Anämie, geplante Transplantation, Immunsupprimierte, Frauen im gebärfähigen Alter und Schwangere, Kinder
Gewaschenes EK	Restplasma durch mehrfaches Aufschwemmen in 0,9%igem NaCl und Abzentrifugation weitgehend entfernt; zur sofortigen Transfusion	Äußerst seltene Indikation: Plasmaunverträglichkeit, selektiver IgA-Mangel des Empfängers, paroxysmale nächtliche Hämoglobinurie (PNH)
Thrombozytenkonzentrat (TK)	Lagerung bei Raumtemperatur unter ständiger maschineller Bewegung je nach Beutel bis max. 5 Tage haltbar	☞ 2.7.3 Bei häufigerer Anwendung mit speziellem TK-Filter leukozytenarm transfundieren
- Einfach-TK	Aus einer Blutspende gewonnen (ca. 0,5 x 10^{11} Thrombozyten in 30–50 ml Plasma)	6–10 Einfach-TK für Thrombozytenanstieg von ca. 30/nl erforderlich. Erhöhtes Infektions-/Immunisierungs-Risiko
- Zellseparator-TK	Durch Zentrifugation und Anreicherung von einem Spender gewonnen (ca. 4 x 10^{11} Thrombozyten in 200 ml Plasma)	Spenderauswahl möglich: HLA-kompatible Transfusion, teuer
Fresh frozen plasma (FFP)	Ca. 200 ml durch Citrat ungerinnbares Plasma eines Spenders, Plasmaproteine und Gerinnungsfaktoren in physiolog. Konzentration. 1 Jahr haltbar bei -30 °C. Auftauen im speziellen Gerät oder im handwarmen Wasserbad und sofortige Transfusion	Kein Volumenersatz! Erworbene Gerinnungsstörungen, z.B. Leberinsuffizienz, Verbrauchskoagulopathie, massiver Blutverlust. Faustregel b. Massivtransfusionen ab ca. 5. EK je 1FFP auf 2 EK
Frischblutkonserve	Vollblutspende, nicht > 72 h	Nur zur Austauschtransfusion (Neugeborene, Fehltransfusion oder schwerste Hämolysen). Rücksprache mit Transfusionsmediziner
Vollblutkonserve	Vollblutspende, > 72 h	Obsolet! Besser: Komponentensubstitution
Gerinnungsfaktorenkonzentrate, PPSB, Albumin, Immunglobuline	Gepoolt aus Hunderten bis Tausenden von Einzelspenden	Fertigarzneimittel, blutgruppenunabhängig, keine „Transfusion" aber Chargendokumentation (☞ 2.7.5)

Bestrahlte Blutkomponenten (15–25 Gy): zur Prophylaxe der graft-versus-host-Reaktion bei schwerst Immunsupprimierten (z.B. nach Knochenmarktransplantation, kongenitale Immundefekt-Syndrome, bei *intrauteriner* Transfusion und bei Frühgeborenen). *CMV-Antikörper-negative Blutkomponenten:* Bei CMV-AK-negativen hämatologischen Patienten, frisch (insbesondere Knochenmark-) Transplantierten, AIDS-Patienten, Schwangeren, Säuglingen im ersten Lebensjahr.

2.7.3 Durchführung der Transfusion

Für alle Komponenten
Übereinstimmung von Patient und angegebenem Empfänger, Blutgruppe und Konservennummer auf Präparat und Begleitpapier, Verfallsdatum überprüfen.

Erythrozytenkonzentrate
- Ergebnis der Verträglichkeitsprobe persönlich überprüfen. EKs nach Erwärmung auf Raumtemperatur und vorsichtigem Schwenken umgehend transfundieren
- Bei Massivtransfusionen, bekannten Kälteantikörpern und Neugeborenen: Verwendung eines speziellen Wärmegerätes (nicht improvisieren – Hämolyse und Proteindenaturierung bei Überhitzung!)
- Sicherer venöser Zugang (z.B. 17 G, gelb), keine Medikamente zusetzen, nur Transfusionsbestecke mit Filter-Tropfkammer verwenden; Tropfkammer nur zur Hälfte füllen
- Bedside-Test (Name!): ABO-Kurzbestimmung des Empfängers am Bett ist obligat, die Präparate müssen dagegen nicht nochmals getestet werden (Verantwortung trägt die Blutbank). Nur das Ergebnis des Bedside-Tests muß dokumentiert, die Testkarte kann verworfen werden.

- Der Arzt muß die Transfusion selbst einleiten: 50 ml zügig transfundieren (Reaktion des Pat. beobachten: Wohlbefinden? RR/Puls?). Transfusionsdauer unter Normalbedingungen ca. 1 h. Regelmäßige Überwachung
- Zur Prophylaxe einer Volumenüberlastung (v.a. bei Herz- oder Niereninsuff.) Transfusionsdauer auf 3–4 h verlängern, ggf. Diuretika i.v.
- Bei der Flüssigkeitsbilanzierung aufgedrucktes Volumen mit berechnen
- Leerer Blutbeutel mit Transfusionsbesteck muß unter aseptischen Bedingungen (sauberer Plastikbeutel) 24 h im Kühlschrank aufbewahrt werden zur Klärung von evtl. Transfusionsreaktionen (☞ 2.7.4).

 Massivtransfusion (OP)

- Mind. 2 großlumige Zugänge (z.B. 14 G braun, 16 G grau)
- Druckinfusion mit spezieller Manschette
- Faustregel: je nach initialer Gerinnung ab 5 EKs Gabe von FFP z.B. 1 FFP auf 2 EK
- *Cave:* Mangel an Gerinnungsfaktoren, Thrombozyten; Azidose (Stabilisator).

> **Notfalltransfusion**
> - Transfusion von EKs ohne Verträglichkeitsprobe nur bei vitaler Indikation!
> - Unbedingt vor Transfusionsbeginn 40 ml Nativblut für nachträgliche Blutgruppenbestimmungen und nachgezogene Verträglichkeitsproben abnehmen
> - Bei schon bekannter Blutgruppe des Pat.: Bedside-Test, dann Transfusion
> - Bei unbekannter Blutgruppe: EKs der Blutgruppe 0 transfundieren, wenn möglich Rh-negativ, *schnellstmöglich* auf tatsächliche Blutgruppe umstellen!

■ Thrombozyten-Transfusion

Indikation
- Routinemäßig erst unter 10/nl oder manifester Blutungsneigung
- Bei zusätzlichen Risikofaktoren wie Sepsis/Fieber, plasmatischen Gerinnungsstörungen, notwendiger Heparintherapie, unerwartet raschem Thrombozytenabfall und bei Promyelozytenleukämie Substitution schon bei ≤ 20/nl
- Bei allen diagnostischen Punktionen (Ausnahme: Knochenmark-Punktion) bei Operationen Thrombozytenwerte auf ≥ 50/nl halten, bei risikoreichen OP's (Auge, Gehirn) sollten Thrombozyten ≥ 80–100/nl sein.

- Bereitstellung von Thrombozyten benötigt viel Zeit, rechtzeitig daran denken (v.a. am Wochenende!); Rücksprache mit Blutbank
- Bei zu erwartender chronischer Substitutionspflicht (z.B. hämatol. Pat.) vor der ersten Transfusion eine HLA-Typisierung durchführen, um bei Immunisierung HLA-kompatibel transfundieren zu können
- *Sonderfall:* bei M. Werlhof, hämolytisch-urämischem Syndrom, thrombotisch-thrombozytopenischer Purpura (M. Moschcowitz), HELLP-Syndrom und Verbrauchskoagulopathie sind Thrombozyten-Transfusionen ausschließlich bei *manifester* thrombozytopenischer Blutung oder auch kurzfristig *perioperativ* indiziert.

2.7.4 Transfusionsreaktionen

Häufigste Ursache: nichthämolytische, febrile Transfusionsreaktion durch Antikörper des Pat. im HLA-System gegen mittransfundierte Leukozyten in EKs und gegen Thrombozyten.

Klinik
Unwohlsein, Fieber, Hitze-/Beklemmungsgefühl, Übelkeit, Schüttelfrost, Tachykardie, Bronchospasmus, Blutdruckabfall bis hin zum Schock.

Therapie
- Sofortiger Transfusionsstop, Überwachung (RR, Befinden), ggf. auf Intensivstation
- Je nach Klinik Gabe von Kortikosteroiden i.v., H_1- und/oder H_2-Blocker i.v. ggf. Katecholamine i.v.
- Bei kurzer blander Transfusionsreaktion ggf. vorsichtige Fortsetzung der Transfusion unter direkter Beobachtung erlaubt.

Seltene, aber schwerwiegende Ursachen
- Fehltransfusion bei AB0–Verwechslung: hämolytische Sofortreaktion, „intravasale" Hämolyse mit Gefahr der DIC (☞ 3.7) und ANV (☞ 9.7.1)
- Irreguläre erythrozytäre Antikörper, die in der Verträglichkeitsprobe nicht erfaßt wurden, mit intravasaler (schwere Sofortreaktion) oder extravasaler (Milz, RES) Hämolyse, meist verzögerte Reaktion, z.T. nur indirekt erkennbar durch fehlenden Hb-Anstieg
- *Bakteriell bedingte Transfusionsreaktionen* (v.a. gramnegative Endotoxinbildner): Schock (evtl. schon nach einigen ml), DIC.

Diagnostik
- Genaue Protokollierung der Reaktion (welche, ab wann, wie lange, welches Präparat?)
- Asservierung der verdächtigen Blutkonserve mit System und sofortige Überstellung zum Transfusionsdienst
- Abnahme von 20 ml Nativblut sowie kleines Blutbild (ggf. Kontrolle freies Hb im Serum oder Urin, Haptoglobin, Kalium i.S.)

2.7.5 Infektionsrisiko durch Blutkomponenten

Transfusion zellhaltiger Blutprodukte, FFP
Die Richtlinien zur Blutgruppenbestimmung und Bluttransfusion (☞ 2.7.1) schreiben folgende serologische Untersuchungen der einzelnen Blutspenden vor: Anti-HIV 1/2, HBs-Ag, Anti-HCV, TPHA-Test, GPT (ALT).

- Verbleibendes Infektiositätsrisiko auch bei neg. Serologie, weil zwischen Infektion und Antikörperbildung mehrere Wochen liegen können („diagnostische Lücke")
- Geschätztes Infektionsrisiko für Deutschland: *HIV* 1 : 300 000 bis 1 : 1 Mill., *Hepatitis B* 1 : 50 000, *Hepatitis C* 1 : 20 000
- Patienten sorgfältig (☞ 2.7.6) aufklären

Minderung des Infektionsrisikos (bei zellhaltigen Präparaten nicht möglich) durch:
- Virusinaktivierung
  - Zusatz von Methylenblau zu einem FFP, Bestrahlung mit sichtbarem Licht
  - Solvent-Detergent-(SID-)Verfahren
- Quarantänelagerung von FFP ist seit 1.1.1995 gesetzlich vorgeschrieben (Freigabe des FFP erst nach erneuter serologischer Untersuchung des Spenders 6 Monate nach der Blutspende; Verringerung der „Diagnostischen Lücke").

Plasmabestandteile
Für die Gewinnung von Plasmafraktionen werden große Mengen von Plasma aus Einzelblutspenden gepoolt (gemischt). Serologische Untersuchung (s.o.) *vor* der Poolung, da sonst die Sensitivität durch den Verdünnungseffekt vermindert wird. Theoretisch erhöht sich das Infektiositätsrisiko solcher gepoolten Präparate aufgrund der Spenderzahl (sorgfältige Spenderauswahl – z.Zt. 70 % Importplasma, korrekte serologische Untersuchung?).

Je nach Hersteller (Patentrecht) verschiedene virusinaktivierende Verfahren (z.B. Alkoholfraktionierung nach Cohn, Pasteurisierungsverfahren). Restinfektionsrisiko ist nicht auszuschließen. HBV und HCV sind weit resistenter gegenüber Virusinaktivierungsverfahren als HIV!

Dokumentationspflicht (Bundesärztekammer Okt.1993)

Dokumentation von Präparatnamen, pharmazeutischem Unternehmen, Chargenbezeichnung für:
- Zellhaltige Blutkonserven
- Gerinnungsfaktoren: z.B. FFP, Antithrombin III, F VII, VIII, IX, XIII, Prothrombinkomplexpräparate, Prothrombinkomplex mit Faktor VIII-Inhibitor-Bypass-Aktivität, Fibrinogen
- Gewebekleber (Fibrin)
- Proteinase-Inhibitor (= α_1-Antitrypsin)
- C1–Inaktivator, Humanserum, Immunglobuline
- Interferon α, β, γ
- Transfer-Faktor.

Keine Dokumentationspflicht für Humanalbumin-Präparate wegen sicherer Virus-Inaktivierung bzgl. HIV und Hepatitis-B-Viren sowie der „bewährten, infektionsfreien, therapeutischen Anwendung". Eine Chargendokumentation im vorbeugenden Sinne wird z.Zt. noch diskutiert (nicht sicher auszuschließende Übertragung anderer Krankheiten, z. B. Creutzfeldt-Jakob-Erkrankung in Diskussion).

2.7.6 Eigenblutspende

Bei planbaren Operationen mit zu erwartendem Transfusionsbedarf sollte die Eigenblutspende erwogen werden und frühzeitig (6–8 Wochen vor dem OP-Termin) eine Kontaktaufnahme mit der Klinik und der zuständigen transfusionsmedizinischen Einrichtung erfolgen.

Der BGH *verlangt* die rechtzeitige präoperative Aufklärung jedes potentiell geeigneten Patienten auch über die Alternative der Eigenblutspende als „sicherster und risikoärmster Form der Blutübertragung".

- *Unmittelbar präoperativ* kann eine Eigenblutentnahme als Vollblutkonserve erfolgen und alsbald retransfundiert werden
- Bei *gelagertem* Eigenblut ist eine *Komponententrennung* obligat (Vermeidung der Retransfusion überalterter inaktiver Gerinnungsfaktoren sowie insbesondere von Leukozytendetritus, freigesetzten Enzymen und sauren Stoffwechselprodukten im „Vollblut".

2.8 Infusions- und Ernährungstherapie

Täglicher Bedarf an Kalorien, E'lyten und Wasser (70 kg Mensch (Grundbedarf/24 h))			
Kalorienbedarf[1] (24 kcal/kg[2])			
1 g Eiweiß pro kg	1 g = 4 kcal	70 g x 4 g	= 280 kcal
3 g Kohlehydrate pro kg	1 g = 4 kcal	210 g x 4 kcal	= 840 kcal ca. 50–70 %
1 g Fett pro kg	1 g = 9 kcal	70g x 9 kcal	= 630 kcal ca. 30–50 %
		Summe	= 1750 kcal[3]
Elektrolyte			
Natrium	2,0 mmol/kg	140 mmol	
Kalium	1,0 mmol/kg	70 mmol	
Kalzium	0,1 mmol/kg	7 mmol	
Wasserbedarf[4]			
	70 x 40 ml	2800 ml	
	Perspiration	500 ml	
		Summe = 3300 ml	
	bei Fieber	zusätzlich 500 ml pro °C > 37 °C[5] genaue Bilanzierung mit ZVD-Messung (☞ 2.3.2)	

[1] „8er" Regel: Basal: 24 kcal/kg; Ruhe: 32 kcal/kg; mittlere Arbeit: 40 kcal/kg; schwere Arbeit 48 kcal/kg. Bei Übergewicht 15 kcal/kg, bei Untergewicht 30–35 kcal/kg. Mehrbedarf: Post-OP + 10–20 %, Sepsis + 40 %, bei Verbrennung ggf. +100 %
[2] Umrechnung: 1 kcal = 4,2 kj
[3] Bei Polytrauma oder Langzeitbeatmung kann der Energieverbrauch um bis zu 40 % über dem Grundbedarf liegen
[4] Basaler Bedarf 30 ml/kg, mittlerer Bedarf 50 ml/kg
[5] Beispiel: Bei Patienten 70 kg mit 38,9 °C: 2100 + 600 + 2 x 500 = 3600 ml/24 h.

■ Substrate der parenteralen Ernährungstherapie

Kohlenhydrate

V.a. zur Energiebereitstellung. Bevorzugt Glukose verwenden. *Glukoseaustauschstoffe* (Fruktose, Sorbit, Xylit) werden in der Leber bis zu 70 % in Glukose verstoffwechselt. *Ind.:* v.a. bei langfristiger parenteraler Ernährung. *NW:* insulinpflichtige Hyperglykämie. *NW:* Hypokaliämie und Hypophosphatämie, CO_2-Anstieg. Bei höherer Dosierung Gefahr der Laktatazidose, Hyperurikämie und -bilirubinämie. Keine Gabe von Glukoseaustauschstoffen bei Leberzirrhose.

Glukose
- *Ind.:* Energiezufuhr. 1 g enthält 4 kcal (17 kJ). 500 ml 50%iger Glukoselösung entsprechen 1000 kcal
- Hochprozentige Lösungen (ab 10 %) müssen über ZVK zugeführt werden (Reizung peripherer Venenwände)
- Max. Tagesdosis: bis 5 g/kg, max. Infusionsgeschwindigkeit: 0,5 g/kg/h
- 5%ige Glukose: annähernd isotones Substrat als Träger von Medikamenten oder hypotonen E'lyt-Lösungen
- *KI:* hypotone Hyperhydratation, Hyperosmolarität.

Fruktose (Laevulose), Sorbit, Xylit
- *Ind.:* bei Störungen der Glukose-Verwertung, da insulinabhängige Verwertung. Sehr zurückhaltend einsetzen. Alternative: Glucose + Insulin
- Max. Tagesdosis: 3 g/kg, max. Infusionsgeschwindigkeit: 0,25 g/kg/h
- *KI:* Fruktose/Sorbitintoleranz, Methanolvergiftung, fortgeschrittene Leber-, Niereninsuff., Laktatazidose, hypotone Hyperhydratation, Hyperosmolarität.

> *Frühsymptome der Fruktoseintoleranz:* Hypoglykämie trotz Kohlenhydratzufuhr, Bewußtseinseintrübung, Schock mit metabolischer Azidose, Laktatanstieg, Transaminasenanstieg. Bei weiterer Exposition häufig therapierefraktäres, tödliches Leber- und Nierenversagen.

Aminosäuren
- *Ind.:* Minderung der Katabolie. Energiegehalt 4 kcal/g
- Bei Leberinsuffizienz: angereicherte AS-Lösungen mit verzweigtkettigen AS Valin, Leucin und Isoleucin, Reduktion von Methionin, Phenylalanin, Tyrosin und Tryptophan (☞ 8.5.4)
- Bei Niereninsuffizienz: angereicherte bzw. solitäre AS-Lösungen mit essentiellen AS und L-Histidin zur Reduktion der Harnstoffsynthese (☞ 9.7)
- Eine gute AS-Utilisation erfordert Energiezufuhr (Glukose). Regel: 30–40 kcal/g AS
- Max. Tagesdosis: 2 g/kg (gilt nicht für Leber- oder Niereninsuff.)
- Mindestbedarf nach OP und Trauma: 1 g/kg.

Fette
- Hohes Energieangebot (34 kJ/g = 9 kcal/g) in kleinen Flüssigkeitsvolumina
- Periphervenös applizierbar, jedoch separater Zugang nötig
- Einsatz erst nach der akuten Phase des Postaggressions-Syndroms (s.o.)
- *KI:* Hypertriglyceridämie (> 350 mg/dl = 4,0 mmol/l), diabetische Ketoazidose, akute nekrotisierende Pankreatitis, akuter Myokardinfarkt, akute Thrombembolie. Vorsicht bei Gerinnungsstörungen und floriden Infekten!
- Initial 0,5 g/kg, unter regelmäßigem Monitoring (2x/Woche Triglyceridspiegel) und kontinuierlicher Gabe über 24 h Steigerung auf max. 2 g/kg tägl.
- Immer in Kombination mit Kohlenhydraten geben
- Bei Niereninsuff. max. 1 g/kg tägl.
- Nicht mit anderen Substanzen mischen
- Bei Problempat. (z.B. Sepsis/Trauma) Mischung aus lang- und kurzkettigen Triglyceriden verwenden (LCT/MCT 1:1), hierdurch verbesserte Stickstoffbilanz, höhere Oxidationsrate und somit leichtere Energiebereitstellung.

2.8.1 Prinzipien der parenteralen Ernährung

Ind.: nur wenn enterale Ernährung, inkl. Duodenalsonde oder PEG (☞ 2.9), nicht möglich ist.

- Ziel sollte immer (auch bei Intensivpatienten, z.B. Langzeitbeatmung) der enterale Kostaufbau sein, da hierdurch die Prognose der Patienten verbessert wird
- Ernährungskonzept abhängig von Ernährungszustand, Stoffwechsellage (Grad der Katabolie, z.B. Postaggressionsstoffwechsel; ☞ 2.8), voraussichtlicher Dauer der parenteralen Ernährung
- Prinzipiell zurückhaltende bedarfsorientierte Ernährung, selbst bei ausgedehnter OP nur Steigerung des Bedarfs um 10–30 %, selten sind bei voller parenteraler Ernährung mehr als 2000 kcal notwendig
- Kontinuierliche Substratzufuhr über 24 h; gleichmäßige Infusionsgeschwindigkeit v.a. bei zentralvenöser Ernährung → Pumpsysteme verwenden
- Bei längerer (Faustregel: > 7 Tage) parenteraler Ernährung Vitamine (Multi-Vitamin-Präparate) und Spurenelemente substituieren (☞ 2.8.2)
- Eine langfristige totale parenterale Ernährung (TPE) wird stufenweise aufgebaut (Stufenschema ☞ 2.8.2)
- Je schwerer die Stoffwechselveränderung bzw. je schlechter der Zustand des Patienten, desto vorsichtiger die Ernährung aufbauen
- Bei Beendigung einer parenteralen Ernährung langsamer enteraler Nahrungsaufbau (zunächst nur flüssig, dann Milchsuppe, Brei, leichte Kost, Vollkost). Ggf. Anlage einer PEG (☞ 2.6.2). Parallel Infusionsmenge schrittweise reduzieren.

■ Peripher- oder zentralvenöser Zugang?

Abhängig von der Osmolarität: ab > 800 mosmol/l (→ Angaben auf Infusionsflaschen) zentralvenöse Ernährung über ZVK.

Anhaltspunkte für Osmolarität	
Voll-E'lyt-Lösung bzw. isoton. Kochsalzlsg.	310 mosmol/l
Voll-E'lyt-Lösung mit Glukose 5%ig	580 mosmol/l
Voll-E'lyt-Lösung mit Glukose 10%ig	60 mosmol/l
AS-Lösung 10%ig, E'lyt- und KH-frei	800 mosmol/l
AS-Lösung 10%ig, mit KH 10 % und E'lyten	1600 mosmol/l
Fett-Lösung 10 %	320 mosmol/l
Fett-Lösung 20 %	360 mosmol/l

Monitoring bei parenteraler Ernährung: BZ (< 250 mg/dl), Laktat, Harnstoff, Triglyzeride (< 350 mg/dl), BB, E'lyte, fakultativ NH_3 und Urinausscheidung. Genaue Flüssigkeitsbilanz!

2.8.2 Schemata zur parenteralen Ernährung

■ Stufenkonzept der parenteralen Ernährung

Stufe 1: periphervenöse Flüssigkeitszufuhr mit geringem Kalorienanteil

Ind.: nach kleinen OPs, bei gutem allgemeinem Ernährungszustand, Dauer der Nahrungskarenz ≤ 2 Tage.
Zusammensetzung: E'lytlösungen und zusätzlich ggf. 5 % Kohlenhydrate (z.B. Ringer, Stereofundin (G5®, Jonosteril® oder Tutofusin®). Beachte: Möglichst Glukose verwenden, keine Zuckeraustauschstoffe.
Dosierungsbeispiel (70 kg; ☞ Kasten unten)
- 3000 ml tägl. ≈ 40 ml Wasser/kg/KG
- davon ≈ 5 % Glukose ≈ 100 g Glukose ≈ ca. 400 kcal/24 h.

Stufe 2: periphervenöse Basisernährung

Ind.: nach mittleren OPs, bei leichter Katabolie, gutem allg. Ernährungszustand, Nahrungskarenz 2–3 Tage.
Zusammensetzung (meist als Komplettlösung, z.B. AKE 1100®, Periplasmal®)
- AS-Lösungen 2,5–3,5 %, (KH)-Lösungen 5–10 %
- E'lyte und Flüssigkeit (Na$^+$ 2–3 mmol/kg tägl., K$^+$ 1–1,5 mmol/kg tägl.)
- Bei eingeschränkten Fettreserven zusätzlich Fettemulsionen 10–20 % (eigener Zugang!). Dosierung: 1–2 g Fett/kg/Tag.

Dosierungsbeispiel (70 kg ☞ Kasten, S. 77)
- 3000 ml Kombinationslösung:
  90 g AS ≈ 360 kcal
  150 g KH ≈ 600 kcal
  Summe ≈ 1000 kcal
- fakultativ 500 ml Fett-Lösung 10 % (bei red. AZ, eingeschränkte Fettreserven)
  50 g Fett ≈ 450 kcal
  Summe ≈ 1450 kcal ≈ 20 kcal/kg KG.

Stufe 3: bilanzierte vollständige parenterale Ernährung

Ind.: längerfristige (> 3 Tage) totale parenterale Ernährung (TPE), z.B. nach schwerer OP, Polytrauma, Verbrennungen; bei stark reduziertem Allgemein- und Ernährungszustand. Zentraler Zugang erforderlich!

Zusammensetzung aus folgenden „Bausteinlösungen":

- AS-Lösungen 7,5–15 %
- KH-Lösungen 20–50 %. Glukose bevorzugen; keine Monotherapie mit Glukoseaustauschstoffen
- Dosierung von 50 % Glukose-Lösung: 0,6 ml/kg/h, maximal 3 g Glukose pro kg/Tag
- Fettemulsionen 10–20 %
- E'lyte und Flüssigkeit nach Laborkontrollen und Bilanz
- Vitamine und Spurenelemente (☞ Kasten).

> **Beispiel für parenterale Standardernährung (Dosierung/24 h)**
> 70 kg: 1,75 l Volumen mit 1900 kcal = 75 kcal/kg KG (ohne Fette)
> - 1000 ml Glukose 40 % = 400 g Glukose = 1600 kcal
> - 750 ml AS-Lösung 10 % = 75 g AS = 300 kcal
> - Ca. 40 mmol KCl, 20 mmol KH_2PO_4
> - Evtl. zusätzl. 500 ml Fettemulsion 20 % = 100 g = 1000 kcal
> - 1 Amp. Calciumglukonat, 1 Amp. Vit. B-Komplex, 1 Amp. Vit. C tägl. als Kurzinfusion i.v.
>
> *Zusätzlich:*
> - 1 Amp. Adek-Falk® i.m./Wo., 40 mg Fe i.v./Mon., 15 mg Folsäure i.v./Mon.
> - E'lytlösungen, Glukose 5 % je nach Flüssigkeitsbedarf.
>
> Parenterale Ernährung bei Niereninsuffizienz ☞ 9.7
> Parenterale Ernährung bei Leberinsuffizienz ☞ 8.5.4

2.9 Sondenernährung

▮ Ernährung über Magensonde

Ind.: Kau- oder Schluckstörungen, reduzierter Allgemeinzustand (Schwäche, Kachexie, große OP). Legen der Magensonde ☞ 2.6.2. *Vorteil:* keine Dünndarmatrophie, verminderte Blutungsneigung aus peptischen Läsionen, verminderte Infektionsgefahr durch ZVK.
KI: Ulcus ventriculi/duodeni. GIT-Blutung, Ileus, akute Pankreatitis.

Über Magensonde werden sog. Formuladiäten je nach Bedarf appliziert:
- „Einfache Formuladiäten": bei normaler Motilität, Digestion und Absorption. Zusammensetzung: Eiweiß, Kohlenhydrate, Fett (v.a. langkettige Triglyzeride), E'lyte und Vitamine
- „Spezielle Formuladiäten": bei eingeschränkter Digestion oder Absorption (z.B. chron. Pankreasinsuff.). Kohlenhydrate vorwiegend als Oligosaccharide, Fette z.T. als mittelkettige Triglyceride (MCT).

Praktische Durchführung
Applikation
- Je nach Bedarf bis max. 2–3 l/Tag; Applikation als Bolus: 100–300 ml innerhalb weniger Minuten mit Pausen von ca 1–2 h.

Aufbau einer enteralen Ernährung (nasogastrische Sonde) mit nährstoffdefinierter oder chemischer Diät	
1. Tag	6 x 50 ml
2. Tag	6 x 100 ml
3.–4. Tag	6 x 150 ml
5.–6. Tag	8 x 200 ml
> 7. Tag	bis zu 12 x 250 ml tägl.

Durchführung
- Vor jeder Nahrungsgabe aspirieren; wenn mehr als 100 ml zu aspirieren sind, mit der nächsten Gabe warten
- Zwischen den Applikationen Sonde abklemmen oder Beutel hochhängen zur Vermeidung eines Refluxes. Magensonde etwa 1/2 h vor Applikation öffnen
- Nach jedem Nahrungsbolus mit Wasser oder Tee nachspülen (10–50 ml), um das Verstopfen der Sonde zu verhindern
- Verbindungsschläuche und Beutel alle 24 h erneuern, um eine bakterielle Kontamination zu vermeiden
- Bei Duodenalsonden empfiehlt sich die kontinuierliche Applikation über eine Ernährungspumpe, da im Dünndarm ein Reservoir fehlt; sonst allenfalls Bolusgaben von 50 ml.

Monitoring in der Aufbauphase
- Klinische Untersuchung tägl.
- BZ-Tagesprofil
- E'lyte, Krea alle 2 Tage
- Leberwerte, Bilirubin, Triglyceride, Albumin, Phosphat 1 x wöchentlich.

Komplikationen
- Abdominalschmerzen, Erbrechen
- Dumping-Sy. (☞ 7.4.4)
- Diarrhoe (Sondenkost zu kalt, zu schnell eingelaufen? Sonde zu tief? Menge zu hoch? Bakterielle Kontamination? Osmotische Diarrhoe?)
- Hyperosmolares, hyperglykämisches Koma (*Tube feeding syndrome*)
- Aspiration
- Bei Gastrostomie oder Jejunostomie (☞ 2.6.2) Peritonitisgefahr.

2.10 Beatmung

2.10.1 Indikation

Ind.: respiratorische Insuff. mit
- Atemfrequenz > 35/Min.
- Art. O_2–Partialdruck (paO_2) < 50 mmHg unter O_2-Gabe (6 l/Min.)
- CO_2–Partialdruck (paCO_2) > 55 mmHg (Ausnahme: chron. Hyperkapnie, z.B. bei COLD mit Lungenemphysem)
- Zeichen der Hyperkapnie: Zyanose (kann bei O_2-Atmung fehlen: „rote Erstickung"), Kopfschmerzen, Gefäßerweiterung (Skleren, Hände), Tremor, Tachykardie, Hypertonie, Somnolenz, Hirndruckzeichen, Koma
- Zeichen der Erschöpfung des Pat. durch erschwerte Atemarbeit.

2.10.2 Oropharyngeale Intubation

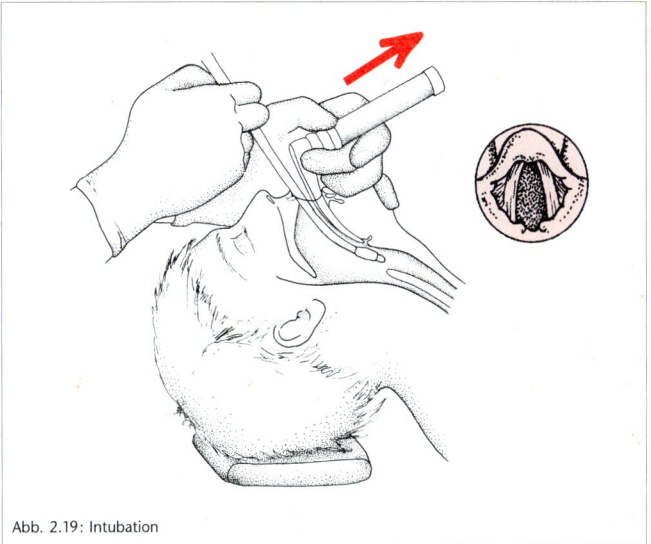

Abb. 2.19: Intubation

- *Ind.:* respiratorische Insuff., Verletzung und drohende Obstruktion der Luftwege, Polytrauma, Intox. vor Magenspülung bei bewußtseinsgestörten Pat., zum tiefen Absaugen bei Aspiration
- *Benötigte Materialien:* Laryngoskop (z.B. MacIntosh-Spatel), Endotrachealtubus mit Führungsstab; Tubusdurchmesser bei M 7,5–8,5, bei F 7,0–7,5. Bei Kindern Größe des kleinen Fingers = Größe des Tubus. 10 ml-Spritze zum Blockieren des Tubus, Magill-Zange, Ambu-Beutel, Absauggerät, Mullbinde zum Fixieren des Tubus, Stethoskop. *Wichtig: vorher venösen Zugang legen!*
- *Kurznarkose bei ansprechbaren Pat.:* z.B. Etomidat (Hypnomidate®) 7–10 ml = 14–20 mg (0,2–0,3 mg/kg) i.v., Nachinjektion von 0,1 mg/kg (3 ml bei 60 kg) möglich, max. Dosis 4 Amp. = 80 mg. Wirkungseintritt nach 20 Sek., Wirkdauer ca. 2–5 Min. *Cave:* keine analgetische Wirkung → Kombination mit kurzwirkendem Opiat, z.B. Fentanyl 2–10 ml = 0,1–0,5 mg i.v., Wirkungseintritt 20 Sek., hypnotische Wirkung 10 Min., analgetische Wirkung 20 Min.

Durchführung

- Pat. in Rückenlage, Arzt hinter dem Pat., leichte Überstreckung im Occipitalgelenk, Vorziehen des Unterkiefers, Reinigen des Mund-Rachenraums mit Tupfer und Absaugung, Entfernung evtl. Fremdkörper (z.B. Prothese). *Cave:* keine Hyperextension oder Überhängen des Kopfes!
- Laryngoskop in der linken Hand, Öffnen des Mundes mit der rechten Hand (bei Kiefersperre 10 mg Diazepam i.v.)
- Einführen des Laryngoskops von der rechten Seite, bis Epiglottis sichtbar ist
- Spatelspitze in die epiglottische Falte einführen und nach ventral und kranial anheben, bis Stimmritze sichtbar ist
- Mit der rechten Hand Einführen des Tubus durch die Glottis, bis Cuff (aufblasbare Manschette zur Abdichtung der Trachea) die Glottis passiert hat
- Blocken des Tubus mit 10 ml Luft
- Kontrolle der Tubuslage durch Beutelbeatmung und Auskultation: beide Lungenflügel belüftet? Falls Tubus zu tief, meist einseitige Intubation des rechten Hauptbronchus! → Zurückziehen des *ungeblockten* Tubus
- Bei Intubation in den Ös.: Blubbern bei Auskultation im Epigastrium → Tubus entfernen, Pat. mit Beutelbeatmung ausreichend oxygenieren, erneuter Intubationsversuch mit neuem Tubus
- Fixierung mit Pflaster, Mullbinde.

- Nach jeder Intubation obligat Rö-Thorax zur Lagekontrolle!
- Bei Schwierigkeit Spatel einzuführen (Kiefersperre), Pat. stärker sedieren, z.B. 10 mg Diazepam i.v.
- Bei erfolglosem Intubationsversuch aufgrund technischer Probleme oder anatomischer Varianten Beatmung mit Maske und Ambu-Beutel und falls möglich Hilfe holen. Bei lebensbedrohlicher Situation ggf. Notfall-Nadel-Tracheotomie
- *Notfall-Nadel-Tracheotomie:* Bei akuter Verlegung der oberen Luftwege und erfolglosen Intubationsversuchen 3–4 graue Braunülen® (16 G) unter Aspiration mit 10 ml-Spritze durch das Ligamentum conicum und den ersten Trachealring stechen (*Cave:* Verletzung der Tracheahinterwand). Metallkanüle zurückziehen. Methode nur zur akuten Überbrückung bis zur Tracheotomie.

2.10.3 Extubation

Indikation zur Extubation: Pat. nicht komatös, stabile Herz-Kreislaufverhältnisse, Atemfrequenz < 35/min, pO_2 > 70 mmHg, pCO_2 < 45 mmHg (Berücksichtigung der Lungenfunktion vor Intubation: bei Pat. mit Lungenerkrankung auch schlechtere Werte akzeptabel!), funktionierende Schluckreflexe.

Durchführung: Material für eine Reintubation bereithalten, evtl. 50 mg Prednisolon i.v. ca. 30 Min. vor Extubation (Verminderung von Glottisödem durch mechanische Irritation), Pat. aufklären, Absaugen durch den Tubus falls Sekret vorhanden, Tubusbefestigung lösen, entblocken und rasch herausziehen, Oberkörper 45° hochlagern. *Cave:* ständige Überwachung des Pat. in den nächsten Min., BGA-Kontrolle nach 10 Min.

2.10.4 Maschinelle Beatmung

Respiratortypen

Druckgesteuerter Respirator: Inspirationsphase endet bei Erreichen des vorgegebenen Beatmungsdrucks, dann Umschalten auf passive Exspiration. *Nachteil:* Bei Erhöhung des Atemwegswiderstandes erfolgt eine Verkürzung der Inspirationsphase, mit Verminderung des Atemzugvolumens und Erhöhung der Atemfrequenz → Neueinstellung erforderlich.

Volumengesteuerter Respirator: Inspirationsphase endet bei Erreichen des vorgegebenen Atemzugvolumens, dann Umschalten auf Exspiration. Automatische Kontrolle des exspiratorischen Atemzugvolumens, um Lecks im Beatmungssystem zu entdecken. *Vorteil:* Innerhalb vorgegebener Grenzen ist eine selbständige Kompensation von Veränderungen der Compliance oder des Atemwegswiderstandes möglich. Meist ist eine automatische Druckbegrenzung vorhanden, um den Pat. vor einem zu hohen Beatmungsdruck zu schützen.

Zeitgesteuerter Respirator: Umschaltung von Inspiration zu Exspiration erfolgt nach vorgegebener Zeit. Atemzugvolumen und Beatmungsdruck können innerhalb der eingestellten Druck- und Volumengrenzen ständig variieren.

Beatmungstechniken
Mechanisch assistierte Spontanatmung
Die Spontanatmung des Patienten wird durch die Maßnahmen unterstützt oder gesichert, wichtig vor allem in der Entwöhnungsphase von der maschinellen Beatmung.
- *CPAP* (continuous positive airway pressure): bei Spontanatmung. Gegendruck von 5–10 cm H_2O, sog. Spontanatmung mit PEEP. Wird eine Maske verwandt, kann eine Intubation u.U. vermieden werden (v.a. COLD-Pat.: verminderte inspiratorische Arbeit, erhöhter Atemwegsdruck bei Exspiration), sinnvoll auch in der Phase der Entwöhnung vom Respirator
- *Assistierte Beatmung* (ASB; assistant spontaneous breathing): nach Einleitung der Inspiration durch den Pat. (Einstellung des notwendigen Unterdrucks, den der Pat. aufbringen muß) maschinelle Beatmung bis zum Erreichen des vorgegebenen Drucks (7,5–25 cm H_2O). *Vorteil:* günstig bei Respiratorentwöhnung (weaning s.u.) durch langsames Zurücknehmen des Beatmungsdrucks. Voraussetzung: ausreichender Atemantrieb
- *IMV* (intermittent mandatory ventilation): Vorgabe von 2–8 garantierten maschinellen Atemzügen/Min. bei noch ungenügend spontan atmenden Pat. in der Entwöhnungsphase
- *SIMV* (synchronized intermittent mandatory ventilation): nur jeder 2. oder 3. Atemzug des Pat. löst eine maschinelle Zusatzbeatmung (Mindesthübe/Min. werden eingestellt) aus. Zur Entlastung d. Pat. inspiratorische Druckunterstützung wie bei ASB

Kontrollierte Beatmung (controlled mandatory ventilation, CMV)
Maschinelle Beatmung ohne Mitwirkung des Pat., der meist sediert werden muß.
IPPV (intermittent positive pressure ventilation): Überdruck in der Einatmungsphase, danach passive Exspiration

PEEP-Beatmung (Positive End-Exspiratory Pressure)
Beatmung mit Aufrechterhaltung eines positiven Drucks in den Atemwegen am Ende der Exspiration. Bei Spontanatmung → CPAP, (s.o.) bei IPPV → CPPV (continuous positive pressure ventilation). Wirkung: Offenhalten der kleinen Atemwege während

der Exspiration, Eröffnung kollabierter Alveolen, Zunahme der funktionellen Residualkapazität mit Verbesserung des pulmonalen Gasaustausches.
- *Ind.:* ARDS, Atelektase, Lungenödem, mangelhafte Oxygenierung
- *NW:* Abnahme des HZV durch Behinderung des venösen Rückstroms, RR-Abfall, Verschlechterung der Nierenfunkt., Abnahme der Thorax-Compliance
- *KI:* Schock, Hypovolämie, Lungenembolie, Pneumothorax, Hirndruck ↑.

BIPAP (Biphasic Intermittent Positive Airway Pressure)

Mischung aus erhaltener Spontanatmung und zeitgesteuerter druckbegrenzter Beatmung. Wechsel zwischen zwei unterschiedlich hohen CPAP-Niveaus, der Patient kann jederzeit spontan in- und exspirieren. Durch Wahl der Druckniveaus und der beiden Zeiten dieser Drucke kann kontinuierlich von der kontrollierten Beatmung zur Spontanatmung gewechselt werden.

Vorteile: Erhaltene Spontanatmung, verbesserter venöser Rückfluß und erhöhtes HZV, verminderte Maximaldrucke, verbesserte Oxygenierung.

Grundeinstellung des Beatmungsmusters

- *Atemminutenvolumen:* Faustregel 100–120 ml/kg, bei 60 kg 6,0–7,2 l/Min.
- *Atemzugvolumen:* auf das 2fache (ca. 12–20 ml/kg) des normalen Atemzugvolumens einstellen, um Atelektasenbildung zu vermeiden
- *Atemfrequenz:* wegen des großen Atemzugvolumens niedrige Atemfrequenz von 6–12/Min.
- *Inspirations-Exspirations-Verhältnis* (I/E Ratio): bei zu kurzer Inspiration Abnahme des Ventilations-Perfusionsverhältnisses mit Vergrößerung des pulmonalen Shuntvolumens; bei zu langer Inspiration Abnahme des HZV. Deshalb I/E Ratio < 1 (meist 1 : 2) wählen
- *Inspiratorische O_2-Konz. (F_IO_2):* 0,21 (Raumluft) – 1,0, je nach BGA (so niedrig wie möglich)
- *Inspirationsdruck:* max. 15–25 cm H_2O; Spitzendruck < 40 cm H_2O
- PEEP 5–10 cm H_2O.

Komplikationen

- *Komplikationen der Intubation:* Zahnbeschädigung (Zahn sofort entfernen, Aspirationsgefahr), Verletzung von Mund, Rachen und Kehlkopf, Trachealperforation, Intubation eines Hauptbronchus (einseitige Belüftung → Zurückziehen des ungeblockten Tubus), Vagusreflex (Atemstillstand → Intubation und Beatmung, Laryngospasmus, RR-Abfall, Bradykardie, Asystolie → Atropin 0,5–1,0 mg i.v.)
- *Komplikationen bei liegendem Tubus:* Obstruktion (massive Erhöhung des Beatmungsdrucks – Absaugen, falls keine Besserung → Umintubation), Ballonhernie (Verlegung der distalen Tubusöffnung durch Tubusmanschette – Entblocken, Tubuswechsel), Trachealulcera und -stenosen bei Langzeitbeatmung
- *Komplikationen der Beatmung:* RR-Abfall, Rechtsherzbelastung, Pneumothorax (v.a. bei Lungenemphysem) → Anlage einer Bülau-Drainage, sonst Gefahr eines Spannungspneumothorax (☞ 6.1.6). Hyperventilationsbedingte Hypokapnie ($pCO2$ ↓): respirator. Alkalose mit K^+ ↓, systemischer Gefäßwiderstand ↑. Hypoventilationsbedingte Hyperkapnie: respir. Azidose, Katecholaminfreisetzung (→ HZV ↑, art. RR ↑), Herzrhythmusstörung.

Erhöhung der Atemfrequenz mit Abnahme des pCO_2 und zerebraler Vasokonstriktion.
Ind.: Hirndruck ↑, hypoxischer Hirnschaden, SHT, Meningitis.

3

**Jörg Braun
Hermann M. Behre**

Intensivmedizin

3.1	Kardiopulmonale Reanimation	84	3.4.3	Weitere spezielle Vergiftungen	99
	ABCD-Regel	84	3.4.4	Vergiftungszentralen	102
3.2	Schock	89	3.5	ARDS (adult respiratory distress syndrome)	103
3.2.1	Klinik und Therapie des Schocks	89	3.6	Obere Gastrointestinalblutung	104
3.2.2	Hypovolämischer Schock	90			
3.2.3	Kardiogener Schock	91	3.7	Verbrauchskoagulopathie (DIC)	106
3.2.4	Septischer Schock	92	3.8	Verbrennungen	107
3.2.5	Anaphylaktischer Schock	93	3.9	Kälteschäden	109
3.3	Koma	94	3.9.1	Unterkühlung	109
3.3.1	Klinik und allgemeine Therapie des Komas	94	3.9.2	Erfrierung	110
3.3.2	Coma diabeticum	95	3.10	Ertrinken	111
3.3.3	Hypoglykämisches Koma	95	3.11	Hitzschlag	111
3.3.4	Thyreotoxisches Koma	95	3.12	Fremdkörperaspiration	112
3.3.5	Hypothyreotes Koma	95	3.13	Polytrauma	113
3.3.6	Urämisches Koma	96			
3.3.7	Hepatisches Koma	96			
3.3.8	Koma bei akuter NNR-Insuffizienz	96	Adams-Stokes-Anfall	☞ 4.1.6
3.3.9	Hypophysäres Koma	96	Akutes Glaukom	☞ 1.7.3
3.3.10	Zerebrales Koma	96	Hörsturz	☞ 1.7.4
3.4	Vergiftungen	97	Nasenbluten	☞ 1.7.2
3.4.1	Allgemeine Therapie der Vergiftungen	97	Spannungspneumothorax	☞ 2.6.5
3.4.2	Alkoholvergiftung	98	Swan-Ganz-Katheter (Pulmonaliskatheter)	☞ 2.3.2
			Ösophaguskompressionssonde	☞ 2.6.1

3.1 Kardiopulmonale Reanimation

Bei infauster Prognose (z.B. fortgeschrittenem Ca) nicht indiziert.

Klinik des Atem- und Kreislaufstillstandes
- Pulslosigkeit (A. carotis, A. femoralis)
- Bewußtlosigkeit (6–12 Sek. nach Sistieren der O_2-Zufuhr zum Gehirn)
- Atemstillstand, Schnappatmung (bei prim. Kreislaufstillstand nach 15–40 Sek.)
- Weite, lichtstarre Pupillen (nach 30–90 Sek.)
- Fehlender Herzschlag bei Herzauskultation (nicht zuviel Zeit verschwenden!)
- Grau-zyanotische Hautfarbe (unsicheres Zeichen).

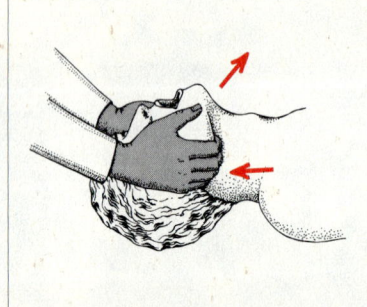
Abb. 3.1: Esmarch-Handgriff

Diagn.: anhand der klinischen Symptomatik. Weitere diagnostische Maßnahmen (EKG, BGA, Labor) erst nach der Elementartherapie (ABCD-Regel).

ABCD-Regel

Atemwege freimachen
Fremdkörper aus dem Mund-Rachen-Bereich entfernen, Kopf überstrecken und Unterkiefer nach vorn und oben ziehen (= Esmarch-Handgriff).

Beatmung
- *Mund zu Mund,* Mund zu Nase, Mund zu Tubus (Safar-Tubus, Guedel-Tubus), Maskenbeatmung (Ambu-Beutel, Methode der Wahl für im Intubieren Ungeübte!) mit 100 % O_2
- Intubation ☞ 2.10.2

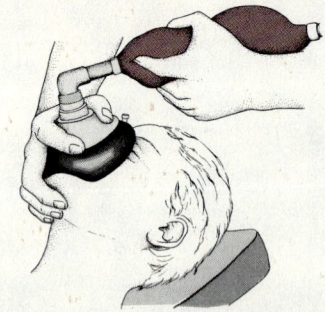
Abb. 3.2: Beatmung mit Ambu-Beutel. Maske mit Daumen und Zeigefinger über Mund und Nasenöffnung pressen, Unterkiefer nach vorn ziehen und mit den restlichen Fingern Kopf in reklinierter Stellung fixieren.

- Wenn Beatmung bzw. Intubation nicht möglich ist (z.B. bei Glottisödem): Notfallkoniotomie, ggf. Notfalltrachealpunktion mit 3–5 dicken (z.B. 14 G, braun) Venenverweilkanülen zwischen Schild- und Ringknorpel. Beatmungserfolg kontrollieren (Atembewegung? Rückgang der Zyanose? Atemgeräusch symmetrisch?)
- Zunächst zweimalige schnelle Beatmung, danach Herzdruckmassage und Beatmung im Wechsel: bei *einem Helfer* 15 : 2, bei *zwei Helfern* 5 : 1, Beatmungsfrequenz 20/Min. Maschinelle Beatmung ☞ 2.10.

Cirkulation
- Bei jedem Herzstillstand sofort mit präkordialem Faustschlag und Herzdruckmassage beginnen (☞ Abb. 3.3)
- Extrathorakale Herzdruckmassage (flache Lagerung auf harter Unterlage, Druckpunkt unteres Sternumdrittel, bei Kindern Brustbeinmitte)
  Massagefrequenz: Erwachsene 80/Min., Kinder 90/Min., Säuglinge 120/Min. Kompressions-Entlastungs-Verhältnis > 50 % (Kompressionsplateau).
  Keine Unterbrechung der Herzdruckmassage > 7 Sek.
- Palpation der A. femoralis durch Helfer: suffiziente Herzdruckmassage?
- Frühzeitige Defibrillation.

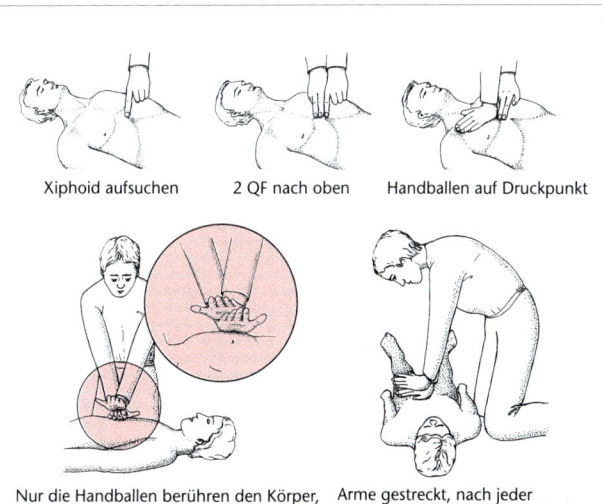

Xiphoid aufsuchen   2 QF nach oben   Handballen auf Druckpunkt

Nur die Handballen berühren den Körper, Sternum ca. 4–5 cm tief eindrücken

Arme gestreckt, nach jeder Kompression vollständig entlasten

Abb. 3.3: Herzdruckmassage

Fußangeln und Fingerzeige

- Langsam beatmen (2 Sek.): Je länger die Inspiration desto geringer der Atemwegswiderstand, desto mehr Luft gelangt in die Lunge
- Erfolgskontrolle: sichtbare atemunabhängige Thoraxbewegung bei 800–1200 ml Atemzugsvolumen
- Vor nächster Inspiration vollständige Ausatmung (ca. 4 Sek.)
- Ca. 10 Atemzüge pro Minute einhalten.

Technik der Defibrillation (EKG-Kontrolle!)

- Elektroden mit Elektrodenpaste bestreichen
- Über Herzbasis (unterhalb der re Klavicula) und Herzspitze (unterhalb der li Brustwarze) unter Druck aufsetzen
- Defibrillieren: mit 200 Joule, dann 300, dann 360 Joule innerhalb von 30–45 Sek; hierbei unbedingt Berührung mit Pat. oder Bett vermeiden!

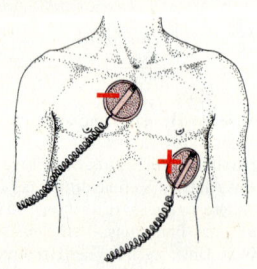

Abb. 3.4: Technik der Defibrillation

Drugs (medikamentöse Ther.)

- Venösen Zugang legen. Bei peripheren Zugängen beträgt die Anflutungszeit 1–3 Min., daher nach jeder Medikamentengabe 20 ml 0,9 % NaCl. Alternativ können Adrenalin, Atropin und Lidocain auch über Endotrachealtubus in 2–3facher Dosis auf 10 ml 0,9 % NaCL verdünnt gegeben werden
- Adrenalin 1 mg (1 Amp. = 1 mg mit 9 ml NaCl 0,9 % verdünnen) fraktioniert i.v. oder über Endotrachealtubus (3fache Dosis), alle 3–5 Min. wiederholen, nicht intrakardial injizieren! Sinnvoll bei allen Formen des Herzkreislaufstillstandes. Nicht zusammen mit Bikarbonat über einen Zugang geben!
- Atropin bei Bradykardie oder AV-Block III° 1–3 mg i.v., alle 3–5 Min. wiederholbar
- Lidocain *nach* erfolgreicher Defibrillation zur Rezidivprophylaxe bei Kammerflimmern/-flattern. *Initial* 100 mg (1–1,5 mg/kg) i.v. oder endobronchial als Bolus, später 1–2 mg/kg/h als Dauerinfusion
- Volumenersatz: initial durch Beinhochlage (Ausnahme: Lungenödem), danach großzügige Gabe von kristalloiden und kolloidalen Lösungen
- Natriumbikarbonat 8,4 % frühestens 10 Min. nach Beginn des Herz-Kreislaufstillstandes (Ausnahme: Hyperkaliämie, metabol. Azidose → sofortige Gabe). 1 mmol/kg initial, möglichst frühzeitig Korrektur nach BGA:
Bedarf an $NaHCO_3$ in mmol (1 mmol = 1 ml) = negativer BE x kg x 0,3/2.

EKG

Zur DD der Rhythmusstörung (Kammerflimmern, Asystolie) und Ther.-Kontrolle.

Flüssigkeit
Kristalloide und/oder kolloidale Infusionslösungen zur Auffüllung des intravasalen Flüssigkeitsvolumens.

Gespräch
Konsensgespräch über weiteres Vorgehen: z.B. Lysether., Weiterführen oder Beenden der Reanimationsmaßnahmen, Schrittmacher, Echo.

Zeichen der erfolgreichen Reanimation
Tastbare Pulse an den großen Arterien, Rosigwerden und Wiedererwärmung der Haut, Engwerden der Pupillen, Wiedereinsetzen der Spontanatmung, Wiederkehren des Bewußtseins. *Reanimierte Pat. bedürfen der Intensivüberwachung!*

Stufenschema bei Kammerflimmern
- Defibrillieren (200 Joule), bei Erfolglosigkeit Wiederholung (300, 360 Joule)
- Optimale Oxygenierung durch Beatmung mit 100 % O_2 sicherstellen
- Adrenalin i.v. 1 mg 1 : 10 verdünnt fraktioniert geben, alle 3–5 Min. wiederholen
- Max. 3 x Defibrillieren (360 Joule)
- Lidocain i.v. 1 mg/kg (ca. alle 15 Min. wiederholen)
- Defibrillieren (360 Joule)
- Bei längerer Reanimation evtl. Blindpufferung mit Natriumbikarbonat 1 mmol/kg (= 1 ml/kg einer 8,4%igen Lösung).

Stufenschema bei Asystolie
- Wenn Rhythmus unklar, wie bei Kammerflimmern
- Adrenalin i.v. 1–5 mg einer 1 : 10 verdünnten Adrenalinlösung, Wiederholung alle 5 Min.
- Atropin 1–3 mg Bolus i.v., Wiederholung alle 5 Min.
- Azidoseausgleich (umstritten) initial 1 mmol/kg, dann nach BGA
- Temporärer Schrittmacher
- An Lungenembolie, Perikarderguß, Spannungspneumothorax denken.

Stufenschema bei elektromechanischer Entkopplung
- Herzbeuteltamponade, Spannungspneumothorax, Lungenembolie, Hypoxie, Azidose, Hypovolämie, Intoxikation, Hypothermie und E'lytentgleisung erwägen
- Evtl. Adrenalin i.v. 0,5–1 mg (= 5–10 ml einer 1 : 10 verdünnten Lösung), alle 5 Min. wiederholen
- Evtl. Kalziumchlorid 10 % 10 ml i.v.
- Evtl. Hypovolämie und Azidose ausgleichen!
- Prognose schlecht.

Stufenschema bei Bradykardie (☞ 4.6.3)
- Atropin 0,5–1 mg i.v.; evtl. 5 Min. wiederholen
- Nur bei atropinresistenten Blockformen: Orciprenalin 0,5–1 Amp. à 0,5 mg auf 1 : 10 mit NaCl 0,9 % verdünnt i.v., anschließend 10–20 µg/Min. Cave: Induktion von Kammerflimmern möglich (Merkspruch: Alupent® nur wer es kennt!)
- Temporärer Schrittmacher.

Intensivmedizin

Kammerflimmern

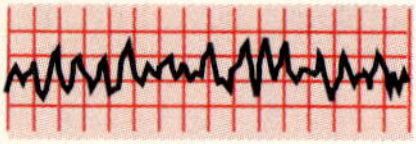

Defibrillieren 200 J
↓
Defibrillieren 300 J
↓
Defibrillieren 360 J
↓
Beatmung mit 100% O_2
↓
Adrenalin 1 mg i.v.
↓
3 x Defibrillieren 360 J
↓
Lidocain 1 mg/kg i.v.
(alle 15 Min. wiederholen)
↓
Defibrillieren (360 Joule)
↓
Bei Versagen evtl. Amiodaron
(Cordarex®) 1/3 -2 Amp.
(= 50-300 mg),

Magnesium (4-8 mmol)

Ajmalin (Gilurytmal®)
1 Amp. (=50 mg)

Asystolie

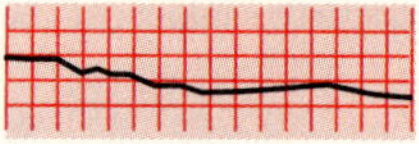

Kammerflimmern
ausgeschlossen?

ja ↓ ↓ nein

Defibrillieren 200 J
↓
Defibrillieren 300 J
↓
Defibrillieren 360 J
↓
Beatmung mit 100% O_2
↓
Adrenalin 1 mg i.v.
↓
3 x Defibrillieren 360 J
↓
Adrenalin 1-5 mg i.v.
↓
Atropin 1-3 mg Bolus i.v.,
Wiederholung alle 5 Min.
↓
Azidoseausgleich (umstritten)
initial 1 mmol/kg, dann
nach BGA
↓
Temporärer Schrittmacher
↓

EMD[1]

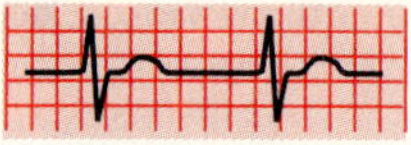

Indikation für spezif. Ther.?

Hypovolämie
Spannungspneumothorax
Herzbeuteltamponade
Lungenembolie
Med.intoxikation
Hypothermie
E`lytentgleisung

↓

Adrenalin 0,5-1 mg i.v.
alle 5 Min. wiederholen
↓
Kalziumchlorid 10%
10 ml i.v.
↓
Evtl. Hypovolämie
ausgleichen

[1] Elektromechanische Entkopplung

Bei längerer Reanimation evtl. Blindpufferung mit Natriumbikarbonat 1 mmol/kg (= 1 ml/kg einer 8,4%igen Lösung)

Immer optimale Oxygenierung sicherstellen

Nach erfolgreicher Reanimation immer Rezidivprophylaxe, z.B. mit Lidocain-Perfusor: 1000 mg = 5 ml auf 50 ml NaCl --> 6-12 ml/h

Immer Überwachung auf der Intensivstation

Dokumentation aller durchgeführten Maßnahmen

Beendigung der Reanimationsmaßnahmen
- Suffiziente Zirkulation
- Zeichen des zerebralen Kreislaufstillstandes (weite, lichtstarre Pupillen, Bewußtlosigkeit, fehlende Spontanatmung) > 30 Min. nach Beginn der ordnungsgemäß durchgeführten Reanimation. Ausnahme: Reanimation bei Unterkühlung, Intoxikation, Hyperkaliämie → ausdauernd reanimieren!
- Zeichen des Herztodes im EKG (Asystolie) > 15 Min.

Komplikationen der Reanimation
Aspiration des durch die Herzdruckmassage hochgetriebenen Mageninhaltes bei nicht intubierten Pat., Rippenfrakturen, Sternumfraktur, Hämatothorax, Pneumothorax, Hämatoperikard, Zwerchfell-, Leber-, Milzruptur und -blutung.

Prognose
Bei Kreislaufstillstand vor Beginn der Reanimation > 4 Min. sind die Aussichten auf eine erfolgreiche Reanimation gering. Die Wiederbelebungszeit (Zeit bis zum Eintritt irreversibler Schäden, z.B. Gehirn 3–5 Min.) ist bei *Hypothermie* verlängert.

- Bei Bradykardie, bes. mit breiten QRS-Komplexen, immer an Hypoxie denken → ausreichende Oxygenierung wichtiger als Atropin oder Adrenalin!
- *Cave:* Überkorrektur der metabolischen Azidose mit Bikarbonat kann zu therapierefraktärem Kammerflimmern führen
- *Cave:* nicht zu früh extubieren nach Reanimation: → Stress → Katecholaminausschüttung → Rhythmusstörungen
- Nach erfolgreicher Ther. des Kammerflimmerns immer Rezidivprophylaxe, z.B. mit Lidocain.

3.2 Schock

3.2.1 Klinik und Therapie des Schocks

Lebensbedrohliches Kreislaufversagen mit kritischer Verminderung der Organdurchblutung und nachfolgender hypoxisch-metabolischer Schädigung der Zellfunktion.

Klinik
- Veränderte Bewußtseinslage (Unruhe, Angst, Apathie, Somnolenz, Koma)
- Tachykardie (*cave: keine β-Blocker!*), RR-Amplitude ↓ (Pulsus celer et parvus)
- Systol. RR ↓ < 90 mmHg (bei bestehender Hypertonie evtl. „normaler" RR)
- Schockindex: Puls/$RR_{systol.}$ > 1,0 (normal 0,5): unzuverlässiger Parameter!
- Kaltfeuchte, blaßgraue Extremitäten (Ausnahme: sept. Schock in Frühphase)
- Periphere Zyanose (*Cave:* bei CO-Vergiftung rosarote Haut!)
- Hyperventilation, Dyspnoe bei metabolischer Azidose
- Oligurie (< 20 ml/h).

Diagnostik

- *Klinische Untersuchung:* Haut, Halsvenenfüllung, Herz und Lungen auskultieren, Bewußtseinszustand prüfen; RR, Herzfrequenz, Atemfrequenz, Körpertemperatur. Urinausscheidung (wichtiger Parameter zur Verlaufskontrolle)
- *EKG:* Herzinfarkt (☞ 4.4)? Rhythmusstörungen (☞ 4.6)?
- *ZVD* (bei Rechtsherzversagen und Lungenembolie ↑, bei Volumenmangel ↓), ggf. Pulmonaliskatheter (*Swan-Ganz-Katheter,* ☞ 2.3.2)
- *Rö-Thorax* (z.B. Aneurysma dissecans, Spannungspneumothorax, Hämatothorax), *Rö-Abdomen* (z.B. freie Luft, Spiegel), *Oberbauch-Sono* (z.B. Aortenaneurysma, Herzbeuteltamponade), ggf. *Echo* (Kontraktilität, Klappenbeweglichkeit)
- *Labor:* BB, Gerinnung (mit Fibrinogen, FSP, AT III), Blutgruppe und Kreuzprobe, Krea und E'lyte, BZ, CK, CK-MB, GOT, LDH, HBDH, α-Amylase, Lipase, Laktat, ggf. Alkohol, BGA. Ggf. Material für toxikologische Untersuchung.

> ### Therapieprinzip bei allen Schockformen
>
> - Schneller Behandlungsbeginn ist entscheidend für die Prognose!
> - *Lagerung:* Pat. hinlegen, Beine hochlagern (Ausnahme: ausgeprägte kardiale Insuff. oder Blutungen im Bereich von Kopf, Lungen oder oberem GI-Trakt: hier Oberkörper hochlagern)
> - *Sicherung der Atmung* (Intubation, Beatmung), O_2-Zufuhr (4–6 l/Min.)
> - 2–3 großlumige venöse *Zugänge, ZVK* legen
> - Großzügige *Flüssigkeitszufuhr* bei Hypovolämie (unter ZVD-Kontrolle, nicht bei kardiogenem Schock!)
> - Korrektur von E'lytstörungen und metabolischer Azidose (☞ 10.6.1)
> - Schmerzbekämpfung, bei Unruhe sedieren (z.B. Diazepam 2–10 mg i.v.)
> - Hypothermie (☞ 3.9.1): Körperkerntemperatur < 35 °C → warme Decken.

3.2.2 Hypovolämischer Schock

Ätiologie: Blutverluste; Plasma- bzw. Flüssigkeitsverluste durch Verbrennungen, Erbrechen, Durchfälle, Fistel; Peritonitis, Pankreatitis, Ileus.

Klinik: kollabierte Halsvenen (DD zum kardiogenen Schock), blasse, kalte und feuchte Haut; starker Durst, Unruhe, Kältezittern, Oligurie. Klinik und Diagn. ☞ 3.2.1.

Abschätzung des Schweregrades

Blutverlust [ml]	% des Gesamtvolumens	Schweregrad	Klinik
0–500	0–10 %	Kein Schock	Keine
500–1200	10–25 %	Leichter Schock	Tachykardie, kompensierter RR-Abfall, periphere Vasokonstriktion
1200–1800	25–35 %	Mäßiger Schock	Fadenförmiger Puls, RR ↓, Schwitzen, Angst, Unruhe, Oligurie
1800–2500	35–50 %	Schwerer Schock	Wie oben, aber Puls > 120, RR < 60 mmHg, Zentralisation, Anurie

Lösungen zum primären Volumenersatz

Lösung	Dosierung	Initialer Volumeneffekt	Effektive Wirkdauer
Dextran 60* 4,5 % oder 6 %	max. 15 ml/kg/Tag	ca. 120 %	ca. 5–6 h
Hydroxyäthylstärke 450**/ 6 %	max. ca. 20 ml/kg/Tag	ca. 100 %	ca. 6–8 h
Hydroxyäthylstärke 200**/ 10 %	max. ca. 20 ml/kg/Tag	ca. 130 %	ca. 3–4 h
Gelatine 3 %	max. ca. 30 ml/kg/Tag	ca. 70 %	ca. 1–2 h
Albumin 5 %	max. ca. 30 ml/kg/Tag	ca. 100 %	ca. 3–4 h
Ringer-Laktat	max. ca. 30 ml/kg/Tag	ca. 25 %	ca. 1 h

* *Cave:* Gefahr des anaphylaktischen Schocks: Prophylaxe mit Dextran 1 (Promit®) 20 ml über 2 Min. i.v.
** Mittleres Molekulargewicht in Tausend

[Tabelle modifiziert nach Gahr; aus: F.W. Ahnefeld, J.E. Schmitz: Infusionsther., Ernährungsther. 151f., Kohlhammer, Stuttg. (1986)].

Therapie bei Verlust von < 30 % des Blutvolumens

500–1500 ml kolloidale Plasmaersatzlösung, z.B. Hydroxyäthylstärke. Kristalloide Lösungen (z.B. Ringer, 0,9 % NaCl), wenn neben Blutverlust eine Dehydratation oder Störung im E'lyt-Haushalt vorliegt.

Therapie bei Verlust von > 30 % des Blutvolumens

- Zusätzlich Blut ersetzen (auf ca. 2–3 Ery-Konzentrate 1 FFP, ☞ 2.7)
- Volumenersatz, möglichst unter ZVD-Kontrolle
- Sauerstoffgabe, ggf. Intubation und Beatmung
- Bei Hypotonie immer erst Flüssigkeitssubstitution
- Ggf. zusätzlich Dopaminperfusor: 250 mg auf 50 ml NaCl 0,9 % über Perfusor 6–12 (–18) ml/h
- Bei Blutungsschock Bluttransfusion, 1 FFP auf 2–3 EK.

3.2.3 Kardiogener Schock

Ätiol.: Myokardinfarkt (☞ 4.4), Arrhythmien (☞ 4.6), akute Herzinsuff. (☞ 4.5), dekompensierte Klappenvitien, Lungenembolie (☞ 6.7.1), Myokarditis, Herzbeuteltamponade.

Klinik: anamnestisch meist art. Hypertonus, Herzinsuff., KHK oder durchgemachter Infarkt (☞ 4.4). Häufig sitzender Pat. (Orthopnoe), ängstlich, blaß zyanotisch; Zeichen der Linksherzinsuff. (z.B. ,,brodelnde" Lunge, ☞ 4.5.2) und der Rechtsherzinsuff. (gestaute Halsvenen, ZVD ↑, ☞ 4.5.1); häufig Arrhythmien (bei Hypovolämie dagegen selten ☞ 3.2.2).

Spezielle Therapie
- Lagerung mit erhöhtem Oberkörper, Beine tief
- Sauerstoffgabe, z.B. 4–6 l/Min.
- Sedierung, z.B. mit Diazepam 5–10 mg i.v., bei Schmerzen z.B. Pentazocin (Fortral®) 15–30 mg i.v.
- Nitroglycerin zunächst 2 Sprühstöße sublingual, dann über Perfusor 50 mg auf 50 ml 0,9 % NaCl, Dosierung ca. 1–6 ml/h, möglichst unter Pulmonaliskatheterkontrolle. *Cave:* $RR_{systol.}$ soll nicht unter 100 mmHg sinken!
- Bei Hypotonie
  - Dopamin 250 mg auf 50 ml NaCl über Perfusor → 2–6–12–(18) ml/h
  - Dobutamin 250 mg auf 50 ml NaCl über Perfusor → 2,5–5–10 ml/h. Kombination mit Dopamin sinnvoll!
- Furosemid 20–80 mg i.v., Urindauerkatheter zur Flüssigkeitsbilanzierung
- Evtl. vorsichtige Volumenzufuhr unter Pulmonaliskatheterkontrolle (☞ 2.3.2)
- Bei Schock infolge Rechtsherzinfarkt (gestaute Halsvenen, Rechts-EKG) oft große Volumenmenge nötig
- Bei Tachyarrhythmia absoluta Digoxin (z.B. Novodigal®) 0,4 mg i.v., nach 1 h Wiederholung möglich.

Zusatztherapie bei
- Myokardinfarkt: Lyse (☞ 4.4)
- Ventrikelseptumruptur, Papillarmuskelabriß: OP
- Herzrhythmusstörungen: Antiarrhythmika (☞ 4.6.2), Defibrillation (☞ 3.1)
- Lungenembolie (☞ 6.7.1): Fibrinolyse, Embolektomie
- Perikardtamponade: Punktion.

Fußangeln und Fingerzeige
- Langsam beatmen (2 Sek.): Je länger die Inspiration desto geringer der Atemwegswiderstand, desto mehr Luft gelangt in die Lunge
- Erfolgskontrolle: sichtbare atemunabhängige Thoraxbewegung bei 800–1200 ml Atemzugvolumen
- Vor nächster Inspiration vollständige Ausatmung (ca. 4 Sek.)
- Ca. 10 Atemzüge pro Minute einhalten.

3.2.4 Septischer Schock

Schock durch freiwerdende Bakterientoxine → kapilläre Gefäßweitstellung → relative Hypovolämie. Risikofaktoren sind Diab. mell., große operative Eingriffe, Kachexie, Verbrennungen, Agranulozytose, Malignome, Immunsuppression (z.B. durch Glukokortikoide, Zytostatika). Ausgangspunkt sind oft Harnwegs- oder Gallenwegsinfektionen, Peritonitis, Pneumonie, Katheterinfektion (z.B. Venenverweilkanülen, ZVK; Erreger oft Staph. aureus), Tracheostoma.

Klinik
Meist hohes Fieber mit Schüttelfrost, jedoch auch initiale Hypothermie. Hyperventilation. Zu Beginn warme, gut durchblutete, trockene Haut: Pat. wirkt gesünder, als er ist! Haut später kalt, zyanotisch; evtl. Hautblutungen. Bewußtsein meist eingeschränkt. ZVD anfangs normal!

Diagnostik
Ther.-Beginn darf nicht verzögert werden!
- BB: Leukozytose oder Leukopenie, Thrombozytopenie (Zeichen der Verbrauchskoagulopathie; ☞ 3.7). CRP ↑↑. BGA: Hypoxie, Azidose? Laktat ↑
- Wiederholte Blutkultur, Urinkultur, Liquor: Ausstrich und Kultur (☞ 2.4)
- Rö-Thorax: Pneumonie? Abszeß? ARDS?
- Evtl. Rö-Abdomen: freie Luft, Ileus?
- Sono: Harnaufstau, Cholestase, Abszeß, freie Flüssigkeit, Milzgröße?
- Pulmonaliskatheter: HZV ↑, peripherer Widerstand ↓.

Therapie
- Allgemeine Schockther. (☞ 3.2.1)
- Bei ZVD ↓ Volumensubstitution mit kristalloiden und kolloidalen Lösungen
- Bei Hypotonie (Ursache meist erniedrigter peripherer Widerstand)
  Noradrenalin (z.B. Arterenol® 5 mg = 5 Amp. auf 50 ml 0,9 % NaCl)
  Nach Wirkung z.B. mit 1–10 ml/h: wirkt vasokonstriktorisch
- Bei ZVD ↑ Dopamin/Dobutamin über Perfusor (☞ 3.2.3)
- Kalkulierte Antibiotikakombinationsther., z.B. mit Cephalosporin und Aminoglykosid (☞ 18.1.3)
- DIC-Prophylaxe (☞ 3.7)
- Evtl. Azidosekorrektur nach BGA (☞ 10.6.1).

3.2.5 Anaphylaktischer Schock

Allergische Reaktion auf Medikamente: oft Antibiotika (v.a. Sulfonamide und Penicillin), Rö-Kontrastmittel (Anaphylaxie-Prophylaxe ☞ 20.2.3), Lokalanästhetika, Jodide, Pyrazolone, ASS, Dextran- und Gelatine-Präparate. Fremdeiweiße und Polysaccharide: Insekten- und Schlangengifte, Vakzine, Organextrakte, Allergene bei Hyposensibilisierungen.

Klinik: Sek. oder Min. nach Zufuhr des Allergens Unruhe, Juckreiz, Niesen, Urtikaria. Dann Schwindel, Fieber mit Schüttelfrost, Angstgefühl, Übelkeit und Erbrechen, Durchfall, Dyspnoe mit Bronchospasmus, Larynxödem, RR-Abfall und Tachykardie. Evtl. Krampfanfälle, Bewußtseinsverlust, Kreislaufstillstand.

Therapie des anaphylaktischen Schocks

- Unterbindung weiterer Allergenzufuhr!
- Großlumige intravenöse Zugänge legen, 3-Wege-Hahn
- Adrenalin 0,25–1 mg, verdünnt in 10 ml 0,9 % NaCl, langsam i.v., ggf. Wiederholung nach 10 Min.
- Rasche Volumenzufuhr, z.B. Ringer 1–2 l als Druckinfusion, kolloidale Plasmaersatzlösung (z.B. Humanalbumin 5 %)
- Glukokortikoide: z.B. Methylprednisolon 100–500 mg i.v.
- Bei Bronchospastik Theophyllin (z.B. Euphyllin®) 480 mg langsam i.v.
- Bei Larynxödem Intubation oder Koniotomie
- Antihistaminika: z.B. Clemastin (z.B. Tavegil®) 2–4 mg i.v.
- Wärmeentzug bei > 39 °C, z.B. Wadenwickel.

3.3 Koma

3.3.1 Klinik und allgemeine Therapie des Komas

Ätiologie
- Intoxikationen (☞ 3.4): ca. 40 %
- ZNS (ca. 50 %): Ischämie, Hirnblutung (☞ 16.5–8), Subarachnoidalblutung, Hirnmassenblutung, Basilaristhrombose. SHT; Meningoenzephalitis, Hirnabszeß; Hirntumor (☞ 16.7), Hirnmetastasen
- Metabolisch (☞ 3.3): Hypo-/Hyperglykämie, thyreotoxisches Koma, hypothyreotes Koma, NNR-Insuff. (*M. Addison*), Hypophyseninsuff., Leberversagen, Urämie
- Schock.

Glasgow-Coma-Scale		
	Neurologische Funktion	Bewertung
Augen öffnen	spontan öffnen	4
	öffnen auf Ansprechen	3
	öffnen auf Schmerzreiz	2
	keine Reaktion	1
Verbale Reaktion	orientiert	5
	verwirrt, desorientiert	4
	unzusammenhängende Worte	3
	unverständliche Laute	2
	keine verbale Reaktion	1
Motorische Reaktion auf Schmerzreize	befolgt Aufforderung	6
	gezielte Schmerzabwehr	5
	Massenbewegungen	4
	Beugesynergien	3
	Strecksynergien	2
	keine Reaktion	1

Die Summe ergibt den Coma-Score und ermöglicht eine standardisierte Einschätzung des Schweregrades.

> **Vorgehen und Differentialdiagnose beim Koma**
>
> - Orientierende Untersuchung, Beurteilung der Atemwege (Verlegung?), RR und Puls (Schock?), Pupillenreaktion
> - Sichern der Vitalfunktionen (ABCD-Regel; ☞ 3.1)
> - Venösen Zugang legen (Notfall-Labor, ggf. Volumenersatz; ☞ 3.2.1)
> - Fremdanamnese: Vorerkrankungen (z.B. Diab. mell., Alkoholabusus, zurückliegendes SHT, Anhalt für exogene Vergiftung (Tabl., Drogen)
> - Körperliche Untersuchung zur Klärung der Komaursache.

Körperliche Untersuchung
- *Hautbefund:* Zyanose, Exsikkosezeichen, „Barbituratblasen". Schwitzen (Hypoglykämie, Hyperthyreose); heiße, trockene Haut (thyreotoxisches Koma); Ikterus und andere Leberhautzeichen (Coma hepaticum); *Café-au-lait*-Haut (Coma uraemicum).

Gesichtsrötung (Hypertonie, Coma diabeticum, Sepsis); Blässe (Schock, Hypoglykämie)
- *Foetor:* „Alkoholfahne", Aceton-Obst-Geruch (Coma diabeticum), leberartiger Geruch (Coma hepaticum), Harngeruch (Coma uraemicum), aromatischer Geruch (zyklische Kohlenwasserstoffe, Drogen), Knoblauchgeruch (Alkylphosphate)
- *Atmung:* Hypoventilation (Verlegung der Atemwege, zentral dämpfende Pharmaka, Myxödem), Hyperventilation (Thyreotoxikose, Mittelhirnschädigung), *Kußmaul-Atmung* (groß, tief, bei metabolischer Azidose, z.B. durch ketoazidotisches oder urämisches Koma), *Cheyne-Stokes-Atmung* (periodische ab- und zunehmende Atemtiefe, z.B. bei Hirndrucksteigerung, Morphin-, CO-Intox.)
- *Motorik:* Halbseitenlähmung, pos. Babinski-Reflex (fokale zerebrale Läsion), Tonuserhöhung (Hirnstammläsion), stereotype Walzbewegungen (zerebrale Läsion des Subkortex), Hyperkinesen (metabolische oder tox. Hirnschädigung), Muskelfibrillieren (Alkylphosphatintox.), Tonuserschlaffung (Barbiturate, Tranquilizer)
- *Pupillen:* Miosis (Sympatholytika, Parasympathomimetika, Morphine, Ponsblutung); Mydriasis (Parasympatholytika, Alkohol, Kokain); Anisokorie (Hirntumor, Hirnabszeß, Apoplex, Hirnblutung).

■ 3.3.2 Coma diabeticum (☞ 13.1.3)

Diagn.: Polyurie, Polydipsie, Exsikkosezeichen, Tachykardie, Hypotonie, trockene Haut und Schleimhäute, stehende Hautfalten, gerötetes Gesicht, *Kußmaul-Atmung*, Azetongeruch der Atemluft, Pseudoperitonitis diabetica, Übelkeit, Erbrechen, Hyporeflexie.
Labor: Hyperglykämie (300–1000 mg/dl), Plasmaosmolarität < 330 mosmol/l bei ketoazidotischem Koma, > 360 mosmol/l bei hyperosmolarem Koma.

■ 3.3.3 Hypoglykämisches Koma (☞ 13.1.4)

Diagn.: Heißhunger, Sympathikotonus ↑ (kaltschweißige Haut, Übelkeit, Gereiztheit, Unruhe, Zittern, Herzklopfen); Sehstörungen, Kopfschmerzen, Verwirrtheit; Hyperreflexie, Krampfanfälle, apoplexähnliche Bilder, Bewußtlosigkeit.
Labor: BZ meist < 40 mg/dl.

■ 3.3.4 Thyreotoxisches Koma (☞ 12.1.5)

Diagn.: Fieber bis > 40 °C; warme, meist feuchte Haut; Exsikkose. Tachykardie (140–200/Min.); Herzrhythmusstörungen; große Blutdruckamplitude mit Hypertonie (später Hypotonie); Brechreiz, Erbrechen, Durchfälle; Unruhe, feinschlägiger Tremor, Verwirrtheitszustände, akute Psychose, verwaschene Sprache; Adynamie, Muskelschwäche; hör- und tastbares Schwirren über der Schilddrüse.
Labor: fT_3, fT_4 ↑.

■ 3.3.5 Hypothyreotes Koma (☞ 12.1.6)

Diagn.: Müdigkeit, Apathie, Somnolenz, Desorientiertheit, träge bis erloschene Reflexe; Hypothermie bis < 30 °C; Bradykardie, Hypotonie, Hypoventilation, Obstipation, Anämie. Bei Myxödem (primäre Hypothyreose): heisere Stimme; grobe, rauhe, verdickte und schuppende Haut, prallelastisches Ödem ohne Dellenbildung; trockene, schuppige und brüchige Haare, Haarausfall; spröde, rissige Nägel. *Labor:* fT_4 ↓, TSH↑, Hypercholesterinämie, respiratorische Azidose.

3.3.6 Urämisches Koma (☞ 9.7)

Diagn.: Foetor uraemicus, *Kußmaul*-Atmung (seltener als bei Coma diabeticum); Übelkeit, Erbrechen, Durchfälle, Singultus, Kopfschmerzen, Müdigkeit, Abgeschlagenheit; Zeichen der Dehydration (bei Polyurie) oder Hyperhydration (bei Oligo-Anurie: Gefahr von Lungen- oder Hirnödem); trockene, bräunlich-graue Haut; fibrilläre Zuckungen, Reflexe ↑, Muskelwülste bei Beklopfen. *Labor:* BB, K^+, Harnstoff und Krea ↑, Schock, Azidose. *Ther.:* rasche Dialyse, ggf. RR senken.

3.3.7 Hepatisches Koma (☞ 8.5.4)

Diagn.: charakteristische Trias: Schläfrigkeit, *flapping tremor* (grobschlägig), Foetor hepaticus (erdig, leberartig). Ikterus, Leberhautzeichen (Spider naevi, Palmarerythem, Zeichen der hämorrhagischen Diathese mit Petechien und Ekchymosen, Lackzunge); Splenomegalie mit Aszites; Nystagmus, Hyper- oder Hyporeflexie. *Labor:* γ-GT, GOT und GPT ↑, Bili ↑, γ-Globulin ↑, NH_3 ↑, Laktat ↑; Albumin, Quick, CHE ↓.

3.3.8 Koma bei akuter NNR-Insuff. (Addison-Krise; ☞ 12.2.4)

Diagn.: allgemeine Schwäche und Verfall der Körperkräfte, Reizbarkeit, Apathie, Bewußtlosigkeit; Übelkeit, abdominelle Schmerzattacken (Pseudoappendizitis); Exsikkose, Gewichtsverlust; Hypotonie, Tachykardie, leise Herztöne, Zyanose, erniedrigte Körpertemperatur; Oligurie. Abnorme Pigmentierung (Handlinien) bei länger bestehender Insuff. *Labor:* Na^+, Cl^-, BZ ↓, K^+ und Hkt. ↑, metabolische Azidose.

3.3.9 Hypophysäres Koma (☞ 12.4.2)

Diagn.: TSH-Mangel (Bradykardie, Hypothermie, Hypoventilation mit Hyperkapnie, trockene, pastöse Haut), ACTH-Mangel (Hypotonie, Hypoglykämie, Exsikkose, Müdigkeit, Antriebsarmut), Gonadotropin-Mangel (Verlust von Sekundärbehaarung, Libido und Potenz), MSH-Mangel (blasse, alabasterartige Haut). *Labor:* Na^+, BZ, Cortisol, STH, fT_4 und TSH ↓. CO_2-Retention und metabol. Azidose.

3.3.10 Zerebrales Koma (☞ 16.5–8)

3.4 Vergiftungen

Meist Suizidversuch, akzidentelle Vergiftungen 10–15 %, gewerbliche ca. 5 %.

3.4.1 Allgemeine Therapie der Vergiftungen

Elementartherapie bei Vergiftungen

- Sicherung der Vitalfunktionen (ABCD-Regel ☞ 3.1)
- Asservierung von Material zur toxikologischen Analyse
  (Speisereste, Tabletten, Gläser, Flaschen, Urin, Mageninhalt, Stuhl)
- Verringerung der Resorption (induziertes Erbrechen, Magenspülung, induzierte Diarrhoe, Darmspülung, Adsorbentien)
- Beschleunigte Elimination (Hämofiltration, extrakorporale Hämodialyse, extrakorporale Hämoperfusion, Plasmapherese, Unterbrechung des enterohepatischen Kreislaufes, Blutaustauschtransfusion, forcierte Diurese).

Antidottherapie bei Vergiftungen

Z.B. Naloxon (Narcanti®) bei Intoxikation mit großen Analgetikamengen, Atropinsulfat-100 mg® bei Alkylphosphatintox. (Cholinesterasehemmer-Intox.), Fluimucil® bei Paracetamolintox., Anexate® bei Benzodiazepinintox. Spezielle Vergiftungen und ihre Antidottherapie ☞ 3.4.3.

KI: Bewußtlosigkeit, Vergiftungen mit Säuren, Laugen, fettlöslichen Substanzen (z.B. Pflanzenschutzmittel), Schaumbildner.

- *Mechanische* Reizung der Rachenhinterwand
- Ipecacuanha-Sirup (Orpec®): *Erw.* 6 Meßlöffel (30 ml), *Kinder bis 1 1/2 J.* 2 Meßlöffel (10 ml), 1 1/2–5 J. 3 Meßlöffel Orpec® (15 ml), *ab 5 J.* 6 Meßlöffel (30 ml). Sofort danach Saft oder Wasser trinken lassen (Kinder 1 Glas, Erw. 2–3 Gläser). Nach 30 Min bei Erwachsenen erneute Gabe möglich. Schulkinder halbe Dosis. *KI:* Alter unter 9 Mon.
- Evtl. Apomorphin (nur bei stark toxischen oder sehr rasch wirksamen Substanzen wie z.B. Herzglykosiden oder Paraquat): nach Trinken von ca. 1 Glas Saft oder Wasser, nach Möglichkeit mit Kohle vermischt (z.B. Kohle Pulvis®) 0,1 mg Apomorphin/kg + 0,2 mg Novadral®/kg als Mischspritze i.m. oder s.c; Schulkinder halbe Dosis. I.v.-Gabe von Apomorphin streng vermeiden, keine Behandlungswiederholung! Wenn nach 5 Min. das Erbrechen nicht sistiert → 0,4 mg Naloxon (Narcanti®) i.v., Kinder 0,01 mg Naloxon/kg. *KI:* Alter < 1 J., Intoxikation mit atemdepressiven Stoffen, Atem- und Kreislaufdepression.

- *KI:* V.a. Ösophagus- oder Magenperforation, manifeste Herz- oder Ateminsuff. Bei bewußtlosem Pat. nur nach endotrachealer Intubation! *Rel. KI:* Gravidität
- *Ind.:* bei oraler Intoxikation (auch V.a.) mit primär kardiotoxischen Medikamenten (trizyklische Thymoleptika, Antiarrhythmika, Antimalaria-Mittel), Phosphorsäure-

ester-Pestiziden, Paraquat, Knollenblätterpilzen (bei Detergentien, Säuren und Laugen nur nach Sedierung bzw. Intubation). Magenspülungen mehr als 4 h nach Arzneimittelaufnahme nur begrenzt sinnvoll, außer bei Magenstase (z.B. Anticholinergika). Nur mit funktionstüchtiger, effektiver Absaugeinrichtung, da Aspirationsgefahr!
- *Material:* lange Gummischürze anziehen! Magenspülsonde: 80 cm langer Gummischlauch (Durchmesser bei Erwachsenen 1 cm, bei Kindern 0,4 cm), Trichter, Klemme, großer Auffangeimer, Meßgefäß, mind. 10 bis zu 100 l warmes Wasser, sterile Röhrchen, Absauger in Bereitschaft.

Durchführung
- Stabile Linksseitenlage, Kopf tief. Prämedikation mit 0,5 mg Atropin i.v. oder s.c.
- Pat. auffordern, beim Vorschieben des angefeuchteten Magenschlauchs aktiv zu schlucken, bis ca. 50 cm vorschieben
- Lagekontrolle (mit *Magenspritze* Luft einblasen und gleichzeitig über dem Epigastrium auskultieren: Blubbern?)
- Trichter auf das prox. Ende des Schlauchs aufsetzen und unter Pat.-Niveau halten („Aushebern"). Herausfließenden Mageninhalt für toxikologische Untersuchungen sammeln
- Dann Trichter über Pat.-Niveau anheben und etwa 200–500 ml handwarmes Wasser in den Magen ein- und anschließend in den Eimer abfließen lassen
- Vorgang ca. 20mal wiederholen bis Rücklauf völlig klar
- Vor Beendigung der Magenspülung 30 Kohlekompretten zu einer Suspension anrühren, mit ca. 20 ml Laktulose mischen und durch den Schlauch applizieren (Schlauch durchspülen)
- Den Magenschlauch beim Zurückziehen abklemmen oder mit einem Finger verschließen (Aspirationsgefahr!).

■ Sekundäre Giftelimination

- *Dialyse:* bei schweren Vergiftungen mit dialysablen Giften und bei Niereninsuff., Hämoperfusion, Peritonealdialyse oder Hämodialyse (☞ 9.7.5)
- *Plasmapherese:* Bei Giften mit hoher Plasmaproteinbindung ggf. Plasmapherese
- *Austauschtransfusion:* bei schweren Vergiftungen mit Blutgiften (CO, Methämoglobinbildner).

3.4.2 Alkoholvergiftung

Klinik: Alkoholfötor, Verschlechterung der Konzentrationsfähigkeit, Störung der motorischen Koordination, erhöhtes Selbstbewußtsein, verlangsamte Reaktionszeit, Amnesie. Periphere Gefäßerweiterung (gerötetes Gesicht), erhöhte Wärmeabgabe, gehemmte Thermoregulation mit Folge einer Unterkühlung. Erbrechen, Polyurie (gehemmte ADH-Sekretion). Hypoglykämie, Azidose. Bewußtlosigkeit, Areflexie, Atemdepression, Blutdruckabfall. *Cave:* Begleiterkrankungen (z.B. SHT, Meningitis, Diab. mell., Niereninsuff., zusätzl. Abusus von Arznei- oder Rauschmitteln)!

Vier Vergiftungsstadien abhängig von der Alkoholkonzentration
I   Exzitatorisches Stadium
II   Hypnotisches Stadium (< 2 Promille)
III Narkotisches Stadium (> 2 Promille)
IV   Asphyktisches Stadium: Tod durch Atemlähmung und Kreislaufversagen

Therapie

- Bei ansprechbaren Pat. evtl. induziertes Erbrechen
- Bei bewußtlosen Pat. Magenspülung nach Stabilisierung der Vitalfunktionen. Intubation und Beatmung bei respir. Insuff.
- Bei Volumenmangel: Infusionsther. mit Glukose 5 % 100–200 ml/h evtl. unter ZVD-Kontrolle
- Bei Hypoglykämie 50 ml Glukose 20 %
- Azidoseausgleich, wenn pH ≤ 7,1 (☞ 10.6.1)
- Wegen der häufig zusätzlichen Intox. mit Opiaten oder Benzodiazepinen evtl. Naloxon oder Flumazenil (Anexate®) als Antidot 1 Amp. i.v., bei Wirksamkeit ggf. wiederholen. **Cave:** Auslösung eines akuten Morphinentzugssyndroms
- Bei Exzitation Haloperidol 5–10 mg = 1–2 Amp. langsam i.v.
- Bei schwerer Atem- und Kreislaufdepression Hämodialyse
- Behandlung des Alkoholentzugsdelirs ☞ 16.11.2.

 Andere oder gleichzeitig bestehende Koma-Ursachen nicht übersehen (z.B. Meningitis, Hirnmassenblutung, Hypoglykämie, Mischintoxikation)!

3.4.3 Weitere spezielle Vergiftungen

Antidepressiva
Klinik: Krämpfe, Koma, Herzrhythmusstörung, Erregung, Halluzinationen, anticholinerge Symptomatik. *Ther.:* Magenspülung, Physostigminsalizylat (Anticholium®) 2 mg langsam i.v.; Dosierung nach Wirkung. Bei Hypersalivation, Bradykardie oder Erbrechen Injektion abbrechen. Das Antidot Atropin sollte aufgezogen bereitliegen (halbe Physostigmin-Dosis). Sorgfältige Azidosether. (wegen Arrhythmiegefahr), Allgemeinther.

Barbiturate
Klinik: Atemlähmung, RR- und Temperaturabfall, Bewußtseinsstörung, Hyporeflexie, Azidose, ,,Schlafmittelblasen''.
Ther.: Schockbehandlung, Magenspülung, anschl. Aktivkohle und Natriumsulfat, forcierte alkalische Diurese bei langwirkenden Barbituraten, Antibiotika (wegen Pneumoniegefahr). Bei Bewußtlosigkeit: Beatmung, evtl. Hämoperfusion.

Benzodiazepine
Klinik: Muskelrelaxation, Benommenheit, Ataxie, selten: Bewußtlosigkeit, Atemdepression, Blutdruckabfall. *Ther.:* Magenspülung bis 6 h nach Einnahme. Spezifische Ther. mit dem Benzodiazepinantagonisten Flumazenil (Anexate®), initial 0,2 mg i.v., wiederholen bis zur Gesamtdosis 1 mg, ggf. nach 2–3 h erneut wiederholen → lange HWZ der meisten Benzodiazepine (☞ 21.7.2).

Betablocker
Klinik: Kardiodepressive Wirkung (Bradykardie, AV-Block I.-III.Grades, RR-Abfall, periphere Zyanose, Oligurie), bei Passage der Blut-Hirn-Schranke Sedierung (Schwindel, Benommenheit) oder Erregung (Erbrechen, Krämpfe, halluzinatorische Psychose), Dyspnoe durch Bronchospastik. Bei Kindern oft Hypoglykämie.

Ther.:
- Induziertes Erbrechen, Magenspülung
- Glukagon 0,2 mg/kg als Kurzinfusion, dann 0,5 mg/kg zur Verbesserung der Herzleistung über max. 24 h
- Bei Bradykardie Atropin 0,3 mg i.v.
- Bei schwerer Vergiftung Dopamin i.v. oder temporärer Schrittmacher.

Botulinustoxin
Meist in kontaminierten Konserven! *Klinik:* innerhalb von 6–48 h einsetzendes Erbrechen, Mundtrockenheit (anfangs Hypersalivation), Sprechstörungen, Mydriasis, Ptosis, Sehstörungen (Doppelbilder); Atemlähmung. *Ther.:* polyvalentes Botulismus-Antitoxin (bereits bei Verdacht, je 7500–10 000 IE gegen Typ A, B, E i.v, zuvor Blutentnahme zum Toxin-Nachweis), Aktivkohle 30 g über Magensonde, Low-dose-Heparin. Austauschtransfusionen, Hämodialyse, Beatmung (ggf. über Wo.).

Cholinesterasehemmer, z.B. Parathion = E 605®
Klinik: Miosis, Bradykardie, Sekretionssteigerung, Magen-Darm-Spasmen, Muskellähmungen, Ataxie, Krämpfe, Bronchospasmus, Lungenödem, Atemlähmung. *Ther.:* O_2-Beatmung vor (!) Atropin-Gabe (Atropinsulfat-100 mg®). Atropin bis zur erkennbaren Normalisierung vegetativer Funktionen: Bei Nichtintubierten ist eine leichte Atropinbedingte Tachykardie anzustreben, bei Intubierten ist die Normalisierung des Bronchialsekrets das entscheidende Kriterium. Magenspülung. Paraffinum subliquidum. Obidoxim (Toxogonin®) hat sich in der Praxis nur bedingt bewährt.

CO-Vergiftung
Klinik: bis 10 % COHb keine Symptome, 15–30 % COHb: Kopfschmerzen, leichte Sehstörungen, Dyspnoe, Schwindel, Unwohlsein, Bewußtseinsstörungen. 30–40 % COHb: hellrote Haut, Nachlassen der Urteils- und Entschlußkraft (keine Selbstrettung!), Koordinationsstörungen, Atemstörung. 50 % COHb: Bewußtlosigkeit, Krämpfe, Atemlähmung, Herzversagen, Hirnödem. *Ther.:* O_2-Beatmung, ggf. Überdruckbeatmung (PEEP mit 100 % O_2), Azidosebehandlung.
Cave: Hirnödem!

CO_2-Vergiftung
Klinik: bei 3–10 Vol% in der Atemluft: Kopfschmerzen, Ohrensausen, Schwindel, Blutdruckanstieg, Dyspnoe. 10–15 Vol%: Bewußtlosigkeit, Krämpfe, Schock. > 15 Vol%: Apoplex-ähnlicher Verlauf.
Ther.: Frischluft, O_2-Beatmung.

Cyanide
Klinik: Bittermandelgeruch, Erstickungsgefühl, zerebrale Krämpfe. Keine typische Zyanose! Bei hohen Konzentrationen Tod innerhalb weniger Minuten.
Ther.: O_2-Beatmung, erst Natriumthiosulfat (S-Hydril®) 100 mg/kg i.v., dann evtl. Dimethylaminophenol (4-DMAP®) 3,25 mg/kg i.v., Schockther.

Digitalisglykoside
Klinik: Erbrechen, Farbensehen, Benommenheit, Halluzinationen, Delir, kardiale Rhythmusstörungen: Sinusbradykardie mit (supra-)ventrikulärer Tachykardie, Extrasystolen, Bigeminus, AV-Blockierung, Kammerflimmern.
Ther. bei chronischer kumulativer Überdosierung: Absetzen des Präparates, stationäre Überwachung mit dem EKG-Monitor am Bett, Atropin in Bereitschaft (0,5 mg, ggf. wiederholen, wenn Puls < 40/Min.), 4 x 4 g (= 1 Btl.) tägl. Colestyramin (Quantalan®) bei Digitoxin (Unterbrechung des enterohepatischen Kreislaufs), bei niedrigem Serumkalium orale Kaliumsubstitution (*KI:* AV-Block). Defibrillator in Bereitschaft.
Intensivther. bei schwerer Intoxikation
- Magenspülung mit Aktivkohle
- Colestyramin 8 g alle 6 h oral oder über Magensonde (bei Digitoxin)
- Anhebung des Serumkaliums auf hochnormale Werte (4,5–5,5 mmol/l) unter EKG-Kontrolle
- Spez. Antidotbehandlung mit Digitalis Antidot BM®, evtl. Hämoperfusion
- Behandlung lebensgefährlicher Arrhythmien mit Atropin 0,3–0,6 mg i.v.; (Blockbilder und Bradykardie), Lidocain 50–100 mg i.v. als Bolus, dann über Perfusor (☞ 21.9; ventrikuläre Tachykardien, Kammerflimmern) oder Phenytoin 125 mg, ggf. wdhl. (Extrasystolie, AV-Überleitungsstörungen)
- In schweren Fällen temporärer Schrittmacher.

H_1-Antihistaminika
(z.B. *Diphenydramin* = Inhaltsstoffe frei verkäuflicher Schlafmittel)
Klinik: Anticholinergisches Syndrom mit zentral bedingter Unruhe, Angst, Erregungszuständen, Aggressivität, in schweren Fällen Verwirrung, motorische Unruhe, choreoathe-

totische Bewegungen, Koma, Krämpfe, Atemdepression, peripher bedingte Tachykardien, heiße rote Haut, trockene Schleimhäute. Kinder sind wesentlich empfindlicher als Erwachsene: rasche Bewußtlosigkeit mit Krämpfen und kardialen Komplikationen müssen erwartet werden.
Ther.: Erw. initial 2 mg Physostigmin (Anticholium®) langsam i.v. (s.o. Anwendung bei Intoxikationen mit Antidepressiva). Bei schweren Vergiftungen die Einzeldosis 1–2 x wiederholen, bis der Patient aufwacht oder Nebenwirkungen auftreten. Kinder: Einzeldosis 0,5 mg i.v.

Laugen
Klinik: Kolliquationsnekrosen, schwerstillbare Blutungen, Erbrechen von Schleimhautfetzen, Aspirationspneumonie.
Ther.: Schockbehandlung. Stenoseprophylaxe mit Glukokortikoiden, evtl. Antibiotika. Auslösen von Erbrechen ist kontraindiziert! Flüssigkeitszufuhr p.o. ist wenig sinnvoll, da Nekrosen unmittelbar nach Ingestion entstehen!

Methanol
Enthalten in selbstgebranntem Schnaps, Lacken, Beizmitteln, Haushalts- und Reinigungsmitteln.
Klinik: nur gering ausgeprägter Rausch, ab 2. Tag Hyperventilation (durch metabol. Azidose), Sehstörungen.
Ther.: Erbrechen, Magenspülung; Äthanol i.v. (verhindert Oxidation des Methanols zur toxischen Ameisensäure) bis Erreichen eines Blutalkoholspiegels von ca. 1 Promille. Azidoseausgleich mit Bikarbonat; evtl. forcierte Diurese; Hämodialyse, Folsäure.

Neuroleptika
Klinik: Sedation, extrapyramidalmotorische Symptome, Herzrhythmusstörungen, Blutdruckabfall, Schock.
Ther: Magenspülung, Biperiden (Akineton®) 5–10 mg langsam i.v., Antiarrhythmika, Schockbehandlung. Kein Adrenalin, da es ein Blutdruckabfall auslösen kann!

Opiate, z.B. Morphin, Heroin, Methadon
Klinik: Miosis, Bewußtseinsstörung, Atemlähmung, Bradykardie, Erbrechen, Blutdruckabfall, Krämpfe, Harnverhalt, Lungenödem.
Ther.: Magenspülung, Beatmung, Naloxon (Narcanti®) 0,4–2 mg i.v., ggf. alle 2–3 Min. wiederholen (kurze HWZ!). Vorsicht bei Anwendung von Naloxon bei Opiat-Abhängigen! Akutes Entzugssyndrom kann ausgelöst werden. Hier besser: nur O₂-Beatmung.

Paracetamol
Klinik: Leberzellnekrosen nach einem Tag Latenz, Blutgerinnungsstörungen, hämolytische Anämie, metabol. Azidose. Chron. Vergiftung: interstitielle Nephritis.
Ther.: Magenspülung, Aktivkohle, Methionin (Acimethin®) p.o. (initial 2,5 g, dann 2,5 g/2–3 h bis max. 10 g) oder Acetylcystein (Fluimucil®) 150 mg/kg i.v. in 200 ml 5%iger Glukose über 15 Min., dann 50 mg/kg in 500 ml Glukose 5 % über 4 h, anschließend 100 mg/kg in 1000 ml Glukose 5 % über 16 h.

Reinigungsmittel (Detergentien in Spül- und Waschmitteln)
Klinik: lokale Reizerscheinungen an den Schleimhäuten, z.B. Konjunktivitis, Gastroenteritis; oral kaum toxisch, da nur geringe enterale Resorption, jedoch Schaumbildung (Aspirationsgefahr!). Nach Aspiration: Pneumonie, Laryngospasmus besonders bei Kindern. Nach Resorption: Hämolyse, evtl. Nierenversagen. *Ther.:* reichlich Wasser trinken lassen, Entschäumer (Polysiloxan = sab simplex®). Magenspülung gefährlich (Aspiration!). Bei resorptiver Vergiftung evtl. Austauschtransfusion.

Reizgase
Klinik: zunächst lokale Reizerscheinungen an Augen, Nase, Rachen, Trachea, später nach symptomfreiem Intervall toxisches Lungenödem. *Ther.:* Haut und Schleimhäute spülen, Intubation, Steroid-Spray (z.B. Pulmicort®) 5 Hübe alle 10 Min. zur Lungenödemprophylaxe; bei Glottis- oder Lungenödem (☞ 4.5.2) Prednisolon i.v.

Salizylate
Klinik: respirator. Alkalose (Tachypnoe), dann metabol. Azidose, Schwindel, Ohrensausen, Erbrechen, Krämpfe, Koma.
Ther.: Magenspülung, Beatmung, Azidosether. (☞ 10.6.1), forcierte Alkalidiurese, Hämodialyse.

Säuren
Klinik: lokale Reizwirkungen und Koagulationsnekrosen an Mund, Rachen, Ösophagus und Magen, Glottisödem; Hämolyse, Hämaturie, Anurie, Azidose. *Ther.:* bei Azidose Natriumbikarbonat i.v. (☞ 10.6.1), ggf. Hämodialyse. Frühzeitige Magenspiegelung.

3.4.4 Vergiftungszentralen

Auskünfte für Kinder und Erwachsene

Ort	Telefonnummer	Faxnummer
Berlin/Brandenburg **Landesberatungsstelle**	030 / 19240	030 / 34307021
Bonn	0228 / 287-3211	0228 / 287-3314
Erfurt **(für MV, S, SA, T)** **Landesberatungsstelle**	0361 / 730730	0361 / 7307317
Freiburg	0761 / 270-4361	0761 / 270-4457
Homburg/Saar	06841 / 19240	06841 / 168310
Leipzig	0341 / 9724666 (7-15.30 Uhr) sonst 0171 / 5068010 (diensth. Arzt)	0341 / 9724659
Mainz	06131 / 19240 06131 / 232466	06131 / 176605
München	089 / 19240	089 / 4140-2467
Nord (für HH, B, SH, NS) Göttingen **Landesberatungsstelle**	0551 / 19240 (Ärzte) 0551 / 383180	0551 / 3831881
Nürnberg	0911 / 3982451	0911 / 3982205
Wien	0043 / 1 / 404002222 (Sekr. 8-16 Uhr) 0043 / 1/ 4064343 (Notruf)	0043 / 1 / 404004225
Zürich	0041 / 1 / 2515151	0041 / 1 / 2528833

3.5 ARDS (adult respiratory distress syndrome)

Akute respiratorische Insuffizienz im Rahmen eines protrahierten Schockgeschehens.

Ätiologie: Schock, Sepsis, Pneumonie, Inhalationstrauma, Aspiration, Polytrauma, Massen-Bluttransfusionen, DIC, Pankreatitis, Urämie, Coma diabeticum, Intoxikation (z.B. Heroin, Barbiturate, Paraquat).

	Stadieneinteilung
Stad. I	Auslösendes Ereignis, keine klinischen Symptome
Stad. II	Hyperventilation. BGA: Hypoxie, respir. Alkalose. Rö-Thorax unauffällig
Stad. III	Tachypnoe > 20/Min, Zeichen der CO_2-Retention. BGA: respir. Globalinsuff. Rö-Thorax: interstitielles Lungenödem
Stad. IV	Oft therapieresistente Hypoxie durch re-li Shunt, Koma, Schock, hypoxisches Herzversagen

Diagnostik
- Anamnese, BGA (pO_2 < 60 mmHg mit geringem Anstieg nach Sauerstoffgabe; pCO_2 zunächst < 40 mmHg durch Hyperventilation, später Hyperkapnie)
- *Rö-Thorax:* z.B. typ. „Schmetterlingsfigur", später diffuse Transparenzminderung mit konfluierenden Infiltrationen („weiße Lunge") mit pos. Bronchoaerogramm
- *Lufu:* stark eingeschränkte Vitalkapazität, funktionelle Residualkapazität ↑, Compliance ↓. Evtl. extravasales Lungenwasser bestimmen: bei ARDS ↑.

Therapie
- Schockbekämpfung, z.B. Dopamin/Dobutamin (☞ 3.2.1)
- Frühzeitige Beatmung mit PEEP bis 1,0 kPa (10 cm H_2O) und großem Atemzugvolumen
- Permissive Hyperkapnie: tolerieren einer PCO_2-Erhöhung bis auf 100 mmHg
- „Schaukelbett": Wechsel von Bauch-, Rücken- und Seitenlagerung
- Flüssigkeitsbilanzierung mit Pulmonalis-Katheter: ZVD niedrig halten (Ziel: 0–3 cm H_2O)
- Bei Pneumonie oder Sepsis kalkulierte Antibiotika-Ther.
- Evtl. Glukokortikoide (umstritten, nur in Stadium I und II sinnvoll)
- Low-dose Heparin (☞ 21.8.1)
- Früher Therapiebeginn ist entscheidend für die Prognose. Keine hochprozentigen Albuminlösungen, keine Vollheparinisierung, keine Fibrinolyse! Bei respir. Verschlechterung an Spannungspneumothorax denken.
- Häufig zusätzliche Organkomplikationen (Leberversagen, ANV, DIC): Multiorganversagen (MOV).

3.6 Obere Gastrointestinalblutung

Blutung oberhalb der Flexura duodenojejunalis. Leitsymptome:

- *Meläna* (Teerstuhl): Schon bei relativ geringer Blutung (60 ml) schwarzer, glänzender, klebriger Stuhl, 5–10 h nach Beginn. Bei massiver Blutung oder sehr schneller Darmpassage rote Blutstühle. *DD:* schwarzer Stuhl auch bei oraler Eisentherapie, Kohletabletten, Wismut, Blaubeeren, Spinat
- *Hämatemesis* (Bluterbrechen): meist „kaffeesatzartig", bei starker Blutung und Anazidität rotes Bluterbrechen. *DD Hämoptyse:* hellrotes, schaumiges Blut; auskultatorisch oft feuchte RG
- *Zeichen der Anämie:* Schwäche, Schwindel, Luftnot, Blässe.

- 10 % der GIT-Blutungen verlaufen letal
- 20–30 % der Patienten bluten aus zwei oder mehr Läsionen
- Blutung aus Mund, Nasen-/Rachenraum und Lunge ausschließen
- Anamnestische Hinweise sind unsicher. Die Hälfte der Pat. mit Leberzirrhose blutet nicht aus Ösophagus-Varizen, sondern aus Magenulzera oder Erosionen
- Normaler Hkt. schließt Blutung nicht aus: Verdünnung des Blutes aus dem Extravasalraum braucht mehrere Stunden

Häufige Blutungsursachen		
Peptische Ulzera	40 %	Meist im Duodenum. Ulkusanamnese, Antiphlogistika, Glukokortikoide
Erosive Gastritis	20 %	Nach starkem Alkoholgenuß, Antiphlogistika, Trauma, OP, schwere Krankheit (Streßerosionen; ☞ 7.4.1)
Ösophagusvarizen	15 %	50 % der Todesfälle! Die Hälfte der Varizen liegen im Magenfundus. Hohes Rezidivrisiko (im 1. Jahr 40–80 %). Durch portale Stauung (meist Leberzirrhose). Oft schwallartige Blutung mit abruptem Beginn
Mallory-Weiss-Sy.	5 %	Longitudinale Mukosaeinrisse am ösophagokardialen Übergang. Hämatemesis nach starkem Erbrechen. DD: Ös.-Ruptur (Boerhaave-Sy.) mit Mediastinal- und Hautemphysem

Seltene Ursachen: Magen-Ca, Ulcus pepticum jejuni, Anastomosenulkus, Hiatushernie, Barret-Ulkus (☞ 7.3.1), Ösophagitis, Hämangiom

Vorgehen

- Schock (Hautblässe, Kaltschweißigkeit, Puls ↑, RR ↓)? Schockther. (☞ 3.2.2)
- Großlumige Braunülen (mind. 2). Kreuzblut (mind. 4–6 EK + 2 FFP bestellen)
- Nahrungskarenz. Evtl. Magensonde (*cave:* Ös.-Varizen)
- Auch bei stabilem Kreislauf ständige Überwachung von Puls, RR, Urinausscheidung (→ evtl. Blasenkatheter), Stuhlgang. Blutverlust bilanzieren. Häufiges Absetzen von Teerstuhl ist Zeichen für persistierende Blutung od. Rezidiv
- Ggf. O₂–Zufuhr (z.B. 3 l/Min.)
- Bei Unruhe evtl. Sedierung (z.B. Diazepam 5 mg langsam i.v.)

- *Labor:* BB, Blutgruppe, Kreuzprobe, Gerinnung (PTT, Quick, Thrombos, Fibrinogen, AT III). GOT, GPT, γ-GT, Bili, CHE, Albumin, NH_3, E'lyte, Krea, BZ. Akute Blutung geht meist mit Leuko- und Thrombozytose einher. Verlaufskontrolle (Hb und Hkt., z.B. alle 4 h)
- Notfallendoskopie sobald Kreislauf stabil (Blutkonserven vorhalten!). Ziel: Lokalisation der Blutungsquelle, evtl. Sklerosierungsther.
- *Chirurgen benachrichtigen.* Läßt sich der Kreislauf nicht stabilisieren Sofort-OP, evtl. mit intraop. Arteriographie
- Ist eine endoskop. Blutungslokalisation nicht möglich: Angiographie (Lokalisation der Blutungsquelle ab ca. 5 ml/min Blutaustritt), evtl. Szintigraphie (Lokalisation der Blutungsquelle bei Blutaustritt > 0,1 ml/min).

 80 % der Blutungen kommen spontan zum Stillstand.

Klassifikation der Ulkusblutungen nach Forrest		
	Forrest-Stadium	**Therapie**
Aktive Blutung		
I A	Spritzende arterielle Blutung	Versuch der endoskop. Blutstillung (Adr., Cl.), dann sofort OP (bei Lokalisation an der Bulbushinterwand)
I B	Sickerblutung (arteriell, kapillär, venös)	Endoskop.Blutstillung (Adr., F, Cl.); OP bei Lokalisation an der Hinterwand nach 1. Rezidiv
Stattgefundene Blutung		
II A	Sichtbarer Gefäßstumpf	Wie Stadium I B
II B	Adhärente Koagula	Konservativ, Intensivüberwachung; hochdosiertes Omeprazol (z.B. initial 40–80 mg i.v., dann 3 x 20–40 mg tägl. i.v. über 14 Tage)
II C	Hämatin im Ulkusgrund	
Keine Blutung		
III	Ohne Blutungsstigmata	Konservativ, hochdosiertes Omeprazol (s.o.)
Adr. = Adrenalin	F = Fibrinkleber	Cl = Clip

Vorgehen bei lebensbedrohlicher Blutung

- Intensivüberwachung (ZVK)
- Bluttransfusion bis Hkt. > 30 %. Jede Konserve erhöht den Hkt. um 3–4 %. Ggf. nach je 3 EK 1 FFP. Bei nicht beherrschbarer Blutung OP, bevor 10 Blutkonserven verbraucht sind (Gefahr einer DIC; ☞ 3.7.)
- Endoskopische Blutstillung versuchen
- Bei Sickerblutung (Forrest Ib) evtl. Somatostatin (z.B. Somatofalk®) über Perfusor: 3 mg auf 50 ml NaCl, zunächst 4 ml (= 250 μg) Bolus, dann mit 3 ml/h über 12–48 h. *Cave:* BZ-Kontrollen!
- Weicher Magenschlauch (☞ 2.6.2), anspülen (Blutungsrezidiv?)
- Zur Prophylaxe von Blutungsrezidiven und Stressläsionen z.B. 80 mg Omeprazol (z.B. Antra®) als Kurzinfusion i.v., dann 40 mg alle 8 h. Bei positivem Helicobacternachweis frühzeitiger Beginn einer Eradikationsther.

> **Vorgehen bei Ösophagusvarizenblutung**
>
> - Wenn möglich Sklerosierung der blutenden Varizen (Äthoxysklerol, Histoacryl). *Cave:* Äthoxysklerol ist kardiodepressiv; Histoacryl → Nekrosen. Bei persistierender Blutung Ballonkompression (☞ 2.6.1) mit *Sengstaken-Blakemore-Sonde* (Doppelballon) oder *Linton-Nachlas-Sonde* (bei Fundusvarizen besser)
> - Wenn Endoskopie nicht verfügbar: 1. Sonde, 2. Kreislauf stabilisieren, 3. Verlegung in eine geeignete Klinik
> - Evtl. Terlipressin (Glycylpressin®) 1–2 mg i.v., ggf. alle 4 h wiederholen
>   *NW:* Myokardischämie, HZV ↓, abdominelle Schmerzen, Blässe!
>   *KI:* KHK
> - Leberkoma-Prophylaxe: Neomycin 4 g tägl. p.o. Laktulose z.B. 20 ml alle 2 h bis Durchfall eintritt (→ Dosisreduktion). Näheres ☞ 8.5.4.

3.7 Verbrauchskoagulopathie (DIC)

Durch intravasale Aktivierung des Gerinnungssystems bilden sich disseminierte Mikrothromben. Es kommt durch Verbrauch von Gerinnungsfaktoren und Thrombozyten zu einer hämorrhagischen Diathese und zur sekundären Hyperfibrinolyse.

Ätiologie
- Schock (septisch, traumatisch, hämorrhagisch u.a.)
- Infektionen (gramneg. Sepsis, Malaria, Virusinf.)
- Geburtshilfliche Komplikationen (Fruchtwasserembolie, vorzeitige Plazentalösung, missed abortion, atonische Nachblutung)
- Hämolyse (Fehltransfusionen, Seifenabort, Toxine; ☞ 14.3.4)
- Maligne Erkrankungen (metastasierende Karzinome, v.a. Lunge, Pankreas, Prostata, Magen, Kolon, Promyelozyten-Leukämie)
- OP an thrombokinasereichen Organen (Prostata, Pankreas, Lunge)
- Schlangenbisse, Hitzschlag, extrakorporaler Kreislauf.

Klinik
Initial nur pathologische Gerinnungsparameter. Erst bei schwerer Verbrauchskoagulopathie:
- Hämorrhagische Diathese mit Haut und Schleimhautblutungen, Hämatomen, Nachblutungen aus Stichkanälen, GI-Blutungen, Nierenblutungen und intrazerebralen Blutungen
- Gleichzeitig multiple Mikrothrombosen mit Organversagen (ANV, ARDS)
- Bei chron. Verlauf meist Thrombosen durch gesteigerte Synthese von Gerinnungssubstanzen.

Diagnostik
Daran denken! Thrombozyten ↓, AT III ↓ (empfindlichste Parameter), Fibrinogen ↓ (Verlauf!), Fibrinogenspaltprodukte (FSP) ↑, PTT ↑. *Cave:* in der Schwangerschaft, bei Tumor und Infektion physiologische Thrombozytose – Normalwerte sind dann „pathologisch". Später Quick ↓ und TZ ↑.

Therapie: Behandlung der Grundkrankheit und allg. Schocktherapie (☞ 3.2) stehen im Vordergrund!

| Diagnostik und Therapie der Verbrauchskoagulopathie |||
DIC	Diagnosik	Therapie
Initial- oder Aktivierungsphase	Thrombos ↓ PTT eher ↓ (Hyperkoagulabilität)	Heparin (prophylaktisch): initialer Bolus 5000 IE i.v. Dann 1000 IE/h, bei polytraumatisierten Pat. und postoperativ nur 300–600 IE/h. Bei Thrombozytopenie < 50/nl halbe Dosierung
Frühe Verbrauchsphase	Fibrinogen ↓ Thrombos ↓ Gerinnungsfaktoren ↓ AT III ↓, FSP ↑, Organversagen	AT III-Ersatz durch FFP oder AT III-Konzentrat bei deutlicher Gerinnungsstörung nach AT III-Bestimmung. Z.B. 6 Einheiten FFP oder 2 × 1500 E AT III. Evtl. Heparin (10 000 E/24 h) – umstritten!
Späte Verbrauchsphase und reaktive Fibrinolyse	Fibrinogen < 0,5 g/l Thrombos < 30/nl zusätzl. Quick ↓, TZ ↑ Fibrinspaltprodukte (D-Dimere) ↑	*Kein* Heparin! Substitution mit AT III, PPSB, FFP. Im Notfall zusätzlich Fibrinogen und Thrombozyten. *Cave:* Verstärkung der DIC möglich

Komplikationen
Blutungsanämie (→ Transfusion von Erykonzentraten und FFP; ☞ 2.7.2), Nierenversagen, ARDS (☞ 3.5; frühzeitige maschinelle Beatmung).

3.8 Verbrennungen

In der Bundesrepublik Deutschland jährlich ca. 7500 Verbrennungsunfälle, davon ca. 1000 mit Todesfolge. Die Vielzahl der pathophysiologischen Geschehnisse an fast allen Organen des Verbrannten wird als „Verbrennungskrankheit" zusammengefaßt.

Grade der Verbrennung	
Grad I	Rötung, Schwellung, Schmerz (heilt ohne Narbenbildung)
Grad IIa	Rötung, Schwellung, Schmerz, Blasen (heilt ohne Narbenbildung)
Grad IIb	Anämische Haut (Hautzirkulation nicht mehr erhalten, Glasspatelprobe negativ), Schmerz, Blasen (Narbenbildung)
Grad III	Graufleckige bis weiße Haut (Glasspatelprobe negativ), Totalnekrose, kein Schmerz (Analgesie bei Nadelstichprobe)

Vorgehen bei Verbrennungen

- *Ausmaß der Verbrennung:* läßt sich durch die Neuner-Regel (s. Abb.) abschätzen. Bei Verbrennungen von mehr als 15 % der Körperoberfläche oder bei tiefen Verbrennungen Schockgefahr!
- *Alter des Pat.:* wichtig zur Abschätzung der verbrannten Körperoberfläche und für die Prognose
- *Gewicht des Pat.:* zur Berechnung der Infusionstherapie.

 Je geringer die Schmerzangabe bei ausgedehnten Verbrennungen, desto schlechter die Prognose!

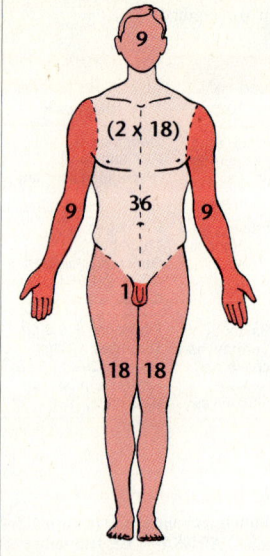

Abb. 3.6: Neuner-Regel

Sofortmaßnahmen

- Ggf. kardiopulmonale Reanimation mit Intubation (☞ 3.1)
- Erstversorgung der Brandwunde mit kaltem, sauberem Leitungswasser (ca. 6–12 °C über 10–20 Min.), verhindert „Nachbrennen", *KI:* Unterkühlung!
- Venösen Zugang legen
- Blutentnahme: BB, Blutgruppe, Eiweiß, Krea, E'lyte, Harnstoff, Osmolarität
- Schmerzbekämpfung: Morphin 5–10 mg in 10 ml NaCl 0,9 % i.v. über 3 Min. (*Cave:* Atemdepression!). Bei tiefen schmerzfreien Verbrennungen Tranquilizer, um dem Pat. die Angst zu nehmen. Keine i.m.-Gabe von Medikamenten wegen mangelhafter Resorption und Nekrosegefahr
- Blasenkatheter legen: stündliche Urinbilanzierung
- Magensonde
- Tetanusprophylaxe (☞ 18.8)
- Wundabstriche
- Monitoring: RR, Puls, ZVD, Temperatur, EKG, Gewicht
- Infusionstherapie: zur Verhinderung des Verbrennungsschocks während der ersten 24 h nach Verbrennungstrauma. Dosierung (nach *Evans*):
  - Kolloidale Lösung (1 ml/kg x verbrannte Körperoberfläche [in %] tägl.)
  - E'lytlösung (physiologische Kochsalzlösimg 1 ml/kg x verbrannte KOF [in %] tägl.)
- Dokumentation der erhobenen Befunde (Ausdehnung, Schweregrad) auf speziellen Verbrennungsbögen
- Allg. intensivtherapeutische Maßnahmen (hochkalorische Ernährung; ☞ 2.8), Behandlung renaler (ANV; ☞ 9.7.1) und pulmonaler KO. (z.B. ARDS; ☞ 3.5)
- Prophylaxe und Behandlung sek. Infektionen: Isolierung des Pat., steriles Arbeiten, regelmäßige Wundabstriche, da Gefahr lebensgefährlicher Pseudomonas-Besiedlungen, gezielte Antibiotikather., u.U. Antibiotikaprophylaxe
- Lokale chirurgische Maßnahmen: Abtragen von nekrotischen Hautbezirken am 7. bis 12. Tag (umschriebene drittgradig verbrannte Bezirke werden primär abgetragen), Hauttransplantation.

Komplikationen
- Verbrennungsschock durch Flüssigkeitsverlust und Toxinfreisetzung
- Akutes Nierenversagen (☞ 9.7.1)
- Reflektorischer Ileus (☞ 7.6.2), Streßulkus (Prophylaxe ☞ 7.4.1)
- Bronchopneumonie (Rauchgasvergiftung), ARDS (☞ 3.5)
- Septischer Schock (☞ 3.2.4).

Prognose: Bei drittgradigen Verbrennungen von 35–40 % der Körperoberfläche besteht eine Letalität von 50 %. *Faustregel:* Lebensalter + % verbrannter Körperoberfläche > 80: schlechte Prognose, > 100: infauste Prognose.

 Bei ausgedehnten Verbrennungen möglichst Überweisung an ein Verbrennungszentrum:

Zentrale Vermittlung für Schwerverbrannte: 040/24 82 88 37

3.9 Kälteschäden

3.9.1 Unterkühlung

Absinken der Körperkerntemperatur < 35 °C. Akute Lebensgefahr bei Temperaturen < 26°–30 °C (drohendes Herzkammerflimmern).

Ätiologie
- Kühle Umgebung (z.B. bewußtloser Patient, kalte Gewässer)
- Medikamente (Hypnotika, Antidepressiva, Tranquilizer), Alkohol
- Alte und dünne Menschen
- Endokrinologische Erkrankungen (Hypothyreose, M. Addison, Hypophyseninsuff.)
- Hirnschädigung (Störung des Temperaturzentrums).

Stadien der Unterkühlung		
	Körpertemp.	**Klinik**
I. Grad	37–34 °C	Muskelzittern, Schmerzen!, RR↑, bewußtseinsklarer Pat., Tachykardie, Haut blaß und kalt
II. Grad	34–27 °C	Kein Muskelzittern, Somnolenz, ggf. Koma, keine Schmerzen, Bradykardie, Arrhythmie, RR normal oder ↓, BZ ↓, Reflexe abgeschwächt
III. Grad	< 27 °C	Koma (Scheintod): Puls nicht tastbar, minimale Atmung, keine Reflexe, extreme Bradykardie, Pupillenerweiterung

Diagnostik
- Messung der Rektaltemperatur mit Spezialthermometer (Frühgeborenenthermometer oder Elektrothermometer)
- Bradykardie; im EKG verlängertes PR-Intervall, verbreiterter QRS-Komplex, J-Welle, ST-Hebung, Vorhofflimmern, Kammerflimmern
- Erniedrigte Atemfrequenz und -tiefe (führt zu Azidose).

Therapie
- Bei Kreislaufstillstand kardiopulmonale Wiederbelebung (☞ 3.1). Kammerflimmern bei Temp. < 30 °C spricht häufig nicht auf Defibrillation an, vasoaktive Substanzen wirken meist nicht, darum Herzdruckmassage und schnelle Wiedererwärmung, z.B. mittels aufgewärmter Infusionslösungen (ca. 40 °C), warmer Wasserdampf (46 °C) über Inhaliergerät oder Respirator; Hämodialyse mit angewärmtem Dialysat
- Vorsichtige Azidosekorrektur (☞ 10.6.1)
- Besteht kein Kammerflimmern, vorsichtige Wiedererwärmung (Zunahme der Körpertemperatur um etwa 1 °C stündl.); Gefahr des Kammerflimmerns (Monitorkontrolle) und RR-Abfalls
  - Passive Wiedererwärmung: warmer Raum (25°–30 °C), Wolldecke
  - Aktive Wiedererwärmung: z.B. warmes Vollbad mit ansteigenden Temperaturen, lauwarm beginnen (*Cave:* alte Menschen. *KI:* Schlafmittelvergiftung).

 Nicht zu schnell erwärmen!

3.9.2 Erfrierung

Lokaler Kälteschaden ohne Absinken der Körperkerntemperatur.

Therapie
Sofern keine zusätzliche (zentrale) Unterkühlung (immer vorrangig behandeln) besteht:

Schweregrade von Erfrierungen	
I	Gefäßspasmus. Haut weiß, kalt, gefühllos (meist Finger, Nase, Kinn, Ohren)
II	Rötung, Schwellung, Blasenbildung
III	Schwellung, Blasenbildung, Nekrose

- Langsames Erwärmen der betroffenen Körperteile, z.B. im Wasserbad
- Sterile Verbände, Tetanusprophylaxe (☞ 18.8), ggf. Antibiotika
- Ggf. Vasodilatantien (beseitigen arteriellen und venösen Gefäßspasmus), z.B. mit Nitrospray, Nifedipin 5–10 mg p.o.
- Bei Erfrierungen dritten Grades Grenzzonenamputation nach Demarkation des nekrotischen Areals.

3.10 Ertrinken

Tod infolge Sauerstoffmangels. Die Hypoxietoleranz ist durch die meist einhergehende Unterkühlung erheblich verlängert: ausdauernd reanimieren!

Ätiologie
- Süßwasser führt durch niedrigen osmot. Druck zu Hypervolämie u. Hämolyse; Kammerflimmern durch E'lytverschiebung, hypotone Hyperhydratation (☞ 10.2.2)
- Salzwasser: Hypovolämie, Lungenödem, Hämokonzentration, Hypotonie
- Sekundäres Ertrinken, z.B. durch Synkope, epilept. Anfall
- Trockenes Ertrinken durch reflektorischen Laryngospasmus (ca. 20 %).

Klinik
Bewußtlosigkeit, Apnoe, Zyanose, hämorrhagischer Schaum aus Mund und Nase. Auskultatorisch „Kochen" (lautes Rasseln). *Diagn.:* Fremdanamnese, Inspektion der Atemwege. Erst nach der Elementarther. (☞ 3.1): BGA, E'lyte ($K^+\uparrow$, $Na^+\downarrow$), Blutbild (Hyper/Hypovolämie ☞ 10.2), Krea. Rektale Temperaturmessung. EKG, Rö-Thorax, ZVD. CCT (Hirnödem?). Neurologische Untersuchung, EEG zur Diagn. des Hirnschadens/Hirntodes (☞ 1.5.3).

Therapie
Elementarther. (☞ 3.1) nach der ABCD-Regel
- Maschinelle Beatmung mit 100 % O_2 und PEEP
- Nasse Kleidung entfernen, Hypothermie verhindern, Magensonde legen
- Prednisolon, z.B. 1 g i.v.
- Bei Hypovolämie kristalloide und kolloidale Ersatzlösungen (☞ 3.2.2), bei Hypervolämie Lasix i.v., z.B. 20 mg.

Komplikationen: ARDS (☞ 3.5), ANV, Herzrhythmusstörungen (☞ 4.6), Hirnödem.

3.11 Hitzschlag

- *Klinik:* Kopfschmerz, Schwindel, Erbrechen, Synkope. Haut zunächst rot und heiß, Tachypnoe, Tachykardie, RR normal. Später Haut grau, *Cheyne-Stokes*-Atmung, Schock, Bewußtlosigkeit, Reflexe ↑↑ (Kloni, Opisthotonus, Nystagmus)
- *Diagn.:* kontinuierliche rektale Temperaturmessung, E'lyte, BZ; CCT (Hirnödem?), evtl. Liquorpunktion (☞ 2.3.5) zum Ausschluß einer Meningitis (☞ 16.8.1)
- *Ther.:* schnelle Senkung der Körpertemperatur: Besprühen mit kaltem Wasser (6–15 °C), Luft „fächeln". Schockther. (☞ 3.2.1), Hirnödemther. (☞ 16.7)
- *DD:* Sonnenstich (Ther.: erhöhte Lagerung des Kopfes, Kopf in kalte feuchte Tücher wickeln), Hitzekrämpfe (durch E'lytverlust), Hitzekollaps (durch orthostat. Dysregulation), Coma diabeticum, Meningoenzephalitis, Intoxikation.

3.12 Fremdkörperaspiration

Gefährdet sind besonders Patienten mit fehlenden Schutzreflexen, z.B. bei Intoxikation, SHT, Koma, Narkose, ösophago-trachealer Fistel und Kinder.

Akute Verlegung großer Atemwege (oft im re Unterlappen) durch
- Anorganische Fremdkörper, z.B. Zahnteile. Im Rö-Thorax leicht erkennbar
- Organische Fremdkörper, z.B. Erdnüsse, Erbsen; meist bei Kindern. Rö-Thorax: Zeichen der Überblähung, später Atelektase. Diese Fremdkörper sind röntgenologisch nicht schattengebend.
- Magensaftaspiration (*Mendelson-Sy.*) führt zu akutem toxischem Lungenödem. Die Aspirationspneumonie dagegen zeigt kein Ödem, sondern eine zur Abszedierung neigende Lungenentzündung, meist mit einer Mischbesiedlung.

Klinik
Klinisch oft stumm! Ggf. akute Dyspnoe, Trachealrasseln, Hustenreiz, Stridor (in-/exspiratorisch), Zyanose, *inverse* Atmung, Atemstillstand.

Diagnostik
Bei massiver Aspiration erst nach Akuttherapie
- *Rö-Thorax:* Atelektasen, schattengebende Fremdkörper, Pneumonie?
- *Kehlkopfspiegeln:* Fremdkörper?
- *Bronchoskopie:* Nachweis und Entfernen von Fremdkörpern, Absaugen, evtl. Bronchiallavage (*KI:* Lipid-Aspiration).

Akuttherapie
Freimachen der Atemwege durch
- Digitale Ausräumung des Nasenrachenraumes, Absaugen ggf. unter laryngoskopischer Sicht
- Häufig Sedierung notwendig, z.B. 5–10 mg Diazepam i.v.
- *Heimlich*-Handgriff nur bei vitaler Bedrohung: Helfer umfaßt den Pat. von hinten, die Hände liegen im Epigastrium; mehrere kräftige Druckstöße in Richtung Zwerchfell. Beim *liegenden* Pat. kniet der Helfer mit gespreizten Beinen über dem Betroffenen, setzt die übereinandergelegten Hände im Epigastrium auf; mehrere Druckstöße in Richtung Zwerchfell.
KO: Magen-, Leber-, Pankreas-, Aorten-Ruptur, Regurgitation
- Evtl. Bronchoskopie, Intubation, Koniotomie, Tracheotomie.

- *Cave:* Durch Bolus-Aspiration kann es zum reflektorischen Herz-Kreislaufstillstand kommen → Reanimation (☞ 3.1)
- Die Nottracheotomie ist riskant! Invasive therapeutische Maßnahmen (hierzu zählt wegen der hohen Komplikationsrate der Heimlich-Handgriff) nur bei unmittelbar drohender Erstickung anwenden.

3.13 Polytrauma

Gleichzeitig entstandene Verletzungen mehrerer Körperregionen oder Organsysteme, wobei wenigstens eine Verletzung oder die Kombination mehrerer lebensbedrohlich ist. Häufigste Ursache sind Verkehrsunfälle. Einteilung:

Grad	Einschätzung	Befunde	Beispiele
I	Mäßig verletzt	Kein Schock	SHT I.° (☞ 16.7) + max. 2 Frakturen der oberen Extremität oder Unterschenkelfraktur oder vordere Beckenringfraktur
II	Schwer verletzt, zunächst nicht lebensbedrohlich	Schock, Blutverlust ca. 25 %, p_aO_2 erniedrigt	SHT II.° + Oberschenkelfraktur oder 2 Unterschenkelfrakturen, offene Frakturen II.–III.°, komplexe Beckenringfraktur
III	Lebensbedrohlich verletzt	Schwerer Schock, Blutverlust bis 50 % $paO_2 < 60$ mm Hg	SHT III.°, Thorax- und Bauchverletzungen, offene/geschlossene Extremitätenverletzung, Verletzung von parenchymatösen Organen (Milz, Leber, Lunge)

Klinik
In Abhängigkeit von Trauma und Organbeteiligung, z.B.
- Bewußlosigkeit, Koma
- Zeichen des hypovolämischen Schocks (☞ 3.2.2): Tachykardie, RR ↓, Anurie
- Hämoptysen, atemabhängige Schmerzen, respirator. Insuff., paradoxe Atembewegungen
- Hämaturie, Oligurie
- Fraktur, Prellmarken (Hinweis auf innere Verletzungen), Unterkühlung
- Einflußstauung: Perikardtamponade, Spannungspneu?
- Luftembolie: RR ↓, Puls ↑.

Diagnostik
- Diagnostik und Therapie je nach Priorität (Wichtig: Koordination der Maßnahmen durch erfahrenen Arzt)
- Soforteinschätzung der Vitalfunktionen und Indikation für OP:
  - *Höchste Priorität:* Atmung, Herz/Kreislauf, schwerste Blutung, intrakranielle Einklemmung (epidurales Hämatom)
  - *Sehr hohe Priorität:* Schock, intraabdom./retroperit. Blutung
  - *Hohe Priorität:* SHT, Rückenmarksverletzung, Wirbelsäulenfraktur mit drohendem Querschnittssyndrom, Verbrennung
  - *Niedrige Priorität:* Unterer Urogenitaltrakt, periphere Nerven und Muskeln, Weichteile, periphere Frakturen
- Inspektion: Verletzungen am Kopf, Thorax, Abdomen, Retroperitonealraum, Becken? Systematisch Gefäßverletzungen, Frakturen und Luxationen suchen
- Abschätzung des Blutverlustes (☞ Abb. 3.7)
- Ausschluß von abdominellen oder thorakalen Blutungen (Sono, ggf. Peritoneallavage)

- *Rö:* je nach klinischem Verdacht. Obligat sind Schädel, Thorax und Becken. CCT beim geringsten V.a. intrakranielle Läsion (Halbseitensymptomatik, Bewußtseinsstörung, pathol. Pupillenbefund), ggf. Thorax-CT, Abdomen-CT
- *Labor:* Blutgruppe und Kreuzprobe, ggf. ungekreuzte EK 0 Rh negativ, BB, Gerinnung, Krea, E'lyte, CK, Laktat, BGA.

Therapie

- *Reanimationsphase* (Minuten): Reanimation nach ABCD-Regel (☞ 3.1)
  - Mehrere großvolumige venöse Zugänge. ZVK, art. Katheter, Blasenkatheter
  - Überwachung von RR, Puls, BGA, ZVD. Großzügige Volumensubstitution nach ZVD (☞ 3.2.2)
  - Beatmung: frühzeitig, großzügige Ind., evtl. bronchoskopische Intubation. Respiratoreinstellung: Atemzugvolumen 15 ml/kg, Atemfrequenz 12/Min, $F_I O_2$ 1,0, evtl. PEEP 5 cm H_2O (☞ 2.10)

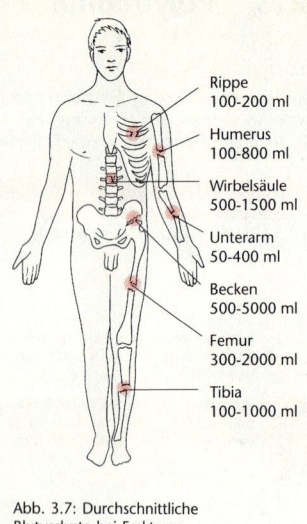

Abb. 3.7: Durchschnittliche Blutverluste bei Frakturen

- Rippe 100-200 ml
- Humerus 100-800 ml
- Wirbelsäule 500-1500 ml
- Unterarm 50-400 ml
- Becken 500-5000 ml
- Femur 300-2000 ml
- Tibia 100-1000 ml

  - Offene Wunden, Frakturen, Körperhöhlen steril abdecken
  - Lagerung auf Vakuummatratze, Stabilisierung der HWS
  - Grob dislozierte Extremitätenfrakturen und Luxationen reponieren (Vermeidung von Durchblutungs- und Nervenschäden)
  - Bei erhaltenem Bewußtsein: Analgesie, Sedierung, evtl. Narkose
  - Gegenstände bei Stich- und Pfählungsverletzungen erst im OP-Saal entfernen
  - Abgetrennte Gliedmaßen zur Replantation steril, trocken und kühl verpacken
  - Blutungen durch manuelle Kompression, Kompressionsverband versorgen
- *Erste operative Phase:* Sofort-OP von lebensbedrohlichen Verletzungen, die eine definitive Reanimation nicht erlauben
- *Erste Stabilisierungsphase:* Normalisierung der Organperfusion, Schaffung der Voraussetzungen für die 2. Operationsphase (Minuten bis Stunden)
- *Zweite operative Phase:* Versorgung von Verletzungen mit sehr hoher Priorität
- *Zweite Stabilisierungsphase:* (ein bis mehrere Tage); Minimierung der Sekundärfolgen
- *Dritte operative Phase:* Versorgung der Verletzungen mit aufgeschobener Dringlichkeit
- Mit der abgeschlossenen operativen Versorgung des Patienten beginnt die Phase der Erholung, Wundheilung, Pflege und Rehabilitation
- SHT, Hirnödem (☞ 16.7), Koma (☞ 3.3), Pneumothorax (☞ 6.1.6).

Prognose

Letalität 25–40 %. 30 % sterben an respir. Insuff. (ARDS). Die höchste Sterblichkeit bei Pat. mit Verletzungen beider Körperhöhlen und zusätzl. Verletzungen des Bewegungsapparates.

Jörg Braun
Ulrich Stierle

4

4.1	**Leitsymptome und ihre Differentialdiagnose**	**116**
4.1.1	Retrosternaler Schmerz	116
4.1.2	Kardial bedingte Dyspnoe	117
4.1.3	Zyanose	118
4.1.4	Obere Einflußstauung	119
4.1.5	Herzklopfen, Herzrasen	120
4.1.6	Synkope	120
4.2	**Diagnostische Methoden**	**122**
4.2.1	Auskultation des Herzens	122
4.2.2	Zeitintervalle des Herzzyklus	125
4.2.3	EKG – Durchführung und Auswertung	126
4.2.4	EKG – Pathologische Befunde	128
4.2.5	Langzeit-EKG	133
4.2.6	Belastungs-EKG (Ergometrie)	133
4.2.7	Echokardiogramm	134
4.2.8	Myokardszintigraphie	137
4.2.9	Herzkatheter	137
4.2.10	Elektrophysiologische Untersuchung (EPU)	138
4.3	**Koronare Herzkrankheit (KHK)**	**139**
4.4	**Myokardinfarkt**	**143**
4.5	**Herzinsuffizienz**	**150**
4.5.1	Chronische Herzinsuffizienz	150
4.5.2	Akutes Lungenödem	153
4.6	**Herzrhythmusstörungen**	**154**
4.6.1	Tachykarde Herzrhythmusstörungen	154
4.6.2	Antiarrhythmika	160
4.6.3	Bradykarde Herzrhythmusstörungen	162
4.6.4	Schrittmachertherapie	165
4.7	**Entzündliche Herzerkrankungen**	**167**
4.7.1	Endokarditis	167
4.7.2	Myokarditis	169
4.7.3	Perikarditis	170
4.8	**Herzklappenerkrankungen**	**171**
4.8.1	Mitralklappenstenose	172
4.8.2	Mitralklappeninsuffizienz	173

Herz

4.8.3	Mitralklappenprolaps	174
4.8.4	Aortenklappenstenose	174
4.8.5	Aortenklappeninsuffizienz	175
4.8.6	Trikuspidalklappenstenose	176
4.8.7	Trikuspidalklappeninsuff.	176
4.9	**Kardiomyopathien**	**177**
4.9.1	Hypertrophe Kardiomyopathien (HCM)	178
4.9.2	Kongestive Kardiomyopathie	179
4.9.3	Restriktive Kardiomyopathie (RCM)	180
4.9.4	Sekundäre Kardiomyopathien	181
4.10	**Kongenitale Herzfehler**	**182**
4.10.1	Vorhofseptumdefekt (ASD)	182
4.10.2	Ventrikelseptumdefekt (VSD)	183

DD Ödeme	☞ 10.1.1
Nicht kardial bedingte Dyspnoe	☞ 6.1.1
Kardiotrope Medikamente über Perfusor	☞ 21.9
OP bei KHK	☞ 4.3
Reanimation	☞ 3.1

4.1 Leitsymptome und ihre Differentialdiagnose

4.1.1 Retrosternaler Schmerz

Differentialdiagnose
- **Angina pectoris:** thorakales Druckgefühl, Beklemmung, Atemnot. Schmerzausstrahlung der Schmerzen typischerweise in li Axilla und li Arm (meist ulnar), aber auch re Arm, Unterkiefer, Oberbauch. Auslösung durch körperliche und psychische Belastung, Kälte, Mahlzeiten. Besserung nach Nitroglycerin. *Ätiol.:* meist KHK (☞ 4.3), Aortenvitium, Kardiomyopathie. *DD zum Herzinfarkt:* kürzere Dauer, fehlende Infarktzeichen im EKG (☞ 4.4), kein Anstieg von CK, CK-MB, GOT, HBDH.
  - *Status anginosus:* anhaltender Schmerz > 15 Min., Übergang zum *Prä-Infarkt-Stadium* fließend, im EKG meist ST-Strecken-Senkung
  - *Prinzmetal-Angina:* Ruheschmerzen mit rasch reversiblen EKG-Veränderungen (ST-Hebung). *Ätiol.:* Koronarspasmen. Keine Enzymerhöhung, Arrhythmien häufig
- **Herzinfarkt:** lang anhaltender thorakaler Schmerz (fehlt beim „stummen Myokardinfarkt"), evtl. mit Ausstrahlung wie bei Angina pectoris. Todesangst, vagale Reaktion (z.B. Schweißausbruch, Erbrechen). Oft atypische Verläufe: Kollaps, Übelkeit, abdominelle Symptomatik bei Hinterwandinfarkt ☞ 4.4
- **Lungenembolie:** Schmerzen v.a. bei Inspiration, trockener Husten, meist Dyspnoe. *Diagn.:* Anamnese (Bettlägrigkeit, Thrombose, vorausgegangene OP), EKG (nur in 50 % pathol.: Tachykardie, $S_I Q_{III}$-Typ, Rechtsdrehung der Herzachse, RSR'-Muster), BGA, Rö-Thorax, Lungenszintigraphie, ggf. Pulmonalis-Angiographie. Vorgehen bei Lungenembolie ☞ 6.7.1
- **Spontanpneumothorax:** plötzlich auftretende Dyspnoe, tympanitischer Klopfschall, abgeschwächtes Atemgeräusch, typisches Rö-Bild, Vorgehen bei Pneumothorax ☞ 6.1.6
- **Perforiertes Ulcus ventriculi:** abdominelle Abwehrspannung, „bretthartes" Abdomen; Abdomenleeraufnahme im Stehen oder in Linksseitenlage zeigt in 70 % freie Luft ☞ 7.1.1, 7.4.3
- **Akute Pankreatitis** (☞ 7.5.1): gürtelförmiger Oberbauchschmerz, in den Rücken ausstrahlend; α-Amylase und Lipase im Serum ↑. Sono und CT Abdomen
- **Funktionelle Herzbeschwerden:** meist scharf umschriebene, schneidende Schmerzen von kurzer Dauer, oft über der Herzspitze lokalisiert, eher in Ruhe auftretend. Bei Verdacht Ausschluß organischer Ursachen, psychosomatische Diagnostik
- **Tachykarde Herzrhythmusstörungen:** retrosternales Druckgefühl, Palpitationen, evtl. Hypotonie und Synkope
- **Perikarditis:** Pat. sitzt vor Schmerzen leicht vornübergebeugt, präkordialer Schmerz in Inspiration verstärkt. Tachypnoe, flache Atmung. Evtl. perikardiales Reibegeräusch auskultierbar. EKG zeigt ST-Hebung in allen Ableitungen. *Rö:* bei Perikarderguß Herz-Zwerchfellwinkel verstrichen, evtl. Bocksbeutelform der Herzsilhouette. *Diagn.:* Pulsus paradoxus, Echokardiographie
- **Aneurysma dissecans** (☞ 5.4.4): stärkste Schmerzen mit Ausstrahlung in Rücken, Beine und Nacken. Organdurchblutung von Herz, Gehirn, Nieren, Darm und

Extremitäten gestört, dadurch z.B. Hemiparesen, ANV, Schock oder Herzinfarkt.
Diagn.: Rö-Thorax, Sono, transösophageales Echo, CT, Aortographie
- **Aneurysma verum (thorakales Aortenaneurysma):** *Ätiol.:* Arteriosklerose, Lues, Trauma. Häufig ohne Symptome, Zufallsbefund im Rö-Thorax. Thorakale Schmerzen, Husten, Dyspnoe durch Kompression der Hauptbronchien, Dysphagie. Rekurrensparese mit Heiserkeit. Horner-Symptomatik (Ptosis, Miosis, Enophthalmus). *Diagn.:* Rö-Thorax, transösophageales Echo, CT, Aortographie. *Ther.:* Resektion, Gefäßprothese
- **Erkrankungen der Pleura:** Pleuraerguß, Pleuritis sicca (☞ 6.5.3), Pleuraempyem, benigne und maligne Pleuratumoren
- **Zwerchfellhernie:** überwiegend nächtliche, im Liegen verstärkte Schmerzen
- Vom **Ösophagus** ausgehende Schmerzen (z.B. heftiges Sodbrennen).

 Vorgehen bei akutem retrosternalen Schmerz

- Bettruhe für 48 h, bei Dyspnoe O$_2$ über Nasensonde, Sedierung (z.B. 2–5 mg Diazepam i.v.)
- Initial Nitroglycerin-Spray 2–3 Hübe, dann Nitro-Perfusor (☞ 21.9); *NW:* Hypotonie → RR-Kontrolle in kurzen Abständen!; Schmerzlinderung binnen 5 Min. spricht für Angina pect.; bei fehlendem Ansprechen und V.a. Infarkt evtl. Fentanyl 0,05 mg i.v
- Zum Infarktausschluß EKG. *Cave:* EKG während der ersten 6 h nach Infarkt in 50 % unauffällig, daher Überwachung bei infarktverdächtigem Schmerz auch bei nicht infarkttypischem EKG
- Blut abnehmen: u.a. CK, CK-MB, GOT, HBDH, Wdhl. nach 6 h und 12 h. Initial zusätzlich Troponin T, Myoglobin
- Vorgehen bei V.a. Herzinfarkt ☞ 4.4.

 Jeder akute retrosternale Schmerz bedarf bis zur ätiologischen Klärung der klinischen Überwachung (z.B. EKG-Monitor). Bei Zweifel an kardialer Schmerzgenese konsequente weiterführende Diagnostik *in ärztlicher Begleitung* (z.B. Rö-Thorax, Echo, evtl. transösophageales Echo, Lungenszintigraphie, Oberbauch-Sono, Gastroskopie).

4.1.2 Kardial bedingte Dyspnoe

Differentialdiagnose
- **Linksherzinsuffizienz** (☞ 4.5.2): Ortho-, Tachy-, Dyspnoe, auskultatorisch feuchte, mittel- bis grobblasige RG, basal > apikal, Giemen („Asthma cardiale"), Tachykardie, periphere Zyanose; bei akutem Linksherzversagen (Lungenödem): „brodelnde Lunge", Distanzrasseln, evtl. Galopprhythmus
- **Rechtsherzinsuffizienz** (☞ 4.5.1): meist *keine* Orthopnoe, lageabhängige Ödeme (Unterschenkel, Anasarka bei bettlägerigen Pat. ☞ 10.1.1), Zeichen der oberen und unteren Einflußstauung: erhöhter JVP (sichtbare Doppelpulsation der V. jugularis interna bei 45° Neigung des Oberkörpers), pos. hepatojugulärer Reflux, schmerzhafte Hepatomegalie (v.a. bei akuter Rechtsherzinsuff.), Pleuraerguß, Aszites. Bei Rechtsherzbelastung aufgrund einer pulmonalen Erkrankung: Cor pulmonale ☞ 6.7.2

- **Biventrikuläre Herzinsuffizienz**
- **Herzinfarkt** (☞ 4.4): „Vernichtungsschmerz", EKG, Herzenzyme
- Bradykarde und tachykarde **Herzrhythmusstörungen** ☞ 4.6
- **Herzklappenerkrankungen:** v.a. Mitralstenose, Aortenstenose, seltener Mitralinsuff., Aortenisthmusstenose, Aorteninsuff.; Endokarditis. *Diagn.:* Auskultation, Rö-Thorax, Echokardiographie
- **Dilatative Kardiomyopathie** ☞ 4.9.2
- **Links-rechts-Shunt:** VSD, ASD, persistierender Ductus Botalli, komplexe Vitien
- **Perikarditis, Perikarderguß, Perikardkonstriktion:** Anamnese (Tbc?), Befund (obere Einflußstauung?), Labor (Entzündung?), Echokardiographie (Erguß?), Rö-Thorax (Verkalkungen?), Durchleuchtung
- **Lungenerkrankungen und extrathorakale Ursachen:** ausführliche DD ☞ 6.1.1.

Diagnostik

- Auskultation: feuchte RG?; DD ☞ 6.2.1
- BB (Anämie, Polyglobulie, Leukozytose); bei V.a. Endokarditis wiederholt venöse Blutkulturen (☞ 2.4.1, 4.7.1)
- EKG: Zeichen der KHK (☞ 4.3), Q-Zacken und R-Verlust sprechen für durchgemachten Infarkt (☞ 4.4); Zeichen der ventrikulären Hypertrophie (☞ 4.2.4), Arrhythmien, Blockbilder, Niedervoltage (Perikarderguß?)
- Rö-Thorax: Herzgröße, Stauungszeichen, Ergüsse, Zeichen der pulmonalen Hypertonie, Infiltrat, Pneumothorax
- Echokardiographie: Herzgröße, Kontraktilität, Klappenfunktion, Erguß.

Diagnostisches Vorgehen bei akuter Dyspnoe

- Hochlagerung des Oberkörpers, O_2 über Nasensonde (z.B. 4 l O_2/Min.)
- RR (Schock? Hypertensive Krise?), Puls (Tachyarrhythmie?), Temperatur
- Auskultation: ohrnahe RG (Pneumonie?), feuchte RG (Lungenödem?), Spastik, verlängertes Exspirium (Asthma bronchiale, exazerbierte chron. Bronchitis, Asthma cardiale)
- EKG: Herzinfarkt? Lungenembolie? Arrhythmie?
- Braunüle legen, Blut (z.B. BB, CK-MB, GOT, HBDH, Laktat) abnehmen
- BGA (☞ 6.2.4).

4.1.3 Zyanose

Blaurote Färbung bes. der Lippen und Akren.. Tritt auf, wenn Konzentration des reduzierten Hb > 50 g/l. Bei Anämie daher schwer beurteilbar.

- *Zentrale Zyanose:* O_2-Sättigung des arteriellen Blutes vermindert (blaue Zunge)
- *Periphere Zyanose* (= *Akrozyanose, Zunge bleibt rot):* verstärkte „Ausschöpfung" = vergrößerte arterio-venöse O_2-Differenz des Blutes, z.B. bei Herzinsuff. (durch periphere Hypoperfusion).

Differentialdiagnose

- **Lungenerkrankungen** (häufiger zentrale Zyanose): Ventilationsstörung (z.B. Lungenemphysem, Asthma bronchiale, Pneumothorax); Diffusionsstörungen (z.B. Pneumonie, Lungengerüsterkrankungen); intrapulmonale arterio-venöse Shunts (z.B. bei Obstruktion, Gefäßvarianten). Störungen des Atemantriebs (z.B. Pickwick-Sy.)
- **Herzerkrankungen:** periphere „Ausschöpfungszyanose" bei Herzinsuff. Zentrale Zyanose bei Vermischung von venösem und arteriellem Blut durch Rechts-links-Shunt (z.B. bei Fallot-Anomalie, Pulmonalstenose mit Vorhofseptumdefekt, Eisenmenger-Komplex, Transposition der großen Gefäße, Ebstein-Anomalie mit Vorhofseptumdefekt), meist Spätsymptom
- **Andere Ursachen:** Methämoglobinämie, z.B. durch Nitrosegase, Nitrite, G6PD-Mangel, Hämoglobinopathien (☞ 14.3.4), vegetative Dystonie (kühle, schwitzende, bläuliche Haut durch Dilatation der Venolen bei enggestellten Arteriolen), Polyglobulie, Kryoglobulinämie, Kälteagglutinin-Krankheit.

Diagnostik

- Anamnese: kardiale und pulmonale Vorerkrankungen
- Klinik: Uhrglasnägel und Trommelschlegelfinger sprechen für chron. Hypoxämie, „maulvoller" Auswurf für Bronchiektasen. Emphysem-Thorax?
- Auskultation: Lunge (Spastik, Pneumonie, Emphysem), Herz (DD ☞ 4.2.1)
- Labor: BGA, BSG, CRP (bei Infekt ↑), BB (Polyglobulie bei chron. Hypoxie)
- EKG (☞ 4.2.4): Rechtsherzbelastung, Hypertrophie, Rhythmusstörungen
- Lungenfunktionsdiagnostik ☞ 6.2.3
- Rö-Thorax: Lungenstauung? Pleuraerguß? Herzgröße? Hinweis für Herzvitium?
- Evtl. Echokardiographie, Linksherzkatheter, Thorax-CT.

4.1.4 Obere Einflußstauung

Deutliche Schwellung der Halsvenen durch Kongestion des Blutes vor dem re Herzen. JVP (jugular-venöser Puls) bei 45°-Lagerung des Oberkörpers sichtbar.

Differentialdiagnose

- Rechtsherzinsuff. (z.B. Cor pulmonale; ☞ 6.7.2), dekompensierte Linksherzinsuff. (mit konsekutiver Rechtsherzinsuff.), Mitralstenose, Pericarditis constrictiva, Herzbeuteltamponade
- Bronchialkarzinom (☞ 6.6.1): Horner-Syndrom?
- Mediastinale Tumoren, Struma, maligne Lymphome (häufig M. Hodgkin; ☞ 14.5.1) mit Infiltration oder Kompression der V. cava superior
- Aortenaneurysma (Kompression der V. cava superior).

 Immer auch auf Zeichen der unteren Einflußstauung (z.B. schmerzhafte Hepatomegalie) achten!

4.1.5 Herzklopfen, Herzrasen

Herzklopfen (Palpitation): Empfinden des eigenen Herzschlages.

Differentialdiagnose
- **Extrasystolie** ☞ 4.6.1
- **Paroxysmale Tachykardien** (☞ 4.6.1): abrupt beginnende Anfälle von Herzrasen bei regelmäßigem oder unregelmäßigem Rhythmus, z.B. bei Präexzitationssyndromen (z.B. WPW- oder LGL-Sy.). Bei supraventrikulärem Ursprung kann der Rhythmus durch Vagusreizung oft verlangsamt werden (z.B. durch Karotissinus-Druck oder Trinken kalten Wassers)
- **Kammertachykardie:** Schocksymptomatik ☞ 3.2
- **Vorhofflimmern/Vorhofflattern** (☞ 4.6.1): absolute Arrhythmie im EKG, peripheres Pulsdefizit. Bei neu aufgetretenem Vorhofflimmern Konversionsversuch ☞ 4.6.1
- **Hyperthyreose** (☞ 12.1.5), **Anämie** (☞ 14.1.1), **Fieber, Hypoglykämie** (☞ 13.1.4), **Angstreaktion**
- **Hypovolämie:** Exsikkose-Zeichen (☞ 3.2.1), Schocksymptome
- **Orthostatische Hypotonie:** Symptome bei plötzlichem Lagewechsel
- **Menopause:** Schweißausbrüche, Hitzewallungen, typische Zyklus-Anamnese
- **Genußmittelmißbrauch:** von Tabak, Kaffee, Alkohol u.a. Drogen
- **Medikamente:** z.B. Schilddrüsen-Hormone, Katecholamine, Theophyllin, MAO-Hemmer, Antihypertensiva, $β_2$-Sympathomimetika
- **Hyperkinetisches Herz-Sy.:** verbunden mit Angst, Ausschlußdiagnose.

Diagnostisches Vorgehen
Anamnese (Blässe, Müdigkeit, Schwindel, Bewußtseinsverlust, Dauer der Beschwerden, auslösende Faktoren, Fremdanamnese), EKG, Langzeit-EKG, Belastungs-EKG, Rö-Thorax, Echo, Schilddrüsen-Diagnostik, Vorgehen bei Rhythmusstörungen ☞ 4.6.

4.1.6 Synkope

Spontan reversibler, kurzzeitiger Bewußtseinsverlust. Ursache ist meist eine Minderung des HZV (z.B. durch Rhythmusstörung), ein verminderter venöser Rückfluß (vasovagale Synkope) oder eine zerebrovaskuläre Insuffizienz.

Differentialdiagnose
- **Orthostatische Hypotonie:** bei Wechsel aus liegender in die aufrechte Position. Diagn. und Ther. ☞ 5.3.2
- **Vasovagale Synkope:** oft rezidivierende „Ohnmacht". *Warnzeichen* sind Übelkeit, Blässe, Schwitzen, Gähnen, Tachypnoe, Schwäche, Verwirrtheit, Mydriasis, Tachykardie oder Bradykardie, art. Hypotonie. Auslöser: z.B. warme, überfüllte Räume, langes Stehen, Schreck, Schmerzen. *Diagn.:* Anamnese! *Ther.:* Pat. hinlegen, Beine hoch. Medikamente: evtl. Etilefrin (z.B. Effortil® 20 Tropfen), Volumengabe.
Sonderformen: Miktionssynkope (durch nächtliche Hypotonie, orthostat. RR-Abfall und vasovagale Reaktion beim Pressen = Valsalva-Mechanismus), Husten- und Lachsynkope

- **Adams-Stokes-Anfall**
  - *Asystolische Form:* meist durch intermittierenden totalen AV-Block oder *Sick sinus-Sy.* bei KHK oder anderen kardialen Grundkrankheiten. Fehlender Ersatzrhythmus, Asystolie, Zyanose, Apnoe, Krampfanfall, nach Einsetzen des ventrikulären Ersatzrhythmus meist rasches Erwachen ohne Residualsymptomatik (*DD:* epileptischer Anfall)
  - *Tachysystolische Form:* zerebrale Minderdurchblutung durch kurzfristige Vorhof- oder Kammertachykardien
  - *Diagn.:* in EKG und Langzeit-EKG brady- oder tachykarde Herzrhythmusstörungen. *Ther.:* antiarrhythmische Ther. bei tachysystolischer Form (☞ 4.6.1), Schrittmacherimplantation bei asystolischer Variante. Ungünstige Prognose
- **Karotissinus-Sy.:** hypersensitiver Karotissinus, reflektorische Vaguswirkung führt zur Bradykardie durch AV- (oder SA-) Blockierung. Synkope ohne Prodromi, oft infolge Kopfbewegungen oder Karotisdruck (Rasur), aber auch spontan. Myoklonien und Asystolie kommen vor. *Diagn.:* Karotis-Sinus-Druckversuch (s.u.), Langzeit-EKG. *Ther.:* Schrittmacherimplantation
- **Herzinfarkt** (☞ 4.4), akute Linksherzdekompensation ☞ 4.5.2
- **Drop-attack:** Versagen der Beine meist *ohne* Bewußtseinsverlust, Ursache unklar, oft bei älteren Pat.; keine Prodromi; Verletzungen häufig, keine Änderung der Gesichtsfarbe während der Synkope
- **TIA** (☞ 16.5) bei Stenose, Verschluß oder Aneurysma (selten) der extra- oder intrakraniellen Gefäße, bei art. Thrombembolien, z.B. bei Vorhofflimmern
- **Epileptischer Anfall** (☞ 16.4): vor dem Anfall oft „Aura", Zungenbiß, Urinabgang, Bewußtseinsverlust, nachher postiktaler Schlaf. Fremdanamnese erheben!
- **Hypoglykämie** (☞ 13.1.4). *Diagn.:* BZ während der Synkope!

Diagnostisches Vorgehen
- Bei Bewußtlosigkeit ☞ 3.3
- Genaue Anamnese, möglichst zusätzlich Fremdanamnese erheben: Schwarzwerden vor den Augen, Tinnitus, Schwindel und Übelkeit typisch bei vasovagaler Reaktion; Aura, postiktaler Dämmer- oder Verwirrungszustand spricht für epileptischen Anfall
- Untersuchung: Arrhythmie? Herzgeräusch? Karotisstenose? Verletzungen?
- EKG: AV-Block, Arrhythmie, Extrasystolen, Ischämie- oder Infarktzeichen
- Langzeit-EKG: Pausen? Intermitt. AV-Block?
- *Schellong-Test* (☞ 5.3.2) zum Nachweis einer orthostatischen Dysregulation
- Dopplersonographie zum Nachweis von Stenosen der Aa. carotides internae, Aa. vertebrales oder von intrakraniellen Umgehungskreisläufen
- Rö.-Thorax, Echo, Ergometrie, ggf. Koronarangiographie, elektrophysiologische Untersuchung
- Evtl. EEG, CCT mit Kontrastmittel (Hirninfarkt? Hirntumor?).

Karotisdruckversuch
- *Vorbereitung:* Karotiden auskultieren. Kein Karotisdruckversuch bei V.a. ipsilaterale Karotisstenose. Atropin (1 mg) als Bedarfsmedikament bereit halten. EKG (12 Kanal) und RR-Messung während des Versuches.
- *Durchführung:* leichte Kopfdrehung des Pat. Unter ständiger EKG-Kontrolle mittelstarker Karotisdruck oder Karotissinus-Massage (> 5 s, Klingelknopf-Druckstärke)
- *Auswertung:* Normal ist ein Frequenzabfall bis max. 25 % der Ausgangsfrequenz, eine geringe Verlängerung von PQ (max. AV-Block I °) sowie ein leichter Blutdruckabfall. Mit zunehmendem Alter ist die Reflexantwort ausgeprägter. Pos. Ergebnis: deutlicher RR-Abfall (vasopressorischer Typ) bzw. Asystolie > 3 Sek. (kar-

dioinhibitorischer Typ). Klinik bei Karotisdruck-Versuch muß der spontan aufgetretenen Klinik entsprechen.

Kipptisch-Untersuchung
EKG und arterielle Druckmessung im Liegen und nach anschließender Orthostase-Belastung. Provokation einer Bradykardie, Asystolie bzw. Hypotonie (Blutdruckabfall > 30–50 mmHg).
Durchführung: 10–15 Min. Ruheperiode im Liegen. Tisch um 70° kippen. Pat. muß auf beiden Füßen stehend max. 20 Min. in dieser Position verbleiben. Dokumentation von EKG und RR alle 1–2 Min. Vorzeitiger Abbruch bei Synkope oder Präsynkope mit bedeutsamer Hypotonie (RR-Abfall > 30 mmHg), Bradykardie, Sinusbradykardie, SA-Block oder AV-Block.

4.2 Diagnostische Methoden

4.2.1 Auskultation des Herzens

■ Rhythmus

Frequenz, Regelmäßigkeit, peripheres Pulsdefizit (gleichzeitige Auskultation und Tasten des Pulses: Differenz weist auf Vorhofflimmern bzw. Extrasystolen hin).

■ Herztöne (HT)

1. Herzton
Tiefer „Myokardanspannungs- bzw. AV-Klappenschlußton". P.m. (= Punctum maximum) Erb. An der Herzspitze lauter als der 2. HT.
- *Laut* bei „Streß": z.B. Fieber, Anämie, Gravidität, Hyperthyreose
- *Paukend* bei Mitralstenose
- *Gedämpft* bei Kontraktilitätsverminderung: Herzinsuff., Infarkt, Perikarderguß, Myokarditis
- *Hörbar gespalten* bei Schenkelblöcken und bei Extrasystolie.

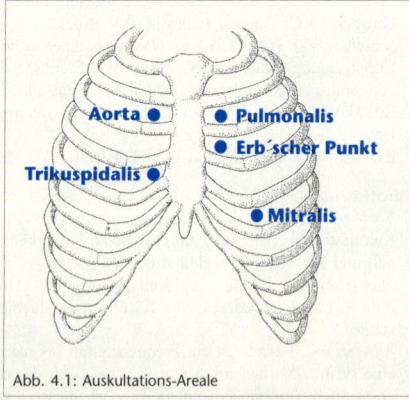

Abb. 4.1: Auskultations-Areale

2. Herzton
Höherfrequenter „Semilunarklappenschlußton". P.m. Herzbasis (3. ICR li parasternal = „Erb").
- *Laut* bei Aortensklerose, Hypertonus
- *Abgeschwächt* oder fehlend bei Aortenstenose
- *Physiologische, bei Inspiration verstärkte Spaltung:* Aortenklappe schließt vor Pulmonalisklappe
- *Paradoxe Spaltung* (Pulmonalklappe schließt vor Aortenklappe, bei Exspiration verstärkt) bei Linksschenkelblock, Hypertonus, Aortenisthmusstenose
- *Fixierte Spaltung* bei Vorhofseptumdefekt (Druckausgleich auf Vorhofebene)
- *Weite Spaltung* bei pulmonaler Hypertonie und Rechtsschenkelblock.

3. Herzton
Ventrikulärer Füllungston in der frühen Diastole → protodiastolischer Ventrikelgalopp. *DD:* im Vergleich zum 2. HT später, im Vergleich zum Mitralöffnungston dumpfer und ebenfalls später. P.m. Herzspitze. Beim Erwachsenen nur bei rascher Ventrikelfüllung oder gestörter linksventrikulärer Dehnbarkeit hörbar: Mitralinsuff., Herzinsuff. (Vorlast ↑). Bei Kindern und Jugendlichen häufig und physiologisch (mit Glocke des Stethoskops auskultieren). Vorkommen z.B. bei Herzinsuffizienz, Kardiomyopathie und Myokardinfarkt.

4. Herzton
- Niederfrequenter Kammerfüllungston nach der Vorhofkontraktion kurz vor dem 1. HT → Vorhofgalopp. *DD:* im Vergleich zum 1. Anteil eines gespaltenen 1. HT leiser und niederfrequenter. P.m. Erb. Hörbar bei verstärkter Vorhofkontraktion und gestörter linksventrikulärer Dehnbarkeit, bei Herzinsuff., häufig bei Hypertonus, Aortenstenose, Myokardinfarkt. Bei Jugendlichen physiologisch (mit Glocke des Stethoskops auskultieren)
- *Summationsgalopp:* Zusammentreffen von 3. und 4. Herzton, z.B. bei Tachykardie
- *Ejection click:* Dehnungstöne, z.B. bei poststenotischer Erweiterung der Aorta oder A. pulmonalis; P.m. 2. ICR re/li parasternal
- *Mitralöffnungston (MÖT):* diastol. Zusatzton über 5. ICR li parasternal bei Mitralstenose, kann bei Vorhofflimmern nicht auskultiert werden!

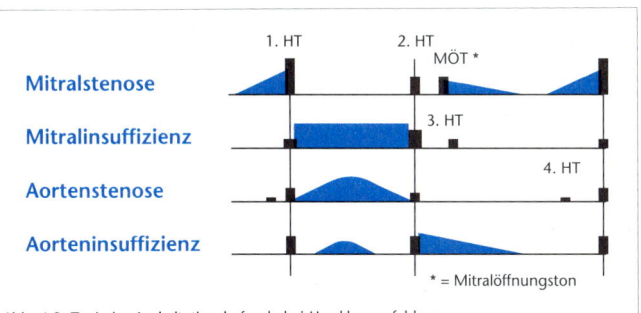

Abb. 4.2: Typische Auskultationsbefunde bei Herzklappenfehlern

■ Geräusche

Jeweils Zeitpunkt, Lautstärke (übliche Skala 1/6 bis 6/6), Frequenz (hoch-, niederfrequent), Atemabhängigkeit und Punctum maximum (P.m.) herauszuhören versuchen. Auf Fortleitung in die A. carotis, Axilla oder in den Rücken achten. Ausführliche Beschreibung der Nebengeräusche ☞ 4.8.

- *DD Systolikum:* Mitral- und Trikuspidalinsuffizienz (Pansystolikum). Aorten-(Pulmonal-)Stenose (spindelförmig, fortgeleitet in die Karotiden). Ventrikelseptumdefekt. Aorteninsuff. (dabei meist relative Aortenklappenstenose durch erhöhtes Gesamtschlagvolumen, keine Fortleitung in die A. carotis). Vorhofseptumdefekt (ASD, durch relative Pulmonalstenose), offener Ductus Botalli (Maschinengeräusch)

- *DD Diastolikum:* Mitralstenose (☞ Mitralöffnungston, vgl. Abb.). Aorteninsuff. (frühdiastolisches Decrescendo). Offener Ductus Botalli (Maschinengeräusch). *Austin-Flint-Geräusch*: durch linksventrikuläre Füllungsbehinderung bei Aortenklappeninsuff. *Graham-Steel-Geräusch:* hochfrequentes Frühdiastolikum. P.m. 3. ICR li parasternal (rel. Pulmonalisinsuff. infolge pulmonaler Hypertonie)

- *Funktionelle Herzgeräusche:* entstehen ohne organische Herzveränderung; P.m. meist nicht exakt lokalisiert, selten holosystolisch: z.B. bei schwerer körperlicher Arbeit, Fieber (HZV ↑), Anämie (Blutviskosität ↓), Gravidität, Hyperthyreose

- *Akzidentelles Herzgeräusch:* bei Gesunden, meist Jugendlichen; ohne strukturelle oder funktionelle Herzveränderungen. Geräusch meist leise, umschrieben, nicht ausstrahlend, evtl. nach Lagewechsel verschwindend. Nie diastolisch!

Stärkegrade des Herzgeräusches
1/6 Sehr leise, nur während Apnoe in geräuschloser Umgebung zu hören
2/6 Leise, aber auch während des Atmens zu hören
3/6 Mittellautes Geräusch, nie tastbares Schwirren
4/6 Lautes Geräusch, meistens Schwirren
5/6 Sehr lautes Geräusch, immer Schwirren
6/6 Extrem lautes Geräusch, bis 1 cm Abstand von Thoraxwand zu hören.

4.2.2 Zeitintervalle des Herzzyklus

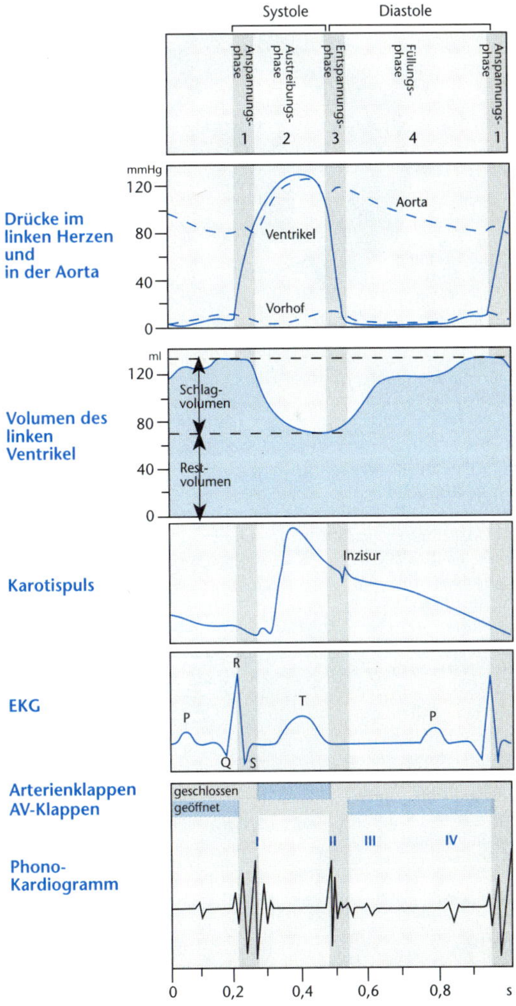

Abb. 4.3: Zeitintervalle des Herzzyklus

4.2.3 EKG – Durchführung und Auswertung

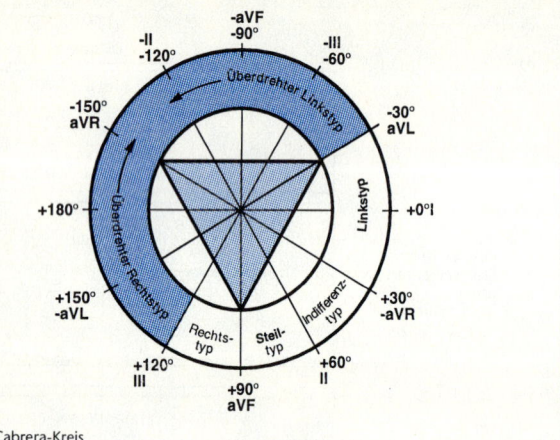

Abb. 4.4: Cabrera-Kreis

- Bipolare Extremitätenableitungen (I, II, III) nach *Einthoven*
- Unipolare Ableitungen nach *Goldberger:* aVR, aVL, aVF (Cabrera-Kreis ☞ Abb. 4.4)
- Unipolare Brustwandableitungen nach *Wilson:* $V_1 – V_6$
- *Spezialableitungen:* (Plazierung der Elektroden in Höhe V_4):
  - V_7: hintere li Axillarlinie
  - V_8: mittlere li Skapularlinie
  - V_9: linke Paravertebrallinie

Rechtsthorakale Ableitungen
V_{3R}-V_{6R} spiegelbildich in den entsprechenden linksseitigen Ableitungen.

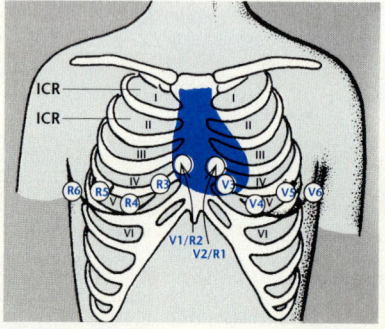

Abb. 4.5: Plazierung der EKG-Elektroden

Ind.: V.a. Rechtsherzinfarkt, rechtsventrikuläre Hypertrophie

Herzfrequenz
Regel: 300 dividiert durch Abstand in cm zwischen 2 R-Zacken (bei 50 mm/Sek. Papiergeschwindigkeit).

Zeiten

Beurteilung und Ausmessen von P-Zacke (Abl. II), PQ-Dauer, QRS-Komplex, ST-Strecke, T-Welle, QT-Dauer und U-Welle. QT-Dauer ist frequenzabhängig.

Normwerte QT-Zeit	
Frequenz	QT (ms)
40	478
50	427
60	390
70	360
80	340
100	300
125	270

Bestimmung und diagnostische Bedeutung der EKG-Lagetypen			
Lagetyp	Herzachse	EKG-Kriterium	Bedeutung
Überdrehter Linkstyp	< −30°	aVL > I und größter Ausschlag in II negativ	Linksanteriorer Hemiblock, z.B. bei KHK, erworbenen Herzvitien mit Linksherzhypertrophie, inferiorem Myokardinfarkt. Häufigstes Blockbild im EKG
Linkstyp	−30– +30°	I > II. Wenn größter Ausschlag in II neg. → überdrehter Linkstyp	Hauptausschlag in Richtung Abl. I, aVL. Bei Linksherzbelastung, Adipositas, Physiolog. bei Alter > 45 J
Indifferenztyp	30–60°	II > I > III	Hauptausschlag in Abl. II, physiologisch
Steiltyp	60–90°	II > III > I	Hauptausschlag in Richtung Abl. II, aVF; physiolog. nur bei Jugendlichen. Bei Adipositas und älteren Menschen, bei denen Linkstyp erwartet wird, Hinweis auf Rechtsherzbelastung
Rechtstyp	90–120°	III > II. Ist in I keine R-Zacke → überdrehter Rechtstyp	Hauptausschlag in III, aVF; physiologisch bei Kindern, weist bei Erwachsenen auf Cor pulmonale, Linksherzinsuff. mit Rechtsherzbelastung hin
Überdrehter Rechtstyp	> 120°		Immer pathologisch, z.B. bei Rechtsherzhypertrophie, linksposteriorem Hemiblock, bei angeborenen Herzfehlern
Sagittaltyp (Herz „liegt" waagerecht)		RS in I, II, III durch Herzkippung um die Horizontalachse	I, II und III biphasisch, bei Adipositas, Cor pulmonale, Lungenembolie
Niedervoltage (< 0,5– 0,7 mV)			Ableitungsfehler (Eichzacke!), Adipositas, Perikarderguß, Perikardschwiele, Herzdilatation, Lungenemphysem, Hypothyreose

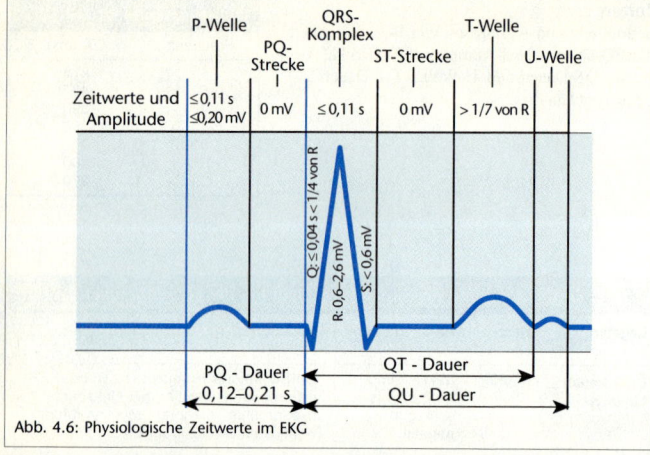

Abb. 4.6: Physiologische Zeitwerte im EKG

4.2.4 EKG – Pathologische Befunde

Veränderungen der P-Welle
Normal < 0,25 mV, ≤ 0,11 Sek.

- *Abgeflachtes P* in II bei Linkstyp: kein Krankheitswert. *DD:* Vagotonie, Hypothyreose, Kardiomyopathie
- ❶ *Biphasisches P ohne Verbreiterung:* meist physiologisch; evtl. Läsion der linksatrialen Leitungsbahn, Vorhofinfarkt, ektopes Reizbildungszentrum
- ❶ *Biphasisches P > 0,11 Sek.* in I, II, V_5 und V_6 (P-mitrale): Mitralstenose, konstriktive Perikarditis
- ❷ *Überhöhtes, spitzes P* in II, III und aVF: P-pulmonale bei Überlastung des rechten Vorhofs
- *Verbreitertes, überhöhtes P:* P-cardiale bei Überlastung beider Vorhöfe
- *Negatives P:* ektoper Vorhofrhythmus, Leitungsstörung. Bei Linkstyp in III ohne Krankheitswert
- ❸ *Wechselndes P:* wandernder Vorhof-Schrittmacher, Extrasystolen, Rhythmusstörungen
- ❹ *Kein P* abgrenzbar, RR-Abstand wechselnd (Zirkeltest): Abs. Arrhythmie (Vorhofflimmern), AV-Rhythmus.

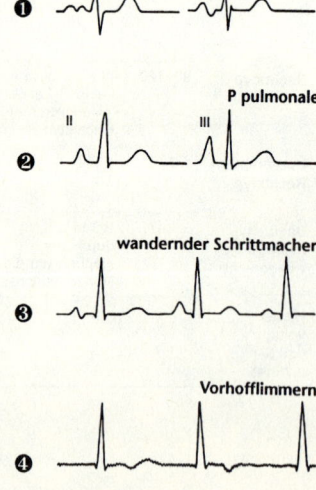

Veränderungen der PQ-Dauer

Die PQ-Dauer entspricht der AV-Überleitungszeit. Die normale PQ-Dauer ist frequenzabhängig: Obergrenze bei 50/Min. 0,21 Sek., bei 60/Min. 0,2 Sek., 70/Min. 0,19 Sek., 120/Min. 0,14 Sek.

- ❶ *Verkürzte PQ-Zeit* (< 0.12 Sek.), normale P-Welle: bei Tachykardie, WPW-Syndrom ☞ 4.6.1
- *Verkürzte PQ-Zeit*, verformte P-Welle: atriale Reizbildungs- oder Reizleitungsstörung
- ❷ *Verlängerte PQ-Zeit*, normale P-Welle: AV-Block I. Grades
- ❸ *Zunehmende PQ-Zeit*, Ausfall eines QRS-Komplexes: Wenckebachsche Periodik bei AV-Block II. Grades ☞ 4.6.3.

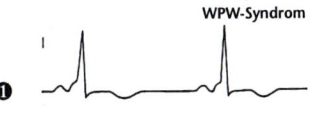

WPW-Syndrom

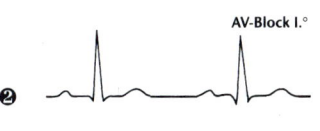

AV-Block I.°

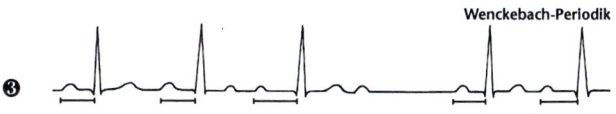

Wenckebach-Periodik

- ❹ *Normale PQ-Zeit* mit Kammersystolenausfall (kein QRS-Komplex nach P) AV-Block II. Grades Typ II (Mobitz II)
- *Verlängerte PQ-Zeit*, verformte P-Welle: Vagotonie; infektiös-toxische, degenerative und traumatische Herzerkrankungen, supraventr. Extrasystolen.

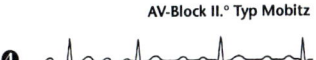

AV-Block II.° Typ Mobitz

Q-Zacke

≤ *0,03 Sek. In V_{4-6} normal, in V_1–V_2 immer pathologisch.*

- ❺ *Verbreiterte*, plumpe Q-Zacken bei Infarkt: > 25 % der Amplitude der R-Zacke, > 0,04 Sek.
- Kleine Q-Zacken in V_{2-4}: bei linksanteriorem Hemiblock
- Fehlende Q-Zacke in I, aVL, V_4–V_6, bes. bei Linkstyp: Nekrosen im

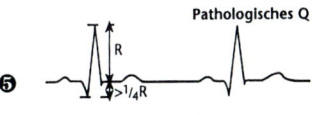

Pathologisches Q

Kammerseptum, Linksschenkelblock, WPW-Sy.
- *Tiefe Q-Zacke in V_5–V_6:* Linksherzhypertrophie.

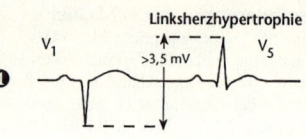

Veränderungen des QRS-Komplexes

- ❶ *Linksherzhypertrophie*
  - Überdrehter Linkstyp
  - Hohes R in I (> 2 mV), in aVL (> 1,1 mV) und in $V_{5/6}$ (> 2,6 mV)
  - Tiefes S in III, aVR und V_1–V_3
  - Tiefes, breites Q in $V_{5/6}$
  - Präterminal neg. T in $V_{5/6}$
  - R in V_5 + S in V_1 > 3,5 mV *(Sokolow-Index)*
  - P-sinistrokardiale

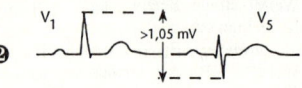

- ❷ *Rechtsherzhypertrophie*
  - Rechtstyp
  - R in V_1 > 0,7 mV
  - S in V_1 < 0,03 mV, R in $V_{5/6}$ klein
  - S in $V_{5/6}$ tief
  - Re-Schenkelblock
  - Präterminal neg. T in $V_{1/2}$
  - R in V_1 + S in V_5 > 1,05 mV
  - P-dextrokardiale.

QRS verlängert (> 0,10 s)

- ❸ *Linksschenkelblock (LSB),* inkomplett: QRS-Zeit ≤ 0,11 Sek.; komplett: QRS-Zeit > 0,11 Sek. Deformierter QRS-Komplex in I, II, aVL, $V_{5/6}$, ST-Senkung mit präterminal neg. T in I, II, aVL, V_5 und V_6. *Cave:* Endstreckenbeurteilung und Infarktdiagnose kaum möglich!

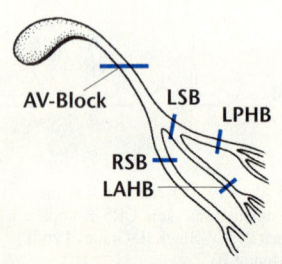

Abb. 4.9: Lokalisation von Schenkelblöcken

Linksanteriorer Hemiblock (LAHB): überdrehter Linkstyp, S-Zacken in V_2–V_6, kleine Q-Zacken, in V_2–V_4, evtl. ST-Senkung in $V_{5/6}$. *Linksposteriorer Hemiblock (LPHB):* überdrehter Rechtstyp, selten

- ❹ *Rechtsschenkelblock (RSB), inkomplett:* QRS-Zeit < 0,11 Sek., doppelgipfliges R (RSR'-Form) in V_1 und aVR. *Komplett:* QRS > 0,11 Sek., QR-Zeit > 0,08 Sek. (= oberer Umschlagspunkt), M-förmig deformierter QRS-Komplex v.a. in V_1 und aVR

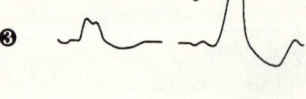

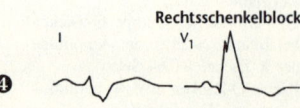

- *Linksant. Hemiblock + Rechtsschenkelblock:* überdrehter Linkstyp + Zei-

chen des RSB. Häufigster bifaszikulärer Block
- *QRS-Knotung* („unglatte" Kammerkomplexe) ohne Verlängerung: intraventrikuläre Erregungsausbreitungsstörungen ohne typisches Schenkelblockmuster
- ❶ *S$_I$-Q$_{III}$-Typ:* z.B. Lungenembolie, akutes Cor pulmonale.

ST-Strecke –Erregungsrückbildungsstörungen
- *ST-Strecken-Senkung: aszendierend* (unspezifisch, ❷), *konvexbogig* (z.B. bei Links-Hypertrophie in I, aVL, V$_{5/6}$; bei Rechts-Hypertrophie in III, aVR, V$_{1/2}$; bei Linksschenkelblock zusätzlich QRS-Verbreiterung und T-Negativierung), *muldenförmig* (z.B. Digitaliswirkung ❸, zusätzlich QT-Verkürzung, PQ verlängert, präterminal negatives T, evtl. kleine U-Welle), *deszendierend* (❹, z.B. Koronarinsuff.)
- *ST-Strecken-Hebung:* nicht pathol. Hebungen in V$_{2-4}$ bei vagotonen Jugendlichen möglich! Myokardinfarkt (☞ 4.4), Herzwandaneurysma (monatelange Persistenz des II. Infarktstadiums,❺), Lungenembolie (☞ 6.7.1, S$_I$Q$_{III}$-Typ, inkompletter RSB, S bis V$_6$), Perikarditis ❻, (konvexbogige ST-Hebung in allen Ableitungen, Fehlen infarkttypischer Veränderungen wie R-Verlust, pathol. Q; bei Perikarderguß Niedervoltage (❼) möglich).

Veränderungen der T-Welle
Normal negativ in aVR und V$_1$, bis etwa zum 30. LJ auch in V$_2$.
- *„Hohes" T:* Vagotonie (Sinusbradykardie, abgeflachte, mäßig verbreiterte P-Welle, aszendierende, leicht gehobene ST-Strecke; hohe, spitze T-Wellen v.a. linkspräkordial und in den Extremitätenableitungen; AV-Block I.°); I. Phase des Herzinfarktes („Erstickungs-T"), Hyperkaliämie (QT-Verkürzung; spitze, hohe T-Welle)
- *T-Abflachung:* Hypokaliämie (QT-Verlängerung, U-Welle, in schweren

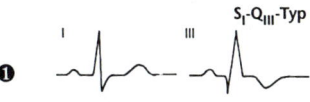

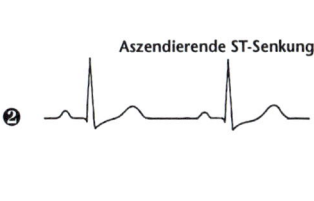

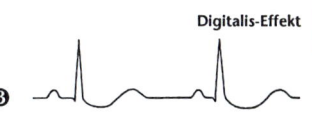

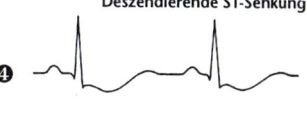

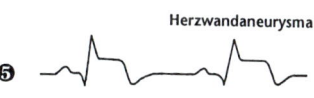

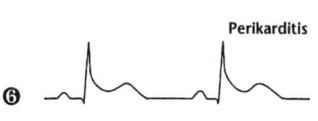

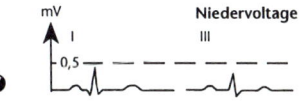

Fällen Verschmelzung von T- und U-Welle), Myokarditis, KHK, beginnende Linksherzhypertrophie
- *Präterminal neg. T:* normal in Abl. III, bei Jugendl. auch in V_{3-4}. Pathol.: Linksherzhypertrophie, KHK, Digitalis, Perikarditis
- *Terminal neg. T:* sog. Außenschicht-Ischämie (nicht transmuraler Infarkt), Peri-, Myokarditis, Intoxikation, rheumatische oder neoplastische Infiltration.

U-Welle
Der T-Welle folgende Potential-Schwankung.
- **Hohe U-Welle:** Vagotonie, Bradykardie, Sportlerherz, Hypokaliämie, Hyperthyreose, ZNS-Erkrankungen
- **Negative, biphasische U-Welle:** stets pathol.; bei Linksherzhypertrophie (bes. in I, V_{4-6}), Rechtsbelastung (bes. in II, III, V_{1-2}), KHK (oft gleichzeitig ST-Strecken-Senkung), nach Herzinfarkt, Lungenembolie, Schenkelblock, Extrasystolie.

	Rhythmus	
	Grundrhythmus regelmäßig	**Grundrhythmus unregelmäßig**
QRS-Komplex schmal	• Sinusrhythmus (pos. P in I–III) • Ektoper Vorhofrhythmus (meist neg. P in I–III) • Akzelerierter AV-nodaler Rhythmus (häufig kein P erkennbar) • Vorhofflimmern/-flattern mit „Pseudoregularisierung" (kein P, Flimmerwellen in V_1)	• Supraventrikuläre Extrasystolie (meist nicht kompensatorische Pause) • Absolute Arrhythmie bei Vorhofflimmern (häufig, keine P-Wellen) • Vorhofflattern/Vorhoftachykardie mit wechselnder Überleitung (Flatterwellen v.a. in II, III, aVF) • Sinusarrhythmie (PQ-Zeit meist konstant) • Polytope atriale Ektopie („wandernder Schrittmacher"; wechselnde P-Morphologie und PQ-Zeit)
QRS-Komplex breit	• Wie oben mit vorbestehendem Schenkelblock • akzelerierter idioventrikulärer Rhythmus (atyp. Lagetyp, P nicht übergeleitet) • Präexzitationssyndrom (WPW-Syndrom: verkürzte PQ-Zeit, Deltawelle)	• Wie oben mit vorbestehendem Schenkelblock • Ventrikuläre Tachykardie: weit überdrehter Rechts- oder Linkstyp, durchgehend pos. oder neg. QRS-Komplexe in V_{1-6} (Konkordanz), beweisend sind *capture-beats* und *fusion-beats* (☞ 4.6.1)
QRS-Komplex wechselnd	• Intermittierender Schenkelblock (P meist nachweisbar) • Intermittierendes Präexzitationssyndrom	• Ventrikuläre Extrasystolie • Supraventrikuläre Extrasystolie mit frequenzabhängigem Schenkelblock

Tachykarde Rhythmusstörungen ☞ *4.6.1*
Bradykarde Rhythmusstörungen ☞ *4.6.3*

4.2.5 Langzeit-EKG

Registrierung einer längeren Phase, in der Regel 24 h. *Ind.:* Extrasystolie, bradykarde und tachykarde Herzrhythmusstörungen; zur Beurteilung des ther. Erfolges bzw. proarrhythmischer NW von Antiarrhythmika. Diagnostik der stummen Myokardischämie mittels ST-Streckenanalyse. Schrittmacherkontrolle. *Technik:* über Brustwandableitungen, meist 2 Kanäle, Magnetbandaufzeichnung (Rekorder an Gürtel befestigt).

4.2.6 Belastungs-EKG (Ergometrie)

Kontinuierliche EKG-Registrierung (möglichst 12-Kanal) unter körperlicher Belastung (Fahrrad, Laufband). Belastungssteigerung alle 2 Min. um 25–50 Watt, Frequenz- und RR-Messung. Möglichkeit zur Reanimation muß gegeben sein (funktionstüchtiger Defibrillator, Intubationsbesteck, Ambubeutel).

Indikation
- V.a. KHK
- Beurteilung der Belastbarkeit, z.B. nach Herzinfarkt, Herz-OP
- Herzrhythmusstörungen (z.B. belastungsabhängiges Auftreten von Extrasystolen, vagotoner Sinusbradykardie; fehlender Frequenzanstieg bei V.a. Sinusknotensy.)
- Kontrolle der Wirksamkeit, z.B. von antihypertensiven, antianginösen Medikamenten unter Belastung.

Kontraindikationen
- Akuter Herzinfarkt, V.a. Herzinfarkt, manifeste Herzinsuffizienz
- Instabile Angina pectoris, dekompensierte Hypertonie, V.a. Hauptstammstenose der A. coronaria sinistra (LCA)
- Myokarditis, Endokarditis, Perikarditis
- Lungenembolie, Cor pulmonale
- Aortenklappenstenose (Gradient > 50 mmHg), Aortenaneurysma
- Komplexe brady- oder tachykarde Rhythmusstörungen
- Hochgradige Anämie, Fieber und alle Erkrankungen im floriden, nicht kompensierten Stadium.

Durchführung
- Absetzen von β-Blockern 4 Tage (*Cave:* Rebound-Hypertonie, Herzinfarkt!), Digoxin 8 Tage, Digitoxin 14 Tage vor Ergometrie
- Durch körperliche Belastung wird die Herzfrequenz auf 80–90 % der altersabhängigen max. Herzfrequenz *(Faustregel:* 220 – Alter) gesteigert
- Beurteilung von ST-Strecke, Frequenz-, Rhythmus- und RR-Profil. Medikamente, Trainingszustand und respirator. Verfassung des Pat. beeinflussen das Ergebnis
- *Abbruch* bei Erschöpfung, stark progredienter Dyspnoe, Erreichen der max. Herzfrequenz, Schwindel, Kopfschmerz, Zyanose, RR-Anstieg > 250/130 mmHg, RR-Abfall, Angina pectoris (*klinisch* positive Ergometrie), horizontaler oder deszendierender ST-Strecken-Senkung > 0,2 mV (*elektrophysiologisch* positive Ergometrie); ausgeprägten brady- oder tachykarden Herzrhythmusstörungen
- Sensitivität > 80 % bei Dreigefäßerkrankung, ca. 50 % bei Eingefäßerkrankung. Öfter falsch pos. Ergometrie bei Frauen, art. Hypertonus (Myokardischämie ohne KHK bei hypertrophiertem Ventrikel), unter Digitalis.

4.2.7 Echokardiogramm

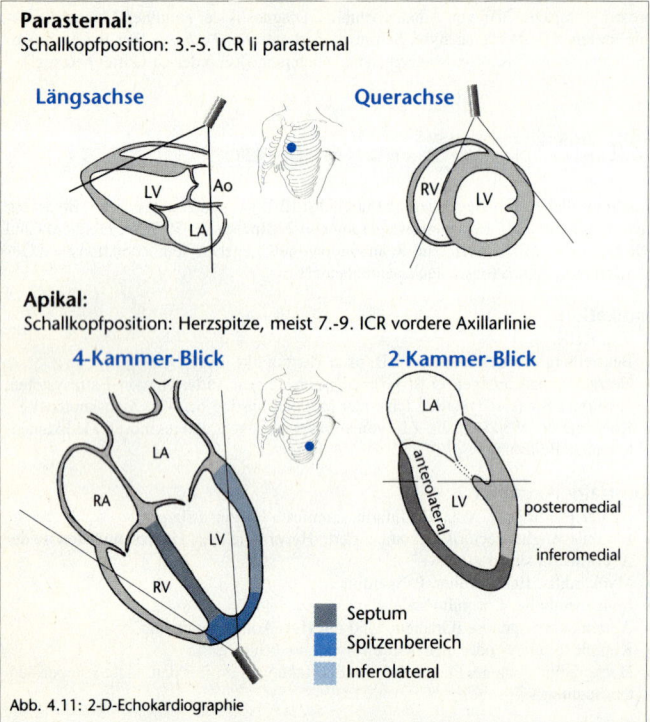

Abb. 4.11: 2-D-Echokardiographie

M-(time motion) Mode
Registrierung der kardialen Reflexstrukturen, die sich durch die Bewegung des Herzens ständig verändern. X-Achse = Zeit, Y-Achse = Schnitt durch li und re Ventrikel. Möglichkeit zur Beurteilung von:
- Größe der Herzhöhlen und der basalen Aortenwurzel
- Diameter der Myokardwände und ihrer systolischen Beweglichkeit
- Herzklappen (Bewegung, Struktur)
- Perikarderguß.

Der M-Mode wird unter 2-D-Kontrolle abgeleitet und ist die Grundlage von quantitativen Aussagen.

Normwerte	
Aortenwurzel	20–40 mm
LA	19–40 mm
IVS	bis 12 mm
LVPW	bis 12 mm
RV	Summe von präaortalem und präseptalem Durchmesser 50–65 mm
LVEDD	bis 55 mm
LVESD	kein Normwert
FS	Verkürzungsfraktion (fraction shortning) = $\frac{LVEDD - LVESS}{LVEDD}$ = 0,25–0,4

Zweidimensionale Schnittbild-Echokardiographie (2–D-Echo)
Echtzeit-Abtastung (= *real time scan*) mit rasch rotierendem Schallkopf. Anatomische Strukturen werden zweidimensional abgebildet. Im Vergleich zur *M-mode-Technik* ergibt das 2-D-Echo zusätzliche Informationen bei der Diagn. von Vorhofthromben, Ventrikelthromben, Vorhoftumoren, Herzvitien, Kontrolle von Pat. nach Herzklappenersatz.

Doppler-Echokardiographie
Im gepulsten (pw-) oder *continuous wave* (cw-) Verfahren sind Aussagen zu intrakardialen Blutflußverhältnissen möglich. Nachweis/Ausschluß von Klappenstenosen und -insuffizienz, sowie ihre quantitative Bewertung (Ausmaß der Insuffizienz, Gradient einer Stenose). *Farbkodierte Dopplersonographie* kodiert den Blutfluß durch Farben: rot (Fluß auf den Schallkopf zu), blau (Fluß vom Schallkopf weg). *Aussagen:* qualitative und quantitative Beurteilung von Klappenvitien, Druckgradienten (z.B. Aortenklappe, Pulmonalklappe), intrakardialen Shunts (ASD/VSD).

Transösophageale Echokardiographie (TEE)
Schnittbild- und Doppler-Echokardiographie von einem dorsal des linken Vorhofs im Ösophagus befindlichen Schallkopf. Routine-Verfahren zur Diagn. von Vorhofthromben (v.a. Herzohr: häufige Thrombenlokalisation!), sowie einer Endokarditis der Mitral- oder Aortenklappe. Sehr gute Beurteilung der thorakalen Aorta möglich (Dissektions-Diagn.). Pat. muß zur Untersuchung nüchtern sein, Einverständniserklärung, ggf. Sedierung. *KI:* Ösophagus-Ca, Ösophagusvarizen (ggf. vorher Gastroskopie).

Kontrastmittelechokardiogramm
Verstärkung der Herzbinnenechos durch venöse Gabe von Kontrastmittel (Suspension von Mikropartikeln, z.B. Galaktose-Granulat Echovist®). *Aussage:* Ausschluß/Nachweis von Septumdefekten (ASD, VSD). Bestimmung der Shuntrichtung.

Belastungsechokardiogramm
Echokardiographische Untersuchung bei gleichzeitiger Steigerung der Herzarbeit: z.B. durch Ergometrie (Nachteil: viele Artefakte) oder durch i.v.-Gabe von Katecholaminen. *Aussage:* generalisierte Hypokinesie (z.B. bei DCM), bei Belastungsischämie, regionale Hypokinesie → indirekte Aussage über Gefäßstenose möglich. *Cave:* durch Katecholamingabe häufig Herzrhythmustörungen, Angina pect.; Notfallmedikamente bereithalten.

■ Durchführung

Projektionen und Schallkopfpositionen
- Parasternal: in der Längs- und Querachse, Lokalisation 2.–5. ICR li
- Apikal: = 4-Kammerblick, bei Darstellung der Aortenklappe 5-Kammerblick, bei Rotation um 60° gegen den Uhrzeigersinn 2-Kammerblick, Schallkopfposition Nähe Herzspitzenstoß (5. ICR, Medioclavikularebene)
- Subkostal: seltener benutzt, Lokalisation unterhalb des Xiphoid
- Suprasternal: seltener benutzt, Lokalisation im Jugulum.

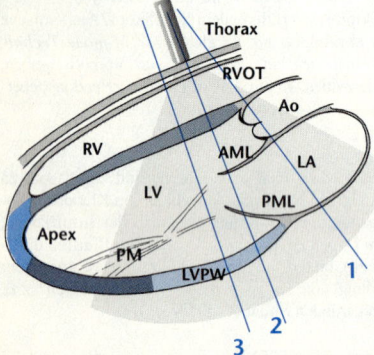

AML	– vorderes Mitralsegel
AO	– Aortenwurzel
IVS	– Septum
LA	– linker Vorhof
LV	– linker Ventrikel
LVEDD	– Durchmesser LV enddiastolisch
LVESD	– Durchmesser LV systolisch
LVPW	– Hinterwand LV
PM	– Papillarmuskel
PML	– hinteres Mitralsegel
RA	– rechter Vorhof
RV	– rechter Ventrikel
RVAW	– Vorderwand AV
RVOT	– rechtsventrikulärer Ausflußtrakt
TV	– Trikuspidalklappe

1 Aortenwurzelebene **2** Mitralsegelebene **3** Linksventrikuläres Kavum

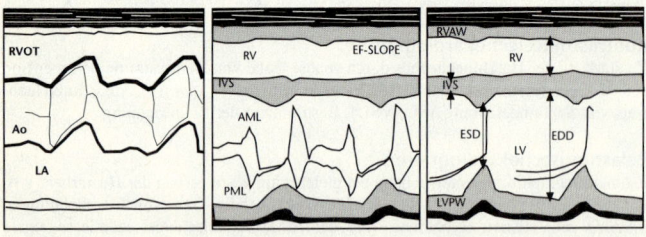

Abb 4.12: Echokardiographie: 2-D-Bild und M-Mode

4.2.8 Myokardszintigraphie

^{201}*Thallium wird nur in ausreichend perfundierte Herzmuskelzellen aufgenommen. Nach ergometrischer Ausbelastung (☞ 4.2.6) Injektion des Tracers.*

Ind.: bei KHK zum Nachweis von Ischämie-bedrohten Myokardbezirken. Verlaufskontrolle nach PTCA oder ACVB-Versorgung. Steigerung von Spezifität und Aussagekraft der Ergometrie von 70 % auf 85 %.

Befund: Bei hämodynamisch relevanter KHK zeigen die abhängigen Myokardabschnitte in der Frühaufnahme eine verminderte Aktivität. Ist diese nach Erholung (Redistribution, evtl. Reinjektion) reversibel, liegt eine Myokardischämie vor, bei irreversiblem Defekt eine Infarktnarbe.

4.2.9 Herzkatheter

Zur morphologischen Beurteilung (Laevokardiogramm), Bewertung der Hämodynamik, sowie zur elektrophysiologischen, intrakardialen Diagnostik (☞ 4.2.10).
Kurativ zur perkutanen transluminalen coronaren Angioplastie (PTCA), intrakoronaren Thrombolyse und Ablationen, z.B. von atherosklerotischen Plaques.

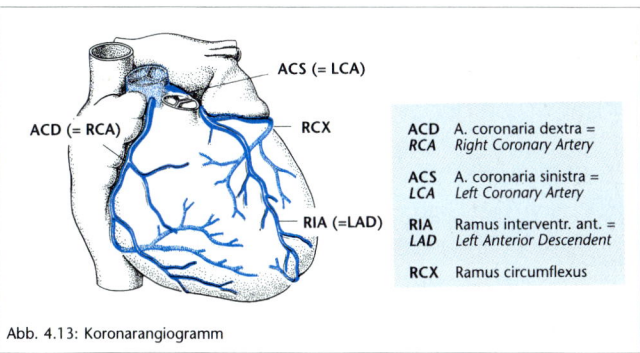

Abb. 4.13: Koronarangiogramm

Indikation
- Exakte Bestimmung der Art und des Schweregrades kardialer Erkrankungen (z.B. nach Myokardinfarkt)
- Vor einem kardiochirurgischem Eingriff
- *Notfall:* z.B. Pulmonalisangiographie bei Lungenembolie, Koronarangiographie bei instabiler Angina pect., intensivmed. Überwachung (Rechtsherzkatheter; ☞ 2.3.2)
- *Keine Indikation,* wenn durch die Herzkatheterdiagnostik keine wesentlichen neuen Informationen zu erwarten sind, oder notwendige Konsequenzen (z.B. operative Therapie) nicht gezogen werden können.

Durchführung

Vorbereitung: bestmögliche konservative Ther., z.B. einer Herzinsuff. BB, Gerinnung, E'lyte, Kreatinin, Blutgruppe, Hepatitisserologie, HIV-Test. Herzmuskelspezifische Enzyme und EKG vor und nach Untersuchung. Über ca. 24 h nach Untersuchung Monitorkontrolle. Psychologische Vorbereitung, evtl. Sedierung. Hypothyreose, funktionelle Autonomie ausschließen (jodhaltiges KM!): Anamnese, Struma, TSH basal, ggf. fT_4. KM-Allergie ausschließen. Vorbereitung bei bekannter Allergie ☞ 20.2.3.

Technik: Punktion einer Vene (V. fem. für Rechtsherzkatheter) oder Arterie (A. fem. für Linksherzkatheter) in Lokalanästhesie mittels Seldinger-Technik. KM-Injektion, gleichzeitige Bildaufzeichnung. Später Druckverband für 24 h, Bettruhe.

Auswertung: Druckmessung in den Herzhöhlen und Gefäßen, angiographische Darstellung der Koronargefäße, großer thorakaler Gefäße sowie der Herzhöhlen. Indikatorverdünnungsmethode zur Bestimmung von Schlagvolumen und HZV. O_2-Sättigung in verschiedenen Abschnitten zur Shunt-Diagnostik.

KO: in < 1 % schwere KO. Risiko steigt mit Schwere von Herz- und Begleiterkrankungen. Rechtsherzkatheteruntersuchungen sind ungefährlicher.

- Arrhythmien, z.B. Kammerflimmern, Infarkt bei Koronarangiographie
- Perikardtamponade (vor allem bei transseptaler Technik), akute Herzinsuff.
- Kontrastmittelzwischenfälle, z.B. anaphylaktischer Schock (☞ 3.2.5), akutes Nierenversagen ☞ 9.7.1
- Vaskuläre KO: Arterielle Verletzungen, Nachblutung, Embolien, Thrombosen.

KI: Bei Elektiveingriffen sollte der Pat. frei von floriden extrakardialen Erkrankungen sein. KM-Überempfindlichkeit ist keine KI bei klar definierter Indikation. Erhöhtes Risiko bei fortgeschrittener oder instabiler kardialer Erkrankung und hämorrhagischer oder thrombotischer Diathese.

4.2.10 Elektrophysiologische Untersuchung (EPU)

Methode zur Analyse von Rhythmusstörungen durch Ableitung eines intrakardialen EKGs und ggf. zusätzlich „programmierte Stimulation" mit Induktion von Rhythmusstörungen.

Indikationen
Z.n. Reanimation, Z.n. Kammerflimmern, ventrikuläre Tachykardien, therapierefraktäre supraventrikuläre Tachykardien mit ausgeprägter Symptomatik. Zur Therapiekontrolle bei ventrikulärer Tachykardie (Proarrhythmie? Antiarrhythmika effektiv?). Diagnostik unklarer Erregungsbildungsstörung und -leitungsstörungen mit ausgeprägter Symptomatik vor interventioneller Therapie.

Technik
Intrakardiale Plazierung mehrerer Elektrodenkatheter, simultane Ableitung von Oberflächen-EKGs und intrakardialen EKGs an verschiedenen Orten zur Bestimmung der Leitungszeiten zwischen Vorhof, AV-Knoten und His-Bündel. Messung der Erregungsleitungsintervalle und Bestimmung der Sinusknoten-Erholungszeit. Anschließend evtl. programmierte Vorhof- oder Ventrikelstimulation mit wiederholten elektrischen Stimuli, bis die klinisch relevante Tachykardie induziert wurde.

Therapiekontrolle von Antiarrhythmika: EPU ohne Antiarrhythmikum. Dann Antiarrhythmikum über mehrere Tage geben, anschließend erneute Elektrostimulation. Wird die Tachykardie wiederum induziert, auf anderes Antiarrhythmikum wechseln und erneute Elektrostimulation. Medikamententestung erfolgreich, wenn die Tachykardie nicht mehr ausgelöst werden kann.

 Die Überlegenheit der Elektrophysiologischen Diagnostik gegenüber dem Langzeit-EKG ist nicht erwiesen.

4.3 Koronare Herzkrankheit (KHK)

Durch Einengung oder Verschluß von Herzkranzgefäßen hervorgerufener myokardialer O_2-Mangel. Koronarinsuff. ist ein Mißverhältnis zwischen O_2-Angebot und -bedarf. Der O_2-Bedarf ist abhängig von Herzfrequenz, Kontraktilität, Wandspannung, art. Druck, Kollateralentwicklung und Herzgewicht.

> Die Angina pectoris ist durch einen gleichartigen Schmerzcharakter von Anfall zu Anfall gekennzeichnet. Bei Erstmanifestation, bei stärkeren Schmerzen, bei geringerer Belastung als gewöhnlich, sowie bei einer Dauer > 15 Min. ist von einer *instabilen Angina pectoris* (s.u.) auszugehen → Intensivtherapie wie beim Herzinfarkt ☞ 4.4.

Ätiologie
Am häufigsten Arteriosklerose der Herzkranzgefäße. *Risikofaktoren:* Diab. mell., Hypertonie, Hyperlipidämie (LDL-Cholesterin erhöht, HDL-Cholesterin vermindert), Adipositas, Rauchen (Abstinenz auch nach Infarkt prognostisch sinnvoll), Streß, Hyperurikämie, orale Kontrazeption.

Klinik
Angina pectoris-Anfall: Sek. bis Min. anhaltende Schmerzen, Druckgefühl, Beklemmung retrosternal, Ausstrahlung in Achsel und ulnare Seite des li Armes, seltener in Hals, Unterkiefer, re Arm oder Oberbauch. Dyspnoe durch akut erhöhten linksventrikulären Füllungsdruck. Pat. meidet Bewegung. Evtl. Vernichtungsgefühl, Todesangst.
Auslösung durch Kälte, Anstrengung, Aufregung, Tachykardie, schwere Mahlzeiten, Wetterumschwung, Hyperthyreose oder schwere Anämie bei vorbestehender KHK.

DD und Vorgehen bei unklaren retrosternalen Schmerzen ☞ 4.1.1.

CCS-Klassifikation (Canadian Cardiovascular Society)	
I	Angina pect. nur bei schwerer körperlicher Tätigkeit
II	Geringe Beeinträchtigung bei normaler körperlicher Tätigkeit (z.B. rasches Treppensteigen, Bergaufgehen, bei psych. Belastungen)
III	Erhebliche Beeinträchtigung, z.B. Angina pect. beim Treppensteigen in den 1. Stock
IV	Angina pectoris bei geringer Belastung oder in Ruhe

Therapie des Angina pectoris-Anfalls

- Bettruhe (halbsitzende Position; „Herzbett"), Pat. beruhigen, evtl. Sedierung, z.B. Diazepam 2–5 mg p.o. oder i.v.
- Initial: Nitroglycerin 0,8 mg sublingual (= 2 Sprühstöße oder 1 Kapsel), dann über Perf. (1 Amp. à 50 mg auf 50 ml NaCl → 1–6 ml/h; ☞ 21.9), *NW:* Nitratkopfschmerz, RR ↓ (RR-Messung 1/2 stündl., nicht < 100 mmHg)
- Heparin: 5 000–10 000 IE als Bolus i.v., danach über Perfusor (10 000 IE auf 50 ml NaCl → 5 ml/h = 1000 IE/h)
- O$_2$ über Nasensonde 2–4 l/Min.
- Wirkung abwarten, EKG schreiben, Herz-Enzyme abnehmen
- Bei fortbestehender Symptomatik (nitrorefraktärer Schmerz mit ST-Veränderungen im EKG) Analgesie (z.B. Fentanyl® 0,05 mg i.v.), evtl. Sedierung (z.B. Diazepam 5–10 mg i.v.) und Verlegung auf Intensivstation.

Diagnostik

- *Ruhe-EKG:* im Intervall häufig unauffällig. Evtl. Erregungsrückbildungsstörungen (z.B. negative oder biphasische T-Wellen, ST-Senkung). Zeichen des abgelaufenen Herzinfarkts (z.B. R-Verlust, Q-Zacken)
- *Belastungs-EKG:* Treten unter Belastung Ischämiezeichen (☞ 4.2.4, z.B. ST-Streckensenkungen > 0,1 mV) auf, liegt wahrscheinlich eine Koronarinsuff. vor
- *24 h-EKG:* Ind. z.B. Rhythmusstörungen, Prinzmetal-Angina, stumme Ischämie
- *Echokardiographie:* z.B. Klappenvitien, nach abgelaufenem Infarkt evtl. lokalisierte Wandbewegungsstörungen des li Ventrikels
- *^{201}Thallium-Myokardszintigraphie* zeigt Speicherdefekte unter Belastung infolge Myokardischämie, die in Ruhe reversibel sind (Redistribution nach Rückbildung der Ischämie). Nach Infarkt entsteht dagegen eine Myokardnarbe mit irreversiblem Speicherdefekt
- *Koronarangiographie:* diagnostisch bei atypischer und instabiler Angina pectoris, zur Therapieplanung (z.B. PTCA, ACVB), präoperativ vor koronarchirurgischen Eingriffen

Konservative Therapie

- ASS 100 mg tägl. ☞ 21.8.3
- Nitrate: z.B. Isosorbitmononitrat 20 mg 1–1–0; nitratfreies Intervall beachten
- Alternativ, z.B. bei Nitratkopfschmerz: Molsidomin (Corvaton®) 3 x 4–8 mg tägl. p.o.
- Ggf. Kombination Nitrat (1-1-0: Nitrat-Pause) und Molsidomin (0-0-1)
- β-Blocker (verbessert Prognose hinsichtlich des plötzlichen Herztodes): z.B. Atenolol (Tenormin®) tägl. 1 x 25–100 mg p.o., oder Metoprolol (Beloc mite®) 2–3 x 25–50 mg tägl. p.o. (☞ 5.3.1). *Cave:* Rebound-Phänomen bei plötzlichem Absetzen
- Hypertonie-Ther. z.B. mit ACE-Hemmer ☞ 5.3.1
- Bei V.a. Prinzmetal-Angina (vasospastische Angina pect.) *Ca^{2+}-Antagonisten*, z.B. Diltiazem 3 x 60 mg p.o. *Beachte:* neg. Inotropie, Tachykardie bei Nifedipin, Sinus- und AV-Knoten-Depression bei Diltiazem. Bei Angina pect. unter Ca^{2+}-Antagonisten an Möglichkeit des koronaren Steal-Phänomens denken → Ca^{2+}-Antagonisten absetzen
- Langzeitantikoagulation (z.B. Marcumar®) ohne gesicherte Indikation in der chron. Phase der KHK. Indikation bei Ventrikelthrombus und Ventrikelaneurysma, evtl. chron. Vorhofflimmern mit Dilatation des li Vorhofs

- Antiarrhythmische Therapie nur bei absolut gesicherter Indikation (☞ 4.6.2): Klasse I-Antiarrhythmika sind bei KHK nebenwirkungsreich (z.B. proarrhythmogener Effekt).

■ Invasive Therapie der KHK

Voraussetzungen: objektivierbare Ischämie (Belastungs-EKG, Myokardszintigraphie), koronarangiographischer Nachweis von Koronarstenosen, ausreichende linksventrikuläre Funktion.

PTCA (percutaneous transluminal coronary angioplasty)
Verfahren: Ballondilatation evtl. in Kombination mit z.B. Rotations-, Laser- oder Hochfrequenzangioplastie, evtl. in Kombination mit der Einlage eines Stents (Drahtgerüst zum Offenhalten des wieder durchgängig gemachten Gefäßabschnittes).

Indikation
- Koronare Ein- oder Zweigefäßerkrankung mit eher proximalen, möglichst konzentrischen und kurzstreckigen Stenosen (ca. 30–50 % der Patienten, die eine Revaskularisation benötigen)
- Kollateralisierte symptomatische Stenose bei Verschlußdauer < 3 Mon. Rekanalisation > 70 %
- Akuter, ausgedehnter Myokardinfarkt nach frustraner Lysether., KI gegen Lyse.

Progn.: Primäre Erfolgsquote (erfolgreiche Dilatation mit anschließender Beschwerdefreiheit) ca. 85–90 %, Restenoserate innerhalb von 6 Mon. ca. 20–40 %. Erneute Angina pectoris innerhalb von 6–12 Mon. bei ca. 25 %. Kann die Lebensqualität der KHK-Patienten bessern (Beschwerdefreiheit), ein prognostischer Vorteil (z.B. Mortalitätssenkung) ist nicht gesichert.
KO: Koronardissektion, Koronarverschluß (ggf. Redilatation oder notfallmäßige Bypassversorgung, die in unmittelbarer Nähe möglich sein muß). Letalität deutlich < 1 %, kardiochirurgische Notoperation < 5 %, Herzinfarkt < 3 %.

Koronarchirurgie
- *Verfahren:* ACVB (aorto-coronary venous bypass) oder IMA-Bypass (internal mamarial artery)
- *Ind.:* Konservativ nicht beherrschbare Angina pectoris bei Hauptstammstenose > 50 % der linken Koronararterie, koronare Dreigefäßerkrankung mit eingeschränkter li-ventrikulärer Funktion (verbesserte Prognose), fortbestehende Angina pect. trotz Medikation (und guter Ventrikelfunktion), 1–2-Gefäßerkrankung mit KI gegen PTCA
- *Progn.:* Postoperative Beschwerdefreiheit bei kompletter Revaskularisation > 80 %. Restenosierungsrate ca. 10–20 % innerhalb des ersten Jahres und ca. 20–30 % nach 5 J. (dann evtl. PTCA). Beim IMA-Bypass evtl. niedrigere Restenosierungsrate (ca. 10 % nach 10 J.). Bei Stenose der LAD ist die Mortalität nach IMA-Bypass geringer als nach ACVB. Bei linker Hauptstammstenose und koronarer Dreigefäßerkrankung mit linksventrikulärer Funktionseinschränkung Reduktion der Mortalität um ca. 30 % in 5 J. Die Inzidenz von Herzinfarkten wird durch eine Bypass-Operation nicht wesentlich reduziert
- *KO:* Periop. Mortalität ca. 1 %, bei notfallmäßiger Bypass-Operation (z.B. bei instabiler Angina oder nach PTCA-Zwischenfall) und bei Pat. mit eingeschränkter linksventrikulärer Funktion höher. Perioperative Infarktrate ca. 5–10 %.

Instabile Angina pectoris

- Neu auftretende Angina pect. *(de novo Angina pect.)*. Jeder mit KHK vereinbare Brustschmerz ist bei Erstmanifestation Hinweis auf mögliche Instabilität
- Zunahme an Intensität und Häufigkeit der Schmerzen *(Crescendo-Angina)*. Abnahme der beschwerdefreien Belastbarkeit bei zuvor stabiler Angina pect.
- Angina pect. in Ruhe oder aus Nachtschlaf heraus *(Angina decubitus)*.

Sonderform: vasospastische Angina (Prinzmetal-Angina): meist in Ruhe auftretend. EKG: ST-Hebung. Auslöser: Gefäßspasmus, in 75 % zus. KHK.

Therapie
Ziel: Verhinderung eines Myokardinfarktes.
- Behandlung wie Myokardinfarkt
- Antikoagulation: Heparin 5000 IE als Bolus i.v., dann 1000 IE/h als Dauerinfusion (Ziel: Verlängerung der PTT auf das 1,5–2 fache des Ausgangswertes)
- ASS: 100 mg tägl. p.o., initial 500 mg i.v.
- Nitrate: 1–6 mg Nitroglycerin/h i.v.
- β-Blocker, z.B. Atenolol (Tenormin®) 1 x 100 mg tägl. p.o. Bei Kontraindikationen gegen β-Blocker Diltiazem
- Evtl. Nifedipin, *cave:* Hypotonie, Reflextachykardie
- Evtl. thrombolytische Therapie erwägen ☞ 21.8.4
- Koronarangiographie bei fortbestehender Angina pect. (> 48 h)
- *Allgemeine Maßnahmen:* stationäre Aufnahme, Intensivtherapie, bei ausbleibender Stabilisierung dringliche Indikation zur Koronarangiographie (→ PTCA, ACVB).

Prognose: Einjahresmortalität 20 %, bei 15–25 % Myokardinfarkt in den ersten 3 Mon., bei 5–10 % Kammerflimmern, jährliche Mortalität nach Bypass-OP < 5 %.

Operation bei koronarer Herzkrankheit

Verminderung der koronaren Durchblutungsreserve → 10fach erhöhtes Risiko eines perioperativen Infarktes gegenüber Gesunden.

Vorgehen
- Vermeidung von Belastungssituationen (Streß) mit gesteigertem O_2-Verbrauch
  - Ausreichende Prämedikation
  - Schonende Ein- und Ausleitung der Narkose
  - Gute Abschirmung gegenüber operativen Schmerzreizen
- Sicherstellung eines ausreichenden O_2-Angebotes an das Herz
  - Vermeidung von Blutdruckabfällen durch ausreichende Volumengabe
  - Nicht zu tiefe Allgemeinnarkose
  - Hb-Abfall frühzeitig ausgleichen
- Wenn keine vitale OP-Indikation, keine Operationen innerhalb von 6 Monaten nach abgelaufenem Herzinfarkt (Reinfarktgefahr!).

Ausreichendes Monitoring, zusätzlich zur Basisüberwachung evtl. arterielle RR-Messung, ZVD.

4.4 Myokardinfarkt

Verschluß einer Koronararterie mit nachfolgender Herzmuskelnekrose des versorgten Areals.

Ätiologie
Meist Arteriosklerose der Herzkranzgefäße (☞ 4.3). Krankenhausletalität ca. 10 %, nach 1 Jahr ca. 20 %, abhängig von Alter des Pat. und Infarktlokalisation.
Transmuraler Myokardinfarkt: Infarkt der gesamten Myokardwand.
Nicht-transmuraler Myokardinfarkt (Synonym: *Non-Q-Infarkt* = im EKG terminal negatives T ohne Ausbildung infarkttypischer Q-Zacke): meist subendokardial gelegene Nekrose.

Symptome
Herzinfarktverdacht bei anhaltender Angina pect., Vernichtungsgefühl, Todesangst, Übelkeit, Dyspnoe. Schmerzausstrahlung in Arm (li und re), Hals, Unterkiefer, Epigastrium. Fehlender Effekt von Nitroglycerin. Prodromale Angina pect. in 60 %.
Cave: bei ca. 25 % der Pat. „stummer", d.h. schmerzloser Infarkt (gehäuft bei Diabetikern infolge autonomer Neuropathie).

Befund
Sehr variabel! Evtl. ängstlicher Pat., kaltschweißige Haut, Tachykardie, Bradykardie, Hypotonie, evtl. Schock. Auskultatorisch evtl. Galopprhythmus (3. und/oder 4. HT). Mitralinsuff. bei Papillarmuskeldysfunktion.

Diagnostik
Bei Vorliegen von zwei der drei folgenden Kriterien ist von einem Infarkt auszugehen:
- Typische Klinik *(fehlt bei 30 %)*
- Infarkttypisches EKG *(fehlt bei 30 %)*
- Infarkttypischer Enzymverlauf *(fehlt bei 30 %).*

DD des retrosternalen Schmerzes ☞ *4.1.1.*

 Die *EKG-Diagnostik* ist bei vorbestehenden ST-Veränderungen erschwert (z.B. linksventrikuläre Hypertrophie, Schenkelblock, WPW-Syndrom, vorbestehende Infarktnarben). Hier können nur EKG-Veränderungen im zeitlichen Verlauf zur Diagnose beitragen (Vergleich mit Vor-EKG!). Bei *neu* aufgetretenem Linksschenkelblock oder ST-Senkung entwickelt sich in ca. 50 % ein Herzinfarkt.

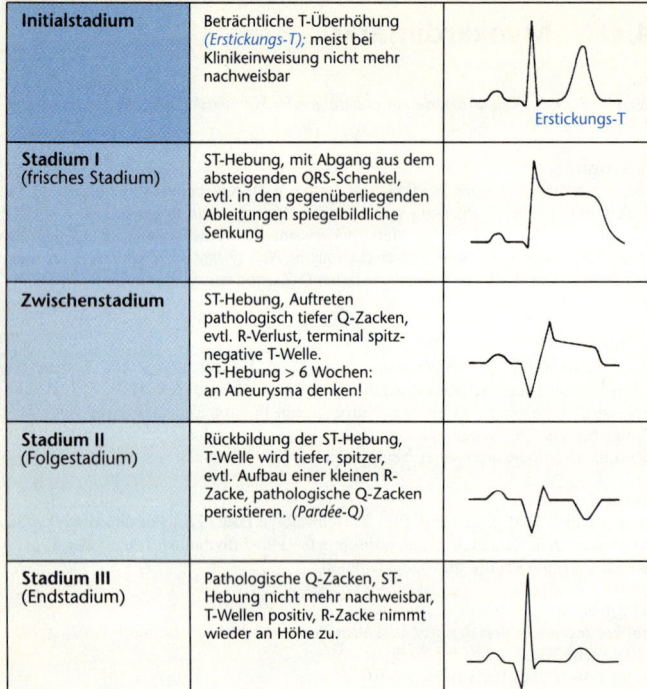

Initialstadium	Beträchtliche T-Überhöhung *(Erstickungs-T);* meist bei Klinikeinweisung nicht mehr nachweisbar	Erstickungs-T
Stadium I (frisches Stadium)	ST-Hebung, mit Abgang aus dem absteigenden QRS-Schenkel, evtl. in den gegenüberliegenden Ableitungen spiegelbildliche Senkung	
Zwischenstadium	ST-Hebung, Auftreten pathologisch tiefer Q-Zacken, evtl. R-Verlust, terminal spitz-negative T-Welle. ST-Hebung > 6 Wochen: an Aneurysma denken!	
Stadium II (Folgestadium)	Rückbildung der ST-Hebung, T-Welle wird tiefer, spitzer, evtl. Aufbau einer kleinen R-Zacke, pathologische Q-Zacken persistieren. *(Pardée-Q)*	
Stadium III (Endstadium)	Pathologische Q-Zacken, ST-Hebung nicht mehr nachweisbar, T-Wellen positiv, R-Zacke nimmt wieder an Höhe zu.	

Abb. 4.14: Myokardinfarktstadien im EKG

Infarktlokalisation	Betroffenes Gefäß	Lokalisation
Anterolateral	meist RCX	V_{2-5}, I, (evtl. II), aVL
Anteroapikal	LAD	I, II, V_{4-5}, aVL
Anteroseptal	LAD	V_{2-3} (V_4)
Lateral	Marginalast der RCX oder LAD	I, aVL, $V_{(4)-6-8}$
Hinterwand (inferior)	meist RCA	II, III, aVF
Inferolateral (posterolat.)	meist RCX	II, III, aVF, V_{4-6}
Strikt posterior	posterolat. Ast der RCA oder RCX[1]	(III, aVF), R/S > 1 in V_1
Rechtsventrikulär	je nach Versorgungstyp	$V_{1/2} - V_{3r-5r}$[2]

RCA: A. coronaria dextra, LCA: A. coronaria sinistra, LAD: Ramus interventr. ant., RCX: Ramus circumflexus.
[1] Nur indirekte („spiegelbildliche") Infarktzeichen: daher initial ST-Senkung
[2] V_3-V_5 im „Rechts"-EKG.

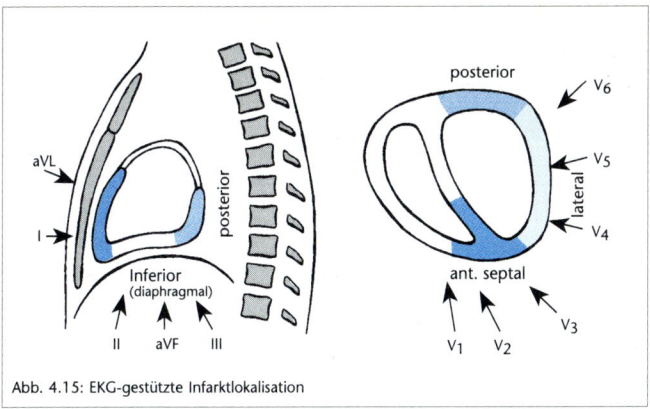

Abb. 4.15: EKG-gestützte Infarktlokalisation

Labordiagnostik bei V.a. Herzinfarkt			
Enzyme	**Anstieg**	**Maximum**	**Bemerkung**
Gesamt-CK	4–8 h	16–36 h	> 150 mU/ml für etwa 2–4 Tage
CK-MB	4–8 h	12–18 h	CK-MB > 6–10 % der Gesamt-CK
LDH	6–12 h	24–60 h	zur Spätdiagnose*
HBDH	6–12 h	30–72 h	HBDH: herzspezifische LDH. Quotient LDH/HBDH < 1,3 → Infarkt, Hämolyse
GOT	4–8 h	16–48 h	
Myoglobin	3–6 h	8–12 h	normal < 10 µmol/l, nicht herzmuskelspezifisch
Troponin T	3–8 h		herzmuskelspezifisch, normal nicht nachweisbar, erhöht bis 7 Tage nach Infarkt

Sonstiges Labor: BB (Anämie, Leukozytose?), Krea und E'lyte, Gerinnung (vor Antikoagulation, Fibrinolyse), α-Amylase, Lipase (Pankreatitis ☞ 7.5.1), AP, Bili (Gallenkolik, Cholestase?), BGA (kardiogener Schock, Lungenembolie?), BZ, Laktat.
* Gesamt-LDH ist bei Herzinfarkt durch Erhöhung des Isoenzyms HBDH erhöht.

Bei unverändertem EKG und normaler CK 6 h nach dem Schmerzereignis ist ein Myokardinfarkt weitgehend ausgeschlossen. Erneute Enzym- und EKG-Untersuchung nach 12 h.

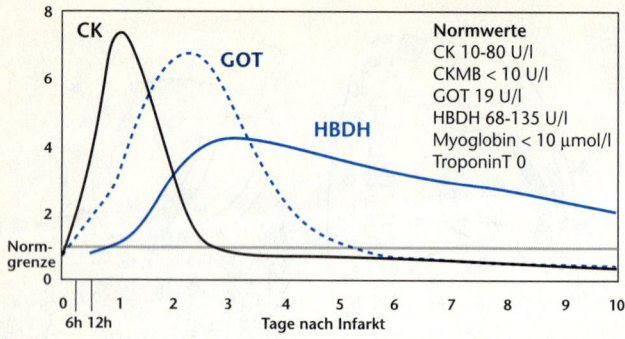

Abb. 4.16: Enzymerhöhung gegenüber Normwert

Erstmaßnahmen
- Sofortige Verlegung auf Intensivstation einleiten, Pat. nicht alleine lassen!
- Bequeme Lagerung des Pat., beengende Kleidung ausziehen, Oberkörper schräg aufrichten, Pat. beruhigen
- Nitroglycerin 2 Sprühstöße (0,8 mg) sublingual, danach über Perfusor 2–6 mg/h (= 2–6 ml/h) unter RR-Kontrolle. *KI:* RR_{systol} < 100 mmHg, Schock
- I.v.-Zugang legen
- Opiate (☞ 21.6), z.B. Morphin i.v. 10–20 mg, Fentanyl 1–2 ml (= 0,05–0,1 mg) i.v.
- Sauerstoffgabe über Nasensonde, z.B. 2–6 l O_2/Min.
- Sedierung, z.B. Diazepam (Valium®) 5–10 mg i.v.
  Cave: Atemdepression bes. bei Kombination mit Opiat
- Bei Hypertonie Schmerzbekämpfung, dann Nitroglycerin (s.o.); evtl. β-Blocker
- EKG-Monitor, engmaschige Kontrolle von RR, Puls, Atmung, Atemfrequenz; bisherige Maßnahmen dokumentieren!
- Ggf. antiarrhythmische Therapie nach Notwendigkeit (z.B. Lidocain, Atropin).

Therapie auf der Intensivstation
- Erstmaßnahmen fortführen
  - Sedierung, Analgesierung
  - EKG und hämodynamisches Monitoring
  - O_2-Applikation
  - ZVK bei kompliziertem Verlauf, evtl. mit Rechtsherzeinschwemmkatheter (☞ 2.3.2). *Cave:* Fehlpunktion kann Lyse unmöglich machen!
  - Nitroglycerin i.v. (1–4 mg/h; ☞ 21.9) als Basistherapie. Evtl. zusätzlich Ca^{2+}-Antagonisten (bevorzugt Diltiazem oder Verapamil), β-Blocker
  - Antikoagulation (Vollheparinisierung) für die Zeit der Immobilisation.

Lysetherapie (☞ 21.8.4)
- *Ziel:* frühzeitige Rekanalisation verschlossener Koronargefäße, Begrenzung der myokardialen Nekrose, Senkung der Infarktmortalität. Systemische Lysetherapie innerhalb von 4–6 h nach Symptombeginn anstreben, z.B. mit
  - Urokinase initial 1,5 Mio. IE als Bolus i.v., dann 1,5 Mio. IE i.v. über 60–90 Min. Streptokinase initial 250 000 IE über 20 Min. i.v., dann 1,5 Mio. IE über 1 h i.v.;

vorher 250 mg Prednison i.v., bei Komb. mit ASS verstärkte Effektivität, aber erhöhte Blutungsgefahr
- rt-PA (Beispiel-Schema): nach Gabe von 5000 IE Heparin i.v. 15 mg rt-PA i.v. als Bolusinjektion, danach 0,75 mg/kg (max. 50 mg) über 30 Min. mittels Perfusor, dann 0,5 mg/kg (max. 35 mg), über 60 Min. Frühzeitige ASS-Therapie: 100–300 mg/tägl. Parallel hierzu Highdose-Heparin
- *immer* anschließen: Vollheparinisierung z.B. mit 5000 IE als Bolus, danach 1000 IE/h (Perfusorgeschwindigkeit 5 ml/h; Ziel: Verlängerung der PTT auf das 1,5–2fache des Ausgangswertes). *KI* ☞ 21.8.1
- *Unerwünschte Wirkungen:* Blutungen (hämorrhagische Hirninfarkte, Magen-Darm-Blutungen); Embolien, v.a. bei Thromben im Herzen oder in größeren Gefäßen. Überempfindlichkeitsreaktionen auf Streptokinase und APSAC
- *Allgem. Kontraindikationen für die Lysetherapie* (☞ 21.8.4). Bei vitaler Ind. (ausgedehnter Infarkt) und wahrscheinlichem Erfolg (kurze Beschwerdedauer) kaum KI.

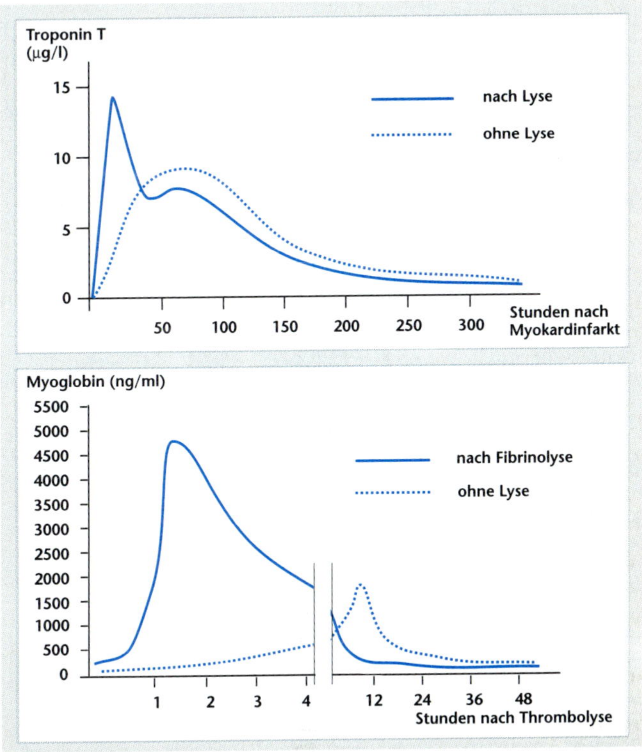

Abb. 4.17: Verlauf von Myoglobin und Troponin T nach Myokardinfarkt ohne und mit erfolgreicher Fibrinolyse

Hauslyserezept

Komplikationen des Myokardinfarkts

- Rhythmusstörungen (80 %), in 10 % Kammerflimmern. Bei erfolgreicher Lyse häufig „Reperfusionsarrhythmien"
- Linksherzinsuff., Lungenstauung (basal feuchte RG beidseits), Lungenödem ☞ 4.5.2
- Re-Infarkt (35 %)
- Kardiogener Schock (15 %)
- Asystolie (7 %)
- Embolien, z.B. Apoplex, akuter Beinarterienverschluß
- Myokardruptur: erneute Thoraxschmerzen nach 3–10 Tagen, Herzvergrößerung, Herzbeuteltamponade. *Diagn.:* obere Einflußstauung, RR ↓, EKG (Niedervoltage), Echokardiographie, Angiographie, CT. *Ther.:* OP
- *Dressler-Sy.:* nach 10–20 Tagen Autoimmun-Perikarditis. Perikardreiben (auskultieren!), evtl. Perikarderguß (Sono), Fieber, BSG ↑, AK gegen Herzmuskelzellen. *Ther.:* ASS, evtl. Indometacin oder Glukokortikoide ☞ 21.5
- Herzwandaneurysma.

Therapie der Komplikationen

- Bei *Kammerflimmern* oder Asystolie sofortige Reanimation nach ABCD-Schema ☞ 3.1
- Bei *tachykarden ventrikulären Herzrhythmusstörungen:* initial 100 mg Lidocain (5 ml 2 % Xylocain®) langsam i.v., evtl. nach 15 Min. wiederholen; Perfusor: 1 Spezialampulle = 1000 mg auf 50 ml NaCl aufziehen und mit 6–12 ml/h = 120–240 mg/h laufen lassen. Dosisreduktion auf 50 % bei Schock, schwerer Herzinsuff. und Leberinsuff. Bei allen tachykarden Rhythmusstörungen Serum-K$^+$ hochnormal substituieren (≥ 5 mmol/l). Bei *Kammertachykardie* mit Frequenz > 150/Min. sofortige Kardioversion (☞ 3.1), bei Frequenz < 150/Min. Versuch mit Lidocain (s.o.), bei Unwirksamkeit Kardioversion. *Immer* Rezidivprophylaxe mit Lidocain! Bei *tachykardem Vorhofflimmern* rasche i.v.-Digitalisierung nach Ventrikelfrequenz (einzige Indikation für Digitalis beim akuten Herzinfarkt)

- Bei *Bradykardie* (häufig bei Hinterwandinfarkt, gut rückbildungsfähig): 0,5–1 mg Atropin i.v. Bei Vorderwandinfarkt ist Bradykardie (schlecht rückbildungsfähig) seltener. AV-Block I° kann Vorbote eines AV-Block III° sein. Passagerer Schrittmacher bei symptomat. AV-Blockierungen III°, evtl bei AV-Block II° Typ 1 oder 2, evtl. bei bifaszikulärem Block und zusätzlichem AV-Block I° oder Wechsel zwischen Rechtsschenkelblock und Linksschenkelblock. Sinusbradykardie bei Hinterwandinfarkt häufig (diagnost. Wert!), selten SA-Block bzw. Sinusarrest (passagerer Schrittmacher bei symptomat. Verlaufsformen)
- Bei *Herzinsuff.*: Furosemid (20–40–80 mg, *Cave:* Hypokaliämie), Vasodilatatoren (Nitro, Ca^{2+}-Antagonisten über Perfusor; ☞ 21.9). Dosierung abhängig von RR (Soll > 100/70 mmHg) und mittlerem pulmonalem Kapillardruck (Soll < 15–18 mmHg), O_2 über Nasensonde, z.B. 4 l/Min. Frühzeitige Gabe von ACE-Hemmern verbessert die Prognose *(ISIS IV-Studie)*
- *Kardiogener Schock* (☞ 3.2.3): Kriterien sind Herzfrequenz > 100/Min., $RR_{systol.}$ < 80 mmHg, Urinproduktion < 30 ml/h, pulmonaler Kapillardruck > 22 mmHg.
- Dopamin: 250 mg auf 50 ml NaCl → 2 (Nierendosis) –6–12(–18) ml/h
  - Dobutamin: 250 mg auf 50 ml NaCl → 2,5–5–10 ml/h
- Furosemid, Nitroglycerin, Sauerstoff (2–6 l/Min.), Azidosekorrektur (z.B. 8,4%ige Natriumbikarbonatlösung, nach BGA (☞ 10.6.1). *Cave:* Überdosierung), E'lytausgleich (v.a. K^+ sollte hochnormal sein ☞ 10.3)
- Bei Versagen dieser Maßnahmen evtl. intraaortale Ballongegenpulsation, akute kardiochirurgische Maßnahmen oder PTCA.

Killip-Klassifikation der Herzinsuffizienz nach Infarkt		
Klasse	Klinischer Befund	Beurteilung
I	Keine Lungen- oder Halsvenenstauung	Keine Herzinsuff.
II	RG über der Lunge < 50 %, 3. Herzton, Tachypnoe, Halsvenen- oder Leberstauung	Mäßige Herzinsuff., Letalität ca. 30 %
III	Feuchte RG bis in die Lungenoberfelder, Lungenödem	Schwere Herzinsuff., Letalität ca. 45 %
IV	Schock, RR < 90 mmHg, Oligurie, Verwirrtheit	Kardiogener Schock, Letalität 80–90 %

- *Weitere Therapie:* Bettruhe, psych. Führung, Stuhlregulierung. Bei unkompliziertem Verlauf KG-Mobilisation über ca. 2 Wo. Nach 2–3 Wo. Belastungs-EKG, danach Anschlußheilbehandlung. Koronarangiographie (diagn./präop. Indikation). Differenzierte Zweitinfarkt-Prophylaxe mit ASS, Nitropräparaten, β-Blocker, Lipidsenker, Ausschalten aller Risikofaktoren.

- Keine i.m. Injektionen: CK verfälscht, Lysetherapie wird unmöglich
- Immer stabilen venösen Zugang legen
- Ausreichende Analgesie und Sedierung senken den myokardialen O_2-Verbrauch
- Pat. nicht ohne ärztliche Begleitung transportieren
- Sofortige Behandlung von hypertensiver Entgleisung, Spannungspneumothorax und Perikardtamponade.

4.5 Herzinsuffizienz

4.5.1 Chronische Herzinsuffizienz

Unvermögen des Herzmuskels, die Kreislaufperipherie mit ausreichendem Blutvolumen zu versorgen. Dabei bezeichnet man die Verminderung des HZV als *low output-failure* (forward failure), die Stauung des venösen Blutes vor dem Herzen als *backward-failure*. *High output-failure* z.B. bei Hyperthyreose, sept. Schock. Man unterscheidet je nach betroffenem Ventrikel Links-, Rechts- und Globalinsuff. Die Herzinsuff. ist keine Krankheitsentität, sondern die Folge einer oder mehrerer Herzerkrankungen.

Ätiologie
- O_2-Mangel des Myokards, z.B. KHK, Anämie, Ventilationsstörungen
- Druckbelastung des li Ventrikels (z.B. art. Hypertonie, Aortenstenose), Druckbelastung des re Ventrikels (z.B. pulmonale Hypertonie)
- Volumenbelastung durch Aorten-, Mitral-, Trikuspidalklappeninsuff., Shuntvitien
- Herzmuskelnekrose: Herzinfarkt, Herzwandaneurysma
- Füllungsbehinderung, z.B. Mitralstenose
- Kardiomyopathien; toxische, metabolische und endokrine Herzerkrankungen
- Tachykarde und bradykarde Herzrhythmusstörungen
- Selten: mechan. Ursachen wie Pericarditis constrictiva, Hämoperikard, Herztumor
- *Häufigste Ursache:* Hypertonie und KHK mit zunächst linksventrikulärer, später globaler Insuff. Häufigste Ursache der Rechtsherzinsuff. ist die Linksherzinsuff.

Klinik
- *Klinik der Linksherzinsuff.:* periphere Zyanose, Ruhe- und Belastungsdyspnoe, Orthopnoe v.a. nachts (wie viele Kopfkissen werden zum Schlafen benötigt?), bei Lungenödem Ruhedyspnoe, Hustenreiz, rostbraunes Sputum (Herzfehlerzellen); feuchte RG beidseits basal (re > li), Tachykardie, Herzrhythmusstörungen, Galopprhythmus
- *Klinik der Rechtsherzinsuff.:* Ödeme der abhängigen Körperpartien (Knöchel, Unterschenkel, Anasarka = präsakrales Ödem beim liegenden Pat.), Halsvenenstauung, Zyanose, palpable Stauungsleber, hepatojugulärer Reflux, Hepatosplenomegalie, „Stauungsgastritis", Proteinurie, Nykturie, Pleuraerguß.

Stadieneinteilung der Herzinsuffizienz (NYHA)	
I	Keine Beschwerden bei normaler Belastung
II	Leichte Beschwerden bei normaler Belastung, Leistungsminderung
III	Erhebliche Leistungsminderung bei gewöhnlicher Belastung
IV	Ruhedyspnoe

Prognose

1-Jahres-Letalität bei Herzinsuff. NYHA II und III 9–17 %, bei NYHA IV 36 %.

Diagnostik

- V.a. durch Anamnese und Befund!
- *EKG:* oft Linksherzhypertrophie und Linksherzschädigung (ST-Streckensenkung, vor allem linkspräkordial, bei Rechtsherzinsuff. in V_{1-3}. Erhöhter Sokolow-Lyon-Index: S in V_1 + R in V_5 > 3,5 mV). Zunächst Hinweise auf Grunderkrankung (z.B. KHK)
- *Rö-Thorax* in zwei Ebenen (☞ 20.2.1): vorwiegend nach links verbreitertes Herz, Einengung des Herzhinterraumes. Vergrößerte, unscharfe Lungenhili. Lungenvenenstauung. Feine, horizontale oder nach lateral oben verlaufende *Kerley*-B-Linien, Randwinkel-Erguß. Mögliche Hinweise auf Herzvitien
- *Echokardiographie* (ggf. auch transösophageal): zur Abschätzung der Ejektionsfraktion, zur Beurteilung von Herzvitien, Größe und Kontraktilität der Herzkammern und des Ausmaßes der systol. Kontraktion
- *Ergometrie* (evtl. mit BGA zur Bestimmung der max. Sauerstoffaufnahme): objektiviert körperliche Belastbarkeit
- Untersuchungen bei speziellen Fragestellungen: Koronarangiographie, Laevokardiographie, Myokardszinti, Computerkardiotomographie, Herzmuskelbiopsie.

■ Dauertherapie

- *Ziele:* Steigerung der Kontraktilität (Glykoside), Verminderung der Vorlast (Diuretika, Nitrate, Vasodilatatoren), Verminderung der Nachlast (Vasodilatatoren, Diuretika). Letalität wird durch ACE-Hemmer gesenkt
- *Allg. Maßnahmen:* kochsalzarme Diät, Trinkmengenbeschränkung, tägl. wiegen: Gewicht darf nicht ansteigen! Bei Bettlägrigkeit Thromboseprophylaxe, bei Bedarf O_2-Gabe
- **ACE-Hemmer** senken peripheren Gesamtwiderstand, Vor- und Nachlast. Keine Reflextachykardie. *NW:* trockener Husten (10 %), Exanthem (5 %), Geschmacksstörung (2 %), Kopfschmerzen, Hyperkaliämie (nicht mit K^+-sparenden Diuretika kombinieren), Agranulozytose, ANV (Nierenarterienstenose und Proteinurie ausschließen)
  - Zur *Ther. der Herzinsuff.* ACE-Hemmer mit Diuretika kombinieren. Bei Therapiebeginn Bettruhe, da u.U. ausgeprägter *first-dose-effect* mit orthostatischer Dysregulation und Hypotonie. Überwachung (1 h) nach der ersten Dosis
  - Bei *Ther. der Hypertonie* (☞ 5.3.1) gut mit Ca^{2+}-Antagonisten kombinierbar
  - *KI:* doppelseitige Nierenarterienstenose, Gefäßstenose bei (funktioneller) Einzelniere, Z.n. Nierentransplantation (umstritten).

	Captopril (Lopirin®, Tensobon®)	Enalapril (Pres®, Xanef®)
Dosis initial	6,25–12,5 mg	2,5–5 mg
Dauertherapie	2 x 12,5 (max. 50) mg	1 x 2,5 (max. 20) mg
Wirkungsdauer	8–12 h	12–24 h
Ausscheidung	renal (≈ 50 %)	renal (≈ 40 %)

Initialtherapie mit gut steuerbarem ACE-Hemmer (z.B. Captopril) beginnen, später evtl. auf länger wirksame Substanz umsteigen.
Neue Substanzen: Lisinopril (z.B. Acerbon®, Coric®), Ramipril (z.B. Vesdil®, Delix®), Perindopril (Coversum®), Cilazapril.

Diuretika (vermindern Vorlast und Nachlast)

- **Thiazide:** z.B. Hydrochlorothiazid 25–75 mg tägl. *NW:* Hypokaliämie (deshalb mit K+-sparenden Diuretika oder ACE-Hemmern kombinieren), Hyperkalzämie, Hämokonzentration, Thrombembolie, Hyperlipidämie, vermind. Glukosetoleranz, Hyperurikämie, Pankreatitis. *Langsame* Ödemausschwemmung (bis 1000 g tägl. bei general. Ödemen, 300 g tägl. bei Aszites). Vorgehen bei Ausschwemmen massiver Ödeme ☞ 10.1.1
- **Kaliumsparende Diuretika:** schwach diuretisch, meist in Kombination eingesetzt.
  - *Amilorid:* 5–10 mg tägl., *Triamteren* (Jatropur®) 50–100 mg tägl. *NW:* Hyperkaliämie, Juckreiz, megaloblast. Anämie. *KI:* Niereninsuff.
  - Aldosteronantagonisten, z.B. *Spironolacton* (Aldactone®) initial 2 x 200 mg, danach 2 x 100 mg tägl. p.o., Wirkungseintritt erst nach 3–5 Tagen. *NW:* Hyperkaliämie (*KI:* Niereninsuff.: Bei Krea > 150 µmol/l meist wirkungslos), Exantheme, Gynäkomastie, Impotenz, Hirsutismus. *Ind.:* Hyperaldosteronismus, z.B. bei Rechtsherzinsuff.
- **Schleifendiuretika:** bei *akuter* Herzinsuff. und Lungenödem geeignet. Ausscheidung von bis zu 40 % des glomerulär filtrierten Na+; z.B. *Furosemid* (20–2000 mg tägl.), *Etacrynsäure* (50–200 mg tägl.), *Piretanid* (3–12 mg tägl.). *NW:* u.a. Hypokaliämie, Hypokalzämie, Hypomagnesiämie, Hörstörungen, verstärkte Nephrotoxizität z.B. von Aminoglykosiden, metabol. Alkalose, allergische Reaktion, Hyperglykämie, RR-Abfall, selten Leuko- und Thrombopenie.

Digitalisglykoside

Steigerung der Kontraktilität (pos. inotrop), Abnahme der Frequenz (neg. chronotrop), Abnahme der Erregungsleitung (neg. dromotrop), Zunahme der Reizbildung (pos. bathmotrop). Ind: Linksherzinsuff. NYHA III + IV, Tachyarrhythmia absoluta bei Vorhofflimmern/-flattern, paroxysmales Vorhofflimmern/-flattern. Wenig sinnvoll bei Cor pulmonale (☞ 6.7.2). Glykosidintoxikation ☞ 3.4.3.

Digitalisglykoside			
Präparat	Abklingquote (tägl.)	Erhaltungsdosis (mg/tägl.)	Serumkonzentr.
Digoxin	20 %	0,25–0,375	0,7–2,0 ng/ml
β-Methyldigoxin (z.B. Lanitop®)	20 %	0,15–0,20	0,7–2,0 ng/ml
β-Acetyldigoxin (z.B. Novodigal®)	20 %	0,20–0,30	0,7–2,0 ng/ml
Digitoxin (z.B. Digimerck®)	7 %	0,05–0,1	9–30 ng/ml

KI: hochgradige Bradykardie, AV-Block II° und III°, Sick-sinus-Sy., Karotissinus-Sy., WPW-Sy. mit Vorhofflimmern (☞ 4.6.1), hypertroph-obstruktive Kardiomyopathie, Kammertachykardie; Hypokaliämie, Hyperkalzämie (*cave* bei gleichzeitiger Gabe von Thiazid-Diuretika!). *Wirkungsverstärkung* durch Chinidin, Ca^{2+}-Antagonisten (v.a. Verapamil), Abschwächung durch Cholestyramin, Rifampicin.

- *Schnelle Aufsättigung:* bei akuter Insuff., z.B. 3 x 0,4 mg Digoxin oder 3 x 0,25 mg Digitoxin i.v. in 24 h
- *Mittelschnelle Aufsättigung:* doppelte Erhaltungsdosis (ED) für 3 Tage, danach normale ED für Digoxin-Derivate; vierfache ED für 3 Tage, danach normale ED für Digitoxin-Derivate
- *Langsame Aufsättigung:* Beginn mit norm. ED. Effekt nach 14 (Digoxin) oder 40 (Digitoxin) Tagen. Bei Niereninsuff. Dosisred. v.a. für Digoxin, bei Leberinsuff. (z.B. infolge Herzinsuff.), hohem Alter und niedrigem KG Dosisreduktion auch für Digitoxin.

Vasodilatatoren
- **Nitrate** (vermindern Vor- und Nachlast): *Isosorbiddinitrat* (z.B. Isoket® 5 bzw. 10/20), Tagesdosis 4 x 10–20 mg, Wirkdauer 2–4 h. *Isosorbidmononitrat* 20 mg (z.B. Ismo® 20), 1–1–0, Wirkdauer 4–6 h. Nächtliche Pause, um Nitrattoleranz zu vermeiden
- **Ca²⁺-Antagonisten:** nur bei art. Hypertonus. Senkung des peripheren Gefäßwiderstands (Nachlast), z.B. *Nifedipin* retard 2 x 20 mg tägl., Wirkungsdauer ca. 5–8 h. *NW:* Beinödeme, Kopfschmerz, Flush, neg. Inotropie, Frequenzerhöhung, RR-Abfall, allerg. Reaktion
- β-**Blocker** mit vasodilatierendem Effekt (z.B. Carvedilol) verbessern möglicherweise die Prognose.

Indikation zur Herztransplantation
- Alle Herzerkrankungen im Endstadium, die konservativ oder durch andere chir. Maßnahmen nicht mehr therapierbar sind
- Medikamentös therapie-refraktäre Herzinsuff. NYHA IV mit mind. einmaliger Dekompensation
- Invalidisierende Angina pect. bei terminaler KHK
- Alter ca. < 65 J. („biologisches Alter" entscheidend)
- *KI:* schwere extrakardiale Erkrankungen, z.B. nicht definitiv geheilte Neoplasie, aktive Infektionen; fixierter pulmonal-arterieller Hypertonus: PA-Mitteldruck > 30 mmHg, Blutgruppenunverträglichkeit zwischen Spender und Empfänger, pos. Lymphozytenkreuztest, Körpergewichtsunterschied > 20 %
- *Rel. KI:* Systemerkrankungen mit schlechter Prognose (z.B. SLE, Amyloidose, general. Arteriosklerose), florides Ulcus duodeni/ventriculi
- Voraussetzungen sind stabile psychosoziale Verhältnisse: die engmaschige, post-op. Kontrolle und eine zuverlässige Medikamenteneinnahme müssen gewährleistet sein!
- 1 JÜR ca. 85 %, 5 JÜR ca. 70 %.

4.5.2 Akutes Lungenödem

Ätiologie
Meist kardial (z.B. Dekompensation einer chron. Linksherzinsuff., Herzinfarkt, hypertone Krise, Herzvitien, Kardiomyopathie), Überwässerung (z.B. Niereninsuff., nephrotisches Sy.), bei Infekt (Pneumonie). Seltener anaphylaktischer Schock, toxisch (z.B. bei Urämie, Reizgasinhalation, Beatmung mit 100 % O₂), nach zu schneller Pleurapunktion (nicht > 1 l auf einmal abpunktieren!), neurogen (z.B. bei SHT, Meningoenzephalitis), bei Heroinabusus.

Klinik: Plötzlich auftretende, hochgradige Atemnot, Orthopnoe, graue Haut, Zyanose, Distanzrasseln; schaumig-rotes Sputum, Tachykardie, RR ↓, JVP ↑, Halsvenenstauung, periphere Ödeme, Rechtsherzinsuff. Zu Beginn oft Atemwegsobstruktion *(Asthma cardiale)* mit verlängertem Exspirium und Staccatohusten.

Diagnostik
- *Auskultation:* feuchte, meist mittelblasige RG, meist re > li, basal evtl. abgeschwächtes Atemgeräusch durch Erguß
- *EKG:* Zeichen der Links- und Rechtsherzbelastung (☞ 4.5.1), Rhythmusstörungen (z.B. abs. Arrhythmie), Zeichen des Herzinfarktes (☞ 4.4), Niedervoltage (z.B. bei Perikarderguß → Herztöne leise, Echo)
- *BGA*
- *Rö-Thorax nach Stabilisierung:* fluid lung (symmetrische perihiläre Verdichtungen), Kerley-B-Linien, Ergüsse, Herzverbreiterung.

> **Initialtherapie des akuten Lungenödems**
>
> - Oberkörper hoch-, Beine tieflagern; Atemwege freimachen (ggf. absaugen)
> - O_2-Gabe (2–4–8 l/Min.) über Maske oder Sonde
> - Nitroglycerin 2 Sprühstöße sublingual, dann über Perfusor (1 Amp. = 50 mg auf 50 ml mit 0,9 % NaCl), max. 6 mg/h. *Cave:* Hypotonie
> - Bei starker Unruhe und Dyspnoe: Diazepam 2 (–10) mg i.v.
> - Furosemid i.v. 20–80 mg, Urindauerkatheter zur Flüssigkeitsbilanzierung. Flüssigkeitsrestriktion
> - Dobutamin: 250 mg auf 50 ml NaCl → 2,5–5–10 ml/h
> - Dopamin: 250 mg auf 50 ml NaCl → 2 (Nierendosis)–6–12–(18) ml/h
> - Behandlung auslösender Faktoren: z.B. Tachyarrhythmie, art. Hypertonie, Hypoxie, Azidose
> - Bei therapierefraktärem Verlauf kontrollierte Beatmung mit PEEP (positiver endexspiratorischer Druck), evtl. Flüssigkeitsentzug mittels arteriovenöser oder veno-venöser Hämofiltration.
>
> *Ther. der chron. Herzinsuff.* (☞ 4.5.1), Rhythmusstörungen ☞ 4.6.1/4.6.2.

4.6 Herzrhythmusstörungen

4.6.1 Tachykarde Herzrhythmusstörungen

Herzfrequenz > 90/Min. durch gesteigerte Reizbildung (gesteigerte Automatie, abnorme Automatie, getriggerte Aktivität) oder bei kreisenden Erregungen (reentry mit/ohne präformierten Leitungsbahnen).

Ätiologie: KHK, Herzinfarkt, Myokarditis (infekt.-toxisch, medikamentös-toxisch), Kardiomyopathie, Präexzitations-Sy., Vitien. Herzglykoside, Antiarrhythmika, E'lytstörungen, Hyperthyreose, Hypovolämie, Fieber, Anämie, Embolie, psychogen.

Diagnostik

Zur Definition der Tachykardie, der Ursachenklärung und der Prognoseabschätzung
- *Anamnese:* überlebter „plötzlicher Herztod", Schwindel, Synkopen, Palpitationen bei langsamem/schnellem Herzschlag, Dyspnoe, Angina pect., Medikamente, Intoxikation
- Seit wann, wie häufig, welche Auslöser, wie schwer, welche Folgeerscheinungen, Komplikationen, Begleiterscheinungen, bisherige Behandlung?
- *Befund:* Puls, Auskultation, Herzinsuffizienzzeichen
- Ruhe- und Langzeit-, Belastungs-EKG, ventrikuläre Spätpotentiale, invasive elektrophysiologische Untersuchung (z.B. His-Bündel-EKG, programmierte atriale und ventr. Stimulation zur Provokation oder Therapiekontrolle bei Tachykardien ☞ 4.2.10).

■ Supraventrikuläre Tachykardien

Sinustachykardie

Steigerung der Sinusautomatie mit Frequenz 100–160/Min., meist regelmäßig, jedem P folgt ein normaler QRS-Komplex, bei Tachykardie P oft nicht zu erkennen. *Ätiologie:* erhöhter Sympathikotonus z.B. bei körperlicher/seelischer Belastung, Fieber, Anämie, Hypovolämie, Herzinsuffizienz, Kreislaufschock; Hyperthyreose, Phäochromozytom, akute entzündliche Herzerkrankung, Medikamente (z.B. Atropin, Theophyllin, β$_2$–Sympathomimetika, Zytostatika), Genußgifte (z.B. Alkohol, Nikotin, Koffein). *Ther.:* Behandlung der Ursache. *Cave:* Keine symptomzentrierte Behandlung des Warn-Zeichens „Sinustachykardie"!

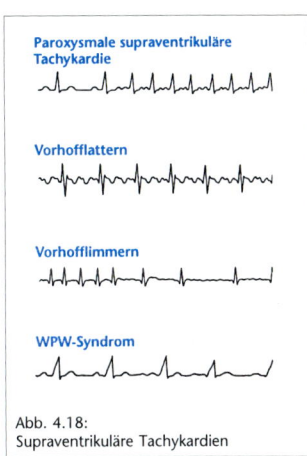

Abb. 4.18: Supraventrikuläre Tachykardien

Vorhoftachykardie

Gesteigerte Automatie eines ektopen Vorhoffokus, Frequenz 140–250/Min. P-Wellen mit anderer Morphologie als P-Wellen bei Sinusrhythmus. *Ätiol.:* typisch bei Digitalis-Überdosierung in Verbindung mit AV-Block, bei jungen Pat. oft unklar. *Ther.:* medikamentös sehr schwer zu beeinflussen, effektiv können sein Sotalol, Amiodaron, Digitalis + Amiodaron. Alternativ: elektrische Ablation des Vorhoffokus oder AV-Knoten-Ablation mit nachfolgender permanenter Schrittmacher-Therapie.

Supraventrikuläre Extrasystolie (SVES)

Heterotope Reizbildung als Folge einer gesteigerten Automatie oder eines Reentry-Mechanismus. *Ätiol.:* häufig bei Gesunden und Herzkranken. Vorläufer von Vorhofflimmern/-flattern. Evtl. Auslöser von supraventrikulären *reentry*-Tachykardien. *Klinik:* oft asymptomatisch, Palpitationen (Herzklopfen, -jagen, „Aussetzer"). *EKG:* vorzeitige Aktion mit abnorm konfigurierter P-Welle, je vorzeitiger, desto länger ist die PQ-Dauer. QRS meist unverändert, postextrasystolische Pause meist nicht kompensatorisch. *Ther.:* meist keine. Bei salvenartigem Auftreten kann Vorhofflimmern/-flattern drohen: dann Digitalis und/oder β-Blocker.

Vorhofflimmern, -flattern
Funktioneller *reentry* in beiden Vorhöfen. *Ätiol.:* meist mit organischer Herzerkrankung assoziiert (oft bei Dilatation der Vorhöfe), Manifestation eines Sinusknoten-Sy., bei Intox., E'lytstörungen, Hyperthyreose, chronisch-obstruktiver Lungenerkrankung; paroxysmales Vorhofflimmern (seltener -flattern) auch bei Herzgesunden (idiopathisches V., „*lone atrial fibrillation*"). *Klinik:* Tachyarrhythmie mit oder ohne peripherem Pulsdefizit, Herzklopfen, Herzrasen, Schwäche, Luftnot, Embolie. EKG mit Vorhofflimmern (350–600/Min.) oder -flattern (250–350/Min.); bei Flimmern Kammerrhythmus absolut arrhythmisch, bei Vorhofflattern regelmäßig mit relativ hoher Frequenz 140–170/Min. (aufgrund einer 2:1- oder 3:1-Überleitung, bei WPW-Sy. Gefahr der 1:1-Überleitung).

Therapie
Klärung des Behandlungszieles (Frequenzkontrolle oder Rhythmisierung), Klärung notwendiger Zusatzbehandlungen (Antikoagulation).

- *Sofortmaßnahmen:* highdose Heparin (KI-Check; ☞ 21.8.1!). Initialdosis 5–10 000 IE i.v., dann Heparin-Perfusor 10 000 IE/50 ml, mit ca. 5 ml/h, tägliche PTT-Kontrolle (Ziel 1,5–2fache Verlängerung)
- *Frequenzkontrolle:* rasche Digitalisierung, z.B. mit Digoxin (z.B. 0,4 mg i.v., nach 4 und 12 h wiederholen) oder Digitoxin bis zur Frequenznormalisierung; falls Frequenzeffekt unzureichend zusätzlich Verapamil (z.B. Isoptin® 5–10 mg i.v., 2–3 x 40–80 mg tägl. p.o.) oder Propranolol (3 x 10 bis 3 x 20–40 mg tägl. p.o.)
- *Vor Rhythmisierung*
  - KI und Erfolgsaussichten überprüfen (besser bei: Dauer des Flimmerns < 1/2 Jahr, kleiner oder nur mäßig dilatierter linker Vorhof, keine Hyperthyreose oder dekompensiertes Mitralvitium)
  - Serum-Kalium kontrollieren und evtl. ausgleichen.

- **Embolieprophylaxe** (möglichst über 2 Wo. vor Rhythmisierungsversuch)
  - *Niedriges Risiko* bei Alter < 60 J., akut aufgetretenem Vorhofflimmern, keine Risikofaktoren: Antikoagulation nicht zwingend
  - *Mittleres Risiko* bei Alter > 60 J., weibliches Geschlecht, art. Hypertonie, Diab. mell., Vorhofdilatation, manifeste Herzinsuff. oder LV-Dysfunktion (Echo): Marcumar® intermediär (Quick 30–50 %)
  - *Hohes Risiko* bei abgelaufener Embolie, Nachweis von Thromben oder intensivem Echokontrast mittels Echokardiographie, Mitralstenose; Marcumar therapeutisch (Quick 15–25 %).

- **Medikamentöse Rhythmisierung** (stationäre Überwachung!)
  - Bevorzugt Bettruhe
  - Chinidin in ansteigender Dosierung (3 x 0,2 g bis 3 x 0,4 g p.o.) über 3–4 Tage
  - Blut-Spiegel-Kontrolle, Weiterführung der Digitalis-Therapie (*Cave:* Chinidin erhöht den Digoxinspiegel!), Normalisierung des Serum-K+, täglich EKG-Kontrolle (QT-Verlängerung, proarrhythmogene Wirkung des Chinidins: Gefahr von Torsade-de-pointes-Tachykardien), möglichst EKG-Monitorkontrolle
  - Alternativ: Chinidin/Verapamil (z.B. Cordichin® 3 x 1 bis max. 3 x 2 Tabl. tägl.) oder Disopyramid (z.B. Rythmodul® 3 x 200 mg). Therapieversuch beenden, falls nach 4 Tagen kein Erfolg oder bei NW (z.B. QT-Verlängerung > 130 % des Sollwertes, Kammertachykardien, GIT-Unverträglichkeit).

- **Elektrische Rhythmisierung** (auf der Intensivstation)
  - **Hochfrequente atriale Stimulation** *(overdrive pacing)* bei klassischem Vorhofflattern: Überführung in Sinusrhythmus oder Vorhofflimmern (besser konvertierbar)
  - **Elektrische Kardioversion** falls medikamentös kein Erfolg und Chance auf Erhalt eines Sinusrhythmus besteht: Kurznarkose z.B. mit Hypnomidate und Fentanyl, EKG-getriggerte Kardioversion (Initialenergie 100 J, falls erfolglos 200 J, 300 J, 350 J). Weitere Ind.: WPW-Sy. (Gefahr der 1:1–Überleitung), evtl. bei Linksherzdekompensation oder instabiler Angina pectoris infolge Tachyarrhythmia absoluta
  - **AV-Knoten-Ablation** mit anschließender Schrittmachertherapie indiziert bei tachykardem Vorhofflimmern (chronisch, intermittierend), dessen Ventrikelfrequenz medikamentös nicht befriedigend kontrolliert werden kann.

- **Nach Rhythmisierung**
  - **Antikoagulation:** nach elektrischer oder medikamentöser Kardioversion für mind. 3–6 Monate
  - Nach erfolgreicher medikamentöser Konversion Chinidin für weitere 3–4 Tage, dann absetzen und durch Sotalol ersetzen (z.B. 3 x 25 bis 3 x 50 mg tägl. p.o.). Alternativ Amiodaron (Sättigungsdosierung und Erhaltungsdosis; ☞ 4.6.2)
  - Keine Dauertherapie mit Chinidin oder Disopyramid. Risiko proarrhythmischer Effekte!

 Häufige Fehler: unkontrollierter (z.B. ambulanter) Rhythmisierungsversuch, falsche Einschätzung der Rhythmisierbarkeit, antiarrhythmische Langzeitbehandlung ohne Indikation, ungenügende Frequenzkontrolle (Frequenzexzesse schon bei leichten Belastungen), Fehler im Antikoagulationsregime.

■ Supraventrikuläre Tachykardie bei Präexzitations-Syndrom

Präexzitations-Syndrom durch akzessorische Leitungsbahn atrio-ventrikulär (z.B. *Wolff-Parkinson-White-Syndrom*, *Kent-Bündel*), nodo- oder faszikulo-ventrikulär *(Mahaim-Bündel)*. *Klinik:* plötzlich auftretendes und endendes Herzjagen, häufig nachts (erhöhter Vagotonus), Angst, Dyspnoe, Angina pect., Harnflut nach Tachykardie-Episode. *EKG:* kurze PQ-Zeit, QRS-Verbreiterung durch Delta-Welle zu Beginn von QRS, Lokalisation des Bündels durch Lokalisation der Delta-Welle.

Therapie
- *Tachykardie-Terminierung* durch vagale Manöver (z.B. Valsalva, Karotisdruck), Ajmalin 1 mg/kg i.v. oder Verapamil 5–10 mg i.v. (nicht bei Vorhofflimmern!). Alternativ: elektrische Überstimulation atrial oder ventrikulär. Falls ineffektiv oder klinische Verschlechterung (z.B. bei Vorhofflimmern) sofortige externe elektrische Kardioversion
- *Prophylaxe:* evtl. Langzeitther. mit Klasse IC- (Propafenon, Flecainid) oder III- (Sotalol, Amiodaron) Antiarrhythmika. Kein Digitalis. Kein Verapamil bei Vorhofflimmern. Alternative: Hochfrequenzablation des akzessorischen Bündels, ggf. chirurgische Durchtrennung.

Bei asymptomatischem WPW (d.h. ohne Tachykardie-Episoden) Ajmalin-Test zur Prüfung der Refraktärzeit des akzessorischen Bündels.

- Medikamente bedeuten für den Pat. eine Langzeitther. mit potentiell ernsthaften NW. Klinischen Nutzen und die Nebenwirkungen abwägen. Vor med. Langzeittherapie elektrophysiologische Untersuchung
- Nicht jedes WPW-EKG bedarf der medizinischen Ther., abhängig vom Gefährdungspotential. Falls med. Langzeittherapie erwogen wird, Alternativen (Ablation) erörtern.

■ Ventrikuläre tachykarde Herzrhythmusstörungen

Ventrikuläre Extrasystolie (VES)
Heterotope/ektope Reizbildung aufgrund einer gesteigerten fokalen Automatie oder Reentry-Mechanismus. *Ätiol.:* häufig bei Gesunden und Herzkranken z.B. bei KHK. *Klinik:* oft asympt., evtl. Palpitationen („Aussetzer"), Dyspnoe, Angina pect., Schwindel, Synkopen. *EKG:* vorzeitiger, verbreiterter QRS-Komplex mit diskord. STT-Veränderungen (schenkelblockähnliches Bild). Klassifikation nach *Lown* ☞ Abb. 4.19.

0	keine VES
I	< 30/h VES
II	> 30/h VES
IIIa	multiforme VES 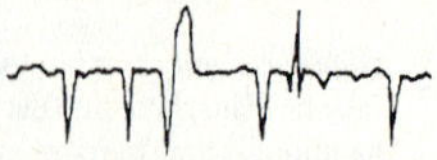
IIIb	Bigeminus (VES – normaler Komplex – VES – normaler Komplex im Wechsel) 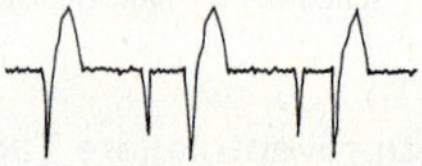
IVa	Couplets (zwei VES direkt hintereinander) 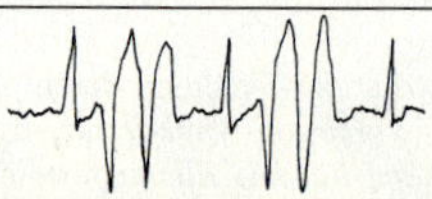
IVb	Salven (> 2 VES hintereinander) 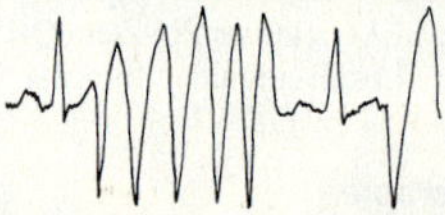
V	R auf T Phänomen* 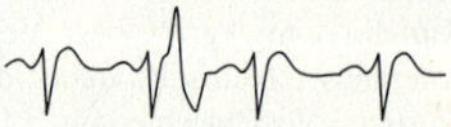

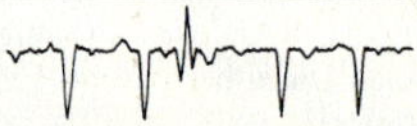

Abb. 4.19: Lown-Klassifikation

> Bei gehäuften VES besteht die Gefahr, daß eine sehr früh erscheinende ventrikuläre Extrasystole (ES) in die vulnerable Phase von T fällt:
> **Vorzeitigkeitsindex:** VI = Zeit Q bis R_{VES}/Zeit Q bis T normal
> VI < 1,0 [< 0,9!]: Gefahr des Kammerflimmerns/-Tachykardie

Die Lown-Klassifikation ventrikulärer Arrhythmien hat nur bei KHK eine prognostische Bedeutung.

Therapie
- Risikoeinschätzung: Gefahr des plötzlichen Herztodes v.a. bei ischämischer Herzerkrankung (z.B. KHK, Z.n. Infarkt) und Linksherzinsuffizienz
- Behandlung der Grundkrankheit: z.B. maximale antiischämische Ther. (ggf. PTCA, ACVB), Ther. der Herzinsuff. (z.B. ACE-Hemmer)
- β-Blocker: verbessern Postinfarktprognose, evtl. Klasse III (z.B. Sotalol, Amiodaron)
- Keine Klasse IC-Antiarrhythmika *(CAST-Studie)*
- Ggf. AICD, aut*omatischer implantierbarer cardioverter Defibrillator.*

Kammertachykardie (VT)
Ätiol.: KHK (mit/ohne Ventrikelaneurysma), akuter Myokardinfarkt, Kardiomyopathie, Myokarditis, valvuläre Herzerkrankung, Cor pulmonale, idiopathisch/belastungsinduziert. *EKG:* Frequenz 70–250/Min., verbreiterter QRS-Komplex (meist kein typisches Schenkelblockmuster), R/S in V_6 < 1, AV-Dissoziation; anhaltende VT (> 30 s).

Diagnostische Tips
- Jede regelmäßige Tachykardie mit QRS-Verbreiterung ist bis zum Beweis des Gegenteils eine VT. *Für einen ventrikulären Ursprung sprechen:*
  - QRS > 0,14 Sek.
  - weit überdrehter Rechts- oder Linkslagetyp
  - durchgehend pos. oder neg. Kammerkomplexe in den Brustwandableitungen (Konkordanz)
- *Beweisend sind:*
  - Nachweis von P-Wellen ohne Beziehung zum QRS-Komplex (AV-Dissoziation)
  - *capture beats:* vereinzelt schlanke Komplexe durch übergeleitete Sinusaktionen
  - *fusion beats:* Kombination aus übergeleiteter Sinusaktion und ventrikulärem Schlag
- *Schwierigste DD:* AV-Knoten-Tachykardie mit aberranter Leitung. Hierbei häufig typisches RSB/LSB-Muster, evtl. Terminierung durch Karotissinusdruck möglich.

ventrikuläre Tachykardie
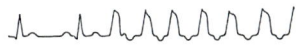

Torsade de pointes
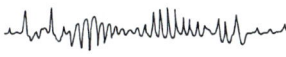

Kammerflattern
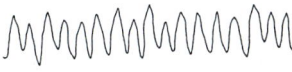

Kammerflimmern

Abb. 4.20:
Tachykarde Herzrhythmusstörungen

Bei *Kammertachykardie* (VT) ist die Dokumentation der spontan aufgetretenen („klinischen") VT von großem Wert. Nur diese muß behandelt werden, nicht jede VT, die im Labor induzierbar ist.

4.6.2 Antiarrhythmika

Behandlungsgrundsätze
- Auch kardiovaskulär Gesunde können komplexe Arrhythmien haben. Bei asymptomatischem Verlauf ist keine Therapie erforderlich
- Die Indikation zur Behandlung orientiert sich an der Klinik und den elektrophysiologischen Kriterien („maligne Arrhythmien")
- Bei akuten kardialen Erkr. (z.B. Herzinfarkt) sind Arrhythmien prognostisch ungünstig (→ frühe antiarrhythmische Behandlung einleiten, Monitor-Kontrolle)
- Die Ergebnisse der *CAST-Studie* (schlechtere Prognose bei Langzeitther. mit Klasse I C-Antiarrhythmika im Vergleich zu Placebo bei Postinfarktpatienten) mahnen zur kritischen, zurückhaltenden medikamentösen antiarrhythmischen Therapie. Alle Antiarrhythmika besitzen einen unterschiedlich ausgeprägten negativ inotropen Effekt (z.B. sehr ausgeprägt bei Disopyramid)
- **Grundsatz bei VT-Therapie:** optimale antiischäm. Ther. und Optimierung der LV-Funktion vor antiarrhythmischer Ther.
- Je ausgeprägter die LV-Funktionseinschränkung, desto größer die Gefährdung des Pat., desto weniger effektiv sind medikamentöse Verfahren zur Kontrolle maligner ventrikulärer Arrhythmien und desto eher muß auf eine AICD-Therapie zurückgegriffen werden
- **Behandlungsindikationen (medikamentös oder mittels AICD):**
  - Symptome infolge gestörter Hämodynamik: z.B. bei Linksherzdekompensation, kardialer Synkope
  - Erhöhtes Risiko eines plötzlichen Herztodes: Z.n. Reanimation („überlebter Herztod"), länger anhaltende ventrikuläre Tachykardie, komplexe Rhythmusstörungen bei schwerer kardialer Grundkrankheit.
- **AICD** *(Automatischer implantabler cardioverter defibrillator):* Erkennt Kammertachykardien und Kammerflimmern und beendet diese durch Abgabe von Elektroschocks. Zusätzlich antibradykarde Stimulation möglich. Neuerdings transvenöse Defibrillationselektroden (Vorteil: kein kardiochir. Eingriff nötig!). *Ind.:* medikamentös nicht kontrollierbare ventrikuläre Tachykardien.

Klassifizierung der Antiarrhythmika (nach Vaughan/Williams)		
I	*Na^+-Antagonismus:* Abnahme der maximalen Anstiegsgeschwindigkeit (Phase 0), Depression der diastolischen Depolarisation (Phase 4)	
	A	*Verlängerung des Aktionspotentials:* Chinidin, Procainamid, Disopyramid, Ajmalin
	B	*Verkürzung des Aktionspotentials:* Lidocain, Mexiletin, Phenytoin, Tocainid
	C	*Keine signifikante Wirkung auf die Aktionspotentialdauer:* Lorcainid, Flecainid, Encainid, Propafenon
II	β-Rezeptorenblocker	
III	*K^+-Antagonismus:* Amiodaron, Sotalol	
IV	*Ca^{2+}-Antagonismus:* Verapamil, Gallopamil, Diltiazem	

Übersicht häufig gebrauchter Antiarrhythmika

Medikament	Indikation	Dosis-Akutther.	Prophylaxe	NW
Adenosin	AV-Knoten-Reentrytachykardie	6–12 mg als Bolus i.v., Wiederholung nach 5 Min. in höherer Dosierung möglich	–	Extrem kurze HWZ von < 10 Sek. AV-Block (erwünscht), Bradykardie, Wärmegefühl *(Flush)*, thorakales Engegefühl, Kopfschmerz, Husten. Selten: Bronchospasmus, Hypotonie
Ajmalin (z.B. Gilurytmal®)	Ventrikuläre Extrasystolie, ventrikuläre Tachykardie	25–50 mg i.v.	300 mg/12 Std. i.v.	Übelkeit, Kopfschmerzen, Appetitlosigkeit, Cholestase, Leberschädigung
Prajmalin (z. B. Neo-Gilurytmal®)	Supraventrikuläre, ventrikuläre Extrasystolie, Rezidivprophylaxe der ventrikulären Tachykardie	60 mg tägl. p.o.	60 mg tägl. p.o.	
Chinidinbisulfat (z.B. Optochinidin® ret., Chinidin duriles®)	Supraventrikuläre Tachykardie, Rezidivprophyl. nach Regularisierung. *NW*: neg. inotrop*	3 x 200 (–600) mg i.v.	600 mg tägl. p.o.	GIT-Beschwerden, Ohrensausen, Synkopen, KM-Depression, anticholinerge NW
Disopyramid (z.B. Rythmodul®, Norpace®)	Supraventrikuläre, ventrikuläre Extrasystolie, supraventrikuläre Tachykardie, Arrhythmieprophylaxe nach Elektrokonversion	2 mg/kg i.v. max. 150 mg in 5–15 Min.	4–6 x 100 mg tägl. p.o.	Mundtrockenheit, GIT-Beschwerden, Sedierung, Cholestase, Miktionsstörungen
Esmolol (Breviblock®)	Supraventrikuläre Tachykardie	Initial 0,5 mg/kg über 1 Min. i.v., dann 50 mg/kg/Min. für 4 Min. Maximale Erhaltungsdosis 200 µg/kg/Min.	–	wie Metoprolol, aber sehr kurze HWZ von 8 Min.
Lidocain (z.B. Xylocain®)	Ventrikuläre Extrasystolie, Kammertachykardie	50–100 mg i.v.	2–4 mg/Min. i.v.	Benommenheit, Schwindel, zerebr. Krampfanfall
Mexiletin (z.B. Mexitil®)	Ventrikuläre Extrasystolie und Tachykardie	100–250 mg langsam i.v.	2–3 x 200 mg tägl. p.o.	ZNS-Beschwerden, RR ↓, GIT-Beschwerden
Propafenon (z.B. Rythmonorm®)	Ventrikuläre Extrasystolie, supraventrikul. und ventrikul. Tachykardie, Präexzitations-Sy.	0,5–1 mg/kg i.v.	3–5 x 150 mg tägl. p.o.	Mundtrockenheit, Salz-Geschmack, Kopfschmerzen, GIT-Beschwerden
Metoprolol (z.B. Beloc®)	Supraventrikuläre Tachykardie, KHK, Herzinfarkt, absolute Arrhythmie mit schneller Überleitung, Digitalisintoxikation mit Vorhoftachykardie	1–2 Amp. = 5–10 mg langsam i.v. (= 1 mg/Min.; KI bei gleichzeitiger Ther. mit Ca^{2+} Antagonisten!)	2 x 50–100 mg tägl. p.o.	Bronchialobstruktion (KI: Asthma), neg. Inotropie, Bradykardie, Müdigkeit, Depression

Übersicht häufig gebrauchter Antiarrhythmika

Medikament	Indikation	Dosis-Akutther.	Prophylaxe	NW
Sotalol (z.B. Sotalex®)	Bedrohliche VES, Kammertachykardie, WPW-Syndrom, Paroxysmale supraventrikuläre Tachykardie, Tachyarrhythmia absoluta	1/2 Amp. (= 20 mg) über 5 Min. i.v., Wiederholung nach 20 Min. möglich	1–3 x 40–80 mg tägl. p.o.	wie Metoprolol
Amiodaron (z.B. Cordarex®)	Supraventrikuläre, ventrikuläre Tachyarrhythmien	Orale Aufsättigung mit 10 mg/kg tägl. über 6 Tage p.o., dann Erhaltungsdosis	Erhaltungsdosis ca. 200 mg tägl. (1 Tabl.) p.o., evtl. Wochenendpause	Kornea-Trübung, Photosensibilisierung, Schilddrüsen-Stoffwechselstörung, Lungenfibrose. HWZ 2–4 Wo.
Verapamil (z.B. Isoptin®)	Supraventrikuläre Extrasystolie, supraventrikuläre Tachykardie	5 mg i.v.	3 x 40–80 mg tägl. p.o.	Hypotonie

* Bei Vorhofflattern evtl. Tachykardie (paradoxer Effekt). Chinidinwirkung am EKG sichtbar durch PQ-Zeit-Verlängerung und QRS-Verbreiterung

4.6.3 Bradykarde Herzrhythmusstörungen

Ätiologie
- Myokardinfarkt mit Schädigung des AV-Leitungssystems
- Teil eines Sinusknotensyndroms
- KHK
- Hyperkaliämie
- Kardiomyopathie und Myokarditis
- Digitalisintoxikation; β-Blocker-Überdosierung, Antiarrhythmika
- Hypothyreose, Amyloidose des Herzens
- Gestörtes Kreislaufzentrum (Hirnstamminfarkt, erhöhter Hirndruck)
- Idiopathische Degeneration des Erregungsbildungs- und des Erregungsleitungssystems (auch bei jungen Pat.).

Klinik
Breites Spektrum an Symptomen: asymptomatisch, verminderte Leistungsfähigkeit („bradykarde Herzinsuffizienz"), Schwindel, Synkope ☞ 4.1.6.

Sinusbradykardie
Meist asymptomatisch, Ursachensuche (z.B. akuter Hinterwandinfarkt, Sinusknoten-Syndrom, Hypoxie, Hirndruck, Hypothyreose, Vagotonie, Medikamenteneinfluß). Nächtliche Frequenzabfälle auf 35–40/Min. können physiologisch sein!

Therapie
- Keine Behandlung bei asymptomatischen Pat.
- Bei intermittierendem Sinusarrest ohne ausreichenden Ersatzrhythmus oder bei Kombination mit ventrikulärer Arrhythmie Atropin i.v. (z.B. 0,5 mg, ggf. wiederholen). Alternativ Schrittmacher

- Bei *Sick-Sinus-Syndrom* kann Sinusbradykardie Teil- oder Hauptmanifestation sein: Ther. nur bei symptomatischen Pat. oder wenn antitachykarde medikamentöse Therapie erforderlich wird.

 Kein Medikament kann sicher und langfristig eine Sinusbradykardie ohne wesentliche Nebenwirkungen effektiv beeinflussen.

Sinusarrest, SA-Block
Gestörte sinu-atriale Überleitung. Ursachen wie Sinusbradykardie, isolierte bradykarde Rhythmusstörung oder (häufiger) in Kombination mit tachykarder Vorhofarrhythmie (Bradykardie-Tachykardie bei Sick-Sinus-Syndrom).

Formen
- *I. Grad:* im EKG nicht erkennbar
- *II. Grad:* geringe Unregelmäßigkeiten des Sinusrhythmus entweder durch progressive Leitungsverzögerung (Typ I = *Wenckebach*-Periodik: bei gleichbleibender PQ-Zeit Verkürzung der PP-Intervalle) oder durch vollkommenen Ausfall einer Herzaktion ohne vorangehende Änderung der PP-Intervalle (Typ II = *Mobitz*)
- *III. Grad:* totaler SA-Block: Ausfall einer oder mehrerer Herzaktionen, es fehlen P-Wellen. Ersatzrhythmus durch sekundäres Zentrum.

Therapie
Bei Symptomen medikamentöse (Atropin) oder elektrische Therapie (Vorhofschrittmacher). Permanenter Schrittmacher nur nach Ausschluß einer behandelbaren Grundkrankheit, bei symptomatischen Pat. oder bei Notwendigkeit einer zusätzlichen bradykardisierenden Ther. (z.B. Digitalis, Verapamil).

Sinusknotensyndrom, Sick-Sinus-Syndrom (SSS)
Sammelbegriff für Störungen der Sinusknotenfunktion mit bradykarden, brady-/tachykarden oder tachykarden Rhythmusstörungen (Sinusbradykardie, SA-Blockierungen, supraventrikuläre Tachykardie, Vorhofflimmern, Vorhofflattern).

Klinik
Adams-Stokes-Anfall, Embolie, Herzinsuff., Angina pect., Schwindel, Palpitationen. Synkope durch kritische Sinusbradykardie bzw. SA-Blockierung und ungenügenden Ersatzrhythmus, paroxysmale Tachykardie, verlängerte posttachykarde Pause (Sinusknotenerholungszeit), hypersensitiver Karotissinus, zerebrale Embolie.

Diagnostik
Ruhe-, LZ-, Belastungs-EKG, Atropin-Test, Karotissinusdruckversuch, intrakardiale Stimulation (Bestimmung der Sinusknotenerholungszeit, programmierte atriale Stimulation).

Therapie
Bei symptomat. Bradykardie permanenter Schrittmacher. SM-Indikation meist auch dann gegeben, wenn neben Bradykardien medikamentös behandlungsbedürftige Tachykardien bestehen. Ggf. Antikoagulation!

Bradyarrhythmia absoluta

Chronisches Vorhofflimmern mit bradykarder Ventrikelfrequenz bei gestörter AV-Überleitung. Meist Folge einer fortgeschrittenen kardialen Grundkrankheit (KHK, Klappenfehler, Kardiomyopathie) mit Herzinsuffizienz. Wichtig! Behebbare Ursache (z.B. Hypothyreose, Digitalisintoxikation) ausschließen.

Therapie
Falls symptomatisch (z.B. Synkope, „Pausen", bradykarde Herzinsuffizienz) Herzschrittmachertherapie (VVI-Modus).

Hypersensitiver Karotissinus/Karotissinus-Syndrom

Reflexvermittelte vasomotorische-Synkope, malignes vagovasales Syndrom. 2 Komponenten: kardioinhibitorisch mit Reflexbradykardie bei vagaler Stimulation (nur dies kann mittels SM beeinflußt werden!) und vasodepressorisch (Vasodilatation der Kreislaufperipherie). *Diagn.:* Karotisdruckversuch (☞ 4.1.6), Kipptischuntersuchung (☞ 4.1.6).

Therapie
Bei Symptomen permanenter Schrittmacher, klinischer Erfolg in Abhängigkeit vom Anteil der vasodepressorischen Komponente. Pharmakotherapie unbefriedigend.

AV-Blockierungen

Grenzwert der PQ-Zeit ist frequenzabhängig. Frequenzangepaßte PQ-Zeiten: 0,21 Sek. (HF 50), 0,20 Sek. (HF 60), 0,19 Sek. (HF 70), 0,14 Sek. (HF 120). *Ätiol.:* Digitalis, β-Blocker, Chinidin u.a. Antiarrhythmika; Myokarditis, KHK, Myokardinfarkt, Vagotonie.

- *AV-Block I. Grades* (Überleitung der Vorhoferregung auf die Kammern verlängert, jedoch nicht aufgehoben): Langzeit-EKG zum Ausschluß höhergradiger Blockierungen
- *AV-Block II. Grades:* Typ I, *Mobitz* I = *Wenckebach*-Periodik: periodisch zunehmende Verlängerung der Überleitungszeit bis zum Ausfall der Überleitung. Puls unregelmäßig, Medik.-Überdosierung ausschließen! Typ II, *Mobitz* II: intermittierend totaler Leitungsblock. Überleitung von jeder zweiten, dritten oder x-ten Vorhofaktion. Normofrequenz oder Bradykardie. Bei wechselndem Überleitungsverhältnis ist der Puls unregelmäßig. Übergang in totalen AV-Block möglich. PQ-Zeit kann normal sein
- *AV-Block III. Grades* = totaler AV-Block: bradykarde Herzinsuff. meist vorhanden, drohender Adams-Stokes-Anfall durch zerebrale Minderperfusion.

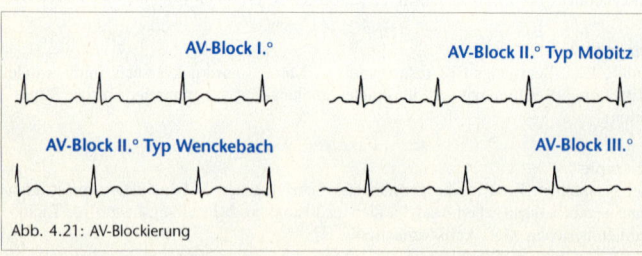

Abb. 4.21: AV-Blockierung

> **Richtlinien zur Behandlung bradykarder Herzrhythmusstörungen**
>
> - Immer Ätiologie klären, da die kausale Ther. die effektivste ist (z.B. vagovasale Synkope bei Schmerzzuständen, Myokardinfarkt, Hypoxie beim Beatmungspatienten, Hypothyreose, Hyperkaliämie)!
> - Medikamenteneinflüsse berücksichtigen, z.B. Digitalis, Verapamil, β-Blocker, Diltiazem, Gallopamil, Clonidin, potentiell alle Antiarrhythmika, bradykardisierende Augentropfen
> - Medikamentöse Ther. meist nur zur akuten Intervention z.B. Atropin 0,5–1,5 mg im Bolus i.v., ggf. wiederholen. Keine effektive, nebenwirkungsarme Dauermedikation.
>   *NW:* ventrikuläre Tachyarrhythmien auch nach Atropin möglich; daher bei i.v.-Gabe Rhythmusmonitor! Vorsicht bei AV-Block II. Grades: Atropingabe und Beschleunigung der Sinusfrequenz kann zu höhergradigem Block mit Provokation einer kritischen Bradykardie führen!

4.6.4 Schrittmachertherapie

Systemwahl: physiologische Stimulation (Zweikammer-SM, DDD, VDD) anstreben; VVI nur bei seltenen Episoden eines AV-Blocks noch vertretbar. In Abhängigkeit von der Sinusknotenfunktion (Klärung der Frage: Liegt eine binodale Erkrankung vor?) evtl. frequenzadaptierendes System (DDDR).

Permanente SM-Therapie
- Bradykardie und Klinik müssen assoziiert sein: die Indikation zur SM-Therapie orientiert sich v.a. an der Klinik, seltener an EKG-Kriterien. *Diagnostik:* Vor SM-Implantation müssen vorliegen: Anamnese, EKG der zu behandelnden Rhythmusstörung, EKG, ggf. LZ-EKG, Rö-Thorax, TSH, Elektrolyte, Myokardinfarktausschluß und Ausschluß einer Intoxikation/Medikamentenwirkung
- *Indikation:* Bradykardie mit klinischer Symptomatik (z.B. Adams-Stokes-Anfall, Angina pect., Herzinsuff., Schwindel) bei
  - AV-Blockierungen: v.a. bei AV-Block II. Grades Typ II und erworbenem AV-Block III. Grades. Bei AV-Block I. Grades und II. Grades Typ I nur bei zusätzlichen Leitungsstörungen im HIS-Bündel oder zusätzlichem Schenkelblock
  - Höhergradige SA-Blockierungen, evtl. bei Bradyarrhythmia absoluta, Sick-Sinus-Sy. u. Karotissinussy.
- Temporärer SM: *Übergangslösung* – so früh wie nötig, so kurz wie möglich. Wahl des Zuganges für temporäre SM-Elektrode: V. jugularis interna rechts am günstigsten; auf keinen Fall V. subclavia der Seite, die für eine Implantation in Frage kommt.

 Infektionen am Zugang oder an SM-Elektroden sind schlechte Voraussetzungen für eine permanente SM-Implantation!

Stimulations-ort	Detektions-ort	Betriebsart	Programmier-barkeit	Antitachykardie-funktion
V	V	I	0	0
V	D	D	M	0
	V	I	M	0
D	D	D	M	0
D	A	I	P	0
A	A	I	M	B
A	–	–	–	–

V: Ventrikel,
A: Vorhof (Atrium),
D: Vorhof und Ventrikel

I: Inhibition,
T: Triggerung,
D: Inhibition und Triggerung

P: bis zwei Funktionen
M: multi,
0: nicht programmierbar

0: keine,
B: burst,
S: scanning,
E: extern

Abb. 4.22: Schrittmachercode

Schrittmacher-Fehlfunktion

- *Sensing-Defekt:* gestörte Erkennung von Eigenaktionen. *Undersensing:* Eigenaktionen werden nicht erkannt, trotz ausreichender Eigenfrequenz werden SM-Impulse abgegeben. *Oversensing:* Wahrnehmung elektrodenferner Potentiale (z.B. Muskelaktion), die als Eigenaktion verkannt werden → trotz Bradykardie keine Stimulation
- *Exitblock*: im EKG sichtbare SM-Impulse, die nicht zu einer Depolarisation (QRS-Komplex) führen. Ursache meist Elektrodendislokation oder Anstieg der *pacing*-Schwelle durch Fibrosierung
- *Sensing-Defekt und Exitblock* durch Dislokation oder Elektrodenbruch, meist op. Revision erforderlich
- *Schrittmachertachykardie:* Bei DDD-SM kann es zum *sensing* einer Vorhofaktion kommen, die retrograd von einer VES übergeleitet wurde → erneute Ventrikelstimulation evtl. mit erneuter retrograder Vorhofaktion usw. DD durch externes Auflegen eines Magneten (hemmt *sensing* → Tachykardie beendet). *Ther.:* Umprogrammierung mit Verlängerung der Vorhof-Refraktärzeit
- *Batterieerschöpfung:* Abfall der tatsächlichen gegenüber der programmierten Stimulationsfrequenz. Austauschkriterium: Frequenzabfall ca. ≥ 10 % je nach SM-Typ.

4.7 Entzündliche Herzerkrankungen

4.7.1 Endokarditis

Entzündung der Herzinnenwand, die durch Klappendestruktionen zu Ventildefekten führen kann. Am häufigsten sind Mitral- und Aortenklappe betroffen, während die Rechtsherzendokarditis selten ist (oft i.v.-Drogenabhängige). Letalität ca. 30 %.

■ Rheumatische Endokarditis

Ätiol.: Endocarditis verrucosa rheumatica: infektallergische Veränderung der Klappenschließungsränder 8–14 Tage nach Infektion mit β-hämolysierenden Streptokokken der Gruppe A im Rahmen eines rheumatischen *Fiebers*; ☞ 18.3.23.

Klinik: Kinder, Jugendliche; Fieber, „wandernde" Polyarthritis der großen Gelenke, Karditis (neu auftretendes Herzgeräusch!), Chorea minor (selten), Erythema anulare marginatum, Erythema nodosum, subkutane Rheumaknötchen.

Diagnose: BSG und CRP ↑, Leukozytose, Anti-Streptolysin-Titer (in 80 % vorhanden, als Verlaufsparameter jedoch nicht geeignet). Echo.
DD: alle anderen Ursachen des Fiebers unklarer Genese (☞ 18.1.1), rheumat. Arthritis (☞ 17.4.1), Erythema nodosum.

■ Bakterielle Endokarditis

Vorgeschädigte Herzklappen besiedelt von vergrünenden Streptokokken (Str. viridans, 60–80 %, langsamer Verlauf = Endocarditis lenta), Staph. aureus (Verlauf meist hochakut!), Str. faecalis (10 %), E. coli u.a.

Klinik: Schwäche, Nachtschweiß, subfebrile Temp., Mikroembolien (Schleimhaut, Haut, Nagelbett, Augenhintergrund), Embolien, Anämie. Splenomegalie. Nierenbeteiligung.

Diagnose: neuaufgetretenes Herzgeräusch, echokardiographischer Nachweis der Klappenvegetationen ggf. durch transösophageales Echo. BSG ↑, Leukozytose. Urin: Proteinurie, Erythrozyturie, Zylindrurie. Sicherung der Diagnose durch venöse Blutkulturen (☞ 2.4.1) *vor* Beginn der antibiotischen Therapie am 1. Tag in 1–2 stündl. Abstand (3–5 Blutkulturen; bei V.a. Pilzendokarditis evtl. art. Blutkulturen). Therapiebeginn auch bei neg. Kultur (Antibiotika; ☞ 19.1).

 Liegen Fieber und ein „neues" Herzgeräusch vor, muß eine bakterielle Endokarditis ausgeschlossen werden.

Therapie

- **Akute rheumatische Endokarditis:** Penicillin G 3–4 x 1 Mio. IE tägl. i.v. als Kurzinfusion, nach 1–2 Wo. Penicillin V 3 x 1,2 Mio. IE tägl. p.o., alternativ Vancomycin oder Clindamycin; evtl. nicht steroidale Antiphlogistika p.o.; Magenschutz, Bettruhe, absolute Schonung! Behandlung bis zum Abklingen der Entzündungszeichen. Penicillin-Prophylaxe zur Vermeidung eines Rezidivs bei Kindern bis zum 18. LJ. (Benzathin-Penicillin 1,2 Mio. IE i.m. alle 3–4 Wo.). Zahnhyg., Fokussanierung
- **Bakterielle Endokarditis:** bei *Streptococcus viridans* 6 Wo. lang Penicillin G 3 x 10 Mio. IE als Kurzinfusionen + Aminoglykosid (z.B. Gentamicin 1 x 2,5 mg/kg tägl. als Kurzinfusion über 30 Min., Spiegelkontrolle). Bei *Staphylokokken:* Oxacillin, Flucloxacillin 4 x 1,5–2 g tägl. als Kurzinfusion bei Penicillinallergie: Vancomycin 2 x 1 g tägl. als Kurzinfusion. Bei *Enterokokken:* Ampicillin (Binotal®) 3 x 4 g tägl. als Kurzinfusion + Gentamicin (Refobacin®) 1 x 2–5 mg/kg tägl. als Kurzinfusion oder Vancomycin + Gentamicin bei Penicillinallergie. Bei eingeschränkter Nierenfunktion Dosis anpassen
- *Dauer* der i.v.-Therapie: in der Regel 4–6 Wo., danach 3–4 Mon. p.o., BSG bleibt oft lange erhöht (CRP reagiert rascher → besserer Verlaufsparameter), ggf. spätere chirurgische Therapie destruierter Klappen
- *Chirurgische Therapie* bei nicht beherrschbaren Infektionen, zunehmender Herzinsuff., Embolisation, Ruptur oder Perforation einer Klappe. Bei Kunstklappenendokarditis meist Reoperation erforderlich.

Endokarditisprophylaxe

Prophylaxe bei Eingriffen, die zur Bakteriämie führen (z.B. Zahnsanierung, chir. Eingriffe, Endoskopie) bei prädisponierenden Herzfehlern (Z.n. Herzklappenersatz, Z.n. infektiöser Endokarditis, angeborene und erworbene Herzfehler, hypertroph-obstruktiver Kardiomyopathie, Mitralklappenprolaps mit systol. Geräusch).

Endokarditisprophylaxe bei normalem Risiko		
Eingriff	**keine Penicillin-unverträglichkeit**	**Penicillinunverträglichkeit**
Oropharynx, Respirationstrakt	Penicillin 1,2 Mio. IE p.o. 1 h vor und 6 h nach dem Eingriff	Clindamycin 600 mg p.o. Erythromycin 1 g p.o.
Urogenitaltrakt, Intestinaltrakt	Amoxicillin 2 g p.o. 1/2 h vor, 8 und 16 h nach dem Eingriff	Erythromycin 1 g p.o. Vancomycin 1 g i.v.
Prophylaxe bei besonders hohem Endokarditisrisiko* (i.v.!)		
Oropharynx, Respirationstrakt	Penicillin G 2 Mio. IE i.v. + 0,5 g Streptomycin i.m. oder Gentamicin 60–120 mg als Kurzinfusion	Vancomycin 1 g i.v. als Kurzinfusion
Urogenitaltrakt, Intestinaltrakt	Ampicillin 2 g i.v. + Gentamicin 60–120 mg als Kurzinfusion i.v.	Vancomycin 1 g i.v. als Kurzinfusion

*I.v.-Gabe vor dem Eingriff. Bei langdauernden Eingriffen evtl. Wiederholung nach 6–8 h

- Keine i.m. Applikation bei gleichzeitiger Antikoagulantien-Gabe
- Bei Schwangeren Cephalosporin i.v.
- Dauerprophylaxe (wie bei rheumat. Fieber) ist bei der infektiösen Endokarditis nicht sinnvoll.

4.7.2 Myokarditis

Häufig Begleitmyokarditis im Rahmen einer Allgemeinerkrankung. Seltener schweres Krankheitsbild mit Herzdilatation, Herzinsuffizienz und Rhythmusstörungen.

Ätiologie: Viruserkrankungen (v.a. Coxsackie), Bakterien (bei Diphtherie, Scharlach, Typhus, Tbc, Lues, Sepsis), Rickettsien und Chlamydien, Protozoen (v.a. Trypanosomen), Pilze (v.a. bei Immundefizienz z.B. durch Candida, Aspergillen), Sarkoidose, allergisch-toxisch, autoimmun (z.B. SLE, M. Wegener, rheumat. Arthritis).

Klinik: Schwäche, rasche Ermüdbarkeit, Dyspnoe, Fieber, Palpitationen, Myalgien, Arthralgien. Hypotonie, Tachykardie, Zeichen der Links-/Rechtsherzinsuffizienz.

Spezielle Formen der Myokarditis
- **Virusmyokarditis**
  Erreger: Coxsackie-Viren A + B; ECHO-Viren; Influenza-Viren A + B; Adeno-Viren; Hepatitis-Viren; Herpes-Viren; Polio-Viren. *Klinik:* oft inapparent, meist nach Virusinfekt (Luftwege, GIT; Myalgien, Arthralgien). *Diagn.:* serologisch (Titeranstieg und -verlauf). *Ther.:* symptomatisch, Bettruhe; Herzinsuffizienz-Therapie. Steroide umstritten, evtl. bei schweren, foudroyanten Verläufen
- **Bakterielle Myokarditis**
  Begleiterkrankung v.a. bei bakterieller Endokarditis (Pneumo-, Meningo-, Strepto-Staphylokokken). *Ther.:* antibiotisch nach Erregernachweis (Blutkultur); ohne Erregernachweis antibiotische Kombinationstherapie
- **Postinfarkt-, Postkardiotomie-Syndrom**
  In 5 % nach Myokardinfarkt, 25 % nach Herz-OP. *Klinik:* Myo-, Perikarditis mit retrosternalem Schmerz, Temp. ↑, Leukozytose, BSG und CRP ↑, Perikardreiben, -erguß. *Ther.:* ASS, evtl. Glukokortikoide
- **Infektallergische, infekttoxische Myokarditis**
  Begleiterkrankung bei fieberhaftem Allgemeininfekt, Überempfindlichkeitsreaktion oder Serumkrankheit, nach Antibiotika, Chemotherapeutika, Muskelnekrosen durch Toxine (z.B. Diphtherietoxin). *Ther.:* Behandlung der Grundkrankheit. *KO:* Gefahr des toxischen Herz-Kreislauf-Versagens.

Diagnostik
- *Klinik!*
- *Labor* mit Entzündungsparametern: BSG, CRP, Leukozyten, CK, CK-MB, LDH, antinukleäre und antimyokardiale Antikörper, Virus-Serologie
- *EKG:* STT-Veränderungen, Schenkelblock, Niedervoltage, AV-, SA-Block, Rhythmusstörungen
- *Echo:* Dilatation der Herzhöhlen, Kontraktionsstörungen, Perikarderguß
- *Rö.-Thorax:* Kardiomegalie, pulmonale Stauung
- *Herzmuskelbiopsie:* selten indiziert, evtl. zur DD bei schwerer Herzinsuff.
- *DD:* Hyperkinetisches Herzsyndrom, Kardiomyopathie, Myokardinfarkt.

Therapie
Bettruhe, Behandlung der Grundkrankheit (z.B. Antibiotika), Behandlung von Arrhythmien (☞ 4.6), Herzinsuffizienz (☞ 4.5.1), evtl. Glukokortikoide (Effekt fraglich), evtl. Antikoagulation; ☞ 21.8.

4.7.3 Perikarditis

Ätiologie
- Infektiös: Viren (Coxsackie, ECHO-A), Tbc, eitrige Perikarditis (Pneumok., Staph.), AIDS
- Systemerkrankungen: SLE, Sklerodermie, rheumat. Arthritis, M. Wegener; ☞ 17.5
- Mitreaktion bei Pleuritis, Peritonitis, Mediastinalerkrankungen
- Rheumatisches Fieber
- Nach Myokardinfarkt: Pericarditis epistenocardica, Postinfarkt-, Postperikardiotomiesyndrom; ☞ 4.7.3
- Urämisch, neoplastisch, traumatisch
- In 70 % idiopathisch: infektallergisch, autoimmunologisch? Häufig nach grippalem Infekt, häufig junge Männer.

Klinik
Dyspnoe, retrosternaler Schmerz, Beklemmungsgefühl (im Liegen stärker), atemabhängiger Schmerz, Krankheitsgefühl, Allgemeinsymptome.
- *Pericarditis sicca (fibrinöse P.):* vor allem zu Beginn und während der Heilungsphase Perikardreiben, oft zusätzlich pleuritisches Reiben (Pleura-Mitbeteiligung)
- *Pericarditis exsudativa (feuchte P.):* Reiben und Schmerzen verschwinden, Herztöne werden leiser. Bei großen Exsudatmengen obere Einflußstauung (→ Tamponade)
- *Pericarditis constrictiva* z.B. bei Tbc (selten)
- *Serofibrinöse Perikarditis.*

Leise HT, venöse Einflußstauung, ZVD ↑, Pulsus paradoxus, Tachykardie, Hypotonie, Schock, Zyanose. Hämodynamische Auswirkungen hängen von der Geschwindigkeit der Ergußentwicklung und perikard. Dehnbarkeit ab:
- langsame Entwicklung: großer Perikarderguß ohne Kreislaufdepression
- schnelle Entwicklung: Tamponade-Gefahr auch bei kleinen Flüssigkeitsmengen.

EKG-Stadien der Perikarditis	
Stadium I (frisches Stadium)	Niedervoltage (bes. bei Erguß), ST-Hebung und Abgang der ST-Strecke vom aufsteigenden S-Schenkel v.a. in I–III, aVL, aVF, V_{3-6}
Stadium II (Zwischenstadium)	Rückbildung der ST-Hebung, Abflachung der T-Wellen, QT verlängert
Stadium III (Vernarbungsstadium)	Terminal negative T-Wellen
Stadium IV (Ausheilungsstadium)	Evtl. Niederspannung, T-Abflachung, T-Negativität

Diagnostik
- Auskultatorisch: „Lederknarren" (systol./diastol. Geräusch, am lautesten in Exspiration und vornübergebeugtem Oberkörper)
- EKG: Bei Erguß Niedervoltage, elektr. Alternans. Horizontale oder nach unten konkave, oft in allen Ableitungen erkennbare ST-Streckenhebung (*DD:* Herzinfarkt: dabei ST-Streckenhebung konvex, höher und nicht in allen Ableitungen vorhanden)
- Rö.-Thorax: Kardiomegalie, Zeltform des Herzens ohne pulmonale Stauung
- Echo: Ergußnachweis, *„swinging heart"*
- Perikardpunktion: therapeut., diagn. (bakteriell–viral, maligne, Tbc)
- Labor: unspezif. Entzündungszeichen, Befunde der ursächlichen Erkrankung.

Therapie
- Therapie der Grundkrankheit
- Bettruhe, Analgesie, Antiphlogistika
- Steroide bei Postkardiotomiesyndrom und Kollagenosen, evtl. bei rezidiv. Ergüssen
- Punktion: diagnostisch und therapeutisch
- Bei unspezifischen Rezidiven mit hämodynamischer Relevanz: Perikardfensterung, Perikardektomie
- Bei urämischer Perikarditis: Dialysebehandlung.

 Die Perikarditis ist häufig mit Myokarditis und Endokarditis kombiniert.

4.8 Herzklappenerkrankungen

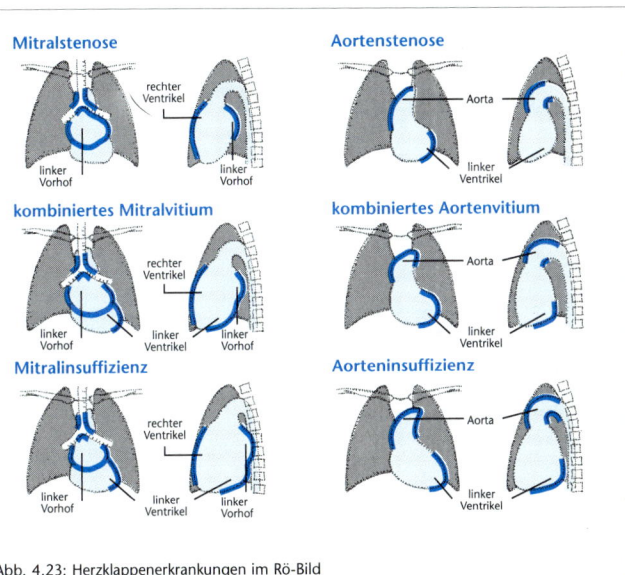

Abb. 4.23: Herzklappenerkrankungen im Rö-Bild

- *Akute Herzklappenfehler:* akute Insuffizienz durch Klappenperforation (Endokarditis) oder Einriß (Trauma, Dissektion), Sehnenfaden-, Papillarmuskelabriß. Sehr selten akute Stenose (z.B. Mitralstenose bei prolabierendem Myxom)
- *Chron. Herzklappenfehler:* Fortschreitende fibrotische Klappenveränderung, Verwachsungen der Kommissuren (Stenose), narbige Retraktion und Verkleinerung des Klappenapparates (Insuffizienz). Meist kombinierte Läsionen

- *Relative Klappeninsuffizienz:* Erweiterung des Klappenostiums bei Dilatation (oft mit Druckbelastung) v.a. des linken Ventrikels oder großen herznahen Gefäßen: rel. Mitralinsuff. bei LV-Dilatation, rel. Pulmonalinsuff. bei pulmonal-art. Hochdruck, rel. Trikuspidalinsuff. bei RV-Dilatation (oft mit Druckbelastung).

Diagnostische Fragestellungen
- Art des Klappenfehlers, Ätiologie
- Zusätzliche Klappenfehler: Folge des Vitiums, z.B. relative Mitral- oder Trikuspidalinsuffizienz oder eigenständiger Klappenfehler
- Klinischer Schweregrad: kompensiert – dekompensiert
- Entstehung: akut, rapid progredient, langsam progredient, stationär
- Bisheriger Verlauf: stabil – komplikationsträchtig
- Hämodynamischer Schweregrad: Art, Ausmaß der hämodynamischen Folgen (Kongestion, low output, kombiniert; RV-, LV-Funktion)
- Komplikationen, z.B. Rhythmus, Embolien, Herzinsuff.
- Kardiale Begleiterkrankungen (KHK, Kardiomyopathie) und extrakardiale Erkrankungen mit Auswirkungen auf das Herz
- Falls operative Therapie erwogen wird: müssen weitere kardiale Erkrankungen mitversorgt werden (z.B. KHK, relative Klappenvitien)?

4.8.1 Mitralklappenstenose

Ätiol.: Rheumatische Folgeerkrankung 10–20 J. nach Karditis, angeboren, selten hochgradige Mitralstenose durch Herztumore (Myxome), F : M = 4 : 1.

Klinik: Facies mitralis (rötlich-zyanotische Wangen), nächtliche Dyspnoeanfälle, Hämoptoe, Lungenödem, Angina pectoris, Palpitationen, art. Embolien. Rheumat. Fieber in der Anamnese nicht immer zu erfragen. Stadieneinteilung analog der NYHA-Klassifikation; ☞ 4.5.1.

KO: Abs. Arrhythmie mit Bildung von Vorhofthromben (Emboliequelle), Lungenödem, pulmonaler Hypertonus, Rechtsherzbelastung.

Diagnostik
- *Auskultation* (☞ 4.2.1): paukender 1. HT, Systole frei, 2. HT normal, Mitralöffnungston (MÖT; 0,06–0,12 Sek. nach 2. HT), niederfrequentes, diastolisches Decrescendo (am besten im *Apexbereich* in Linksseitenlage hörbar). Präsystolisches Crescendogeräusch (nur bei Sinusrhythmus). Bei pulmonaler Hypertonie P_2 des 2. HT lauter als A_2, evtl. Zeichen der Pulmonalklappen-/Trikuspidalklappeninsuff.
- *EKG:* Vorhofflattern oder -flimmern, P-sinistroatriale, Re-Schenkelblock, Rechtsdrehung der Herzachse

- *Rö-Thorax*
  - Verstrichene Herztaille (Mitralkonfiguration)
  - Ösophagusimpression durch vergrößerten li Vorhof (Seitbild)
  - Prominentes Pulmonalsegment
  - Pulmonale Stauung, Kerley-B-Linien
  - Mitralklappenkalk
  - Kernschatten prominent (li Vorhof ↑), Rechtsherzdilatation.
- *Echo* (am besten transösophageal): Mitralsegel verdickt, z.B. durch Kalkdeposition; diastolische Anteriorbewegung des posterioren Mitralsegels, Klappenschlußgeschwindigkeit herabgesetzt, li Vorhof vergrößert. Evtl. Vorhofthromben
- *Invasiv* (Herzkatheter): Ausschluß/Nachweis einer KHK.

DD: Vorhofseptumdefekt, Vorhof-Tumor, Trikuspidalstenose (sehr selten), Aortenklappeninsuff. mit relativer Mitralstenose bzw. *Austin-Flint-Geräusch;* ☞ *4.8.5.*

Therapie
- *Konservativ:* Therapie der Herzinsuff. (☞ 4.5) und der abs. Arrhythmie (☞ 4.6.1). Endokarditis-Prophylaxe. Antikoagulation nur bei absoluter Arrhythmie; ☞ 21.8
- *Operativ:* Stadium III/IV Klappenrekonstruktion, Kommissurotomie, Klappenersatz.

4.8.2 Mitralklappeninsuffizienz

Ätiologie
Rheumat. Genese, kombiniertes Mitralvitium (z.B. nach rheumat. Fieber), Mitralklappenprolaps, bakt. Endokarditis, KHK (akut/chron.), Kardiomyopathie mit Ventrikeldilatation, Papillarmuskeldysfunktion (traumatisch, Hinterwandinfarkt), angeboren (z.B. bei AV-Kanal, Vorhofseptumdefekt), relative Insuff. bei linksventrikulärer Dilatation.

Klinik
Herzspitzenstoß nach links und nach unten verlagert (auch li Ventrikel vergrößert!). Pulmonale Hypertonie, Rechtsherzbelastung. Embolien (jedoch seltener als bei Mitralstenose). Schwirren über der Herzspitze.

Diagnostik
- *Auskultation:* mit dem 1. HT einsetzendes, hochfrequentes, bandförmiges Holosystolikum, P.m.: Herzspitze, in die Axilla fortgeleitet (Regurgitationsgeräusch). 3. HT = protodiastolischer Galopp 0,12–0,14 Sek nach 2. HT
- *EKG:* P-mitrale, evtl. Vorhofflimmern, Linksherzbelastung, bei schwerem Vitium auch Rechtsherzbelastung
- *Rö-Thorax p.a.:* Herzbucht ausgefüllt, Kerley-B-Linien bei Lungenstauung. Im Seitbild mit Bariumbreischluck li Vorhof *und* li Ventrikel vergrößert. Bei akuter Mitralklappeninsuff. oft normal großes Herz mit ausgeprägter Lungenstauung
- *Echo:* indirekte Zeichen, z.B. verstärkte Bewegungsexkursionen des li Vorhofs und li Ventrikels. Hypertrophie und Dilatation des li Ventrikels. Mitralklappe häufig unauffällig! Doppler-Echokardiographie diagnostisch
- *Herzkatheter:* Regurgitation des Kontrastmittels in den li Vorhof zeigt den Schweregrad der Mitralinsuff.

DD: Ventrikelseptumdefekt, Trikuspidalinsuff., akzidentelles Geräusch.

Therapie

Konservativ im Stadium I und II ohne Komplikationen; ☞ 4.8.1.
Operativ im Stadium III und IV nach NYHA, entweder klappenerhaltend durch Klappenrekonstruktion: Raffung, Carpentierung, künstliche Sehnenfäden und Anuloplastik oder Klappenersatz.

4.8.3 Mitralklappenprolaps

Mitralklappenprolaps: asymptomatisch → Echo-, Angiographie-Diagnose.
Mitralklappenprolapssyndrom: Mitralklappenprolaps und Symptomenkonstellation. Insges. relativ häufig (ca. 5 %), jedoch selten symptomatisch.

- *Ätiol.:* meist idiopathisch, F > M; bei KHK, Bindegewebserkrankungen
- *Klinik:* selten Palpitationen, Dyspnoe, Müdigkeit, Synkopen, Angina pect.
- *Diagnose:* Auskultation (systol. „Klick"), Spätsystolikum. *Echo:* systol. Posteriorbewegung meist des hinteren Mitralklappensegels
- *DD:* Mitralklappeninsuff. anderer Genese, Ventrikelseptum-, Vorhofseptumdefekt
- *Therapie:* nur bei gravierenden Symptomen. Endokarditis-Antibiotikaprophylaxe (☞ 4.7.1) bei Mitralklappenprolaps und systolischem Geräusch
- *KO:* schwere Mitralklappeninsuff., Endokarditis, Thrombembolien, Arrhythmien.

4.8.4 Aortenklappenstenose

Ätiol.: degenerativ (M > F), rheumat. Fieber, kongenital, bikuspidale Anlage, aber auch primäre Aortenstenose im Rahmen des hypoplastischen Linksherzsyndroms.

Klinik

- Leistungsknick, rasche Ermüdbarkeit, Schwindel und Synkopen (HZV ↓), Angina pectoris, Zeichen der Linksherzinsuff. mit Dyspnoe, arterieller Hypotension, kleine RR-Amplitude, Palpitationen, plötzlicher Herztod
- *Pulsus parvus et tardus* (träg ansteigend, schwach), hebender Herzspitzenstoß nach li unten verlagert, Schwirren (systol.) über der Herzbasis.

 Die Aortenklappenstenose ist typischerweise über einen langen Zeitraum asymptomatisch. Klinische Zeichen sind ein Alarmsymptom → umgehende Diagnostik.

Diagnostik

- *Auskultation:* rauhes, in die Karotiden fortgeleitetes Systolikum mit P.m. im 2. ICR parasternal re mit meist abgeschwächtem 2. HT (A_2 ↓), 4. HT; ☞ Abb. 4.2
- *EKG:* Linkstyp, Linksherzbelastung, Linksherzhypertrophie, ST-Senkung und T-Negativierung linkspräkordial (V_4 ↑– V_6 ↑), positiver Sokolow-Index
- *Rö-Thorax:* erst spät linksventrikuläre Vergrößerung („Holzschuhherz"), poststenotische Dilatation der Aorta ascendens, Klappenkalk, konzentrische Hypertrophie
- *Echo:* echodense Parallelechos im Aortenklappenbereich; verdickte, verkalkte Klappentaschen mit eingeschränkter Öffnungsbewegung, evtl. bikuspidale Aorten-

klappe, konzentrische linksventrikuläre Hypertrophie. Dopplerecho zur Bestimmung des Druckgradienten.
- *Linksherzkatheter:* quantitative Beurteilung der Stenose, Aortographie und Koronarangiographie vor OP.

DD: hypertrophische Kardiomyopathie, Aortenklappensklerose, Ventrikelseptumdefekt, Aortenaneurysma, Pulmonalklappenstenose, Mitralklappeninsuffizienz.

Therapie
- *Konservativ:* im Stadium I – II, Schonung
- *Operativ:* Ind. bei Herzinsuff. NYHA III, Synkopen, Angina pect., hoher Druckgradient (> 50 mmHg), Zeichen der linksventrikulären Hypertrophie. Aortenklappenersatz, selten klappenerhaltende OP.

4.8.5 Aortenklappeninsuffizienz

Ätiologie
80 % rheumat. Fieber; bakterielle Endokarditis. Bikuspidale Anlage. Selten Aortendilatation, Aneurysma (mit/ohne Dissektion), Lues, Marfan-Sy., Medianekrose Gsell-Erdheim.

Klinik
Von Beginn der Erkrankung bis zum Auftreten von Atembeschwerden vergehen oft 20–30 J. Dyspnoe bei Belastung, leichte Ermüdbarkeit, Palpitationen, Stenokardien, Pulsphänomene (Nagelfalz, pulssynchrone Kopfbewegungen), Linksherzinsuffizienz.
Typisch sind:
- Hebender Herzspitzenstoß, verlagert nach li unten
- „Wasserhammer"-Puls (*Pulsus celer et altus*)
- Kapillarpuls
- Hohe RR-Amplitude mit tiefem diastolischen Druck
- Diastolisches Strömungsgeräusch über A. femoralis (Blutrückfluß).

Diagnostik
- *Auskultation:* gießendes, hochfrequentes Sofortdiastolikum mit Decrescendocharakter, P.m. 2. ICR re und Erb, stehend oder vornübergebeugt besser zu hören; häufig systol. Geräusche über 2. ICR li parasternal (rel. Aortenstenose oder Mitralinsuff.). *Austin-Flint-Geräusch* (diastol. Füllungsgeräusch bei relativer Mitralklappenstenose)
- *EKG:* Linksherzhypertrophie mit linksventrikulären Repolarisationsstörungen, Linkstyp
- *Rö-Thorax:* Vergrößerung des li Ventrikels, aortenkonfiguriertes Herz („Holzschuh"), Aortendilatation, Klappenkalk. Exzentrische Hypertrophie
- *Echo:* Flatterbewegung der Chordae und der Mitralklappe in der Diastole durch zurückströmendes Blut, verstärkte systol. Wandbewegungen, Linksherzhypertrophie; pw-, cw- und Farbdoppler zu Nachweis und Quantifizierung
- *Linksherzkatheter:* Aorto-, Laevokardio- und Koronarangiographie.

DD: Ductus Botalli apertus, Pulmonalklappeninsuffizienz.

Therapie
Bei akuter Aorteninsuff. durch bakt. Endokarditis: Antibiotikather. (☞ 4.7.1). Ther. der Herzinsuff. (☞ 4.5.1). Bei nicht behandelbarer Infektion oder Herzinsuff. Klappenersatz, Klappenprothese im klinischen Stadium III, v.a. vor Beginn einer linksventrikulären Dysfunktion.

Die Aortenklappeninsuffizienz kann über Jahrzehnte asymptomatisch verlaufen. Klinische Symptome sind wie bei der Aortenklappenstenose ein Alarmzeichen. Dies gilt v.a. bei beginnender Linksherzdekompensation.

4.8.6 Trikuspidalklappenstenose

Ätiol.: Fast immer rheumat. Genese, selten isoliert (oft in Kombination mit Mitralstenose). Äußerst seltener Klappenfehler, bei angeborener Trikuspidalstenose Kombination mit ASD.

Klinik: ZVD ↑, Merkmale der Rechtsherzinsuff., keine Zeichen pulmonaler Stauung.

Diagnostik
- *Auskult.:* bei Sinusrhythmus lautes Präsystolikum, bei Vorhofflimmern mesodiastol. Crescendo-Decrescendo, das bei Inspiration lauter wird (*Carvalho*-Zeichen)
- *EKG:* oft Vorhofflimmern, P-pulmonale
- *Rö-Thorax:* rechter Vorhof vergrößert, normale pulmonale Gefäßzeichnung
- *Echo:* rechter Vorhof vergrößert, verdickte und verkalkte Trikuspidalsegel. Gradientenbestimmung durch Doppler
- *Rechtsherzkatheter:* Gradientenbestimmung (diastol.) mit Zunahme bei Inspiration. Hohe a-Welle.

DD: Pericarditis constrictiva, Thrombus oder Tumor im re Vorhof.
Therapie; ☞ 4.8.7.

4.8.7 Trikuspidalklappeninsuffizienz

Ätiologie
Oft Folge eines pulmonalen Hochdrucks (rel. Trikuspidalklappeninsuffizienz), selten primäre Klappenerkrankung. Trikuspidalklappenendokarditis (v.a. bei i.v. Drogen-Abusus), Rechtsherzbelastung, Spätstadium von Aorten- oder Mitralvitien, Ventrikelseptumdefekt.

Klinik
Zeichen der Rechtsherzinsuffizienz, systolischer Venen- und Leberpuls, abdominelle Beschwerden durch untere Einflußstauung.

Diagnostik
- *Auskultation:* holosystol. Geräusch mit P.m. über dem unteren Sternum, das bei Inspiration lauter wird
- *EKG:* häufig Vorhofflimmern, Rechtsherzbelastungszeichen, P-pulmonale

- *Rö.-Thorax:* re Vorhof und Ventrikel vergrößert
- *Echo:* Doppler-Echo zum Regurgitationsnachweis, re Vorhof und Ventrikel vergrößert
- *Rechtsherzkatheter:* re Vorhof-Druck erhöht, hohe v-Welle des re Vorhofs.

DD: Mitralinsuff., Vorhoftumor, M. Ebstein (mit Trikuspidalinsuff.).

Therapie: Trikuspidalklappen-Rekonstruktion, Anuloplastik, Behandlung des nachgeschalteten Vitiums oder Defektes.

4.9 Kardiomyopathien

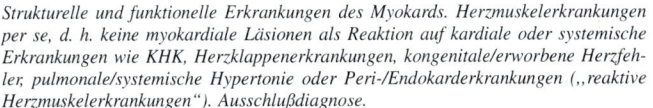

Strukturelle und funktionelle Erkrankungen des Myokards. Herzmuskelerkrankungen per se, d. h. keine myokardiale Läsionen als Reaktion auf kardiale oder systemische Erkrankungen wie KHK, Herzklappenerkrankungen, kongenitale/erworbene Herzfehler, pulmonale/systemische Hypertonie oder Peri-/Endokarderkrankungen („reaktive Herzmuskelerkrankungen"). Ausschlußdiagnose.

 Diagnose erfolgt per exclusionem, d.h. nach Ausschluß aller sekundären Ursachen einer Herzmuskelerkrankung.

Formen
- *Primäre Kardiomyopathie:* Myokarderkrankung unbekannter Ätiologie. Klinisch-hämodynamische Einteilung:
  - hypertrophische Kardiomyopathie (HCM)
  - kongestive/dilatative Kardiomyopathie (DCM)
  - restriktive/obliterative Kardiomyopathie (RCM)
- *Sekundäre Kardiomyopathie:* Myokarderkrankung mit bekannter Ätiologie oder bei systemischen Erkrankungen im Gefolge eines systemischen Prozesses (z.B. Speicherkrankheiten, neuromuskuläre, toxische, endokrine, metabolische oder Bindegewebserkrankungen; ☞ 4.9.2).

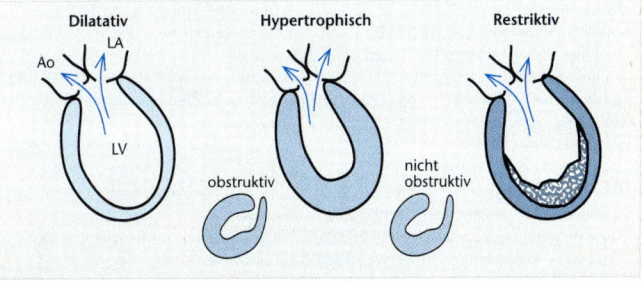

Abb. 4.24: Formen der Kardiomyopathie

Diagnostische Leitfragen
- Art: hypertroph – dilatativ – restriktiv
- Ätiologie: bekannt – unbekannt
- Hämodynamik: Kongestion, low output, Restriktion
- Kardiale Begleiterkrankungen: z.B. KHK, valvulär
- Systemische Erkrankungen im Gefolge der Myokarderkrankung
- Systemische Erkrankungen mit Rückwirkungen auf die Herzerkrankung.

4.9.1 Hypertrophe Kardiomyopathien (HCM)

Jede Myokardhypertrophie ohne erkennbare Ursachen ist verdächtig auf eine hypertrophe Kardiomyopathie. Familiäre Häufung in ca. 50 % → Echokardiographie bei Familienangehörigen.

Unterscheidung in
- **Hypertroph-obstruktive Kardiomyopathie** (HOCM, Synonym: idiopathische hypertrophe Subaortenstenose IHSS)
- **Hypertrophe, nicht-obstruktive Kardiomyopathie**.

Leitbefunde
- Myokardhypertrophie
- Systolischer intraventrikulärer Druckgradient (in Ruhe, nach Provokation, pathognomonisch: Dynamik des Gradienten) bei HCM mit Obstruktion. Kein Druckgradient bei HCM ohne Obstruktion
- Gestörte diastolische Ventrikelfunktion: gestörte Ventrikelrelaxation, abnorme Kammer- und Myokardsteifigkeit, Beeinträchtigung der Ventrikelfüllung mit hohen enddiastolischen Ventrikeldrücken (= Kongestion). Diskrepanz zwischen ungestörter systolischer Ventrikelfunktion („hyperdynamer Ventrikel"), supernormale EF und diastolische Funktionsstörung bei allen Formen der HCM.

Klinik
- Meist asymptomatisch oder nur gering symptomatisch (Dyspnoe, Angina pectoris, Schwindel, Synkopen). Plötzlicher Herztod kann Erstmanifestation der HCM sein
- *Allgemeine Leistungsminderung* („Klinik der Herzinsuff."): Belastungsdyspnoe. Typische oder atypische Angina pect. (75 % aller symptomatischen Pat.!), Herzklopfen, Schwindel und Synkope (10–30 %) durch ventrikuläre Tachyarrhythmien oder inadäquates Herzzeitvolumen unter Belastung
- *Befund:* oft normal. Ggf. nur 4. HT. Ausgeprägte Befunde bei Pat. mit Ausflußtraktgradient mit 3–4/6 systolischem Austreibungsgeräusch. Zunahme der Intensität bei Belastung.

Diagnostik
- *Echokardiographie:* zur Diagnose, Beurteilung der Ventrikelfunktion, Familienscreening und Verlaufsuntersuchungen. *Leitbefunde:*
  - Asymmetrische Septumhypertrophie (ASH): Dickenverhältnis Interventrikularseptum zu LV-posteriorer freier Wand > 1,3 (normal um 1,0)
  - SAM-Phänomen (*systolic anterior movement*): Systolische Vorwärtsbewegung von Strukturen des Mitralklappenapparates. Fast nie bei nicht-obstruktiver HCM)

- Vorzeitige Aortenklappenschließbewegungen. Mittels cw-Doppler (☞ 4.2.7) Bestimmung des Druckgradienten der Obstruktion und des Niveaus der Obstruktion, typisches Geschwindigkeitsprofil der LV-Austreibung („säbelartig" mit spätsystolischem Maximum)
- *EKG:* Linksherzhypertrophie, Q-Zacken, T-Negativierung linkspräkordial, Pseudoinfarkt, Langzeit-EKG zum Nachweis maligner Rhythmusstörungen
- *Linksherzkatheter:* Druckgradient zwischen prä- und poststenotischem Abschnitt, endsystol. und enddiastol. Volumen reduziert; hyperkontraktiler, hypertrophierter Ventrikel. Zusätzlich KHK?

Therapie
- Allg. Maßnahmen: körperliche Schonung, kein Wettkampfsport, Vorsicht bei Hypovolämie
- β-Blocker (z.B. Propranolol bis 4 x 80 mg) oder Ca^{2+}-Antagonisten (z.B. Verapamil bis 4 x 80 mg). Kein Nifedipin, kein Nitro-Präparat bei Angina pect.
- Evtl. herzchirurgisches Abtragen der hypertrophen Muskulatur bei therapierefraktären Fällen (septale Myotomie, Myektomie)
- *Kontraindiziert* sind pos. inotrope Substanzen (Digitalis, Sympathomimetika), da sie den Ausflußtraktgradienten erhöhen. Vorsicht bei Vasodilatatoren, Diuretika.

KO: plötzlicher Herztod (Rhythmusstörungen).

4.9.2 Kongestive Kardiomyopathie

Synonym: Dilatative Kardiomyopathie. Ätiologisch ungeklärte Erkrankungen des Myokards mit Ventrikeldilatation und Pumpfunktionsstörung. Häufigste Form der primären Kardiomyopathien, Tendenz steigend, viele nicht erkannte Formen. Auftreten in jedem Lebensalter, Alter bei Diagnosestellung im Mittel um 40. LJ. Männer > Frauen.

Klinik: Links-/Rechtsherzinsuff., Angina pect., Galopprhythmus, Mitralklappeninsuff., Rhythmusstörungen, Palpitationen, Synkopen, atyp. Brustschmerz, Embolien.

Diagnostik
- *EKG:* nur selten normal. Intraventrikuläre Erregungsleitungsstörungen (QRS-Verbreiterung, in ca. 30 % LSB), ST-Senkung (95 %, unspezifisch), Zeichen der Linksherzhypertrophie (60 %; ☞ 4.2.4). Pathologische Q-Zacke und Pseudoinfarktmuster in ca. 25 %. Vorhofflimmern (ca. 30 %), VES (90 %)
- *Rö.-Thorax:* Kardiomegalie als Leitsymptom, pulmonale Stauungszeichen
- *Echokardiographie:* Vergrößerung aller Herzhöhlen, i.d.R. linksventrikulär betont, kleine Kontraktionsamplituden der Myokardwände, Auswurffraktion ↓, Volumina ↑
- *Linksherzkatheter:* Kontraktionsstörung, Kammervergrößerung, normale Koronararterien. Ausschluß KHK, pulmonal-art. Hochdruck
- *Endomyokardbiopsie* zur Abgrenzung einer DCM mit bekannter Ätiologie bei Hinweisen auf eine infiltrative Kardiomyopathie bzw. spezifische Herzmuskelerkrankung (z.B. Amyloidose, Hämochromatose, Sarkoidose, Glykogenspeicherkrankheiten, Fabry-Erkrankung, Karzinoid, Hypereosinophiles Sy., Endokardfibrose, Strahlenschäden, Kardiotoxizität von Zytostatika, Herztumoren, RV-Lipomatose, „Myokarditis": z.B. durch Zytomegalie, Toxoplasmose, Lyme-Karditis). Zur *DD* zwischen restriktiver und dilat. Kardiomyopathie.

Therapie

Behandlung von Herzinsuff. (☞ 4.5.1), Rhythmusstörungen (☞ 4.6), Emboliepropyhlaxe (☞ 21.8). *Ca. 20 % aller Pat. sterben an thrombembolischer Komplikation!* Daher orale Antikoagulation bei Ventrikeldilatation und EF < 25 %, bei Vorhofflimmern, Z.n. Embolie (systemisch, pulmonal-arteriell), Z.n. venöser Thrombose. I.v.-Antikoagulation bei Immobilisation (z.B. prolongierte Rekompensationsphase). Bei geeigneten Pat. Herztransplantation; ☞ 4.5.1.

KO: Progrediente Herzinsuff., Embolien (auch Lungenembolien) und Rhythmusstörungen.

4.9.3 Restriktive Kardiomyopathie (RCM)

Gestörte diastolische Funktion durch rigide Ventrikelwände, die die Ventrikelfüllung behindern.

- *Endomyokardfibrose:* in Europa selten, in Zentral-Afrika häufig. Exzessive Fibrosierung von Papillarmuskeln, Herzklappen. Thromben. Degeneration auch der Myokardfasern. Obliteration vorwiegend des rechten Ventrikels
- *Löfflersche Endokarditis:* häufig zusätzlich Eosinophilie (> 15 %). Eosinophile Myokarditis, Nekrosen, Arthritis, Thrombenbildung, schließlich Fibrosierung.

Klinik

- Belastungsdyspnoe, rasche Ermüdbarkeit, Ödeme, typische/atypische Angina pect. Biventrikuläre, meist rechtsführende Herzinsuff. (☞ 4.5.1). Durch diastolische Füllungsbehinderung → pulmonale Kongestion, Hepatomegalie, Aszites, Beinödeme. Bei Belastung inadäquate HZV-Steigerung. Häufig Mitral-/ Trikuspidalinsuff.
- Oft thrombembolische Komplikationen als Erstmanifestation (Ventrikelthromben typisch für RCM!).

Diagnostik

- *EKG:* häufig patholog., aber unspezifisch
- *Echo:* Endokardiale Verdickung mit Obliteration des Ventrikelkavums, bevorzugt im Einflußtrakt und Ventrikelapex. Ausflußtrakt typischerweise ohne Endokardverdickung. Häufig Ventrikelthromben. Verdickte Mitral- und Trikuspidalklappen, Nachweis einer Mitral- und Trikuspidalinsuffizienz. Dilatation von linkem und rechtem Vorhof. Bei RV-Beteiligung paradoxe Septumbewegung. Häufig geringer Perikarderguß
- *CT:* zum Ausschluß einer Perikardverdickung (*DD* zur Pericarditis constrictiva). Apikale Kavumobliteration im CT als hypodense Masse
- *MRT:* zur DD RCM und Pericarditis constrictiva.

Herzkatheter

- *Ind.:* zur sicheren Unterscheidung Restriktion–Konstriktion, Objektivierung der diastol. Funktionsstörung, präop. ggf. zur Endomyokardbiopsie bei V.a. Myokardspeicherkrankheit
- *DD:* Pericarditis constrictiva (akut, subakut, chronisch), Perikardtamponade, Ebstein-Anomalie, spezifische Herzmuskelerkrankungen mit restriktiver Hämodynamik, z.B. Amyloidose, Hämochromatose, Sarkoidose
- *Ther.:* Behandl. der Herzinsuff.; Antikoagulation; evtl. Herztransplantation; ☞ 4.5.

4.9.4 Sekundäre Kardiomyopathien

Herzmuskelerkrankungen mit bekannter Ätiologie. Unterteilung in hypertrophisch, dilatativ, kongestiv und restriktiv.

- *Alkoholische Kardiomyopathie:* Alkohol, meist > 100 g tägl. = > 2 l Bier oder > 1 l Wein. Ca. 80 % aller DCM-Bilder sind mit Alkoholabusus assoziiert. Klinik und Diagnostik gleicht der DCM
- *Myokarditis:* z.B. nach Diphtherie, Coxsackie-Viren; ☞ 4.7.2
- *Kollagenosen:* z.B. Sklerodermie, Lupus erythematodes, M. Wegener, Dermatomyositis, nekrotisierende Vaskulitis, ankylosierende Spondylitis, rheumatisches Fieber als Pankarditis
- *Neuromuskuläre Erkrankungen:* z.B. progressive Muskeldystrophie, Friedreich-Ataxie, myotonische Dystrophie
- *Nutritive Kardiomyopathie:* z.B. Thiaminmangel, Kwashiorkor
- *Sarkoidose:* nichtverkäsende Granulome des Myokards. Kardiale Manifestation in 20 %, am häufigsten als Cor pulmonale bei pulmonaler Sarkoidose. *Klinik:* in 5 % Arrhythmien (häufig: ventrikuläre Tachyarrhythmien, totaler AV-Block), plötzlicher Herztod, progrediente kongestive Herzinsuffizienz)

- *Peripartale Kardiomyopathie:* seltene kardiovaskuläre Komplikation gegen Ende der Schwangerschaft und in den ersten postpartalen Monaten
- *Hyperthyreose:* Tachykardie, systol. Austreibungsgeräusch, Vorhofflimmern
- *Hypothyreose:* Bradykardie, leise Herztöne, Perikarderguß
- Andere *endokrine Erkrankungen:* Akromegalie, Diabetes mell., Phäochromozytom, Speicherkrankheiten (Glykogenose Typ II Pompe, Fabry-Erkrankung)
- *Anthracyclin-Kardiomyopathie:* Adriamycin, Doxorubicin, Daunorubicin. In bis zu 20 % von klinischer Bedeutung. Akute, subakute (unabhängig von kumulativer Dosis) und chronische (dosisabhängig!) Formen
- *Toxisch:* Medikamente, z.B. Amphetamin, Phenothiazin, trizyklische Antidepressiva, Cyclophosphamid, Methysergid, Katecholamine, Chloroquin, Lithium, Paracetamol, Reserpin, Vitamin D, Kortikosteroide. Elemente (Kobalt, Arsen, Antimon, Blei, Phosphor, Quecksilber), Kohlenmonoxid, Tetrachlorkohlenwasserstoffe, Schlangengifte, Insektengifte
- *Hämochromatose:* Eisendeposition in parenchymatösen Organen. Herzbeteiligung mit Herzinsuff. häufigste Todesursache; ☞ 14.3.6
- *Amyloidose* (☞ 17.4.1): Erkrankungskomplex mit diffuser Ablagerung amorpher Proteingrundsubstanzen in nahezu allen Organen. *Klinik:* kongestive Herzinsuff. bei systolischer/diastolischer Dysfunktion, orthostatische Hypotonie (Beteiligung des autonomen Nervensystems); Hypovolämie durch nephrotisches Sy. (maskiert Herzinsuff.!), Arrhythmien (plötzlicher Herztod relativ häufig).

Ther.: Richtet sich nach der Grundkrankheit und zielt auf Behandlung der Herzinsuffizienz (☞ 4.5.1) und der Rhythmusstörungen (☞ 4.6.3) ab. *Prognose* oft schlecht.

4.10 Kongenitale Herzfehler

4.10.1 Vorhofseptumdefekt (ASD)

Primumdefekt (tiefsitzend), Sekundumdefekt (zentral; häufigste Form) oder Sinus venosus-Defekt (hochsitzend) kombiniert mit Fehleinmündungen der Pulmonalvenen.

Klinik
Nach häufig normaler Entwicklung Manifestation meist erst im 2. und 3. Lebensjahrzehnt (Bronchitiden, Belastungsdyspnoe, Leistungsminderung, Palpitationen, Zyanose als Spätsymptom).

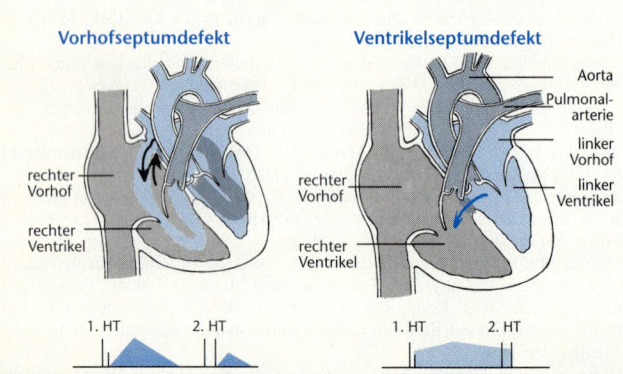

Abb. 4.26: Hämodynamik bei ASD (Systolikum 2. ICR li parasternal durch rel. Pulmonalisstenose, bei großem ASD zusätzliches Diastolikum; fixe Spaltung des 2. HT) und VSD (Holosystolikum, P.m. 3.–4. ICR parasternal li)

Diagnostik
- *Auskultation:* spindelförmiges, protosystol. Geräusch über 2. ICR li parasternal (rel. Pulmonalisstenose), evtl. kurzes diastol. Geräusch bei großem ASD (rel. Trikuspidalstenose oder rel. Pulmonalinsuff.). Fixe Spaltung des 2. HT in In- und Exspiration. Bandförmiges apikales Holosystolikum mit leisem 1. und 3. HT spricht für Mitralinsuff. bei Primumdefekt
- *EKG:* P-dextroatriale (hohe P-Welle), Steil- oder Rechtslagetyp, Zeichen der Rechtshypertrophie, inkompletter oder kompletter Rechtsschenkelblock, evtl. Vorhofflimmern. Linkstyp oder überdrehter Linkstyp bei Primumdefekt
- *Rö-Thorax:* Rechtsherzvergrößerung, re Vorhof betont, Pulmonalisbogen prominent, Aorta klein, starke Lungendurchblutung, Eigenpulsation der Lungengefäße bei Durchleuchtung (tanzende Hili)

- *Echo:* Shunt-Nachweis im Farb-Doppler, ASD-Nachweis im 2D-Bild, rechtsventrikuläre Dilatation, abnorme Septumbewegung durch Volumenbelastung
- *Rechtsherzkatheter:* direkte Sondierung des Defektes, Bestimmung des Shunt-Volumens
- *Linksherzkatheter:* bei Primumdefekt.

DD: Mitralstenose, Pulmonalstenose, VSD, offener Ductus Botalli.
KO: Bronchopulmonale Infekte, paradoxe Embolien, Lungenembolien, Hirnabszesse.

Therapie
OP bei Shuntvol. > 30 % des Lungendurchflusses. OP-Risiko ↑ bei pulmonaler Hypertonie; bei Shunt-Umkehr *(Eisenmenger-Reaktion)* ist keine OP mehr möglich.

4.10.2 Ventrikelseptumdefekt (VSD)

Am häufigsten subaortal im Bereich des Septum membranaceum, seltener im muskulären Teil gelegen. Spontaner Verschluß möglich. Kombinationen mit anderen Mißbildungen (ASD, offener Ductus Botalli, Pulmonalstenose, Aorteninsuff., Mitralinsuff.).

Klinik: Bei kleinem Shuntvolumen können Symptome fehlen. Häufige bronchopulmonale Infekte, Dyspnoe bei Belastung, zentr. Zyanose bei *Eisenmenger-Reaktion*, Trommelschlegelfinger, Uhrglasnägel, fühlbares präkordiales Schwirren.

Diagnostik
- *Auskultation:* lautes, bandförmiges Holosystolikum (Preßstrahlgeräusch) mit P.m. 3.–4. ICR parasternal li, besonders laut bei kleinem Defekt; 2. HT gespalten, pulmonaler Klappenschlußton betont (pulmonale Hypertonie)
- *Rö-Thorax:* Pulmonalis-Segment betont, pulmonale Hyperämie (Plethora), Aorta eher klein, tanzende Hili, Retrokardialraum eingeengt
- *EKG:* Linksherzhypertrophie; bei pulmonaler Hypertonie auch Zeichen der Rechtsherzbelastung
- *Echo:* Nachweis des Defektes im Farbdoppler, evtl. auch im 2D-Bild. Ausschluß weiterer Anomalien
- *Rechtsherzkatheter:* O_2-Sättigung re Ventrikel > re Vorhof, Bestimmung des Shuntvolumens, pulmonal-art. Druck
- *Linksherzkatheter:* zur Lokalisation des Defektes.

DD: Mitralinsuff., Aortenstenose, offener Ductus Botalli.

Operative Therapie
- OP bei hohen Shuntvolumina im Säuglings- oder Kleinkindalter (Palliativeingriff zur Verminderung einer pulmonalen Hypertonie oder primär kurative OP)
- Mittelgroßer VSD bei Shuntvolumen > 2–3 l: OP im Vorschulalter
- Bei Erwachsenen OP, wenn Shuntvolumen > 30 % des Lungendurchflusses
- *KI:* Druckausgleich (re = li) oder Shuntumkehr (Eisenmenger-Reaktion).

KO: Endokarditis, bronchopulmonale Infekte.

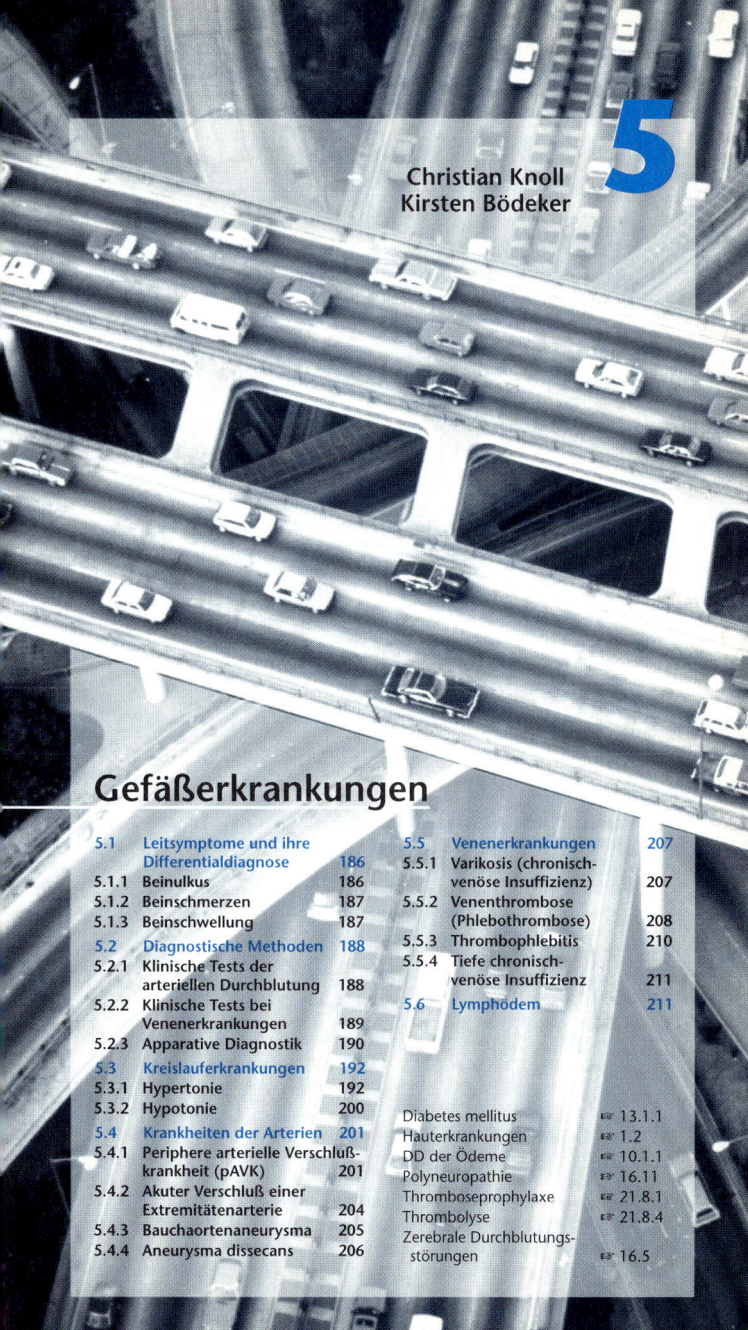

Christian Knoll
Kirsten Bödeker

Gefäßerkrankungen

5.1	**Leitsymptome und ihre Differentialdiagnose**	**186**
5.1.1	Beinulkus	186
5.1.2	Beinschmerzen	187
5.1.3	Beinschwellung	187
5.2	**Diagnostische Methoden**	**188**
5.2.1	Klinische Tests der arteriellen Durchblutung	188
5.2.2	Klinische Tests bei Venenerkrankungen	189
5.2.3	Apparative Diagnostik	190
5.3	**Kreislauferkrankungen**	**192**
5.3.1	Hypertonie	192
5.3.2	Hypotonie	200
5.4	**Krankheiten der Arterien**	**201**
5.4.1	Periphere arterielle Verschlußkrankheit (pAVK)	201
5.4.2	Akuter Verschluß einer Extremitätenarterie	204
5.4.3	Bauchaortenaneurysma	205
5.4.4	Aneurysma dissecans	206
5.5	**Venenerkrankungen**	**207**
5.5.1	Varikosis (chronisch-venöse Insuffizienz)	207
5.5.2	Venenthrombose (Phlebothrombose)	208
5.5.3	Thrombophlebitis	210
5.5.4	Tiefe chronisch-venöse Insuffizienz	211
5.6	**Lymphödem**	**211**

Diabetes mellitus	☞ 13.1.1
Hauterkrankungen	☞ 1.2
DD der Ödeme	☞ 10.1.1
Polyneuropathie	☞ 16.11
Thromboseprophylaxe	☞ 21.8.1
Thrombolyse	☞ 21.8.4
Zerebrale Durchblutungsstörungen	☞ 16.5

5.1 Leitsymptome und ihre Differentialdiagnose

5.1.1 Beinulkus

Mindestens bis ins Korium reichender Hautdefekt. Ursachen sind chronisch-venöse Insuffizienz (CVI, 85 %; anamnestisch evtl. Phlebothrombose, lange Immobilisation), periphere arterielle Verschlußkrankheit (pAvk), Polyneuropathie (PNP). Auch kombinierte Genese möglich.

Befund
- *Lokalisation* bei CVI am medialen Knöchel oder Unterschenkel (Ulcus cruris), bei pAVK an Druckstellen (Zehen, Ferse), bei PNP (z.B. im Rahmen von Diab. mell.) Plantar- oder Schwielenulkus (= mal perforans) im Bereich der Metatarsalköpfchen
- *Schmerzen* bei pAVK, fehlend bei PNP (Vibrationsempfinden herabgesetzt)
- Bei Superinfektion schmieriger, evtl. stinkender Belag am Geschwürsgrund, sezernierend → Abstrich, bei pAVK Gefahr der Gangränentstehung
- *Hauttemperatur und Farbe* kühl und rötlich-livide bei pAVK; warm und rosig bei PNP; warm, bräunlich verfärbt und trophisch verändert bei CVI (Stauungsdermatitis); überwärmt mit scharf begrenzter Rötung bei Erysipel (Fieber, BSG ↑)
- *Fußpulse* meist palpabel (außer bei pAVK, oft auch kontralateral fehlend), bei Ödem schwer beurteilbar.

Diagnostik: Je nach Verdachtsdiagnose: CVI ☞ 5.5.4, pAVK ☞ 5.4.1, PNP ☞ 16.11.

Lokalbehandlung
- Wegen Sensibilisierungsgefahr so indifferent wie möglich
- Tägliche Ulkusreinigung mit Antiseptika. Nässende Ulcera naß (z.B. mit Betasiodona®-Bad), trockene trocken behandeln (z.B. mit Mercurochrom®-Lösung betupfen). Bei belegten Ulzera proteolytische Salben (z.B. Varidase®, Fibrolan®, Iruxol®), hierbei umgebende Haut mit Zinkpaste schützen
- Evtl. semiokklusive (z.B. Varihaesive®) oder okklusive (z.B. Cutinova®) Verbände zur Förderung der Wundheilung
- Bei unterminierter Haut oder Hautgängen Spülung mit H₂O₂ oder z.B. Betasiodona® (evtl. mit Knopfkanüle). Nekrotische Hautschuppen mit Skalpell oder scharfem Löffel abtragen, keine weiteren Verletzungen setzen!
- Lokal Antibiotika nur bei neu aufgetretenen Nekrosen nach Abstrich (meist Staphylokokken, Streptokokken der Gruppe A, anaerobe Mischinfektionen), systemische Gabe nur bei Weichteilinfektion oder radiologisch gesicherter Ostitis, z.B. Clindamycin (Sobelin®). Bei chronischen Ulzera Granulationsförderung, z.B. mit Epigard® oder Lyomousse® oder okklusiven Materialien (löst zunächst starke Wundsekretion aus).

Weitere Maßnahmen je nach Grunderkrankung
- Bei pAVK Hämodilution, angioplastische und/oder chirurgische Ther. (☞ 5.4.1)
- Bei CVI Kompressionstherapie
- Bei PNP Abtragen von Hyperkeratosen, Fußentlastung, optimale Schuhversorgung.

5.1.2 Beinschmerzen

Meistens vaskuläre und/oder orthopädische Ursachen.

Vorgehen bei Beinschmerzen	
Wenn akut aufgetreten, Pat. sofort immobilisieren. Schmerzlokalisation (Fuß, Wade, Oberschenkel, Gelenke, segmentale Begrenzung) oft richtungsweisend Bei der Untersuchung auf die Punkte ① bis ⑥ besonders achten:	
① **Hautfarbe und -temperatur**	Blaß und kalt bei arteriellem Verschluß, livide und überwärmt bei Thrombose, geröteter Strang bei Thrombophlebitis, entzündetes (Großzehen-)Gelenk bei Gichtanfall
② **Fußpulse**	Bei akutem arteriellem Verschluß nicht (mehr) tastbar, auch bei pAVK und Ödem evtl. fehlend
③ **Beinumfangsdifferenz**	Meist > 2 cm bei Venenthrombose (unsicheres Zeichen), Schmerzzunahme durch Palpation und Belastung
④ **Reflexe**	Fehlend oder abgeschwächt bei Diskusprolaps (zusätzlich Zwangshaltung, segmentale Hypästhesie, pos. Lasègue ☞ 16.2.9), PNP, Ischialgie, periphere Parese
⑤ **Sensibilität**	Distal betonte, symmetrische Parästhesien, „burning feet" bei (z.B. diabetischer) PNP (früh Verlust des Vibrationsempfindens), segmental begrenzte Ausfälle bei Ischialgie, Tumor, Radikulitis
⑥ **Bruchgeschwulst medial der A. fem.**	Bei Femoralhernien-Inkarzeration (zusätzlich evtl. „hochgestellte" Darmgeräusche)
Schmerzhafte Bewegungshemmung	Bei Gelenkerkrankungen, Myo- oder Tendopathien (Druckschmerz über Sehnenansatz, Muskelhartspann), psychogen
Anlaufschmerz	Coxarthrose, Gonarthrose
Claudicatio intermittens	pAVK Stad. II, Spinalkanalstenose (Schmerzen, evtl. Parästhesien bei Belastung), Ergotismus (Gefäßspasmus bei Einnahme ergotaminhaltiger Medikamente)
Weitere Diagnostik je nach Verdachtsdiagnose	

5.1.3 Beinschwellung

- *Phlebothrombose* (☞ 5.5.2): akut, meist einseitig, evtl. mit Überwärmung, prall-elastisch, druckdolent
- *Lymphödem* (☞ 5.6): chron., ein- oder beidseitig, derb mit Fußrückenpolster, Bein säulenförmig, indolent
- *Lidödem:* chron., meist bei adipösen Frauen, symmetrisch, nicht eindrückbar, Fußrücken ausgespart, druckdolent, apfelsinenartige Haut (Cellulitis)
- *Varikosis* (☞ 5.5.1), *postthrombotisches Syndrom* (☞ 5.5.4): Besserung durch Belastung bzw. durch Hochlagern
- *Nach V. saphena-magna-Entnahme,* z.B. zur ACVB-Versorgung
- *Herzinsuff.:* beidseitig, weiches, eindrückbares Unterschenkelödem, gebessert durch Hochlagern (☞ 10.1.1)

- *Muskelriß:* einseitig nach Trauma, Sport, „ungeschickter" Bewegung, Venen doppler- oder duplexsonographisch frei durchgängig. Evtl. sonografisch nachweisbares Hämatom
- *Baker-Zyste:* einseitige, elastische, druckdolente Schwellung im Kniekehlen-/proximalen Unterschenkelbereich, echoarme Raumforderung mit Beziehung zum Kniegelenksspalt sonographisch nachweisbar
- *Paresen:* Ödem der paretischen Extremität durch Stase und Angioparese
- Beidseitig unter Behandlung mit Nifedipin, Vasodilatatoren, Östrogenen, bei Hypoproteinämie, Hypokaliämie, als prätibiales Myxödem (Hypothyreose)
- *Infektion:* Acrodermatitis atrophicans (ödematöses, präatrophisches Stadium der Borreliose).

5.2 Diagnostische Methoden

5.2.1 Klinische Tests der arteriellen Durchblutung

Palpation
Ein sorgfältig erhobener Pulsstatus ermöglicht die Lokalisation der Verschluß- bzw. Befallsetage. Gleichzeitiges Palpieren der Arterienpulse links und rechts → Seitendifferenz bei Aneurysma oder vorgeschalteter Stenose. *DD fehlender Puls:* akuter arterieller Verschluß, pAVK mit hochgradiger Stenose oder Verschluß, atypischer Gefäßverlauf. Fehlende Fußpulse auch bei Ödem. Schwirren bei a.v.-Fistel, Pulsverbreiterung bei Aneurysma. A.poplitea oft schwer zu tasten (→ sorgfältige Palpation).

Auskultation der Arterien
Auskultation in Ruhe und nach Belastung bzw. 3–minütigem Stauen mit auf suprasystolischen Druck aufgeblasener RR-Manschette.

DD Strömungsgeräusch
- Stenose (bei ca. 50–70%iger gut hörbar, bei 90%iger Stenose verschwunden)
- Aneurysma
- A.v.-Fistel („Maschinengeräusch")
- Geschlängelter Gefäßverlauf (Hypertonie, Arteriosklerose)
- Außerdem „funktionell" (☞ 4.2.1) bei hohem Fieber, ausgeprägter Anämie, Aortenvitium, Hyperthyreose. Artefiziell (zu starker Druck mit Stethoskop).

Rekapillarisierungszeit
Nach festem Daumendruck auf Extremität, Finger oder Zehen des Pat. prompte Normalisierung der Hautfarbe beim Gefäßgesunden.

Lagerungsprobe nach Ratschow
Test, um Kompensationsgrad eines art. Verschlusses der Becken- oder Beinarterien zu beurteilen: Pat. in Rückenlage und mit senkrecht erhobenen Beinen kreiselt 2 Min. lang mit beiden Füßen (oder Extension/Flexion). Dann Aufsetzen und Beine locker herabhängen lassen. Bei schlecht kompensiertem Verschluß fleckförmige oder diffuse

Abblassung der Fußsohle (normal: diffuse Hyperämie nach 5–10 Sek.) und verspätete Venen-Füllung (normal nach 15–20 Sek.).

Gehtest
Zur Einschätzung einer pAVK im Stadium II zügig gehen (2 Schritte/Sek): Messung der schmerzfreien (Stadium IIa > 200 m, Stadium IIb < 200 m) und der maximalen Gehstrecke in Metern und Minuten (☞ 5.4.1).

Faustschlußprobe
Zur Beurteilung von Durchblutungsstörungen der oberen Extremität: Pat. macht rasch 20–30 Faustschluß-Bewegungen bei hochgehaltenen Armen, während der Untersucher die art. Versorgung durch Handgelenkskompression unterbindet. Beurteilung nach aufgehobener Kompression an locker geöffneten Händen (falsch pathol. Ergebnis durch Fingerüberstrecken) bei erhobenen Armen: beim Gesunden sofortige Rötung von Handinnenflächen und Fingern, beim Kranken verzögert oder gar nicht.

Allen-Test
A. radialis und ulnaris komprimieren. Nach ca. 1 Min. Abblassen der Hand. Wird die Hand nach Lösen der ulnaren/radialen Kompression sofort rosig, ist der palmare arterielle Gefäßbogen durchgängig (= Allen-Test pos.). Bleibt die Hand nach Lösen der ulnaren Kompression blaß (= Allen-Test neg.) → keine Punktion der A. radialis.

5.2.2 Klinische Tests bei Venenerkrankungen

Trendelenburg-Test
Zur Diagnostik venöser Klappeninsuff. des Saphena-Stammes: am hochgelagerten Bein Blut aus den Varizen ausstreichen, V. saphena unterhalb der Leistenbeuge stauen; nach Aufstehen: rasche Varizenfüllung (< 20 Sek.) → Insuff. der Vv. perforantes (Test pos.). Nach 30 Sek. Stau lösen: Venenfüllung nach distal → Klappeninsuff. der oberflächlichen Venen (Test doppelt pos.).

Perthes-Test
Prüft die Durchgängigkeit der tiefen Beinvenen. Stau oberhalb der Varizen. Varizenentleerung durch Umhergehen („Muskelpumpe") bei intakten Vv. perforantes und tiefen Venen.

Zeichen der Venenthrombose
- *Payr-Zeichen:* Fußsohlendruckschmerz
- *Homans-Zeichen:* Wadenschmerz bei Dorsalflexion des Fußes bei gestrecktem Bein. *Cave:* Durch den Test kann eine Lungenembolie ausgelöst werden!
- *Beinumfangsdifferenz > 2 cm:* z.B. in Knöchel- und Kniegelenkhöhe sowie 10–15 cm ober- und unterhalb der Patella gemessen (bei guter Kollateralisation wenig oder keine Differenz).

5.2.3 Apparative Diagnostik

Doppler-Ultraschall (DUS) der Extremitätenarterien
Diagnose und funktionelle Stadieneinteilung einer pAVK, Verlaufskontrolle nach Therapie. Simultane RR-Messung an Oberarm und Wade mit Hilfe einer Dopplersonde über der A. brachialis und den Fußarterien. Normalbefund: RR im Bereich der Unterschenkelarterie 5–10 mmHg über Armarterien-RR.

Doppler-Ultraschall (DUS) der hirnversorgenden, extrakraniellen Gefäße
Ind.: nach TIA/PRIND/Insult, unklaren Synkopen, Schwindel, vor koronar- oder periphergefäßchir. Eingriff. Zum Ausschluß einer mittel- (50–70 %), höher- (70–90 %) oder hochgradigen bis filiformen Stenose (90–99 %), v.a. der A. carotis interna, zur Diagnose bzw. Verlaufskontrolle (Befundprogredienz?), nach operativer Sanierung (Re-Stenosierung?).

Durchführung: Untersucht werden kontinuierlich im Halsbereich die A. carotis communis, interna und externa, punktuell die A. subclavia, vertebralis und der sog. Ophthalmicakreislauf (Verbindung zwischen intrazerebraler A. carotis interna und Externaästen).

Doppler-Ultraschall (DUS) der Venen
- Nachweis (sicherer Ausschluß nicht möglich) einer Arm- oder Bein-Phlebothrombose mit 80–90%iger Sicherheit im Leisten-, Oberschenkel- und Poplitealvenenbereich
- Nachweis eines postthrombotischen Syndroms, einer tiefen venösen, einer V. saphena magna-Crosseninsuff. und/oder Perforansinsuff., vor Kompressionsbehandlung, venenchirurgischer Ther. oder Varizenverödung.

Farbcodierte Duplexsonographie
Ultraschall-Bildverfahren + Dopplerultraschall mit Farbkodierung in einem Gerät. Dies erlaubt Aussagen über Gefäßwandmorphologie und Hämodynamik.
- *Ind.:* wie DUS, zudem Diagnostik von Ektasie, Aneurysma, Gefäßplaque (glatt oder exulzeriert?), a.v.-Fistel. Nachweis und Ausschluß einer Phlebothrombose im Popliteal-, Femoral-, Iliacal- und Armvenenbereich, bei geübtem Untersucher auch in den Unterschenkelvenen
- Bei V.a. *Pseudooclusio* (Beinahe-Verschluß) oder Verschluß der A. carotis, Dialyseshuntstenose/-verschluß, Beurteilung der Plaquemorphologie in der A.carotis
- Erfolgskontrolle nach Gefäß-OP, Angioplastie oder med. Behandlung (z.B Lyse) einer Phlebothrombose vor Mobilisation.

Verschlußpletysmographie
Beurteilung der Extremitätendurchblutung sowie der Gefäßfunktion anhand der durch Dehnungsmeßstreifen gemessenen Volumenzunahme der Extremität nach verschiedenen Provokationsmanövern (arterielle/venöse Kompression bzw. Dekompression, Tieflagern).

Ind.: zur Diagnose und funktionellen Beurteilung einer pAVK, zur Differenzierung von ischialgiformen oder polyneuropathischen Beschwerden, Klärung der hämodynamischen Relevanz von Beckengefäßstenosen bei fehlendem Nachweis einer pAVK in Ruhe. Nachweis von Phlebothrombosen (v.a. im Becken und Oberschenkelbereich) und einer CVI.

KI: nicht entspannt lagerbarer Pat., nicht komprimierbare Gefäße (z.B. bei diabetischer Mediasklerose).

Angiographie
Digitale Substraktionsangio (DSA) der Becken- und Beinarterien (vgl. Abb. 5.1). Punktion der A. femoralis, Einbringen eines Katheters in Seldinger-Technik (☞ 2.3.2). KM-Applikation durch den in der darzustellenden Arterie plazierten Katheter. Bei beidseitigen Beckenarterienverschlüssen transaxilläre Angiographie. Anschl. 12–24 h Bettruhe mit Druckverband, *cave* Ischämie bzw. Thrombose: bei Schmerzen Kontrolle des Pulsstatus, ggf. Verband lockern (z.B. durch Reduktion des Mullplattenpolsters).

Ind.: Klärung operativer Möglichkeiten vor geplanter Gefäßchirurgie bei pAVK, Aneurysma, a.v.-Fistel, Nierenarterienstenose evtl. bei kompensiertem akutem Arterienverschluß. Vor bzw. während und nach Ballonkatheterdilatation, lokaler Fibrinolyse.

Digitale Substraktionsangiographie der supraaortalen Arterien. Vorteil der i.a. gegenüber früher häufiger durchgeführten i.v.-DSA: weniger KM nötig, auch bei geringem HZV (Herzinsuff., Rhythmusstörungen) verwertbar, kontrastreichere Bilder.

- *Ind.:* präop. Thromboendarteriektomie einer symptomatischen, hochgradigen ACI-Stenose, nach Absprache mit Chirurgen evtl. Farbduplexsonographie ausreichend, Ausschluß bzw. Diagnose einer Pseudocclusio der A. carotis interna, intrazerebrale Gefäßsituation beurteilbar
- *KI:* Gerinnungsstörungen (Quick < 50 %, bei dringlicher Indikation evtl. transbrachial), Hyperthyreose (allenfalls unter thyreostatischer Medikation)
- *Relative KI:* Niereninsuff. (an Serumkreatinin orientierte Anpassung der KM-Dosis, vorher gute Hydrierung des Pat., ggf. anschließend langsame Infusion von 500–1000 ml Ringerlösung). Bei Dialysepatienten direkt anschließend Dialyse. Bei bekannter KM-Unverträglichkeit strengste Indikationsstellung und med. Prophylaxe (☞ 20.2.3).

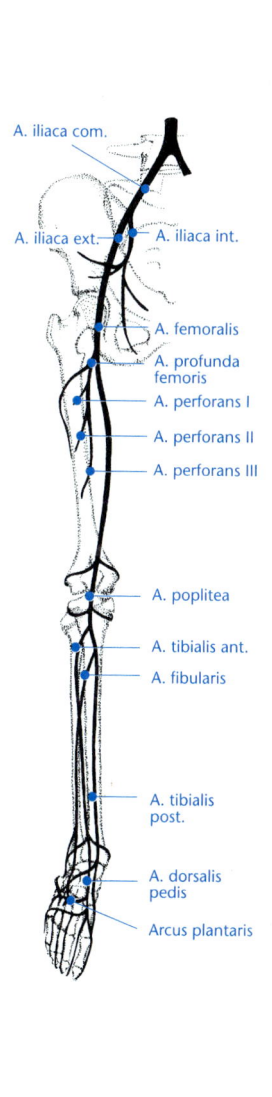

Abb. 5.1: Becken-/Beinarterien

Phlebographie
Sicherstes Verfahren zur Beurteilung der tiefen Venen. Normalbefund ☞ Abb. 5.5.

Ind.: Bei unklarem Doppler- oder Duplex-Befund (meist im Bereich der Unterschenkelvenen), zur Dokumentation vor geplanter Lysetherapie oder Venenchirurgie, Suche nach Emboliequellen.
NW: KM-Unverträglichkeit, lokale Irritationen, Phlebitis, Thrombose, Verschlechterung von Herz- oder Niereninsuff. Rel. hohe Strahlenbelastung.

Radiologische Thrombose-Zeichen
- Unregelmäßige KM-Füllung
- *Konturzeichen* (KM-Saum entlang des Thrombus)
- *Radiergummiphänomen* (unregelmäßige KM-Auslöschung)
- *Kuppelzeichen* (bogenförmige KM-Aussparung am Thrombusende)
- *Auslöschphänomen* (fehlende Venensegmente)
- Kollateralbahnen.

5.3 Kreislauferkrankungen

5.3.1 Hypertonie

Häufigkeit: 25 % der Bevölkerung, davon 80 % unbehandelt. Eindeutige Steigerung des kardiovaskulären Risikos, Korrelation mit dem Ausmaß der Hypertonie.

Grenzwerthypertonie	Syst.: 140–159 mmHg	Diast.: 90–94 mmHg
Labile Hypertonie	Pat. nicht immer hyperton bzw. nur bei körperl./seel. Belastung	
Milde Hypertonie	Syst.: > 160 mmHg	Diast.: > 90–104 mmHg
Mittelschwere H.	Syst.: > 160 mmHg	Diast.: > 105–114 mmHg
Schwere Hypertonie	Syst.: > 160 mmHg	Diast.: > 115 mmHg
Maligne Hypertonie	RR diast > 120 mmHg + Retinopathie III–IV + progrediente Niereninsuffizienz	
Hypertensive Krise	Krisenhafter RR-Anstieg auf > 230/120 mmHg , mit vital bedrohenden neurologischen und/oder kardialen Symptomen	

Ätiologische Klassifikation
- *Primäre (essentielle) Hypertonie* (ca. 90 %), Diagnosestellung nach Ausschluß von sekundären Formen
- *Sekundäre Hypertonieformen* (ca. 10 %)
  - renal: renoparenchymatös, renovaskulär (Nierenarterienstenose, ca. 1 % ☞ 9.7.1)
  - adrenal: Conn-Syndrom, Cushing-Syndrom, Phäochromozytom
  - Aortenisthmusstenose
  - Neurogen

- Medikamentös/toxisch-exogen: z.B. Ovulationshemmer 3 %, Glukokortikoide, Sympathomimetika (auch Augen- und Nasentropfen), Psychopharmaka (bes. trizyklische Antidepressiva), Monoaminooxydasehemmer („cheese disease": Tyraminhaltige Nahrung → Noradrenalinfreisetzung), Schilddrüsenhormone, Antirheumatika (Na$^+$-Retention), Lakritze
- Schwangerschaft-assoziiert (EPH-Gestose)
- Sonstige (z.B. Hyperparathyreoidismus).

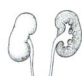

Renal: renoparenchymatös 2-3%, renovaskulär 1-2% (Nierenarterienstenose ☞ 9.7.1)

Medikamentös: Ovulationshemmer 3%, Glukokortikoide, Sympathomimetika (auch Augen- und Nasentropfen), Psychopharmaka (bes. trizyklische Antidepressiva), Monoaminooxydasehemmer ("cheese disease": Tyraminhaltige Nahrung führt zu Noradrenalinfreisetzung), Schilddrüsenhormone, Antirheumatika (Na$^+$-Retention)

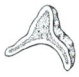

Endokrin: primärer Hyperaldosteronismus 0,3%, Hyperthyreose, Cushing-Sy., Phäochromozytom, Myxödem, Akromegalie, Hyperparathyreoidismus

Neurogen: Hirndruck, erhöhter Sympathikotonus (Blutdrucklabilität, vegetative Symptome, Katecholaminausscheidung mäßig ↑), Sklerose der Karotissinus (RR syst. ↑, Puls ↑, Karotisdruck → keine RR-Senkung, Bradykardie oder ZNS-Symptome)

Vaskulär: Aortenklappeninsuffizienz, hyperkinetisches Herzsyndrom, a.v.-Fistel

Sonstige: Fieber, Hypervolämie (nach Transfusionen, Polyzythämie), EPH-Gestose, akute intermittierende Porphyrie, nach Bestrahlung intraabdomineller oder retroperitonealer Tumoren (diskutiert als "Strahlennephritis")

Abb. 5.2.: Ursachen der sekundären Hypotonie

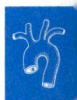

Anamnese

Meist keine Symptome bei essentieller Hypertonie.
- *Fragen nach Ursachen:* Familienanamnese (in 70 % pos.), Schwangerschaft (Präeklampsie), Alkoholkonsum, Medikamente (orale Kontrazeptiva, Glukokortikoide), Lakritzabusus (> 500 g/Tag). Gewichtszu- oder abnahme (Ödeme, M. Cushing, Phäochromozytom)
- *Fragen nach Komplikationen:* Nykturie, Polyurie/Oligurie (Herz- oder Niereninsuff.), Angina pectoris, Belastungsdyspnoe, lageunabhängiger Schwindel, Kopfschmerz, Nasenbluten, vorübergehende Visusverschlechterung, Synkopen, TIAs
- *Fragen nach anderen Risikofaktoren* für frühzeitige Arteriosklerose: Adipositas, Diab. mell., Hyperlipoproteinämie, Nikotinkonsum.

Stadien der Hypertonie nach WHO (1978)	
Stadium I	Ohne Organveränderungen
Stadium II	Organbeteiligung: Linksherzhypertrophie und/oder Fundus hypertonicus und/oder Proteinurie
Stadium III	Hypertone Organschäden: Herz (Linksherzinsuffizienz), Gehirn (z.B. Hirnblutung, hypertensive Enzephalopathie) und Auge (z.B. Netzhautblutungen)

Körperliche Untersuchung
- *RR-Messung:* an beiden Armen (bei Differenz von > 20 mmHg V.a. A. subclavia-Stenose), im Liegen und Stehen, zu unterschiedlichen Tageszeiten (labiler Hypertonus); bei sehr dicken Armen breitere RR-Manschette. Immer auch Puls zählen. Möglichst 24–h-Blutdruckmessung (Tag-Nacht-Rhythmik)
- *Herz:* Herzspitzenstoß lateralisiert oder orthotop? Aorteninsuff. (Diastolikum, große RR-Amplitude), Aortenisthmusstenose (Systolikum, ausgeprägte Pulsdifferenz A. radialis-A. femoralis), Bradykardie (kompensator. RR-Erhöhung)
- *Gefäßstatus:* besonders achten auf Strömungsgeräusche über Karotiden, Nierenarterien (periumbilikal), Femoralarterien
- *Abdomenpalpation:* Hinweise auf Aortenaneurysma?
- *Fundoskopie* zum Nachweis eines Fundus hypertonicus (☞ Tab).

Fundus hypertonicus	
Stad. I	Arterienverengung, gestreckte Arteriolen
Stad. II	Kreuzungszeichen, Kaliberunregelmäßigkeiten
Stad. III	Blutungen, *cotton-wool*-Degenerationsherde
Stad. IV	Papillenödem

Labor und apparative Untersuchungen
BSG, BZ, BB (Polyglobulie, Anämie), Krea und E'lyte, Harnsäure, Gesamteiweiß, Albumin, Cholesterin und Triglyceride, Urinstatus, Krea-Clearance, evtl. Biuret, EKG (Hypertrophie- oder Ischämiezeichen), Echokardiographie (Linksherzhypertrophie), Oberbauchsono (z.B. Schrumpfnieren, Nebennierentumor), Rö-Thorax (Herzgröße, Aneurysma, Aortenelongation).

Differentialdiagnose der hypokaliämischen Hypertonie
- *Renale Form:* Nierenarterienstenose, diab. Nephropathie (Kimmelstiel-Wilson-Sy.)
- *Adrenokortikale Form:* prim. Aldosteronismus (Conn-Sy.), Cushing-Syndrom
- *Exogene Form:* Diuretikather., Carbenoxolontherapie („Pseudo-Conn-Syndrom").

Weiterführende Untersuchungen
- V.a. *renovaskulären* Hypertonus (schwereinstellbarer, diastol. betonter Hypertonus): Sono (Größendifferenz), farbcodierte Duplexsonographie (v.a. bei schlanken Pat.), seitengetrennte Nierenfunktionszintigraphie mit und ohne Captopril (☞ 9.2.3), DSA der Nierenarterien
- V.a. *renoparenchymatösen* Hypertonus: Krea und Krea-Clearance, Sono (Schrumpfnieren?), bei Proteinurie Disk-E'phorese (☞ 9.1.8), bei Erythrozyturie Harnzytologie

(☞ 9.1.6). Bei rapid-progressiver GN, nephrot. Syndrom oder GN bei Systemerkrankungen (☞ 9.4.1) Nierenbiopsie (☞ 2.5.3)
- V.a. Phäochromozytom: 24–h-Urin auf Katecholamine und Vanillinmandelsäure (☞ 12.2.7)
- V.a. M. Cushing: Cortisol basal, Dexamethasonkurztest ☞ 12.2.2
- V.a. Schilddrüsenerkr.: fT3, fT4, TSH basal (vor Rö-KM-Untersuchungen! ☞ 12.1.1)
- V.a. Conn-Syndrom: nach Absetzen von Diuretika, ACE-Hemmern und β-Blockern K^+-Ausscheidung im 24 h-Urin, BGA (☞ 12.2.5).

Komplikationen
- Arteriosklerose, z.B. mit KHK (10-Jahresrisiko bei diast. RR ↑ um 5 mmHg → + 21 %; ☞ 4.3), Nephrosklerose, Bauchaortenaneurysma (☞ 5.4.3). Ausmaß der Gefäßveränderungen korreliert gut mit fundoskop. Bild (s.o.)
- Linksherzhypertrophie, anfangs konzentrisch, oberhalb des kritischen Herzgewichtes von 500 g exzentrisch mit Linksherzinsuff.
- TIA, Hirnmassenblutung (☞ 16.5), zerebraler ischämischer Insult (10-Jahresrisiko bei diast. RR ↑ um 5 mmHg → + 34 %)
- Hypertensive Enzephalopathie (Schwindel, Kopfschmerzen, Sehstörungen).

■ Therapieprinzipien bei Hypertonie

Allgemeinmaßnahmen
- Salzrestriktion (ca. 30–40 % der Hypertoniker sind kochsalzempfindlich): 5–6 g NaCl tägl., Gewichtsreduktion. Behandlung von Hyperlipoproteinämie, Hyperurikämie und Diab. mell., Nikotinverzicht, Alkoholkonsum einschränken (unter 30 g tägl.)
- Regelmäßiges Ausdauertraining, kein Krafttraining oder isometrische Übungen (RR ↑)
- Evtl. Blutdruckselbstmessung empfehlen, von Flugreisen, Hochgebirgsurlaub und Sauna eher abraten
- Bei Neuverordnung bzw. Umstellung von Medikamenten regelmäßige RR- und Laborkontrolle (je nach Präparat, z.B. K^+, Krea, BZ, Blutfette)
- Zum Ausschluß unerwünschter RR-Spitzen RR-Tagesprofil (z.B. 7, 11, 15 und 22 h), RR-Messung unter Ergometer Belastung, 24-h Blutdruckmessung.

Antihypertensive Pharmakotherapie
- Bei *leichter Hypertonie* (RR diastol. 90–104 mmHg) ohne Zielorganschäden RR-Kontrolle über 4 Wochen unter Allgemeinmaßnahmen, bei RR diast. > 104 mmHg sofortige medikamentöse Behandlung
- Bei leichter Hypertonie Monotherapie, bei unzureichendem Erfolg Umsetzen auf anderes Monotherapeutikum
- Medikamente mit gleichem Wirkprinzip nicht kombinieren
- Bei älteren Pat. Diuretika und Ca^{2+}-Antagonisten, bei jüngeren β-Blocker oder ACE-Hemmer bevorzugen
- Auch bei über 70jährigen Patienten mit isoliert systol. Hypertonie vorsichtige RR-Senkung (einschleichend über 2–6 Monate) auf Werte < 160/95 mmHg, dadurch deutliche Reduktion des kardiovaskulären Risikos

- Bei *therapierefraktärer Hypertonie* prüfen: Medikamenteneinnahme zuverlässig? Sekundäre Hypertonie (z.B. Nierenarterienstenose)? Wechselwirkung mit anderen Medikamenten (z.B. nichtsteroidale Antirheumatika vermindern Antihypertensiva-Wirkung)? Kombinationsversuch mit ACE-Hemmer, Schleifendiuretikum in höherer Dosis plus Ca^{2+}-Antagonist **oder** Schleifendiuretikum plus β-Blocker plus Minoxidil (fast immer wirksam, aber NW-reich: strenge Überwachung inkl. Perikardsono wegen häufigem Perikarderguß!).

Stufenschema der medikamentösen Therapie		
milde Hypertonie $RR_{diastolisch}$ 90–104 mmHg	**mittelschwere Hypertonie** $RR_{diastolisch}$ 105–114 mmHg	**schwere Hypertonie** $RR_{diastolisch}$ >114 mmHg
Monotherapie mit β-Blocker o d e r Diuretikum o d e r Ca-Antagonist o d e r ACE-Hemmer oder α₁-Blocker	Kombination von • Diuretikum plus • β-Blocker oder Ca-Antagonist oder ACE-Hemmer oder α₁-Blocker o d e r • Ca-Antagonist plus • β-Blocker od. ACE-Hemmer	Kombination von • Diuretikum plus • β-Blocker oder Clonidin plus • Ca-Antagonist oder ACE-Hemmer oder Dihydralazin oder Prazosin oder Minoxidil

Diuretika (☞ 4.5.1)

- Häufige und sinnvolle Kombination von *Thiaziddiuretikum plus Triamteren*, z.B. Dytide® H 1–2 Tabl. tägl.; Vorsicht bei Niereninsuff. (Hypokaliämie möglich)
- *Thiaziddiuretika*, z.B. Esidrix® 1–2 x 25 mg tägl., Wirkung nach 1–2 h, nicht bei Niereninsuff. (Krea > 150 µmol/l). *NW:* Hypokaliämie, Hyperglykämie, Hyperurikämie, Hyperlipidämie, Hyperkalziämie
- *Kaliumsparende Diuretika*, nicht bei Niereninsuff., nicht mit ACE-Hemmern kombinieren: *Spironolacton (z.B. Aldactone®)* 1–2 x 50–100 mg, Wirkung nach 48–72 h (→„Aufsättigung" mit doppelter Dosis über 2–3 Tage), v.a. bei Herzinsuff. (sek. Hyperaldosteronismus). *NW:* Hyperkaliämie, Übelkeit, Erbrechen, Gynäkomastie, Impotenz, Exanthem. *Triamteren, Amilorid* nur schwach diuretisch wirksam, daher nur in Kombination mit Thiaziddiuretika. *NW* wie bei Spironolacton
- *Schleifendiuretika*, z.B. *Furosemid* 1–2 x 20–40 mg tägl., Wirkung nach 20–30 Min., indiziert v.a. bei Niereninsuff. *NW:* wie Thiazide, außerdem meist reversible Hörschädigung, Osteoporose, Kaliumkontrolle! Ca^{2+} ↓.

β-Rezeptorenblocker (☞ Tab.)

- *KI:* dekompensierte Herzinsuff., AV-Block 2. und 3. Grades, bifaszikulärer Block, Bradykardie, pAVK (IIb-IV), obstruktive Atemwegserkrankung.(evtl. Celiprolol [Selectol®] mit partieller β₂-mimetischer Wirkung) *NW:* Sedierung, Depressionen, gastrointestinale Störungen, Potenzstörungen, diabetische Stoffwechsellage verschlechtert, Verschleierung von Hypoglykämiesymptomen, medikamenteninduzierter SLE. *Cave:* AV-Blockierungen bei gleichzeitiger Verapamil-Gabe. Wegen Rebound-Effekt unbedingt ausschleichend absetzen!

Übersicht β-Blocker		
Substanzen	Eigenschaften	Tägl. Dosierung
Atenolol (z.B. Tenormin®)	Kardioselektiv	1 x 50–200 mg
Metoprolol (z.B. Lopresor®, Beloc®)	Kardioselektiv	2–3 x 50–100 mg
Propranolol (z.B. Dociton®)	β₁+β₂-Blockade, membranstabilisierend	2–4 x 10–80 mg
Pindolol (z.B. Visken®)	β₁+β₂-Blockade, ISA = intrinsische sympathomimet. Aktivität	3 x 5–10 mg

Kalzium-Antagonisten

Wirkung: gefäßrelaxierend. Bei leichter oder labiler Hypertonie, bei KI gegen β-Blocker, für ältere Menschen geeignet, zur Kombinationstherapie, *KI:* Schwangerschaft. Bei KHK nur langwirksame oder retardierte Präparate, keine hohen Dosen (Infarktrisiko möglicherweise erhöht).

- *Nifedipin (z.B. Adalat®)* 2–3 x 5–20 mg tägl. p.o. *NW:* Tachykardie, Ödeme, Kopfschmerzen, flush
- *Diltiazem (z.B. Dilzem®)* 3 x 60–120 mg tägl. p.o. *NW:* weniger negativ chronotrop und dromotrop als Verapamil
- *Verapamil (z.B. Isoptin®)* 3 x 40–120 mg tägl. p.o. *NW:* Bradykardie, AV-Block (nicht mit β-Blockern kombinieren), verstärkte Herzinsuff., Obstipation. Rel. schwach antihypertensiv wirksam, dafür gleichzeitig potentes Antianginosum.

Clonidin (z.B. Catapresan®)

Wirkung: zentrale α₂-Rezeptoren-Stimulation. *Dosis:* 3 x 75–300 µg tägl. *Ther.* einschleichend mit 2 x 75 µg beginnen. *Cave:* evtl. vorübergehende RR-Erhöhung bei Ther.-Beginn bzw. krisenhaften Anstieg nach abruptem Absetzen. *NW:* Bradykardie (Keine Kombination mit β-Blocker oder Verapamil), Sedierung, Mundtrockenheit. Bevorzugt in retardierter Form: z.B. *Catapresan Depot Perlongetten®* 2 x 0,25 mg tägl. Bei *Moxonidin (z.B. Physiotens®)* weniger NW. Dosierung initial 1 x 0,2 mg tägl., bis auf 0,4 mg tägl. steigern.

Prazosin (z. B. Minipress®)

Wirkung: postsynaptische α₁-Rezeptoren-Blockade. *Dosis:* Einschleichen mit 2 x 0,5 mg wegen „Erste-Dosis-Phänomen" (Schwindel, Kopfschmerzen, Übelkeit, Kollaps), dann nach 2–3 Tagen schrittweise bis auf 3 x 5 mg tägl. steigern. *NW:* Tachykardie, Hypotonie, orthostatische Dysregulation.

Periphere Vasodilatatoren

- *Dihydralazin (z.B. Nepresol®) Dosis:* 3 x 12,5–50 mg tägl., wegen reflektorischer Tachykardie und NaCl-Retention immer mit β-Blocker und Diuretikum kombinieren (Ausnahme Schwangerschaft). Wegen schlechter Steuerbarkeit einschleichen. *Sonstige NW:* Angina pect., Kopfschmerzen, medikamenteninduzierter SLE (bei Langzeitbehandlung mit Dosen > 200 mg tägl.)
- *Minoxidil (z.B. Lonolox®):* nur bei schwerer oder therapierefraktärer Hypertonie. Wegen ausgeprägter Salz- und Wasserretention und Tachykardie mit Diuretikum plus β-Blocker kombinieren! *Dosis:* mit 2,5 bis 5 mg beginnen, bis 40 mg.

NW: Hypertrichose (obligat!), Perikarderguß, T-Wellen-Veränderungen, Krea-Anstieg, Hkt.-Abfall.

Urapidil (z.B. Ebrantil®)
Wirkung: Blockade von α_1-Rezeptoren, Stimulation von α_2-Rezeptoren. *Dosierung:*
- *Oral:* 2 x 30–60 mg tägl. Schlechte Bioverfügbarkeit. Ansprechen individuell unterschiedlich und z.T. unzuverlässig. Nicht mit ACE-Hemmern kombinieren
- *I.v.:* ausgezeichnet steuerbares, hochwirksames Medikament zur Behandlung hypertensiver Krisen. Dosierung ☞ 22.9.

ACE-Hemmer
Wirkung: Hemmung der Angiotensin-Wirkung. Bei Diab. mell. besonders geeignet (verbessern die Glukoseverwertung, möglicherweise nephroprotektiv), ebenso für Herzinsuff. (wirksame Vor- und Nachlastsenkung), in diesem Fall mit Diuretikum (z.B. Furosemid 20–40 mg tägl.) kombinieren.
NW: chron. Reizhusten (in 10 %), Hyperkaliämie, Krea-Anstieg, Hypotension, Proteinurie, Leukopenie, Geschmacksstörung, Exantheme. *Rel. KI:* fortgeschrittene Niereninsuff., Nierenarterienstenose (→ muß bei Verdacht ausgeschlossen werden wegen Gefahr des ANV).
- *Captopril* (z.B. *Lopirin®, Tensobon®*) 2 x 12,5 bis 2 x 50 mg tägl. Einschleichen mit 2 x 6,25 mg, am 2. Tag 2 x 12,5 mg usw.
- *Enalapril* (z.B. *Xanef®, Pres®):* 1 x 5–40 mg tägl. in 1 (–2) Dosen (→ lange HWZ: schlechtere Steuerbarkeit). Therapiebeginn mit 1 x 2,5–5 mg.

 Cave: Wegen „*Erste-Dosis-Phänomens*" (s.o.), bes. bei diuretisch vorbehandelten Pat. Diuretika 1–2 Tage vorher absetzen. Wenn dies nicht möglich ist, Ther. unter Bettruhe beginnen. Nicht mit K^+-sparenden Diuretika kombinieren (Hyperkaliämie).

Angiotensin II-Rezeptor-Antagonisten
Wirkung: Selektiver Antagonismus am Angiotensinrezeptor-Subtyp 1 (AT1). Klinische Wirksamkeit z.Zt. ähnlich den ACE-Hemmern beurteilt (weitere Studien erforderlich), Rinin-, Prostaglandin-, Substanz-P-Stoffwechsel bleibt unbeeinflußt → wenige NW (Reizhusten). Dosisabhängige Verstärkung der Harnsäureausscheidung. Einmaldosierung möglich. Kombinationsther. wie ACE-Hemmer.
NW: Angioneurot. Ödem (1:4000), Migräne (sehr selten). KI: Schwangerschaft, bds. Nierenarterienstenose, Conn-Syndrom, Leberinsuff., relevante Aorten-, Mitralklappenstenosen, hypertrophe Kardiomyopathie.
- *Losartan* (Lorzaar®) 1 x 50 mg tägl. p.o. (bei exsikkierten Pat. 1 x 25 mg tägl.).

Auswahl der Antihypertensiva nach den Begleiterkrankungen	
Herzinsuffizienz	Diuretika, ACE-Hemmer, Prazosin, Dihydralazin. *Vermeiden:* Ca-Antagonisten außer Nifedipin, β-Blocker
KHK	β-Blocker, Ca-Antagonisten nur in retardierter Form, ACE-Hemmer
Bradykardie	Prazosin, Nifedipin, Dihydralazin, ACE-Hemmer. *Vermeiden:* β-Blocker, Diltiazem, Verapamil, Clonidin
Tachykardie	β-Blocker, Clonidin, Verapamil, Diltiazem
Diabetes mellitus - Typ 1	ACE-Hemmer, Ca-Antagonist oder β_1-selektiver β-Blocker. Diuretika nur bei notw. Komb.-ther. oder Niereninsuff. (Krea > 160 µmol/l).

Auswahl der Antihypertensiva nach den Begleiterkrankungen

Diabetes mellitus - Typ 2	wie bei Typ I. Bei älteren und übergewichtigen Pat. je nach weiteren Begleiterkrankungen, ACE-Hemmer oder α_1-Blocker
Hyperlipoproteinämie	Prazosin, Ca-Antagonisten, ACE-Hemmer. *Vermeiden:* β-Blocker (erhöhen Blutfette), Thiaziddiuretika
Hyperurikämie	β-Blocker, Ca-Antagonisten; ACE-Hemmer evtl. Losartan *Vermeiden* oder mit Allopurinol kombinieren: Diuretika
Niereninsuffizienz	Schleifendiuretika, Dihydralazin, Prazosin, Ca-Antagonisten. *Vermeiden:* Thiazid- und K^+-sparende Diuretika. ACE-Hemmer nur unter engmaschiger Kontrolle der Nierenfunktion.
pAVK	Ca-Antagonisten, Dihydralazin, ACE-Hemmer. *Vermeiden:* β-Blocker, Diuretika
Obstruktive Atemwegserkrankungen	Ca-Antagonisten, ACE-Hemmer, α_1-Blocker β-Blocker *sind kontraindiziert!*
Impotenz	ACE-Hemmer, Prazosin, Verapamil, Diltiazem, Dihydralazin. *Vermeiden:* Clonidin, Nifedipin, Thiazide, β-Blocker
Osteoporose	Thiazide
In der Gravidität	β_1-selektive Rezeptorenblocker, α-Methyldopa, Dihydralazin (☞ 22.4)
Benigne Prostatahypertrophie	α_1-Blocker
Linksherzhypertrophie	ACE-Hemmer, β-Blocker, Ca-Antagonisten, Clonidin
Ältere Patienten (> 65 Jahre)	Diuretika, Ca-Antagonisten

Hypertensive Krise

Klinik: starke Kopfschmerzen, verschwommenes Sehen, Schwindel, Übelkeit, Bewußtseinstrübung, Angina pectoris, Linksherzdekompensation. *Befund:* RR > 230/120 mmHg. *KO:* Hirnmassenblutung, grand-mal-Anfall, Linksherzdekompensation. Bei Apoplexie oder Myokardinfarkt RR-Anstieg oft reaktiv, keine rasche oder zu starke RR-Senkung (*cave:* Minderperfusion).

Therapie: häufige RR- und Pulskontrollen
- 10 mg Nifedipin (Adalat®), nach 30 Min. bei Bedarf wiederholen. Kapsel zerbeißen und Inhalt mit Flüssigkeit schlucken lassen
- Bei *Überwässerung* oder drohendem *Lungenödem* (nicht klingende, feuchte RG bds.) 20–40 mg Furosemid (z.B. Lasix®) i.v. + 2–3 Hub Glyceroltrinitrat (z.B. Nitrolingual®) sublingual
- Bei Nichtansprechen Nitroperfusor (50 mg auf 50 ml 0,9%ige NaCl, 1–6 ml/h)
- Bei *Tachykardie* 0,15 mg Clonidin (1 Amp. Catapresan®) i.v. oder i.m., bei Bedarf nach 30 Min. 0,3 mg i.v.
- Bei *Bradykardie* 6,25 mg Dihydralazin (1/4 Amp. Nepresol®) langsam i.v., bei Bedarf nach 30 Min. mit doppelter Dosis wiederholen
- *Frequenzneutrale* Alternative zu Clonidin und Dihydralazin: 25 mg Urapidil (Ebrantil® 25) i.v. am liegenden Pat. Fortsetzung mit Ebrantil®-Perfusor (Dosierung ☞ 22.9)
- Bei *Phäochromozytom* 5 mg Phentolamin (Regitin®) i.v. (☞ 12.2.7).

Ziel: RR zunächst nicht unter 170/100 mmHg wegen Hirnischämiegefahr, besonders bei generalisierter Arteriosklerose.

5.3.2 Hypotonie

Beschwerden (durch Organminderdurchblutung) bei RR < 105/60.

- *Essentielle* (sehr häufig, fraglicher Krankheitswert) und
- *Symptomatische Hypotonie:* z.B. bei Herzinsuff., Rhythmusstörungen, Varikosis, Hypovolämie, neurogenen (Polyneuropathie, Apoplexie, M. Parkinson) und endokrinen (z.B. Addison Krise ☞ 12.2.4) Störungen, Medikamenten (z.B. Diuretika, Vasodilatatoren, Psychopharmaka).

Beide Formen kommen als **hypotone** (chronisch) oder als **orthostatische** Kreislaufdysregulation (beim Aufstehen, bei langem Stehen) vor.

Symptome
Leistungsschwäche, Müdigkeit, Schwindel, Schwarzwerden vor den Augen, Kollapsneigung, Übelkeit, Erbrechen, Synkope; depressive Verstimmung; psychomotorische Unruhe, Blässe, Frösteln, Stiche in der Herzgegend.

Diagnostik der orthostatischen Dysregulation
Schellong-Test: Pat. liegt etwa 10 Min. ruhig auf dem Rücken. Messung von RR und Puls. Dann steht Pat. auf, RR und Puls werden sofort, nach 2, 4, 6, 8 und 10 Min. im Stehen gemessen.

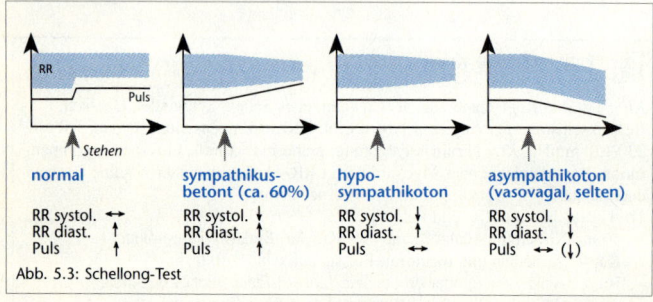

Abb. 5.3: Schellong-Test

Therapie
Beim akuten Kollaps Beine hochlagern, evtl. Sympathomimetika (z.B. Novadral®, Effortil®, Akrinor®). *Cave:* Tachykardie! Bei essentieller Hypotonie über Harmlosigkeit aufklären. Keine plötzlichen Sitz-Steh-Wechsel. Bei längerem Stehen auf den Zehenballen wippen, Bauchpresse. Regelmäßige körperliche Betätigung, Wechselduschen, Bürstenmassagen, klimatische Reize. Bei Versagen dieser Empfehlungen evtl. Dihydroergotamin, z.B. Dihydergot® 2–4 x 2,5 mg tägl.

 Keine Sympathomimetika bei „Symphatikusbetonten Hypotonikern" (verstärken die Beschwerden).

5.4 Krankheiten der Arterien

5.4.1 Periphere arterielle Verschlußkrankheit (pAVK)

Klinik
pAVK der Beinarterien (Symptome beim Befall der Armarterien sind analog): *Claudicatio intermittens* = belastungsabhängige, zum Anhalten zwingende Beinbeschwerden wie Schmerzen, muskelkaterartige Beschwerden oder Schwächegefühl. Lokales Kältegefühl, belastungsabhängige Abblassung, gelegentlich Parästhesien, nachtbetonter Ruheschmerz, Ulcera oder Nekrosen. Klinische Einteilung nach Fontaine:

Fontaine-Stadien			
I	Keine Beschwerden, aber nachweisbare Veränderung (Stenose, Verschluß)		
II	Claudicatio intermittens	a	Schmerzfreie Gehstrecke > 200 m
		b	Schmerzfreie Gehstrecke < 200 m
III	Ruheschmerz in Horizontallage		
IV	Ruheschmerz, Ulkus bzw. Nekrose/Gangrän		

Bei guter Kompensation gelegentlich „walking through"-Phänomen (Schmerz verschwindet trotz Weitergehens). Typische Beschwerdelokalisation (jeweils 1 Etage tiefer als Stenose): gluteal + dorsaler Oberschenkel beim Beckengefäßbefall (*DD:* LWS-Syndrom), Wade beim Ober- und auch Unterschenkelbefall.

Subclavian steal-Syndrom (Sonderform)
Bei Stenose am Abgang der A. subclavia versorgt sich das distale Stromgebiet retrograd aus der A. vertebralis → bei Armbewegungen kann es zu Hirnstammischämien (Schwindel, Sehstörungen, Synkopen) kommen. *Befund:* RR-Differenz zwischen beiden Armen > 20 mmHg, Strömungsumkehr dopplersonographisch nachweisbar.

DD: Entzündliche Arterienerkrankungen, z.B.: *Thrombangitis obliterans* (M. von Winiwarter-Buerger): junge, stark rauchende Männer, schubweiser Befall überwiegend der peripheren Gefäße mit frühzeitigen akralen Nekrosen meist der Zehen, aber auch am Finger möglich (☞ 17.5.9).

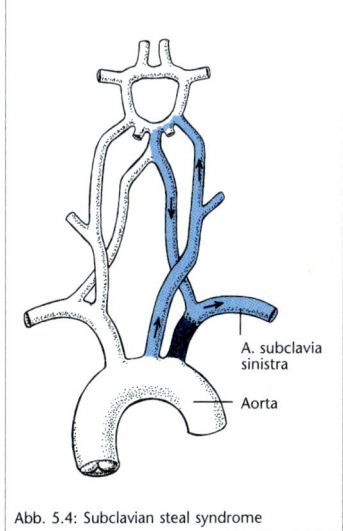

Abb. 5.4: Subclavian steal syndrome

Diagnostik (☞ 5.2.1, 5.2.3)

- *Inspektion:* blasse, marmorierte Haut, evtl. Ulcera akral und/oder an Druckstellen. Kühle Haut (mit Handrücken vergleichen)
- *Pulsstatus:* abgeschwächter Puls bei vorgeschalteter Stenose, fehlend bei Verschluß
- *Arterienauskultation:* Stenosegeräusche? Simultane RR-Messung an beiden Armen (Differenz > 20 mmHg verdächtig auf Subclaviastenose), Faustschlußprobe, Lagerungsproben, Ratschow-, Gehtest, Doppler-Ultraschall (supraaortal bzw. der Arm- und Beingefäße), Venenverschlußplethysmographie, ggf. Duplexsonographie. Im Stadium IV Wundabstrich, röntgenologischer Ostitisausschluß
- *Vor OP:* i.a. DSA der Becken- und Beinarterien einschließlich distaler Ausflußbahn.

Cave: Zum Ausschluß anderer Gefäßkrankheiten präop.:
- Sonographie zum Ausschluß eines Bauchaortenaneurysmas
- Doppler-Ultraschall zum Ausschluß extrakranieller Gefäßstenosen
- Bei V.a. schwere KHK Koronarangiographie (→ OP-Risiko)
- *Labor:* BSG, BB, Quick, Fibrinogen, BZ, Triglyzeride, Cholesterin, Harnsäure, Krea, Transaminasen, Blutgruppe, Urinstatus. Bei Hinweisen für entzündliche Genesen serolog. Antikörperdiagnostik.

■ Therapie der pAVK

Allgemeintherapie

- *Patientenaufklärung:* Nikotinverzicht, Mani- bzw. Pediküre mit Sandpapierfeile, Verletzungen und Druckstellen durch Strumpfbänder und zu enge Schuhe vermeiden, auf Vollbäder > 35 °C und Heizkissen verzichten, keine hyperämisierenden Salben (*Steal-Effekt*), keine Kompressionsstrümpfe.
  Optimale Einstellung von Hypertonus, Diab. mell., Hypercholesterinämie (diätetisch, ggf. medikamentös, ☞ 13.2). Schmerzbekämpfung (☞ 22.6)
- *Physikalische Therapie* im Stadium I–IIb: tägliches *Gehtraining* über mind. 1 Stunde (Gehen von 2/3 der ausgetesteten Maximalgehstrecke, Pausieren, Weitergehen) und Gefäßtraining (spezielle Gymnastik mit Zehen- und Hackenständen).
  KI: Stad. III mit nächtlichem Ruheschmerz, Stad. IV
- *Hämodilution* im Stadium II: Infusion von Hydroxyäthylstärke (HAES-steril®) über 14–21 Tage – am wirkungsvollsten während des Gehtrainings. *NW:* Kopfschmerzen, Schwindel, Linksherzdekompensation (v.a. bei zu schneller Infusion), Nierenfunktionsverschlechterung (→ nach 7 Tagen Krea-Kontrolle).
  Dosierung
  - Bei nicht herzinsuff. Pat. 500 ml HAES 10 % tägl. i.v. über ca. 3–4 h
  - Bei kompensierter Herzinsuff. 250 ml HAES 6 % (evtl. plus zugesetztes Rheologikum)
  - Bei manifester Herzinsuff. keine Hämodilution!
  - Wenn Krea > 130–150 μmol/ml (> 1,5–1,7 mg/dl) statt HAES-Lösung NaCl 0,9 % verwenden
- *Einsatz von Rheologika* (oral oder als Infusionszusatz) ist üblich, Wirkung auf Verlauf der pAVK aber umstritten: Purinderivate, z.B. Pentoxifyllin (Trental® ret. 1–2 x 600 mg); muskulotrope Vasodilatatoren (z.B. Naftidrofuryl [Dusodril® ret. 3 x 100 (–200) mg]; Buflomedil [Bufedil®]). *NW* von Dusodril®: Desorientiertheit, Schwindel.; Trental®: gastrointestinale Störungen, evtl. Netzhautblutungen

- *Evtl. Aderlaß* von 400–500 ml Blut bei hohem Hkt. (Ziel ≤ 38 %). Fertiges Aderlaßbesteck, bei schwierigen Venenverhältnissen großlumige Braunüle
- *Prostaglandine:* bei Inoperabilität im Stadium III + IV, bei Thrombangitis obliterans, z.B. Alprostadil (Prostavasin®). *I.v.-Dosis:* z.B. 3 Amp. à 20 µg Alprostadil (Prostavasin®) in 250 ml 0,9 % NaCl-Lsg. mit 125 ml/h über mind. 14–21 Tage. *Dosisabhängige NW* (evtl. Infusion langsamer stellen): Ödem + Brennschmerzen in den minderdurchbluteten Extremitäten, Übelkeit, Kopfschmerzen. *Cave:* Lungenödem bei Herzinsuff. (medikamentös bedingte Permeabilitätssteigerung). Bei intraarterieller Gabe (Ind.: nur in Ausnahmen bei therapierefraktärer pAVK) niedrigere Dosierung erforderlich, Risiko der lokalen Infektion, Aneurysmabildung, Sepsis.

Lumeneröffnende Maßnahmen

- *Perkutane transluminale Angioplastie (PTA):* bei kurzstreckigen, wenig verkalkten Stenosen oder Verschlüssen im iliakalen, femoralen oder poplitealen Segment im Stad. II-IV. Auch bei Pat. mit nachgeschalteten langstreckigen Verschlüssen in der Hoffnung auf Durchblutungssteigerung in den Kollateralen erwägen. Die Stenose wird durch einen mit NaCl-Lösung und KM gefüllten Ballon-Katheter aufgedehnt. Evtl. zusätzliche Stent-Implantation vorwiegend im Beckenarterienbereich. Danach Druckverband und Bettruhe über 24 h. Erfolgskontrolle mit Pulsstatus, doppler- und ggf. duplexsonographischer Untersuchung. Anschließende Dauerther. (bei Magenverträglichkeit) mit ASS 300 mg tägl. Bei aufgepfropftem Thrombus evtl. Kombination mit lokaler Lyse. Evtl. zusätzliche Stent-Implantation
- *Lokale Lyse:* über arteriellen Katheter Infusion von Streptokinase, Urokinase oder rt-PA als Bolus und/oder über 12–24 h, z.B. bei peripher sitzenden arteriellen Thrombosen, thrombosierten Bypässen. Weniger harte KI als bei systemischer Lyse, ggf. auch bei alten Pat. (☞ 22.8.4), Letalität aber bei ca. 1 %! Angiographische Kontrolle nach 12–24 h.

Operative Gefäßrekonstruktion

Ind.: Stad. III, IV und evtl. IIb (abhängig von klinischer Progredienz trotz Gehtrainings, Risikofaktoren, Leidensdruck). Bei Aneurysmabildung bereits operierter Gefäße (Gefahr von Thrombembolien und Re-Verschlüssen. *Diagnose:* verbreiterter Puls, Duplexsonographie, Becken-Bein-Arteriographie). Gleichzeitig bestehende supraaortale oder koronare Stenosen zuerst operieren. Infizierte Nekrosen (= Gangrän) nach Möglichkeit vorher in trockene überführen.

Verfahren

- *Thrombendarteriektomie (TEA),* offen mit Patchplastik, seltener halbgeschlossen mit Ringstripper: bei kurzstreckigen, wenig verkalkten Verschlüssen
- *Anatomischer Bypass* (z.B. Y-Prothese). Bei KI für größeren Höhleneingriff, Infektionen im Becken- oder Leistenbereich: *extraanatomischer* (z.B. axillo-, aorto-, femoro-femoral, femoro-popliteal, femoro-crural, evtl. mit dist. av-Fistel) *Bypass. Alloplastischer Bypass:* körperfremdes Material (z.B. Goretex®). *Autologer Bypass:* z.B. V. saphena magna als richtungsverkehrtes Venentransplantat mit nachfolgender Marcumarisierung über einige Jahre – oder als *in situ-Bypass:* Arterialisierung der Vene nach Zerstörung der Klappen und Ligierung der wichtigsten Äste
- *Profundaplastik:* Beseitigung einer Abgangsstenose, zusätzl. Venenpatch zur hämodynam. Verbesserung der Kollateralstrombahn.

Amputation
Bei Gangrän mit drohender Sepsis, bei unbeherrschbaren Schmerzen nach Versagen konservativer und revaskularisierender Möglichkeiten Amputation nicht zu lange hinauszögern: Lebensqualität ist durch präop. Zustand meist sehr beeinträchtigt und postop. Mobilisation durch lange Bettlägrigkeit erschwert. Präop. Angiographie und Lufu erforderlich, OP evtl. in Regionalanästhesie durchführbar. *Amputationshöhen* (abhängig von angiograph. Gefäßsituation):
- *Vorfuß:* bei ausreichender Blutversorgung der Ferse – schwierige Wundheilung, Nachresektionen rel. häufig
- *Unterschenkel:* schwierige Wundheilung, meist gute prothetische Versorgung möglich
- *Exartikulation im Kniegelenk:* beste Wundheilung, meist rasche Mobilisierung auch älterer Pat. möglich
- *Distaler Oberschenkel:* nur wenn Kniegelenk nicht mehr rettbar, prothetische Versorgung – abhängig von Stumpfhöhe und -form – meist schwierig.

 Bei Therapie und Diagnostik beachten, daß Pat. mit pAVK meist von Kopf bis Fuß gefäßkrank sind. Fehlen alle Risikofaktoren wie Rauchen, Diab. mell., Hypertonie, Hypercholesterinämie, Hyperurikämie, Adipositas, Diagnose überprüfen bzw. an entzündliche Genese denken.

5.4.2 Akuter Verschluß einer Extremitätenarterie

Gefäßchirurgischer Notfall!

Ätiologie
90 % kardiale Ursachen: Embolie aus dem li. Herzen bei Vorhofflimmern, Mitralvitium, nach Herzinfarkt und Endokarditis, 10 % extrakardiale Ursachen (arteriosklerotische Plaques, Aneurysmata, Trauma).

Klinik
„6 mal P": **P**ain, **P**aleness, **P**aresthesia, **P**ulselessness, **P**aralysis, **P**rostration (plötzlicher Schmerz, Blässe, Gefühlsstörung, Pulslosigkeit, Bewegungsunfähigkeit, Erschöpfung/Schock). Rekapillarisierungszeit (☞ 5.2.1) stark verlängert. *KO:* Kreislaufversagen, Schock; später Gangrän.

Diagnostik: Doppler-Ultraschall, Duplexsonographie, bei kompensiertem Verschluß Angiographie (☞ 5.2.3).
DD: pAVK (Claudicatio intermittens-Anamnese, evtl. subakuter Beginn mit mäßigen Schmerzen, in der Angiographie Kollateralen und generalisierte Wandveränderungen), akute Phlebothrombose (Extremität warm, gefüllte Venen), akute periphere Neuropathie (z.B. bei Bandscheibenprolaps); Arterienspasmus (posttraumatisch; Ergotaminpräparate). Aneurysma dissecans der Aorta (☞ 5.4.4)!

Therapie des akuten arteriellen Gefäßverschlusses

Sofort
- 5 000–10 000 IE Heparin i.v.
- Schmerzbekämpfung, z.B. 75–100 mg Pethidin (Dolantin®) i.v.
- Tieflagerung der Extremität (verbessert Perfusionsdruck)
- Infusion (z.B. HAES-steril® → HZV ↑) im Schock
- Watteverpackung (senkt Wärmeverlust; Dekubitusprophylaxe)
- (Gefäß-)Chirurgen konsultieren
- Cave: keine i.m. oder i.a. Injektionen (KI für Fibrinolyse)! Keine Vasodilatatoren (Steal-Effekt)!

Innerhalb der nächsten 4 Stunden
- Embolektomie (direkt oder indirekt, z.B. mit Fogarty-Ballonkatheter); postop. Antikoagulation (☞ 22.8)
- Fibrinolyse (☞ 22.8.4) bei peripheren Embolien (nicht bei intrakardialen Thromben, ggf. vorher Echokardiographie)
- Bei KI zur Fibrinolyse Heparinisierung (☞ 22.8.1), evtl. mit nachfolgender oraler Antikoagulation.

5.4.3 Bauchaortenaneurysma

Meist infrarenal, d.h. distal der Aa. renales-Abgänge (Abschnitt V, ☞ Abb. 5.5). Meist arteriosklerotisch bedingt. M : F = 7 : 1, Erkrankungsgipfel 50.–70. LJ., 10 % aller Hypertoniker und pAVK-Kranken betroffen, zu 50 % multipel auftretend (abdominal, femoral oder popliteal).

Klinik
Bei Abdomenpalpation evtl. pulsierender Tumor, systol. Strömungsgeräusch. Häufig asymptomatisch, gel. Rückenschmerzen oder leichte Druckdolenz. *Symptomatisch* durch den Tumordruck auf viszerale und spinale Nerven (Fehldiagnose: Nieren- oder Ureterkolik, akute Lumbago). *Ruptur* (gedeckt oder frei): wie akutes Abdomen (☞ 7.1.1), zu 70 % vor OP-Beginn tödlich. *Sonderform:* Aneurysma dissecans (☞ 5.4.4). *KO:* Thrombembolie, Organkompression (z.B. Hydronephrose).

Diagnostik
- *Abdomenleeraufnahme:* meist linksseitige Kalksicheln neben Wirbelsäule (meist Zufallsbefund)
- *Abdomensonographie* (zu 90 % treffsicher), besser Duplexsonographie (Restlumen, Teilthrombosierung? Dissekat?)
- *Angio-CT des Abdomens* (Form, Wanddicke, Lumenlage, retroperitoneale Einblutung? Dissekat?)
- *Angiographie* (Beteiligung von Nierenarterien, Bifurkation oder Iliakalarterien? Lumbalarterien thrombosiert?)
- Dopplersonographisch Ausschluß supraaortaler Stenosen vor geplanter OP.

Therapie
Gefäßprothese, möglichst im asymptomat. Stadium. Häufige NW der OP: nicht reversible Impotenz.

OP-Indikationen
- Bauchaortendurchmesser 3–5 cm, Befundprogredienz und fehlende Risikofaktoren (z.B. KHK, Hypertonie, pAVK, Ventilationsstörungen, Niereninsuff.)
- Erhöhte Rupturgefahr: Durchmesser > 5 cm, lokale Wandschwächen, schnelles Wachstum (> 0,5 cm in 3 Mon.)
- Alle symptomat. Aneurysmen, auch bei Pat. > 75 J. mit max. 2 Risikofaktoren
- Abwarten unter 1/4-jährlicher sonographischer Kontrolle bei kleinen Aneurysmen bzw. schweren Begleiterkr.

5.4.4 Aneurysma dissecans

Über einen Intimariß Blutung zwischen Intima und Media, meist im Bereich der Aorta ascendens beginnend, zu 30–50 % Aorta abdominalis einbeziehend. Zu 75 % Männer betroffen. Ohne Operation hohe Sterblichkeit.

Ätiologie: meist Arteriosklerose. Iatrogen nach Katheteruntersuchung. Hypertonie, selten Lues III (Mesaortitis luica), bakt. Aortitis, Marfan-Sy. (angeborene Mediaschwäche).

Klinik: Plötzlich einsetzende stärkste Schmerzen in Thorax *(DD:* z.B. Herzinfarkt ☞ 4.1.1, 4.4), Rücken, Abdomen. Pulsseitendifferenz der Arme und/oder Beine. Evtl. Schock, Apoplexie, ANV, Darmnekrose, periphere Ischämie, Paresen, Verwirrtheit. Typisch ist die fluktuierende Symptomatik mit wechselndem Pulstastbefund.

Diagn.: Rö-Thorax in 2 Ebenen zeigt Mediastinalverbreiterung, Thorax- bzw. Abdomen-CT, Echokardiographie bzw. (Duplex-)sonographie, Aortographie.

Ther.: sofort absolute Bettruhe, Schmerz- und Schockbekämpfung (☞ 3.2.1), Blutdrucksenkung (☞ 5.3.1), OP.

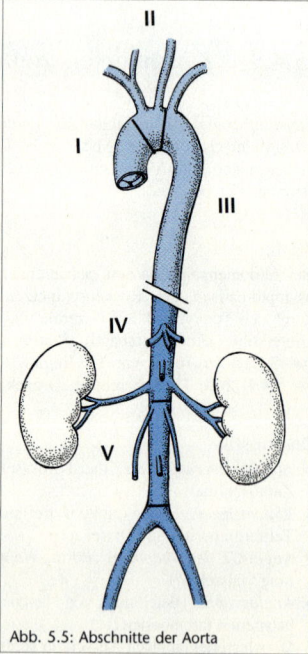

Abb. 5.5: Abschnitte der Aorta

5.5 Venenerkrankungen

5.5.1 Varikosis (chronisch-venöse Insuffizienz)

Ätiologie: primär = idiopathisch oder *sekundär,* z.B. postthrombotisch, bei Tumoren, Beckenvenensporn, Östrogenther., Gravidität, a.v.-Fistel.

Klinik: Abhängig von dem Insuff.-Grad der oberflächlichen und Perforans-Venen: Schwellneigung, Schwere- und Spannungsgefühl, Juckreiz, nächtl. Muskelkrämpfe, krampf- und stichartige Schmerzen v.a. beim Stehen und Sitzen.

Diagnostik
- *Inspektion* des stehenden Pat.
  - *Besenreiser:* netz- oder kranzartig angeordnete Mikrovarizen, häufig an den Fußrändern: ,,Corona phlebectatica paraplantaris" oder ,,Kölbchenvenen", Prädilektionsstelle für Ulcus cruris
  - *Retikuläre Varizen:* netzartige Subkutanvenen ohne Perforansinsuff.
  - *Stammvarikosis* der V. saphena magna und parva: an Innenseite von Ober- und Unterschenkel (Ulcus cruris am distalen Unterschenkel meist medial) oder Rück- und Außenseite des Unterschenkels. Bei Varikosis der V. saphena magna oft gleichzeitige Mündungsklappeninsuff. (= Crossen-Insuff.), bei V. saphena parva-Insuff. auf Perforansinsuff. (,,*blow out's*" = tastbare Faszienlücken) achten
- *Perthes-Test* (☞ 5.2.2): Perforansinsuff.? Postthrombotisches Syndrom?
- *Trendelenburg-Test* (☞ 5.2.2): Perforansinsuff.? Oberflächliche Klappeninsuff.?
- *Doppler-Ultraschall* (☞ 5.2.3): Phlebothrombose? Klappeninsuff.? *Venenverschluß-plethysmographie* (☞ 5.2.3): CVI? Phlebothrombose?
- *Phlebographie* (☞ 5.2.3): vor Varizenoperation.

KO: oberflächliche Thrombophlebitis, evtl. Varizenruptur, trophische Hautveränderungen, Ulcus cruris.

Therapie
Bei Beschwerden Beine bewegen oder hochlegen, Kompressionsstrümpfe, Gewichtsreduktion, Nikotinverzicht, Diuretika allenfalls niedrig dosiert (Thromboserisiko ↑).

Varizenentfernung
Strenge Indikationsstellung vor Entfernung potentiell transplantationsfähiger Venen (→ Bypass-OP). Bei Beschwerden, nach KO, bei mobilen und nicht schwerkranken Pat. Varizenentfernung erwägen.

- *Sklerosierung* durch Injektion von Verödungsmitteln mit anschließendem Kompressionsverband für 2 Wochen: ambulant möglich, keine Narbenbildung.
  Ind.: v.a. bei distal gelegenen Varizen und insuffizienten Perforansvenen, dystrophischer Haut, bei geschlängelten und dünnwandigen Varizen, bei Saphena parva-, retikulärer und Besenreiservarikosis, bei schlanken Pat.
  KO: Nekrosen bei Para-Injektion, Pigmentierung, Rezidive, Allergie.
  KI: tiefe Venenthrombose, dekompensierte Herzinsuff., pAVK, Nieren- und Lebererkrankungen, Beinödeme, eingeschränkte Beinbeweglichkeit, superinfizierte Dermatosen, Verödungsmittelallergie

- *Venenchirurgie:* Saphenaligatur (= Crossektomie), Saphena-Stripping und/oder Resektion der insuffizienten Perforansvenen.
  Ind.: Saphena magna-Varikosis mit Crossen- und/oder Perforansveneninsuffizienz, proximal gelegene Varikosis bei gesunder Haut, jungen Patienten, stehendem Beruf.

KO: Wundheilungsstörungen, Keloidnarben, Parästhesien.
KI: pAVK, Diab. mell., Gravidität.

5.5.2 Venenthrombose (Phlebothrombose)

In ca. 60 % li. Bein, in ca. 10 % beide Beine betroffen, meist multilokulär, in ca. 2 % an oberen Extremitäten. Bei Beckenphlebothrombose doppelt so viele Lungenembolien wie bei Oberschenkelbefall.

Risikofaktoren
(Virchowsche Trias):
- Srömungsverlangsamung, z.B. bei Immobilisierung, Paresen, nach langen Fahrten
- Gefäßwandschädigung, z.B. nach Frakturen, Operationen, Geburt, Entzündung
- Hyperkoagulabilität, z.B. bei Thrombozytose, Thrombophilie, Ca, unter Ovulationshemmern.

Klinik

Frühsymptome: meist einseitiges Schwere- und Spannungsgefühl, belastungsabhängiger Fußsohlenschmerz, ziehender Schmerz entlang der Venen, Unwohlsein.

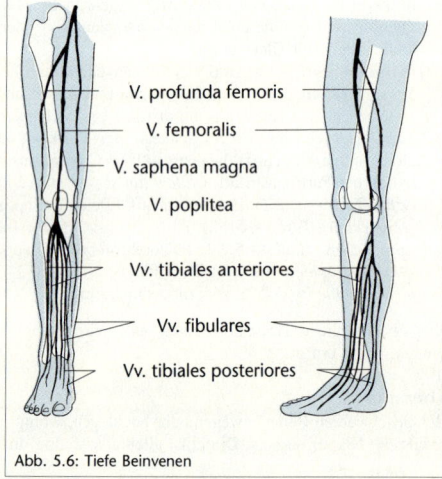
Abb. 5.6: Tiefe Beinvenen

Gelegentlich sind rezidivierender Thoraxschmerz und/ oder Dyspnoe durch Lungenembolien einzige Symptome bei fehlenden Beinbeschwerden!

Befund: Knöchel- und Unterschenkelödem (vergl. Umfangsmessung), verstrichene Gelenkkonturen, evtl. Glanzhaut. Überwärmung und einseitige leichte Zyanose (v.a. bei Beckenvenenthrombose) beim Stehen, ,,Warnvenen'' (erweiterte subkutane Venen im oberen Unterschenkeldrittel nach lateral unten verlaufend). Evtl. *Homann*- und *Payr*-Zeichen pos. (☞ 5.2.2). Verdächtig sind unklare subfebrile Temperatur und Tachykardie, BSG ↑, Leukozytose, v.a. wenn postop., posttraumat. oder im Wochenbett persistierend!

➤ *Cave:* Ein unauffälliger klin. Befund schließt eine Thrombose keineswegs aus.

Diagnose

Kompressions-, besser Farbduplexsonographie (erschwert bei sehr adipösen, ödematös veränderten, salbenbehandelten Extremitäten, sonst bei erfahrenem Untersucher diagn. Effizienz wie Phlebographie, gute Beurteilbarkeit flottierender Thrombusstrukturen). Bei diagn. Unsicherheit und therapeutischer Konsequenz (z.B. vor geplanter Lyse) Phlebographie, ggf. Abdomen-CT, bei Schwangeren MRT.

DD: Thrombophlebitis, Lymphödem, Erysipel, postthrombotisches Syndrom, Baker-Zyste (☞ 5.1.3), Muskelriß, posttraumatische Schwellung (☞ 5.1.3), Acrodermatitis atrophicans (ödematöses, präatrophisches Stadium bei Zecken-Borreliose).

Therapie

- Wegen Gefahr der Lungenembolie Therapie schon bei Verdacht beginnen
- Sofort *Bettruhe* für ca. 3–5 Tage (abhängig von Alter und Lokalisation der Thrombose → zwingend nur bei Beckenvenenthrombose/flottierendem Thrombus), keine i.m. Injektionen wegen evtl. Lysetherapie, vor Antikoagulation „große Gerinnung" (inkl. AT III, Protein C und aktivierter Protein C-Resistenz, Protein S). Bei Hypertonikern fundoskopischer Ausschluß eines Fundus hypertonicus Grad III oder IV.
- Lysetherapie zur Vermeidung eines postthrombotischen Syndroms (sehr strenge Indikation, da 0,5–1 % schwere, meist intrazerebrale Blutungen)
  Ind: tiefe Beinvenenthrombose (Patientenalter < 65 Jahre., Thrombosealter < 1–2 Wochen) im Bereich der V. poplitea, femoralis, iliaca (hier vor KHSK-Lyse Cava-Schirm!), wenn KI fehlen (☞ 21.8.4). Eine frühzeitige Lyse kann die Entstehung der chronischen venösen Insuff.. verhindern durch Venenklappenerhalt. Dauer der Lyse vom Präparat abhängig (z.B. Streptokinase max. 5 Tage). Therapiestandard ist ultrahoch dosierte Streptokinasebehandlung. Engmaschige duplexsonographische Kontrolle
- Bei KI gegen Thrombolyse (☞ 21.8.4) Vollheparinisierung: initial als Bolus 10 000 IE Heparin i.v., dann perfusorgesteuerte Dauerinfusion unter tägl. PTT-Kontrolle (therapeut. Erhöhung auf das 1,5 bis 2fache des Ausgangswertes). Perfusor mit 10 000 IE Heparin auf 50 ml 0,9%ige NaCl. Initial 5 ml/h. Alternativ z.Zt. in der Diskussion körpergewichtsabhängige Dosierung eines NM-Heparins (ca. 200 IE/kg KG, evtl. ambulante Therapie möglich). Bei fehlender KI überlappend *Marcumar®-Ther.* für 3–6 Monate, nach Lungenembolie oder rezidiv. Phlebothrombosen bzw. Beckenvenenthrombose für 12 Monate oder länger (☞ 21.8.2). Bei *KI gegen Marcumar®-Therapie* ggf. 6monatige *low-dose-Heparinisierung* mit z.B. tägl. einer s.c.-Spritze Fragmin P forte® (= Fertigbesteck, Pat. oder Angehörigen noch im Krankenhaus anlernen)
- Bei *KI gegen Antikoagulation* oder fragl. Diagnose evtl. nur Bettruhe, Kompressionstherapie und low-dose-Heparinisierung (☞ 21.8.1)
- Bei sicher isolierter Unterschenkelphlebothrombose ambulante Behandlung unter low-dose-Heparinisierung oder NM-Heparin (☞ 21.8.1) und straffem Kompressionsverband möglich
- Bei *Thromben* in V. cava oder Beckenstrombahn und KI zur Fibrinolyse, bei *Phlegmasia caerulea dolens,* innerhalb der ersten Tage venöse Thrombektomie
- *Risikofaktoren verringern:* Adipositas, Nikotinverzicht, ggf. Ausschluß von Neoplasien, ggf. hormonelle Kontrazeptiva und Steroide absetzen. Ausschluß Thrombozytose, Polyglobulie, Hyperfibrinogenämie, Plasminogenmangel. Bei AT-III-Mangel, Protein C- und S-Mangel (Blutentnahme vor Beginn der Marcumar®-Therapie!) lebenslange Antikoagulation erwägen

- *Langfristig:* Kompressionsstrümpfe (noch im Krankenhaus anpassen). Nach rezidivierenden Lungenembolien evtl. V. cava inferior-Schirm.

KO: Lungenembolie (☞ 6.7.1), postthrombotisches Syndrom (☞ 5.5.4).

 Auch vor Lyse in jedem Fall high-dose Heparin (mit Bolus)!

■ Seltene venöse Thrombosen (1–2 %)

- *Paget-von Schroetter-Sy.:* Thrombose von V. axillaris oder V. subclavia, klassisch bei jungen Menschen nach sportlichem Armeinsatz. Nach Subclavia-Katheter möglich, selten bei Halsrippe. Neurovaskuläres Kompressionssyndrom und Mediastinaltumor ausschließen! Klinik: schmerzhafter, livide verfärbter, ödematöser Arm. Kollateralvenen im Schulterbereich. *Ther.:* Lysetherapie, evtl. Thrombektomie, ggf. Resektion einer Halsrippe
- *Mesenterial-, Pfortader-, und Milzvenenthrombose:* Klinik: akutes Abdomen (☞ 7.6.3). *Ther.:* bei Mesenterialvenenthrombose OP. Keine Lysether.!
- *Nierenvenenthrombose:* nephrot. Syndrom oder akutes Abdomen mit Flankenschmerz. Therapie: Evtl. Thrombolyse
- *Phlegmasia coerulea dolens:* fulminant verlaufende Thrombose des gesamten Querschnitts einer Extremität mit starken Schmerzen, Ödem und tiefblauer Verfärbung. *Ther.:* Schockbekämpfung (Volumenersatz) und Lysetherapie. Bei Kompartmentsyndrom (→ Druckmessung in Fascienlogen) durch zusätzliches arterielles ischämisches Syndrom → Fasciotomie, ev. operative Thrombektomie
- *Thrombose der Hirnsinus: Ätiol.:* Entzündung im HNO- oder Zahnbereich, Jugulariskatheter. *Klinik:* Zeichen der intrakraniellen Drucksteigerung (☞ 16.7). Bei Sinus cavernosus-Thrombose Augenlidschwellung. *Ther.:* high-dose Heparin, neurochir. Konsil
- *Thrombose der oberen Hohlvene:* Klinik: obere Einflußstauung, Ödem in Kopf- und Halsbereich. *Ther.:* Nach Kavographie oder Angio-CT evtl. operative Beseitigung der Kompressionsursache (häufig Malignome) und des Thrombus.

5.5.3 Thrombophlebitis

Entzündung der oberflächlichen Venen. Häufig bei Varikosis, nach Bagatelltrauma, am Arm nach Injektion oder Infusion.

Klinik: schmerzhafter, geröteter, derber Strang meist am Ober- oder Unterschenkel, Haut gerötet und überwärmt; lokale Schwellung. Selten Leukos und BSG ↑.

DD: Venenthrombose; Lymphangitis (nach proximal zu vergrößerten, druckdolenten Lymphknoten laufender Lymphstrang); Erysipel (glattberandete Rötung, Schüttelfrost, Leukozytose); Arthritis.

Ther.: keine Bettruhe (Kunstfehler!). Heparinsalbe, Kühlung, Kompressionsverband auch nachts, nächtliche Hochlagerung; evtl. Stichinzision zum Auspressen von Koageln. Bei Bettlägerigen: Kompressionsverband, Hochlagern, Antikoagulation.

KO: Sepsis, lokale Nekrose, tiefe Venenthrombose bei Immobilisation, aszendierendes Übergreifen auf tiefes Venensystem bei proximaler *Thrombophlebitis der. V. saphena magna* → evtl. zusätzlich high-dose Heparinisierung.

5.5.4 Tiefe chronisch-venöse Insuffizienz

Kombination von Venen- und Hautveränderungen bei postthrombotischem Syndrom oder bei Perforansinsuffizienz. *KO:* Superinfektion, Ekzem, metaplastische Knochenbildung im subkutanen Gewebe.

Stadieneinteilung	
Stadium I	Varikosis ohne trophische Hautveränderungen
Stadium II	Hyper- und Depigmentierung, Verhärtung von Haut- und Unterhautgewebe (Dermatosklerose), gelb-bräunliche Verfärbung *(Purpura jaune d'ocre)*, Stauungsdermatitis (Haut gerötet, schuppend, nässend), weißfleckige Atrophie *(Atrophie blanche)*
Stadium III	Ulcus cruris (oft nach Bagatelltrauma)

Therapie
- *Stadium I:* Sitzen und Stehen möglichst vermeiden, Kompressionsstrümpfe (Kompressionsklasse I-II), Beine häufig hochlagern
- *Stadium II:* Kompressionsstrümpfe (Kompressionsklasse II–III), evtl. chirurgische oder sklerosierende Maßnahmen
- *Stadium III*: Kompressionsverband, Ulkuslokalbehandlung (☞ 5.1.1), bei großen und tiefen chron. Ulzera paratibiale Fasziotomie mit Chirurgen diskutieren, nach Ulkusreinigung evtl. Hauttransplantation
- Evtl. Antibiotikather. nach Antibiogramm (Wundabstrich) bei ausgeprägter lokaler und/oder systemischer Entzündungsreaktion.

5.6 Lymphödem

Ätiologie: Mechanische Insuff. (= Niedrigvolumeninsuff.) des Lymphgefäßsystems. Rückstau der lymphpflichtigen Lasten (Eiweiß, Wasser, Zellen, Chylomikronen) sowie zunehmende Bindegewebsproliferation und Induration. Jedes Lymphödem sollte nicht nur wegen der Neigung zur Progression, sondern auch wegen der Gefahr einer sarkomatösen Entartung (Stewart-Treves-Sy.) frühzeitig behandelt werden.

Klassifikation
- *Primär:* angeborene Hypo-, Hyper- oder Dysplasien → spontane Manifestation oder nach Bagatelltrauma
- *Sekundär:* durch ein Malignom bedingt, nach Malignombehandlung (z.B. Ablatio mammae), posttraumatisch (Narbenbildung), Lymphangitis (z.B. nach Erysipel).

Klinik

Spannungs- oder Schweregefühl – aber niemals starke Schmerzen oder Lähmungserscheinungen (→ Malignom? Strahlenschaden?).

Diagnose: In erster Linie durch die klinische Untersuchung:
- Meist einseitiges Ödem – wenn beidseitig, dann asymmetrisch
- Vertiefte Hautfalten im Gelenkbereich, Stemmer-Zeichen positiv (= Hautfalten über den Zehen bzw. Fingern erschwert oder nicht abhebbar), Hautfaltentest (= Vergleich der Hautfaltendicke beider Seiten an den Extremitäten und am Rumpfquadranten sensibler als Umfangsmessung)
- Bei besonderen Fragestellungen Lymphszintigraphie, indirekte Lymphographie (mit wasserlöslichen Kontrastmitteln) und CT
- Zunächst jedoch stets Ausschluß eines malignen Lymphödems! Verdächtig sind z.B. eine schnelle Ödemzunahme bei proximaler Betonung, Kollateralvenenzeichnung oder neurologische Symptome.

Therapie

- 2-Phasentherapie mit „komplexer physikalischer Entstauungstherapie" – bestehend aus Kompressionstherapie, manueller Lymphdrainage, Hautpflege und Bewegungstherapie
- Evtl. Unguentum lymphaticum® zur Förderung der makrophagealen Proteolyse
- In Phase I Volumenreduktion (Kompression mittels individuell angelegter Bandagen, unterpolsterte Kurzzugbinden), in Phase II Konservierung des Behandlungserfolges (maßgefertigte Kompressionsstrümpfe, sporadisch manuelle Lymphdrainage)
- Keine Kompressionsbandage bei AVK, kardialem Ödem, Infektion (häufig Erysipel, Interdigitalmykose etc.)
- Intermittierende Kompression mit pneumatischen Wechseldruckgeräten nur in Ausnahmefällen (z.B. ödemfreier Rumpfquadrant) und nie als alleinige Maßnahme!

- Bei Erysipel antibiotische Ther. (☞ 18.3.23)
- Mykosen müssen stets mitbehandelt werden
- Diuretika und „Auswickelung" obsolet
- Keine Injektionen, Akupunkturbehandlung oder Blutdruckmessung an der betroffenen Extremität
- Wichtig ist eine gute Patientenschulung (z.B. Lagerungstechniken, Selbstbandage, Verletzungen und Überlastung vermeiden).

6.1	Leitsymptome und ihre Differentialdiagnose	214
6.1.1	Atemnot (Dyspnoe)	214
6.1.2	Stridor	215
6.1.3	Husten	215
6.1.4	Auswurf (Sputum)	216
6.1.5	Hämoptyse	216
6.1.6	Pneumothorax	217
6.1.7	Pleuraerguß	217
6.1.8	Chylo-, Hämato-Thorax und Pleura-Empyem	218
6.2	Diagnostische Methoden	220
6.2.1	Physikalische Untersuchung der Lunge	220
6.2.2	Bildgebende Verfahren	222
6.2.3	Lungenfunktionsdiagnostik (Lufu)	222
6.2.4	Blutgasanalyse (BGA)	224
6.2.5	Bronchoskopie	224
6.3	Obstruktive Atemwegserkrankungen	225
6.3.1	Asthma bronchiale	225
6.3.2	Chronisch-obstruktive Bronchitis (COPD)	228
6.3.3	Lungenemphysem	229
6.3.4	Bronchiektasen	230
6.4	Restriktive Lungenerkrankungen	231
6.4.1	Sarkoidose (M. Besnier-Boeck-Schaumann)	231
6.4.2	Pneumokoniosen/Staubinhalationskrankheiten	232
6.4.3	Exogen allergische Alveolitis	233
6.4.4	Andere Lungenfibrosen	233
6.5	Infektbedingte Lungenerkrankungen	234
6.5.1	Pneumonie	234
6.5.2	Pneumonie bei Immunschwäche	236
6.5.3	Pleuritis	237
6.5.4	Tuberkulose	237
6.5.5	Mediastinitis	239
6.6	Neoplastische Lungenerkrankungen	240
6.6.1	Bronchialkarzinom	240
6.6.2	Andere thorakale Tumoren	241
6.7	Krankheiten des Lungengefäßsystems	242
6.7.1	Lungenembolie	242
6.7.2	Pulmonale Hypertonie und Cor pulmonale	244
6.8	Schlafapnoesyndrom	245

Jörg Braun

Lunge

Pulmonale AIDS-Manifestationen	☞ 18.4.2
Kardial bedingte Dyspnoe	☞ 4.1.2
Lungenödem	☞ 4.5.2
Pneumothorax: Bülaudrainage	☞ 2.6.5
Pleurapunktion- u. Drainage	☞ 2.6.5
Pneumocystis-carinii-Pneumonie	☞ 18.4.3
Säure-Basen-Status	☞ 10.6
Sputumdiagnostik	☞ 2.4.3

6.1 Leitsymptome und ihre Differentialdiagnose

6.1.1 Atemnot (Dyspnoe)

Subjektives Empfinden, die Atemtätigkeit steigern zu müssen.
Nach WHO sind durch die Anamnese vier Schweregrade zu unterscheiden:

Grad 1	Haben Sie Atemnot bei schnellem Gehen in der Ebene, Bergaufgehen oder beim Treppensteigen?
Grad 2	Haben Sie Atemnot beim normalen Gehen in der Ebene mit Altersgenossen?
Grad 3	Müssen Sie anhalten, um Luft zu holen, wenn Sie in der Ebene Ihr eigenes Tempo gehen?
Grad 4	Haben Sie Atemnot in Ruhe?

Zur **DD** sind zusätzlich zu erfragen: Atemnot anfallsweise? Nachts / tagsüber? Saisonal unterschiedlich ausgeprägt?

■ DD der Dyspnoe

Intrathorakale Ursachen

- *Herz:* häufige Ursache, ausführliche DD und diagnostisches Vorgehen bei kardial bedingter Dyspnoe ☞ 4.1.2, Ther. des akuten Lungenödems ☞ 4.5.2
- *Bronchien:* v.a. durch Obstruktion (Asthma bronchiale, chron.-obstruktive Bronchitis)
- *Lungenparenchym:* Hypoxämie durch verminderte Diffusionsfläche, vergrößerten Totraum und/oder verlängerte Diffusionsstrecke. Emphysem, Atelektase, Lungenteilresektion, Pneumonie, Lungenfibrose, *Wegener*sche Granulomatose
- *Pleura:* Pneumo-, Hydro-, Fibro-, Chylo-, Hämato-Thorax, Pleuratumoren
- *Lungengefäße:* Lungenembolie, Lungeninfarkt
- *Thorax:* Adipositas, Kyphoskoliose, Trauma.

Extrathorakale Ursachen

- *Störung des Sauerstofftransportes:* z.B. Anämie, Vergiftung (CO, HCN), führt zu zentraler Hypoxie und damit zu Atemnot
- *Metabolische Azidose:* kompensatorische Hyperventilation; z.B. bei Coma diabeticum, Urämie, Schock (☞ 10.6.1)
- *ZNS:* Enzephalitis, Hirntumor, ischämischer Insult
- *Neuromuskulär:* Myasthenia gravis, Guillain-Barré-Sy., Poliomyelitis, amyotrophe Lateralsklerose, Phrenikusparese
- *Hyperventilations-Sy.:* psychogenes Überatmen führt zu respirator. Alkalose und Tetanie, (☞ 10.4.1). Ther.: Beutelrückatmung.

Diagnostik

Fieber? BB (Leukozytose? Anämie? Reaktive Polyglobulie bei chronischer Hypoxie?), BGA zur Objektivierung einer Hypoxämie ($pO_2 \downarrow$) bzw. Hyperventilation ($pCO_2 \downarrow$, $pO_2 \uparrow$) bzw. Nachweis einer Azidose. EKG; Rö-Thorax in 2 Ebenen (Lungenemphysem, -fibrose; Herzvergrößerung, vitiumtypische Herzkonfiguration, Zeichen der Druckerhöhung im kleinen Kreislauf, interstitielles/alveoläres Lungenödem, Pleuraerguß; Infiltrat). Weitere Diagnostik nach Verdacht: Lufu (zum Nachweis einer Obstruktion/Restriktion), Diffusionskapazität (DL_{CO}), Echo, Bronchoskopie, CT-Thorax.

6.1.2 Stridor

Stridor (lat.: Zischen): pfeifendes Atemgeräusch durch Verengung der Atemwege.
- *Inspiratorischer Stridor* vorwiegend bei extrathorakaler Lokalisation der Stenose: Struma mit Tracheomalazie (Säbelscheidentrachea), Stimmbandlähmung, andere Erkrankungen von Kehlkopf und Trachea. Häufig bei Linksherzinsuff.
- *Gemischt in- und exspiratorischer Stridor:* Trachealobstruktion z.B. durch Fremdkörper; schwere Atemwegsobstruktion
- *Exspiratorischer Stridor* durch bronchiale Obstruktion: bei schwerem Asthma, fortgeschrittenem Lungenemphysem, Lungenstauung („Herzasthma"), Bronchiolitis (v.a. Kinder < 2 Jahren).

Diagnostik
Rö.-Tracheazielaufnahmen, Durchleuchtung mit Saug-Preßversuch (Tracheomalazie bei Tracheaverengung > 50 %), Lufu (☞ 6.2.3): inspiratorische Sekundenkapazität kleiner als exspiratorische, normal umgekehrt.

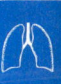

6.1.3 Husten

Heftige Entleerung der Atemluft nach Pressen gegen die geschlossene Stimmritze. Kann Atemnot (z.B. bei hyperreagiblem Bronchialsystem), Schlafstörungen, Herzrhythmusstörungen (durch Druckerhöhung im kleinen Kreislauf), Kopfschmerzen, Synkopen (durch transiente Hypoxämie) und Rippenbrüche verursachen.

- *DD des akuten Hustens:* akute Bronchitis, Pneumonie (Fieber), Pneumothorax (Atemnot, pleuritischer Schmerz), Fremdkörperaspiration (Anamnese, Röntgenbild), Lungenembolie
- *DD des chron. Hustens:* chron. Bronchitis (Raucher, Auswurf, Obstruktion), Bronchialkarzinom (Raucher, Gewichtsverlust, Reizhusten v.a. bei *Pancoast-Tumor*), Bronchiektasen (maulvolles, übelriechendes Sputum v.a. morgens), Tbc (Gewichtsverlust, Nachtschweiß), Asthma, Sarkoidose, chron. Schnupfen (Auswurf aus der Kehle!). Häufig Erstsymptom einer Atemwegsobstruktion. Häufige Arznei-NW von ACE-Hemmern (ca. 10 %)!
- *DD des anfallsweise auftretenden Hustens:* Asthma, chron. Bronchitis, exogenallergische Alveolitis.

6.1.4 Auswurf (Sputum)

Sekret der Atemwegsschleimhaut und der Nasennebenhöhlen.

Diagnostik: Morgensputum möglichst ohne Speichel in einem genügend *großen*, sterilen Gefäß auffangen. Bei unbefriedigender spontaner Sputumproduktion wird die Sekretabgabe durch Mukolytika und reichliche Flüssigkeitszufuhr oder durch Inhalation von 1,2 % NaCl-haltigem Wasserdampf und Thoraxmassage gesteigert.

Mikrobiologische Sputumdiagnostik (☞ 2.4.4): Grampräparat, Nachweis von Pneumokokkenantigen, Kultur mit Antibiogramm. *Ziehl-Neelsen-Färbung* bei V.a. Tbc; hierfür benötigt man möglichst unblutiges Sputum. Methylen-Blau-Färbung oder nativ zum Nachweis von Echinokokken, Pilzen. Zytologie: Versand in 50%iger Alkohollösung.

- *DD des purulenten, gelb-grünen Sputums:* Infektexazerbation einer chronischen Bronchitis, Bronchiektasen, Lungenabszeß, Lungenkavernen
- *DD des blutig-eitrigen, "himbeergeleeartigen" Sputums:* virale Pneumonie mit Superinfektion, eitrige Bronchiolitis, Karzinom
- *Hellgelbes (safranfarbenes) Sputum* spricht für Lösungsstadium einer Pneumonie.

6.1.5 Hämoptyse

Aushusten von hellrotem, schaumigem Blut aus Rachen, Tracheobronchialbaum oder Alveolarraum. Hämoptoe: massive Hämoptyse. Abzugrenzen von Hämatemesis (Erbrechen von dunkelrotem, klumpigem Blut) aus dem Verdauungstrakt durch Ausschluß einer Blutungsquelle in Magen und Ösophagus mittels Gastroskopie.

Häufige Ursachen
- Tumor: meist Bronchial-Ca, selten Bronchus-Adenom
- Tbc, Bronchitis, Pneumonie, Bronchiektasen, Lungenabszeß
- Lungeninfarkt, Stauungslunge, Mitralstenose
- Hämorrhagische Diathese.

Seltene Ursachen
- Iatrogen: Antikoagulantien, Lyse, Punktion, Biopsie (z.B. nach Bronchoskopie)
- Gefäßerkrankungen: arterio-venöse Fistel, M. Osler (hereditäre, hämorrhagische Teleangiektasien), thorakales Aortenaneurysma
- Restriktive Lungenerkrankungen: Schrumpfungsbedingte Parenchymrisse führen zu Pneumothorax und Hämoptyse
- Systemerkrankungen: Goodpasture-Sy. (akutes pulmorenales Sy., in 80 % Männer < 30 LJ., mit Glomerulonephritis), Panarteriitis nodosa (Männer mit peripheren Gefäßverschlüssen und Eosinophilie, ☞ 17.5.7), *Wegenersche* Granulomatose (☞ 17.5.11), idiopathische Lungenhämosiderose, SLE (☞ 17.5.1)
- Ösophago-bronchiale Fistel, Fremdkörperaspiration, Mukoviszidose, Aspergillom, Lungenamyloidose, Lungenendometriose, Lungensequester
- Blutungen im HNO-Bereich (z.B. Zylindrom, Pharynx-/Hypopharynx-Ca).

 Bei unklaren Hämoptysen Bronchoskopie zwingend indiziert!

6.1.6 Pneumothorax

- *Spontanpneumothorax:* meist Männer zwischen 20 und 40 J., meist rechte Lunge betroffen, Rezidiv nach 1. Spontanpneumothorax in 30 %, nach 2. Pneumothorax in ca. 60 %. *Ätiol.:* meist Ruptur einer subpleuralen Emphysem-Blase oder idiopathisch. *Sekundär bei:* Asthma, Fibrose, Abszeß mit bronchopleuraler Fistel, Ca, Tbc, eosinophilem Granulom
- *Traumatisch:* iatrogen (Biopsie, Pleuradrainage, Subklaviakatheter, Interkostalblock, intrakardiale Injektion, Reanimation, Überdruckbeatmung), Rippenfraktur, perforierende Thoraxwandverletzungen, Bronchusabriß mit broncho-pleuraler Fistel
- *Spannungspneumothorax:* Durch Ventilmechanismus dringt Luft während der Inspiration in den Pleuraspalt, die während der Exspiration nicht entweicht. Zunehmende Atemnot, Tachykardie, Schock durch Kompression der großen Gefäße, Mediastinalverlagerung zur gesunden Seite.
Sofortige Punktion ist lebensrettend (☞ 2.6.5)!

Klinik
Thorakale Schmerzen (scharf, meist lokalisiert), Husten, Dyspnoe, Tachypnoe, Schock; asymmetrische Atembewegung, hypersonorer Klopfschall bei abgeschwächtem Atemgeräusch und Stimmfremitus.

Diagn.: Rö-Thorax im Stehen und Exspiration, Thorax-CT zum Nachweis von Emphysemblasen; BGA, EKG.

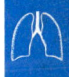

Therapie bei Spontanpneumothorax
- Bei kleinem Spontanpneumothorax Bettruhe, flach liegen. Luft wird innerhalb von Tagen resorbiert
- Bei größerer Luftmenge Thorax-Drainage (☞ 2.6.5) evtl. mit Pumpe, Bettruhe
- Persistierende bronchopleurale Fistel: Pleurodese, chir. Verschluß, evtl. Segmentresektion
- Hohe Rezidivquote, deshalb körperliche Schonung über Mo. nach Abheilung
- Bei > 2 Ereignissen auf derselben Seite Thorakotomie
- *Cave:* Fliegen und Gerätetauchen nach Pneumothorax mit erhöhtem Risiko!

6.1.7 Pleuraerguß

Jeder Pleuraerguß erfordert diagnostische Klärung durch Punktion (Technik ☞ 2.3.4), da er in ca. 50 % durch maligne Tumoren verursacht wird: Bronchial-Ca, Pleuramesotheliom, Mamma-Ca (keine Tumorzellen im Punktat), Hypernephrom, malignes Lymphom, metastasierendes Ovarial-Ca (Erguß ohne Lungenmetastasen: *Meigs-Sy.*).

Weitere DD: Tbc, Pneumonie, Rechtsherzinsuff.; Hypalbuminämie (z.B. bei Leberzirrhose, nephrotischem Sy.), subphrenischer Abszeß (Fieber, Zwerchfellhochstand), Pankreatitis (Erguß li., 15 % der Pat. mit akuter Pankreatitis).

Klinik: Oft asymptomatisch. Dyspnoe, atemabhängige Schmerzen; Klopfschalldämpfung, abgeschwächtes Atemgeräusch basal (DD: Zwerchfellhochstand).

Diagn.: Rö-Thorax mit Seitenlage (betroffene Seite unten), um freies Abfließen (und damit Punktionsmöglichkeit) beurteilen zu können. Sono zum Nachweis kleiner Pleuraergüsse zur gezielten Punktion.

Eigenschaften		Differentialdiagnose
Trans-sudat	Spez. Gewicht < 1015 g/l, Eiweiß < 30 g/l	Herzinsuff., Hypoproteinämie (nephrot. Sy., Leberzirrhose), Perikarditis/-tamponade, Peritonealdialyse, Hypothyreose (Myxödem)
Ex-sudat	Spez. Gewicht > 1015 g/l, Eiweiß > 30 g/l	• Mit *Neutrophilie:* Pneumonie („parapneumonischer Erguß"), Pleuraempyem, Tbc, Lungeninfarkt, Aktinomykose, Nokardiose, andere Infektionserkrankungen, Pleuritis exsudativa, sympathische Pleuritis (z.B. bei subphrenischem Abszeß nach Pankreaserkrankung), Ösophagusperforation, Systemerkrankung (z.B. z.B. SLE, rheumatoide Arthritis. Diagn. ☞ 6.1.8) • Mit *Eosinophilie:* Echinokokkose, Churg-Strauss-Sy., malignes Lymphom • *Blutig* (Hb > 2 g/l): meist Bronchial-Ca, Mamma-Ca, malignes Lymphom, Pleuramesotheliom; Tbc, Trauma, hämorrhagische Diathese, Lungenembolie, Urämie.

Vorgehen

- *Diagnostische* Punktion oft über Kanüle möglich (☞ 2.3.4). Röhrchen für Hämatologie (Zellzählung und Differenzierung), klinische Chemie (z.B. Protein, spez. Gewicht, Laktat, Glukose, LDH, pH, Lipase, Triglyseride), Mikrobiologie (Erreger und Resistenz, Anaerobier-, Pilz- und Tbc-Kultur) und Zytologie (maligne Zellen? Entzündungszellen?). Bleibt die Ursache unklar, Pleurabiopsie, ggf. Thorakoskopie mit Biopsie
- *Therapeutische* Punktion (z.B. mit Pleurocath®) bei Dyspnoe und bei infektiösem Erguß (Gefahr der Pleuraschwarte; ☞ 2.3.4)
- Die häufigsten Ursachen eines Pleuraergusses sind Herzinsuff. und Pneumonie. Behandlung der Grundkrankheit
- Bei rezidivierenden Pleuraergüssen und Thoraxsaugdrainage (☞ 2.6.5) über 3–6 Tage. Bei nicht-therapierbarer Grunderkrankung zusätzlich medikamentöse Pleurodese: z.B. mit 1 Amp. Mitoxantron (Novantron®) oder Bleomycin in den Pleuraspalt, Pat. zur besseren Verteilung umlagern. Evtl. schmerzhaft, daher vorher z.B. 20 Tropfen Valoron® p.o. oder Lidocain (z.B. 100–200 mg Xylocain® in 50 ml) *lokal.*

6.1.8 Chylo-, Hämato-Thorax und Pleura-Empyem

Chylothorax
Austritt von Lymphflüssigkeit (milchig-trübes Exsudat mit hohem Fettgehalt > 4 g/dl) in den Pleuraspalt; ein- oder doppelseitig.

Ätiol.: Trauma mit Perforation des Ductus thoracicus, Abflußstörung bei malignen Erkrankungen (malignes Lymphom, Lk-Metastase) oder bei Mediastinalfibrose (selten).

Ther.: meist konservativ mit wiederholten Pleurapunktionen, selten chir. (Ligatur des Ductus thoracicus). Bei maligner Grunderkrankung diese zuerst behandeln (Bestrahlung, Chemother.), da Erguß sonst schnell nachläuft. *DD* „Pseudochylothorax" (enthält kein Fett): „alter" Erguß bei Tbc, rheumatoider Arthritis.

Hämatothorax
Blut im Pleuraraum, häufig mit Pneumothorax kombiniert.
Ätiol.: meist traumatisch (penetrierende Verletzung, stumpfes Trauma mit Rippenbrüchen); seltener nach Lungenembolie, bei Pleuramesotheliom, Pleurakarzinose, hämorrhagische Diathese, nach Pleurapunktion. *Ther.:* Drainage (evtl. mit Spülung ☞ 2.6.5), um Schwartenbildung zu vermeiden.

Pleuraempyem
Eiter oder Erguß mit Erregernachweis im Pleuraspalt. Meist als KO nach bakterieller Pneumonie (60 %), subphrenischem Abszeß, Lungenabszeß oder Ösophagusperforation. Seltener nach OP, Thorakoskopie oder andere Thorax-OP (20 %), Fehlpunktion bei Subclavia-Katheter, durch septische Metastase. *Erreger:* Anaerobier, Staph. aureus, seltener Pseudomonas aeruginosa, Pneumok., E. coli, oft Mischinfektion.

Klinik: Gewichtsabnahme (oft > 10 kg!), Fieber, Nachtschweiß, Husten, Thoraxschmerz. *Cave:* besonders unter Antibiose können Symptome mild sein! Oft prädisponierende Grundkrankheit (z.B. Alkoholabusus, ZNS-Erkrankung).
Diagn.: Pleurapunktion; im Erguß Leukozytose > 5/nl mit Granulozytose; Protein ↑, Laktat ↑, Glukose ↓; Grampräparat! Kultur (auch anaerob) mit Resistenzprüfung.

	Parapneumonischer Erguß	Pleuraempyem
Diagnostische Kriterien	Exsudat mit neutrophilen Granulozyten, kein Keimnachweis Glukose > 50 mg/dl pH > 7,2 LDH < 1000 U/l	Exsudat mit massenhaft neutrophilen Granulozyten, evtl. Keimnachweis (Aerobier/Anaerobier) Glukose < 50 mg/dl pH < 7,2 LDH > 1000 IU/l
Vorgehen	diagnostische Pleurapunktion	Pleuradrainage obligat

Ther.: Thoraxdrainage (☞ 2.6.5) und Spülung (z.B. mit 500 ml 0,9 % NaCl tägl.). Bei septiertem Erguß (durch Fibrinmembranen verursacht) kann eine lokale Fibrinolyse erwogen werden: z.B. 250 000 U Streptokinase (oder 100 000 IU Urokinase) in 30–60 ml 0,9 % NaCl → nach Instillation 1–2 h abgeklemmt lassen. Dies kann tägl. über max. 14 Tage wiederholt werden. Antibiose nach Antibiogramm: bis zum Eintreffen des Ergebnisses Cephalosporin (z.B. Rocephin® 1–2 x 2 g i.v. tägl.) und Aminoglykosid (z.B. Refobacin® 1 x 2–5 mg/kg i.v. in 100 ml 0,9 % NaCl als Kurzinfusion über 1/2 h) oder Clindamycin (z.B. Sobelin 3 x 300–600 mg p.o. oder als KI i.v.). Alternativen sind Imipenem/Cilastin, Ampicillin/Sulbactam, Amoxicillin/Clavulansäure. Wenn nach 5 Tagen keine Entfieberung → **Thorakotomie** mit Dekortikation der Pleura erwägen.

KO: Pleuraschwarte mit restrikiver Ventilationsstörung, bronchopleurale Fistel.
Progn.: bei alten oder abwehrgeschwächten Pat. und später Diagnose Mortalität >10 %!

6.2 Diagnostische Methoden

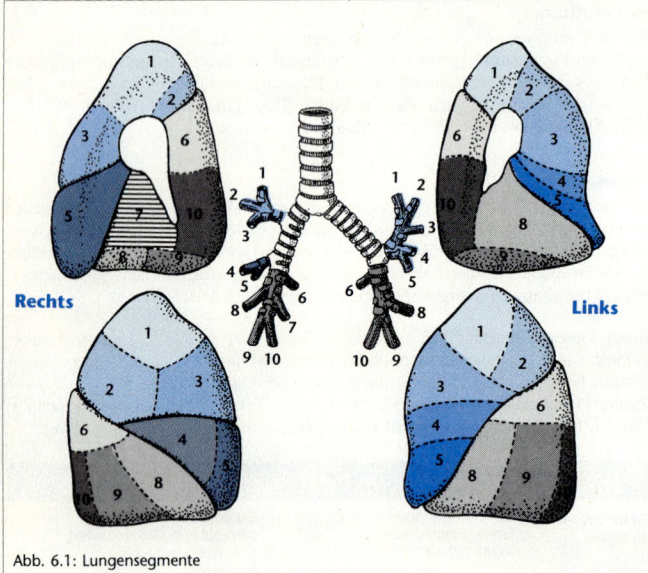

Abb. 6.1: Lungensegmente

6.2.1 Physikalische Untersuchung der Lunge

Die Untersuchung umfaßt folgende Schritte:
- *Form* (Faßthorax, Trichterbrust). Mammae und regionäre Lk inspizieren und palpieren
- *Atmungstyp* (Kussmaul-, Schnapp-, paradoxe Atmung)
- *Palpation:* Stimmfremitus („**99**" mit tiefer Stimme), Bronchophonie („**66**" mit leiser, hoher, „zischender" Stimme → auskultieren)
- *Perkussion* (Pat. vorher abhusten lassen!): Klopfschall (KS)
  - sonor (= normal)
  - gedämpft (Infiltrat, Pleuraerguß, Pleuraschwarte)
  - hypersonor (Emphysem, Pneumothorax)
  - tympanitisch (über Lungenkavernen oder Darmschlingen)
- Atemverschieblichkeit der Lungengrenzen bestimmen, Lungengrenzen seitengleich?

Vergleich typischer physikalischer Lungenbefunde

Diagnose	Perkussionsbefund	Stimmfremitus	Auskultation
Kardiale Stauung	Dämpfung (oder normal)	Normal oder ↑	Feuchte, eher spätinspiratorische, nicht-klingende RG
Pneumonisches Infiltrat	Dämpfung	↑	Feuchte, ohrnahe, frühinspiratorische, klingende RG
Pleuraerguß	Dämpfung, aber lageveränderlich	Aufgehoben	Fehlendes Atemgeräusch, oft feuchte RG im Grenzbereich
Große Atelektase	Dämpfung	↓	Abgeschwächtes bis fehlendes Atemgeräusch
Chronische Bronchitis	Normal	Normal	Trockene RG, auch feuchte, nicht-klingende RG, bei zusätzlicher Atemwegsobstruktion Giemen und Brummen
Pneumothorax	Hypersonor	Aufgehoben	Fehlendes Atemgeräusch
Lungenemphysem	Hypersonor	↓	Atemgeräusch abgeschwächt

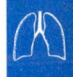

Auskultation der Lunge
Das **Atemgeräusch** wird beschrieben als
- *Vesikulär* (nur bei Inspiration leises Rauschen, Normalbefund)
- *Abgeschwächt* (bei Infiltration, verminderter Entfaltung)
- *Fehlend* (Pneu, Erguß)
- Verschärft (= laut, fauchend, z.B. bei beginnender Infiltration)
- Pfeifend = Stridor (bei Verlegung der oberen Luftwege)
- „*Bronchialatmen*" (auch im Exspirium hörbar, bei Infiltration oder Lungenfibrose).

Nebengeräusche
- *Trockene Rasselgeräusche* (RG): Pfeifen, Giemen, Brummen, entstehen durch im In- *und* Exspirium schwingende Schleimfäden (v.a. Atemwegsobstruktion, Asthma bronchiale, chron. obstr. Bronchitis)
- *Feuchte Rasselgeräusche* (nur im Inspirium). Zu unterscheiden sind:
  – Grobblasige = tieffrequente RG bei Flüssigkeit in den Bronchien (z.B. bei akutem Lungenödem, Bronchiektasen)
  Feinblasige = hochfrequente RG bei Flüssigkeit in Bronchiolen und Alveolen z.B. bei chron. Linksherzinsuff. mit Lungenstauung
  – klingende = ohrnahe RG: bei Infiltration
  – nichtklingende = ohrferne RG: z.B. bei Stauung.

6.2.2 Bildgebende Verfahren

- *Rö-Thorax* ☞ 20.2.1
- *Tomographie:* bei Prozessen im Hilusbereich und zur Beurteilung von Kavernen (Flüssigkeitsspiegel, Bronchusanschluß); hohe Auflösung
- *CT:* erlaubt Beurteilung von Mediastinum, Herz, Lunge und Thoraxwand bei überlagerungsfreier Darstellung aller Organe. Mit KM: Unterscheidung zwischen zentralen Gefäßen und Lymphomen. Bessere Auflösung im Spiral-CT („high resolution"-CT): wichtig v.a. für interstitielle Lungenerkrankungen
- *Durchleuchtung:* wegen hoher Strahlendosis nur bei besonderer Indikation; v.a. bei pleuranahen Rundherden (*DD:* Tbc, Pleuraneoplasien, von Rippen ausgehenden Prozessen) sowie bei Biopsie und Angiographie
- *Pulmonalis-Angiographie* in DSA-Technik: zum Nachweis einer Lungenembolie (☞ 6.7.1), Gefäßanomalie
- *Ultraschall:* zur Diagnose und zur gezielten Punktion von Ergüssen (Ergußnachweis > 30 ml) und thoraxwandständigen Tumoren
- *Bronchographie:* nur bei V.a. Bronchiektasen, evtl. vor Lungenresektionen
- *Lungenszintigraphie*
  - *Perfusionsszintigraphie* mit ^{99m}Tc-markierten Mikrosphären mit 10–50 µm Durchmesser. Ind.: Lungenembolie (mäßige Spezifität), obligat vor Lungenparenchymresektion zum präop. Nachweis einer einwandfreien Perfusion verbleibender Lungenareale
  - *Ventilationsszintigraphie* mit ^{133}Xenon-Gas erlaubt Darstellung der räumlichen Verteilung der Vitalkapazität in Prozent. In Kombination mit Perfusionsszintigraphie Methode der Wahl zum Nachweis einer Lungenembolie
- *MRT:* ist zur Zeit dem CT hinsichtlich der Auflösung unterlegen! V.a. zur Abklärung von unklaren mediastinalen Prozessen und zur Beurteilung der großen thorakalen Gefäße.

6.2.3 Lungenfunktionsdiagnostik (Lufu)

Die Lungenvolumina sind abhängig von Lebensalter, Größe und Geschlecht. Gebräuchlich sind die Normwerte der Europäischen Gesellschaft für Kohle und Stahl (EGKS).

Ind.: funktionelle und ätiologische DD von Lungen- und Atemwegs-Erkrankungen, Allergiediagnostik (Expositions-, Provokationstests), präop. Beurteilung, Therapiekontrolle, Begutachtung. *KI:* akut entzündliche Lungenerkrankungen.

Statische Volumina
- *Vitalkapazität (VC):* maximal ventilierbares Lungenvolumen, mittlere Werte: **M** > 4,0 l; **F** > 3,0 l
- *Residualvolumen (RV):* nicht ventilierbares Volumen, das nach max. Exspiration in der Lunge verbleibt, mittlere Werte 1–2 l
- *Totalkapazität (TC):* Summe aus VC + RV, mittlere Werte **M** 6–7 l, **F** 5–6 l.

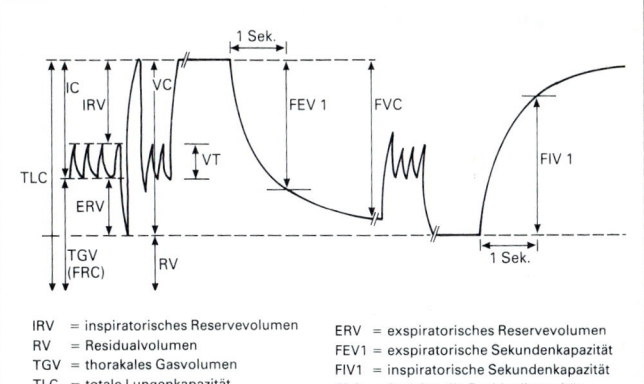

Abb. 6.2: Spirometrie

IRV = inspiratorisches Reservevolumen
RV = Residualvolumen
TGV = thorakales Gasvolumen
TLC = totale Lungenkapazität
VC = (inspiratorische) Vitalkapazität
VT = Atemzugvolumen

ERV = exspiratorisches Reservevolumen
FEV1 = exspiratorische Sekundenkapazität
FIV1 = inspiratorische Sekundenkapazität
FRC = funktionelle Residualkapazität
FVC = forcierte Vitalkapazität
IC = inspiratorische Kapazität

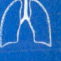

Dynamische Volumina

- *Forciertes exspiratorisches bzw. inspiratorisches Volumen* in 1 Sek. (FEV_1/ FIV_1)
- *Tiffeneauwert:* FEV_1/VC x 100; normal ≈ 70 %
  FEV_1, FIV_1 und Tiffeneauwert sind Obstruktionsparameter bei *forcierter Atmung*. Bronchospasmolysetest: Ist der erhöhte Atemwegswiderstand durch Gabe eines β-Mimetikums (z.B. 2 Hub Salbutamol) reversibel?
- *Resistance (Raw):* körperplethysmographisch bestimmter Atemwegswiderstand; Obstruktionsparameter bei *Ruheatmung*, spezifischer als FEV_1 und Tiffeneauwert. Normalwert < 2,5 cm H_2O/l/Sek.
- *Diffusionskapazität (DL_{CO}):* empfindlichster Parameter für verlängerte Diffusionsstrecke, z.B. bei interstitiellen Lungenerkrankungen. Normal 100 %.

	Obstruktion	Restriktion	Emphysem
VC	↓	↓	↓
RV	↔ (↑)	↓	↑
FEV_1	↓	(↓)	↓
FEV_1/VC	↓	↔↑	↓
Resistance	↑	↔↑	↔ (↑)

6.2.4 Blutgasanalyse (BGA)

Bestimmung von Sauerstoffpartialdruck (p_aO_2), Kohlendioxidpartialdruck (p_aCO_2) und der Pufferkapazität im arteriellen, bzw. arterialisiert-kapillären Blut. Die Referenzwerte für p_aO_2 sind vom Lebensalter und dem Broca-Index (Körpergröße -100) abhängig (20. LJ: > 85 mmHg, 70. LJ: > 70 mmHg).

Bei einer Erkrankung des Lungenparenchyms ist der respiratorische Gasaustausch beeinträchtigt, es resultiert eine arterielle Hypoxämie ohne Hyperkapnie (respir. *Partialinsuff.*). Handelt es sich um eine Störung des Atemantriebs oder der Atemmechanik, zeigt sich aufgrund der alveolären Hypoventilation zusätzlich eine Hyperkapnie (respir. *Globalinsuff.*). Kommt es durch Gabe von O_2 zu adäquater Erhöhung des pO_2, liegt am ehesten eine Diffusionsstörung, andernfalls ein pulmonaler Shunt vor.

Blutgasanalyse			
BGA	paO₂ (95 +/- 5 mmHg)	pCO₂ (40 +/- 2 mmHg)	Sauerstoffsättigung (97 +/- 2%)
Respir. Partialinsuff.	↓	↓/n	↓
Respir. Globalinsuff.	↓	↑	↓

Säure-Basenstatus ☞ 10.6

6.2.5 Bronchoskopie

Mit flexiblem Bronchoskop in Lokalanästhesie oder mit starrem Bronchoskop in Vollnarkose. Makroskopische Beurteilung, bronchoalveoläre Lavage, Biopsie (endobronchial, transbronchial), Bürstenabstrich (als „geschützte" Bürste zur mikrobiol. Diagn.), Zytologie. Voraussetzungen: nüchterner Pat., schriftliche Einwilligung. Lufu, BGA, BB (Thrombopenie, Anämie?), Quickwert. Erhöhtes Risiko bei paO₂ < 60 mmHg, FEV_1 < 60 % (bzw. < 1 l), Quick < 30 %, Thrombos < 20/nl, bronchiale Hyperreagibilität, schwerem Lungenemphysem, KHK.

Diagnostische Indikationen
- Bronchialkarzinom (histologische Sicherung, Lokalisation, Einschätzung der anatomischen Operabilität)
- Interstitielle Lungenerkrankung (mittels BAL diagnostische Zuordnung und Einschätzung der Aktivität)
- Keimnachweis bei Pneumonie nach erfolgloser antibiotischer Vorbehandlung, Pneumonie bei Immunsupprimierten mittels quantitativer Kultur aus BAL: Ein nachgewiesener Keim ist bei > 10^4 cfu/ml *(colony forming units)* mit großer Wahrscheinlichkeit pathogen
- Chronischer Husten, Hämoptysen, Atelektase, Zwerchfellparese, Pleuraerguß unklarer Ätiologie
- Evtl. akutes Inhalationstrauma („Rauchvergiftung").

Therapeutische Indikationen
- Extraktion von Fremdkörpern
- Absaugung von Aspiraten, Sekreten v.a. mit Atelektase („*mucoid impaction*")
- Lokale Blutstillung bei Hämoptysen
- Bei stenosierendem zentralen Bronchialkarzinom Lasertherapie, endobronchiale Strahlentherapie („afterloading"), endobronchiale „Stent"-Implantation
- Therapeutische Lavage bei alveolärer Proteinose.

6.3 Obstruktive Atemwegserkrankungen

6.3.1 Asthma bronchiale

Anfallsweise auftretende, ganz oder teilweise reversible Atemwegsobstruktion infolge von Entzündung und Hyperreagibilität der Atemwege.

Exogen-allergisches Asthma: meist IgE-vermittelte allergische Sofortreaktion (Typ I) z.B. gegen Hausstaubmilben, Blütenpollen (oft Birke: Pollenflugkalender!) und Mehlstaub. Tritt häufig zusammen mit Heuschnupfen oder atopischem Ekzem auf; oft positive Familienanamnese.
Nicht-allergisches Asthma (intrinsic, Infekt-): häufigste Form bei Erwachsenen. Auslöser: meist Infekte, körperl. Anstrengungen („exercise induced"), kalte Luft, Streß, Inhalationsnoxen, Pharmaka (z.B. ASS). *Mischformen sind häufig!* Vor dem 40. LJ überwiegend allergisches, danach nicht-allergisches Asthma.

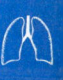

Stadieneinteilung der Atemwegsobstruktion					
Stadium	Symptomatik	FEV_1 oder FVC	pH	p_aO_2	p_aCO_2
I (gering)	geringe Dyspnoe; diffuses Giemen	50–80 % des Normalwerts*	n oder ↑	meist ↓	n oder ↓
II (mäßig)	Ruhedyspnoe; Gebrauch der akzessorischen Atemmuskulatur; lautes Giemen; Gasaustausch normal oder eingeschränkt	50 % des Normalwerts*	n oder ↑	↓	in der Regel ↓
III (schwerwiegend)	schwere Dyspnoe; Zyanose; Gebrauch der akzessorischen Atemmuskulatur; Giemen oder Fehlen von Atemgeräuschen („*silent lung*"); Pulsus paradoxus: Abfall des systol. RR während der Inspiration	25 % des Normalwerts*	meist ↓	↓	n oder ↑
IV (akut lebensbedrohlich)	schwerste Dyspnoe; Lethargie; Verwirrung; auffallender Pulsus paradoxus > 30–50 mmHg	10 % des Normalwerts*	stark ↓	↓	stark ↑

* Normwert FEV_1 M: ca. 3 l, F: ca. 2,2 l; stark abhängig von Alter, Geschlecht und Größe

Klinik

Anfallsweise Atemnot. Auslösende Faktoren erfragen. Zu Beginn häufig Hustenreiz; verlängerte Exspiration mit Giemen, evtl. Stridor, Lungenblähung, Tachykardie.
Alarmzeichen: Zyanose, verlangsamte unregelmäßige Atmung, Gebrauch der Atemhilfsmuskulatur, vermindertes Atemgeräusch (*silent lung*), Zyanose, Pulsus paradoxus (Abfall des systol. RR während der Inspiration > 10 mmHg). Höchste Gefahr bei: Erschöpfung, Bradykardie, Eintrübung des Bewußtseins.

Diagnostik

- *Rö:* Lungenüberblähung (Transparenzvermehrung), evtl.: Pneumothorax, Aspergillom, pneumonisches Infiltrat
- *Blutbild:* Leukozytose (Infekt?), Eosinophilie
- IgE, evtl. präzipitierende Antikörper (Typ III-Allergene)
- Allergietestung (z.B. *Pricktest*)
- *EKG:* evtl. Zeichen der Rechtsherzbelastung
- *Lufu:* FEV_1, FEV_1/VC vermindert, erhöhter Atemwegswiderstand, verbessert nach Inhalation eines β-Sympathomimetikums (*Broncholysetest*), Methacholin-Provokationstest zum Nachweis einer bronchialen Hyperreagibilität
- *BGA* zeigt Grad der respiratorischen Insuff. *Cave:* zu Beginn häufig $p_aCO_2 \downarrow$, $p_aO_2 \uparrow$ durch Hyperventilation; führt häufig zur Fehleinschätzung eines bedrohlichen Anfalls („psychisch").

DD: Lungenödem (*"Asthma cardiale"*), Lungenembolie, chron.-obstruktive Bronchitis, Pneumothorax, Hyperventilations-Sy., Fremdkörperaspiration.

Antiobstruktive Dauertherapie in 4 Stufen	
Stufe 1	**Inhalative Glukokortikoide** z.B. Beclometason (Sanasthmax®) 2–3 x 2 Hübe, (entspricht ca. 7 mg Prednisolon). Volle Wirksamkeit erst nach einer Woche. Bei ausgeprägter Obstruktion Vorinhalation von β$_2$-Sympathomimetika. Mundspülung nach Anwendung reduziert Risiko lokaler Pilzinfektionen. Weniger NW bei Verwendung eines Spacers/Turbohalers.
Stufe 2	**Zusätzlich Parasympatholytika:** z.B. Ipratropiumbromid (Atrovent®) 3 x 2 Hübe; oder **Sympathomimetika:** Aerosol, z.B. Salbutamol (Sultanol®) im Anfall, möglichst nicht regelmäßig (erhöhten möglicherweise die Hyperreagibilität).
Stufe 3	Zusätzlich retardierte **Theophylline**; therapeutischer Blutspiegel: 8–20 mg/l; *Dosierung* initial: Nichtraucher (70 kg) 2 x 350 mg (z.B. 2 x 1 Tabl. Broncho ret.®), Raucher 3 x 350 mg, bei Herzinsuff. und eingeschränkter Leberleistung nur 2 x 250 mg tägl. Am 3. Tag Kontrolle von Wirkung und Verträglichkeit. Dosisanpassung nach Spiegelbestimmung (Blutentnahme mittags um 12 Uhr bei letzter Einnahme um 8 Uhr). Dosisreduktion bei gleichzeitiger Gabe von Erythromycin, Cimetidin, Allopurinol, Gyrasehemmern. *NW* v.a. bei Überdosierung: Übelkeit, Schwindel, Kopfschmerzen, Schlafstörungen, Tremor, tachykarde Herzrhythmusstörungen (v.a. bei Kombination mit β-Sympathomimetika). Anaphylaxie (v.a. bei Aminophyllin®). Generalisierte Krampfanfälle meist erst bei Serumspiegeln > 35 mg/l.
Stufe 4	Zusätzlich **systemische Glukokortikoidgabe:** Initialdosis 30–100 mg Prednisonäquivalent i.v. oder p.o. Danach zügige Reduktion (z.B. 20–0–10 mg tägl. über 3 Tage, dann 15–0–0 mg tägl.). Besonders bei nächtlichen Dyspnoe-Anfällen muß ein Teil der Dosis abends gegeben werden (☞ 21.5).

Therapie

- *Antiobstruktive Therapie* (☞ Tab.); zusätzlich Allergenkarenz, evtl. Hyposensibilisierung (bei Pat. < 40 J. mit monovalenten Allergien, z.B. gegen Pollen, Hausstaubmilben oder Schimmelpilze)
- *Anfallsprophylaxe:* Ketotifen (Zaditen®): Mastzellstabilisierung, Antihistaminwirkung; Dos.: 2 x 1 mg. Cromoglycinsäure (Intal®) 4 x 2 Hübe Dosieraerosol. *Beide nicht im Asthmaanfall!*

Typische Fehler: mangelnde Geduld mit unnötiger Therapie-Eskalation; zu starke Sedierung. Tachykardie nie mit β-Blockern behandeln, evtl. mit Verapamil, Digoxin. Respiratorische Azidose nicht mit Natriumbikarbonat ausgleichen: die Azidose ist vielleicht einziger Atemantrieb! Nach Applikation der Höchstdosen ist die med. Therapie ausgereizt. Überdosierungen („viel hilft viel") vermeiden. Viele Pat. sind mit hohen Dosen (Sprays!) vorbehandelt.

 Therapie der Infektexazerbation und des Status asthmaticus

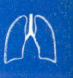

- *Sauerstoffgabe:* 4–6 l/Min über Nasensonde, möglichst BGA-Kontrolle. Bei Hyperkapnie Überwachung der Bewußtseinslage. Kommt es unter Sauerstofftherapie zur CO_2-Retention, CO_2-Narkose und -Koma (v.a. ältere Pat.): zunächst O_2-Zufuhr reduzieren, assistierte Beatmung mit Ambu-Beutel, evtl. Intubation
- *Hochdosierte bronchodilatatorische Therapie:* β2-Sympathomimetika, bevorzugt mit Düsenvernebler, z.B. 1,25 mg Salbutamol (z.B. Sultanol®) plus Parasympatholytikum Ipratropiumbromid (z.B. Atrovent® 4–8 Tropfen einer 0,025 % Lösung) in 4 ml steriler 0,9 % NaCl-Lösung. Alternativ bis zu 20 Hübe eines Dosieraerosols, z.B. erst 5 Hub, danach 2 Hub alle 5 Min. *Cave:* Hypokaliämie, tachykarde Herzrhythmusstörungen. Evtl. 0,25 mg (1/2 Ampulle) Terbutalin (z.B. Bricanyl®) s.c. *Cave* bei Tachykardie > 130/Min.
- *Theophyllin:* 5 mg/kg als Kurzinfusion zur Aufsättigung über 30 Min., dann 1 mg/kg/h über Perfusor, nach 12 h Reduktion auf 0,8 mg/kg/h. Bei Vorbehandlung mit Theophyllin Aufsättigungsdosis halbieren. Blutspiegelkontrolle vor Ther. und 24 h danach (1mg/kg Theophyllin erhöht den Spiegel um ca. 2 mg/ml)
- *Glukokortikoide:* Prednisolonstoß (z.B. Solu-Decortin H® 100–250 mg alle 3–6 h i.v.)
- *Antibiose:* Infektexazerbation meist durch Pneumok., Haem. infl., Streptok. verursacht. Ther. bei fehlendem Antibiogramm mit Cotrimoxazol 2 x 960 mg p.o. tägl., Amoxycillin 4 x 750 mg p.o. bzw. 4 x 1 g i.v. tägl. oder Cefalosporin (z.B. Zinacef®, Startdosis 1,5 g i.v., danach 3 x 750 mg tägl. i.v.)
- Ausreichende *Flüssigkeitszufuhr* (oral oder i.v.) 100–200 ml/h, bis zu 4 l tägl. (cave Herzinsuff.), Physiother., evtl. Expektorantien (z.B. ACC 3 x 200–600 mg tägl. p.o. oder i.v.)
- Möglichst *keine* Sedierung, nur ausnahmsweise Atosil® z.B. 15 Tropfen
- Ther. bei begleitendem Cor pulmonale: nur bei vital bedrohlicher Überwässerung vorsichtige Diuretikather. (bei Hkt. > 50 % Komb. mit Aderlaß), Nitrate, Digitalis bei Vorhofflimmern (*cave:* bei Hypoxie Digitalisempfindlichkeit gesteigert)
- *Therapeutische Bronchiallavage* auf der Intensivstation erwägen bei zunehmender respiratorischer Globalinsuff. z.B. mit 0,2 mg Adrenalin in 160 ml NaCl 0,9 %
- *Indikation zur assistierten Beatmung:* progredienter p_aCO_2-Anstieg, Atemfrequenz > 30/Min, exzessive Atemarbeit, Erschöpfung, Bewußtseinsverlust, drohender Atemstillstand (☞ 2.10).

6.3.2 Chronisch-obstruktive Bronchitis (COPD)

Husten und Auswurf an den meisten Tagen von mindestens 3 Monaten zweier aufeinanderfolgender Jahre.

Einfache chronische Bronchitis	Schleimig-weißer Auswurf ohne bronchiale Obstruktion = „Raucherhusten"
Chronisch-obstruktive Bronchitis (COPD)	Auswurf bei Atemwegsobstruktion durch Bronchospasmus, zähes Sputum (Dyskrinie) und Schleimhautödem. Im Gegensatz zum Asthma bronchiale ist die Obstruktion kaum reversibel
Obstruktives Emphysem	Wie COPD, zusätzlich mit irreversibel vergrößertem Residualvolumen

Klinik

Meist Raucher > 40 LJ. mit langjährigem Raucherhusten und jetzt zunehmender Atemnot.

Symptome: Husten, zäher Auswurf v.a. morgens, Belastungsdyspnoe, rezidivierende bronchiale Infekte.

Befund: Giemen und Brummen als Ausdruck der Obstruktion; Zeichen des Lungenemphysems: Faßthorax, hypersonorer Klopfschall, verkleinerte Herzdämpfung, geringe Atemverschieblichkeit der Lungengrenzen. Bei langjähriger systemischer Glukokortikoidmedikation z.B. Steroiddermatose (Hautatrophie, „blaue Flecken"), Osteoporose, Katarakt. Cave NNR-Insuff. bei Infekt!

- Zeichen der respiratorischen Insuff.: Tachypnoe, Dyspnoe, Zyanose, Benutzung der Atemhilfsmuskulatur. Bei chron. Hypoxämie Uhrglasnägel häufig. Gelbfärbung der Finger bei Rauchern. Im fortgeschrittenen Stadium Gewichtsabnahme und Kachexie („pink puffer"). Bei Adipositas und respiratorischer Globalinsuffizienz („blue bloater") obstruktives Schlafapnoe-Syndrom ausschließen
- Zeichen der Hyperkapnie: Tremor, venöse Dilatation (Konjunktiven), Unruhe; später Somnolenz, Hirndruckzeichen.

Diagnostik

- *Blutbild*: Leukozytose (Infekt? Wenn auch BSG und CRP ↑: Antibiose!), Polyglobulie (Zeichen der chron. Hypoxämie), Eosinophilie! IgE, α_1-Antitrypsin
- *Rö:* nur in 50 % röntgenologische Veränderungen: z.B. interstitielle Zeichnungsvermehrung, Überblähung mit tiefstehenden, abgeflachten Zwerchfellen, in fortgeschrittenen Fällen Emphysemzeichen (☞ 6.3.3). Wichtig zum Ausschluß einer Raumforderung (Bronchialkarzinom!) oder eines Infiltrates. Evtl. HR-CT zum Nachweis von Bullae oder Bronchiektasen
- *Lufu:* (☞ 6.2.3): Obstruktion (FEV_1 < 80 % mit Besserung im Bronchospasmolysetest < 10 %, meist Zeichen der Lungenblähung (Residualvolumen > 120 %), meist erniedrigte Diffusionskapazität
- *BGA:* respiratorische Partial- bzw. Globalinsuff. in fortgeschrittenen Stadien
- Evtl. Bronchoskopie mit BAL bei therapierefraktärem Verlauf.

DD: Asthma bronchiale (Atopie, reversible Obstruktion), α_1-Antitrypsinmangel (Lungenemphysem im 30.–40. LJ., evtl. pos. Familienanamnese), Mukoviszidose (junge Pat., oft exokrine Pankreasinsuff.), Bronchiektasen (> 30 ml purulentes Sputum tägl.), Bronchiolitis obliterans (z.B. nach schwerer Virusinfektion, Inhalationstrauma, Lungentransplantation).

Therapie: konsequent und langfristig!
Im infektfreien Intervall (Ther. der Infektexazerbation ☞ 6.3.1)
- Ständige Ermutigung, mit Rauchen aufzuhören
- Jährliche Grippeschutzimpfung
- Antiobstruktive Dauertherapie (☞ 6.3.2); bei fixierter Obstruktion von eingeschränktem Wert
- *Cave:* Analgetika: in ca. 20 % Zunahme der Obstruktion! β-Blocker absetzen. Abhusten wird erleichtert durch: reichliche Flüssigkeitszufuhr (cave Herzinsuff.), Atem-Physiotherapie, Aerosolbehandlung mit Kochsalz- oder Sultanol®/Atrovent®-Inhalations-Lösung (Rp: 170 ml 0,9 % NaCl, 7 ml 10 % NaCl, 20 ml Atrovent® 0,025 %, 10 ml Sultanol® 0,5 %. Hiervon z.B. 3 x 2 ml über Düsenvernebler tägl.). Evtl. Sekretolytika (z.B. ACC).

6.3.3 Lungenemphysem

Irreversible Erweiterung der am Gasaustausch beteiligten Abschnitte der Lunge infolge Destruktion der Alveolarsepten.

Durch Erhöhung des funktionellen Totraumes und Minderung der Gasaustauschfläche kommt es zu respiratorischer Insuffizienz, durch Rarefizierung von Gefäßen zu pulmonaler Hypertonie und Cor pulmonale (☞ 6.7.2). **Zentroazinäres Emphysem** häufigste Form, Entstehung bei COLD. **Panazinäres Emphysem** („Altersemphysem") z.B. Folge eines a1-Antitrypsin-Mangels.

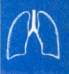

Klinik
Symptome: chron. Atemnot, die unter Belastung rasch zunimmt (Labilität der großen Atemwege), bei COLD Symptome der Grunderkrankung (☞ 6.3.2).

Befund
Zyanose, Faßthorax, horizontal gestellte Rippen und großer Thoraxdurchmesser; hypersonorer Klopfschall, verkleinerte absolute Herzdämpfung, tiefstehende, wenig verschiebliche Atemgrenzen. Abgeschwächte Atem- und Herzgeräusche. Evtl. Zeichen der Rechtsherzinsuff. (Halsvenenstauung, Lebervergrößerung, periphere Ödeme).

Diagnostik
- *Rö:* erhöhte Strahlendurchlässigkeit der Lungen, rarefizierte Lungenstruktur, Gefäßkalibersprung, breite Interkostalräume, kleines, steilgestelltes Herz. Evtl. Zeichen der Rechtsherzinsuff. und pulmonalen Hypertonie
- *Lufu:* erhöhte Totalkapazität; Residualvolumen > 40 % der Totalkapazität bzw. > 2 l, Vitalkapazität und FEV_1 erniedrigt, (☞ 6.2.3)
- *BGA:* respirator. Partial- oder Globalinsuff., Hb ↑ (reaktive Polyglobulie)
- *EKG:* Zeichen der Rechtsherzhypertrophie (☞ 4.2.4)
- $α_1$-Antitrypsinkonzentration, Phänotypisierung. Bei PiZZ-Phänotyp kann eine lebenslange Substitutionsbehandlung (Prolastin HS®) durchgeführt werden
- Bei terminaler respirator. Insuff. (endstage lung) evtl. Lungentransplantation, bei fixierter pulmonaler Hypertonie evtl. Herzlungentransplantation. 1-JÜR ca. 80 %, aber häufig *Bronchiolitis obliterans organising pneumonia (BOOP).*

Therapie

- Behandlung der Grundkrankheit, Therapie pulmonaler Infekte. Atemtherapie zur Verbesserung der Zwerchfellatmung und zur Übung des Atmens gegen Widerstand: zusammengepreßte Lippen („Lippenbremse") führen zu erhöhtem exspiratorischen Druck in den Atemwegen und damit zu vermindertem bronchialen Kollaps
- *Bei Rechtsherzinsuff.:* Diuretika (☞ 4.5.1)
- *Bei Polyglobulie:* Aderlaß. Herzglykoside sind von fraglichem Wert: ther. Breite bei Hypoxie herabgesetzt! Sauerstoff-Langzeittherapie über > 18 h tägl. verbessert pulmonale Hypertonie und Prognose. *Cave:* Atemdepressive Mittel sind kontraindiziert!
- Volumenreduktionschirurgie: die Resektion großer Emphysembullae kann eine Verbesserung der Lungenfunktion bewirken.

6.3.4 Bronchiektasen

Irreversible Erweiterung großer Bronchien v.a. der Unterfelder, meist erworben durch frühkindliche Infektionen (z.B. Masern, Keuchhusten, Pneumonie), chron. obstruktive Bronchitis, Fremdkörper, Immunschwäche. Seltener durch angeborene Defekte: bei Mukoviszidose, Kartagener-Sy., IgA-Mangel, selten idiopathisch.

Symptome: Husten, Auswurf (maulvoll, übelriechend), rezidivierende Infekte, Hämoptyse (50 %) und Uhrglasnägel.

Diagn.: Rö-Thorax, high-resolution-CT der Lunge (ohne KM), Bronchographie.

Ther.: regelmäßige Physiotherapie (z.B. in Knie-Ellenbogenlage), rigorose Infektionsbekämpfung nach Antibiogramm (Erreger: Hämoph. influenzae, Klebsiella pneumoniae, Pseud. aeruginosa, Staphylok. aureus, E. coli, Pneumok., β-hämolys. Streptok., Streptok. der Gr. A). Eine vollständige Sanierung ist meist aussichtslos. Jährliche Impfung gegen Influenza. Resektion bei lokal begrenzter Bronchiektasie. Evtl. Lungentransplantation.

KO: Rez. Infektazerbationen, Hämoptoe, Hirnabszeß, Sepsis. Bei langjähriger aktiver Entzündung Amyloidose.

6.4 Restriktive Lungenerkrankungen

Erkrankungen, die durch Destruktion des Lungenparenchyms und Bindegewebsvermehrung im Lungengerüst gekennzeichnet sind. Die Lufu zeigt eine restriktive Ventilationsstörung (☞ 6.2.3) mit Erniedrigung der Diffusionskapazität, die BGA insbesondere unter Belastung eine respiratorische Partialinsuffizienz.

6.4.1 Sarkoidose (M. Besnier-Boeck-Schaumann)

Häufige granulomatöse Systemerkrankung unklarer Ätiologie v.a. bei jungen Frauen < 40 J. Befällt v.a. Lymphknoten (90 %, meist Hilus-Lk), Lunge (70 %), Gelenke und Haut (Lupus pernio, Erythema nodosum). Seltener Befall von Auge, Leber, Milz, ZNS (Encephalitis granulomatosa), Knochen (Ostitis cystoides multiplex Jüngling) und Herz (KO: plötzlicher Herztod bei Befall des Reizleitungssystems).

Klinik: oft symptomlos; sonst Husten, Fieber, Belastungsdyspnoe, Arthritis. *Sonderform:* Löfgren-Sy. (v.a. junge Frauen): Arthritis, Erythema nodosum, bihiläre Lymphadenopathie, meist Spontanremission innerhalb von 6 Wo.

Diagnostik
- *Röntgen*
  - Stadium I: polyzyklische Verbreiterung beider Hili; Spontanremission in 70 %
  - Stadium II: feinstreifige Zeichnungsvermehrung (in 20 % ohne Hilusbeteiligung!), Spontanremission in 40 %
  - Stadium III: irreversible Lungenfibrose
- *Bronchoskopie:* bronchoalveoläre Lavage (BAL: lymphozytäre Alveolitis mit erhöhtem CD_4/CD_8-Quotienten) und evtl. transbronchiale Biopsie. BAL ist die beste Methode zur Diagnose und Aktivitätsbeurteilung
- *Lufu:* evtl. restriktive Ventilationsstörung (☞ 6.2.3), Verminderung der Diffusionskapazität (DL_{CO}, bester Parameter zur Therapiekontrolle)
- *Labor:* ACE erhöht (nicht spezifisch, zeigt evtl. Aktivitätsgrad), evtl. Hyperkalzämie
- *Tuberkulinprobe* (☞ 6.5.4): wenn deutlich positiv, 1 x Magensaft und 3 x Sputum zur Tbc-Diagnostik
- Kann die Diagnose durch BAL und Biopsie nicht hinreichend wahrscheinlich gemacht werden, Mediastinoskopie mit Lk-Exstirpation.

DD der Hiluslymphome: Tbc, malignes Lymphom, Metastasen (z.B. bei Bronchial-Ca).
DD der interstitiellen Lungenveränderungen: Miliar-Tbc, exogen allergische Alveolitis, alle fibrosierenden Lungenerkrankungen, Pneumonie.

Therapie
Nur in Stadium II und III und bei extrapulmonalem Befall, evtl. bei symptomatischen Pat. mit Stadium I: Glukokortikoide (☞ 21.5). In Stadium I bei asymptomatischen Pat. Kontrolle der Diffusionskapazität in 3monatigen Abständen, Rö-Thorax jährlich.
Progn.: in 90 % günstig; ohne Ther. in 10 % Übergang in Lungenfibrose (Stadium III) mit respiratorischer Insuff. und Cor pulmonale.

Sarkoidose ist oft nicht therapie-, aber immer kontrollpflichtig!

6.4.2 Pneumokoniosen/Staubinhalations-Krankheiten

Durch Speicherung von anorganischem Staub im Lungengewebe bedingte Lungenfibrose. Häufigste zur Invalidität führende Berufskrankheit der Lunge. Meldepflichtig!

Symptome: Dyspnoe, Tachypnoe, trockener Husten.
Befund: inspiratorische, trockene, nicht klingende RG, Zeichen der respiratorischen Insuff., Zeichen der Rechtsherzbelastung (☞ 6.7.2).

Silikose
Die Silikose wird durch kristallinen Quarz mit einer Korngröße < 7 µm (erreicht Alveolen) hervorgerufen. Es liegt meist eine Mischstaubpneumokoniose vor. Jahrelange Exposition ist nötig, Symptome können auch Jahrzehnte nach Exposition erstmalig auftreten.
- *Histol.:* vernarbte Granulome
- *Diagn.:* Berufsanamnese
- *Rö:* diffuse flächige Verschattungen, v.a. in den Mittelfeldern. Im Hilusbereich noduläre Verschattungen, z.T. verkalkt: „Eierschalenhilus". Schrumpfungstendenz führt zu einem Narbenemphysem
- *Lufu:* neben restriktiven auch obstruktive Ventilationsstörungen durch begleitende chron.-obstruktive Bronchitis
- *BGA*: entscheidend zur Einschätzung des Behinderungsgrades. Auch BGA nach Belastung
- *KO bestimmen die Prognose:* erhöhte Infektanfälligkeit, chronisch-obstruktive Bronchitis, Asthma. In ca. 10 % Silikotuberkulose, die auch als Berufserkrankung anerkannt ist.

Asbestose, Talkumlunge, Kaolinlunge (Silikatosen)
Die **Asbestose** wird durch kristalline Silikatpartikel hervorgerufen. Asbestfasern mit einer Länge von < 10 µm können vor allem bei Rauchern zu Bronchial-Ca und Pleuramesotheliom führen.
Diagn.: Berufsanamnese. *Rö:* Pleuraverdickungen und Verkalkungen. V.a. in den Unterfeldern streifige Verdichtungen. *Lufu:* restriktive Ventilationsstörung, meist ohne Obstruktion. *Bronchoalveoläre Lavage* und Lungenbiopsie erlauben elektronenmikroskopischen Nachweis von Asbestfasern in Makrophagen. *Histol.:* diffuse Lungenfibrose.

Andere Pneumokoniosen durch Stäube: Aluminium-, Barium-, Bauxit-, Beryllium-, Eisen-, Hartmetall- und Zement-Staub.

Therapie der Pneumokoniosen
Strikte Expositionsprophylaxe! Zum Nichtrauchen animieren. Symptomatische Therapie von Atemwegsobstruktion und respiratorischer Insuff. Keine Immunsuppression!

6.4.3 Exogen allergische Alveolitis

Typ III-Allergie gegen organische Stäube < 1–5 µm.

Ätiol.: nach wiederholter Antigenexposition Vaskulitis, obliterierende Bronchiolitis und Ausbildung von Granulomen durch präzipitierende Antikörper.

Klinik: 6–8 h nach Antigenkontakt Fieber, Husten, Auswurf, Belastungsdyspnoe. Evtl. Zeichen der respiratorischen Insuff. *Befund:* meist kein pathol. Befund. Evtl. Giemen, feinblasige RG über beiden Lungen.

Diagnostik: Berufsanamnese (z.B. Landwirt, Baumwollarbeiter, Vogelhaltung).
Rö: vermehrte, streifige, z.T. fleckige Lungenzeichnung v.a. in den Mittelfeldern. Durch Schrumpfungs-Prozesse kann es zum Bild der Wabenlunge kommen.
BAL: zeigt lymphozytäre Alveolitis mit erniedrigtem CD_4/CD_8-Quotienten.
Labor: Nachweis präzipitierender Antikörper im Immundiffusions-Test.

Antigene
- Thermophile Aktinomyceten (Farmerlunge: feuchtes, schimmeliges Material, wie Heu, Gemüse, Komposterde. DD: Silofüllerkrankheit: nicht-allergische Erkrankung, ausgelöst durch Stickoxyde)
- Baumwolle (Byssinose: Fieber v.a. nach arbeitsfreien Tagen: *monday fever*)
- Vogelexkremente (Vogelzüchterlunge) sowie viele andere.

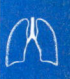

Therapie: Antigenkarenz ist Voraussetzung für erfolgreiche Therapie und für Anerkennung als Berufskrankheit! Glukokortikoide, evtl. Immunsuppression (z.B. Azathioprin). Symptomatische Therapie von Infektionen (☞ 6.3.2, 6.5.1), Obstruktion (☞ 6.3.2), respiratorischer Insuff. und Rechtsherzinsuff. (☞ 6.7.2).

6.4.4 Andere Lungenfibrosen

Selten! Ätiologie meist unbekannt.
- *Churg-Strauß-Sy.:* Asthma, IgE↑, systemische Vaskulitis, Eosinophilie. DD Lungenbeteiligung bei P. nodosa: keine Bluteosinophilie, IgE normal, kein Asthma
- *Eosinophile Pneumonie:* wahrscheinlich Typ I-Allergie, ausgeprägte Eosinophilie in Blut und bronchoalveolärer Lavage. DD eosinophiles Granulom: keine Bluteosinophilie
- *Goodpasture-Sy.:* Glomerulonephritis, Hämoptysen; Diagn.: Harnstatus (Erythrozyturie), Nachweis von Antibasalmembran-Autoantikörpern, Biopsie. *Ther.:* Plasmapherese, Immunsuppression
- *SLE* (☞ 17.5.1), Dermatomyositis (☞ 17.5.4), Rheumatoide Arthritis (☞ 17.4.1), P. nodosa (☞ 17.5.7), Sklerodermie (☞ 17.5.2), M. Bechterew (☞ 17.4.2)
- *Wegener'sche Granulomatose* (☞ 17.5.11)
- *Idiopathische Lungenfibrose* (Hamman-Rich-Sy.): Alveolitis mit interstitieller Zellproliferation; BAL zeigt oft Granulozytose; oft ther.-fraktär und rasch progredient
- *Medikamente:* z.B. Busulfan, Cyclophosphamid, Methotrexat.

Diagn.: Anamnese! Andere Organmanifestationen (Haut, Herz, Nieren?), Rheumafaktoren und Autoantikörper (☞ 17.2.3). Bronchoskopie mit bronchoalveolärer Lavage.

6.5 Infektbedingte Lungenerkrankungen

6.5.1 Pneumonie

Häufigste zum Tode führende Infektionserkrankung. Letalität bei vorher Gesunden ca. 5 %, dagegen 30–70 % bei nosokomialer Infektion auf der Intensivstation. Im Krankenhaus erworbene Pneumonien machen ca. 70 % der nosokomialen Infektionen aus.

Ätiologie
Bakterielle, virale, pilz- oder protozoenbedingte Entzündung des Lungenparenchyms, selten auch durch chemische Noxen hervorgerufen, z.B. *Mendelson-Sy.* durch Magensaftaspiration. Sehr selten: toxische Pneumonie durch Inhalation von fettlöslichen Dämpfen (Nasentropfen, Paraffin, Benzin).

Prädisposition: Alkoholismus, hohes Alter, Zigarettenrauchen, Luftverschmutzung, vorbestehende Lungenerkrankungen, Immunschwäche.

Einteilung
Einteilung nach verschiedenen Kriterien, die sich z.T. überschneiden:
- *Primäre Pneumonie:* ohne prädisponierende Vorerkrankungen. Erreger meist Pneumokokken (= Streptokokkus pneumoniae 30–60 %), Hämophilus influenzae, „atypische" Pneumonieerreger (z.B. Mykoplasmen, Legionellen, Chlamydien). Viren: Adenovirus, Influenza A und B, Parainfluenza
- *Sekundäre Pneumonie:* begünstigt durch Linksherzinsuff. („Stauungspneumonie"), chron.-obstruktive Bronchitis, Lungenembolie (Infarktpneumonie), Bettlägerigkeit („hypostatische Pneumonie"), Sekretstau (z.B. poststenotische Pneumonie bei Bronchialkarzinom, Bronchiektasen, Fremdkörper, Mittellappensyndrom z.B. nach Tbc), Immunschwäche (z.B. Alkoholismus, Diab. mell.). Erreger meist Hämophilus, Pneumokokken, Staphylokokken, im Unterschied zu primären Pneumonien (häufiger gramnegative Bakterien)
- *Opportunistische Pneumonie:* bei stark immungeschwächten Pat., z.B. durch AIDS, Polychemotherapie. Erreger z.B. Pilze (v.a. bei Neutropenie: Candida, Aspergillus), Pneumocystis carinii, Viren (z.B. Zytomegalie-, Herpes simplex-, Herpes zoster-Virus), atypische Mykobakterien (v.a. Mycobacterium avium intrazellulare = MAI).

Einteilung nach Infektionsort
- *Ambulant* („zu Hause", community acquired) erworbene Pneumonie: Erreger wie bei primärer Pneumonie
- *Nosokomiale* (im Krankenhaus erworbene, hospital acquired) Pneumonie: begünstigt durch hohes Alter, „Plastik" (z.B. Venenverweilkatheter, ZVK), intensivmedizinische Maßnahmen (Beatmung, Magensonde), Aspiration und Ulkusprophylaxe mit H_2-Blockern (heben den Magen-pH auf > 4 → bakterielle Besiedlung) sehr breites Keimspektrum, oft gramnegative Bakterien (60–80 %, v.a. Pseudomonas aeruginosa, E. coli, Klebsiellen, Proteus, Serratia) oder Staph. aureus. Erreger häufiger Antibiotika-resistent („erfahrene Krankenhauskeime").

Einteilung nach Röntgenbefund
Lobärpneumonie, Bronchopneumonie, Pleuropneumonie: röntgenologische Begriffe je nach Lokalisation und Abgrenzbarkeit, sowie evtl. begleitendem Peuarerguß.

Einteilung nach klin. Verlauf
Diese Einteilung ist unzuverlässig, da eine „typische" Pneumonie durch „atypische" Erreger ausgelöst werden kann und umgekehrt.
- *„Atypische" Pneumonie:* grippeähnlicher langsamer Beginn mit Kopf- und Gliederschmerzen und meist nur leichtem Fieber, evtl. Reizhusten meist ohne Auswurf. Oft frappierender Unterschied zwischen neg. Auskultationsbefund und deutlicher Veränderung im Rö.-Thorax (z.B. beidseitige Infiltrate). *Cave:* auch eine Pneumokokkenpneumonie kann „atypisch" verlaufen!
- *„Typische" Pneumonie:* plötzlicher Beginn mit Schüttelfrost, hohem Fieber, Luftnot und Tachykardie, Husten und eitrigem Auswurf, evtl. Hämoptysen. Evtl. begleitender Herpes labialis. Bei atemabhängigem Thoraxschmerz Begleitpleuritis: Schmerzen verschwinden, wenn Erguß hinzutritt („feuchte" Rippenfellentzündung); dieser muß zum Ausschluß eines Pleuraempyems punktiert werden. Im Rö-Thorax Lappen- oder Segmentbegrenzung. Erreger oft Pneumokokken.

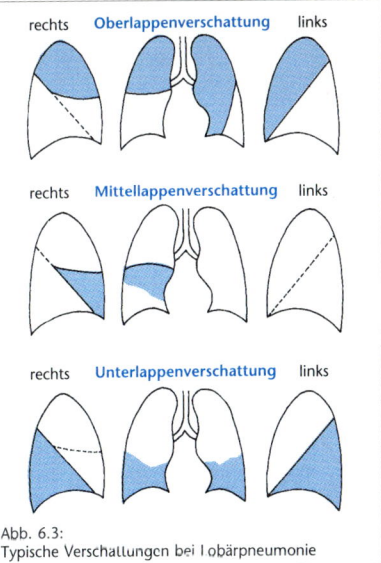

Abb. 6.3:
Typische Verschattungen bei Lobärpneumonie

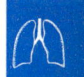

Befund
Inspiratorische, ohrnahe („klingende") RG, Zeichen der Konsolidation (gedämpfter Klopfschall, verstärkter Stimmfremitus und Bronchophonie, Bronchialatmen). Bei Kindern oft Erbrechen, Meningismus.

Diagnostik
- *Labor:* Leukozytose mit Linksverschiebung und evtl. toxischen Granulationen, BSG beschleunigt, CRP v.a. bei bakteriellen Pneumonien stark erhöht; bei Mykoplasmen oft Kälteagglutinine nachweisbar. Tubergentest
- *BGA:* schlechte Prognose bei respir. Globalinsuff.
- *Erregernachweis* in Blut, Pleurapunktat, Bronchialsekret, Magensaft und v.a. in *bronchoalveolärer Lavage*. Ind. für Bronchoskopie mit bronchoalveolärer Lavage sind: Nichtansprechen auf Antibiotika (Rezidiv unter Ther., chron. oder abszedierende Pneumonie), Aspirationspneumonie, Pneumonie bei Immunschwäche.

DD: Lungeninfarkt nach Lungenembolie, Lungenödem, ARDS, Aspiration, Autoimmunerkrankungen (z.B. Goodpasture-Sy., M. Wegener), exogen allergische Alveolitis.

Therapie (☞ 19.1)

- Zu Hause erworbene Pneumonie: Clarithromycin (Klacid®) 2 x 250 mg p.o.; Penicillin G max. 6 x 1–4 Mio. IE tägl. i.v.. *Cave:* in letzter Zeit vermehrtes Auftreten von Penicillin-resistenten Pneumokokken
- Sekundäre Pneumonie: Cephalosporin, z.B. Zinacef® 3 x 750–1500 mg tägl. i.v., Clarithromycin 2 x 250–500 mg p.o. oder Rocephin® 1–2 x 2 g tägl. i.v. bei schwerer Pneumonie Kombination aus Makrolid und Cephalosporin
- Nach antibiotischer Vorbehandlung: Cephalosporin + Aminoglykosid, z.B. Rocephin® oder Fortum® (wirksam gegen Pseudomonas) und Amikacin (z.B. Biklin®) 15 mg/kg tägl. als 1–3 Kurzinfusionen (ototoxisch und nephrotoxisch). Alternativ Gyrasehemmer (z.B. Ciprobay® 2 x 500–750 mg p.o. oder 2 x 200[–400] mg i.v.) oder Imipenem/Cilastatin (z.B. Zienam® 3 x 0,5–1 g i.v. Bei Staphylokokkenpneumonie Clindamycin oder Vancomycin. Antibiogramm! Bei V.a. Legionellenpneumonie Makrolid, ggf. plus Rifampicin
- *Allgemeine Maßnahmen:* ausreichend Flüssigkeit (Fieber), bei hohem Fieber Bettruhe und Thrombemboliprophylaxe (☞ 21.8), Antipyretika (z.B. Paracetamol 3 x 1 g, Wadenwickel)
- *KO:* Pleuraempyem, Abszeß, Otitis media, Meningitis, Schock. Bei Nichtansprechen auf die Ther. an Tbc bzw. Bronchial-Ca denken!

Typische Wirkungslücken von Antibiotika	
Penicillin G*	Staphylokokken, Enterobakterien
Amino-Penicilline*	Staphylokokken, gramnegative Problemkeime (z.B. Pseudomonas)
Cephalosporine*	Enterokokken, Listerien, Legionellen (Ausnahme Ceftazidim: Fortum®)
Aminoglykoside	Streptokokken (auch Pneumokokken)
Gyrasehemmer	Enterokokken, Anaerobier
Makrolide	gramnegative Bakterien
Tetrazykline	Staphylokokken, Enterokokken, gramnegative Bakterien

* Wirkungslücken aller β-Lactam-Antibiotika: Legionellen, Mycoplasmen, Chlamydien, Oxacillinresistente Staphylokokken

6.5.2 Pneumonie bei Immunschwäche

Infektion mit opportunistischen Keimen bei Immunsuppression, Zytostase, AIDS.
- *Klinik:* häufig wenig spezifisch
- *Diagn.:* Keimbestimmung ist Voraussetzung für Therapie: invasive Diagnostik wie Bronchoskopie (bronchoalveoläre Lavage für Kultur und Resistenzprüfung), Punktion, Biopsie. Außerdem Blutkulturen (auch Anaerobier, Pilze), Serologie
- *Erreger, Ther.:* Pneumocystis carinii (Cotrimoxazol; ☞ 18.4.3), Candida albicans z.B. Amphotericin B 0,5–1 mg/kg in Glukose 5 % + 5-Fluorozytosin (z.B. Ancotil® 100–150 mg/kg tägl. i.v.), Aktinomyces israeli (obligat anaerobes Stäbchen, 3–6 Mon. hochdosiert Penicillin), Aspergillus (Glukokortikoide, Inhalation von Antimykotika und Antiasthmatika, evtl. Amphotericin B max. 0,3 mg/kg i.v. tägl.), Cryptococcus neoformans (HIV-Test, Amphotericin B + 5-Fluorozytosin), Zytome-

galie (z.B. Ganciclovir 3 x 2,5–5 mg/kg über ZVK i.v. über 2–4 Wo.). *Atypische Mykobakterien* ☞ *6.5.4.*

6.5.3 Pleuritis (☞ 6.1.8)

Meist sekundär bei Pneumonie, Tbc (oft mit Pleuraerguß), Lungeninfarkt (Hämoptyse), Pleuramesotheliom (Asbestexposition) oder Bronchial-Ca. Wenn Rö-Thorax unauffällig, primäre Pleuraerkr. (z.B. Bornholm-Erkrankung: Infektion mit Coxsackie-B-Virus, ☞ 18.4.6) oder Systemerkrankung (z.B. SLE; ☞ 17.5.1) wahrscheinlich.

- *Klinik:* bei Pleuritis sicca starke, atemabhängige Schmerzen („Teufelsgrippe"), Pleurareiben. Bei Erguß („feuchte Rippenfellentzündung") typischerweise keine Schmerzen
- *Diagn.:* BB, BSG, CRP (Hinweis auf bakteriellen Infekt?), Rö-Thorax. Ggf. Serologie (z.B. Picorna-Mischreaktion, Influenza A und B), Autoantikörper (z.B. ANA, ☞ 17.2.3). *Immer* Tubergen-Test (☞ 6.5.4), wenn positiv, Sputum und Magensaft zur Tbc-Diagnostik
- *Ther.:* Behandlung der Grundkrankheit! Um „Verschwartung" zu vermeiden ist Durchatmen wichtig: „Atemgymnastik", suffiziente Schmerzther., z.B. 4 x 1 g Paracetamol mit Codein, evtl. Opiate (☞ 21.6); *Cave:* Atemdepression.

6.5.4 Tuberkulose

Bei allen Lungensymptomen muß die Tbc differentialdiagnostisch erwogen werden: Sie kann geheilt werden! Erkrankung und Tod sind meldepflichtig.

Primäre Tbc
- *Ätiol.:* inhalative Tröpfcheninfektion von Mensch zu Mensch mit Mycobacterium tuberculosis. Keine bevorzugte Lokalisation. Nach 6 Wochen Primärkomplex
- *Symptome:* meist asymptomatisch, evtl. grippale Symptome. Bei schwerem Verlauf Fieber, Nachtschweiß, Husten und Auswurf, Pleuraerguß, Erythema nodosum
- *DD:* „Grippe", Pneumonie, Sarkoidose, malignes Lymphom.

Postprimäre Tbc
- *Ätiol.:* meist Reaktivierung alter Herde durch Schwächung der Immunabwehr: hohes Alter, Alkoholismus, AIDS, Mangelernährung, Diab. mell., Kortikosteroide, Immunsuppression, Zytostase, Leukämie, malignes Lymphom, Gastrektomie, Silikose. Seltener Reinfektion (Anamnese!)
- *Symptome:* chronischer Husten, Nachtschweiß, Appetitlosigkeit mit Gewichtsverlust, Leistungsknick; Bluthusten, Thoraxschmerzen.

Diagnostik
- *Rö:* Thorax in 2 Ebenen, Tomographie, CT (zeigt Hiluslymphknoten und retroklavikuläre Infiltrate), Durchleuchtung. Befund sehr variabel, z.B. Verschattung, Verkalkung, Tuberkulom, Kaverne, Pleuraerguß, evtl. Fibrosierung mit Verziehung von Trachea und Mediastinum. Herde bevorzugt in den kranialen Anteilen der Lungenlappen

- *Tuberkulinprobe* (Tinetest®, besser Mendel-Mantouxtest bis Stärke 100, pos. ca. 35 Tage nach Primärinf.)
- *Keimnachweis* in Magensaft (mind. 1 x) und Sputum (mindestens 3 x an aufeinanderfolgenden Tagen); Anreicherung, Kultur und Sensibilitätsbestimmung. Evtl. bronchoalveoläre Lavage. Bei unauffälligem Rö-Befund und neg. Tubergentest ist eine Tbc unwahrscheinlich!

DD: Bronchial-Ca, Pneumonie (z.B. Klebsiellen, Staphylok.), Lungeninfarkt (selten im Oberlappen), chron. Bronchitis.

■ Therapie

- *Isoniazid* (INH): 5 mg/kg p.o. oder i.v. *NW:* hepatotoxisch (v.a. Hepatitis), daher Alkoholkarenz (Transaminasenanstieg bei 20–30 %. INH-Ther. für 4 Tage unterbrechen, wenn GOT oder GPT > 50 U/l! Danach evtl. Dosisreduktion), sensible Polyneuropathie
- *Rifampicin* (RMP): 10 mg/kg p.o. *NW:* hepatotoxisch, Ovulationshemmer können unwirksam werden!
- *Pyrazinamid (PZA):* 30–35 mg/kg p.o. NW: Arthralgie, Harnsäureanstieg (Allopurinol erwägen), hepatotoxisch, Polyneuropathie, Niereninsuff. Nach 2 Mo. absetzen!
- *Ethambutol* (EMP): initial 25 mg/kg, später 15 mg/kg p.o., bei Niereninsuff. Dosisreduktion. Optikusneuritis kann zur Erblindung führen, nicht länger als 2 Mon.!
- *Streptomycin* (SM): 15 mg/kg tägl. i.m. bis max. 18 g. *NW:* nephrotoxisch, ototoxisch
- Begleitmedikation: Ggf. zusätzlich Pyridoxin (Vit. B_6, v.a. bei INH) 100 mg tägl. p.o.; Allopurinol 150–300 mg tägl. p.o. (v.a. bei PZA).

Reservetuberkulostatika
- Prothionamid (Peteha®): 5–10 mg/kg tägl., max.0,75 g, 3–4 x 250 mg tägl. p.o., bei gleichzeitiger Gabe von INH 0,5 mg tägl., einschleichend beginnen (NW: Hepatopathie, verstärkt bei gleichzeitiger INH-Gabe)
- Rifabutin (Mycobutin®): 300 mg tägl. p.o.. Bei gleichzeitiger Ther. mit Fluconazol oder Clarithromycin erhöhtes Uveitis-Risiko
- Gyrasehemmer: (nur kurzfristig wirksam, da schnelle Resistenz-Induktion), Einsatz bei multiresistenten M. tb-Stämmen sinnvoll)
- D-Cycloserin 3–4 x 250 mg tägl. p.o. über 2–4 Monate
- Clofazimin: 100–200 mg tägl. p.o.
- Para-Aminosalizylsäure (PAS): 250 mg/kg (mindestens 12 g) tägl. p.o.

 Mitarbeit des Behandelten gibt Ausschlag für Erfolg. Darum immer wieder auf regelmäßige Medikamenteneinnahme hinwirken!

Therapieschema
- *Einschleichende Therapie*, um NW besser zu erkennen: Tag 1–3 nur RMP, dann dazu INH, von Tag 7 an zusätzlich PZA
- Sensible Erreger: 2 Monate Dreier-Kombination mit INH, RMP und PZA, dann mind. 4 Monate INH + RMP, Rezidivrate < 1 %
- Bei INH-Resistenz: RMP / EMB / PZA / SM
- Bei AIDS und schweren Verläufen zunächst Viererkombination mit Streptomycin 0,5–1 g tägl. i.v.

Prävention

Behandlung der Erkrankten, Screening von Kontaktpersonen; *BCG-Impfung* (80 % Protektion; bei geringer Prävalenz von Tbc umstritten, da der Tuberkulintest positiv wird und als empfindlichstes diagnostisches Mittel ausfällt). *Chemoprophylaxe* mit INH über 6–12 Monate erwägen bei
- Kontaktpersonen im Haushalt, Tuberkulintest-Konverter
- Tuberkulintest-Positive mit Silikose, Diab. mell., hochdosierter Glukokortikoidtherapie, pos. HIV-Test
- Bösartigen Erkrankungen des hämato- und lymphopoetischen Systems.

Komplikationen

Atelektase, Pleuritis, Miliar-Tbc mit extrapulmonaler Streuung: *Nebenniere* (beidseitig, früher häufigste Ursache des M. Addison; ☞ 12.2.4), *ZNS* (z.B. Meningitis), *Knochen und Gelenke* (Wirbelsäule: je 2 Vertebrae betroffen; CT oder MRT), *Niere* (frühestens 5 J. nach Infektion, Ausbreitung über Ureteren zu Blase und Geschlechtsorganen; Hämaturie, sterile Pyurie; Urinkultur, Ausscheidungsurogramm), *Perikard* (Erguß, konstriktive Perikarditis), *Darm* (Erbrechen und Durchfall, Gewichtsverlust). Bei geschwächter Immunabwehr droht die meist tödliche *Landouzy-Sepsis*.

Atypische Myobakteriose

Beispielschema zur Behandlung der disseminierten Infektion mit M. avium-Komplex (atypische Mykobakterien) bei Pat. mit AIDS (☞ 18.4.3):
- Clarithromycin (z.B. Mavid®), 2 x 1 g tägl. p.o.
- Ethambutol, 15–25 mg/kg tägl. p.o., Rifabutin (Mycobutin®) 300–450 mg tägl. p.o. (Cave: Ureitis bei Überdosis)
- Ciprofloxacin, 2 x 750 mg tägl. p.o. oder Ofloxacin 3 x 200 mg tägl. p.o.
- Evtl. Amikacin, 5 mg/kg tägl. i.v.
- Bei Nichtansprechen ändern!

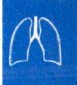

6.5.5 Mediastinitis

Ätiol.: nach Ösophagoskopie mit Perforation, Mediastinoskopie, Sternotomie; penetrierendes Ösophagus-Ca, selten nach heftigem Erbrechen *(Boerhaave-Sy.)*. Als *KO* bei Entzündungen, z.B. von Lunge, Pleura.

Klinik: meist plötzlich einsetzendes Fieber, Angst, Schock. Tachykardie, Tachypnoe, evtl. Hautemphysem.

Diagn.: Rö-Thorax (Mediastinalverbreiterung, Pneumomediastinum, Pneumothorax), evtl. Thorax-CT, MRT.

Ther.: OP mit Drainage, Antibiotika.

6.6 Neoplastische Lungenerkrankungen

6.6.1 Bronchialkarzinom

Vom Bronchialepithel ausgehender bösartiger Lungentumor. Histol. Bild ausschlaggebend für Therapie. Häufigster bösartiger Tumor: bedingt 25 % aller Krebstodesfälle. Bei Männern z.Zt. noch häufiger als bei Frauen.

WHO-Klassifikation des Bronchialkarzinoms		
Histologischer Typ	Rel. Häufigkeit [%]	
	Männer	Frauen
Plattenepithel-Ca	40	20
Kleinzelliges Ca (oat-cell carcinoma)	20	20
Großzelliges Ca	10	10
Adeno-Ca	20	35
Andere	10	15

Risikofaktoren: Hauptrisiko ist das Rauchen („private pollution"), hinzu kommen Umweltfaktoren (z.B. Passivrauchen, „common pollution", Asbest, Uran, Arsen, Teer). Das Risiko von Rauchern ist in Abhängigkeit von Intensität und Dauer (pack-years) bis zu 20 x höher.

Kurzfassung der TMN-Klassifikation
- Tx positive Zytologie
- T_1 < 3 cm, keine Invasion von Carina oder Pleura
- T_2 > 3 cm oder Ausdehnung bis zu den Hili
- T_3 starke Ausdehnung, tumorbedingter Erguß, Atelektase
- N_1 Hiluslymphknoten befallen
- N_2 Lymphknoten im Mediastinum befallen
- M_1 Metastasierung v.a. in Gehirn, Nebenniere, Leber, Knochen, Herz

Vereinfachte Stadieneinteilung bei kleinzelligen Bronchial Ca
- *Limited disease:* Begrenzung auf ipsilaterale Thoraxhälfte mit oder ohne Befall des Mediastinums und gleichseitiger supraklavikulären LK *ohne* Pleuraerguß oder obere Einflußstauung
- *Extended disease:* alle anderen Stadien.

Klinik
Symptome: Es gibt keine Frühsymptome! Symptome meist erst bei fortgeschrittenen Stadien: Husten, Hämoptoe, rezidivierende pulmonale Infekte, Dyspnoe, Gewichtsverlust.

Befund: paraneoplastische Sy., vor allem beim kleinzelligem Ca (z.B. ektope ADH- oder ACTH-Produktion; ☞ 15.4). Zeichen des organüberschreitenden Wachstums wie obere Einflußstauung, Hals-Lk-Schwellung, Rekurrensparese, Phrenikusparese, *Horner-Sy.* (Ptosis, Miosis, Enophthalmus), Plexusläsion, blutiges Pleuraexsudat bedeuten fast immer Inoperabilität. *Pancoast-Tumor:* in der Lungenspitze liegender Tumor, der in die Thoraxwand einwächst und durch Nervenreizung typische Schulterschmerzen verursacht. Meist Plattenepithel-Ca.

Diagnostik
- Rö-Thorax: *Jede Verschattung kann ein Karzinom verbergen!*
- CT-Thorax mit KM: zentrales Ca u. mediastinale Lymphknotenmetastasen
- Bronchoskopie mit Biopsie, ggf. bronchoalveolärer Lavage
- Neuronenspezifische Enolase (NSE): deutliche Erhöhung der Serum-Konzentration fast nur bei kleinzelligem Bronchial-Ca. Auch zur Kontrolle von Tumorregression und Progression. Andere Tu-Marker (☞ 15.5): z.B. CYFRA 21-1 (in ca. 60 % bei Plattenepithel-Ca erhöht), CEA.

Beurteilung der funktionellen Operabilität: Lungenfunktion. Inoperabilität bei respiratorischer Globalinsuff. in Ruhe sowie bei $FEV_1 < 0{,}8$ l (Lobektomie) bzw. < 1,0 l (Pneumonektomie). Hohes Risiko bei FEV_1 von 0,8–1,2 l (Lobektomie) bzw. 1,0–1,5 l (Pneumonektomie). Bei > 70 J. höhere Grenzwerte. Szintigraphischer Nachweis einwandfreier Perfusion des verbleibenden Parenchyms vor Resektion.

Metastasensuche: Schädel-CT, Sono (bei schlechten Schallbedingungen evtl. CT-Abdomen), Knochenszinti., Thorax-CT, evtl. Mediastinoskopie.

Therapie
- *Kurativ:* Lobektomie, evtl. Bilobektomie, atypische Resektion. Nur bei 30 % der diagnostizierten Ca lebensverlängernd. Von den resezierten Pat. leben nur 25 % > 5 J.
- *Palliativ:* Chemother. für kleinzelliges Bronchial-Ca. (z.B. ACO II-Schema, Remissionsrate 80 %, Remissionsdauer einige Monate bis Jahre), Strahlentherapie von Primärtumor und Metastasen. Bringt oft deutliche Tumor-Regression für Wochen bis Monate
- *Interventionelle bronchoskopische Verfahren:* Laser (v.a. bei exophytisch wachsendem zentralem Tumor), endobronchiales *after-loading,* Stent-Implantation.

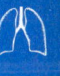

Standardchemotherapie des kleinzelligen Bronchial-Ca.			
ACO II-Schema; Wiederholung alle 22–28 Tage			
Präparat	**Dosierung**	**Applikation**	**Intervall**
Adriamycin	60 mg/m²	Infusion über 15 Min.	Tag 1
Cyclophosphamid	750 mg/m²	Infusion über 60 Min.	Tag 1 und 2
Vincristin**	1 mg/m² (max. 2 mg)	i.v.	Tag 1, 8*, 15*

* Nicht bei Agranulozytose
** Nicht bei Polyneuropathie

6.6.2 Andere thorakale Tumoren

Benigne und semimaligne Lungen- und Bronchialtumoren sind selten.
- **Papillome:** von Bronchialepithelzellen ausgehend. Bei Jugendlichen diffus wachsend, bei Erwachsenen solitär. Oft Übergang in malignes Wachstum
- **Adenome:** aus Bronchialwanddrüsen, benigne
- **Karzinoid:** APUDom, meist Frauen 30.–60. LJ.; Karzinoid-Sy.: *Flush,* Asthma, hohe Exkretion von 5–Hydroxyindolessigsäure im 24 h-Urin (☞ 12.5.4)

- **Zylindrome:** zentral wachsend, lokal rezidivierend
- **Mesenchymale Tumoren:** Fibrome, Leiomyome (Frauen 5 x häufiger), Lipome (Männer 9 x häufiger), Retikulozytome, Angiome, Chondrome, Osteome, neurogene Tumoren, Mischtumoren, Teratome.

6.7 Krankheiten des Lungengefäßsystems

6.7.1 Lungenembolie

Ätiologie
Akute Dekompensation des rechten Ventrikels durch eine Erhöhung des Pulmonalarteriendruckes. Häufigste Ursache ist eine fulminante Lungenembolie. Abhängig vom Ausmaß der Gefäßobliteration unterschiedliche Schweregrade mit Verminderung des Herzzeitvolumens. Risikofaktoren für Phlebothrombose: Immobilisation, OP, Trauma, Adipositas, Schwangerschaft, orale Antikonzeptiva (bes. in Kombination mit Rauchen), Glukokortikoide, Diuretikather., maligne Tumoren, AT III-Mangel, Protein C- und S-Mangel.

	Schweregrade der Lungenembolie (nach Grosser)			
	I	II	III	IV
Klinik	leichte Dyspnoe, thorakaler Schmerz	akute Dyspnoe, Tachypnoe, Tachykardie, thorakaler Schmerz	akute schwere Dyspnoe, Zyanose, Unruhe, Synkope, thorakaler Schmerz	zus. Schocksymptomatik, evtl. Herzkreislaufstillstand
art. RR	normal	erniedrigt	erniedrigt	Schock
Pulm. arteriendruck (PAP)	normal	16–25 mmHg	25–30 mmHg	> 30 mmHg
paO$_2$	ca. 80 mmHg	70 mmHg	60 mmHg	< 60 mmHg
Gefäßverschluß	periphere Äste	Segmentarterien	ein Pulmonalart.-Ast	Pulmonalarterien-Hauptstamm oder mehrere Lappenart.

Klinik
Dyspnoe, Zyanose, Husten (evtl. blutig), plötzliche Thoraxschmerzen v.a. bei Inspiration, Schweißausbruch, Tachykardie, Hypotonie bis Schock, Halsvenenstauung (ZVD ↑), Zeichen der Phlebothrombose.
DD: Angina pect., Herzinfarkt, akute Rechtsherzdekompensation, Pneumonie, Pleuritis, Pneumothorax, Neuralgie, Myalgie.

Diagnostik

- *EKG:* $S_I Q_{III}$-Typ, Rechtsdrehung des Lagetyps, inkompletter RSB, Verschiebung des R/S-Umschlags nach links, ST-Hebung oder T-Negativierung in V_1–V_2, P-pulmonale, Sinustachykardie, Vorhofflimmern. Vergleich mit Vor-EKG!
- *BGA:* Hypoxie bei Hyperventilation ($pO_2 \downarrow$, $pCO_2 \downarrow$)
- *Rö:* nur selten pathol. verändert. Evtl. Zwerchfellhochstand, Kalibersprung der Gefäße, periphere Aufhellungszone nach dem Gefäßverschluß (Westermark Zeichen), evtl. Pleuraerguß, Lungeninfarkt bei Linksherzinsuff. (10 %)
- *Perfusionsszintigraphie:* bei unauffälligem Befund ist eine Lungenembolie mit großer Wahrscheinlichkeit ausgeschlossen, bei Perfusionsdefekt immer Beurteilung unter Berücksichtigung des Röntgenbildes und Inhalationsszintigramms. DD des Perfusionsausfalls: Obstruktion, Emphysem, Ca, Infiltrat, Pleuraerguß, Atelektase
- *Pulmonalisangiographie:* Ind. bei Unklarheit und geplanter Lysether. (Katheter nach Untersuchung für lokale Lyse liegen lassen).

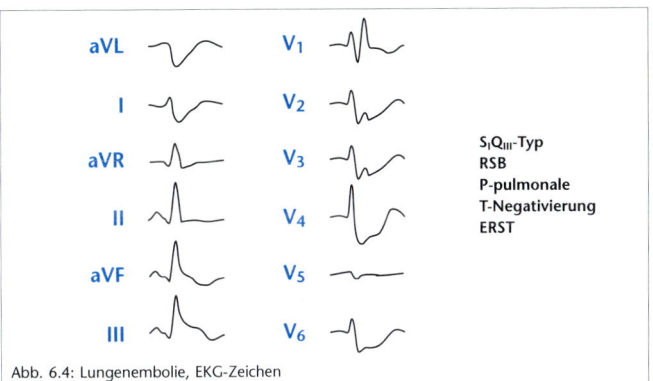
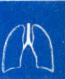

Abb. 6.4: Lungenembolie, EKG-Zeichen

Therapie

- *Allgemeine Maßnahmen:* Bettruhe, Analgesie (z.B. Fentanyl 0,05–0,1 mg i.v.) und Sedierung (z.B. Diazepam 5–10 mg), O_2, z.B. 2–6 l/Min.
- Heparin 10 000 IE Bolus, dann ca. 1000 E/h (Ziel: Verlängerung der PTT auf das 1,5–2fache des Ausgangswertes) zur Verhinderung eines appositionellen Thrombuswachstums (☞ 21.8.1)
- Lysetherapie
  - *Ind.:* Stadium IV nach Grosser (Schock). Evtl. im Stadium III (bes. bei BGA-Verschlechterung). Beachte evtl. lysepflichtige Phlebothrombose
  - *rt-PA:* 10 mg als Bolus, dann 90 mg i.v. über 2 h, alternativ (in Studien) 0,6 mg/kg über 2 Min. i.v. Vollheparinisierung
  - *Urokinase:* 2 Mio IE über 10–20 Min. i.v., alternativ 1 Mio IE als Bolus i.v., dann 2 Mio IE über 2 h i.v. Vollheparinisierung
  - *Streptokinase* (Kurzlyseprotokoll): 1,5–3 Mio IE als Bolus i.v. Vollheparinisierung
  - *KI:* nur relative KI für eine Lysetherapie im Stadium IV bei lebensbedrohlichem Schock (☞ 21.8.4). Alternativ Notfallembolektomie nach Trendelenburg in einer thoraxchirurgischen Abteilung (selten indiziert)

- Nitrate zur Senkung des Pulmonalarteriendrucks (1–6 mg Nitroglycerin/h i.v. und Ca^{2+}-Antagonisten, (z.B. Nifedipin-Perfusor 5 mg auf 50 ml mit 6–12 ml/h) unter RR-Kontrolle
- Dobutamin (6–12 µg/kg/Min.) bei Hypotonie, da es im Gegensatz zu Dopamin nicht zu einer Erhöhung des Pulmonalarteriendrucks führen soll (umstritten!)
- *Bei schwerem Schock zusätzlich:* Dopamin 2–6 µg/kg/Min.
- *Bei respir. Insuff.* ($pO_2 < 50$ mmHg) Intubation und Beatmung
- Nach der akuten Phase orale Antikoagulation (☞ 21.8.2) über 6–12 Mon.

KO: Letalität 5 %, rezidivierende Lungenembolien können zum chron. Cor pulmonale führen.

6.7.2 Pulmonale Hypertonie und Cor pulmonale

Pulmonale Hypertonie

Pulmonalarterienmitteldruck > 20 mmHg (☞ auch 2.3.2).

Ätiol.: meist durch chron. Bronchitis und obstruktives Lungenemphysem, rezidivierende Lungenembolien. Seltener infolge Lungenfibrose; nach Lungenresektionen; durch alveoläre Hypoventilation (*Pickwick-Sy., Schlafapnoe-Sy.*), durch kardiale Erkrankungen (Linksherzinsuff., Herzvitien mit Links-rechts-Shunt, Mitralstenose, Mitralinsuff.; Vorhofmyxom); bronchopulmonale Dysplasie nach Atemnot-Sy. Primäre Pulmonalstenose: fam. gehäuft, auch nach Einnahme von zentral wirkenden Sympathikomimetika (*Appetitzügler*).

Chronisches Cor pulmonale

Durch eine Erkrankung der Lunge bedingter pulmonaler Hypertonus, der zu Rechtsherzhypertrophie und evtl. Rechtsherzversagen führt.

- *Sympt.:* Dyspnoe, meist keine Orthopnoe (DD zur Linksherzinsuff.!)
- *Befund:* Zeichen der Rechtsherzinsuff.: Beinödeme, Anasarka, gestaute Halsvenen, Hepatomegalie, Aszites. Zeichen der respir. Partial- oder Globalinsuff. Betonter Pulmonaliston, durch Rückstau bedingte Trikuspidalinsuff.
- *Diagn.: EKG:* Zeichen der Rechtsherzhypertrophie und Dilatation: P pulmonale, Rechtsdrehung, RSB, S_IQ_{III}-Typ, $S_IS_{II}S_{III}$-Typ, S bis V_6, ST-Senkung und neg. T in V_1–V_3; Arrhythmien häufig. *Rö-Thorax:* Dilatation der zentralen Lungenarterien, Kalibersprung, helle, gefäßarme Lungenperipherie, Rechtsverbreiterung des Herzens. *Rechtsherzkatheteruntersuchung:* Druckerhöhung in rechtem Ventrikel und in der A. pulmonalis bei normalem Verschlußdruck (wedge pressure)
- *Ther.:* Behandlung der Grundkrankheit und verstärkender Faktoren. Theophyllin, Nitrate, Diuretika. Bei einem Hkt. > 45 % Aderlaß erwägen. Evtl. Vasodilatantien (z.B. Nifedipin 3 x 5 mg, Molsidomin), Herzglykoside nur bei gleichzeitiger Linksherzinsuff. und Vorhofflimmern (☞ 4.5.1). Sauerstoff-Langzeittherapie! Bei rez. Lungenembolien Antikoagulation (☞ 21.8.2).

6.8 Schlafapnoesyndrom

Mehr als 10 Apnoephasen > 10 Sek./h.
Bei bis zu 10 % der Männer > 40 J., M:F = 10:1. Atempausen während des Einschlafens sind oft physiologisch! Häufiges Krankheitsbild, das erst durch die Verbreitung der ambulanten Diagnostik in seiner Bedeutung erkannt wird.

Formen
- *Obstruktive Form (ca. 90 %):* Durch Tonusverlust der Pharynxmuskulatur kommt es trotz Kontraktion der abdominalen und thorakalen Atemmuskulatur zu einer Unterbrechung des Luftstromes (Apnoe). Begünstigt durch Rückenlage, HNO-Erkrankung (z.B. Tonsillenhyperplasie, Nasenpolypen, Nasenseptumdeviation und Makroglossie), Adipositas, Alkohol und Sedativa
- *Zentrale Form:* periodischer Ausfall des Atemantriebs durch eine verminderte Stimulierbarkeit der Chemorezeptoren. Thorakale und abdominale Atembewegungen sind nicht nachweisbar!
- *Mischformen* sind häufig. Durch sympathikotone Aufwachreaktion *(„mikro-arousal")* Unterbrechung des Tiefschlafes („Schlaffragmentierung"), die meist unbewußt bleibt. Folge der vermehrten Katecholaminausschüttung sind art. Hypertonie, Herzrhythmusstörungen (z.B. Tachykardie) und Tagesmüdigkeit (durch Schlaffragmentierung). Durch nächtliche Hypoxie und Hyperkapnie pulmonalarterielle Vasokonstriktion: es entwickelt sich ein pulmonalarterieller Hypertonus mit konsekutiver Rechtsherzinsuff.

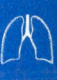

Klinik
Meist klagt die Ehefrau über lautes Schnarchen, Atempausen und ggf. Impotenz des Gatten. Leistungsknick, Konzentrationsstörungen, morgendliche Kopfschmerzen und Mundtrockenheit, Depression, Nachtschweiß, imperative Schlafanfälle tagsüber. Die Symptome werden durch Alkohol, Zigaretten und Sedativa verstärkt.

Befund: meist Adipositas, oft Hypertonie. Evtl. Zeichen der Rechtsherzinsuff. (durch pulmonale Hypertonie infolge der Hypoxie) und Linksherzinsuff. (durch Hypertonie und Herzrhythmusstörungen). Zyanose durch reaktive Polyglobulie. HNO-Untersuchung mit Rhinomanometrie.

Diagnose
- Eigen- und Fremdanamanese!
- BB (Polyglobulie?) BGA (respirator. Globalinsuff.?), Lufu (Obstruktion?), EKG (Zeichen der Linksherzhypertrophie, Rechtsherzbelastung, Rhythmusstörungen), Rö-Thorax
- Ambulantes Schlafmonitoring: nächtliche Registrierung der Sauerstoffsättigung mit gleichzeitigem Langzeit-EKG. Bei positivem Befund Polysomnographie im Schlaflabor: Registrierung der kapillären Sauerstoffsättigung, der Atemströmung am Mund, der Thoraxexkursionen, des EEG (mit Elektrookulogramm zur Schlafstadienfestlegung) und des EKG (Rhythmusstörungen?). Ermöglicht Unterscheidung in obstruktive und zentrale Schlafapnoe, erlaubt eine genaue Quantifizierung und weist die Wirksamkeit der Therapie nach.

Therapie
- Gewichtsreduktion
- Meiden aller verstärkenden Faktoren (Rauchen, Alkohol, Schlafmittel, β-Blocker)
- Verbesserung der „Schlafhygiene" (ruhiger, dunkler Raum, Schlafen in Seitenlage, regelmäßiger Schlafrhythmus)
- Abendliche Theophyllin-Gabe versuchen (steigert Atemantrieb und Muskeltonus, ist jedoch nur bei ca. 15 % der Patienten ausreichend wirksam)
- Bei Obstruktion im HNO-Bereich evtl. operative Korrektur
- Bei Mißerfolg häusliche kontinuierliche nächtliche Überdruckbeatmung über CPAP-Maske (continuous positive airway pressure): verhindert Kollaps der oberen Atemwege. Die Geräte kosten z.Zt. ca. 4 000 DM; diese Kosten werden i.a. von den Kassen übernommen, wenn konservative Ther.-Maßnahmen versagt haben und die Wirksamkeit der Maskenbehandlung nachgewiesen wurde.

■ Pickwick-Syndrom

Hochgradige Adipositas mit Hypoxie und Hyperkapnie (respir. Globalinsuff.), konsekutiver Polyglobulie und Somnolenz.

Ther.: CPAP-Maske, evtl. nächtliche kontrollierte Beatmung z.B. mit BiPAP.
DD: z.B. Narkolepsie (imperative Schlafanfälle von Minuten bis Stunden; Pat. ist erweckbar. *Ätiol.:* idiopathisch oder postenzephalitisch), Schlafkrankheit (Trypanosoma gambiense-Infektion mit ZNS-Befall).

Arno Dormann
Henning Hofmann

7

Magen-Darm-Trakt

7.1	Leitsymptome und ihre Differentialdiagnose	248	7.6.3	Ischämische Darmerkrankungen 287
7.1.1	Akutes Abdomen	248	7.6.4	Divertikulose, Divertikulitis 289
7.1.2	Dysphagie (Schluckstörung)	252	7.6.5	Dickdarm-Polypen 290
7.1.3	Übelkeit und Erbrechen	253	7.6.6	Kolon- u. Rektumkarzinom 291
7.1.4	Diarrhoe	254	7.6.7	M. Crohn und Colitis ulcerosa 294
7.1.5	Obstipation	257	7.6.8	Reizkolon (Colon irritabile) 296
7.1.6	Blut im Stuhl	258	7.6.9	Malassimilationssyndrom (MAS) 296
7.1.7	Pruritus	259	7.7	Anus und Rektum 299
7.1.8	Dyspepsie	260	7.7.1	Hämorrhoiden 299
7.2	Diagnostische Methoden	261	7.7.2	Weitere anorektale Erkrankungen 300
7.2.1	Rektale Untersuchung	262	7.8	Hernien 301
7.2.2	Bildgebende Verfahren	262	7.8.1	Leistenhernien 301
7.2.3	Endoskopische Methoden	264	7.8.2	Femoralhernie 302
7.2.4	Funktionsdiagnostik	264	7.8.3	Narbenhernie 302
7.3	Ösophagus	266		
7.3.1	Refluxkrankheit und Refluxösophagitis	266	Körperliche Untersuchung ☞ 1.2
7.3.2	Hiatushernien	268	ICD-Diagnoseschlüssel ☞ 1.12
7.3.3	Ösophagus-Karzinom	268	Aufklärung und Einwilligung zu Operationen ☞ 1.6
7.3.4	Divertikel	269	Handels- und Freinamen der 2000 wichtigsten Medikamente ☞ 23
7.3.5	Motilitätsstörungen	270	Schilling-Test ☞ 14.3.3
7.4	Magen und Duodenum	271	Mikrobiologische Stuhluntersuchung ☞ 2.4.5
7.4.1	Akute Gastritis und Streßläsionen	271	Durchfall-Erreger ☞ 18.3
7.4.2	Chronische Gastritis	272	Wurmbefall des Darms ☞ 18.6
7.4.3	Ulkuskrankheit	272	Ösophaguskompressionssonde ☞ 2.6.1
7.4.4	Ulkuschirurgie	276	Parenterale Ernährung ☞ 2.8
7.4.5	Magenkarzinom	277	Sondenernährung ☞ 2.9
7.5	Pankreas	279	Normwerte und DD pathologischer Laborwerte ☞ 22
7.5.1	Akute Pankreatitis	279		
7.5.2	Chronische Pankreatitis	281		
7.5.3	Pankreaskarzinom	282		
7.6	Dünn- und Dickdarm	283		
7.6.1	Akute Appendizitis	283		
7.6.2	Ileus	285		

7.1 Leitsymptome und ihre Differentialdiagnose

7.1.1 Akutes Abdomen

Erkrankungen mit starken abdominellen Beschwerden oder lebensbedrohliche abdominelle Erkrankungen. Häufige Symptome sind: Bauchschmerz, Peritonitis, Erbrechen, Obstipation, Meteorismus, Kreislaufstörung bis zum Schock, Bewußtseinstrübung, Fieber.

 Auch undramatisch erscheinende Beschwerden können lebensbedrohlich sein (z.B. Appendizitis bei alten Menschen oder bei Diabetikern). Die Kunst besteht in der richtigen und rechtzeitigen Stellung der OP-Indikation.

Anamnese
Stuhlgang (Obstipation, Diarrhoe, Blutbeimengungen, Teerstuhl, letzter Stuhlgang?), letzte Miktion, Medikamente (insbes. NSAR), Ernährung, Fieberverlauf, Übelkeit und Erbrechen (häufig bei akutem Abdomen), OPs, Antikoagulantien (Operabilität, intra- und retroperitoneale Blutungen). Vorerkrankungen (z.B. Alkoholismus → Pankreatitis), Familienanamnese: familiäres Mittelmeerfieber, Thalassämie, Sichelzellanämie, Porphyrie. Bei Frauen: Zyklus (Dysmenorrhoe, durch Eisprung bedingter Mittelschmerz) und letzte Regel (Extrauteringravidität).

Schmerzcharakter und -verlauf
- *Kontinuierlich zunehmender Schmerz* bei Entzündung: Appendizitis, Cholezystitis, Pankreatitis, Divertikulitis, Ulkuspenetration, Peritonitis
- *Kolikartiger Schmerz* mit schmerzfreien Intervallen: z.B. Gallensteinkolik, Uretersteinkolik, mechanischer Ileus
- *Perforationsschmerz:* perakuter Beginn, später zusätzlich Peritonitiszeichen
- *Darmischämieschmerz:* perakuter Beginn, dann für Stunden relative Schmerzbesserung („fauler Friede"), später zusätzlich Peritonitis: Strangulation einer Dünndarmschlinge, Torsion/Volvulus, Mesenterialinfarkt
- *Schmerzausstrahlung:* in die rechte Schulter bei Cholezystitis und Extrauteringravidität; in Penis, Skrotum oder Labien bei Ureterstein; in den Rücken bei Pankreatitis und perforiertem Bauchaortenaneurysma.

Körperliche Untersuchung
Möglichst bei leerer Blase, flache Lagerung mit Kissen unter dem Kopf, Hände neben dem Bauch. Warme Hände, warmes Stethoskop.
- *Palpation:* vorsichtig und sanft zum Schmerzzentrum vortasten. Zeichen peritonealer Reizung sind muskuläre Abwehrspannung, (kontralateraler) Loslaßschmerz, Klopfschmerz und Schmerzintensivierung durch Husten (erlaubt manchmal genaue Schmerzlokalisation). Untersuchung der Bruchpforten (☞ 7.8)
- *Auskultation* (über allen 4 Quadranten): metallisch klingende, „hochstehende" Darmgeräusche bei mechanischem Ileus, „Totenstille" bei Darmparalyse
- *Perkussion:* Meteorismus? (Hinweis auf Ileus)

- *Rektale* Untersuchung (☞ 7.2.1): Rektum-Ca, Druckschmerz im Douglas-Raum bei Appendizitis, Fluktuation bei Douglasabszeß. Blut am Fingerling z.B. bei Invagination (Kleinkinder) und Mesenterialinfarkt
- Temperatur rektal und axillär (Differenz > 0,8 °C z.B. bei Appendizitis)
- Einschätzung der Kreislaufsituation: Puls, RR, evtl. ZVD und Urinbilanzierung (*cave:* Schock durch Blutverluste oder Extravasation)
- Evtl. *gynäkologisches Konsil:* Adnexitis? EUG?

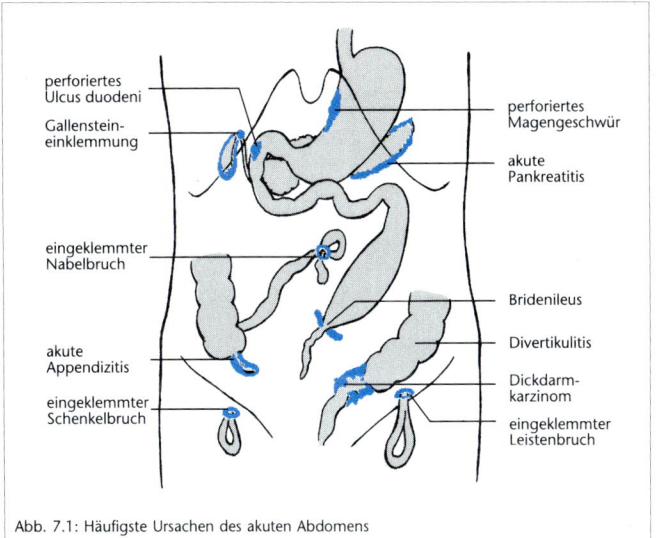

Abb. 7.1: Häufigste Ursachen des akuten Abdomens

Labor
V.a. zur OP-Vorbereitung. Standardprogramm: Lipase (Ausschluß Pankreatitis, *cave:* bei Niereninsuff. oft ↑), BB, BSG, CRP, E'lyte, Krea, γ-GT und AP, GOT, GPT, BZ, Quick, PTT, Kreuzblut. Urinstatus und Sediment. BGA (metabol. Azidose bei Schock). Laktat (↑ bei Peritonitis, Ileus). Vorsicht bei der Interpretation des Leuko-Befundes: Bei Perforation bzw. Sepsis kann die Leukozytose fehlen (initial sogar manchmal Leukozytensturz). Bei Pankreatitis oft starke Leukozytose. Bei V.a. Herzinfarkt CK, CKMB, GOT und HBDH.

Bildgebende Verfahren
- *Rö-Thorax in 2 Ebenen:* Pneumonie, Pleuraerguß, Zwerchfellhochstand (subphrenischer Abszeß), subphrenische Luftsichel (fehlt bei 30 % der Perforationen. Nach Laparotomie bis zu 7 Tage lang normal)
- *Abdomen-Übersicht* möglichst im Stehen, alternativ im Liegen und in Li-Seitenlage. Subphrenische Luftsichel, Steinschatten, Spiegel (z.B. Ileus, Obstipation mit Meteorismus), Luft in den Gallenwegen (z.B. Gallenstein-Ileus), M. Psoas re. nicht abgrenzbar (z.B. bei Appendizitis)

- *Sono:* Steine, Gallen- und Pankreasgang, Nieren (gestaut?), Aorta (Aneurysma), Gallenblasenhydrops, freie Flüssigkeit (Aszites, Blut), flüssigkeitsgefüllte Darmschlingen, Pankreatitis, Abszesse, Zeichen der Appendizitis, Milzkapselhämatom, Invagination, Ovarialzyste.

Weitere Untersuchungen bei speziellem Verdacht
Endoskopie, Angiographie (Mesenterialinfarkt), i.v. Urogramm (Steine, Hydronephrose), CT, Peritonealpunktion (hämorrhagischer Aszites, Abszeß), Peritoneallavage (v.a. bei Patienten mit stumpfem Bauchtrauma: Blut?). Douglas-Punktion (Ruptur einer Tubargravidität), Laparoskopie.

■ DD akutes Abdomen – abdominelle Ursachen

 Generalisierte Peritonitis

Diffuser Schmerz, zunächst bretthartes Abdomen, Abwehrspannung, Druck- und Klopfempfindlichkeit, Loslaßschmerz. Später Entwicklung einer Darmparalyse: auskultatorisch „Grabesstille", aufgetriebener Leib, Stuhl- und Windverhaltung. Fieber, Übelkeit und Erbrechen, Schock, Nierenversagen.

- *Ätiol.:* Perforation, selten bakt. Durchwanderung (Ulkus, Gallenblase, Divertikulitis, Appendizitis)
- *Diagn.:* Abdomen-Übersicht: freie Luft (Perforation)? Dünn- und Dickdarmspiegel (paralyt. Ileus)?
- *Ther.:* OP-Ind.? Auf ausreichende Kreislaufstabilisierung vor OP achten! Ileusprophylaxe durch lange Intestinalsonde (Dennissonde). Antibiotika.

Primäre Peritonitis (selten): meist Monoinfektion bei Pat. mit Leberzirrhose, meist gramnegative Erreger (☞ 8.1.2). Außerdem Pneumokokken, β-hämolysierende Streptokokken. Antibiose z.B. mit Piperacillin 3 x 2 g i.v. (Pipril®), alternativ Cefotaxim 3 x 2 g i.v. (Claforan®).
Sekundäre Peritonitis: meist aerobe/anaerobe Mischinfektion. Antibiose z.B. mit Piperacillin 3 x 2 g i.v. (Pipril®) + Sulbactam 3 x 1 g i.v. (Combactam®), alternativ Imipenem 3 x 0,5 g i.v. (Zienam® sehr teuer!).
Bei *Katheterperitonitis* Antibiose mit z.B. Piperacillin 3 x 2 g i.v. (Pipril®) + Sulbactam 3 x 1 g i.v. (Combactam®) oder Teicoplanin 1 x 400 mg i.v. (Targocid®, sehr teuer). Bei Sepsis ggf. Kombination mit Gentamicin 1 x 3–5 mg/kg (Spiegelkontrollen!). Therapie nach Erregernachweis anpassen.

- **Appendizitis:** Im 5.–20. LJ. besonders häufig (☞ 7.6.1)
- **Mechanischer Ileus:** häufig, (☞ 7.6.2). Kolikartige Schmerzen, Wind- und Stuhlverhaltung, Erbrechen. Hochgestellte, klingende Darmgeräusche).
Diagn.: in Abdomen-Übersicht Flüssigkeitsspiegel proximal der Stenose. Hauptursachen: Adhäsionen (OP-Narben?), inkarzerierte Hernien (Untersuchung der Bruchpforten ☞ 7.8.1), Kolon-Ca (☞ 7.6.6)
- **Divertikulitis** (☞ 7.6.4): Schmerzen im Sigmabereich; Fieber
- **Pankreatitis** (☞ 7.5.1): akuter Beginn, oft gürtelförmige Schmerzen
- **Gallen- und Nierenkolik:** vor Schmerzen unruhiger Pat. (dagegen bei Peritonitis Schonhaltung)
- **Gynäkologische Erkrankungen** (DD ☞ 7.6.1, 11.2.2): z.B. Adnexitis

- **Hodentorsion** (☞ 11.4.2; v.a. Kinder und Jugendliche): Palpation des Hodens extrem schmerzhaft; sofortige OP!
- **Invagination** (Kinder unter 2 J.): Ileus
- **Vaskuläre Ursachen** (☞ 7.6.3) – *Cave:* Schmerzbeginn nicht immer dramatisch. Mesenterialinfarkt: alte Menschen, oft abs. Arrhythmie. Zunehmender Verfall mit Ileusentwicklung
- **Milz-, Leber- und Nierenruptur:** stumpfes Bauchtrauma, Schock
- **Rektushämatom, retroperitoneale Blutung,** v.a. bei Antikoagulantien-Ther.

■ DD akutes Abdomen – extraabdominelle Ursachen

- **Hinterwandinfarkt:** Bauchschmerzen manchmal einziges Symptom, Schmerzausstrahlung nie bis unterhalb des Nabels
- **Peri- und Myokarditis**
- Akute **Rechtsherzinsuffizienz**, z.B. nach Lungenembolie (Kapseldehnungsschmerz der gestauten Leber)
- Basale **Pleuropneumonie, Lungenembolie**
- **Diabetische Ketoazidose** („Pseudoperitonitis"): Oberbauchkrämpfe, Erbrechen, Azetongeruch, (☞ 13.1.3)
- **Ossär:** Lumbago, Wirbelkörpersinterung, Interkostalneuralgie, Diszitis, Koxitis
- **Selten:** Purpura Schönlein-Henoch (v.a. Kinder, ☞ 17.5.10), akute intermittierende Porphyrie (☞ 13.5), hereditäres angioneurotisches Ödem, Herpes zoster, M. Crohn, familiäres Mittelmeerfieber (rezidiv. Fieberschübe mit Peritonitis, Pat. aus dem Mittelmeerraum), Sichelzellanämie.

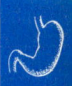

 Vorgehen

- Pat. bleibt bis zum Ausschluß einer OP-Ind. nüchtern.
- Bettruhe, i.v.-Zugang, Blutabnahme, ggf. chirurgisches Konsil
- EKG bei allen Patienten über 40 J. (DD Herzinfarkt!)
- Bei drohendem Schock (Puls ↑, RR ↓, Hautblässe, kalte Extremitäten) zuerst Volumen ersetzen (☞ 3.2.2)
- BGA bei V.a. Azidose (Azidosekorrektur ☞ 10.6.1)
- Bei V.a. mechanischen Ileus Magensonde (☞ 2.6.2).

Sofortige OP bei
massiver Blutung mit Schock, generalisierter Peritonitis (meist Perforation, Nachweis von freier Luft im Rö-Abdomen), V.a. Organruptur (Schock, meist wenig peritonitische Zeichen, vorausgegangenes Trauma), länger als 6 h anhaltende heftige Schmerzen bei bis dahin gesunden Pat.

 Vor Probelaparotomie: Myokardinfarkt, Pneumonie, Lungenembolie, akute Rechtsherzinsuffizienz, ossäre Genese sicher ausschließen (häufige Ursache).

OP-Vorbereitung
Volumensubstitution, Azidosebekämpfung (nach BGA, ☞ 10.6.1), E'lytsubstitution, ggf. O₂-Nasensonde (z.B. 3 l/Min.). Blasenkatheter. Magensonde (☞ 2.6.2). Heparin (z.B. 2 x 7500 IE s.c.) zur perioperativen Thrombose-Prophylaxe. Ggf. Fiebersenkung (z.B. Paracetamol), BZ-Einstellung.

7.1.2 Dysphagie (Schluckstörung)

Subjektives Gefühl des „Steckenbleibens" der Nahrung. Häufigste Ursache: mechanische Behinderung der Nahrungspassage im Bereich des Ösophagus. Schluckstörungen im Alter über 40 J. sind auf ein Ösophagus-Karzinom verdächtig.

Anamnese
- *Welche Nahrungen* machen Schluckschwierigkeiten? Nur feste Nahrung: beginnende Lumeneinengung, z.B. Tumoren, Strikturen, Störung beim Beißen (z.B. Zahnprobleme, Gebiß)? Sowohl feste als auch flüssige Nahrung: Motilitätsstörungen (z.B. Achalasie ☞ 7.3.5), Spätstadium Ca
- *Zeitlicher Verlauf?* Über Wochen zunehmend: hochverdächtig auf Karzinom! Über Jahre zunehmend: typisch für Achalasie. Während des Essens zunehmend: Divertikel oder Motilitätsstörungen (z.B. Achalasie). Körpergewicht (Verlauf?)
- *Begleitsymptome?* Retrosternale Schmerzen (v.a. beim Schlucken): Schleimhautläsionen (z.B. Ösophagitis), Ösophagusspasmus, Nußknackerösophagus. Sodbrennen und epigastrische Schmerzen: Refluxkrankheit. Nächtliche Regurgitationen: Divertikel, Achalasie. Heiserkeit (Rekurrensparese) und andauernder Husten (ösophagotracheale Fistel): oft Zeichen fortgeschrittenen Karzinomwachstums. Anämie: Refluxkrankheit, paraösophageale Hernie, Ca. Artikulationsstörungen (Dysarthrie): zentralnervöse Störung. Globus hystericus (Fremdkörper-, Druck oder Trockenheitsgefühl im Hals; Ausschlußdiagnose).

 Viele Pat. gewöhnen sich bei langsam zunehmender Symptomatik an ihre Schluckbeschwerden, so daß gezielte Fragen nötig sind, z.B.: wie lange dauert das Essen? Umstellung auf Brei oder Suppe? Nachtrinken?

Diagnostik
Endoskopie (evtl. mit Biopsie). Rö: Barium-Breischluck, Röntgen-Videographie oder -Kinematographie bei V.a. Divertikel, neuromuskuläre Funktionsstörungen und Erkrankungen des Oropharynx. Ösophagus-pH-Metrie zur Abklärung eines Refluxes. Evtl. Manometrie (☞ 7.2.4).

Differentialdiagnose
Ösophageale Dysphagie
Steckenbleiben oder verlangsamte Passage von Nahrung durch den Ösophagus.
- **Ösophagus-Ca** (☞ 7.3.3): häufigste Ursache im Erwachsenenalter; M > F; oft Alkoholiker und Raucher; Crescendo-Anamnese von wenigen Wo.; Gewichtsabnahme. Gutartige Ös.-Tumoren (meist Leiomyome) sind selten
- **Ösophagitis:** meist Soorösophagitis (☞ 18.5.2)
- **Benigne Stenosen:** meist peptische Stenose oder Ulzera. Lange Anamnese von Sodbrennen, Z.n. Radiatio, ischämisch, postoperativ, Ösophaguskompression von außen (z.B. Mediastinaltumoren)
- **Membranen („webs") und muskuläre Ringe:** intermittierende Dysphagie für feste Speisen. Häufig „Schatzki-Ring" am unteren Ösophagus-Sphinkter. Meist asymptomatisch. Ggf. endoskopische Bougierung.

Oropharyngeale Dysphagie
Die Speise kann nicht in den Ösophagus befördert werden und bleibt im Mund liegen.
- **Tumoren** des Zungengrundes oder Pharynx
- **Entzündungen im Halsbereich:** Pharyngitis, Tonsillitis, Seitenstrangangina
- **Zenker-Divertikel:** v.a. ältere Männer. Regurgitation, Mundgeruch, Husten
- **Plummer-Vinson-Sy.:** stenosierende postkrikoidale Membranen und Eisenmangelanämie bei Frauen
- **Erkrankungen des ZNS:** M. Parkinson, Pseudobulbärparalyse, MS, amyotrope Lateralsklerose, Bulbärparalyse, Polyneuritis
- **Polyneuritis, Muskelerkrankungen:** Polymyositis, Dermatomyositis.

Motilitätsstörungen
- **Primäre:** Achalasie, diffuser Ös.-Spasmus, Nußknackerösophagus
- **Sekundäre:** *Hypermotilität* bei SLE, RA, Sicca-Syndrom, Hyperthyreose, *Hypomotilität* bei Sklerodermie, Neuropathien (Alkohol, Diabetes, Bleiintoxikation), Hypothyreose, Amyloidose, Polyradikulitis, Poliomyelitis.

7.1.3 Übelkeit und Erbrechen

Häufigste Ursache im Krankenhaus: Medikamenten-NW. Bei akutem Abdomen fast immer vorhanden. Manchmal einziges Symptom eines Hinterwandinfarktes!

Differentialdiagnose
- **Medikamenten-NW:** Nichtster. Antiphlogistika, Glukokortikoide, Morphinderivate Zytostatika (☞ 15.3.3), Antibiotika, Glykoside, β-Blocker, Diuretika, Dihydralazin, Orale Antidiabetika, Eisen, Theophyllin, Östrogene/Gestagene, L-Dopa
- **GIT:** akute Gastroenteritis, Lebensmittelvergiftung, Gastritis (Medikamente, Alkohol), Ulcus ventriculi/duodeni. Reflektorisch bei akutem Abdomen, Pylorusausgangsstenose (Gewichtsverlust, intermittierendes Erbrechen im 12–48 h-Rhythmus), Retentionsmagen: (z.B. bei diab. Magenatonie). Erbrechen unverdauter Speisen
- **Akute systemische Infektionen,** z.B. bei viraler Hepatitis Übelkeit noch vor Ikterusentwicklung, Sepsis
- **ZNS:** erhöhter Hirndruck (☞ 16.7), z.B. durch Tumor. Typisch ist Erbrechen ohne Übelkeit, v.a. morgens; Kopfschmerzen, evtl. Stauungspapille. M. Menière mit Schwindel und Ohrgeräuschen. Migräne. Meningitis/Enzephalitis. Kinetosen (Reisekrankheit)
- **Kardial:** Herzinfarkt, Herzinsuffizienz (Stauungsgastritis)
- **Endokrin:** Frühschwangerschaft (Übelkeit v.a. morgens), diab. Ketoazidose, Hypokortisolismus, Hyperparathyreoidismus (manchmal einziges Symptom)
- **Urämie** (Spätsymptom)
- **Andere Ursachen:** vegetativ bei Schmerz, Schreck, Angst, Aufregung, psychogen, Glaukomanfall.

KO langdauernden Erbrechens
Dehydratation (☞ 10.2):Hypokaliämische metabolische Alkalose (☞ 10.6.2). Aspirationspneumonie. Mallory-Weiss-Sy., (☞ 3.6).

Symptomatische Therapie
- Flüssigkeits- und E'lytsubstitution
- Metoclopramid (z.B. Paspertin®, nicht bei Kindern) 1–4 x 10 mg p.o. oder 1–4 x 20 mg als Supp. oder 1–4 x 10 mg i.v. *NW*: Dyskinesien (bes. bei jungen Erwachsenen, Antidot: Biperiden (z.B. Akineton®) 1/2–2 Amp. i.v., Müdigkeit, Galaktorrhoe
- Alternativ oder ggf. zusätzlich Triflupromazin (Psyquil®) 3 x 70 mg als Supp. oder 2 x 5–10 mg langsam i.v., sofortiger Wirkungseintritt. *NW*: RR-Abfall, Krämpfe, Mundtrockenheit, Harnverhaltung
- Cisaprid (z.B. Propulsin®) 3 x 5–10 mg tägl. bei Magen-Motilitätsstörungen.

7.1.4 Diarrhoe

Mehr als drei flüssige Stühle tägl. Stuhlgewicht > 300 g/Tag. Während akute Durchfälle meist infektiös bedingt sind, haben chron. Durchfälle (> 1 Mon.) meist nichtinfektiöse Ursachen.

■ Akute Diarrhoe

- **Infektiös:** Bakt. (☞ 18.3): E. coli, Salmonellen (Enteritis, Typhus, Paratyphus), Shigellen (Ruhr), Campylobacter jejuni, Yersinien, Clostridium difficile, Vibrio cholerae (Cholera). Viren (☞ 18.4): meist Rotaviren, aber auch Corona-, Norwalk- und Adenovirus; HIV. Parasiten (☞ 18.7): Entamoeba histolytica, Giardia lamblia, bei spezieller Reiseanamnese oder Schistosomiasis (Bilharziose), Malaria (tropica)
- **Arzneimittel:** v.a. Laxantien, Antibiotika (blande Diarrhoe, selten Antibiotika-assoziierte Kolitis, s.u.), Mukositis bei Zytostatikatherapie (☞ 15.3.3)
- **Nahrungsmittelallergie** bzw. pseudoallergische Reaktion (z.B. Erdbeeren, Tomaten). Oft zusätzlich urtikarielle Hauterscheinungen
- **Vegetativ:** bei Angst („Schiß haben"), Nervosität
- **Immunschwäche:** (z.B. AIDS, ☞ 18.4.3): Durchfälle durch „klassische" pathogene Keime oder opportunistische Erreger, z.B. Cryptosporidien, Microsporidien, Viren (häufig), Campylobacter
- **Ischämische Kolitis** (☞ 7.6.3)
- **Intoxikationen:** v.a. Schwermetalle (z.B. Blei, Arsen, Hg), Pilze
- Erster Schub einer entzündlichen Dickdarmerkrankung (selten).

Lebensmittel-Vergiftung
Brechdurchfälle wenige Stunden nach Genuß von enterotoxinhaltigen Nahrungsmitteln (v.a. Tiefkühlkost, Fleisch, Geflügel, Eier, Milchprodukte, Speiseeis), Infektion mit Salmonellen durch Reptilienkontakt (z.B. Schildkröten) möglich. Erreger sind Salmonellen (☞ 18.3.20), Staph. aureus (Inkubationszeit nur 1–2 h), Bacillus cereus, Clostridium botulinum und perfringens. Bei sonst gesunden Pat. ist außer einer oralen Rehydratation und E'lytausgleich keine Ther. erforderlich (Ausnahme: Botulismus, ☞ 18.3.8).

„Reisediarrhoe"

Zu 80 % bakteriell bedingt (v.a. enterotoxinbildende E. coli, seltener Viren und Parasiten, z.B. Entamoeba histol.). Meist milder Verlauf, Dauer wenige Tage. Therapie: bei schwerem Verlauf (Fieber, Blut im Stuhl) Gyrasehemmer z.B. Ciprofloxacin (Ciprobay®, ☞ 19.1.7) für 3 Tage, bei Kindern Cotrimoxazol, spezifische Antibiose nach Erregernachweis (☞ 18.3), Motilitätshemmer (z.B. Loperamid = Imodium®), nicht bei blutigem Stuhl. *Prophylaxe* (☞ 18.10).

Dysenterie

Ulzeröse Kolitis mit Blut-, Eiter, Schleimbeimengungen („Himbeergelee"), Tenesmen, Fieber. Erreger sind Shigellen (bakt. Dysenterie ☞ 18.3.21) oder Entamoeba histolytica (Amöbenruhr ☞ 18.7.3). DD: M. Crohn, Colitis ulcerosa, andere infekt. Kolitiden.

Antibiotika-assoziierte Kolitis

Klinik: wässrige Durchfälle, evtl. Fieber, Leukozytose und Bauchschmerzen, während oder bis 4 Wo. nach Antibiotika-Ther. z.B. mit Clindamycin, Cephalosporinen oder Ampicillin. Eine pseudomembranöse Kolitis ist eine seltene, schwere Antibiotikanebenwirkung. *Ätiol.:* Überwucherung der physiologischen Darmflora durch Clostridium difficile, oft bei multimorbiden, intensivpflichtigen Pat. *Diagn.:* Sigmo- oder Koloskopie (inkl. PE, Nachweis von Pseudomembranen), Stuhlkultur, zur schnellen Diagnose Toxinnachweis (teuer, meist nicht notwendig) *Ther.:* bei Verdacht auslösende Antibiotika absetzen. Vancomycin 4 x 125–250 mg p.o. (sehr teure Therapie ca. 80,– DM/Tag), alternativ Metronidazol 3 x 400 mg p.o. (z.B. Clont®, ca. 5,– DM/Tag) jeweils für 10 Tage (wirkt bei ca. 98 % der Pat.). Da Toxinintoxikation keine Motilitätshemmer geben.

> **Ätiologie des blutigen Durchfalls**
> - Infektiöse Enterokolitiden: Campylobacter jejuni, Shigellen, Salmonellen, Yersinien, enteroinvasive E. coli, Clostridium difficile (pseudomembranöse Kolitis), Amöben und Schistosomen (Tropenanamnese), Tbc
> - Divertikulitis, ischämische Kolitis, Colitis ulcerosa, M. Crohn (selten)
> - Inkomplett stenosierende Karzinome/Polypen
> - Mesenterialinfarkt, Invagination, Volvulus, Endometriose, Intestinalblutung.

Vorgehen bei akuter Diarrhoe

Diagnostik

- *Anamnese:* Dauer, Frequenz, Blut- oder Schleimbeimengungen, Auslandsaufenthalt, Beziehung zur Nahrungsaufnahme (z.B. nach Milchgenuß bei Laktasemangel); Z.n. OP (z.B. Dumping-Sy.), Med., weitere Erkrankungen (HIV, M. Crohn, Kolitis ulcerosa), Laxantienabusus?
- Erkrankungsschwere abschätzen: Dehydratation (☞ 10.2), häufig bei alten Pat. Metab. Azidose? (Hyperventilation; BGA, ☞ 10.6.1). Hypokaliämie?
- *Routine-Labor:* Diff.-BB, E'lyte, CRP, BSG, Krea
- Bei blutigem Stuhl (V.a. Dysenterie, entzündliche Dickdarmerkrankung), Säuglingen, Kleinkindern oder Dauer > 2 Tagen: mikrobiol. Stuhluntersuchung (☞ 2.4.5) auf Leukozyten, kulturell auf Typhus, Paratyphus, Enteritis-Salmonellen, Yersinien, Campylobacter jejuni, Shigellen. *Cave:* keine Transportverzögerung der Stuhlproben. Bei Diarrhoe > 10 Tage auch Parasitendiagnostik, HIV-Infektion? (☞ 18.4.1)
- *Serologie:* bei unklarer Kultur oder ergänzend Yersinien, Campylobacter, Amöben, Salmonellosen (Gruber-Widal-Reaktion), Chlamydien
- In unklaren Fällen evtl. Koloskopie mit Biopsie (inkl. bioptischer Mikrobiologie).

Therapie
- Salzreiche Nahrung und viel Trinken, z.B. Elotrans®, Oralpädon®. Ggf. i.v. Flüssigkeits- und E'lyt-Ersatz (Rehydrierung ☞ 10.2)
- Keine blinde Antibiotika-Ther., außer in schweren Fällen (Dysenterie, Sepsis)
- Motilitätshemmer, z.B. Loperamid (z.B. Imodium®) 4 x 2 mg nur bei leichten Verläufen, nicht bei Kindern < 2 J.
- Antisekretorische Mittel, Aktivkohle etc. wirkungslos.

■ Chronische Diarrhoe

Meist schleichende Entwicklung, die länger als 4 Wochen anhält.

Differentialdiagnose
- **Funktionelle Darmerkrankung** (Colon irritabile) in ca. 50 %.
- **Colitis ulcerosa, M. Crohn**
- **Infektiös:** Amöben, Lamblien (Nachw. aus Duodenalsaft), M. Whipple (tiefe duodenale PE), HIV-Inf. (Candidose, Mykobakteriose, Parasiten), Tbc, Yersinien, Shigellen
- **Medikamente** und Laxantien (s.o.)
- **Malassimilation** (☞ 7.6.9): z.B. Laktasemangel, Pankreasinsuff., Sprue (Nachweis: Dünndarm-Saugbiopsie, Gliadin-AK oder endomysiale-AK)
- **Tumoren** (Alarmsymptom: Wechsel mit Obstipation)
- **Divertikulitis**
- **Gallensäureverlust-Sy.** (chologene Diarrhoe): z.B. nach Ileumresektion oder M. Crohn oft assoziiert mit Gallen- und (Oxalat-)Nierensteinen. Ther.: Colestyramin (Quantalan®) 4–30 g/Tag p.o. einschleichend (☞ 7.6.9)
- **Blind-loop-Syndrom:** bakt. Überwucherung des Dünndarms (z.B. zuführende Schlinge bei Billroth II, Anazidität)
- **Endokrin:** Hyperthyreose (bei 10–30 %), M. Addison, paraneoplastisches Sy., Karzinoid, VIPom, Zollinger-Ellison-Sy., AGS
- **Autonome Neuropathie**, z.B. Diab. mell.
- **Allergien:** Milcheiweiß- (Säuglinge) oder andere Nahrungsmittel-Allergien, allergische (eosinophile) Gastroenteritis
- **Kollagen-Kolitis:** Kollagenablagerungen in der Tunica propria. Schwer beherrschbare profuse Durchfälle.

Diagnostisches Vorgehen
- Routine-Labor: Diff.-BB (mikrozytäre Anämie? → chron. Blutverlust, megaloblastäre Anämie? → V.a. Malabsorption, Eosinophilie?, CRP, BSG, E'lyte, Krea, BZ, E'phorese (enteraler Eiweißverlust?), evtl. TSH basal
- Stuhluntersuchung auf Blut und Leukozyten (falls negativ: funktionelle Diarrhoe möglich), Parasiten, Stuhlkultur (s.o.), Serologie (s.o.), Steatorrhoe?
- Rektale Untersuchung. Ggf. Proktoskopie und Koloskopie, KM-Einlauf nach Sellink, H_2–Atemtest (Laktasemangel, bakt. Fehlbesiedelung, Passagezeit), Gastroskopie inkl. tiefe Duodenal-PE.

7.1.5 Obstipation

Obstipation ist die erschwerte, unregelmäßige, manchmal schmerzhafte Defäkation. Normale Stuhlfrequenz in Industriestaaten ca. 2–3x/Woche, große individuelle Unterschiede („zu selten, zu wenig, zu hart"). Ca. 20 % der Bevölkerung betroffen, F > M.

DD akute Obstipation
Jede akut einsetzende Obstipation muß umgehend geklärt werden.
- **Bettlägrigkeit:** im Krankenhaus die häufigste Ursache → frühzeitige Mobilisation
- **Stenosierender Prozeß:** Kolon-Ca (Blut im Stuhl, Windabgang, Wechsel mit Diarrhoe), lokalisierte Peritonitis, Divertikulitis (linksseitige Schmerzen, evtl. tastbare Walze), entzündliche Darmerkrankung
- **Analerkr.** (☞ 7.7). Defäkation schmerzhaft z,B. Fissur, Hämorrhoiden
- **Traumata/OP** an Kopf, Hirn oder Wirbelsäule
- **Postop.,** nach Nieren- und Gallenkoliken, bei **Ulkus** und **Pankreatitis**
- **Medikamente mit NW Obstipation:** Laxantien (!), Neuroleptika, trizyklische Antidepressiva, Opiate, Antazida, Antiphlogistika, Verapamil, Anticholinergika, Diuretika, MAO-Hemmer, Amiodaron, Clonidin, Methadon, Baclofen.

DD chronische Obstipation
Meist sind keine organischen Ursachen zu finden: „habituelle Obstipation". Dieser Diagnose muß jedoch der Ausschluß organischer Ursachen vorausgehen!
- **„Habituelle Obstipation":** häufig bei alten Pat. oder Reizkolon (☞ 7.6.8)
- **Medikamente** (s.o.), lange **Bettlägrigkeit**
- **Analerkrankungen:** funktioneller Anismus (Kontraktion des Beckenbodens beim Pressen, sog. „falsches Pressen"), bei chronischer Analfissur „sekundärer Anismus". Innerer Rektum-Prolaps: Verlegung des Stuhlweges beim Pressen durch ins Lumen prolabierende Rektum-Wand
- **E'lyt-Störungen:** Hypokaliämie (u.a. durch Laxantienabusus), Hyperkalzämie
- **Weitere Ursachen:** Diab. mell., Hypothyreose, Schwangerschaft, Autonome Neuropathie, M. Parkinson, MS, Sklerodermie, Amyloidose, Hyperparathyreodismus.

 Malignitätsverdächtige Alarmsymptome: Blutauflagerung, neu aufgetretene Schmerzen, Abwechslung mit Diarrhoe.

Diagnostisches Vorgehen
- *Anamnese:* v.a. Ernährung, Bewegung, Medikamente, Laxantien
- *Körperliche Untersuchung:* Resistenzen im Abdomen, Inspektion der Analregion, rektale Untersuchung ☞ 7.2.1)
- *Labor:* Routinelabor, okkultes Blut (☞ 7.1.6), evtl. TSH basal. Prokto-/Rektoskopie, Abdomensonographie, fakultativ Endosonographie. Nach fehlgeschlagenem konservativen Therapieversuch Funktionsdiagnostik (Kolontransitzeit → Transitstörung? Anorektale Obstruktion? Defäkographie → Anismus? Rektozele? Obstruktion? An Zentren EMG und Ballontests).

Therapie
Basistherapie
- Therapie der Grundkrankheit (insbesondere bei mechanischer Obstruktion), Laxantien und Einläufe absetzen, regelmäßige Essenszeiten (Frühstück!), Trinkmenge 1,5–2 l/tgl., kein schwarzer Tee und Alkohol, ballaststoff- und faserreiche Kost (z.B. Vollkorn, 4–6 EL Leinsamen, 30–40 g Kleie, Rohkost, Obst) ca. 20 g Fasern

tägl., meiden von Zucker, Schokolade und Weißmehlprodukten. E'lytausgleich (K⁺-Mangel?)
- Physikalische Maßnahmen: Sport (z.B. Wandern, Schwimmen) und ggf. Bauch/Kolonmassage
- Aufklärung über Krankheitsbild (bei Anismus z.B. Biofeedbackverfahren).

Medikamentöse Therapie (immer in Kombination mit Basistherapie)
- Quell- und Ballaststoffe, pflanzliche Abführmittel und Gleitmittel: Gefahr der Fixierung, deshalb möglichst unschädliche Substanzen verwenden, z.B. Plantago-ovata-Schalen 3 x 5 g/d (Agiolax®) mit gleichzeitig viel Flüssigkeit (im Verlauf reduzieren, da Ileusgefahr), Lactulose (Bifiteral®) 3 x 10–20 ml/d, Paraffin 1 x 1 EL (Santo-Lax®) morgens, Senna (Liquidepur®) 0,5–1 EL abends, Neda-Früchtewürfel® 0,5–1 abends, NW: Melanosis coli (Schwarzpigmentierung der Schleimhaut), E'lytstörungen
- **Laxantien, salinische Abführmittel, Einläufe**: nur bei schwerer Obstipation, prä-op. oder vor Diagnostik. Bisacodyl (Dulcolax®) 5–10 mg Tbl. oder 10 mg Supp. oder Natriumpicosulfat (Laxoberal®) 5–10 mg Tbl. (abends mit Flüssigkeit), 1 x Klysma salinisch®, ggf. als Schwenkeinlauf. Postoperative Darmatonie (☞ 7.6.2).
- **Motilitätsfördernde und spasmolytische Sustanzen:** bei verlangsamten Transit (auch Kolon) Metoclopramid (Paspertin®) 10–20 mg 1–3 x tgl. p.o./Supp./i.v. oder Cisaprid (Propulsin®) 5–10 mg p.o. NW: u. a. Dyskinesien (v.a. bei Kindern), Prolaktinerhöhung, Müdigkeit. Bei zusätzlicher spastischer Komponente Butylscopolamin (Buscopan®) 30–100 mg tgl. NW u. a. Tachykardie, Glaukomanfall, Miktionsstörungen.

7.1.6 Blut im Stuhl

Profuse peranale Blutung

Kann sowohl von Blutungen aus dem oberen (starke Beschleunigung der Darmpassage bei massiver Blutung) als auch aus dem unteren GIT stammen. Hellrote spritzende Blutung: ist meist eine Hämorrhoidalblutung. Kolorektale Blutungsursachen sind Polypen/Karzinome, entzündl. Dickdarmerkrankungen, Angiodysplasien (v.a. ältere Pat.), Divertikel. Hellrote spritzende Blutung ist meist eine Hämorrhoidalblutung.

Vorgehen
- Sofortmaßnahmen (☞ 3.6)
- Rektale Untersuchung: Ca, Fissuren, prolabierte Hämorrhoiden, Anal- oder Rektumprolaps
- Immer obere Endoskopie. Magensonde (☞ 2.6.2)
- Rekto-/Koloskopie, evtl. selektive Arteriographie, Szintigraphie (Meckel-Div.).

Teerstuhl (Meläna)
Schwarze, glänzende, klebrige Stühle. Blutungsquelle fast immer im oberen GIT. Akute Blutung liegt mind. 5–10 h zurück. Bei träger Darmpassage können auch Blutungen aus dem Jejunum oder Kolon Teerstühle verursachen. Diagnostisches und therapeutisches Vorgehen (☞ 3.6).

Blutauflagerungen auf dem Stuhl
Stammen aus dem Rektum (Ca, Polyp) oder Analkanal (Blut meist hellrot): Hämorrhoiden (☞ 7.7.1), Fissuren, Ulcus recti. Blutiger Durchfall: DD (☞ 7.1.4).

Okkulte Blutung
Teststreifen (z.B. Hämoccult®, Faecanostik®): 20 % falsch neg., 10 % falsch pos. Eisen-Ther. beeinflußt Ergebnisse nicht. Durchführung an 3 aufeinanderfolgenden Tagen. Bei pos. Befund zweifache Wiederholung und rektale Untersuchung, Stuhl zur Ansicht (Blutauflagerung?). Bei weiterhin pos. Befund sorgfältige Abklärung durch Proktoskopie, Koloskopie. Bei neg. Befund regelmäßige Nachkontrollen (z.B. nach 3 Mon.).

7.1.7 Pruritus

■ Generalisierter Pruritus

Ursachen
- **Arzneimittelinduziert**
  - > 5 % der Exponierten symptomatisch: Goldpräparate, Captopril, Clonidin, Miconazol, Bleomycin. Nach Infusion von Hydroxyethylstärke häufig monatelang persistierender Pruritus
  - 1–5 % der Exponierten symptomatisch: Antibiotika, Antidepressiva, β-Blocker, Amiodaron, Nikotinsäurederivate, Opiate, NSAR, INH, Metronidazol, Aciclovir, ASS
- **Hämatologische Erkankungen:** Polycythämia rubra vera, Lymphome, Leukämien, Paraproteinämien, Fe-Mangel
- **Leber- und Gallenwegserkrankungen:** PBC, Hepatitis, skerosierende Cholangitis, extrahepatische Obstruktion der Gallenwege
- **Chronische Niereneinsuffizienz**
- **Maligne Tumoren:** häufig erstes Symptom einer Tumorerkrankung
- HIV/AIDS-Infektion, Endokrinopathien (Diab. mell., Hyperthyreose), Parasitosen, Mastozytose, MS, Hämochromatose.

Therapie
Grundkrankheit diagnostizieren und behandeln, verdächtige Medikamente absetzen. Bei Opiatinduziertem Pruritus Versuch mit Naloxon. H₁-Blocker mit sedierenden Effekt, z.B. Clemastin (Tavegil ®) 2–3 x 1 mg p.o. Im Verlauf v.a. bei nächtlichen Juckreiz Promethazin (Atosil®) 2 x 25 mg/Tag p.o. oder Hydroxyzin (Atarax®) 3 x 25 mg/Tag p.o.

■ Pruritus ani

- **Perianalekzem:** Hämorrhoiden I.-III. Grades, Kontaktekzem durch „Hämorrhoidensalben", Marisken, Fissuren, Fisteln, Proktitis, Analpolypen/-Ca, perianale Kandidose (während oder nach Antibiose, bei Diab. mell.), perianale Psoriasis, Tinea, Herpes simplex, anorektale Gonorrhoe, Condylomata acuminata lata, Condylomata lata, Lichen sclerosus et atrophicans, Lichen ruber
- **Oxyuren:** v.a. Kinder, Diagn. mit Klebstreifentest, (☞ 18.6.4)

- **Feuchte, mazerierte Analhaut:** schlechte Hygiene, Intertrigo (häufig Sekundärbesiedlung mit Hefepilzen), Inkontinenz
- **Psychogener** Pruritus ani.

Therapie
Grundleiden behandeln. Sorgfältige Hygiene, evtl. austrocknende Maßnahmen (Watte oder Leinenläppchen einlegen, Babypuder). Kalte Umschläge, Waschen ohne Seife. Antipruriginöse Salben, z.B. Benzocain (z.B. Anaesthesin®).

7.1.8 Dyspepsie

Sammelbegriff für unspezifische Oberbauchbeschwerden ohne objektivierbaren organischen Befund. Sehr häufig, ca. 20–40 % der Bevölkerung. Ätiol. nicht gesichert.

Klinik: Völle-, Druckgefühl. Krampfartige Beschwerden im Epigastrium. Häufig Reizdarm, Blähungen, evtl. Übelkeit, Aerophagie, Nahrungsunverträglichkeit, Appetitlosigkeit, Aufstoßen.

DD: Organische Erkrankungen mit Oberbauchbeschwerden, z.B. Ulkuskrankheit, Gastritis, Magenkarzinom, Refluxkrankheit, Gallensteine, Pankreatitis.

Diagnostik
Ausschluß einer organischen Erkrankung (nur bei ca. 30 % der Pat. ergiebig).
- *Anamnese*
  - Derzeitige Medikation (NSAR, Motilitätshemmende Med., z.B. Anticholinergika, Psychopharmaka mit anticholinergen Wirkungen); Alkohol, Nikotin, Nahrungsmittelunverträglichkeiten (Fette, Laktose, saure Speisen; oft mit Urtikaria, Kreislaufsymptomen, Quinckeödem); psychosoziale Probleme
  - Für organische Ursachen sprechen: Blutung, Ikterus, Dysphagie, Fieber, ungewollter Gewichtsverlust, Leistungsknick, Krankheitsgefühl, rasch progrediente Beschwerden
- *Körperliche Untersuchung* mit Abdomenpalpation (Hepatomegalie, palpabler Tumor, rektale Untersuchung)
- *Labor:* Hb, Leukos, BSG, CRP, AP, Transaminasen, Amylase, Urinstatus, ggf. Hämoccult®
- *Weitergehende Diagnostik* bei pathologischen Befunden oder spätestens nach 3–4 Wo persistierender, therapierefraktärer Beschwerden: Abdomen-Sono, Gastroskopie + PE, evtl. Koloskopie, Rö-Dünndarm, ERCP, CT. Evtl. Funktionsdiagnostik zur Festlegung der Therapie bzw. Langzeit-pH-Metrie und Manometrie der Speiseröhre, H_2-Atemtest (☞ 7.2.4), Magenentleerungssonographie/-szintigraphie, Kolontransitzeitmessung, Nahrungsmittelallergie ggf. Hauttestung/RAST.

Therapie

Primär kausal, ansonsten schwierig. Keine Übertherapie! Bei Nahrungsunverträglichkeiten Versuch mit individuell angepaßten Diätvorschriften. Bei Meteorismus: blähende Speisen und CO_2-haltige Getränke meiden, postprandiale Bewegung, ggf. Spasmolytika (☞ 7.1.5). Nikotin- und Alkoholeinschränkung. Medikamentöse Ther.: bei eher „refluxartigen" Beschwerden H_2–Blocker, bei Helicobacternachweis Eradikationsversuch, (☞ 7.4.3), bei epigastrischem Völle-, Druckgefühl und Blähungen Prokinetika, z.B. Cisaprid (3 x 10 mg tägl., 15–30 Min. vor den Mahlzeiten). Zunächst regelmäßige Medikation über 2–4 Wochen, dann möglichst weglassen oder „nach Bedarf" verordnen. Aufklärung über die Harmlosigkeit der Störung. In therapieresistenten Fällen insbesondere bei zwanghafter Aerophagie psychologische Betreuung. Alternative Therapieformen (z.B. Akupunktur, Homöopathie) in Betracht ziehen.

 Die Dyspepsie ist eine Ausschlußdiagnose, die immer wieder in Frage gestellt werden muß → auch im Therapieverlauf wiederholte Suche nach Alarmsymptomen und Alarmzeichen (s.o.).

7.2 Diagnostische Methoden

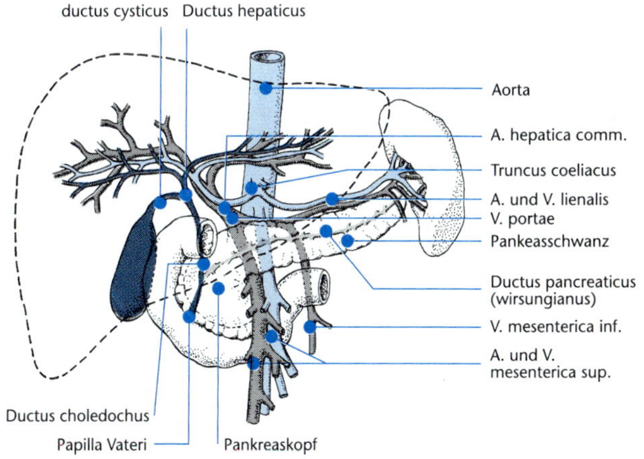

Abb. 7.2: Topographie des Oberbauches

7.2.1 Rektale Untersuchung

Pat. in Linksseiten- oder Rückenlage, Beine angewinkelt.
- *Inspektion:* Fissur, Fisteln, Perianalthrombose, prolabierte Hämorrhoiden, Mariskeln, Tumor, Ekzem? Handschuh und/oder Fingerling mit Gleitmittel (z.B. Vaseline). Während Pat. preßt, Zeigefinger unter leichter Drehung in Analkanal einführen
- Beurteilung des *Analkanals:* Sphinktertonus, Schmerzen, Stenose (Ca, M. Crohn), Infiltration oder Resistenzen (Ca, thrombosierte Hämorrhoiden)
- *Beurteilung der Ampulla recti:* Normalbefund: weiche verschiebliche Darmwand, ventral kastaniengroße Prostata (Konsistenz wie Daumenballen) bzw. Portio, dorsal Os sacrum, lateral weicher Trichter des M. levator ani. *Pathologisch:* fixierte, indurierte Schleimhaut (Ca), Douglas-Raum druckdolent (z.B. Appendizitis) oder vorgewölbt, fluktuierend (Douglas-Abszeß); tastbare Samenblase (Entzündung), Prostata vergrößert, Sulkus verstrichen (Prostataadenom), Oberfläche höckrig, derb, asymmetrisch, unscharfe Grenzen (Prostata-Ca)
- *Rückzug des Fingers:* Blut am Fingerling (Hämorrhoiden, Rektumkarzinom, Polypen, M. Crohn, Colitis ulcerosa)? Teerstuhl?

7.2.2 Bildgebende Verfahren

Sonographie ☞ 20.1.2, Abdomenübersicht ☞ 20.2.2

Angiographie der Viszeralarterien

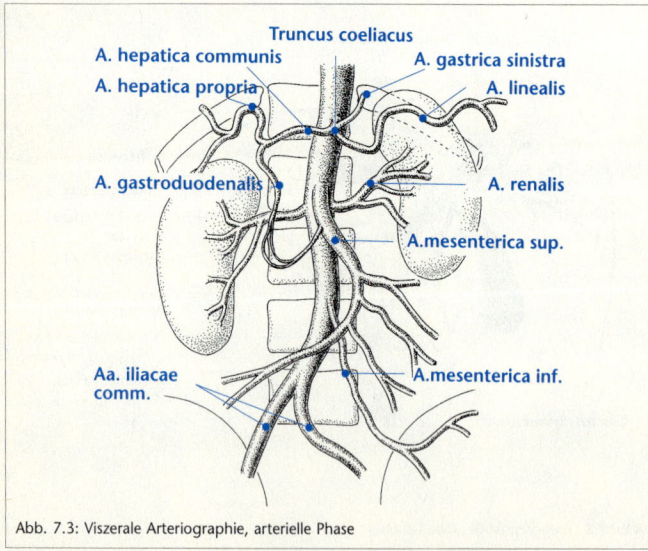

Abb. 7.3: Viszerale Arteriographie, arterielle Phase

Ind.: präop. Darstellung der Blutversorgung (Gefäßmapping), Nachweis von Stenosen, Mesenterialinfarkt, Tumorgefäßen, Aneurysmen oder Blutungen.

KI: Gerinnungsstörung (Quick < 50 %), Hyperthyreose, Niereninsuff. (rel. KI), Herzinsuff. (rel. KI). Bei KM-Unverträglichkeit und Schilddrüsenüberfunktion (rel. KI) ggf. Prämedikation, (☞ 20.2.3).

Durchführung: meist als selektive Arteriographie. Pat. muß nüchtern sein. A. femoralis punktieren. Katheter in Seldinger-Technik (☞ 2.3.2) einbringen. Durch den über einen Führungsdraht direkt in der darzustellenden Arterie plazierten Katheter KM applizieren. In der *arterielle Phase* Darstellung der Arterien. *Parenchymatöse Phase:* Darstellung der kapillären Organdurchblutung. *Venöse Phase:* Darstellung des venösen Abflusses. Nach Ziehen des Katheters Blutstillung durch Kompression. Druckverband anlegen, der bis zum nächsten Morgen belassen wird. Regelmäßige Kontrollen (Nachblutung? Pulse). Pat. muß bis zum nächsten Morgen im Bett bleiben!

KM-Untersuchungen des Magen-Darm-Traktes

- Bei V.a. **Perforation oder Fistel** mit wasserlöslichem (jodhaltigem) KM 3 Tage nach Probeexzisionen keine KM-Untersuchungen. Sind mehrere KM-Untersuchungen bei einem Pat. geplant, Gallenblasendarstellung und i.v. Py. vor GIT-Untersuchungen durchführen (KM verhindert sonst tagelang Beurteilbarkeit)
- **Ösophagus.** *Ind.:* V.a. Divertikel, paraösophageale bzw. Hiatusgleithernie, Ca und Motilitätsstörungen. *Durchführung* im Stehen oder Liegen, bei V.a. Ösophagus-Varizen und Gleithernien Kopftieflage. Darstellung des Schleimhautreliefs im Doppelkontrastverfahren. Motilitätsuntersuchungen meist in Einfachkontrast („Breischluck") oder Kinematographie
- **Magen.** *Ind.:* V.a. Ulkus, Ca und Polypen (nur noch selten indiziert). *Durchführung:* nüchtern! Zur besseren Form- und Lagebeurteilung Magenprallfüllung, zur Schleimhautbeurteilung Doppelkontrastfüllung (oft in Hypotonie, z.B. nach Relaxation mit Butylscopolamin i.v.), zur Beurteilung der Motilität und der Magenentleerung Magen-Passage im Einfachkontrast
- **Dünndarm.** *Ind.:* M. Crohn, Fisteln, (Meckel-)Divertikel, Tumoren. Meist Doppelkontrastdarstellung nach Sellink: gute Vorbereitung des Pat. (Nahrungskarenz, Laxantien). Gabe von KM-Suspension über Duodenalsonde, anschließend Luft oder Wasser zur Erzielung des Doppelkontrasts
- **Kolon-Kontrasteinlauf.** *Ind.:* V.a. Kolon- oder Rektum-Ca, Divertikulitis, M. Crohn, Colitis ulcerosa und bei unklarem Blutabgang. *Durchführung:* Darmentleerung (hoher Einlauf) am Vortag und 1–2 h vor Untersuchung. Alternativ Gabe von X Prep® mittags vor Untersuchungstag mit folgender Flüssigernährung. Übersichtsaufnahme, anschließend Doppelkontrast
- **Endosonographie:** Kombination von Endoskop mit Schallkopf (meist 7,5 MHz, bei Beurteilung der Wandschichten bis 12 MHz) *Ind.:* Prä-OP Staging von Ösophagus-, Magen-, Rektum, und Pankreastumoren, Morphologie des Analkanals (Inkontinenz, Fisteln) und pararektaler Prozesse, klinischer Stellenwert noch unklar (sehr teure Geräte, ca. 200 000,- DM), konventionelle Sonographie ☞ 20.1.2.

7.2.3 Endoskopische Methoden

Ösophago-gastro-duodenoskopie
Vorbereitung: Pat. nüchtern; Gerinnungsstatus muß vorliegen; Einverständniserklärung; Prämedikation z.B. mit Midazolam (Dormicum®) i.v. Zu Beginn der Untersuchung evtl. Gabe eines Entschäumers (z.B. Sab simplex® p.o.) und ggf. von Butylscopolamin (z.B. Buscopan® 20 mg = 1 Amp. i.v.) zur Magenrelaxation.

Durchführung: Pat. in Li-Seitenlage. Lokale Anästhesie des Rachens, z.B. mit Lidocain-Spray. Vorschieben ins Duodenum, Beurteilung der Schleimhaut und evtl. Biopsieentnahme beim Zurückziehen. Therapeutische Möglichkeiten: sklerosieren, koagulieren, Fibrin- und Histoacrylkleber, Bougierung, Stentimplantation, Lasertherapie, PEG-Anlage. Pat. bleibt 1–2 h nach Untersuchung nüchtern. *KO* (< 1:1000): Reaktionen auf Prämedikation, Aspirationspneumonie, kardiovaskuläre KO, bei Probeexzision Blutung. Perforation (*cave* Ösophagus-Divertikel!).

Prokto-, Rekto-, Sigmoskopie
Einverständniserklärung. Gerinnungsstatus. Bei Proktoskopie keine Vorbereitung des Pat. erforderlich, bei Rektoskopie Klysma 20–30 Min. vorher. Digitale Voruntersuchung, Pat. in Knie-Ellenbogen-, Steinschnitt- oder Li-Seitenlage. Je nach Länge des starren Rohrs (bis 25 cm) Einsicht bis max. ins Sigma. *KO:* Blutung, Perforation.

Koloskopie
Flexibles Endoskop, Einverständniserklärung. Gerinnungsstatus. Bei geplanter Polypektomie muß Blutgruppe bekannt sein. *Vorbereitung:* am Vortag 14 Uhr Laxans (z.B. X Prep®), ab Mittag nur noch flüssige Nahrung. Am Untersuchungstag Trinken von 2–4 l Salzlösung („antegrade Lavage").

Durchführung: bei hoher Koloskopie zur Prämedikation evtl. Dormicum® 5–10 mg i.v. + evtl. Dolantin® 50 mg i.v.; Passage des Sigma oft schwierig. Therapeutische Möglichkeiten: Polypektomie, sklerosieren, koagulieren, Fibrinkleber, Lasertherapie. *Rel. KI:* Peritonitis, akuter Schub einer Divertikulitis. *KO:* Perforation, Blutung.

 Antibiotikaprophylaxe bei Endoskopien (☞ 4.7.1): gehäufte Bakteriämien nach Ösophagusbougierung, PEG-Anlage, Sklerother., Gastro- und Koloskopie.

7.2.4 Funktionsdiagnostik

Ösophagusmanometrie
Messung des intraluminalen Ös.-Druckes (in Ös-Sphinkter, tubulärem Ösophagus). Zusätzlich evtl. Messung nach Stimulation durch Ballondilatation oder Tensilon®-Gabe. *Ind.:* unklare Schluckstörung (Endoskopie neg., Radiologie neg.), unklare retrosternale Schmerzen (non-cardiac-chest-pain, NCCP: z.B. idiopathischer Ösophagusspasmus, Nußknackerösophagus), Systemerkrankungen, Achalasie (vor pneumatischer Dilatation), präop. zum Ausschluß einer primären Motilitätsstörung; postop. Kontrolle nach Kardiadilatation und Fundoplicatio.
- *Mehrpunktmanometrie* zur Beurteilung der Ös.-Motilität ggf. als 24-h-Manometrie
- *Durchzugsmanometrie* zur Beurteilung der Sphinkterfunktion.

Langzeit-pH-Metrie
Intraluminale pH-Wert-Registrierung über 24 h.
- Ösophagus: 5 cm oberhalb des Ös-Sphinkters. *Ind.:* Refluxdiagnostik insbesondere bei negativer Endoskopie und Therapieversagen, nächtliche Aspirationen bei Asthmatikern. Auswertung als Langzeit-pH-Profil
- Magen: im Magenlumen. *Ind.:* Überprüfung des Therapieerfolgs unter medikamentöser Säuresuppression und nach OP.

Ösophagusszintigraphie
Hinweise für Motilitätsstörungen, z.B. Sklerodermie. Hohe Strahlenbelastung, teuer. Bestimmung der Entleerung für flüssige und/oder feste Kost möglich, reproduzierbar.

Magensekretionsanalyse
Heute nur noch eingeschränkter Indikationsbereich: Erfolgskontrolle nach proximal selektive Vagotomie, Rezidivulkus nach Magenresektion, DD G-Zell-Hyperplasie/Gastrinom (bei V.a. Gastrinom ☞ 12.5.3).

Magenmotilitätsmessung
Nur geringe klinische Bedeutung (wenig therapeutische Konsequenzen). *Ind.:* alle Magen-Funktionsstörungen (von Parese bis Dumping-Sy.). Magenentleerungssonographie: Messung des Antrumquerschnitts nach Gabe einer sonographisch detektierbaren Mahlzeit. Schlecht reproduzierbar, untersucherabhängig, aber nichtinvasiv, preiswert. Alternativ Szintigraphie (wie Ösophagusszintigraphie, s.o.).

H_2-Atemtest
Bestimmung der Kohlenhydrat-Absorption und damit der Funktion des oberen Dünndarms. Prinzip: H_2 wird im Darm bei der bakteriellen Verstoffwechselung von Zuckern gebildet, im Kolon absorbiert und über die Lungen abgeatmet. Der Test mißt die H_2-Exhalation in den ersten 3 h nach Gabe des zu untersuchenden Zuckers. Vorteil: hohe Sensitivität und Spezifität, falsch negative Ergebnisse bei Fehlen von wasserstoffbildenden Bakterien; sog. non-producer (z.B. nach Antibiotikatherapie, Darmlavage), Nachteil: Geräteabhängigkeit..

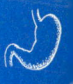

- Bei *bakterieller Überwucherung* des Dünndarms steigt die H_2-Produktion nach Gabe von Glukose oder Laktulose unmittelbar nach Zuckergabe („Frühpeak")
- Bei *Laktoseintoleranz* Anstieg der H_2-Exhalation nach Gabe von Laktose, auch weitere *Kohlenhydratintoleranzen* z.B. Fructose, Xylose, Xylit, Maltose etc. können festgestellt werden. Eine Differenzierung in primäre (angeborene) oder sekundär erworbene (intestinale Erkrankung, Sprue etc.) ist nicht möglich.

Laktose-Toleranztest
Ind.: V.a. Laktasemangel
Durchführung (parallel im Rahmen eines H_2-Exhalationstests): nüchtern 50 g Laktose p.o. Glukose-Bestimmung nach 30, 60, 90 und 120 Min. Pathol., wenn BZ-Anstieg nach 2 h < 20 mg/dl. Einfach durchzuführender, geräteunabhängiger Test, aber nicht so sensitiv wie der H_2-Test.

D-Xylose-Test
Bestimmung der Kohlenhydrat-Resorption im Duodenum und im oberen Dünndarm. *Ind.:* DD der Steatorrhoe. *Durchführung:* 25 g D-Xylose p.o. Nach 2 h Xylosebestimmung i. S. (normal > 2 mmol/l). Im 5 h-Urin Xylosemenge normal > 4 g (Alternativ Untersuchung mit H_2-Atemtest). Verminderte Resorption: V.a. Dünndarm-Malabsorption. Normale Werte: Pankreasinsuff. als Ursache der Steatorrhoe wahrscheinlich. Vorteil: geräteunabhängig. Nachteil: sehr anfällig für Störungen (z.B. Urinsammelfehler, Niereninsuffizienz, bakterielle Fehlbesiedlung).

Schilling-Test und ^{75}Selen-Homotaurocholsäuretest

Funktionsteste des terminalen Ileums (Schilling-Test ☞ 14.3.3). Der ^{75}SeHCAT-Test ist sensitiver als der Schilling Test (erst ab 70–90 cm Ileumausfall pathologisch); Nachteil: lange Untersuchungsdauer (7 Tage).
Ind.: Schilling-Test: V.a. Perniziosa, Z.n. Gastrektomie; ^{75}SeHCAT-Test: Z.n. Ileumresektion, Ileitis terminalis.

Stuhlfettbestimmung

Nachweis einer Steatorrhoe bei MAS. *Durchführung:* 3 Tage 24 h-Stuhl (Gewicht ca. 200–330 g/24 h), pathologisch > 7 g/24 h unter definierter Fettzufuhr von 100 g tgl. Ergänzend Mikroskopie auf unverdaute Nahrungsbestandteile. Keine Differenzierung in Malabsorption (z.B. Sprue, M. Whipple) oder Maldigestion (z.B. Pankreasinsuffizienz ☞ 7.5.2, Gallensäuremangel) möglich. Vorteil: einfache, nicht belastende Untersuchung. Nachteil: Complianceprobleme bei Personal und Pat.

Endogene α$_1$-Antitrypsinausscheidung, -clearance

Quantifizierung intestinaler Eiweißverluste bei V.a. exsudative Enteropathie. Weitere DD nicht möglich. *Durchführung:* gleichzeitige Bestimmung von α$_1$-Antitrypsin im Serum und 24 h-Stuhl, ggf. Clearance errechnen. Beurteilung: pathologisch > 2,6 mg/g Stuhl.

Kolontransitzeit

Bestimmung der Transitzeit (Richtzeit ca. 60 h) durch orale Gabe von röntgendichten Markern. Differenzierung und Objektivierung eines gestörten Kolontransits oder anorektalen Obstruktion. *Durchführung:* Einnahme von 10 Pallets (ca. 1 mm) nüchtern für 6 d (normale Kost, keine Laxantien; am 7. Tag Rö.-Abdomen im Liegen: > 20 % verbleibene Marker pathologisch, Transitstörung wenn Marker über gesamten Kolonrahmen verteilt, vorwiegend li. Hemikolon/Rektosigmoid als Hinweis für anorektale Obstruktion (☞ 7.1.5). Vorteil: einfache preiswerte Untersuchung. Nachteil: Strahlenbelastung.

Defäkographie

Darstellung der Defäkation im seitlichen Strahlengang. Abklärung von organischen (innerer Rektumprolaps, Rektozele) oder funktionellen (☞ 7.1.5) Defäkationsstörungen. Vorteil: gute Darstellung der Defäkation. Nachteil: problematische Untersuchungssituation, hohe Strahlendosis der Gonaden.

7.3 Ösophagus

7.3.1 Refluxkrankheit und Refluxösophagitis

Reflux von Mageninhalt in die Speiseröhre, der zu klinschen Beschwerden und/oder Ösophagitis führt. Zunehmende Häufigkeit im Alter (> 70 J. ca. 20 %).

Ätiologie: Kombination aus Insuffizienz des unteren Ösopagusspinkters, verzögerter ösophagealer Clearance (Motilitätsstörung), aggressivem Refluat (Säure, Galle, Pankreasenzyme), verminderter Schleimhautresistenz und begünstigenden Faktoren (Nikotin, Alkohol, Adipositas, Aszites und Medikamente). *Primär* bei Inkompetenz des unteren Ösopagusspinkters und konsekutivem Reflux, häufig axiale Gleithernie. *Sekundär* z.b. bei Kardia-Ca, Z.n. Magen-OP, Magenausgangsstenose, neuromuskulären Erkankungen (z.B. Sklerodermie), Gravidität.

Symptome: Sodbrennen (v.a. im Liegen und postprandial), Aufstoßen und epigastrische/retrosternale Schmerzen. Dysphagie kann einziges Symptom sein.

Diagnostik: Endoskopie mit Biopsie. 24 h-pH-Metrie, evtl. Manometrie, bei Strikturen Breischluck.

Einteilung der Refluxösophagitis (nach Savary-Miller)	
0	Funktioneller Reflux ohne Schleimhautveränderungen
I	Isolierte, streifige Schleimhautläsionen (Erosion, Erythem)
II	Längs konfluierende Schleimhautdefekte (Fibrinbeläge)
III	Längs und zirkulär konfluierende Schleimhautdefekte
IV	KO-Stadium: Barrettösophagus (Endobrachyösophagus), Ulkus, Striktur, Adeno-Ca.
A = Schleimhautrötung, B = Erosion	

DD: Angina pect., Ösophagus-Ca, Ulcus ventriculi, Ösophagus-Mukosaschäden z.B. durch Arzneimittel; Candidaösophagitis (Soor), selten Herpes-, CMV-, Tbc-, und Histoplasmose-Ösophagitis, v.a. bei Abwehrschwäche (☞ 19.3). Häufigste Fehldiagnose: „Gastritis".

KO: Ulzera mit Arrosionsblutung. Peptische Strikturen (Dysphagie, ☞ 7.1.2). Selten chron. Sickerblutung (→ Eisenmangelanämie). Endobrachyösophagus (Barrett-Sy.): Ersatz des Plattenepithels des distalen Ösophagus durch Zylinderepithel, welches zu Ulzerationen (Barrett-Ulkus) und maligner Entartung (10 %) neigt (regelmäßige endoskopische Kontrollen!).

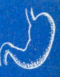

Therapie
- *Allgemeinmaßnahmen:* evtl. Schlafen mit erhöhtem Oberkörper, Gewichtsreduktion, keine großen, fetten oder nächtlichen Mahlzeiten, keine Schokolade, kein Alkohol, kein Nikotin
- *Refluxkrankheit I–II:* probatorische Ther. mit Antazida in Gelform 4–6 Btl. tgl. (z.B. Maaloxan®). Alternativ Prokinetika bei Bedarf (z.B. Cisaprid 3 x 5–10 mg) oder H_2-Blocker bei Bedarf (☞ 7.4.3). Anticholinergika, Theophyllin, Ca-Antagonisten, Nitrate, β-Mimetika, Diazepam meiden. Bei unzureichendem Erfolg Protonenpumpenblocker (s.u.)
- *Refluxkrankheit III–IV:*
  - Protonenpumpenblocker, z.B. Omeprazol (☞ 7.4.3) über 8–12 Wo.
  - Zusätzlich evtl. Prokinetikum (s.o.)
  - Bei Pat. mit Komplikationen oder Rezidiven nach Absetzen der Medikation Sekundärprophylaxe mit Protonenpumpenblockern, z.B. Omeprazol® in zunächst halber Dosis, bei Rezidiv verdoppeln (idealerweise Verlaufskontrollen mit 24h-pH-Metrie). Nach 6–12monatiger erfolgloser konservativer Therapie Fundoplicatio nach Nissen/Rossetti (evtl. laparoskopisch) erwägen. Ansonsten Dauer-Therapie (manchmal lebenslang) mit Protonenpumpenblocker. Zuvor Ausschluß einer hypomotilen Kontraktionsstörung: Manometrie (☞ 7.2.4) erforderlich
- *Bei peptischen Strikturen* endoskopische Bougierung anstreben.

7.3.2 Hiatushernien

Verlagerung von Teilen des Magens durch den Hiatus oesophagei in den Thoraxraum. Zu 75 % Gleithernien (axiale Hernien): Die Cardia ist in den Thorax hochgezogen. Paraösophageale Hernien: Cardia liegt in regelrechter Position; ein Teil des Fundus ist in den Brustraum hochgezogen. Häufig Mischformen.

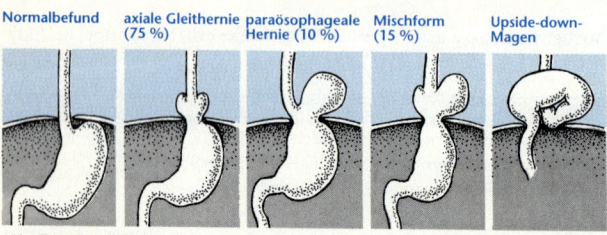

Abb. 7.4: Hiatushernien

Axiale Gleithernien
- *Klinik:* häufiger Zufallsbefund bei alten Menschen (60 % der über 60jährigen). Fast immer asymptomatisch, selten Refluxösophagitis
- *Diagn.:* Rö (Breischluck in Kopftieflage mit Bauchpresse) oder Endoskopie (Inversion!)
- *Ther.:* bei asymptomatischen Hernien keine Ther. Bei schwerer, histol. gesicherter Refluxösophagitis nach Versagen konservativer Maßnahmen (☞ 7.3.1) OP.

Paraösophageale Hernien
- *Klinik:* meist mittleres Lebensalter. Oft asymptomatisch; manchmal Aufstoßen oder Druckgefühl in der Herzgegend. Bei großen Hernien evtl. Dysphagie. Fast nie Refluxösophagitis
- *KO* sind häufig und gefährlich: Ulzera (in 30 %; Perforationsgefahr), Erosionen (in 30 %; chron. Blutverlust mit Eisenmangelanämie), Volvulus (30 %): Gefahr der Inkarzeration (akuter Brustschmerz, sofortige OP). Extremvariante: Upside-down-Magen (☞ Abb. 7.4)
- *Diagn.:* Rö – manchmal auf dem Nativ-Thoraxbild erkennbar (in den Herzschatten projezierte Spiegelbildung); Nachweis durch Breischluck in Kopftieflage
- *Ther.:* wegen der hohen Komplikationsrate OP-Ind. auch im asymptomatischen Stadium. Verfahren: transabdominale Gastropexie.

7.3.3 Ösophagus-Karzinom

V.a. Raucher und Alkoholiker > 50 J.; M : F = 5 : 1. Risikofaktoren: Achalasie, nutritive Mangelzustände (Vit. A, Riboflavin, Folsäure, Fe, Zink), ständige Einnahme von heißen Speisen, Endobrachyösophagus, Sklerodermie, Strikturen nach Laugenverätzung. 90 % Plattenepithel-Ca, ca. 10 % Adenokarzinome (steigende Inzidenz). Lokalisation v.a. an den drei Ösophagus-Engen (Adeno-Ca vorzugsweise im unteren Ösophagus-Drittel).

Klinik: Dysphagie, Gewichtsverlust, Regurgitation von Speisen, Singultus, Heiserkeit, Fistelbildung. Bei den ersten Beschwerden ist das Ösophagus-Lumen schon zu zwei Dritteln verlegt. Meist frühe Metastasierung, bei T_2-Tumoren ca. 65 % (paraösophageal, Kardiabereich und paratracheal). Späte hämatogene Metastasierung in Lunge, Leber und Knochen.

Diagnostik: Jede > 14 Tage bestehende Dysphagie muß geklärt werden!
- Immer endoskopische Diagnosesicherung mit Biopsie
- *Rö:* Barium-Breischluck mit Durchleuchtung (Füllungsdefekte, Verlust der Schleimhautstruktur, Wandstarre, zirkuläre Stenose)
- *Staging:* Rö- und CT-Thorax, Abdomen-Sono, Skelettszintigraphie bei V.a. ossäre Metastasen, Endo-Sonographie und CT-Abdomen, NMR, evtl. Bronchoskopie
- *DD* der Dysphagie (☞ 7.1).

Therapie: Bei primär resektablen Tumoren stets OP (OP-Letalität 5–18 %); postop. Strahlenther. (Verbesserung der LZ-Resultate).
- Tumoren des *oberen Drittels* (häufig nicht chir. resizierbar) sowie begrenzte Tumoren (vor allem PE-Ca.): perkutane Strahlentherapie
- *Mittleres Drittel:* je nach Resezierbarkeit des Tumors und Operabilität OP (totale Ös.-Resektion mit Magenhochzug) oder Strahlenther.
- *Unteres Drittel:* subtotale Ös.-Resektion mit tumorfreier Zone von 6–10 cm. Magenhochzug (nach Kirschner) oder evtl. Kolon- oder Jejunum-Interposition
- *Palliative Wiederherstellung der Nahrungspassage:* Perkutane endoskopische Gastrostomie (PEG, ☞ 2.6.2), Bougierung, Bestrahlung, OP, Laserkoagulation, endoskopische Einlage eines Tubus oder Maschendraht-Stent
- Bei Pat. mit lokal fortgeschrittenem Ca evtl. Chemother. (verschiedene Kombinationen von Mitomycin, Bleomycin, Cisplatin, 5-FU) mit Radiatio präop.

Prävention: Abbau von Risiken (s.o.), regelmäßige Endoskopie in 1–2jährigen Abständen bei Risikopat., bei Dysplasien häufiger. *KO:* ösophago-tracheale Fistel mit Aspirationspneumonie. *Progn.:* Die meisten Pat. sterben innerhalb weniger Monate. 5-JÜR ca. 15 %, bei Ca im unteren Drittel bis zu 25 %.

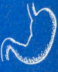

7.3.4 Divertikel

Am häufigsten Zenker-Divertikel im dorsalen Halsteil des Ös. Selten: epiphrenisches Pulsionsdivertikel dicht oberhalb des Zwerchfells. Epibronchiales Traktionsdivertikel (erhöhter Zug von außen): auf der Höhe der Trachealbifurkation, meist Rö-Zufallsbefund.

Zenker-Divertikel
Höheres Alter, M > F. Kann beträchtliche Größe erreichen. Lage meist li-seitig.
- *Symptome:* Regurgitation von unverdauten Speiseresten (häufig nachts: Speisereste auf dem Kopfkissen), übler Mundgeruch, evtl. Dysphagie. Charakteristisch: Zunahme der Schluckbeschwerden beim des Essens, Entleerung durch Druck von außen
- *Diagn.:* Rö-Breischluck. Vorsicht bei Endoskopie, Perforationsgefahr!
- *Ther.:* Bei Beschwerden zunächst symptomatische Therapie (breiige Kost, Schlafen mit erhöhtem Oberkörper) bei Regurgitation und/oder Aspiration krikopharyngeale Myotomie des oberen Ösophagussphinkters (80–90 % Erfolg), bei großen Prozessen Divertikelektomie und Sphinktermyotomie.

7.3.5 Motilitätsstörungen

■ Achalasie

Unfähigkeit des unteren Ösophag*us-Sphinkters (UÖS) zur Erschlaffung kombiniert mit fehlender gerichteter Peristaltik im unteren Ösophagus.* Seltene Erkrankung. Primäre Form (Denervierung des UÖS), sekundäre Form bei infiltrierenden kardianahen-Ca, Lymphomen und toxisch/drogenbedingt.
- *Klinik:* über Jahre zunehmende Dysphagie (sowohl bei fester als auch bei flüssiger Nahrung), Brustschmerz und Regurgitation. Gewichtsverlust.
- *Diagn.:* Rö: Stenose im terminalen Ösophagus, darüber „sektglasförmige" Weitstellung, evtl. mit Spiegelbildung. Endoskopie mit Biopsie zum Ausschluß eines Ösophagus- oder Cardia-Ca. Manometrie (☞ 7.2.4): erhöhter Druck im UÖS, Ösophagusdruck > Fundusdruck, Propagationsstörung, erniedrigte Kontraktionsamplitude im distalen Ösophagus.
- *Ther.:* evtl. Versuch mit Kalziumantagonisten (z.B. Nifedipin 20 mg/Tag s.l.). Methode der Wahl: endoskopisch kontrollierte pneumatische Dilatation des unteren Ös.-Sphinkters mit Ballonkatheter (muß meist nach 1–3 J. wiederholt werden). KO: Perforation (selten), stets Nachuntersuchung mit wasserlöslichem Kontrastmittel. *Ultima ratio:* Kardiomyotomie nach Heller (Inzision aller Muskelschichten bis auf die Mukosa), postop. in 20 % Reflux → Endoskopiekontrollen. Neuer Therapieansatz Injektion von Botulinustoxin in den UÖS.

■ Hypermotile Formen

2 vor allem manometrisch unterscheidbare Formen. Übergänge sind beschrieben.

Diffuser Ösophagusspasmus
Ätiol. unklar. Rel. selten. Repetitive simultane lokale Kontraktionen des glattmuskulären Ösophagus. Funktion des UÖS im Gegensatz zur Achalasie normal.
- *Klinik:* intermittierende Brustschmerzen (DD Angina pect.) und intermittierende Dysphagie (DD zur Achalasie)
- *Diagn.:* Rö (Breischluck): „Korkenzieherösophagus" (pseudodivertikelartige Veränderungen der Ös-Wand). *Manometrie* (gehäufte simultane Kontraktionen beim Schlucken von Wasser), idealerweise über 24 h
- *Ther.:* langsames Essen und gutes Kauen. Evtl. Nifedipin (10–20 mg) oder Isosorbitdinitrat (2,5–10 mg s.l.) vor dem Essen. Neue Ansätze mit Molsidomin (2 x 1 Corvaton ret.®)
- Effektivität der Dilatation/Bougierung umstritten, *ultima ratio:* langstreckige Myotomie, postop. Refluxgefahr (Endoskopiekontrolle).

Nußknackerösophagus (hyperkontraktiler Ösophagus)
Ätiologie unklar. Manometrischer Befund typisch.
- *Klinik:* nicht-kardiale Thoraxschmerzen oder Dysphagie
- *Diagnose* manometrisch: erhöhte und verlängerte Kontraktionsamplitude im distalen Ösophagus. Häufig begleitender gastro-ösophagealer Reflux (Langzeit-pH-Metrie)
- *Ther.:* wie bei diffusem Ösophagusspasmus. Evtl. Anti-Reflux-Therapie (☞ 7.3.1). Prognose gut.

7.4 Magen und Duodenum

7.4.1 Akute Gastritis und Streßläsionen

Akute Gastritis

Häufige Verlegenheitsdiagnose bei Patienten mit Oberbauchbeschwerden. Sichere Diagnose nur gastroskopisch.

Infektiöse Gastroenteritis
Appetitlosigkeit, Übelkeit, Erbrechen (☞ 7.1.3), Durchfälle. DD Diarrhoe (☞ 7.1.4).

Erosive Gastritis
Läsionen nicht tiefer als Muscularis mucosae. *Ätiol.:* nicht-steroidale Antiphlogistika, Alkohol, Streß (z.B. Trauma, Verbrennungen, s.u.), häufig keine eruierbare Ursache.
- *Symptome:* oft asymptomatisch oder leichtes epigastrisches Druckgefühl und Übelkeit, gelegentlich Hämatemesis und Meläna
- *Diagn.:* Gastroskopie mit Biopsie
- *DD:* peptisches Ulkus, Magen-Ca, Refluxösophagitis, Cholezystitis, Pankreas- und Lebererkrankungen, Hinterwandinfarkt
- *Ther.:* in leichten Fällen Nahrungskarenz, Kaffee-, Alkohol- und Nikotinverzicht. Entbehrliche Medikamente absetzen. Antazida 4–6 x tägl., z.B. Maalox 70® ggf. H_2-Blocker (☞ 7.4.3). Beschwerdefreiheit innerhalb weniger Tage zu erwarten. Vorgehen bei Blutung (☞ 3.6).

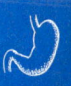

Streßläsionen

Akute Schleimhautdefekte (Erosionen, Ulzera, hämorrhagische Gastritis) bei Intensivpatienten. Leitsymptom: akute gastrointestinale Blutung (DD und Ther. ☞ 3.6).

Prophylaxe
Ind.: Intensivpatienten mit Beatmung > 4 Tage, Ulkusanamnese, ulkogener Medikation (Antiphlogistika, Kortikoide), Polytrauma, SHT, Hirnblutung, Sepsis, Pfortaderhochdruck (Dauer: bis zur suffizienten enteralen Ernährung).
- Sucralfat Susp. (Ulcogant®) 1 g alle 4 h p.o. (bei Unverträglichkeit alle 6 h)
- H_2-Blocker (z.B. Ranitidin 2–4 x 50 mg tägl. i.v.)
- Pirenzepin (Gastrozepin®) 1–2 Amp. (à 10 mg) alle 8 h i.v.

 H_2-Blocker sind prinzipiell etwas effektiver als Sucralfat. Durch gastralen pH-Anstieg vermehrt nosokomiale Pneumonien. Bei Pat. mit Hirndruck (gesteigerte Säuresekretion) ist eine säuresuppressive Therapie indiziert.

7.4.2 Chronische Gastritis

Meist asymptomatisch (endoskopisch-bioptischer Zufallsbefund, z.B. bei 50 % der 50jährigen!).
- **Typ A:** (< 5 %). autoimmun, Anazidität (Achlorhydrie), perniziöse Anämie, (☞ 14.3.3). Lokalisation v.a. im Korpus, Antrum frei; Neigung zu Dysplasien → jährl. endoskop. Kontrolle
- **Typ B:** (85 %). Primär im Antrum lokalisiert, pylorokardiale (aszendierende) Ausbreitung (Hypochlorhydrie). In > 80 % Helicobacter pylori-Besiedelung (☞ 7.4.3, 18.3.6). Meist über Jahre und Jahrzehnte asymptomatisch. Ther. nur bei Symptomen („dyspeptische Beschwerden" ☞ 7.1.8), und pos. HP-Nachweis. HP-Gastritis und Ulkusnachweis (☞ 7.4.3)
- **Typ C:** (10 %) chemisch-toxisch durch Gallenreflux.

Sidney-Klassifikation: Je nach Anwesenheit polymorphkerniger Leukozyten Einteilung in „aktive" (mit Leukos) oder „ruhende" (ohne Leukos) chron. Gastritis. Ausprägung von Oberflächengastritis bis zur atrophischen Gastritis mit und ohne intestinaler Metaplasie. Erhöhtes Karzinomrisiko bei HP-Infektion und Dysplasien, evtl. auch für MALT-Lymphom des Magens.

Diagnostik und Therapie
Endoskopie mit Biopsien (Antrum und Korpus) zusätzlich.
- *Typ A:* AK gegen Parietalzellen, intrinsic factor, Vit. B_{12}-Spiegel und BB; Ther.: kausal nicht möglich, bei Perniziosa parentale B_{12}-Gabe
- *Typ B:* HP-Nachweis, meist Uraseschnelltest und Histologie aus Biopsiematerial (PE aus Antrum und Korpusbereich), selten Kultur, C^{13}-Harnstoff-Exhalationstest, bei Langzeitverlauf Serologie (☞ 18.3.6). Ther.: Eradikation (☞ 7.4.3)
- *Typ C:* Regelmäßige endoskopische Kontrollen (alle 2 J), da erhöhtes Ca-Risiko.

7.4.3 Ulkuskrankheit

Schleimhautdefekt, der die Muscularis mucosae durchbricht. 10 % der Bevölkerung erkranken im Laufe ihres Lebens. Rezidivrate > 80 %. Risikofaktoren für Ulkuskrankheit: gastroduodenale HP-Besiedlung (B-Gastritis ☞ 7.4.2), Rauchen, pos. Familienanamnese, Einnahme von NSAR, evtl. auch Glukokortikoiden; Hyperkalzämie-Sy. (☞ 10.4.2); Streß (körperlich und psychisch), GI-Tumore (Magen, Duodenum, Pankreas, Lymphome), Gastrinom.

Klinik
Ulcus ventriculi und Ulcus duodeni sind klinisch häufig nicht zu differenzieren: meist unspez. Symptomatik (Schmerzen im Oberbauch, Neigung zu Übelkeit, Völlegefühl, Inappetenz, Nahrungsmittelunverträglichkeit) bei 1/3 Erstmanifestation durch Komplikationen (s.u.).

Diagnostik bei V.a Ulkuskrankheit
- *Anamnese:* s.o., Ulkus-Vorgeschichte? Körperliche Untersuchung und Labor unergiebig (manchmal Anämie)
- Gastroduodenoskopie. *Ind.:* alle > 3 Wo. anhaltenden „Magen"-Beschwerden
- *Diagnostik des HP-Befalls* ☞ 7.4.2.

Ulcus ventriculi

Altersgipfel 50–60 J. *Lokalisation:* meist im Antrum und an der kleinen Kurvatur. Oft Subazidität. In 10–20 % zusätzliches Ulcus duodeni. In 70 % *Helicobacter pylori*-Besiedelung. 5–10 % aller Magenulzera sind exulzerierte Magenkarzinome!

Klinik
Oft asymptomatisch oder episodisch auftretende epigastrische Schmerzen. Klassisch, aber nicht immer vorhanden: Sofortschmerz nach einer Mahlzeit. Evtl. Gewichtsverlust, lokaler Druckschmerz im Epigastrium.

Diagnostik
Endoskopie mit Biopsie (mind. 6 Biopsien vom Ulkusrand und -grund zum Ausschluß eines Malignoms; Helicobacter-Nachweis ☞ 7.4.2).

DD
Magen-Ca (verdächtig: schlecht heilendes Ulkus, Ulkusdurchmesser > 3 cm, Ulkus im Fundus oder an der großen Kurvatur), Zollinger-Ellison-Sy. (therapieresistente, multiple Ulzera, ☞ 12.5.3).

Ulcus duodeni

Meist jüngere Menschen, M > F. Fam. Disposition. Meist Hyperazidität. In 95 % Helicobacter pylori-Besiedelung des Antrums. Hohe Rezidivneigung (80 %), hierfür bestehen folgende Risikofaktoren: Rauchen, Streß, körperliche Schwerarbeit, hohe Rezidivfrequenz in der Vergangenheit, Bulbusveränderungen, persistierende Symptome trotz Akutheilung. Dagegen keine erhöhte Rezidivneigung durch nichtsteroidale Antirheumatika, vermindertes Rezidivrisiko bei Kaffee- und (mäßigem) Alkoholkonsum.

Klinik
Oft asymptomatisch; episodisch auftretende epigastrische Schmerzen im rechten Oberbauch. Klassisch, aber nicht immer vorhanden: Nüchternschmerz, prompte Besserung durch Nahrungsaufnahme oder Antazida.

Diagnostik
- Endoskopie (Helicobacter-Nachweis ☞ 7.4.2). Evtl. KM-Untersuchung (Ulkusnische, KM-Depot)
- *DD:* Zollinger-Ellison-Sy. (Verdacht bei postbulbär gelegenen Ulzera) (☞ 12.5.3).

> ### KO des peptischen Ulkus
> - *Blutung* (25 %), (☞ 3.6)
> - *Perforation* (5–10 %): plötzlicher Schmerz, Peritonitis-Entwicklung, (☞ 7.1.1)
> - *Penetration* meist in Pankreaskopf (→ Amylase ↑) oder Lig. hepatoduodenale (→ Ikterus): oft in Rücken ausstrahlende Schmerzen, keine Abwehrspannung
> - *Stenose* bei Ulcus duodeni in 2–4 %: Erbrechen, Schmerzverschlimmerung durch Essen, zunehmende Auszehrung
> - *Maligne Entartung* extrem selten, aber 5–10 % der „Magenulzera" sind Karzinome!).

Therapie

Möglichst Absetzen ulzerogener Medikamente (z.B. ASS, NSAR, Glukokortikoide). Nikotinverzicht, keine besondere „Ulkusdiät". Möglichst vernünftige Ernährung (frühes Abendessen, keine späten Mahlzeiten, faserreiche Kost, normokalorische Ernährung).

- *Primärtherapie* beim akuten Ulcus ventriculi oder duodeni (Dosierungen ☞ Tab.): H_2-Blocker für 3 Wo. (abendl. Gabe). Alternativ oder ergänzend: Sucralfat oder Pirenzepin; HP-Eradikation: Indikation bei Rezidivulkus, Erstulkus mit Blutung/Perforation, Erstulkus mit HP-positiver Gastritis
- *Bei Patienten mit Risikofaktoren für eine langsame Abheilung (s.o):* Ausdehnung der Primärtherapie auf 6 Wo. Bei weiter therapierefraktären Ulzera: wechseln auf Omeprazol (z.B. Antra®)
- *Bei erneutem Ulkusschub:* gleiches Vorgehen wie bei der Primärtherapie
- *Bei hoher Rezidivquote* (Risikofaktoren bei Ulcus duodeni s.o.), Z.n. Ulkuskomplikation oder Einnahme ulzerogener Medikamente langfristige Sekundärprophylaxe mit H_2-Blockern (2–3 Jahre) in halber Dosierung oder OP erwägen.

HP-Eradikation

- *Tripletherapie* (7 Tage): Clarithromycin (Klacid®) 2 x 250 mg p.o., Omeprazol (Antra®) 1–2 x 20 mg p.o., Metronidazol (Clont®) 2 x 400 mg p.o. Eradikationsrate > 90 %, im Anschluß H_2-Blocker. Vorteil: effektiv, kurze Behandlungsdauer, preiswert. Nachteil: Primärresistenzen gegen Clarithromycin (bis 5%) und Metronidazol (bis 30 %)
- *Dualtherapie* (14 Tage): Omeprazol (Antra®) 2 x 40 mg p.o., Amoxicillin (Amoxyphen®) 2 x 1 g p.o.; Eradikationsrate 60–80 %, im Anschluß Fortsetzung mit H_2-Blocker. Vorteil: große klinische Erfahrung, geringes NW-Risiko (nur ein Antibiotikum), gute Ulkusheilung, weniger Primärresistenzen. Nachteil: deutlich geringere Eradikationsrate, lange Therapiedauer (Complianceprobleme)
- Therapiekontrollen: s.u.

Medikamente zur Akuttherapie

Klasse	Name (Bsp.)	Dosis (oral)	I.v.-Dosis, Indikation, Bemerkungen	NW
H_2-Blocker	Ranitidin (Zantic®, Sostril®)	300 mg	Einnahme als Einzeldosis nach dem Abendessen *I.v.-Injektion* langsam (mind. 2 Min.). Ranitidin 2–4 x 50 mg, Famotidin 1–2 x 20 mg *KI:* Kinder < 12J., Schwangerschaft, Stillzeit Ranitidin hat weniger NW und WW (☞ 21.3) als Cimetidin (bei Mehrfachmedikation und im Alter bevorzugen)	NW von Cimetidin (Auswahl): allerg. Reaktionen, Müdigkeit, Bewußtseinsstörungen, Schwindel, Gynäkomastie, Galaktorrhoe, Libido ↓, Impotenz, Diarrhoe, Krea ↑, Transaminasen ↑, bei i.v.-Gabe RR ↓, Bradykardie, Exanthem. WW (☞ 21.3)
	Cimetidin (Tagamet®, Cimet®)	800 mg		
	Famotidin (Pepdul®, Ganor®)	40 mg		
	Nizatidin (Gastrax®, Nizax®)	300 mg		
	Roxatidin (Roxit®)	150 mg		

Medikamente zur Akuttherapie

Klasse	Name (Bsp.)	Dosis (oral)	I.v.-Dosis, Indikation, Bemerkungen	NW
Filmbildner	Sucralfat (z.B. Ulcogant®)	4x 1 g	V.a. bei Ulcus duodeni und zur Streßulkusprophylaxe (☞ 7.4.1). Vor den Hauptmahlzeiten und zur Nacht	Obstipation, Exanthem, Schwindel. Gabe in Schwangerschaft möglich. Ther.-Dauer 4–6 Wo.
Anticholinergikum	Pirenzepin (Gastrozepin®)	2x 50 mg	2–3x 10 mg (= 1 Amp.)	Mundtrockenheit, Diarrhoe, Akkommodationsstörungen, Potenz ↓
H⁺-Pumpen-Hemmer	Lansoprazol (Agopton®, Lanzor®)	1x 30 mg abends		BB-Veränderungen, Kopfschmerz, Leberwerterhöhungen, Exantheme, Sehstörungen *Strenge Ind.* bei Pat. mit Störung der Mikrozirkulation (z.B. Schock, hochgradige Anämie) und Autoimmunerkr. → erhöhte Sterblichkeit
	Omeprazol (Antra®, Gastroloc®)	1.Tag 2x 20 mg, dann 1x 20 mg morgens	Ind.: Ulzera und Zollinger-Ellison-Sy., Refluxösophagitis, obere GIT-Blutung (Dosis ☞ 3.6) I.v.: strenge Indikation!	
	Pantoprazol (Pantozol®, Rifun®)	1x 40 mg abends		
Wismut	Wismut (z.B. Jatrox®)	4x 600 mg	1 Tabl. = 300 mg. Bei Nachweis von Helicobacter pylori bei Ulcus duodeni	Vorübergehend Zungenverfärbung und Dunkelfärbung des Stuhls (!) Ther.-Dauer 4 Wo.
Antibiotika	Amoxycillin, z.B. Amoxypen®, Clarithromycin (Klacid®)	2x 1 g 2x 250 mg	Ind.: HP-positive Ulzera	NW (☞ 19.1)
	Metronidazol Clont®	2x 400 mg		

 Die Abheilung des Ulcus ventriculi ist langwieriger und die Heilungsquote um 10 % geringer als beim Ulcus duodeni (das dafür eine höhere Rezidivrate von ca. 75 % aufweist). Immer Malignom ausschließen.

Therapiekontrollen
- Alle 2–3 Tage Hb, bei V.a. (Sicker)blutung täglich, ggf. Re-Endoskopie
- Nach 4 bis max. 8 Wo.: Endoskopie, immer mit Biopsie inkl. HP-Nachweis. Wenn nach 8 Wo. keine komplette Heilung, erneute Endoskopie und Biopsie in 4-wöchigen Intervallen. Evtl. Umsetzen der säuresuppressiven Medikation auf Omeprazol. Bei der letzten Kontrollendoskopie zum sicheren Malignitäts-Ausschluß Biopsie aus der Ulkus-Narbe bei Ulcus ventriculi.

7.4.4 Ulkuschirurgie

Erzielt in 80 % Beschwerdefreiheit. OP-Ind.: Perforation und Magenausgangsstenose (Blutungen können in der Regel konservativ zur Abheilung gebracht werden!), hohe Rezidivquote oder Therapieresistenz, unzuverlässige Medikamenteneinnahme.

OP-Verfahren bei Ulcus duodeni (☞ Abb.7.5)
Selektive proximale Vagotomie (SPV): Denervierung von Fundus und Korpus, Innervierung von Antrum und Pylorus bleibt erhalten. Letalität 0,5 %, Rezidive in 10 %.

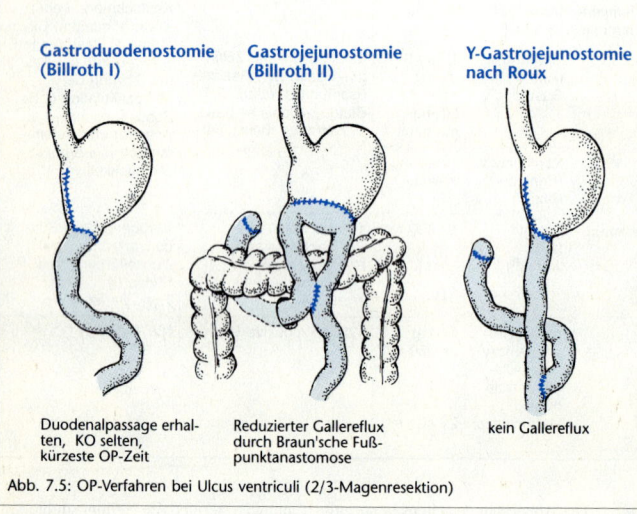

Abb. 7.5: OP-Verfahren bei Ulcus ventriculi (2/3-Magenresektion)

Postoperative Komplikationen
- *Ulkusrezidiv* (1–5 %) wegen unzureichender Säurereduktion, belassenem Antrumrest, Staseulkus bei Pylorusstenose oder Stenose im Anastomosenbereich, Hyperparathyreoidismus oder Zollinger-Ellison-Sy. Am häufigsten (20–40 %) als Ulcus pepticum jejuni (UPJ) = Anastomosenulkus
- *Dumpingsyndrom* in 10–20 % nach Billroth II-Resektion, in ca. 4 % nach Billroth I-Resektion, selten nach SPV. *Frühdumping:* 3–4 Wo. postop.; Schweißausbruch, Übelkeit, Kollapsneigung und Tachykardie beim oder kurz nach dem Essen. *Spätdumping:* Heißhunger, Zittern, und Schock 2–3 h postprandial. *Ther.:* viele kleine Mahlzeiten ohne Flüssigkeit, keine süßen Speisen
- *Syndrom der zuführenden Schlinge* (Blindsack-Sy.) nach Billroth II-OP. Postprandiales Völlegefühl, abdominelle Schmerzen und galliges Erbrechen. *Ther.:* Braunsche Fußpunktanastomose oder Umwandlung in Billroth I

- *Zu kleiner Restmagen* nach hoher Magenresektion. Völlegefühl, Gewichtsverlust. *Ther.*: Jejunuminterposition zwischen Magenrest und Duodenum
- *Postvagotomie-Syndrom:* Entleerungsstörung des Magens mit Völlegefühl und vermehrtem Aufstoßen. Bei selektiv-proximaler Vagotomie selten
- *Anämie*, evtl. erst Jahre nach Resektion: in ca. 60 % hypochrom (Eisenmangel), in 30 % hyperchrom (Vitamin B_{12}-Mangel). Substitution (☞ 14.3.3)
- *Magenstumpf-Ca:* > 15 J. postop., ab 15. J. postop. Endoskopie alle 2 Jahre.

Postoperatives Vorgehen

Parenterale Ernährung (☞ 2.8.2). Am 7. Tag Gastrografin-Breischluck (Passage? Naht suffizient?), danach Tee. Am 10. Tag evtl. Barium-Breischluck, danach langsamer Nahrungsaufbau. Vorgehen bei Darmatonie (☞ 7.6.2).

7.4.5 Magenkarzinom

Erkrankungsgipfel 50.–70. LJ., M > F. 80 % Adenokarzinome. Lokalisation: Antrum an der kleinen Kurvatur (70 %) > Kardia > Fundus > große Kurvatur.
Frühkarzinom: auf Mukosa und Submukosa beschränkt, in 12 % multizentrisches Vorkommen, in 10–20 % Lk-Metastasen. 5-JÜR 80–100 %, bleibt meist unentdeckt.

Risikofaktoren: atrophische Gastritis Typ A bei perniziöser Anämie, villöses Adenom, adenomatöse Polypen, Polyposis ventriculi, HP-Infektion. Fragliche Präkanzerosen: M. Menetrier, intestinale Metaplasie, Barrett-Ösophagus, Z.n. Magenresektion, chron. Ulcus ventriculi.

Histologische Einteilung nach Lauren	
Intestinale Form	**Diffuse Form**
Meist Adeno-Ca	Meist undifferenzierte Karzinome
Drüsenbildung, scharf begrenzt	diffus wachsend
seltener Lk-Metastasen	häufiger Lk-Metastasen
häufiger kurabel	seltener kurabel

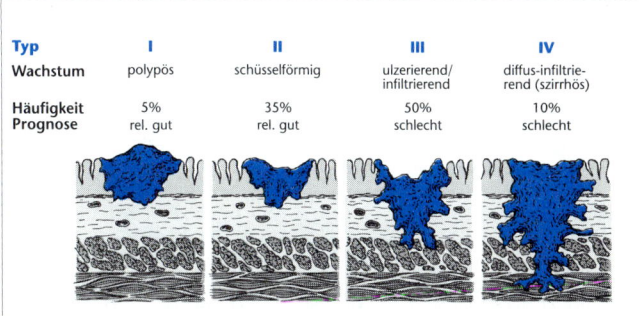

Typ	I	II	III	IV
Wachstum	polypös	schüsselförmig	ulzerierend/infiltrierend	diffus-infiltrierend (szirrhös)
Häufigkeit	5%	35%	50%	10%
Prognose	rel. gut	rel. gut	schlecht	schlecht

Abb 7.6: Makroskopische Einteilung des fortgeschrittenen Magenkarzinoms nach Borrmann

Klinik

Häufig asymptomatisch oder „empfindlicher Magen". Evtl. Abneigung gegen Fleisch, Leistungsknick. Später Schmerzen, Gewichtsverlust und Anämie. Bei Magenausgangsstenose Völlegefühl, Erbrechen unverdauter Speisen 2–3 h nach der Mahlzeit. Metastasenzeichen: maligner Aszites, Ikterus bei Choledochus-Verschluß oder Leberbefall, Unterleibsschmerzen bei beidseitigen Ovarialmetastasen *(Krukenberg-Tumor)*. *Befund:* evtl. palpabler Tumor, Lebervergrößerung, Virchowsche Drüse (supraklavikulärer Lk li, selten).

Staging/Metastasierung

0: Tis	N0	M0	T_0:	Tumor nicht nachweisbar
I: T1-2	N0–1	M0	T_{is}:	Carcinoma in situ
II: T2–3	N1–2	M0	T_1:	Früh-Ca
III: T2–4	N1–2	M0	T_2:	Serosainfiltration
IV: T1–4	N1–3	M0*/M1	T_3:	Tumor durchbricht Serosa
			T_4:	Tumor infiltriert Nachbarorgane
			N_0:	kein Lk-Befall
			N_1:	< 3 cm vom Tumor entfernt, perigastrisch
(*Keine Metastasen,			N_2:	> 3 cm vom Tumor entfernt, operativ entfernbar
jedoch Tumor nicht			N_3:	disseminierte abdominelle Lk, operativ nicht entfernbar
resezierbar)			M_0:	keine Metastasen
			M_1:	Fernmetastasen nachgewiesen
			M_x:	nicht beurteilbar

Diagnostik

- *Endoskopie mit Biopsie:* Treffsicherheit 98 %. Bei allen unklaren und > 3 Wo. anhaltenden Magenbeschwerden!
- *Magendoppelkontrast und -prallfüllung:* Füllungsdefekt (Lokalisation Fundus oder große Kurvatur hochverdächtig), Ulkusnische mit Ringwall, Faltenabbruch, Wandstarre, Kardiastenose, Magenausgangsstenose
- *Metastasensuche und Staging:* Thorax in 2 Ebenen, Sono, Endosonographie und ggf. CT Abdomen, Skelettszintigraphie
- *Präop. Labor:* BB, Blutgruppe, Tumormarker (☞ 15.5): CEA, CA 19–9 (Verlaufskontrolle).

DD: v.a. Magenulkus. Magenlymphom, benigne Tumoren, malignes Melanom, Kaposisarkom.

OP des Magenkarzinoms

- Gastrektomie, evtl. partielle oder subtotale Gastrektomie, gel. ergänzt mit distaler Ösophagektomie (je nach Histologie, Lokalisation) und Lymphadenektomie mit Entfernung von großem und kleinem Netz (evtl. zusätzl. Splenektomie und Pankreasteilresektion). Ohne Ersatzmagenbildung: Jejunumhochzug mit Braunscher Fußpunktanastomose, (☞ 7.4.4) Mit Ersatzmagenbildung: isoperistaltische Jejunuminterposition nach Longmire-Gütgemann
- *Palliativ-OP:* Umgehungsanastomose, z.B. als Gastroenterostomie, oder bei stenosierendem Kardia-Ca endoskopische Einlage eines Tubus/Stents (KO: Dislokation, Tumorulzeration oder -perforation). Postop. Vorgehen ☞ 7.4.4
- *Chemother.:* Palliative Polychemother. (verschiedenste Schemata), kurze Remissionen, gering verlängerte Überlebenszeit. Durch *adjuvante* Therapie keine Verbesserung der Prognose, *präoperative* Therapie mit Versuch des „down-staging" in Erprobung
- Prognose: 5-JÜR: Stadium I 90 %, II 70 %, III 45 %, IV 10 %.

7.5 Pankreas

7.5.1 Akute Pankreatitis

Interstitiell freigesetzte Enzyme führen zur Selbstandauung des Pankreas. Exokrine und endokrine Organfunktion bleibt erhalten. Verlauf sehr variabel, 85% akute ödematöse Form, selten (10–15 %) der nekrotisierende Verlauf mit Teilnekrose (Letalität ca. 15 %) oder Totalnekrose (Letalität > 50 %).

Ätiol.: Gallenwegserkrankungen (40 %, meist Steine), Alkohol (40 %). Selten Infektionen (Mumps, Hepatitis u.a.), Trauma (auch postop. und nach ERCP), Medikamente (Glukokortikoide, Saluretika, Azathioprin u.a.), Hyperparathyreoidismus, Hyperlipidämie.

Klinik
- Plötzlicher Beginn mit heftigem, konstantem Oberbauchschmerz, oft gürtelförmig in den Rücken ausstrahlend. Übelkeit und Erbrechen, Meteorismus, evtl. Gesichtsrötung (flush). Bei schwerem Verlauf Schock- und Sepsiszeichen
- Untersuchung: Abdomen diffus druckschmerzhaft, zunächst gering gespannt („Gummibauch"), selten bretthart. Subileus (Darmgeräusche ↓). Fieber, Tachykardie
- Selten: Aszites, Pleuraerguß, Ikterus, palpabler Tumor, EKG-Veränderungen (Zeichen von KHK, Herzinfarkt!).

Diagnostik
- *Labor:* Die Diagnose ist sicher, wenn α-Amylase und Lipase auf mehr als das 4fache der Norm erhöht sind. Typisch sind Werte > 600 IE/l (☞ 22). *Ausnahme:* dialysepflichtige Niereninsuff. Leukozytose, BZ evtl. passager erhöht, Hb und Hkt. ↓ bei hämorrhagischem Verlauf, E'lyte (Ca^{2+} ↓), Krea und Harnstoff (ANV?), Eiweiß (Albumin), Gerinnung (DIC?), Leberwerte (Cholestasezeichen?). *Nekrotisierende P.* wahrscheinlich bei CRP > 120 mg/l, LDH > 270 IE/l, $α_2$-Makroglobulien < 1,3 g/l oder a_1-Antitrypsin > 3,5 g/l. BGA (Azidose?), BZ
- *Sono:* vergrößerte Pankreasloge, intra- oder peripankreatische Nekrosen, Pseudozysten. Gallenwege (Steine, Dilatation als Hinweis auf biliäre Genese)
- *Rö-Thorax:* Plattenatelektasen, Pleuraerguß, li-seitiger Zwerchfellhochstand, basale Pneumonie, ARDS
- *Abdomen-Übersicht:* Ileus, Pankreasverkalkungen (chron. Pankreatitis), Psoas-Schatten verstrichen (Senkungsabszeß), subphrenische Luftsichel (DD Perforation), Gallensteine
- *CT mit KM:* bei unklarem Sono-Befund zur Abschätzung des Schweregrades (Nekrosenausdehnung) und zur Frage der OP-Indikation
- *Bei Fieber oder Verschlechterung des Allgemeinbefindens* Versuch des Keimnachweises in sekundärinfizierten intra- oder peripankreatischen Nekrosen mittels perkutaner Feinnadelbiopsie (CT- oder Sono-gesteuert)
- *ERCP* nur bei V.a. biliäre Genese, ggf. Papillotomie.

 Leichte Amylaseerhöhungen sind häufig (z.B. Med.-NW oder nach ERCP)! Höhe des Lipaseanstiegs korreliert nicht immer mit Schwere des Verlaufs.

Differentialdiagnostik

Akutes Abdomen (☞ 7.1.1), v.a. Magen-/Darmperforation (Abdomen bretthart. Wiederholte Abdomenübersichten: subphrenische Luftsichel?), Gallenkolik (oft mit Pankreatitis!), Hinterwandinfarkt (EKG; CK, GOT), BAA-Ruptur (Sono), Mesenterialinfarkt (☞ 7.6.3), Lungenembolie (☞ 6.7.1).

Therapie

Bei CRP > 120 mg/l, oder Hinweis auf Nekrosen Verlegung auf Intensivstation (s.u.). Verlauf ist klinisch sehr schwer voraussehbar!
- Bettruhe, Nahrungs- und Flüssigkeitskarenz, evtl. Magensonde
- Parenterale Volumensubstitution zunächst mind. 3 l tägl., z.B. Glukose 5 % und Ringer im Verhältnis 1:1 (parenterale Ernährung ☞ 2.8.2), Volumenbedarf nach ZVD (Ziel: +2–10 cm H_2O)
- Schmerztherapie: als Basis Procain 50 ml 1 % i.v. im Perfusor 2–4 ml/h, max. 2 g tägl., evtl. Buprenorphin (Temgesic®, Wirkdauer 8 h) 0,15–0,3 = 0,5–1 Amp. i.v., Pentazocin (Fortral®, Wirkdauer 4 h) oder Pethidin (Dolantin®, Wirkdauer 3 h) 25–50 mg = 0,5–1 Amp. i.v. *Cave*: bei Morphinderivaten Papillenspasmus möglich! Evtl. Periduralkatheter
- Antibiotika bei biliärer Pankreatitis, V.a. Cholangitis, Nekrosennachweis und bei Fieber > 39 °C (Sepsis ☞ 18.2), Cholangitis/ERCP: Kombination von Mezlocillin (Baypen®) 3 x 2 g tgl. i.v. und Metronidazol (Clont®) 3 x 500 mg tgl. i.v. Bei Nekrosenachweis und Infektion Imipenem 3 x 0,5 g tägl. i.v. (Zienam®), Chirurgie-Konsil.

> ### Intensivtherapie bei schwerer akuter Pankreatitis
>
> Intensivüberwachung, ZVD, Blasenkatheter, evtl. Magensonde
> - *Schocktherapie:* Volumensubstitution mit initial 500–1000 ml Plasmaersatzmittel (z.B. HAES®) plus 1000 ml isotone E'lyt-Glukose-Lösung, über den Rest des Tages 3000 ml E'lyt-Glukose-Lösung, evtl. 250 ml Humanalbumin 5 %. Vorgehen bei ARDS (☞ 3.5)
> - Ca^{2+}-Substitution mit Ca^{2+}-Glukonat 10 % i.v. (☞ 10.4.1)
> - H_2-Blocker, z.B. Ranitidin (Zantic®) 3–4 x 50 mg i.v.
> - Bei Hinweis auf DIC (hämorrhagische Diathese, Thrombosen ☞ 3.7)
> - *Verlaufskontrolle:* 4–6 stdl.: klin. Befund, RR, Puls, Ein- und Ausfuhr, ZVD.
> - Tägl. α-Amylase, Ca^{2+}, BB, E'lyte, BZ-Profil, Krea, Harnstoff, Eiweiß, BGA, Gerinnung
> - Nach klinischem Verlauf: Sono, Rö-Thorax
> - Bei biliärer Pankreatitis endoskopische Intervention: Steinextraktion/Papillotomie innerhalb 6–8 h nach Beginn
> - Evtl. OP bei schwerstem Verlauf → Sepsis, Organversagen, infizierte Nekrosen. Nekrektomie, Bursalavage, Plazierung von Drainagen; evtl. Anlage eines Laparostomas mit späterer lokaler Revision (hohe OP-Letalität).

Nahrungsaufbau: nach 3–10 Tagen bei Schmerzfreiheit Tee mit Zwieback, dann leichte Kost (kein Fett, Kaffee, Alkohol).

KO: Pseudozyste (in 50 % spontane Rückbildung innerhalb 6 Wo., andernfalls evtl. Punktion unter Sono-Kontrolle, operative Revision bei Infektion, Einblutung, starker Größenzunahme oder nach Stabilisierung der Zystenwand im Intervall), Pleuraerguß, Abszeß, DIC, Sepsis, ANV, ARDS, Enzephalopathie, Duodenalstenose.

- Bedrohlichkeit des Krankheitsbildes wird initial leicht unterschätzt
- Ausreichende Volumensubstitution wg. Schockgefahr, ANV
- Kein nachweisbarer Effekt durch medikamentöse Hemmung der exokrinen Pankreassekretion (z.B. durch Kalzitonin, Glukagon, Somatostatin) oder Hemmung des autodigestiven Pankreassekretes (z.B. durch Aprotinin, Gabexat-Mesilat, Camostat, Phospholipasehemmer, FFP)!

7.5.2 Chronische Pankreatitis

Kontinuierlich oder in Schüben fortschreitende Entzündung mit zunehmendem endokrinem und exokrinem Funktionsverlust. Ätiol.: 80 % Alkoholismus, 20 % idiopathisch. Selten: Cholelithiasis, Hyperparathyreoidismus.

Klinik
Dauerhafte oder rezidivierende Oberbauchschmerzen mit Ausstrahlung in den Rücken, häufig ausgelöst durch Essen oder Alkohol. Schmerzintensität sehr variabel, selten schmerzloser Verlauf. Pat. manchmal in gebückter Haltung („Pankreasstellung"). Bei „ausgebrannter" Pankreatitis kaum noch Schmerzen. Gewichtsabnahme als Frühsymptom. Nach Jahren manifeste Pankreasinsuff. mit Fettstühlen (MAS, ☞ 7.6.9), später insulinpflichtiger Diab. mell.

Diagnostik
- *Labor:* im akuten Schub Lipase und α-Amylase ↑. Im Intervall oft unauffällig. Ständig erhöhte α-Amylase Hinweis auf Pseudozyste. Evtl. pathol. Glukosetoleranz
- *Bildgebende Verfahren:* Sono (Pseudozysten?) mögl. endoskopisch (größte Trefferquote bei DD Pankreas-Ca); Rö: Pankreas-Zielaufnahme (Verkalkungen in 30 %), CT und ERCP, evtl. MRT (selten zusätzliche Informationen)
- *Funktionsdiagnostik* erst spät aussagekräftig: Stuhlfettbestimmung (☞ 7.2.4) pankreasspezifisch bei Besserung nach Gabe von Pankreasenzymen, Chymotrypsin im Stuhl (vorher Pankreasenzyme 4 Tage absetzen; Normwerte ☞ 22), Sekretin-Pankreozymin-Test (empfindlichstes Verfahren, aufwendig durch fraktionierte Gewinnung von Duodenalsaft vor und nach Pankreasstimulation), PABA-Test und Pankreolauryl-Test (oral gegebenes Substrat wird durch Pankreas-Esterasen gespalten, das Produkt im Sammelurin bestimmt)
- *DD:* v.a. Pankreas-Ca. Ulkus, Angina intestinalis, Colon irritabile.

Therapie
- *Schmerzbekämpfung:* ☞ 7.5.1
- *Alkoholverzicht.* Fettarme, kalorienreiche Wunschkost in häufigen, kleinen Mahlzeiten. Mittelkettige Triglyceride werden ohne Pankreaslipase resorbiert (z.B. Ceres®-Diätmargarine)
- *Enzymsubstitution* bei nachgewiesener Pankreasinsuff., z.B. 3–4 x 1–2 Btl. Kreon®-Granulat (100 000–200 000 IE/Tag) zu den Mahlzeiten; wirkt oft auch schmerzlin-

dernd und verdauungsregulierend. Bei Unverträglichkeit Präparat wechseln. Ggf. auch Vitamin- und Kalziumsubstitution
- *Insulinther.* bei pankreatogenem Diab. mell. möglichst mit häufigen, kleinen Gaben, da Insulinempfindlichkeit ↑
- *OP:* Teilresektion und Drainage-OP. *Ind.:* therapierefraktäre Schmerzen, Gallengangs- und Duodenalstenosen, portale Hypertension, Pseudozysten.

KO: Pseudozysten (ggf. endoskopische Drainage, ☞ 7.5.1), Cholestase, Milzvenenthrombose.

7.5.3 Pankreaskarzinom

Schwierige Diagnose und Therapie, schlechte Prognose (mittl. Überlebenszeit 6 Mon.). Meist Adeno-Ca des Gangepithels. Lokalisation: 70 % im Pankreaskopf. Bei Diagnosestellung in 80 % bereits Metastasen.

Klinik
Unspezifisch. Gewichtsabnahme mit Appetitverlust, Oberbauchschmerz evtl. mit Ausstrahlung in den Rücken, Verdauungsstörungen, psychische Veränderungen, Phlebothrombose, rezid. Thrombophlebitiden. Pankreasinsuff. (Steatorrhoe, Diab. mell.) ist ein Spätzeichen. Bei Pankreaskopf- und Papillentumoren Verschlußikterus und Courvoisiersches Zeichen (schmerzlos vergrößerte Gallenblase).

Diagnostik
Sono (Tumoren > 2 cm), Endo-Sono. ERCP (Abbrüche im Gangsystem). CT; evtl. MRT bei kleinen Prozessen, die nicht im Dünnschicht-CT erfaßt werden (Endosonographie empfindlicher!). Im Zweifel Feinnadelpunktion unter Sono- oder CT-Kontrolle, evtl. diagn. Laparotomie. Labor unspezifisch. CA 19–9, CA-50 (☞ 15.5) zur Verlaufskontrolle. *DD:* chronische Pankreatitis.

Therapie
Chirurgisch (Whipple-OP: totale oder partielle Duodeno-Pankreatektomie mit part. Gastrektomie). Meist nur Palliativ-OP möglich (biliodigestive Anastomose, Gastroenterostomie). Evtl. palliative postop. Radio-Chemother. *Prognose:* schlecht, 5-JÜR bei Resektion und Tumor < 2 cm, keine LK-Metastasen ca. 5 %, palliative Ther. < 1 %.

 Daran denken, v.a. bei unspezifischer Symptomatik.

7.6 Dünn- und Dickdarm

7.6.1 Akute Appendizitis

V.a. Kinder und Jugendliche. Bei Kleinkindern und sehr alten Menschen selten, jedoch wegen häufiger Perforationen gefährlicher. Auch vom erfahrenen Arzt häufiger fehldiagnostiziert.

Symptome (*Nur die Hälfte der Patienten zeigt die klassische Symptomenfolge*)
- Appetitlosigkeit
- Zunächst ziehende, oft kolikartige Schmerzen periumbilikal oder im Epigastrium; belegte Zunge
- Übelkeit und Erbrechen
- Nach einigen Stunden Schmerzverlagerung in den re. Unterbauch. Dauerschmerz mit Verstärkung beim Gehen. Beugung des re. Beins bringt Entlastung
- Leichtes Fieber, oft rektal-axillärer Differenz > 0,8 °C.

Variationen
Bei Kleinkindern auch Durchfall. Häufig gebläthtes Abdomen, fast immer Fieber. Appetitlosigkeit kann bei Kindern der entscheidende Hinweis sein. Guter Appetit schließt (auch bei Erwachsenen) eine Appendizitis mit großer Sicherheit aus. Bei alten Patienten können typische Symptome völlig fehlen. In der Spätschwangerschaft Schmerzlokalisation im rechten Oberbauch.

Befund
- Immer lokale Abwehrspannung
- Druck- und Klopfempfindlichkeit im re. Unterbauch, bei atypischer Lage (z.B. im kleinen Becken oder unter der Leber) jedoch atypische Schmerzlokalisation
- Druckpunkte (☞ Abb.7.7): McBurney-Punkt (Mitte zwischen Nabel und Spina iliaca ant. sup.) und Lanzscher Punkt (rechtes Drittel zwischen den beiden Spinae)
- Oft (aber nicht immer!) ipsi- und kontralateraler Loslaßschmerz (Blumberg-Zeichen: langsames Eindrücken der Bauchdecke, rasches Loslassen)
- Rektale Untersuchung (obligat): Druckschmerz (bei Beckenlage der Appendix manchmal einziges Symptom). Douglas-Abszeß: fluktuierende Vorwölbung.

Diagnostik
- *Labor-Mindestprogramm:* BB mit Thrombos, CRP, E'lyte, Krea, BZ, α-Amylase, Kreuzblut. Leukos > 17/nl sprechen für Perforation. Stark erhöhte BSG spricht eher für andere entzündliche Baucherkrankungen (M. Crohn, Pyelonephritis, Adnexitis etc.).

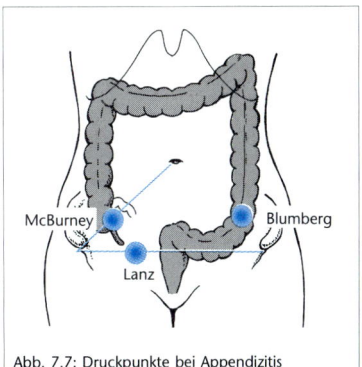

Abb. 7.7: Druckpunkte bei Appendizitis

- *Urinsediment:* Mikrohämaturie bei Nierenkolik, manchmal aber auch bei retrozökaler Appendizitis. Leukozyturie und Bakteriurie bei Pyelonephritis
- *Sono:* nicht komprimierbare aperistaltische Appendix, Entzündungskriterien, Kokardenphänom. Abszeß? Perityphlitisches Infiltrat?
- *Rö-Abdomen* nur bei V.a. Ileus (Spiegel?), Perforation (subphrenische Luft?), Nierenstein.

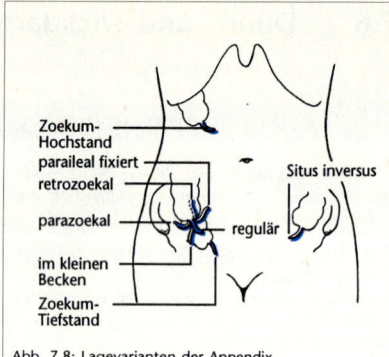

Abb. 7.8: Lagevarianten der Appendix

Differentialdiagnose

Alle Ursachen eines „akuten Abdomens" (☞ 7.1.1).
Schwierige gynäkologische *DD:* Adnexitis (oft beidseitig; nach gynäkol. Eingriffen, Geburt oder Menstruation, Fluor oder Schmierblutungen, ☞ 11.2.2), Follikelsprung (Zyklusmitte, kein Fieber), Tubargravidität (β-HCG-Test) bzw. Isthmus-Ruptur (Douglas-Punktion: Blutkoagel), stielgedrehte Ovarialzyste. Eine Appendizitis kann die Erstmanifestation eines M. Crohn sein. Am häufigsten werden intraoperativ anstelle einer Appendizitis eine sog. mesenteriale Lymphadenitis (geschwollene Lk an der Mesenterialwurzel ohne sonstige Veränderungen) oder gar keine pathologischen Veränderungen gefunden.

Therapie

Frühzeitige Appendektomie (OP-Vorbereitung ☞ 7.1.1). Keine Antibiotika. In unklaren Fällen: 4–6 h beobachten. Danach zur Tat schreiten: Probelaparotomie ist weniger gefährlich als Perforation. Dringende OP bei Peritonitis (generalisierte Abwehrspannung). Die entnommene Appendix wird histologisch untersucht (Wurmbefall? Karzinoid? M. Crohn?).
- *Operatives Vorgehen:* Pararektal- oder Wechselschnitt. Durchtrennung von Haut, Externusaponeurose, M. obliquus int. und Peritoneum. Unterbindung der Gefäße des Mesenteriolums, Abtragung der Appendix. Versenkung des Stumpfes durch Z- oder doppelte Tabaksbeutelnaht. OP-Letalität < 1 %
- *Postop. Nahrungsaufbau:* ab 2. Tag Tee, rascher Nahrungsaufbau.

Komplikationen

Perforation (meist am 2. Tag). Bei gedeckter Perforation zunächst Bildung eines perityphlitischen Infiltrates (typhlos gr., blind): palpabler Tumor 3–5 Tage nach Symptombeginn. Bei eitriger Einschmelzung Abszeßbildung. *Bei Infiltrat* nicht operieren! Eisblase, Nulldiät, parenterale Ernährung (☞ 2.8.2), Antibiotika.
Bei Abszeß: Eröffnung und Drainage. Appendektomie im Intervall nach 3 Mon.

7.6.2 Ileus

Mechanischer Ileus
*Mechanischer Verschluß des Darmlumens: Hyper*motorik mit zunehmender Dilatation proximal der Stenose. Starker Flüssigkeitsverlust in das Lumen und in die ödematöse Darmwand → Hypovolämie, Niereninsuff., Schock. Evtl. Darmwandgangrän und Durchwanderungsperitonitis durch extreme Darmwanddilatation (→ zusätzlich paralytischer Ileus).
Leitsymptome: kolikartige Schmerzen, Wind- und Stuhlverhalt, Erbrechen (je höher die Stenose, desto heftiger). Evtl. Koterbrechen (Miserere).
Typische Befunde: klingende, „hochgestellte" Darmgeräusche. Manchmal äußerlich erkennbare Darmsteifungen. V.a. bei Dickdarmverschluß massiv geblähtes, zunächst wenig druckschmerzhaftes Abdomen. Mit zunehmender Dauer Übergang in paralytischen Ileus.

Paralytischer Ileus
Lähmung der Darmmotorik, unspezifische Reaktion auf schwere lokale oder systemische Störung. Hauptursachen: postoperative Darmparalyse (bis ca. 4. Tag normal), Peritonitis. Seltener: reflektorische Darmparalyse, z.B. bei Pankreatitis, Pyelonephritis, Ureterstein, retroperitonealem Hämatom, Pleuritis, Hypokali-/Hyponatriämie, Coma diab., Urämie, Sepsis, Mesenterialinfarkt.
Leitsymptome: stark aufgetriebener, druckempfindlicher Leib, Erbrechen; häufig Singultus. Flüssigkeitsverlust. Auskultatorisch „Totenstille".

Diagnostik
- *Abdomenübersicht* im Stehen (zur Not in Seitenlage): luftgeblähte Darmschlingen mit Flüssigkeitsspiegeln (☞ Abb.7.9)
- *Rö-Thorax* obligat zur Suche nach thorakalen Ursachen einer Darmparalyse (z.B. Pneumonie oder Pleuritis). Freie Luft?
- *Sono:* freie Luft oder Flüssigkeit, Pankreatitis, flüssigkeitsgefüllte Darmschlingen, Darmschlingenkonglomerate, Gallenwege (Aerobilie bei Gallenstein-Ileus, Cholezystolithiasis), Nierensteine, Harnaufstau, BAA
- Bei V.a. mech. Dickdarmverschluß: *Kolon-Kontrasteinlauf* (wasserlösliches KM, Gastrografin®)
- Bei V.a. hohen Ileus MDP mit Gastrografin®

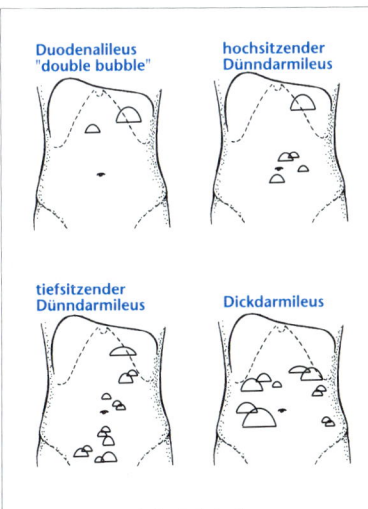

Abb. 7.9: Röntgenbefunde beim Ileus

- *V.a. Mesenterialinfarkt* (☞ 7.6.3): Mesenterikographie, Probelaparatomie, Laktat
- *Rektale Untersuchung* nicht vergessen!

Labor: wenig hilfreich zur DD. Leukozytose kann auch bei Strangulation und Peritonitis fehlen. Amylase kann erhöht sein. Minimalprogramm zur OP-Vorbereitung: BB, E'lyte, Krea, BZ, Laktat, Transaminasen, Bili, Lipase, Amylase, Gerinnung, AP, bei mech. Ileus Blutgruppe und Kreuzblut (z.B. für 4 EK + 2 FFP), BGA, Urin-Status.

Drei Leitfragen zur DD des Ileus

- *Dünn- oder Dickdarmileus?*
  - *Dünndarm:* akuter Beginn, Erbrechen frühzeitiger, evtl. fäkulent, Blähung weniger ausgeprägt und zentraler, Schmerzlokalisation höher als beim Dickdarmileus. *Rö:* etagenförmig übereinanderliegende, luftgefüllte Dünndarm-Schlingen (Kerckring-Falten!), keine Luft im Dickdarm („leerer Rahmen")
  - *Dickdarm:* oft schleichender Beginn, Erbrechen spät, nie fäkulent. *Rö:* größere Spiegel, meist auf Kolon beschränkt, überblähtes Zäkum

- *Mechanisch oder paralytisch?*
  Koliken und Darmgeräusche schließen paralytischen Ileus aus. Erbrechen spricht mehr für mechanischen Ileus. *Rö:* paralytisch (Spiegel in allen Darmabschnitten); mechanisch (Spiegel nur proximal der Stenose)

- *Strangulation?*
  Meist Dünndarm, v.a. durch inkarzerierte Hernien. Innerhalb weniger Stunden Darmwandgangrän mit septischem Schock. Im Frühstadium kaum zu erkennen. Später Zeichen der lokalen Peritonitis. *Rö:* Häufig fehlt ein für den Dünndarm-Ileus typischer Befund.

DD mechanischer Dünndarm-Ileus

- *Postop. Verwachsungen* (Bridenileus) und *inkarzerierte Hernien:* am häufigsten OP-Narben? Sorgfältige Untersuchung der Bruchpforten (☞ 7.8)
- *Gallenstein-Ileus:* 7 % der Obstruktionen. Alte Patienten, häufig mit Gallenstein-Anamnese. Rö: in 50 % Luft in den Gallenwegen (biliodigestive Fistel)
- *M. Crohn:* v.a. jüngere Patienten. Rezidivierende (Sub-)Ileusattacken
- *Selten:* Fremdkörper, Invagination (Kinder < 2 J.), Dünndarm-Tumoren, Lymphome, arteriomesenterialer Duodenalverschluß (Duodenal-Kompression durch V. und A. mesenterica sup.).

DD mechanischer Dickdarm-Ileus

- *Kolon-Ca:* häufigste Ursache (ca. 60 %). Langsame Progredienz. Stuhlveränderungen (☞ 7.6.6)
- *Divertikulitis:* („Linksappendizitis"; ☞ 7.6.4)
- *Volvulus* (meist Verschlingung von Sigma oder Ileum)
- *Intestinale Pseudoobstruktion:* selten. Über Jahre rezidivierende Ileussymptomatik ohne nachweisbare mechanische Obstruktion. *Ther.:* Versuch mit Peristaltika (z.B. Cisaprid).

Vorgehen (in Zusammenarbeit mit dem Chirurgen)

- Nahrungskarenz, venöser Zugang
- Vorsicht mit Analgetikagabe, bevor die Diagnose gesichert ist
- „Tröpfeln und Saugen": Flüssigkeits- und E'lytsubstitution (☞ 2.8.2, 10.2), Magen- und/oder Dünndarmsonden (Dennissonde): Absaugen und Druckentlastung, (☞ 2.6.2)

- Blasenkatheter (☞ 2.6.4). Ein-/Ausfuhrbilanz (auch über Magensonde)
- Bei V.a. auf Strangulation Breitspektrum-Antibiotika (☞ 18.1.3)
- Bei schwerer Ileuskrankheit: Plasmaexpander, Säure-Basen-Ausgleich (☞ 10.6), bei Anämie Bluttransfusion (☞ 2.7). Evtl. ZVK
- OP-Vorbereitung ☞ 7.1.1.

Sofortige OP
Bei mechanischem Ileus, Mesenterialinfarkt, Peritonitis mit paralytischem Ileus, Versagen der konservativen Therapie.

Konservatives Vorgehen bei Darmatonie
Bei paralytischem Ileus ohne Peritonitis, ggf. bei inkompletten Stenosen: mehrere Schwenkeinläufe pro Tag, parenterale Ernährung (☞ 2.8.2), Peristaltika. Am 2. postop. Tag Metoclopramid 10–30 mg i.v. Wenn kein Erfolg: am 3. Tag z.B. Prostigmin 0,5 mg = 1 Amp. und Dexpanthenol 2 = 4 Amp. in 500 ml Ringer über 4 h, ggf. nach 6–8 h wiederholen. *Alternative:* Ceruletid (z.B. Takus®) z.B. 2 Amp. á 40 µg in 500 ml NaCl 0,9 % über 4–6 h i.v., meist wirksam. Cave Koliken. Stop der Infusion bei Effekt. Bei totaler Paralyse (Auskultation: Totenstille) erst Sympathikotonus senken: HAES-Infusionen (verbessert Mikrozirkulation), Dihydroergotaminmesilat (Dihydergot®) 1–2 mg i.m., ggf. Periduralkatheter zur Sympathikolyse.

Chirurgische Maßnahmen
Dekompression der gestauten Darmanteile (Ausstreichen, Absaugen), Beseitigung des Hindernisses (Lösen von Verwachsungen, Resektion des Abschnitts, Anlage eines Anus praeter oral der Stenose), Resektion irreversibel geschädigter Darmanteile, Beseitigung der Peritonitisursache; Gesamt-Letalität 10–20 %.

Komplikationen
E'lytstörungen (K⁺ ↓, Na⁺ ↓), Hypovolämie, metab. Azidose (Bikarbonatverlust über die Sonde, Katabolie, Laktat ↑), Ileuskrankheit mit „letaler Trias": Sepsis, ANV, ARDS (☞ 3.5).

7.6.3 Ischämische Darmerkrankungen

■ Mesenterialinfarkt

Darmnekrose durch Verschluß der Mesenterialarterien oder -venen. Diagnosestellung meist zu spät (Letalität ca. 70 %).
- Mesenterialarterienverschluß: in 90 % embolischer Verschluß der A. mesenterica sup. (hierbei häufig generalisierte Arteriosklerose)
- Selten arterielle Thrombose oder Thrombose der Mesenterialvenen (meist subakuter Verlauf → Angina abdominalis), Angiitiden, Aneurysmata, intrakardiale Thromben?

Klinik
Meist vieldeutig. Meist liegt zusätzlich eine KHK oder pAVK vor. Verschlechterung des Allgemeinzustandes, diffuse abdominelle Beschwerden. Im weiteren Verlauf paralytischer Ileus und Peritonitis-Entwicklung.

Diagnostisches Vorgehen
- Körperliche Untersuchung: Darmgeräusche? Blutiger Stuhl oder Teerstuhl bei der rektalen Untersuchung? Suche nach Emboliequellen (abs. Arrhythmie?)
- EKG (Abs. Arrhythmie?), Echo (Mitralvitium, intrakardiale Thromben?)
- Abdomen-Übersicht: Ileus?
- BGA: häufig hochgradige, schwer beherrschbare metabol. Azidose, Laktat ↑
- Mesenterikographie beim geringsten Verdacht. Evtl. Duplex-Sono (☞ 5.2.3) zur Bestimmung der Flußgeschwindigkeit in den Mesenterialgefäßen.

Therapie
Wenn möglich Embolektomie, bei eingetretener Infarzierung Resektion des betroffenen Segmentes (Folge bei ausgedehnter Resektion: Kurzdarm-Sy., ☞ 7.6.9). Postop. Intensivtherapie.

■ Ischämische Kolitis

Ischämische Schädigung des Kolons mit sekundärer Entzündung. In der Regel segmental begrenzt, meist im Bereich der li Kolonflexur („letzte Wiese" zwischen A. mesenterica sup. und inf.).

Ätiologie
Verschluß der Mesenterialgefäße, meist bei Arteriosklerose (ältere Pat.). Nach Resektion eines Bauchaortenaneurysmas bei insuffizienter Riolanscher Anastomose (Verbindung zwischen den beiden Mesenterialarterien → Kollateralkreislauf bei Verschluß einer der beiden Arterien), bei Aneurysma dissecans der Aorta, bei Schock (Perfusionsausfall). Seltener: „nicht-okklusive" ischämische Kolitis (Vaskulitiden, Amyloidose, Herzinsuff., Viskositätserhöhung).

Klinik
Meist chron. Verlauf mit uncharakteristischen Beschwerden; evtl. „Angina abdominalis" (chron. Darmischämie mit postprandialen Schmerzen); evtl. Stuhlunregelmäßigkeiten bei Stenosen. Im akuten Stadium li-seitige Bauchschmerzen, blutige Diarrhoe, Übelkeit, Erbrechen, später evtl. Fieber und Leukozytose.

Diagnostik
Selektive Mesenterikographie, Koloskopie (zunächst ödematöse Schleimhautareale mit Einblutungen, später dunkelrote bis schwarze Mukosa – DD pseudomembranöse Kolitis), Duplex-Sono.

Ther.: bei akutem, schwerem Verlauf evtl. Darmresektion, ggf. Antibiotikatherapie.

7.6.4 Divertikulose, Divertikulitis

■ Divertikulose

Die Mehrzahl der Menschen > 70 J. hat Dickdarmdivertikel: Ausstülpung der Mukosa durch die Muskularis (sog. falsche Divertikel).

- *Hauptlokalisation:* Sigma (90 %)
- *Klinik:* meist asymptomatisch. Manchmal Beschwerden wie Reizkolon (☞ 7.6.8)
- *KO:* Divertikulitis (10–20 %); Divertikelblutung (ca. 10 %, ☞ 7.1.6), Ruptur (☞ 7.1.1).
- *Ther.:* schlackenreiche Kost, evtl. Weizenkleie oder Leinsamen.

 Bei alten Menschen sind Divertikel häufig → vor der Diagnose Divertikulose Kolon-Ca ausschließen.

■ Divertikulitis

Bakterielle Entzündung der Divertikelwand, fast immer im Sigma. Hohe Rezidivrate.

Klinik
Variables Bild. Klassisch: „Linksappendizitis".
- Schmerzen im linken Unterbauch (oft kolikartig)
- Stuhlunregelmäßigkeiten (von Obstipation und Diarrhoe bis zum Ileus)
- Fieber und Leukozytose
- Seltener: Blut- und Schleimbeimengungen im Stuhl, Dysurie.

Befund: Druckschmerz, lokalisierte Abwehrspannung, Loslaßschmerz. Bei chron. Verlauf evtl. druckschmerzhafte Walze tastbar.

Diagnostik
Rö-Abdomenübersicht (Ausschluß Perforation), Sono Abdomen (DD: gynäkologischer Prozeß, Abszeß), ggf. CT. Im akuten Schub strenge Indikation für Rö-Diagnostik mit enteraler KM-Gabe und Endoskopie (Perforationsgefahr!), Kolonkontrasteinlauf mit Gastrografin (wasserlöslich), Ausschluß gedeckte oder freie Perforation (☞ 7.1.1), Unterscheidung Divertikulose/-itis (manchmal schwierig). *DD:* Ca (endoskopisch-bioptische Abklärung!), endzündliche Darmerkrankung, Kolonstenose (starres Segment bei chron. Verlauf).

KO sind häufig (30 %)
- Abszeß (parakolisch, mesokolisch, kleines Becken): heftige Schmerzen, Stuhl- und Windverhaltung, Dysurie, hohes Fieber, starke Leukozytose. Rektale Untersuchung: vorgewölbter Douglas-Raum
- Fisteln in Blase, Scheide, Dünndarm, Haut. *Diagn.:* KM-Einlauf, Zystoskopie, i.v. Pyelogramm
- Mechanischer Ileus (☞ 7.6.2), v.a. bei chron. Verlauf
- Selten: Perforation mit diffuser Peritonitis (☞ 7.1.1).

Therapie der akuten Divertikulitis
- Bettruhe, Eisblase, Nahrungskarenz, parent. Ernährung (☞ 2.8.2). Evtl. Magensonde
- Breitspektrum-Antibiotika i.v. für 7–10 Tage, z.B. Mezlocillin (Baypen®) 3 x 2 g tgl. i.v. und Metronidazol (Clont®) 3 x 500 mg tgl. i.v. oder Cephalosporin (II. Generation); Dosierungen (☞ 19.1)
- Evtl. Spasmolytika (z.B. Butylscopolamin = Buscopan® 1 Amp. i.v., ggf. mehrmals tägl. wiederholen)
- *Cave:* keine Laxantien! Einläufe möglichst vermeiden (Perforationsgefahr)
- Chirurgen hinzuziehen: bei V.a. Abszeß o. Perforation OP (Sigma-Resektion).

7.6.5 Dickdarm-Polypen

Meist Adenome, selten entzündlicher Genese, und Hamartome. Bei 10 % der Erwachsenen, Lokalisation zur Hälfte im Rektum.

Adenom-Histologie
- *Tubulär* (70 %), geringstes Entartungsrisiko: 1 %
- *Villös* (10 %), hohes Entartungsrisiko: 50 %! Mischformen häufig: Tubulovillöse Form (20 %).

Symptome
Meist keine, koloskopischer Zufallsbefund. Blut- und Schleimabgänge, evtl. mit Durchfällen (bei großen distalen villösen Adenomen, E'lyt-Verlust!). Bei großen Polypen Passagestörungen, evtl. Invagination.

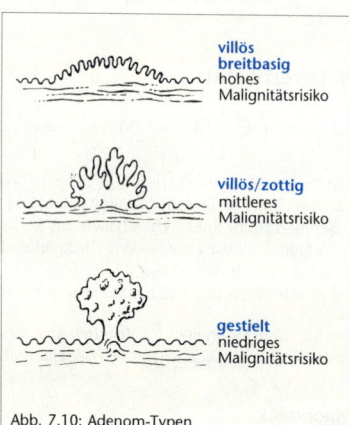

Abb. 7.10: Adenom-Typen

Sonderformen
- *Familiäre Adenomatosis coli:* autosomal dominant (1:10000) vererbte Polyposis des Dickdarms, selten auch sporadisch. Häufig Beteiligung von Dünndarm, Duodenum und Papille; in 80 % assoziiert mit harmlosen Retina-Hypertrophien. Wegen sicherer Karzinomerwartung Proktokolektomie nach Diagnosestellung; Übernahme in spezif. Nachsorgeprogramme. Evtl. Behandlung der Dünndarm-/Duodenal-Adenome mit dem Antirheumatikum Sulindac (2 x 150 mg tägl.). Diagn. bereits präsymptomatisch mittels Gentest möglich. Sonderform: Gardner-Sy.: Adenomatosis coli (hohe Entartungsrate), multiple Osteome und Epidermoidzysten
- *Peutz-Jeghers-Syndrom:* autosomal dominant erbliche Polyposis v.a. des Dünndarms. Melaninflecken an Lippen und Mundschleimhaut. Keine Entartungsgefahr, keine Ther.

„Polypenregeln"
- Polyposis (Adenomatose) erst ab 100 Polypen
- Ein Polyp kommt selten allein!
- Jeder gesehene Polyp muß histologisch untersucht werden
- Karzinomgefahr nur bei Adenomen (epithelialen Polypen)
- Muscularis mucosae durchbrochen: Adenom mit Karzinom. Infiltration der Submukosa: invasives Karzinom
- Biopsien geben keine definitive Auskunft über Malignität, deshalb:
- Jedes Adenom in toto entfernen (endoskop. Abtragung mit Schlinge). Weitere Adenome ausschließen. Regelmäßige Nachkontrollen.

Nachsorgeintervalle bei Kolonpolypen

Tumor	Anzahl	Wuchsform	Größe	FA*	Risiko für Ca	Intervall (Jahre)
Adenom	1	gestielt	< 1 cm	–	gering	polypenfreies Kolon: 4 J. nicht sicher polypenfreies Kolon: 1 J.
	multipel	sessil	> 1 cm	+	erhöht	polypenfreies Kolon: 2 J. nicht sicher polypenfreies Kolon: 1/2 J.

Adenome mit Ca konsekutive chirurgische Therapie bei geringem Abstand zum Malignom, undifferenzierten Ca einschl. Siegelring-Ca, Lymphgefäß- und/oder Blutgefäßinvasion. Übrige: Endoskopie 3, 6, 12, 18 Mon., jährl. bis zum 5. Jahr, danach alle 4J

Nicht neoplastische „Polypen" (hyperplastisch, juvenil oder lymphatisch bzw. entzündlich bedingte Pseudopolypen, Hamartome, Lipome) keine routinemäßigen Kontrollen erforderlich

*FA = Familienanamnese

7.6.6 Kolon- und Rektumkarzinom

Zweithäufigstes Malignom (5 % der Bevölkerung). Rel. günstige Prognose. Fast alle kolorektalen Karzinome entwickeln sich aus Adenomen (☞ 7.6.5), jedoch haben 25 % der Pat. zum Zeitpunkt der Diagnose bereits Lebermetastasen.

Ausbreitung und Metastasierung
- Kontinuierliches Wachstum v.a. in oraler Richtung. Rektum-Ca infiltriert Blase, Ureteren, Prostata, Uterus und Ovarien
- Lymphogene Metastasierung: entlang der versorgenden Blutgefäße. Beim Rektum-Ca: oberes Drittel nach kranial (beste Progn.); mittleres Drittel: zusätzlich lateral (Becken-Lk); Analbereich: zusätzlich inguinal (schlechteste Progn.)
- Hämatogene Metastasierung: Leber (Pfortader), später in Lunge und Skelett.

Dukes-Klassifikation des Colon-Ca (modifiziert nach Astler und Coller)		
Stadium	Definition	5JÜR
A	Tumor auf Mukosa begrenzt	80 %
B1	Invasion der Muscularis mucosae, Submukosa oder Musc. propria	60 %
B2	Komplette Penetration der Muscularis propria	
C1	Invasion der Muscularis mucosae, Lk-Befall	30 %
C2	Komplette Penetration der Muscularis propria, Lk-Befall	
D	Fernmetastasen	1 %

Klinik

Symptome treten erst spät auf. *Alarmsymptome:*
- Blut und blutiger Schleim im Stuhl. Umso häufiger, je weiter distal das Ca (Vorsicht bei der Diagnose „Hämorrhoiden"!)
- Plötzliche Änderung der Stuhlgewohnheiten: Obstipation, Diarrhoe, Meteorismus, Flatulenz, unwillkürlicher Stuhlabgang
- *Weitere Symptome:* reduzierter Allgemeinzustand, chron. Blutungsanämie, Schmerzen, evtl. tastbarer Tumor. Im Spätstadium Ileus.

TNM-Klassifikation des kolorektalen Karzinoms
- **T:** Tis: Carcinoma in situ (nur Mukosa, ohne Metastasierung); T1: Mukosa + Submukosa; T2: Muscularis propria; T3: Serosa + perikolisches, perirektales Gewebe; T4: über das viszerale Peritoneum hinausgehend, Nachbarorgane
- **N:** N1: 1–3 LK perikolisch, perirektal (regional); N2: > 4 LK perikolisch, perirektal; N3: LK entlang des Gefäßstammes
- **M:** M1: Fernmetastasen (meist Leber).

Dukes-Klassifikation des Rektum-Karzinoms
- **A:** Infiltration von Mukosa, Submukosa, Lamina muscularis propria (T1 und T2)
- **B:** Infiltration von perirektalem Fettgewebe (ab T3)
- **C:** Lymphknotenmetastasen (ab N1).

Diagnostisches Vorgehen
- *Labor:* BSG, BB (Anämie?), okkultes Blut (als Screening, ☞ 7.1.6), CEA zur Verlaufskontrolle (☞ 22)
- *Körperliche Untersuchung:* abdominelle Resistenzen (v.a. re-seitig)
- *Rektale Untersuchung:* in 30 % tastbarer Tumor, evtl. Blut am Fingerling
- *Koloskopie* mit Biopsie, Endosonographie
- selten: *Doppelkontrasteinlauf* (Schleimhautrelief zerstört, Stenose)
- *Staging:* Urogramm, Rö-Thorax in 2 Ebenen, Leber-Sono.

DD: chron. Divertikulitis, villöses Adenom (immer entfernen! ☞ 7.6.5), M. Crohn, Colitis ulcerosa, Leiomyosarkome, Lymphome.

Therapie
- *Bei Resektabilität* (70 %) Tumor und regionäre Lk entfernen. Sicherheitsabstand 5 cm. OP-Letalität 2–6 %. Re-seitige Eingriffe in der Regel einzeitig, bei li-seitigen OPs meist zunächst Anlage einer entlastenden doppelläufigen Transversostomie. *Rektum-Ca:* kontinenzerhaltende Rektumresektion bei Abstand von der Ano-Kutan-

linie > 8 cm. Sonst abdomino-perineale Rektumamputation. Bei Ileus oder Perforation mehrzeitige Notfall-OP
- *Bestrahlung:* postoperative Bestrahlung senkt Lokalrezidive; präop. Bestrahlung nur bei fraglich operablen Befunden (kein Einfluß auf Überlebensrate)
- *Chemotherapie bei Kolon-Ca:* adjuvante postop. Therapie im Stadium Dukes C mit 5-FU/Levamisol oder 5-FU/Folinsäure. Reduktion der 5-JÜR um 30 %. In Erprobung monoklonale AK 17-1A (Panorex®), Interferon. *Rektum-Ca:* adjuvante postop. Therapie im Stadium Dukes B2 und C Radio-/Chemotherapie (5-FU/evtl. mit Folinsäure). Palliative Therapie mit 5-FU/Folinsäure
- *Bei Inoperabilität:* seit-zu-Seit-Umgehungsanastomose
- *Präop. Darm-Vorbereitung:* Elementardiät (Astronautenkost, ☞ 2.9) 4–6 Tage vor OP. Abführmittel (☞ 7.1.5) und täglich Reinigungseinlauf. Evtl. vor der OP antegrade Spülung: 10–12 l E'lytlsg. über Magensonde über 3–4 h

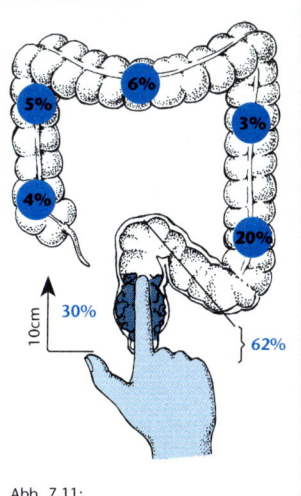

Abb. 7.11:
Lokalisation des Kolonkarzinoms

- *Postoperativer Nahrungsaufbau:* 3–4 Tage parenteral (Schemata zur parenteralen Ernährung ☞ 2.8.2), dann zunächst Tee; ab 7. Tag postop. langsamer Nahrungsaufbau (Flüssigkost, Breikost, Schonkost).

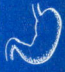

Nachsorge
30 % Rezidive. Zunächst vierteljährlich okkultes Blut, CEA (Lokalrezidiv: langsamer Anstieg; Lebermetastase: schneller Anstieg. Normaler CEA-Titer schließt Rezidiv nicht aus.), Leber-Sono, Endo-Sono, Rö-Thorax, Koloskopie. *Cave:* CT ist nur bedingt für Lebermetastasensuche geeignet (Sono aussagefähiger). *Prognose:* 5-JÜR: Dukes A bis 100 %, Dukes B bis 80 %, Dukes C bis 60 %.

Regionale Therapie isolierter Lebermetastasen
Metastasierung ins Leberparenchym erfolgt rel. häufig isoliert, deshalb nach Ausschluß weiterer Metastasen (u.a. Sono, CT, Szintigraphie) Therapie erwägen.

- Wenn Leberbefall regional begrenzt → Leberteilresektion
- Bei Inoperabilität und/oder adjuvant zur Metastasenchirurgie regionale Chemother. über die Arterie, die Metastasen versorgt (→ durch anschließende first pass-Entgiftung im Leberparenchym wesentlich höhere Dosen als i.v. möglich). Zytostatika-Applikation über subkutan implantiertes Anspritzteil („Port"), z.B. 5-Fluorouracil und Folinsäure als Kurzinfusionen. Ansprechrate ca. 60 %, in der Folge jedoch gehäuft extrahepatische Metastasen.

7.6.7 M. Crohn und Colitis ulcerosa

Entzündl. Darmerkrankungen unklarer Genese. Altersgipfel der Erstmanifestation 20–30 J. Familiäre Häufung.

	M. Crohn (Enteritis regionalis, Ileitis terminalis)	Colitis ulcerosa
Lokali-sation	*Segmentaler* Befall meist des terminalen Ileum und Kolon. Prinzipiell kann jede Stelle des GIT betroffen sein	*Beginn im Rektum.* Ausbreitung nach proximal, jedoch *nie bis zum Dünndarm* (Ausnahme: „Backwash-Ileitis" d. terminalen Ileum). Meist isolierter Rektumbefall, in 30 % general. Kolonbefall
Histo-logie	Transmurale Entzündung, fibrotische Wandverdickung. *Epitheloidzellgranulome* in 30 %	Entzündung auf Mukosa und Submukosa begrenzt, oberflächl. Ulzerationen, Kryptenabszesse
Klinik	Diarrhoen (3–6 x tägl.), *selten blutig*. Appendizitis-ähnliche Symptome, evtl. tastbarer Tumor. Bei Kolonbefall: Tenesmen, Blut- und Schleimabgang. Anämie, BSG ↑, Thrombos ↑	Bis zu 20 x tägl., *meist blutig-schleimige* Durchfälle. Leibschmerzen, Tenesmen. Temperatur ↑, BSG ↑, evtl. Leukos und Thrombos ↑, Anämie
Verlauf	Allmählicher Beginn, phasischer Verlauf. Ausheilung sehr selten. Meist muß operiert werden	Meist chron.-rezidivierender oder chron.-kontinuierlicher Verlauf. Häufig blande Proktitis
KO	Stenosierung, in 30 % Fisteln und Abszesse (v.a. im Analbereich), nichteitrige Cholangitis, chron. Hepatitis. Perforation und maligne Entartung selten	Gefährlichste KO: toxisches Megakolon (10 %) mit septischen Temp., gespanntem Abdomen, Schock. Kolon-Ca (nach jahrelangem Verlauf), Nierensteine, selten Stenose
Diagn.	• Keine Diagnose vor Ausschluß infektiöser Ursachen (Stuhlkultur, Serologie, z.B. auf Yersinien, Shigellen, Campylobacter jej. (☞ 7.4.1) • Inspektion der Analregion (Fisteln? Fissuren?), rektale Untersuchung • Rekto-/Koloskopie mit Biopsie (inkl. mikrobiol. Diagnostik) • Bei unklarer Diagnose Kolonkontrasteinlauf • Bei V.a. M. Crohn systematische Suche nach weiteren Herden: Dünndarmpassage nach Sellink, obere Endoskopie	
Rö-Befunde	Noduläre KM-Aussparungen, fadenförmige Stenosen, „Pflastersteinrelief", Fisteln	Gezähnelte Wanddefekte, später „Pseudopolyposis", Endstadium: starres, glattes Rohr („Fahrradschlauch")
DD	Infektiöse Enterokolitiden (v.a. Yersinien, Shigellen, Campylobacter) sind oft schwer abgrenzbar. Irritables Kolon, Kolon-Ca, Adenome, Divertikulitis, Appendizitis (v.a. bei M. Crohn). Ischämische Kolitis (☞ 7.6.3) DD chron. Durchfall (☞ 7.1.4), DD Blut im Stuhl (☞ 7.1.6)	
OP-Ind.	Stenose, Perforation, unstillbare Blutung. Rel. Ind.: Fisteln, Konglomerattumor, septische KO. Hohe Rezidivrate: sparsam resezieren	Bei Versagen der konservativen Ther. Proktokolektomie (möglichst kontinenzerhaltend). Frühzeitige OP-Entscheidung wg. Gefahr des tox. Megakolons

Therapie des Morbus Crohn
- *Im akuten Schub*
  - *Ernährungstherapie:* entweder enterale Ernährung mit Elementardiäten oder polymeren Diäten oder komplett parenterale Ernährung
  - *Wirksamste Medikation:* Prednisolon 60 mg tgl. p.o., Reduktion über 6 Wo. auf 10 mg tgl. (nicht sinnvoll bei Stenosen ohne entzündliche Aktivität), danach über 1 Jahr fortführen. Rezidivprophylaxe mit 5-Aminosalicylsäure 3–4 g tgl. p.o. (z.B. Salofalk®)
  - *Bei Patienten mit Fisteln:* zusätzlich Metronidazol (Clont®) 3 x 400 mg tgl. p.o. (Fistelverschluß innerhalb von 3 Monaten in 50 %). *Cave:* für Anwendung > 10 Tage nicht zugelassen. *NW:* z.B. auf periphere Neuropathie mit Kribbel-Parästhesien achten
- *Bei chronisch aktivem oder therapierefraktärem Morbus Crohn*
  - Immunsuppressiva (z.B. Azathioprin 1–2 mg/kg/tägl.; Wirkungseintritt erst innerhalb von 2–3 Monaten!). *NW* (> 10 %!): Leukopenie und Pankreatitis
  - Evtl. Methotrexat, Ciclosporin A
  - Stets an chirurgisch behebbare Ursache der Symptome denken (Stenosen, Fisteln)!
- *Zur Remissionserhaltung*
  - Nach 2 Jahren sind nur noch 40 % der Patienten in Remission
  - Zur Verhinderung von Frührezidiven langsames Ausschleichen der hochdosierten Steroidbehandlung (s.o.)
  - 5-Aminosalicylsäure (1,5 g tägl.); positiver Effekt v.a. bei Ileumbefall, nach Resektion und länger bestehender Remission
  - Diätetische Maßnahmen zur Remissionserhaltung: Elimination von Nahrungsbestandteilen, die dem Patienten subjektiv Symptome bereiten (z.B. Laktoseintoleranz).

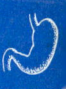

Therapie der Colitis ulcerosa
- *Im akuten Schub (Pankolitis)*
  - 5-Aminosalizylsäure (Salofalk®) 4 x 1 g tgl. p.o. oder Olsalazin (Dipentum®) oder 3 x 1 g tgl. p.o. Sulfasalazin (z.B. Azulfidine®) bei lokalem Befall s.u.
  - Bei schwerem Schub zusätzlich Glukokortikoide (z.B. Prednisolon initial 60–100 mg; *cave:* unbemerkte Perforation!), stufenweise Reduktion (s.o.), ggf. E'lyt-, Albumin- und Blutsubstitution
  - Ther. des Malassimilations-Sy. (☞ 7.6.9)
- *Bei therapierefraktärer oder chronisch aktiver Erkrankung* Kolektomie erwägen (Erkrankung kann im Gegensatz zum Morbus Crohn durch Kolektomie geheilt werden). Alternative evtl. 6-Mercaptopurin bzw. Azathioprin
- *Remissionserhaltung:* Sulfasalazin (z.B. 2 g tägl.) oder 5-Aminosalicylsäure (z.B. 2 g tägl.), Applikationsform je nach Lokalisation. Vermindert Rezidivrate um ca. 50 %.

- Die *Applikationsformen* richten sich nach der Ausdehung der Colitis. Bei linksseitiger Colitis (bis linke Flexur): rektale Applikation, z.B. als Klysma z.B. 5-Aminosalicylsäure-Klysmen (Salofalk®) 4 x 1 g. (Anweisung an den Pat.: Klysma längere Zeit halten; durch Liegen bzw. Linksseitendrehung für eine gute Ausbreitung sorgen). *Alternativ:* Schaumpräparate, z.B. Colifoam® (subjektiv angenehemer, höhere Akzeptanz)
- Bei alleiniger Proktitis: Zäpfchen, z.B. Rectodelt® 10–30 mg tgl.
- Bei Ausdehnung der Colitis über die linke Flexur hinaus: orale Gabe. Bei sehr schweren Verläufen initial Prednisolon i.v. (z.B. 60–100 mg).

7.6.8 Reizkolon (Colon irritabile)

Häufige funktionelle Darmstörung ohne faßbare organische Ursache. Altersgipfel 30–40 J., F > M.

Klinik: Intermittierende Bauchschmerzen (> 3 Monate) wechselnder Stärke und Lokalisation, mit Verstopfung, Diarrhoe oder beidem im Wechsel. Oft Meteorismus, „dyspeptische" Beschwerden (Überlappung mit Dyspepsie), selten Schleimbeimengungen im Stuhl (Colica mucosa). Bei der mit Obstipation einhergehenden Form („spastisches Kolon") oft Laxantienabusus (Obstipation und ihre DD ☞ 7.1.5).

Anamnestische Hinweise
- Chronische, oft über Jahre bestehende Beschwerden; hierzu diskrepant guter AZ!
- Schmerzen nie nachts, aber oft morgens beim Aufstehen
- Erleichterung der Schmerzen durch Stuhlgang
- Zunahme der Stuhlfrequenz und Abnahme der -konsistenz bei Auftreten der Beschwerden
- Wechselndes Beschwerdebild: oft Nachlassen der Schmerzen nach Darmentleerung.

Diagnostik
Ausschluß anderer Krankheiten. Körperlicher Befund unergiebig, evtl druckdolentes oder als Strang tastbares Sigmoid, Plätschergeräusch. Labor: BSG, BB, γ-GT, GPT, Amylase, BZ, Crea, E'lyte, Stuhlvisite und Stuhlgewicht; Urinsediment, Stuhl auf okkultes Blut (☞ 7.1.6), Bakterien und Parasiten (☞ 2.4.5), Sono-Abdomen, Rektosigmoidoskopie. Bei älteren Pat. evtl. Koloskopie (Ca-Ausschluß).
DD: ganze DD des chron. Bauchschmerzes, v.a. Karzinom und entzündliche Dickdarmerkrankungen.

 Je kürzer die Vorgeschichte und je älter der Patient, desto unwahrscheinlicher ist ein Reizkolon. Fieber, nächtliche Schmerzen, Gewichtsverlust, Blut im Stuhl und Leukozytose schließen die Diagnose aus.

Therapie
Schwierige Aufgabe; im Gespräch Pat. ernst nehmen, beruhigen und aufklären, evtl. Konflikte aufdecken (ggf. Psychotherapie). Empfohlen werden: Diätveränderung (kleine, ballaststoffreiche Mahlzeiten; evtl. zusätzlich Weizenkleie); Obstipation (☞ 7.1.5), Diarrhoe (☞ 7.1.4), Völle- und Druckgefühl, Flatulenz, Krämpfe (☞ 7.1.8), bei depressiver Begleitsymptomatik z.B. Amitryptilin 25 mg z.N. bis 3 x 25 mg steigern NW (☞ 21.7.3).

7.6.9 Malassimilationssyndrom (MAS)

Maldigestion
Störung der (intraluminalen) Verdauung der Nahrung. *Ätiol.:*
- Pankreasinsuffizienz (meist chron. Pankreatitis)
- Magenresektion
- Mangel an konjugierten Gallensäuren: Cholestase, Gallensäureverlust-Syndrom, Blindsack-Syndrom (☞ 7.1.4).

Malabsorption

Gestörte Resorption und Abtransport der (verdauten) Nahrungsbestandteile. *Ätiologie:*
- *Dünndarm-Erkrankungen:* Glutensensitive Enteropathie (Zöliakie, Sprue), M. Crohn, infektiös (z.B. Yersiniose, Amöben, Lamblien), allergisch (z.B. Nahrungsmittel-Allergie), Amyloidose, Darm-Tbc
- *Verkleinerte Resorptionsfläche:* Resektion (Kurzdarm-Sy.), Blindsäcke, Fisteln
- *Laktasemangel:* häufig (10 %), Beschwerden nach Milchgenuß
- *Gestörte Lymphdrainage:* maligne Lymphome, Ca, M. Whipple (sehr seltene Infektion mit Tropheryma whippelii, M > 50 J., chron. Durchfälle, Lk-Schwellung, Polyarthritis, Fieber. Ther.: Cotrimoxazol für 1 J.)
- *Durchblutungsstörungen:* Angina viszeralis
- *Hormonelle Störungen:* VIPom, diab. Enteropathie (seltene Diabetes-KO, Durchfälle, oft zusammen mit peripherer Polyneuropathie).

Klinik
- Voluminöse Durchfälle, evtl. Fettstühle (Steatorrhoe: lehmartig, klebrig, glänzend, scharf riechend)
- Gewichtsverlust, Hypoproteinämie, Ödeme bei Serumalbumin < 25 g/l
- Gärungsstühle, Flatulenz: bei Laktasemangel einziges Symptom
- Mangel an fettlöslichen Vitaminen: Nachtblindheit, Tränensekretion ↓, trockene Haut (Vit. A); Rachitis bei Kleinkindern, Osteomalazie bei Erw. (Vit. D, ☞ 10.7.2); Gerinnungsstörungen (Vit. K)
- Anämie (Eisenmangel: hypochrom; B_{12}-Mangel: megaloblastisch)
- Ca^{2+}-Mangel (Osteoporose, Osteomalazie, Tetanie), K^+-Mangel.

Diagnostik

- Labor: Diff.-BB, E'lyte, Leberwerte, AP, Hst, Krea, BGA, BZ-Profil, Ca^{2+}, Gerinnung, Fe, Transferrin, Ferritin, ggf. Folsäure, Vit. B_{12}, Gesamteiweiß, Albumin, Chol., TG, Vitaminspiegel, Zink, Mg, Gastrinspiegel
- Stuhlmengen und -fettbestimmung (☞ 7.2.4)
- Differenzierung zwischen Maldigestion und Malabsorption durch *Xylose-* (☞ 7.2.4, bei MAS im Jejunum pathol.) und *Schilling-Test,* alternativ ^{75}SeHCAT-Test (☞ 14.3.3, bei MAS im Ileum pathol.)
- Diagnostik zur ätiologischen Klärung: Pankreas-Funktionsdiagnostik (☞ 7.5.2), Endoskopie mit tiefer Duodenalbiopsie (bei V.a. Lambliasis multiple Biopsien der Duodenalschleimhaut; zusätzlich Aspiration von Duodenalsaft), Sono-Abdomen, Rö nach Sellink, CT, bakteriologische und parasitologische Stuhluntersuchungen (☞ 2.4.5)
- Bei V.a. Laktasemangel Laktose-Belastungstest (☞ 7.2.4), H_2-Exhalationstest mit Laktose (☞ 7.2.4)
- Bei V.a. bakt. Überwucherung H_2-Atemtest mit Glukose oder Laktulose (☞ 7.2.4)
- Bei V.a. Gallensäure-Verlust-Sy. Glykocholat-Atemtest (☞ 7.2.4).

Symptomatische Therapie
- Regulierung des Wasser- und E'lythaushaltes (Ca^{2+} 1–3 g tägl., Mg^{2+} 300–700 mg tägl.), evtl. parenterale Ernährung (☞ 2.8.2)
- Parenterale Substitution fettlöslicher Vitamine (z.B. Adek® 1 x / Wo. 1 Amp. i.m.)
- Vit. B_{12} anfangs 1000 µg tägl. i.m., Erhaltungsdosis 1000 µg alle 1–3 Mon. (☞ 14.3.3)

- Folsäure-Substitution, z.B. Folsan® oder Cytofol® 15 mg tägl. s.c. oder i.m.
- Eisensubstitution (☞ 14.3.2). Zinksubstitution 30–60 mg tägl.
- Bei Steatorrhoe: Fettzufuhr (< 40 g tägl.) in Form von mittelkettigen Triglyzeriden (MCT-Fette, z.B. Ceres®-Öl/-Margarine)
- Bei chologener Diarrhoe (Gallensäure-Malabsorption im Ileum → Reizung des Kolon) Colestyramin (z.B. Quantalan®) 1–3 x 1 Btl. (à 4 g) tägl. *Cave:* Colestyramin bindet Gallensäuren → enteraler Gallensäureverlust → mangelnde Fettresorption im Dünndarm → Diarrhoe
- Enzymsubstitution bei exokriner Pankreasinsuff. (☞ 7.5.2)
- Milchfreie Kost bei Laktasemangel.

■ Exsudative Enteropathie

Synonym: Enterales Eiweißverlust-Syndrom. Albuminverlust in den Darm, evtl. mit Hypalbuminämie (→ Hypokalzämie, ☞ 10.4.1, bei Serumalbumin < 25 g/l Ödeme).
Ätiol.: entzündliche Darmerkrankungen, Gastroenteritis, Störungen der Lymphdrainage (maligne Lymphome, Rechtsherzinsuff., Darm-Tbc, M. Whipple), Polyposis, Ca, Sprue, M. Ménétrier, Amyloidose.
Klinik: s.o.
Diagn.: endogene α_1-Antitrypsinausscheidung (preiswert, einfach ☞ 7.2.4), ^{51}Cr-Albumin-Test: parenterale Gabe von ^{51}Cr-markiertem Albumin; anschließend Aktivitätsmessung im Stuhl.
Therapie: abhängig von der Grunderkrankung sowie Albuminsubstitution.

■ Einheimische Sprue (Zöliakie)

Unverträglichkeit gegenüber dem Getreideprotein Gluten. Manifestation meist im Kleinkindalter, öfters jedoch erst im Erwachsenenalter. *Klinik:* massige Fettstühle, Gewichtsabnahme, aufgetriebener Leib. Anämie, Ödeme und Störungen des Ca^{2+}-Stoffwechsels. Mangel an fettlöslichen Vitaminen (s.o.). *Diagn.:* Endoskopie mit Biopsie zeigt Atrophie der Darmzotten. *Ther.:* strikt glutenfreie Diät.

7.7 Anus und Rektum

7.7.1 Hämorrhoiden

Proktoskopische Diagnose, Rektum-Ca ausschließen. Knotenartige Vergrößerungen des arterio-venösen Schwellkörpers in Höhe des anorektalen Übergangs bei 3^{00}, 7^{00} und 11^{00} in Steinschnittlage.

Stadieneinteilung
- Stadium I: nicht tastbar, hellrotes Blut auf Stuhl, keine Schmerzen, evtl. Pruritus ani
- Stadium II: Prolaps beim Pressen, beginnende Fibrose. Seltener Blutung, Schmerzen bei Defäkation, Nässen und Brennen
- Stadium III: permanenter Prolaps, Knoten bläulich verfärbt und fibrotisch, evtl. Ulzerationen und Nekrose. Selten Blutung, starke Schmerzen, Schleimsekretion, Pruritus (Analekzem).

DD: Analfissur und -abszeß, perianale Thrombose, Ca. *DD* Pruritus ani (☞ 7.1.7).

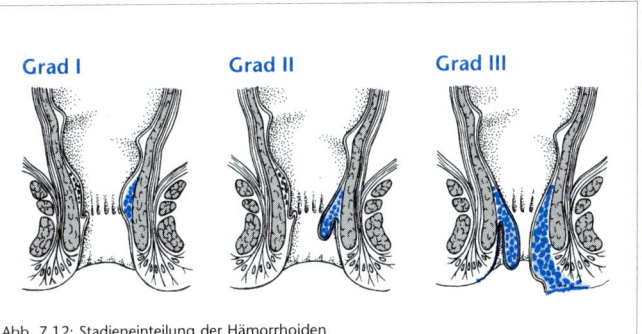

Abb. 7.12: Stadieneinteilung der Hämorrhoiden

Therapie
Gewichtsreduktion, blähende Speisen vermeiden, Stuhlregulierung (☞ 7.1.5), Analhygiene, antiphlogistische und analgetische Salben (z.B. Anaesthesin®), Umschläge mit Borwasser oder Kamille, Sitzbäder.

- *Stad. I und II:* Sklerosierung, Infrarotkoagulation oder Gummibandligatur
- *Stad. II und III:* Hämorrhoidektomie.

KO: massive Blutung (DD perianale Blutung ☞ 7.1.6) und Inkarzeration eines prolabierten Knotens (→ Hämorrhoidektomie). Infektion und Nekrose.

7.7.2 Weitere anorektale Erkrankungen

Perianale Thrombose
Sehr schmerzhafter, livider, prall gespannter und nicht reponibler Knoten an der Linea anocutanea durch Ruptur subkutaner Venen. *Ther.:* Stichinzision in Lokalanästhesie und Hämatomausräumung. Evtl. Teilresektion der betroffenen Vene.

Marisken: perianale, schlaffe Hautfalten, meist Residuen einer perianalen Thrombose. Bei Perianalekzem und Pruritus Abtragung in Lokalanästhesie.

Analfissur
Hochroter, schmerzhafter, längsverlaufender Einriß der Analkanalhaut bis zur Linea dentata (*DD:* Analkarzinom). Hinweisend der sog. „Wachtposten" (fibrotischer Hautanhang). *Symptomentrias:* Schmerz bei und nach Defäkation, Blutung und Sphinkterkrampf.

Therapie
- Frische Fissur: s.c. Injektion eines Lokalanästhetikums, anästhesierende Salben (z.B Anaesthesin®), antiphlogistische Suppositorien, Laxantien
- Chron. Fissur: submuköse laterale Sphinkterotomie (Durchtrennung des distalen Drittels des M. sphincter ani internus bei 3 h in Steinschnittlage). Evtl. Sphinkterdehnung.

Anal- und Rektumprolaps
Radiäre Schleimhautfältelung bei Anal-, „Bienenkorbmuster" bei Rektumprolaps.
- *Analprolaps:* Pruritus ani, Wäscheverschmutzung und Inkontinenz. Bei Analsphinkterschwäche und Hämorrhoiden III. Grades
- *Rektumprolaps:* meist bei alten Frauen und Multipara: Inkontinenz, Blut- und Schleimabgang.

Ther.: manuelle Reposition; abdominale Rektopexie mit Beckenbodenraffung.

Analabszeß
- *Symptome:* Schmerzen, Vorwölbung mit Fluktuation, Fieber, evtl. Sepsis
- *Diagn.:* Inspektion, Palpation, Proktoskopie und Rektoskopie (evtl. in Narkose)
- *Ther.:* breite Abszeßeröffnung (T- oder winkelförmig, damit Wunde offenbleibt), Drainage, Fistelsuche und -spaltung, tägl. Spülung.

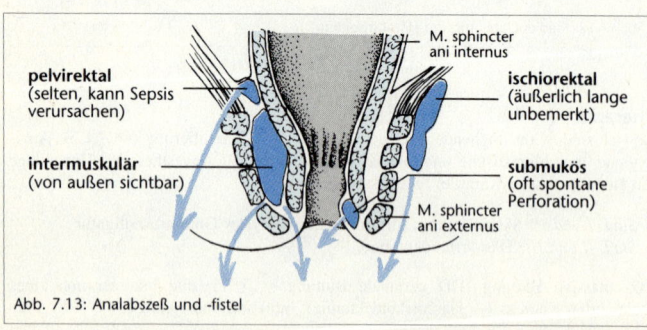

Abb. 7.13: Analabszeß und -fistel

Analfistel
Zu 80 % bei intermuskulären Abszessen, zu 20 % bei ischiorektalen Abszessen, selten bei M. Crohn (in 40 % Erstmanifestation, deshalb sorgfältige Abklärung) oder bei Colitis ulcerosa (☞ 7.6.7). Unterscheidung von kompletten (verbindet Darmlumen und äußere Haut), inkompletten inneren (Öffnung ins Darmlumen) und inkompletten äußeren Fisteln (keine Darmverbindung). *Symptome:* Nässen, Pruritus und Analekzem (☞ 7.1.7). *Diagn.:* Inspektion, Palpation, (vorsichtige!) Sondierung, Injektion von Farbstofflösung (Methylenblau) und Rektoskopie. *Ther.:* einzeitige Fistelspaltung (weit offene Rinne), bei pelvirektalen Fisteln wegen Inkontinenzgefahr mehrzeitig.

Pilonidalsinus (Steißbeinfistel oder -zyste)
Meist bei jungen, stark behaarten Männern. Entzündung, Abszedierung und Fistelbildung (ohne Verbindung zum Analkanal) in Steißbeingegend durch eingespießte Haare. *Ther.:* Abszeßspaltung und radikale Exzision, Sekundärheilung.

Analkarzinom
5-JÜR: 50 %. Bei 15 % Befall der Leisten-Lk, selten Leber- und Lungenmetastasen.
- *Symptome:* Blutung, Schmerzen, Fremdkörpergefühl, Pruritus, Stuhlunregelmäßigkeiten. *Diagn.:* rektale Untersuchung, Proktorektoskopie mit Biopsie, Leisten-Lk
- *DD:* Analfissur, ulzerierter Hämorrhoidalknoten, hypertrophe Analpapille, spitze Kondylome, Dermoidzysten, M. Bowen, M. Paget
- *Ther.:* bei kleinen, hochdifferenzierten PE-Karzinomen lokale Exzision mit nachfolgender Bestrahlung, bei ausgedehntem Tumor Vorbestrahlung, abdomino-perineale Rektumamputation (Kontinenzverlust) und Exstirpation befallener inguinaler und iliakaler Lk.

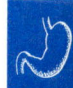

7.8 Hernien

Ausstülpung von Organen der Bauchhöhle (meist Dünndarm oder Omentum majus) samt parietalem Peritoneum in oder vor die Bauchdecke. Bei Inkarzeration des Bruchinhalts (Bruchgeschwulst irreponibel, spontan schmerzhaft und prall elastisch) sofortige OP. Symptomatische Hernie: Hinweis auf intraabdominelle Drucksteigerung, z.B. bei Kolonkarzinom.

7.8.1 Leistenhernien

Ca. 80 % aller Hernien, zu 90 % bei Männern, zu 15–20 % beidseits. Meist indirekte (innere Bruchkanalöffnung lateral der epigastrischen Gefäße), zu 20 % direkte (innere Bruchkanalöffnung medial der epigastrischen Gefäße) Brüche. Äußere Bruchpforte: oberhalb des Leistenbandes (Anulus inguinalis superficialis). Evtl. Austritt in Hodensack bzw. große Schamlippe.

Diagnostik

Untersuchung (Pat. steht nach Möglichkeit): bei sichtbarem Bruch Reposition durch Pat., dann husten lassen: Austrittstelle der Bruchgeschwulst ertasten. Einscheidung der Skrotalhaut (bzw. großen Schamlippe) mit kleinem Finger (rechts mit rechtem, links mit linkem), bis die Fingerkuppe die hintere Wand des Leistenkanals berührt. Hustet der Patient, stößt etwas an der Fingerspitze an → indirekte Hernie, am Fingerballen → direkte Hernie. Stets nach Ursachen für intraabdominelle Drucksteigerung suchen: Aszites? Chron. Bronchitis? Prostatavergrößerung? Kolon-Ca (evtl. Koloskopie)?

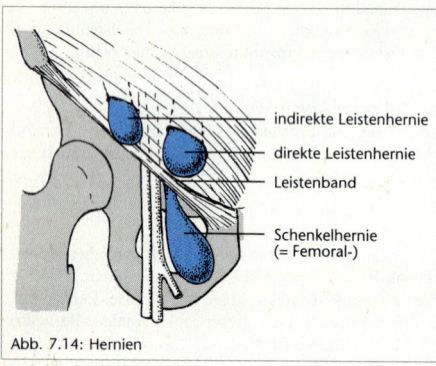

Abb. 7.14: Hernien

- indirekte Leistenhernie
- direkte Leistenhernie
- Leistenband
- Schenkelhernie (= Femoral-)

DD: Lymphome, Hydrozele (Diaphanoskopie positiv), Varikozele („Sack voller Regenwürmer"), ektope Hoden, Abszesse, Zysten und Tumoren.

Therapie
- Herniotomie nach Bassini, laparoskopische Verfahren möglich
- Bruchband: kein sicherer Schutz vor Bruchaustritt und Inkarzeration, erschwert spätere OP durch Gewebeatrophie und Hautreizung.

7.8.2 Femoralhernie

Meist bei älteren Frauen (F:M = 3:1). Klinik: meist geringe Schmerzen, Bruchgeschwulst medial von A. femoralis unterhalb des Leistenbandes. Inkarzeration häufig wegen enger Bruchpforte: Ileus und Schmerzprojektion in Leiste, Abdomen oder Oberschenkelinnenseite. *Therapie:* chirurgisch, Rezidive: 2–10 %. *OP-KO:* Kompression der großen Beingefäße und des N. femoralis, Thrombembolie.

7.8.3 Narbenhernie

Nach medianer Laparotomie, selten nach abdominellem Querschnitt. Prädisponierend: Adipositas, Protein-Mangel, Anämie, Faktor VIII-Mangel, frühe postoperative Bauchpresse (z.B. durch Obstipation, Husten und Darmatonie). *Therapie:* Bruchband oder chirurgisch (frühestens 1/2–1 J. postop.).

Leber und Gallenwege

8.1	**Leitsymptome und ihre Differentialdiagnose**	304	8.5.3	Primär sklerosierende Cholangitis (PSC)	321
8.1.1	Ikterus	304	8.5.4	Komplikationen bei Leberzirrhose	321
8.1.2	Aszites	306			
8.1.3	Hepatomegalie	308	8.6	**Tumoren**	325
8.2	**Diagnostische Methoden**	309	8.7	**Leberfunktionsstörungen in der Schwangerschaft**	326
8.2.1	Labor	309			
8.2.2	Bildgebende Verfahren	310	8.8	**Erkrankungen von Gallenblase und Gallenwegen**	327
8.3	**Hepatitis**	311	8.8.1	Gallensteinleiden	327
8.3.1	Akute Virus-Hepatitis	311	8.8.2	Cholezystitis	329
8.3.2	Chronische Virushepatitis	315	8.8.3	Akute eitrige Cholangitis	330
8.3.3	Autoimmune chronisch aktive Hepatitis (CAH)	316			
8.4	**Toxische Leberschädigung**	316			
8.4.1	Fettleber, alkoholische Leberschädigung	316			
8.4.2	Arzneimittel und Leberschädigung	317			
8.5	**Leberzirrhose**	318			
8.5.1	Leberzirrhose, allgemein	318			
8.5.2	Primär biliäre Zirrhose (PBC)	320			

Arzneitherapie bei Leberschädigung	☞ 21.11
Leberbiopsie	☞ 2.5.2
Hämolytische Anämie	☞ 14.3.4
Hämorrhagische Diathese	☞ 14.1.3
Ösophagus-Varizen-Blutung	☞ 3.6
DD Splenomegalie	☞ 14.1.6

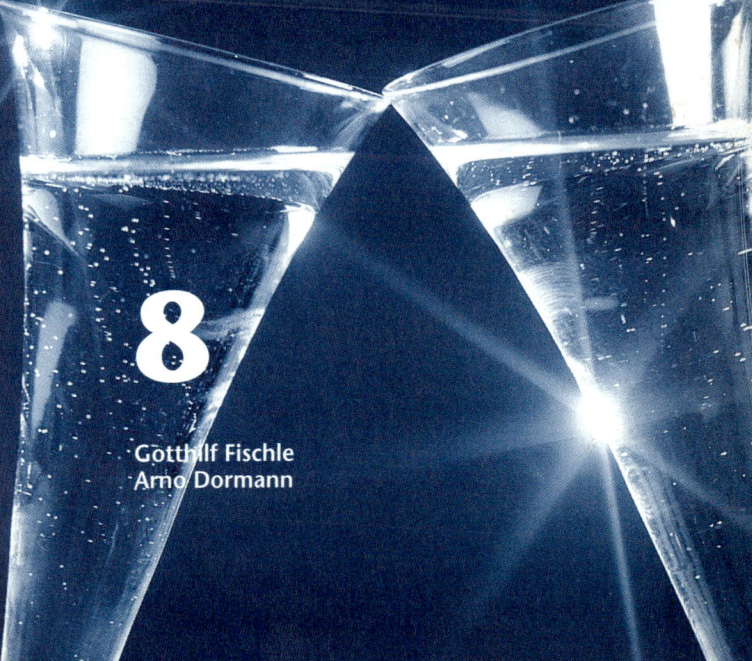

8

Gotthilf Fischle
Arno Dormann

8.1 Leitsymptome und ihre Differentialdiagnose

8.1.1 Ikterus

Gelbfärbung der Haut, Schleimhäute bzw. Konjunktiven bei einem Gesamt-Bilirubin > 34 mmol/l (> 2 mg/dl).

Pathophysiologie
Beim Abbau von Hämoglobin im retikuloendothelialen System entsteht zunächst wasserunlösliches *indirektes* Bilirubin, das im Blut an Albumin gebunden ist. In der Leber entsteht durch Konjugation wasserlösliches *direktes* Bilirubin, das über die Gallenwege in den Darm gelangt, wo es zu Urobilinogen umgewandelt wird. Dieses wird zu 80 % im Stuhl ausgeschieden, zu 20 % unterliegt es einem enterohepatischen Kreislauf. Nur ca. 1 % wird über die Nieren ausgeschieden. Bei vermehrtem Anfall von Urobilinogen (z.B. bei Hämolyse) kommt es zur vermehrten Ausscheidung des Urobilinogens im Urin (Nachweis durch Teststreifen).

Differentialdiagnose des Ikterus			
	prähepatisch	hepatisch	cholestatisch
indirektes Bili	↑	↔ (↑)	↔
direktes Bili *	↔	↑	↑
Bili im Urin	↔	↑ (Urin dunkel)	↑ (Urin dunkel)
Urobilinogen im Urin	↑	↑	↔
GOT und GPT	↔	↑↑	↑
AP, γ-GT, GLDH	↔	↑	↑↑
LDH/HBDH	< 1,3	> 1,64	–
Haptoglobin	↓	↔	↔
Stuhl	dunkel	hell oder dunkel	hell
Juckreiz	nein	evtl.	ja

* Quotient direktes Bili/Gesamt-Bili > 0,5 spricht für posthepatische Cholestase

Ätiologie des prähepatischen Ikterus
- Vermehrtes Bilirubinangebot
  - Hämolyse: z.B. Z.n. Bluttransfusion, toxisch, Hämatomresorption
  - Ineffektive Erythropoese: z.B. Thalassämie (☞ 14.3.4), Porphyrien (☞ 13.5), Megaloblastäre Anämien (☞ 14.1.1)
- Verminderte hepatische Bilirubinaufnahme, z.B. septisch toxisch, längeres Fasten, Medikamenteneffekte.

Ätiologie des hepatischen Ikterus
- Familiäre Hyperbilirubinämiesyndrome
  - *Gilbert-Meulengracht-Sy.* (Icterus juvenilis intermittens): meist autosomal-dominant vererbte verminderte Aktivität der Glucuronyltransferase mit oder ohne Lebervergrößerung. Manifestation um das 20. LJ. mit uncharakteristischen Symptomen und unauffälliger Histologie. *Diagn.*: Fasten und Nikotinsäure provozieren den Bili-Anstieg. Gute Prognose, keine Ther.
  - *Crigler-Najjar-Sy.*: abs. Glucuronyltransferasemangel (Typ I meist im 1. LJ. letal), oder verminderte Enzymaktivität (Typ II; Ther.: Phenobarbital (Enzyminduktion), Prog. gut)
  - *Dubin-Johnson-* und *Rotor-Syndrom*: Ausscheidungsstörung für Bilirubin (sehr selten), Manifestation meist im Kindesalter, Prognose gut
- *Hepatozellulärer Ikterus*: Schädigung der Leberzelle durch Hepatitis (infektiös, toxisch, medikametös), Stauungsleber (fließende Übergänge zum intrahepatischen cholestatischen Ikterus (s.u.).

Ätiologie des cholestatischen Ikterus
Intrahepatische Cholestase: Störung der Gallensekretion in der Leber
- Virushepatitis (☞ 8.3.1), Autoimmunhepatitis (☞ 8.3.3), Alkoholhepatitis (☞ 8.4.1)
- Leberzirrhose unterschiedlicher Genese (☞ 8.5.1), metabolische Hepatopathien (M. Wilson, Hämochromatose, α_1-Antitrypsinmangel), Amyloidose, primär biliäre Zirrhose (PBC) und primär sklerosierende Cholangitis (PSC), idiopathische rez. Cholestase (rez. intrahep. Verschlußikterus, sehr selten, Prog. gut)
- Drogen, Medikamente (Sexualhormone, Phenothiazide; ☞ 8.4.2), Vergiftung (z.B. Pilze, CCl_4 etc.)
- Kardiale Stauung, benigne Schwangerschaftscholestase, postoperativ, parenterale Ernährung mit hohem hoher Fettanteil
- Entzündlich (Cholangitis, Leberabzesse, Abstoßung nach Lebertransplantation)
- Malignome, selten benigne Tumoren (☞ 8.6), Zystenleber, Leberzysten, Mukoviszidose.

Extrahepatische Cholestase: Störung des Galleabflusses in den extrahepatischen Gallengängen
- *Benigne:* Choledocholithiasis, Cholangitis, *Mirizzi-Syndrom* (Stenose/Verschluß des D. hepaticus communis; entzündlich oder Kompression durch Cystikusstein), post-OP, Pankreatitis (akut/chron.), Pankreaspseudozysten, Duodenaldivertikel, Gallenwegstumoren (Papillom, Fibrom etc.), Parasiten (Ascariden, Fasciola, Ecchinokokken), *Caroli-Sy* (segmentale Ektasie der intrahepatischen Gallenwege, sek. Cholangitis), congenitale Gallenwegatresie
- *Maligne*: Pankreaskopf-Ca, Papillen-CA, Gallenblasen/-gangs-CA, LK-Metastasen oder Lymphome im Lig. hepatoduodenale.

■ Vorgehen bei Ikterus

Anamnese
- Juckreiz, dunkler Urin, heller Stuhl: Cholestase
- Übelkeit, Abgeschlagenheit, Fieber (evtl. mehrere Tage *vor* Ikterus): virale Hepatitis
- Hohes Fieber, Schüttelfrost: z.B. eitrige Cholangitis, Leberabszeß
- Schmerzen: Kolik bei Choledocholithiasis, bei schmerzlosem Ikterus V.a. Ca
- Schmerzlokalisation: im Rücken → V.a. biliäre Pankreatitis; im re. Oberbauch, ggf. Ausstrahlung in die re. Schulter → Galle, Leber

- Massiver Gewichtsverlust: Lebermetastasen, Pankreas-Ca
- Alkoholkonsum (Zirrhose) und Medikamentenanamnese (☞ 8.4.2)
- Bluttransfusionen, i.v.-Drogenabhängige, Krankenhauspersonal: virale Hepatitis
- Kontakt mit Personen mit Hepatitis oder infektiöser Mononukleose
- Auslandsreisen (v.a. Hepatitis A, E), Sexualanamnese (HIV, Hepatitis)
- Gravidität: Schwangerschaftsikterus
- Pseudoikterus: Hyperkarotinämie, Medikamente.

Diagnostik
- *Urinsticks:* Urobilinogen pos.: Hämolyse oder Leberkrankheit. Bilirubin pos. (dunkler Urin): Cholestase. Dir. Bili wird im Urin ausgeschieden, wenn Serumspiegel > 34 µmol/l (2 mg/dl)
- *Labor:* BB (Anämie, Blutung, MCV, Thrombozyten) Leuko, BSG, CRP (Entzündung?), direktes und indirektes Bili., LDH (Hämolyse?, ggf. Haptoglobin), GOT, GPT (Ausmaß der Zellzerstörung), AP, γ-GT, GLDH (Cholestase?), Quick, PTT, CHE (Synthesefunktion?), E'Phorese (ggf. IgA, -G, -M) bei chron. Entzündung, Lipase (Pankreas), ggf. Hepatitis und andere Infektionsserologien, Auto-AK
- *Sono Abdomen (☞ 20.1.1):* z.B. Cholezystolithiasis, erweiterte Gallenwege?
- Dann, je nach wahrscheinlicher Ursache: ERCP (kann Papille nicht sondiert werden evtl. PTC) oder CT mit KM, NMR (bildgebende Verfahren ☞ 8.2.2).

8.1.2 Aszites

Sammlung von Flüssigkeit in der freien Bauchhöhle, in der Regel Symptom einer fortgeschrittenen Erkrankung mit schlechter Prognose. 2 JÜR ≈ 50 %.

Ätiologie
- *Stauungsaszites*
  - *portal:* Leberzirrhose, Budd-Chiari-Sy. (Lebervenenverschluß), Alkoholhepatitis, Pfortaderthrombose
  - *kardial:* Rechtsherzinsuff., Pericarditis constrictiva
- *Maligner Aszites:* z.B. bei Peritonealkarzinose, intraabdominellen Tumoren, Metastasenleber
- *Entzündlicher Aszites:* bakteriell, Tbc, Pankreatitis
- *Sonstige (selten):* z.B. schwere Hypalbuminämie (nephrot. Sy., Albuminverlust Sy.), Amyloidose, Mesenterialvenenthrombose, M. Whipple, Myxödem.

Befund
Aszites ist sonographisch ab ca. 200 ml nachweisbar, klinisch ab ca. 1 l (Perkussion mit verschieblicher Flankendämpfung). Meist zusätzlicher starker Meteorismus, der oft erstes Anzeichen eines drohenden Aszites ist („Erst der Wind, dann der Regen"). Verstrichener Bauchnabel.
- *Aszites mit Splenomegalie* spricht für Zirrhose oder Pfortaderthrombose
- *Aszites mit Pleuraerguß* bei kardialer Stauung, Leberzirrhose, Kollagenosen, bei diffuser Metastasierung eines Malignoms, Meigs-Sy. (☞ 11.2.7)
- *Aszites mit peripherem Ödem* bei kardialer bzw. Cava-Stauung; Eiweißverlust.

Diagnostik
Bei unklarer Ursache immer punktieren (Technik ☞ 2.3.6).
- *Aspekt*
  - Hämorrhagischer Aszites spricht für Ca, Tbc, Trauma, Pfortaderthrombose
  - Chylöser Aszites bei Abflußbehinderung im Ductus thoracicus durch Lymphome, abdominelle Raumforderung oder Leukämie (*DD:* pseudochylöser Aszites bei geplatzter Ovarialzyste → Fettgehalt niedriger)
- *Labor:* Eiweißgehalt (Transudat < 3 g/dl: eher nicht maligne, z.B. Stauung; Exsudat > 3 g/dl: eher maligne/entzündlich), Cholesterin (> 45 mg/dl als Hinweis auf maligne Genese); evtl. Fibronektinbestimmung (teuer). AFP, CEA bei V. a. Ca, Amylase bei Pankreatitis
- *Bakteriologie:*
  - Punktat direkt in Blutkulturflaschen geben, Bestimmung von Leukozyten/Granulozytenzahl: > 500 Leukozyten, bzw. 250 Granulozyten/µl bei *spontaner bakterieller Peritonitis* (klin. meist asymptomatisch, sofortige Antibiose auch ohne Keimnachweis mit z.B. Cephalosporine 3. Gen. (☞ 19.1.2), Kontrollpunktion nach 2 Tagen: Leukos ↓↓?)
  - Ggf. Grampräparat, Ziehl-Neelsen-Färbung, TBC/Pilzkultur nur bei konkretem Verdacht
- *Zytologie:* Das Fehlen pathologischer Zellen schließt eine maligne Genese nicht aus, ggf. wiederholen
- Bestimmung von pH-Wert. LDH, Glucose und Laktat nicht sinnvoll.

Therapie: Therapie der Grundkrankheit, Stufentherapie

Stufentherapie des Stauungsaszites
Ziel: Gewichtreduktion von 400 g/d. Aufstieg zur nächsthöheren Stufe bei unzureichendem Erfolg der bisherigen Therapie.

Stufe 1: Basistherapie
- Bettruhe (Thromboseprophylaxe ☞ 21.8.1). *Cave* Dekubitus
- Flüssigkeitsrestriktion (bei Serumnatrium < 135 mval/l, tägliche Gewichtskontrolle
- Na-Restriktion ≤ 3g/d. Na-haltige Speisen/Med. (Schokolade, Milch, Penicilline, Antacida) meiden, ggf. Kaliumsubstitution

Stufe 2: zusätzlich Diuretika (nur bei Kreatinin < 2 mg/dl, Natrium > 125 mval/l)
- Spironolacton 50–100 mg/d, Steigerung um 50 mg/tägl. bis max. 400 mg/d (Wirkung erst nach 3–5 Tagen)
- Furosemid 20–40, max. 120 mg/d oder Xipamid 10–20 mg/d, max. 40 mg/d oder Torasemid 5–10, max. 20 mg/d
- Kontrolle von Körpergewicht, Elektrolyten, Abbruch der diuret. Ther. bei ansteigenden Nierenwerten. Bei unzureichendem Erfolg erneut mögliche Ursachen einer Therapieresistenz prüfen: Compliance gesichert? Hohe Na-Zufuhr, Krea ↑, nephrotox. Med. (NSAID, Antibiotika), spontane bakterielle Peritonitis, GI-Blutung?

Stufe 3 (diuretikarefraktärer oder rezidivierender Aszites)
- *Parazentese*: pro Punktion bis ca. 2,5–6 l (☞ 2.3.6), Volumenersatz mit kochsalzarmem Albumin (ca. 25–30 g/l, teuer) oder HAES
- *Peritoneo-venöser-Shunt* (Denver-, LeVeen-Shunt): Implantation zwischen Peritoneum und V. jug. int. Prä-Op: Plasminogenakt. > 0,7 CTA U/ml, α₂-Antiplasmin > 0,1 U/ml, ggf. Steigerung durch intraperitoneale Gabe von Dexamethason (16 mg). KO: Verschlüsse Thrombosen, Infektionen, kardiale Dekompensation. Hohe Letalität, LZ-Ergebnisse schlecht.

- *Transjugulärer intrahepatischer portosystemischer Shunt (TIPS;* ☞ *5.3)*
- Ggf. *Lebertransplantation* (☞ 8.5.1).

Therapie des malignen Aszites
Wiederholte Aszitespunktionen, evtl. Instillation eines Chemotherapeutikums (z.B. Novantron®).

8.1.3 Hepatomegalie

Leberpalpation
Eine unterhalb des Rippenbogens tastbare Leber ist nicht gleichbedeutend mit einer Lebervergrößerung (z.B. bei Lungenemphysem): obere Lebergrenze bestimmen (Perkussion). Normaler Durchmesser: < 12 cm in der MCL.
- Hepatomegalie mit weicher und evtl. druckschmerzhafter Leber: meist Hepatitis oder Stauungsleber
- Leber hart und knotig: Leberzirrhose, maligne Erkrankung. *Achtung:* bei Zirrhose kann Leber auch verkleinert sein
- Wichtig ist die zusätzliche Beurteilung der Milzgröße.

DD Hepatomegalie
- Fettleber: häufigste Ursache; z.B. bei Alkoholabusus, Adipositas
- Stauung: Rechtsherzinsuff., Trikuspidalinsuff. (pulsierende Leber)
- Infektiös: z.B. virale Hepatitis, Brucellose, miliare Tbc
- Tumoren: z.B. hepatozelluläres Ca (☞ 8.6), Lebermetastasen, M. Hodgkin
- Andere Ursachen: Medikamente (☞ 8.4.2), biliäre Obstruktion, Zystenleber, Leberabszeß, Speicherkrankheiten, Stoffwechselerkrankungen (z.B. Hämochromatose).

DD Hepatosplenomegalie (DD der Splenomegalie ☞ 14.1.6)
- *Hauptursachen:* Infektion (virale Hepatitis, Mononukleose); Leberzirrhose
- Stauung: schwere Rechtsherzinsuff., Budd-Chiari-Sy.
- Stoffwechselkrankheiten: Hämochromatose, M. Wilson, Mukoviszidose, α_1-Antitrypsinmangel
- M. Hodgkin, Sarkoidose
- *Selten:* myeloproliferatives Syndrom (☞ 14.4.4), extramedulläre Blutbildung bei Anämie (Hämolyse, Thalassämie, perniziöse Anämie), Speicherkrankheiten (Glykogenosen, Tyrosinose, M. Hurler, Lipoidosen), Histiozytose, Amyloidose.

8.2 Diagnostische Methoden

8.2.1 Labor

Leberzellenzyme
- Transaminasen: Bei Leberzellschädigung treten GOT (AST) und GPT (ALAT) ins Serum über. (De Ritis Quotient GOT/GPT < 1 bei leichterem Leberschaden, > 1 bei schwerem, oft toxischem Leberschaden). Bei schwerer Leberdystrophie können die Transaminasen abfallen
- Cholestase-Enzyme: γ-GT, AP (LAP = Isoenzym der AP; spez. für Gallengangsaffektion. Differenzierung selten notwendig). Isolierte γ-GT-Erhöhung bei toxischer Schädigung (v.a. Alkohol)
- GLDH (mitochondriales Enzym): Erhöhung bei Leberzell-Nekrosen, Gallengangsaffektion.

Syntheseleistung
Albumin, Cholinesterase (CHE) und die Gerinnungsfaktoren des Prothrombin-Komplexes werden in der Leber synthetisiert. Bei Leberinsuff. sind Quick (Prothrombinkomplex: F II, VII, IX, X), F V, F XIII, CHE, AT III und Albumin vermindert. Bei alkoholischer Fettleber können CHE und Quick erhöht sein (Enzyminduktion), bei hepatischer Enzephalopathie Ammoniak ↑.

> **Serum-Elektrophorese (vgl. Abb. Kap. 22)**
> Albumin, α₂, β ↓ chron. Lebererkrankung
> γ-Fraktion ↑ chron. Entzündung (Zirrhose, chron. Hepatitis)
> α₁-Fraktion ↓ α₁-Antitrypsinmangel
> IgA ↑ (Norm 90–450 mg/dl) alkoholische Leberzirrhose, akute Hepatitis
> IgG ↑ (800–1800 mg/dl) Leberzirrhose, Autoimmunhepatitis
> IgM ↑ (60–250 mg/dl) PBC, akute Virushepatitis

Lipide: Cholesterin: bei hepatozellulären Krankheiten ↓, bei Cholestase ↑ (bis 26 mmol/l bzw. 1000 mg%). Bei alkoholtoxischer Hepatitis Triglyzeridanstieg. *Zieve-Syndrom* (☞ 8.4.1).

Sonstige Tests
- Serodiagnostik bei V.a. akute Virushepatitis (☞ 8.3.1)
- Autoantikörper: AMA (↑ bei PBC; ☞ 8.5.2), pANCA/xANCA bei V.a. PSC, ANA, LKM1 (AK gegen mikrosomales AG aus Leber und Niere), SLA (AK gegen lösliches zytoplasmatisches Leberzell-AG), SMA (AK gegen glatte Muskulatur), ASGPR (AK gegen Asialglykoprotein-Rezeptor, selten ind.) bei V.a. Autoimmunhepatitis
- Tumormarker (☞ 15.5): AFP bei V.a. primäres Leberzell-Ca
- Ferritin: ↑↑ bei Hämochromatose (☞ 14.3.6)
- Cu²⁺ ↑ bei Cholestase und Leberzirrhose, ↓ bei M. Wilson (☞ 16.9.1)
- α₁-Antitrypsin ↓ bei α₁-Antitrypsin-Mangel
- Serologie: CMV, Herpes-simplex
- Toxoplasmose, EBV, Varizellen-Zoster, Brucellen, Leptospiren, Amöben, Echinokokkus.

Übersicht Leberlabor: Typische Befundkonstellationen

Cholestase
AP ↑
γ-GT ↑
dir. Bili ↑
Quotient gesamtes Bili/dir. Bili > 0,5 weist auf extrahepat. Cholestase, Fe ↔
Transaminasen ↔ / ↑

PBC
IgM ↑, γ-Globuline ↑
AMA ↑ (Titer: > 1:100)
γ-GT, AP ↑, BSG ↑↑
Transaminasen meist normal
PSC: pANCA

Leberinsuffizienz
Quick ↓
CHE ↓
Albumin ↓
γ-Globuline ↑
indir. Bili ↑
NH_3 ↑

Akute Hepatitis
GPT ↑↑
GOT ↑↑ (GPT > GOT)
Fe ↑
γ-GT ↑
Bilirubin ↑
Quick ↓

Alkohol-Fettleber
γ-GT ↑↑ (typischerweise Normalisierung in der Klinik)
Transaminasen ↑ (GOT > GPT)
meist CHE ↓, Quick ↓
IgA ↑, TG ↑

Leberzirrhose
Aktivitäts-Zeichen:
γ-Globul. ↑
IgG ↑
Fe i.S. ↑
Je nach Grad des Parenchymverlustes Zeichen der Leberinsuff.

8.2.2 Bildgebende Verfahren

Sonographie
- **Abdomensonographie** (☞ 20.1.1)
- **Endosonographie:** hohe Sensitivität für den Nachweis von Pankreaskopftumoren
- **Duplexsonographie** (Farbdoppler): Erlaubt semiquantitative Beurteilung von Größe und Richtung des Blutflusses mittels rechnergestützter Farbkodierung des Dopplersignals. *Portale Hypertonie*: portale Kollateralkreisläufe, retrograder Fluß in der V. portae, lienalis und mesenterica sup., aufgehobene oder stark eingeschränkte Komprimierbarkeit der V. lienalis oder V. mesenterica sup. *Leberzirrhose*: u.a. erhöhter Blutfluß in der A. hepatica. *Pfortaderthrombose*: Stase des Pfortaderblutes. *Budd-Chiari-Syndrom*: Stase oder retrograder Fluß in den Lebervenen. *Portosystemischer Shunt*: Messung der Flußvolumina, bei guter Shuntfunktion > 1 l/min. *Lebertransplantation*: postop. Überprüfung des Blutflusses in A. hepatica, V. portae und Lebervenen.

Röntgendiagnostik
- **ERCP** (endoskopische retrograde Cholangio-Pankreatographie): Sondierung des Ductus choledochus und pancreaticus und radiol. Darstellung durch KM-Gabe. *Diagnostische Ind.:* unklare Cholestase, unklare Oberbauchschmerzen, V.a. Pankreas-Ca. *Ther. Ind.:* biliäre Pankreatitis, Choledocholithiasis, maligne extrahepatische Cholestase. *Ther. Interventionsmöglichkeiten:* Papillotomie, Steinextraktion (in ca. 80 % möglich), Stent-Einlage (z.B. zur Galleableitung bei maligner Stenose), Drainagen, nasobiliäre Sonde, Lithotrypsie. *KO:* Pankreatitis, Amylaseanstieg (häufig), Aerobilie (häufig, harmlos), eitrige Cholangitis (selten)
- **PTC** (perkutane transhepatische Cholangiographie): Leberpunktion mit Chiba-Nadel und KM-Gabe. *Hohe KO-Rate* (2–3 %): v.a. gallige Peritonitis. *KI:* Gerinnungsstörungen, massiver Aszites, multiple Lebermetastasen. *Ind.:* bei unklaren Befunden

der anderen Verfahren (v.a. bei hochgelegenen intrahepatischen Abflußbehinderungen)
- **CT/MRT:** v.a. zum präop. Staging, bei Tumoren von Gallenblase und Pankreas, Lebermetastasen. Gallengangs-Ca meist nicht nachweisbar! Dynamisches Angio-CT zum Hämangiom-Nachweis. MRT: v.a. zur Beurteilung von Pankreasprozessen und retroperitonealen Tumoren
- **Angiographie:** nur noch in Ausnahmefällen, evtl. zur präop. Gefäßdarstellung. Darstellung gefäßreicher Tumoren (z.B. Ca, Metastasen endokrin aktiver Tumoren, FNH; ☞ 8.6). Schemazeichnung zur Arteriographie des Abdomens (☞ 7.2.2)
- **Orale Cholezystographie:** nur Darstellung der Gallenblase möglich. Nur wenn Bili > 50 µmol/l (> 3 mg/dl)
- **Infusions-Cholezystographie:** hohe Komplikations-Rate, deshalb kaum noch durchgeführt. Evtl. vor laparoskopischer Cholezystektomie, um Choledochuskonkremente auszuschließen. Bei Bili 50 µmol/l (> 3 mg/dl) nicht mehr aussagekräftig.

Nuklearmedizin
- **Leberfunktionsszintigraphie (hepatobiliäre Sequenzszinti.):** Beurteilung der Durchblutung, der Leberfunktion und der Ausscheidung über intrahepatische Gallengänge, Gallenblase und Ductus choledochus. *Ind.:* DD zwischen fokaler nodulärer Hyperplasie und Adenom/hepatozellulärem Ca. (sehr aussagekräftig!), DD intra- und extrahepatische Cholestase, V.a. akuten Verschlußikterus, bei persistierender Symptomatik nach Cholezystektomie (Galleabfluß?), nach Lebertransplantation (Leckage?)
- **Blutpool-Szintigraphie:** mit radioaktiv markierten Erys. *Ind.:* DD fokal noduläre Hyperplasie, Leberhämangiom
- **Milz-Szintigraphie:** mit hitzealterierten, radioaktiv markierten Erys. *Ind.:* Nachweis von Nebenmilzen, Milzdystopie. Sehr selten indiziert.

8.3 Hepatitis

8.3.1 Akute Virus-Hepatitis

Klinik
Die Formen der Virushepatitis lassen sich klinisch nur schwer unterscheiden. Prodromalphase: subfebrile Temperaturen, Abgeschlagenheit, Appetitlosigkeit, Übelkeit, Juckreiz, Druckschmerz im re. Oberbauch, Arthralgien. Später evtl. Ikterus (v.a. bei Hep. C anikterischer Verlauf häufig), Dunkelfärbung des Urins und acholischer (entfärbter) Stuhl. Meist Hepatomegalie, Splenomegalie in 20–30 %. Krankheitsdauer (ikterische Phase) ca. 4–8 Wo. Mit Beginn des Ikterus geht es dem Pat. meist subjektiv besser.

Extrahepatische Manifestationen
Am häufigsten bei HBV: Arthralgien, Exanthem, P. nodosa, GN (meist membranös oder membranoproliferativ), Purpura Schönlein-Henoch, *Guillain-Barré-Sy.,* aplastische Anämie, Kryoglobulinämie.

Art (Übertragung)	Viren	Verlauf	
		chronisch	fulminant
HAV (fäkal-oral)	Picorna (RNA)	nie	< 1 %
HEV (fäkal-oral)	Caliciviridae (RNA)	nie (?)	ca. 10 %, bei Schwangerschaft bis zu 20 %
HBV (parenteral, sexuell, perinatal)	Hepadneviridae (DNA)	5–10 % in Abh. vom Immunstatus	< 1 %
HDV (parenteral, benötigt HBV)	Viroid-like (inkompl. RNA-Virus)	Bei Superinf. > 90 % bei Simultaninf. 5–10 %	2–10 %
HCV (parenteral, sexuell, perinatal)	Flavivirus (RNA)	> 50 %	< 1 %

Labordiagnostik

- *Hepatitismarker:*
  - *Anti-HAV-IgM:* Marker der akuten Hep. A-Infektion
  - *Anti-HBc-IgM:* Antikörper gegen den HBV-Innenkörper (Hüllprotein der Virus-DNS; Core-Antigen)
  - *HBsAg:* Umhüllt das Core Antigen, wird bereits mit Krankheitsbeginn nachweisbar
  - *HBeAg:* „sekretorische Form" des HBc-Ag (envelope)
  - *Anti-HDV:* Marker der Hepatitis D-Infektion; nur sinnvoll, wenn HBsAg pos.
  - *Anti-HEV:* Marker der Hepatitis E-Infektion; sinnvoll bei Reiseanamnese und neg. Anti-HAV-IgM
  - *Virus-PCR* (polymerase chain reaktion): gentechnischer Direktnachweis von Virus-DNA; hochsensitiv, teuer. Noch speziellen Fragestellungen vorbehalten. Wertvoll zur Beurteilung einer unsicheren Infektiosität
- Primärdiagnostik bei akuter Hepatitis: Anti-HAV-IgM, Anti-HBc-IgM, HBsAg, HBeAg, (Anti-HDV und Anti-HEV unter den o.a. Voraussetzungen). Ausschluß anderer Hepatitisursachen
- Bili ↑, Transaminasen ↑ (GPT > GOT), AP und γ-GT ↑ (nur initial und bei cholestatischem Verlauf), Fe ↑. Serum-E'phorese: γ-Globulin ↑
- Lebersyntheseparameter (CHE, Albumin, Quick): nur bei fulminantem Verlauf ↓.

■ Hepatitis A

IKZ 2–6 Wo., Übertragung vorwiegend fäkal-oral, aber auch durch Blutprodukte und Geschlechtsverkehr. Keine chron. Verläufe, lebenslange Immunität. 50–90 % verlaufen asymptomatisch. Infektiosität 2 Wo. vor bis ca. 2 Wo. nach Erkrankungsbeginn. Hep. A Viren können bis 3 Mon. p.i. im Stuhl nachgewiesen werden. Erkrankung und Tod meldepflichtig!

- *Diagn.:* Beweisend für eine frische Infektion ist ein Titeranstieg von Anti-HAV oder der Nachweis von Anti-HAV-IgM. Mehrphasiger Verlauf möglich! Anti-HAV-IgG kann lebenslang persistieren
- *Ther.:* Infektionswege unterbinden, Partnerschutz. Stationäre Isolierung nur selten nötig. Strenge Bettruhe nur bei schwerem Verlauf. *Prophylaxe:* (☞ 18.8)
- *Progn.:* gut.

Hepatitis B

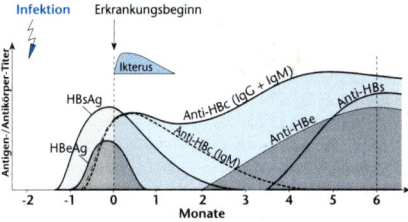

IKZ 1–6 Mon., Übertragung überwiegend parenteral durch Blut, Blutprodukte, Körpersekrete (Sexualkon-takt) und perinatal (schlechte Prognose). Chron. Verlauf in 5–10 %, bei NG und Kindern in fast 100 %. 20–30 % der chron. Hepatitis B gehen in eine Leberzirrhose über. Keine Isolierung nötig.

Abb. 8.1: Hepatitis B – serologischer Verlauf

Serologie (☞ Tab.)
- Verdacht auf akute Hepatitis B: HBsAg, HBeAg, Anti-HBc-IgM
- Verlaufsbeurteilung: Anti-HBs, HBsAg, HBeAg
  - Auftreten von Anti-HBs kennzeichnet die „Serokonversion" (Hinweis auf Ausheilung). Wird erst nach Verschwinden von HBsAg pos. (im verbleibenden „diagnostischen Fenster" ist Anti-HBc-IgM der einzige Hinweis auf eine akute Hepatitis B)
  - Chron. Verlauf wahrscheinlich, wenn HBV-DNA > 8 Wo., HBeAg > 11 Wo. oder HBsAg > 26 Wo. pos.
- Infektiosität: HBsAg, HBeAg, Anti-HBc-IgM (Bewertung ☞ Tab.). HBV-PCR in Zweifelsfällen (HBsAg pos. und HBeAg neg.) und zur Therapiekontrolle. Infektiosität ist anzunehmen, solange in der PCR Virus-DNA nachweisbar ist.

Antikörperprofile der Hepatitis B					
Marker				**Bewertung**	**Infektiosität**
HBsAg	**HBeAg**	**Anti-HBc IgM**			
+	+	+		Akute Hep. B (Frühphase)	ja
+	+	−		HbsAg-Träger	ja (meist hoch)
+	−	+		Akute Hepatitis B (späte Phase)	ja
+	−	−		HbsAg-Träger	ja (meist niedrig)
	Anti–HBc		**Anti-HBs**		
−		+		akute Hepatitis B	möglich
−	+	−	−	Z.n. Hepatitis B ohne Anti-HBs-Bildung oder „low-level"-HbsAg-Träger	nein
−	+	−	+	Z.n. Hepatitis B, Immunität	nein
−	−	−	+	Z.n. erfolgreicher Hepatits B-Impfung	nein

Prophylaxe

- *Passiv:* (☞ 18.8); sinnvoll bei Nadelstichverletzung, Neugeborene HBs-Ag pos. Mütter, Dialysepat. vor Beginn der Dialyse

Anti-HBs-Titer [IU/l]	Wiederholungsimpf.
< 10	sofort
< 100	nach 6–12 Monaten
>100	nach 5 Jahr

- *Aktiv:* (☞ 18.8) *Ind.:* bei Anti-HBc-negativen Pat. Bei Anti-HBc-positiven Pat. nur, wenn HBs-Ag negativ und Anti-HBs < 10 IU/l (☞ Tab.), ggf. mehrmals wdh.
- *Aktiv-passiv:* bei Kontakt mit HBsAg-haltigem Material, Kontaktpersonen von HBsAg-Trägern, Neugeborene HBsAg-pos. Mütter.
- *Ther.:* ☞ 8.3.2.

■ Hepatitis C

Parenterale Übertragung, i.d.R. über Blut und Blutprodukte, auch über Sexualkontakt möglich. Häufigste Posttransfusionshepatitis (90 %).
- Akute Infektion: 90–95 % asymptomatisch, Übergang in chron. Form in 50–80 %
- Chron. Infektion: ca. 60 % chron. Verläufe, davon 30 % als chron. aktive Hepatitis verlaufend, ungünstige Prognose. KO: Leberzirrhose (20–30 %), -versagen (ca. 20 %), erhöhtes Ca.-Risiko. Porphyria cutanea tarda, Kryoglobulinämie und andere Autoimmunerkr. gehäuft assoziiert. Frühzeitig Interferon-Ther. anstreben (s.u.)
- Diagn.: Anti-HCV wird erst 3–6 Mon. post infectionem pos. Serologische Differenzierung zwischen akuter und chron. Infektion nicht möglich. Solange Anti-HCV pos., ist Infektiosität anzunehmen. Bestätigung mit PCR.

■ Hepatitis D

Inkomplettes RNA-Virus (Hepatitis Delta), das für seine Replikation Bestandteile des HBV benötigt. Daher nur koinzidenter Befall möglich. Übertragung wie HBV. Letalität bei chron. Verlauf gegenüber HB allein 3fach erhöht.
- Superinfektion eines HBsAg-Trägers (häufiger): chron. Verlauf in > 90 %. *Diagn.:* Anti-HDV-IgM pos., HBsAg pos., Anti-HBV-IgM neg.
- Simultaninf. HBV + HDV (seltener): Verlauf wie bei HBV, aber häufiger fulminant (ca. 2 %). *Diag.:* Anti-HDV-IgM pos., serol. Marker der akuten HBV-Inf. (☞ Tab.)

■ Hepatitis E

Fäkal-orale Übertragung. RNA-Virus. In Europa selten, v.a. in Asien, Südamerika und Afrika vorkommend. Bei Schwangeren bis zu 20 % fulminanter Verlauf.
Diagn.: Ag-Nachweis mittels ELISA.

■ Andere Formen der infektiösen Hepatitis

- *Viral:* EBV (Mononukleose; ☞ 18.4.10), Coxsackie; Cytomegalie (CMV), Herpes simplex, Varicella-Zoster, Ebola, Adeno-, Entero-; Polio, Gelb-, Lassafieber
- *Bakteriell:* Brucellose, Leptospirose, Pneumokokken, Salmonellen u.a.
- *Selten:* Tbc, Lues, Aktinomykose, Amöbiasis, Schistosomiasis, Leishmaniose, Toxoplasmose, Malaria.

8.3.2 Chronische Virushepatitis

Hepatitis B, C, D, die > 6 Mon. persistiert. KO.: Leberzirrhose, hepatozelluläres Ca. (CAH > CPH; s.u.)

Chronisch persistierende Hepatitis (CPH)
Def.: Persistierende Histologie (2 Biopsien) über 1 J. Differenzierung von ausheilender akuter Hepatitis und Begleithepatits bei extrahepatischer Erkrankung u.U. problematisch. Normale Lebersyntheseleistung.
Klinik: meist symptomlos, evtl. unspez. Allgemeinsymptome.

Chronisch aggressive Hepatitis (CAH)
Def.: Persistierende Hepatitis mit hoher Entzündungsaktivität und fortschreitender Leberzellzerstörung.
Klinik: Allgemeinsymptome wie Müdigkeit, Leistungsminderung, Inappetenz. Leberhautzeichen, Leber konsistenzvermehrt. Gel. Arthralgien, Ikterus im entzündlichen Schub.

Therapie der chron. Virushepatitis
Allgemeinmaßnahmen: Eliminieren aller lebertoxischen Substanzen, ggf. Bettruhe.

Medikamentöse Therapie: α-Interferon.
- *Ind.:* chronischen Virushepatitis B, C (und D) mit nachgewiesener entzündlicher Aktivität
  - Klin. Verlauf > 6 Mon.
  - Histologische und serologische Zeichen der chronischen Hepatits
  - Transaminasenerhöhung (idealer Kandidat: doppelte der Norm)
- *KI:* Fortgeschrittene Leberzirrhose (Verschlechterung bis zum akuten Leberversagen unter INF-Therapie + autoimmune Hepatitis), immunsuppressive Therapie, AIDS, Schwangerschaft, Leuko- oder Thrombozytopenie, Bilirubin > 2,5 mg/dl, Depression
- *NW:* grippeähnlich (häufig) mit Myalgien, Kopfschmerzen. Leuko-, Thrombozytopenie, γ-GT ↑, Bili ↑, Exazerbation von Autoimmunerkrankungen (Schilddrüse!)
- *Durchführung, Dosierung:* α-Interferon 4–6 Mio. IE/s.c. 3 x/Woche für ca. 4–6 Mon. Ther. wird stationär begonnen und ambulant weiterführt (Selbstinjektion durch den Pat.). Sehr hohe Therapiekosten
- *Parameter der erfolgreichen Therapie:* Normalisierung der Transaminasen, Serokonversion, Virus-DNA nicht mehr nachweisbar (PCR), Rückgang der entzündlichen Aktivität in der Histologie. Kontrollbiopsie frühestens 3 Mon. nach Therapiebeginn sinnvoll
- *Prognose:* Hep. B: Langzeiterfolg ca. 30–40 %, Ausheilung ca. 10 %. Hep. C: initiales Ansprechen ca. 50 %, Langzeiterfolg ca. 20 %. Hep. D: nur geringe Erfolge (10–20 %), deshalb Therapie nur nach Rücksprache mit erfahrenem Zentrum und möglichst in Studien.

8.3.3 Autoimmune chronisch aktive Hepatitis (CAH)

Ätiologie unbekannt, 80 % F, 50 % < 30. Lj., familiäre Disposition. Koinzidenz mit anderen Autoimmunerkrankungen (RA, Thyreoiditis, Vaskulitis).

- *Verlauf:* chronisch; Transaminasen ↑, frühzeitig Synthesestörung (Quick, CHE, Albumin ↓)
- *Diagn.:* Histologie; Einteilung in Subtypen nach typischem Antikörpermuster im Serum (☞ 8.2.1): ANA („klassische lupoide autoimmune Hep."), LKM1 („LKM1-pos. CAH", DD: LKM1-pos. chron. Hep. C), SLA („SLA-pos-CAH"), SMA (klassisch lupoide autoimmune Hep. und SLA-pos-CAH), AMA (SLA-pos-CAH ↑), ASGPR (SLA-pos-CAH, klassisch lupoide autoimmune Hep., LKM1-pos. CAH)
- *Therapie:* Immunsuppressiv. Prednison (z.B. initial 50–100 mg tägl.) evtl. zusätzl. Azathioprin (z.B. Imurek®) initial 1,5–2,5 mg/kgKG tägl., dann auf ca. 10 mg/Tag reduzieren. Alternativ Cyclophosphamid (Endoxan®) z.B. tägl. 1–2 mg/kgKG. Therapiedauer 1–2 J. Bei LKM1-pos. CAH immunsuppressive Therapie nur indiziert, wenn HCV-AK und ggf. HCV-DNA neg. Sonst wie Hep. C (☞ 8.3.1)
- *Prognose:* unbehandelt schlecht, unter Therapie 10 JÜR ca. 90 %.

8.4 Toxische Leberschädigung

8.4.1 Fettleber, alkoholische Leberschädigung

Einteilung	
Histologie	Klinische Diagnose
I Ohne entzündl. Reaktion	Fettleber
II Fibrose mit entzündl. Reaktion	Fettleber-Hepatitis
III Zirrhotischer Umbau	kleinknotige Leber-/Fettzirrhose

■ Fettleber

Verfettung von > 50 % der Hepatozyten (< 50 %: Leberzellverfettung).
- *Ätiol.:* Alkohol, Diabetes mellitus, Über-, Unterernährung, Hyperlipoproteinämie, Schwangerschaft, Medikamente (z.B. Tetrazykline, Methotrexat, Kortikosteroide, Bleomycin, Amiodaron), parenterale Ernährung, jejunaler Bypass, chronisch-entzündliche Darmerkrankungen, selten: angeborene Stoffwechselkrankheiten (u.a. Galaktosämie, Fruktoseintoleranz, Homozystinurie, Tyrosinämie, Glykogenspeicherkrankheiten, M. Wilson, M. Refsum), Reye-Syndrom.
- *Klinik:* meist keine Beschwerden, evtl. Druck im Oberbauch, Leber prallelastisch bis derb vergrößert.

- *Diagn.:* Transaminasen normal oder leicht erhöht, meist < 100 U/l (typisch GOT > GPT), γGT→/ ↑, in 25 % Bili ↑. Sono (Binnenechomuster verstärkt), ggf. Leberpunktion.

■ Fettleberhepatitis

- *Ätiol.:* meist Alkohol. Grundsätzlich alle Ursachen einer Fettleber
- *Klinik:* meist Ikterus, Zeichen der chron. Leberschädigung (☞ 8.5.1), Leistungsknick, Übelkeit und Erbrechen, Gewichtsverlust
- *Diagn.:* Leberenzyme (☞ 8.2.1) meist ↑ (typisch GOT > GPT meist < 500 U/l), γGT ↑, GLDH ↑, Bilirubin in ca. 90 % ↑, Cholesterin/Triglyceride ↑, Leukozytose, Anämie, Thrombozytopenie
- *KO.:* fulminante Alkoholhepatitis, Leberzellkarzinom.

Zieve-Syndrom: Trias aus *Alkoholhepatitis/-fettleber* mit Ikterus, Hypertriglyzeridämie und hämolytischer Anämie. *Symptome:* akute Oberbauchschmerzen, Übelkeit, Erbrechen, evtl. Diarrhoen. Häufig Begleitpankreatitis. *Diagn.:* Transaminasen ↑, AP ↑, ind. Bili ↑, LDH ↑, Retikulozyten ↑. *DD:* Cholangitis, Hämolyse anderer Ursache, Drogenikterus.

Reye-Syndrom: Hepatopathie und Enzephalopathie unklarer Ätiologie. Kinder/Jugendliche < 20. (meist 8–12.) LJ., häufig im Rahmen respiratorischer Infekte, Kausalzusammenhang mit Einnahme von Acetylsalicylsäure wird vermutet. *Klinik*: unstillbares Erbrechen, Bewußtseinstörung bis Koma, evtl. cerebrale Krampfanfälle. *Diagn.:* Transaminasen ↑, NH₃ ↑, Bilirubin normal. Histol.: akute Leberverfettung ohne Entzündungszeichen. *Ther.:* symptomatisch. *Prog.:* Letalität bis 50 %, bleibende neurologische Schäden in 30–60 %.

8.4.2 Arzneimittel und Leberschädigung

Die Liste potentiell lebertoxischer Medikamente ist überaus umfangreich, bei jeder unklaren Lebererkrankung auch an eine medikamentöse Leberschädigung denken. *Leitbefunde:* Ikterus, Hepatomegalie, Cholestase. Virushepatitis-ähnlicher, polymorpher Verlauf. *KO:* Fibrose, Nekrose, Induktion eines hepatozellulären Ca. Man unterscheidet dabei *toxische* (dosisabhängig) und *allergische* (dosisunabhängige) Reaktionen.
- *Direkte dosisabhängige vorhersagbare hepatotox. Effekte:* kurze Latenz bis zu klin. Maifestation. Auslöser z.B. Isoniazid, Paracetamol und Methotrexat
- *Nichtvorhersagbare immunallergische Reaktionen:* weit häufiger. Auftreten dosisunabhängig und meist mit einer Latenz von 1–2 Wo.
- *Auslöser eines akuten Leberversagens:* (☞ 8.5.4) u.a. Amiodaron, Disulfiram, Halothan, Isoniazid, Methyldopa, NSAID, Paracetamol, Phenytoin, Sulfonamide, Tetrazykline. Gesteigerte Hepatotoxizität von Isoniazid, Paracetamol, Isoniazid, Rifampicin, Trimethoprim/Sulfamethoxazol bei Alkoholkonsum
- *Neubildungen:* Adenome, fokal noduläre Hyperplasie nach östrogenhaltigen Kontrazeptiva, möglicherweise Leberzellkarzinom nach Androgen-Langzeittherapie.

8.5 Leberzirrhose

8.5.1 Leberzirrhose, allgemein

Irreversible Zerstörung der Läppchenstruktur mit knotigem Umbau. M > F (7:3). Deutlich erhöhtes Risiko für ein hepatozelluläres Karzinom.

Ätiologie
- Alkohol: ca. 50 %
- Hepatitis (HBV, HCV, HDV): ca. 40 %
- Selten: autoimmune CAH (☞ 8,3.4), *Stoffwechselerkrankungen:* z.B. Hämochromatose (☞ 14.3.6), M. Wilson (erbliche Kupferspeicherkrankheit ☞ 14.3.6)), Galaktosämie, Mukoviszidose, α_1-Antitrypsinmangel. *Biliär:* PBC (☞ 8.5.2), sek. biliäre Zirrhose, sklerosierende Cholangitis (PSC, häufig bei Colitis ulcerosa). *Kardiovaskulär:* bei Rechtsherzinsuff., Budd-Chiari-Sy. (Lebervenenverschluß), M. Osler. *Medikamente:* (☞ 8.4.2). *Idiopathisch* (Jugendl., Frauen in der Menopause)

Klinik
- Abgeschlagenheit und Leistungsknick
- Schwitzen, vermehrte Reizbarkeit, evtl. Ikterus
- Hodenatrophie, Libidoverlust
- Splenomegalie (Leber kann normal, vergrößert oder verkleinert sein!)
- Konjunktivalikterus
- Bisweilen Erstmanifestation mit Ösophagusvarizenblutung
- Vit. B-Mangel: Polyneuropathie (☞ 16.11), megaloblastäre Anämie.

> **Leberhautzeichen:** Spider naevi, Palmarerythem, „Lackzunge" (glatte rote Zunge), Mundwinkelrhagaden, Weißnägel, Gynäkomastie, Bauchglatze, Dupuytren-Kontraktur, Atrophie des Kleinfingerballens, Caput medusae (Porto-cavaler Umgehungskreislauf).

Diagnostik
- *Labor:* mäßige Erhöhung der Transaminasen, γ-GT und AP meist leicht erhöht. Lebersynthese: Quick, CHE, Alb., AT III ↓. Krea (bei Erhöhung an hepatorenales Sy. denken), E'lyte (meist Hyponatriämie, durch sek. Hyperaldosteronismus K⁺ ↓, Alkalose). Evtl. NH₃ ↑ (gestörte Entgiftung). BB (Makrozytose, Thrombopenie). E'phorese. Zur ätiologischen Klärung Hepatitisserologie, Eisen, Ferritin, Transferrin, evtl. Autoantikörper, Cu^{2+}
- Sono, Farbdoppler (Beurteilung der Flußverhältnisse in V. porta, Lebervenen, V. lienalis) Gastroskopie (Ösophagus-, Fundusvarizen, Ulcus?), evtl. Lebervenenverschlußdruckmessung
- Evtl. Laparoskopie mit Leberbiopsie (*Cave:* Quick ↓).

Leberzirrhose

Child-Pugh-Score zur Prognoseabschätzung			
	1 Punkt	2 Punkte	3 Punkte
Albumin [g/l]	> 35	28–35	< 28
Aszites	fehlend	gering	ausgeprägt
Bilirubin [mg/dl] (µmol/l)	≤ 2 (≤ 34)	2–3 (34–51)	≥ 3 (≥ 51)
Quick	> 70	40–70	< 40
Enzephalopathie	keine	leicht	Präkoma, Koma (☞ 8.5.4)

Child A: 5–6 Punkte, **Child B:** 7–9 Punkte, **Child C:** 10–15 Punkte

Therapie
- Therapie der Grundkrankheit
- Absolute Alkoholkarenz. Vorgehen bei Entzugssymptomen bzw. Delir (☞ 16.13.2)
- Vermeidung hepatotoxischer Medikamente (☞ 8.4.2, 21.11), Absetzen aller nicht eindeutig indizierten Medikamente
- Ausreichende Kalorienzufuhr. Eiweißreduktion nur bei portokavalen Enzephalopathien (☞ 8.5.4). Bei Aszites Bettruhe (☞ 8.1.2), NaCl- und Flüssigkeitszufuhr einschränken (☞ 8.1.2)
- Bei nachgewiesenem Mangel Substitution fettlöslicher Vit., z.B. ADEK-Falk® 1 Amp. alle 2 Wo., Vit. B_{12}, Folsäure, Vit B_1 und Vit. B_6, Eisen (vorher Ferritin bestimmen, ☞ 14.3.1).
- Lebertransplantation (s.u.).

KO ☞ 8.5.3.

Abhängig von Grunderkrankung und Komplikationen: meist Varizenblutung (bis zu 35 %), prim. Leberzell-CA oder Leberversagen (mit und ohne Blutung) und dem Stadium der Leber-CI: 1JÜR bei konservativer Ther. Child A > 95 %, B 70 %, C 50 %. Transplantationsergebnisse s.u.

Lebertransplantation
Inzwischen etabliertes Therapieverfahren; weltweit bis 1993 16000 Transplantationen, in Deutschland jährlich 500.

Indikation: fortgeschrittene, infauste, benigne Lebererkr. jeder Genese nach Ausschöpfung aller konservativen Maßnahmen. In Ausnahmefällen Anfangsstadien lokal irresektabler Neoplasien, Korrektur genetischer Defekte (familiäre Hypercholesterinämie, M. Wilson, Oxalose, Hämophilie).

Kontraindikationen
- *Absolut:* alle Erkr., die den OP-Erfolg sicher vereiteln wie schwere kardiopulmonale Begleiterkr., floride Sepsis, Metastasen, maligne Zweiterkr., AIDS
- *Relativ:* alle Erkr., die den OP-Erfolg gefährden: fortgeschr. Muskelschwund, intrapulmonale Shunts, Pfortaderthrombose, chron. Nierensinuff., Alter > 65, aktiver Alkohol-/Drogenkonsum, instabiles soziales Umfeld.

Präoperative Diagnostik: Abhängig von individueller Risikokonstellation. Alle Erkr. erfassen, die Einfluß auf das OP-Ergebnis haben können (z.B. KHK).

Lebertransplantation

Zur OP müssen vorliegen: Körpergröße, Blutgruppe (Parameter des „organ-matching"), HLA-Typisierung (wissenschaftl. Fragestellung; kein Einfluß auf Organauswahl), E'lyte, Krea, Gerinnung, Blutbild, Kreatininclearence, Virusserologie (Hepatitis A, B, C, D, CMV, EBV, HIV), Immunologie (ANA, AMA, Anti-SLA, Anti-SMA, Anti-LKM), Sono, CT, Angiographie des Truncus coeliacus, Gastroskopie (Ulkus, Varizen?), EEG, VEP (visuell evozierte Potentiale; Enzephalopathie?), EKG, Bel.-Ekg, Lufu (100 % O_2-Atmung; Shuntfluß?), Diffusionskapazität.

Operationszeitpunkt: Prognose wird von jeder KO der Grunderkr. (s.o.) beeinträchtigt. Ind. daher rechtzeitig prüfen und Kontakt zum transplantierenden Zentrum knüpfen

Vorgehen nach Lebertransplantation: lebenslange Immunsuppression (Kortison, Cyclosporin, Tacrolismus, Azathioprin). I.d.R. Monotherapie, ggf. Kombination mit Kortison. Änderungen nur in Rücksprache mit dem Transplantationszentrum. *Monitoring:* RR, Körpergewicht, BSG, Transaminasen, Bili, Quick, BZ, Krea., ggf. Cyclosporin- oder Tacrolismusspiegel. Bei Auffälligkeiten Rücksprache

KO/Ergebnisse/Prognose: Abstoßungsreaktion bei 70 %, i.d.R. beherrschbar. Infektionen (50 %), Rezidiv der Grundkrankheit. Malignom (gehäuft bei Immunsuppression (gehäuft bei Papillomavirusbefall). 1 JÜR ca. 75 %, 5 JÜR 65 %, aber große Varianz je nach Grunderkr. und Status zum OP-Zeitpunkt. Wohlbefinden oder deutliche Verbesserung der Lebensqualität bei 80 % der Transplantierten.

8.5.2 Primär biliäre Zirrhose (PBC)

Autoimmunerkrankung unklarer Ätiologie. 90 % F, Erstmanifestation im 40.–60. Lj. Nichteitrige chron. Cholangitis mit fortschreitender Destruktion der kleinen Gallenwege, Gallengangsproliferatrion und biliärer Fibrose. Zirrhose im Endstadium.

Klinik
Generalisierter, quälender Juckreiz, oft vor Auftreten des Ikterus. Uncharakteristische Oberbauchbeschwerden, Hepatomegalie, Hyperpigmentation. Maldigestion mit Steatorrhoe (☞ 7.6.9) durch reduzierte Gallensäureexkretion, Osteomalazie durch Vit. D-Resorptionsstörung. Gel. Xanthelasmen und Xanthome. Gehäuft Assoziation mit Autoimmunerkrankungen wie Sicca-Sy. (50 %), Hashimoto-Thyreoiditis, Arthritis. „Overlap" mit chron. aktiver Hepatitis in ca. 10 %, Kollagenosen in ca. 2 %.

Diagnostik
Zeichen der intrahepat. Cholestase (direktes/indirektes Bili ↑), AP stärker ↑ als γ-GT. IgM ↑, AMA ↑ (Titer > 1:100, M_2 ist diagnoseweisend, M_4, M_8 und M_9 dienen zur Prognoseeinschätzung), Lipide (v.a. Chol.) ↑, Transaminasen meist ↔ bis leicht ↑, *Serum-E'phorese:* $α_2$/β-Globuline ↑, BSG ↑.

Therapie
Eine kausale Ther. ist nicht bekannt.
- Asymptomat., anikterischer Pat.: keine spez. Therapie. Fettarme, eiweißreiche Diät
- Symptomatischer Pat.: Ursodesoxycholsäure (z.B. Ursofalk®; 10–15 mg/kgKG); verbessert Gallensäuerexkretion und evtl. Prognose früher Krankheitsstadien, sonst

gegen Juckreiz Antihistaminika (z.B. Tavegil®) und Gallensäurebinder (Colestyramin 4–6 g/tägl oder Colestipol 5–30 g tgl.; Wirkbeginn nach 10 Tagen. Nicht zusammen mit anderen Med. einnehmen; Wechselwirkungen ☞ 21.3, Ther. des MAS (☞ 7.6.9), Ther. der Leberzirrhose und ihrer Komplikationen (☞ 8.5.1), Lebertransplantation im fortgeschrittenen Stadium (☞ 8.5.1).

Prognose
Im asymptomatischen Stadium gut (MÜZ 12 J), schlechte Prognose bei Bili > 6 mg/dl, Ikterus, Aszites, Splenomegalie (portaler Hypertonus), verminderter Syntheseleistung. Nachweis von Anti-M_4 und M_8 spricht für progressiven Verlauf.

8.5.3 Primär sklerosierende Cholangitis (PSC)

Chron. Entzündung der extra- und intrahepatischen Gallenwege. In > 60 % Kombination mit Colitis ulcerosa. Meist M zwischen 25. und 50. Lj.

- *Klinik:* sehr variabel! Müdigkeit, Gewichtsverlust, Fieber, Juckreiz. In ca. 50 % Ikterus, Hepatomegalie, in ca. 25 % Splenomegalie. Keine Xanthome/Xanthelasmen!
- *Diagnose:* in 90 % Cholestase (AP, g-GT ↑), pANCA oder atypische xANCA (80 %), keine AMA. Charakteristischer ERCP-Befund: perlschnurartiger Wechsel von Fibrose und Dilatation
- *Therapie:* symptomatisch (☞ PBC), evtl. Ursodesoxycholsäure, evtl. Lebertransplantation
- *KO:* Leberzirrhose, cholangiozelluläres Ca.
- *Prognose:* bei symptomatischen Pat. 5 JÜR von ca. 50 %.

■ Sekundäre biliäre Zirrhose

Folge einer Obstruktion mit Infektion im Bereich der Gallenwege. *Histol.:* eitrige Cholangitis mit intrahepat. Pericholangitis mit Bindegewebsvermehrung. *Ther.:* Abflußhindernis beseitigen (ERCP, OP, Drainage), Antibiotika ☞ 8.5.4.

8.5.4 Komplikationen bei Leberzirrhose

■ Pfortaderhochdruck

Normalwert des Pfortaderdrucks 7–12 mmHg. Entscheidend: Druckdifferenz zwischen Pfortader und unterer Hohlvene: Normalwert 3–6 mmHg.

Ätiologie
Meist Leberzirrhose, seltener: z.B. Pfortaderthrombose (septisch oder blande, z.B. bei hormoneller Kontrazeption), granulomatöse Lebererkrankungen, Lebervenenverschluß *(Budd-Chiari-Sy.)*, Rechtsherzinsuff., Perikarditis constrictiva, Schistosomiasis, maligne Lymphome.

Klinik
Ösophagusvarizen (Blutungen bei ca. 30 %), Caput medusae, Hämorrhoiden. Splenomegalie mit oder ohne Hypersplenismus, Erosionen/Ulzera (☞ 7.4.3, obere GIT-Blutung ☞ 3.6), Aszites (☞ 8.1.2).

Diagnostik
Sono: Pfortaderdurchmesser > 13 mm, evtl. Splenomegalie, Aszites
Duplexsonographie: Verlangsamung bzw. Umkehr des Pfortaderflusses.

Therapie
- Aszitestherapie (☞ 8.1.2)
- Therapie der Ösophagusvarizenblutung (Akuttherapie ☞ 3.6)
  - *Primärprophylaxe:* wird nicht generell empfohlen, da auch große Varizen nur zu 50 % bluten. Evtl. Versuch, den Pfortaderdruck medikamentös zu senken (nichtkardioselektive β-Blocker; ☞ 5.3.1, Nitrate, Molsidomin). Sklerosierung oder Gummibandligatur nur bei erhöhtem Blutungsrisiko: große Varizen mit „red color signs", fortgeschrittenes Child-Stadium (☞ 8.5.1)
  - *Rezidivprophylaxe*: Risiko einer Rezidivblutung ca. 70 %. Varizensklerosierung oder Gummibandligatur frühestens 1 Wo. nach akuter Blutung. Versuch der med. Pfortaderdrucksenkung s.o. Bei Versagen der Varizensklerosierung portovenöser oder portosystemischer Shunt (☞ Kasten).

> ### Shunt-OP
> - *Notfall-OP:* nur noch indiziert bei konservativ nicht beherrschbarer Blutung. hohe OP-Letalität (30–50 %)
> - *Rezidivprophylaxe* nach Blutung nur bei Versagen der Sklerosierung und med. Behandlung. Voraussetzungen: < 50 J., Bili < 40 µmol/l, Albumin > 30 g/l, Quick > 50 %, kein Aszites, keine Enzephalopathie.
>
> *Verfahren*
> - Transjugulärer intrahepatischer portokavaler Stent (TIPS): über die V. jugularis wird mittels eines Stents ein portokavaler Shunt hergestellt.
> - *Distale splenorenale Anastomose* (Warren) zwischen V. lienalis und li V. renalis Bestes Verfahren; Letalität 5 %, Enzephalopathie (20–25 %)
> - Proximale splenorenale Anastomose (Linton)
> - Portocavale Anastomose, Enzephalopathie > 40 %.

Hepatorenales Syndrom
Oligurisches Nierenversagen bei Lebererkr. Verminderung der GFR durch ausgeprägte Vasokonstriktion mit Minderperfusion der Nierenrinde. Fast Na-freier Urin.
- *Auslöser:* forcierte Diuretikagabe, Aszitespunktion ohne Flüssigkeitsausgleich, GIT-Blutung
- *Klinik:* refraktäre Aszites, Oligurie, Hyponatriämie, Hyperkaliämie
- *Therapie*: keine spezifische Therapie bekannt. Keine Besserung auf Volumengabe. Versuch mit Ornipressin (z.B. POR8®) 25 E über 12 h, Dopamin in „Nierendosis" (Zunahme des systemischen bei Abnahme des renalen Gefäßwiderstandes; ☞ 21.9). Kontinuierliche arterio-venöse Hämofiltration. Antibiose bei Infektionen. Prognose ohne Lebertransplantation schlecht, daher Indikation prüfen.

Bei Aszitesausschwemmung Diuretikadosis reduzieren, wenn Na⁺-Exkretion im Urin abfällt.

Weitere KO der Leberzirrhose

Aszites (☞ 8.1.2) hämorrhagische Diathese (☞ 14.1.3). Hypersplenismus (Splenomegalie, Panzytopenie, hyperplastisches KM); hepatische Enzephalopathie (☞ 8.5.4), spontan bakt. Peritonitis, hepatozelluläres Ca (☞ 8.6), hepato-pulmonales Syndrom.

■ Hepatische Enzephalopathie (HE) und Leberkoma

Symptomenkomplex aus neurologischen und psychiatrischen Symptomen, die aufgrund einer Leberschädigung auftreten. Synonym: portosystemische Encephalopathie (PSE).

Exogenes Leberkoma Synonyme: Leberausfallskoma, hepatische Enzephalopathie, portosystemische Enzephalopathie/PSE. Stoffwechselbedingte reversible Schädigung des ZNS infolge Leberinsuff., meist Zirrhose.

- *Auslösende Faktoren:* proteinreiche Kost, GIT-Blutungen, E'lytstörungen (v.a. Hypokaliämie), Diuretika, Sedativa, Aszitespunktion, Infektionen, Schock, OP, Obstipation, Diarrhoe, Erbrechen
- *Labor:* NH_3 ↑↑ (korreliert nicht mit Schweregrad), PTT ↑, Quick ↓, AT III ↓, Leukos ↑, Bili ↑, GOT/GPT ↑, Albumin ↓, K^+ ↓, metabol. Alkalose.

  DD des Komas ☞ 3.3.1.

Endogenes Leberkoma
Synonyme: Leberzerfallskoma, fulminante Hepatitis. Leberversagen mit zentralnervösen Störungen.

- *Ätiol.:* Virushepatitis, Intox. (z.B. Paracetamol, CCl_4, Pilze, Phosphor), Medikamente (z.B. Halothan), Reye-Sy. (meist Kinder, fettige Leberzelldegeneration mit akuter Enzephalopathie), Alkoholhepatitis, Schwangerschaftshepatitis, Cholangitis, Lebertumoren (hepatozelluläres Ca, Metastasen), Leberinfarkt, M. Wilson
- *Labor:* NH_3 ↔ (↑), Lebersyntheseparameter ↓↓ (z.B. CHE, Quick), Transaminasen ↑↑, Abfall bei massiven Nekrosen.

Klinik
- *Latente Form* (ca. 60–70 % aller Leberzirrhotiker): subklinische zerebrale Funktionsstörungen, Diagnose durch psychometrische Tests (z.B. Legen eines Sterns aus 6 Streichhölzern, Verbindung der Zahlen von 1–25 innerhalb von 30 Sek. in der richtigen Reihenfolge)
- *Manifeste Form* (☞ Tabelle)

Hepatische Enzephalopathie – klinische Stadien	
I Prodromalstadium	Verlangsamung, rasche Ermüdbarkeit, Sprachstörungen, Merkstörungen, pathol. Schriftprobe
II Drohendes Koma	Zunehmende Schläfrigkeit, Apathie, Änderung der Schrift, EEG (Frequenzverlangsamung), Flapping tremor: Wird der Pat. aufgefordert, die Hand bei gestreckten Fingern geradezuhalten, treten 1–3 Flexionen pro Sek. im Handgelenk auf
III Stupor	Pat. schläft fast nur, jedoch erweckbar, auch Verwirrtheits- und Erregungszustände, *Foetor hepaticus*
IV Tiefes Koma	Keine Reaktion auf Schmerzreize, Reflexe erloschen, Foetor hepaticus stark ausgeprägt

Diagnostik
- *Anamnese (vgl. 8.5.1) und klinisches Bild!* V.a. HE bei allen Lebererkrankungen mit neuropsychiatrischen Störungen. DD: Hypoxie, Urämie, diabet. Azidose, Entzugssyndrome, Elektrolytstörungen, intrakranielle Raumforderung, meningeale Reizung z.B. durch Infektion, Schädel-Hirn-Trauma, psychiatrische Erkrankungen
- *Spezifische Untersuchungen:* Psychometrische Tests (s.o.), Flapping-Tremor, Verlangsamung der EEG-Aktivität, visuell evozierte Potentiale.

Therapie des Leberkoma
Therapieeskalation nach Stadium und Befund:
- Alkoholkarenz; hepatotox. Medikamente meiden (☞ 21.11)
- Korrektur des Elektrolyt- und Säure-Base-Haushaltes, Korrektur einer Azotämie (☞ 10.6.1). *Cave:* eine Hyponatiämie ist i.d.R. auf einen Überschuß freien Wassers (Verdünnungshyponatriämie) zurückzuführen: Na^{2+}-Gabe kontraindiziert!
- Absetzen von Diuretika und Sedativa, Flüssigkeitsrestriktion
- Antibiotische Therapie bei Infektionen, ggf. Herdsanierung
- Bei Intoxikationen Entgiftungsmaßnahmen
- Bei komatösen Pat. Intensivüberwachung mit Kontrolle von Kreislauf (HF, RR, ZVD und ggf. Re-herzkatheter: ZVD ≤ 5 cm H_2O, PCWP 5–8 mmHg ☞ 2.3.2), Atemfunktion (ggf. Intubation, Beatmung), Temperatur, Einfuhr-Ausfuhr-Bilanzierung, regelm. Neurostatus. Tägl. Labor: BZ, BD, Krea, E'lyte, PTT, Quick, AT III
- Diät/Infusion: Flüssigkeitsrestriktion zur Vermeidung von Hirnödem, Aszitesbildung bzw. -zunahme. Ausreichende Kalorienzufuhr in Form von Glucose (ca. 2000 Kcal/d), Eiweißzufuhr ↓: in leichten Fällen auf ca. 50 g/Tag. Nach GIT-Blutung und bei HE Stad. IV völlige Eiweißkarenz (max. 3 Tage). Bei Besserung Beginn mit 20–30 g Eiweiß tägl. Danach schrittweise Steigerung bis 1 g/kg/Tag. Bei Proteinrestriktion auf < 50 g tägl. Aminosäurelösungen mit einem erhöhten Anteil an verzweigtkettigen AS (z.B. Comafusin Hepar®; 1–1,5 ml/kg/Std.) für maximal 3 Tage (Prinzipien der parenteralen Ernährung ☞ 2.8)
- Darmreinigung durch salinische Abführmittel z.B. Mg-Sulfat 10–20 g oral und hohe Einläufe
- Laktulose: Hemmung der Glutamin-Spaltung in der Dünndarmmukosa reduziert NH_3. Ansäuerung des Darminhaltes führt zu Laxation und Bindung des NH_3 in bakteriellen Proteinen. Dosis: 3 x tägl. 20–30 ml p.o. Dosissteigerung bis 2–3 weiche Stühle täglich abgesetzt werden. Bei komatösen Pat. 100 ml über die Magensonde (nach Intubation!) oder 300 ml Laktulose + 700 ml Wasser als Einlauf
- Darmsterilisation: intestinal schwer resorbierbare Antibiotika z.B. Neomycin (z.B. Bykomycin® 2–4 g tägl. oder Paromycin (z.B. Humatin®) 4 x 1 g tägl. p.o. oder über Magensonde (senken NH_3-Produktion der Darmbakterien). NW: Oto-, Nephrotoxizität (1–3 % werden resorbiert). Daher Anwendungsdauer beschränken
- Hirnödem (75–80 %. im Stad. IV; Mortalität ca. 50 %): Hyperventilation, Oberkörperhochlagerung um 30°, osmotische Therapie z.B. mit Mannit möglichst nach Plazierung einer epiduralen Hirndrucksonde. Ziel: cerebraler Perfusionsdruck (CPP) > 60 mmHg (☞ 16.7)
- Kontrolle der Gerinnungsparameter: DIC möglich (☞ 14.1.3); Gabe von FFP, Thrombozytenkonzentraten nur bei Blutung/Blutungsneigung indiziert (s.u.).

- Bei akutem Leberversagen mit progredienter HE trotz konservativer Therapie Indikation zur Lebertransplantation prüfen.
- Akute Begleitpankreatitis: wird oft übersehen (☞ 7.5.1)
- Kein Metoclopramid (z.B. Paspertin®).

Therapie häufiger Komplikationen
- *GIT-Blutung* ☞ 3.6
- *Gerinnungsstörung:* Quick, Thrombozytopenie. Bei Absinken des Quick < 30 %, evtl. Gabe von Vitamin K (z.B. Konakion MM® 10–30 mg als Kurzinfusion i.v.) und FFP oder Faktorenkonzentraten (z.B. PPSB). Erniedrigtes AT III nur bei Hinweisen für Sepsis substituieren. Bei Thrombopenie < 20/fl und Blutung, Gabe von Thrombozytenkonzentraten. Bei Blutung Quick > 40 % und Thrombozytenzahl > 50/fl anstreben, Heparin max. 200–400 E/h (PTT-Kontrolle)
- *Hirnödem:* s.o.
- *Sepsis, Pneumonie:* nach Abnahme einer Blutkultur kontrollierte Antibiose
- *Respiratorische Insuffizienz:* evtl. Intubation und Beatmung (☞ 2.10)
- *Kardiale Arrhythmien* (☞ 4.6), *arterielle Hypotension:* ausreichende Hydratation (ZVD!), ggf. Dopamin (☞ 21.9).

8.6 Tumoren

Primäres Leberzell-Karzinom
Erhöhtes Risiko bei Leberzirrhose (meist äthyltoxisch), chron. Hepatitis HBV, HCV, HDV (häufig chron. Hepatitis, noch keine Zirrhose), Aflatoxin B_1, Hämochromatose. *Klinik:* harte Leber, rechtsseitige Oberbauchschmerzen, Müdigkeit, Gewichtsverlust, Hepatomegalie, Aszites, Ikterus, evtl. Zeichen der Leberinsuff. *Diagn.:* Sono (DD der Sono-Befunde ☞ 20.1), Farbdoppler, Angio, Punktion, CT, MRT. Staging: Rö-Thorax (evtl. höherstehendes re. Zwerchfell, Lungenmetastasen), Knochenszintigramm. *Labor:* AFP (☞ 22; Screening bei jedem Pat. mit Leberzirrhose sinnvoll). BSG, Bili, evtl. Transaminasen ↑, evtl. Cholestasewerte ↑. LDH ↑. *Ther.:* bei umschriebenem Prozeß evtl. Resektion oder Transplantation, palliativ sonographisch gezielte Alkoholinjektion. *Progn.:* 5 JÜR 20 %.

Cholangiozelluläres Karzinom
Bei Auftreten als sog. „Gabeltumor" (*Klatskin*-Tumor) am Zusammenfluß von re und li Ductus hepaticus ausgeprägter Ikterus und Hepatomegalie. Bei peripherer Verlaufsform mit multiplen kleinen Tumoren Schmerzen, Gewichtsverlust, Fieber. Ikterus nur schwach ausgeprägt. *Diagn. und Ther.:* CT, NMR, gel. OP möglich (palliativ), ERCP, bei massivem Ikterus mit Versuch der endogenen Galleableitung mittels Stent.

Gallenblasen-Karzinom
Selten. F > M. In 90 % mit Gallensteinen vergesellschaftet. Ca. 1–2 % aller Gallensteinträger entwickeln ein Gallenblasen-Ca. Meist Adeno-Ca (selten maligne entartetes Papillom). Symptome uncharakteristisch, wie bei chron. Cholezystitis (☞ 8.8.2). Frühe hämatogene und lymphogene Metastasierung. Überlebenszeit ca. 1–2 J. *Ther.:* Cholezystektomie. Bei jüngeren Pat. evtl. Chemotherapie.

Gallengangs-Karzinom
Wird meist durch die Entwicklung eines schmerzlosen Ikterus evtl. mit *Courvoisier'schem Zeichen* (schmerzlose, palpable Gallenblase) entdeckt. *Ther.:* Whipplesche OP (☞ 7.5.3) oder palliative Einlage eines Drains (Stent) zur Galleableitung.

Metastasenleber
Palpationsbefund: höckrige, verhärtete Leber. Primärtumor meist im Einzugsgebiet der V. portae. Häufigste Primärtumoren sind Kolon- und Rektum-Ca, weniger häufig Bronchial-, Mamma-, Uterus-, Pankreas-Ca. Selten Leukämien, Lymphome, Carcinoid-Tumor. *Diagn.:* ☞ prim. Leberzell-Ca. *Ther.:* ☞ 7.6.6.

Benigne Tumoren
Meist Hämangiome, seltener Hamartome, Fibrome, Teratome, Adenome, fokal noduläre Hyperplasie (FNH; gehäuft bei oraler Kontrazeption). V.a. bei Adenomen Gefahr der Rupturierung mit lebensbedrohlichen Blutungen (Sonographische DD ☞ 20.1).

8.7 Leberfunktionsstörungen in der Schwangerschaft

Idiopathischer Schwangerschaftsikterus (rez. intrahep. Cholestase)
Intrahepatische Cholestase bei familiärer Disposition. Meist letztes Trimenon. Heftiger Pruritus, Ikterus (Bilirubinanstieg bis 5 mg/dl), Transaminasen normal. Benigne Störung für Mutter, erhöhte perinatale Mortalität (bis 10 %), erhöhte Frühgeburtsrate (bis 20 %). Ther.: ggf. Cholestyramin bei Pruritus, ausreichend Vit. K. Bei erneuter Gravidität 30–60 % Rezidive.

Hyperemesis gravidarum
Unstillbares Erbrechen im 1. Trimenon, meist in der 6.–8. SSW einsetzend. Ketoazidose, Dehydratation, evtl. Ikterus (Bili meist < 2 mg/dl) und Transaminasenanstieg. *Therapie:* Nahrungskarenz, parenterale Ernährung. *Prog.:* gut, rasche Normalisierung der Leberwerte.

EPH-Gestose/Eklampsie/HELLP-Syndrom
E = Ödeme (generalisiert), P = Proteinurie (> 0,3 g/l im 24-Std-Urin), H = Hypertonie: > 140/90 mmHg (Leitsymptom). Auftreten ab der 20. Schwangerschaftswoche bis 1 Wo. post partum. Ätiologie unbekannt. Leberbeteiligung bei EPH-Gestose in 20 %, bei Eklampsie in 80 %, bei HELLP-Syndrom 100 %.

- **Präeklampsie - Eklampsie:** EPH-Gestose und ZNS-Symptome: Kopfschmerzen, Augenflimmern, Übelkeit, Erbrechen, Somnnolenz, Oligurie (< 400 ml/24 h). *Eklampsie:* tonisch-klonische Krämpfe, Koma.
- **HELLP-Syndrom:** Sonderform der EPH-Gestose: **h**emolysis, **e**levated **l**iver enzymes, **l**ow **p**lateletts. Symptome: Schmerzen/Druck im re. Oberbauch, Übelkeit. Entwicklung ohne Prodromi möglich.

Labor: Transaminasen ↑, AP ↑, Bilirubin ↑, LDH ↑, freies Hb ↑, Haptoglobin ↓, Proteinurie.

Ther.: Bettruhe, ggf. Sedierung z.B. mit Diazepam, Blutdrucksenkung mit α-Methyldopa oder Dihydralazin (☞ 5.3.1), Magnesium oral, bei Krampfanfällen i.v. Bei Komplikationen Intensivtherapie und -überwachung. Rasche Beendigung der Schwangerschaft (ggf. Sectio). *KO.*: Lungenödem, Hirnödem, Hirnblutung, DIC (☞ 3.7), Leberversagen, Leberruptur, vorzeitige Plazentalösung, fetale Schädigung.

Akute Schwangerschaftsfettleber
Seltenes fulminantes Leberversagen unbekannter Ätiologie mit Ikterus, Erbrechen, Somnolenz. Ab 30. Schwangerschaftswoche. Letalität für Mutter und Kind je ca. 45 %.

8.8 Erkrankungen von Gallenblase und Gallenwegen

8.8.1 Gallensteinleiden

Prävalenz 10–15 %, F/M = 3 : 1. Risikofaktoren („5F-Regel"): female, fat, forty, fair (hellhäutig), fecund (fruchtbar).

Steinzusammensetzung: Cholesterin, Pigment (Bili) und Kalk in unterschiedlicher Mischung. Die Rö-Dichte hängt vom Kalkgehalt ab. Am häufigsten cholesterinhaltige Mischsteine (90 %). Pigmentsteine (durch vermehrten Anfall von Bilirubin) z.B. bei Hämolyse und bakterieller Dekonjugation. Bei Kindern mit Gallensteinen Thalassämie und Sichelzellanämie ausschließen.

Klinik
- Asymptomatische Steinträger: ca. 80 %, keine Therapie (Ausnahme: Porzellangallenblase → Extirpation)
- Symptomatische Cholezystolithiasis: ca. 20 %
  - Unspezifische Oberbauchbeschwerden, Speisenunverträglichkeit
  - Komplikationen des Gallensteinleidens (s.u.): Koliken bei Steinabgang und Choledochuspassage, Hydrops, Cholezystitis (Empyem, Gangrän, Sepsis), Steinperforation (Peritonitis, Gallensteinileus), Porzellangallenblase (nach rez. Cholezytitiden; erhöhtes Ca.-Risiko), Choledocholithiasis mit Cholangitis, Leberabszess (selten), Pankreatitis (häufig), sek. biliäre Zirrhose.

Therapie
Steinentfernung. In der Regel operativ (Vorteil: definitive Sanierung); Lithothrypsie und med. Litholyse bei besonderen Indikationen (Nachteil: hohe Rezidivrate; s.u.).

Internistische Therapie
Ind.: symptomatische Steinträger ohne Komplikationen. Verfahren s.u. Nachteile sind die hohe Rezidivrate und lange Therapiedauer. Therapievoraussetzungen: nicht röntgendichte (kein Kalk) Steine, nur milde Symptome, funktionstüchtige Gallenblase. *KI:*, floride Cholezytitis oder Pankreatitis, Funktionsstörung der Gallenblase, Stenosen des D. cysticus, schwere Leber- oder Darmerkankung (z.B. M. Crohn, chron. Hepatitis), Gravidität.

- *Orale Chemolitholyse*
  - geeignet für > 5 % der Pat.: nicht oder gering verkalkte Cholesterinkonkremente < 10 mm, Gesamtvolumen < 50 % der Gallenblase
  - *Durchführung:* Ursodesoxycholsäure (UDCA) und Chenodesoxycholsäure (CDCA) je 5–7 mg/kgKG tgl. als Monotherapie oder in Kombination. NW: Diarrhoe (häufig). Therapieabbruch, wenn Steinvolumen nach 6 Mon. nicht um min. 30 % geringer. Erfolgsquote ca. 80 % binnen 12 Mon. Ther. nach Steinauflösung noch 3. Mon. fortführen
- *Sekundärprophylaxe:* Rezidive bis 50 %, unter UDCA-Dauertherapie (300 mg/tgl.) ca. 20 %. *Diät* (obligat): cholesterinarme, ballaststoffreiche Vollkost. Gewicht reduzieren. 1 Glas Milch zur Nacht (entleert die Gallenblase), Clofibrat und Östrogene meiden
- *Direkte Chemolitholyse:* nach perkutan-transhepatischer oder endoskopische-retrograder Katheterisierung der Gallenblase Spülung mit Methyl-tert-Butyl-Äther. Vorteil: auch für multiple und große Steine geeignet. Nachbehandlung mit UDCA/CDCA (s.o.), Sekundärprophylaxe. Erfolg 70–90 %, Rezidive nach 2 J. 45 %.
- *Extrakorporale Stoßwellenlithotrypsie (ESWL):* geeignet für max. 10 % der Pat.: Einzelkonkrement aus Cholesterin, max. 3 nicht oder gering verkalkte Cholesterinkonkremente < 30 mm. ESWL in mehreren Sitzungen. UDCA/CDCA (s.o.) für ca. 3 Mon. nach ESWL. KI s.o. *KO.:* Koliken bei Abgang der Fragmente, Petechien, Verschluß des D. cysticus, passager Cholestase, biliäre Pankreatitis, Hämaturie, Leberhämatom. Erfolg abhängig von Steingröße und -anzahl; 30–90 % ein Jahr und länger beschwerdefrei. Rezidive in ca. 30 %. Sekundärprophylaxe.

Operative Therapie

Ind.: symptomatische Cholezystolithiasis, Komplikationen. Bei Choledocholithiasis zunächst ERCP mit Papillotomie, ggf. Lithotrypsie.

- Laparoskopische Cholezystektomie: Standardverfahren bei unkomplizierter symptomatischer Cholelithiasis. *KI:* Tumoren der Gallenblase oder -wege, Perforation der Gallenblase mit galliger Peritonitis, Wandverdickung > 7 mm, Phlegmone der Gallenblase, bilio-digestive Fisteln, Mirizzi-Sy. (Verschlußikterus durch Kompression oder narbige Stenose des D. hepaticus durch Stein im Gallenblasenhals. Selten), Cholelithiasis mit narbiger Stenosierung des D. choledochus und rez. Cholangitis
- Offene Cholezystektomie: bessere Sicht; obligat bei Komplikationen.

KO: Postcholezystektomie-Syndrom: Beschwerden nach Cholezystektomie (ca. 5 %). *Ursachen:* Fehlindikation, operationstechnische Fehler (übersehene Steine, zu langer Cysticusstumpf, übersehene Papillenstenose), neu aufgetretene Krankheiten, postop. funktionelle Beschwerden. Zur Abklärung: Sono, ERCP, ggf. Funktionsdiagnostik u. Endoskopie (☞ 7.2).

■ Gallenkolik

Spasmen der Gallenwege, meist Austreibungswehen bei Steinpassage entsprechend.

Klinik

Krampfartige Schmerzen im re Mittel- bis Oberbauch, im typ. Fall mit Ausstrahlung in die re Schulter. Übelkeit, Erbrechen, evtl. Fieber, Bei Choledochusverschluß mit 4–6stündiger Latenz Ikterus, evtl. Pruritus. Entfärbter Stuhl, dunkler Urin.

Diagnostik
- Klinisch: Druckschmerz, Klopfschmerz über dem Gallenblasenbett
- Labor: cholestaseanzeigende Enzyme (γ-GT, GLDH, AP, LDH) ↑, dir. Bili ↑, Amylase, Lipase (Pankreatitis; DD oder Komplikation?), Urinstatus (Erys, Leukos, Zylinder; DD Nierenstein, Pyelonephritis), GOT, CK, CKMB (DD Herzinfarkt)
- Sonographie: Steinnachweis, Cholestase, Cystitis, Hydrops, Empyem (☞ 20.1), Niere und Pankreas (DD)
- Rö-Abdomen-Leeraufnahme: Steinnachweis, freie Luft (DD Magen-/Darmperforation), Spiegel (DD Ileus), Kalkspritzer (DD Pankreatitis), EKG (Infarktausschluß, Lungenembolie?).

Therapie
- Peripherer Zugang, Ringerlösung, Nahrungskarenz
- Spasmolyse und Analgesie: N-Butylscopolamin (Buscopan®) akut 20 mg langsam i.v., weiter mit 3 Amp. entspr. 60 mg in 500 ml Ringer über 24 h. I.d.R. zusätzlich potentes Analgetikum notwendig, z.B. Pentazocin (Fortral®) 15–30 mg langsam i.v., ggf. alle 4–6 h wiederholen, alternativ Pethidin (Dolantin®) 25–50 mg, Atemdepression, keine anderen Morphinderivate, da spasmogen. *NW:* häufig Übelkeit, Erbrechen
- Bei Ikterus und Nachweis eines Choledochuskonkrementes ERCP (Möglichkeit zur Papillotomie, Steinextraktion) anstreben
- OP bei KO (Sepsis, Gallenblasenhydrops, -empyem) oder Therapierefrakterität
- Fieber > 38,5 ist als Hinweis auf Cholezystitis zu werten (☞ 8.8.2).

8.8.2 Cholezystitis

Akute Cholezystitis

Meist (90 %) durch Verlegung des D. cysticus oder des Infudibulum, selten ohne Steine (Intensivpat. bei Nahrungskarenz oder bei Salmonelleninfektion).

Klinik
Schmerzen im re. Oberbauch, Fieber, Schüttelfrost, Überlkeit, Erbrechen.

Untersuchung (s. a. Gallenkolik)
- klinisch: Gallenblase oft tastbar und druckschmerzhaft. Pos. Murphy-Zeichen (s.u.)
- Labor: Leukozytose, CRP ↑, BSG ↑, fakultativ GLDH, γ-GT, GOT, GPT, AP, Bili ↑
- Blutkultur bei Fieber
- Sono (☞ 20.1)
- Chirurg. Konsil.

> Courvoisier-Zeichen: Ikterus mit schmerzlos vergrößert palpabler Gallenblase → Malignomhinweis
> *Murphy-Zeichen:* Manueller Druck aus Gallenblasenbett. Schmerzhafter inspiratorischer Stopp als Hinweis auf Cholezystitis).

Therapie
- Grundversorgung wie bei Gallenkolik (☞ 8.8.1): Nahrungskarenz, Zugang, Infusion, Spasmolyse und Analgesie je nach Symptomatik
- Antibiose: Initial Piperacillin (+ Sulbactam) oder Cefalosporin 3. Gen. Bei Sepsis: Piperacillin (+ Sulbactam) oder Cefalosporin 3. Gen in Kombination mit Aminoglykosid und ggf. Metronidazol (Dosierung, NW ☞ 19.1)
- Sofortige OP, wenn Anamnese < 48 h. Bei längerer Anamnese und erhöhtem Risiko Cholezystektomie im Intervall.

Komplikationen
Perforation (gallige Peritonitis → sofortige OP), Penetration (z.B. in die Leber), Gallenblasenhydrops, -empyem, -gangrän, Fistelbildung, Ileus.

Chronische Cholezystitis
Nahrungsmittelunverträglichkeit (z.B. Kaffee, Fett, Eier), evtl. Druckgefühl, Koliken, Meteorismus. Kann jederzeit in akute Cholezystitis übergehen. Bei chron. rezidivierendem Verlauf Entwicklung einer Porzellangallenblase: erhöhtes Karzinomrisiko.
Ther.: Cholezystektomie.

8.8.3 Akute eitrige Cholangitis

Entzündung der extrahepatischen Gallenwege,; Ursache in 90 % Choledocholithiasis, selten TU.

Klinik: Fieber (Schüttelfrost), Ikterus, Koliken (Charcot-Trias; vollständig nur in 30–50 %), Schmerzen re Oberbauch. Diagnostik ☞ 8.8.2.

Untersuchung ☞ **8.8.2.**

Vorgehen
- Intensivüberwachung. Chirurgisches Konsil. Kontrolle von RR, Puls, Ausscheidung, Atmung (BGA) *Cave:* septischer Schock mit Verbrauchskoagulopathie und akutem Nierenversagen!
- Sonst wie bei akuter Cholezystitis (☞ 8.8.2)
- Unter Antibiose (☞ 8.8.2) ERC(P) mit Papillotomie, Steinextraktion/mechan. Lithotrypsie, bei Stenose Dilatation oder Einlegen einer nasobiliären Sonde, ggf. OP (hohe Letalität: bis zu 60 %).

9 Niere

Burckhard Kreft

9.1	Leitsymptome und ihre Differentialdiagnose	332
9.1.1	Oligurie/Anurie	332
9.1.2	Polyurie	333
9.1.3	Pollakisurie/Dysurie	334
9.1.4	Schmerzen im Nierenlager	335
9.1.5	Hämaturie	335
9.1.6	Leukozyturie	336
9.1.7	Proteinurie	336
9.2	Diagnostische Methoden	338
9.2.1	Urinuntersuchungen	338
9.2.2	Blutuntersuchungen	339
9.2.3	Bildgebende Verfahren	339
9.3	Harnweginfektion	341
9.3.1	Zystitis	341
9.3.2	Komplizierte Harnweginfektionen	342
9.3.3	Pyelonephritis (PN)	342
9.3.4	Urosepsis	343
9.4	Vaskuläre Nierenerkrankungen	344
9.4.1	Nierenarterienstenose (NAST)	344
9.4.2	EPH-Gestose	345
9.4.3	Hämolytisch-urämisches Syndrom (HUS)	346
9.5	Glomeruläre Nierenerkrankungen	346
9.5.1	Glomerulonephritis (GN)	346
9.5.2	Nephrotisches Syndrom	349
9.5.3	Diabetische Nephropathie (DN)	351
9.6	Tubulo-Interstitielle Nierenerkrankungen	352
9.6.1	Interstitielle Nephritiden	352
9.6.2	Analgetika-Nephropathie	353
9.6.3	Zystenniere (ADPKD)	353
9.6.4	Nierenschädigung bei Plasmozytom	353
9.6.5	Nephrolithiasis	354
9.7	Niereninsuffizienz	355
9.7.1	Akutes Nierenversagen (ANV)	355
9.7.2	Postrenales ANV	357
9.7.3	Röntgenkontrastmittel induziertes ANV	358
9.7.4	Chronische Niereninsuffizienz	359
9.7.5	Dialyse	360
9.7.6	Nierentransplantation (Ntx)	362
9.8	Fehlbildungen, Tumoren und Harninkontinenz	363
9.8.1	Fehlbildungen	363
9.8.2	Nierenzellkarzinom	364
9.8.3	Harninkontinenz	364

Renaler Hypertonus	☞ 5.3.1
DD Ödeme	☞ 10.1.1
Schock	☞ 3.2
Glukokortikoid-Therapie	☞ 21.5

9.1 Leitsymptome und ihre Differentialdiagnose

9.1.1 Oligurie/Anurie

Harnausscheidung < 500 ml (Oligurie) bzw. < 100 ml (Anurie) tägl.

Ätiologie
- **Funktionelle Oligurie** bei Exsikkose (Exsikkose-Zeichen ☞ 1.2). Der Urin ist meist dunkel und konzentriert (spez. Gewicht > 1025 mg/l, Osmolalität > 1000 mosmol/l). Flüssigkeitszufuhr und E'lytsubstitution führen zu sofortigem Diureseanstieg und Harnstoffabfall (Cave: bei ANV Gefahr der Überwässerung!)
- **Prärenales ANV** (80 %)
  - Volumenmangel: z.B. bei Schock (☞ 3.2), durch RR-Abfall, postop.
  - Kreislaufversagen, z.B. kardiogener Schock
  - E'lytstörungen, Na^+-Mangel, K^+-Mangel, Azidose
  - Selten: beidseitiger Nierenarterienverschluß, bei z.B. dissezierendem Aortenaneurysma; beidseitiger Nierenvenenobstruktion (z.B. aufsteigende Thrombose der V. cava inferior)
- **Intrarenales ANV**
  - Akute GN (ANV selten), rapid progressive GN (wenn unbehandelt, ANV häufig): art. Hypertonus, Proteinurie, Erythrozyturie (☞ 9.5.1)
  - Akute tubuläre Nekrose: postischämisch, Hämolyse (z.B. Transfusionsreaktion), Rhabdomyolyse (Trauma, Verbrennung, Myositis, Alkohol), Schwangerschaft (septischer Abort, Eklampsie, Blutung), Medikamente (☞ 9.6.1), halogenierte Kohlenwasserstoffe
  - Interstitielle Nephritis (☞ 9.6.1): medikamentös-toxisch oder allergisch, z.B. durch Rö-Kontrastmittel (☞ 9.7.3), Antibiotika, Sulfonylharnstoffe, Halothan, nichtsteroidale Antiphlogistika, ACE-Hemmer, Schwermetalle, Infektionen, idiopathisch
  - ANV bei Systemerkrankungen (☞ 17.5), z.B. SLE, Wegener'sche Granulomatose, Sklerodermie, Panarteriitis nodosa, Goodpasture-Syndrom
  - ANV bei Myelomniere (☞ 9.6.4; Plasmozytom ☞ 14.5), Hyperurikämie (☞ 13.3)
- **Postrenales ANV:** mechanische Obstruktion im Bereich von Blase und Urethra (z.B. Prostatahyperplasie ☞ 11.3.1, Blasen-Ca, Medikamente: Opiate, Psychopharmaka, Parasympatholytika), Obstruktion der Ureteren (Steine, Mißbildungen, retroperitoneale Fibrose; *Blase leer!*). Infravesikale Hindernisse: Harnverhalt
- **Chron. Niereninsuff.** (☞ 9.7.4). DD zum ANV: urämisches Hautkolorit (café-au-lait-Farbe), renale Anämie, PO^{4-} ↑, Ca^{2+} ↓, Parathormon ↑. Sono: kleine Nieren.

Differentialdiagnostisches Vorgehen
- *Anamnese:* Trinkt der Pat. genug (funktionelle Oligurie)? Schwitzen, Fieber, Durchfälle, Erbrechen (E'lytstörungen)? Harnträufeln (Harnverhalt)? Koliken, Flankenschmerz (Urolithiasis ☞ 9.6)? Vorbestehende Nierenerkrankungen (aufgepfropftes ANV), Diab. mell., Infekte Wo. und Monate vor Klinikeinweisung (akute GN, z.B. Poststreptok.-GN ☞ 9.5.1), Hypertonie, Medikamente (toxisch-allergische Nephritis), Rö-KM-Untersuchungen?

- *Körperl. Untersuchung:* Perkussion der Blase (prall volle Blase → Harnverhalt?), Nierenlager schmerzhaft? Rektale und vaginale Untersuchung (Tumor?), Ödeme (nephrot. Sy.), Dehydratation
- *Ein- und Ausfuhrbilanzierung:* Komplette Anurie → oft postrenales ANV
- *Blut-Labor:* BB, Krea und E'lyte, Phosphat, Harnstoff, Serum-Osmolalität (Exsikkose?). BGA (Azidose?). Krea steigt im ANV um ca. 100 µmol/l tägl. an, Harnstoff um ca. 5–10 µmol tägl. E'phorese, qualitative und quantitative Immun-E'phorese zur Plasmozytom-Diagnostik, Autoantikörper-Diagnostik (☞ 17.2.3) zur DD von GN und Systemerkrankungen
- *Urin-Labor:* Urin-Teststreifen: Erythrozyturie und Proteinurie → V.a. GN; Leukozyturie und pos. Nitritnachweis → V.a. Harnwegsinfekt; Osmolalität und spezifisches Gewicht: bei prärenalem ANV erhöht, bei renalem ANV erniedrigt
- *Sediment und quantitative Eiweißausscheidung (24-h-Urin):* bei renalem ANV *Hämaturie, Proteinurie, granulierte Zylinder.* Harnzytologie zum Nachweis glomerulärer dysmorpher Erythrozyten (☞ 9.1.5). Disk-E'phorese zur Differenzierung der Proteine (☞ 9.1.8). Bei prärenalem und postrenalem ANV oft unauffällig oder nur leichte Veränderungen
- *Urinkultur und Blutkultur* bei V.a. Pyelonephritis/Urosepsis
- *Sonographie:* Harnaufstau, Nierengröße, Seitendifferenz, Breite des Parenchymsaumes, Nephrolithiasis
- *Rö:* Thorax (Überwässerung?), Abdomenübersichtsaufnahme, evtl. Infusions-Urogramm (☞ 9.2.3; nicht bei Krea > 3 mg/dl bzw. 250 µmol/l), Angiographie (bei V.a. Nierenarterienstenose)
- *Nierenbiopsie:* bei V.a. rapid progressive GN oder GN bei Systemerkrankungen; bei nephrotischem Syndrom. Histologie ist häufig Voraussetzung für eine differenzierte Therapie (☞ 9.5.1).

> Jede neu aufgetretene Oligo- oder Anurie erfordert eine sofortige Ultraschall-Untersuchung der Nieren und Blase zum Ausschluß oder Nachweis eines Harnaufstaus (☞ 9.2.3).

9.1.2 Polyurie

Urin Ausscheidung > 3 l/Tag.

Ätiologie
- **Primäre (psychogene) Polyurie:** bei psychiatr. Erkrankung (DD oft schwierig. Polydipsie, Serum-Natrium erniedrigt)
  Durstversuch: Urin-Osmolalität steigt auf 500–600 mosmol/kg. Durstauslösende Medikamente: Clonidin, Phenothiazin
- **Zentraler Diabetes insipidus:** ADH-Mangel durch Zerstörung des Hypophysenhinterlappens (durch Trauma, Blutung, Ischämie, Hypophysenresektion, idiopathisch). Meist abrupter Beginn. ADH-Gabe (Minirin®) führt zum Anstieg der Urin-Osmolalität und Rückgang der Diurese

- **Renaler Diabetes insipidus:** Resistenz der Sammelrohrzellen gegenüber ADH → Rückgang der Harn-Konzentrierung. X-chromosomal vererbt, Lithiumtherapie, Hyperkalzämie. Im Durstversuch subnormaler Anstieg der Urin-Osmolalität, auch exogenes ADH läßt Urin-Osmolalität nur geringfügig ansteigen
- **Osmotische Diurese:** Glukosurie bei Diabetes mellitus
- Polyurische Phase des ANV, Alkohol (hemmt ADH-Sekretion), Hypokaliämie, Bartter-Syndrom (kongenitale Resistenz der Gefäße gegen Angiotensin II, Hyperaldosteronismus, hypokaliämische Alkalose, Hypotonie).

Differentialdiagnostisches Vorgehen
- Anamnese: Medikamente? Psychiatrische Vorgeschichte? Meningoenzephalitis? Pos. Familienanamnese? Alkoholabusus?
- Befund: Überwässerungszeichen (Ödeme, Lungenstauung) oder Exsikkose (☞ 1.2)?
- BB, Krea, E'lyte, Serum-Osmolalität: hypotone/hypertone Dehydratation (☞ 10.2.1, 10.2.2)
- Nüchtern-BZ, BZ-Tagesprofil, Glukose im Urin: Diab. mell.?
- BGA, Bikarbonat im Serum: Azidose/Alkalose?
- 24-h-Urin: Osmolalität und spezifisches Gewicht (Isosthenurie?). Hat der Morgenurin eine Osmolalität > 800 mosmol/kg, ist ein Diab. insipidus ausgeschlossen. E'lyte (Natriurie?).

9.1.3 Pollakisurie/Dysurie

Pollakisurie
Häufiger Harndrang mit Entleerung kleiner Mengen

Differentialdiagnose
- Zystitis (Dysurie; Urinkultur, Sediment), Prostatitis (☞ 11.3.3)
- Urethritis ☞ 11.5.2
- Prostatahyperplasie/-Ca (rektale Untersuchung, Sono, Restharn-Bestimmung; ☞ 11.3)
- Verminderte Blasenkapazität durch Schrumpfung z.B. infolge Dauerkatheterisierung mit kontinuierlicher Harnableitung, rezid. Zystitiden
- Neoplasien (Sono bei maximal gefüllter Blase)
- Überlaufblase: Harntröpfeln bei überfüllter Blase. Prostatahypertrophie, Urethra-Strikturen, Detrusorlähmung (Inkontinenz, ☞ 9.8.3)
- Funktionelle Pollakisurie: meist Frauen mittleren Alters. Typischerweise keine Nykturie, unauffälliges Urinsediment, U-Kultur. *DD:* Zystozele!

Dysurie: Schmerzen oder Brennen beim Wasserlassen.
DD: HWI, Tumoren in Blase und Urethra.

Nykturie: Nächtliches Wasserlassen.
DD: Herzinsuff. (☞ 4.5.1), Niereninsuff., Diuretika-Ther., selten Diab. insipidus (DD Polyurie ☞ 9.1.2).

9.1.4 Schmerzen im Nierenlager

- *Klopfschmerz:* Pyelonephritis (ein- oder beidseitig)
- *Dumpfer Dauerschmerz:* akute GN (☞ 9.5.1), Harnaufstau, z.B. bei Prostatahypertrophie, Medikamente (Opiate, Psychopharmaka, Parasympatholytika). Hypernephrom (meist erst bei fortgeschrittenem Ca), Urothel-Ca (*Diagn.:* Ureteroskopie, Harnzytologie)
- *Nierenkolik:* meist Nierensteine (☞ 9.6), Blutkoagel: heftige Schmerzattacke, oft mit Brechreiz und Subileus. Ausstrahlung in Rücken oder Hoden bzw. Schamlippen. Dauer 1–2 h.

Häufige Fehldiagnose ist Lumbago!

9.1.5 Hämaturie

Mikrosopische Hämaturie: > 2 Erythrozyten/Gesichtsfeld (Vergrößerung 400 x)
Makrohämaturie: sichtbare Urinverfärbung; bereits bei 1 ml Blut/Liter Urin.

DD Hämaturie

- *Makrohämaturie:* Nierensteine (häufig), Tumoren der Nieren oder Harnwege (Sono, Zytoskopie), Urogenital-Tbc (Leukozyturie bei sterilem, saurem Harn), Trauma (z.B. nach Katheterisierung!), Zystennieren (Sono), Hämorrhagische Diathese (Antikoagluantien), hämorrhagische Zystitis, Endometriose der Harnwege
- *Mikrohämaturie:* oft renal, Ureterstein (Kolik) Pyelonephritis (Leukozyturie, Bakterurie), interstitielle Nephritis, mechanische Belastung („Marschhämaturie"), Vaskulitis, GN (außer minimal change-GN). Selten: Hyperkalziurie, IgA-Nephropathie (oft Makrohämaturie), hereditäre Nephritis (positive Familienanamnese bezgl. chron. Niereninsuff.), Syndrom der dünnen Basalmembran (positive Familienanamnese bezgl. Hämaturie, jedoch keine chron. Niereninsuff.)
- *Blutkoagel:* fast nie Folge glomerulärer Blutung, meist postrenale Ursache
- *Glomeruläre oder extraglomeruläre Blutung?* Unterscheidung wichtig, um urologische Untersuchungen bei Patienten mit glomerulärer Erythozyturie zu vermeiden. Zeichen glomerulärer Schädigung: Proteinurie > 500 mg tägl; Ery-Zylinder pathognomonisch, oft keine Makrohämaturie. Bei > 80 % dysmorphen („glomerulären") Erys. Glomerulopathie sicher.

- Vorübergehende Hämaturie bei Nierentrauma, Fieber, Infektionen, Prostatahypertrophie, Prostatitis und körperlicher Anstrengung
- Nicht selten kann keine Ursache gefunden werden
- Tumor der Harnwege und Nieren ausschließen
- Auch eine Hämaturie bei antikoagulierten Patienten kann Symptom z.B. eines Tumors sein. Diagnostik!

Diagnostisches Vorgehen

- *Teststreifen:* Wenn roter Urin auf Blut negativ, Porphyrie und Rotfärbung z.B. durch rote Beete bzw. Pharmaka (z.B. Sulfonamide, Rifampicin) ausschließen
- *Sediment:* wenn keine Erys: Hämoglobinurie (Hämolyse, ☞ 14.3.4), selten Myoglobinurie (nach schweren Traumen mit Muskelnekrosen; Gefahr des ANV). Erythrozytenzylinder. Blutkoagel?

- *Begleitende Proteinurie* (→ V.a. GN)? Abklärung einer Proteinurie ☞ 9.1.8.
- *Harnzytologie:* Sind Erys glomerulären (dysmorphe Zellen) oder postglomerulären Ursprungs? Durchführung: 1. Morgenurin verwerfen. Nach 1. Morgenurin „sammelt" Pat. über 30 Min., diesen Urin frisch verarbeiten. Beurteilung ungefärbt im Phasenkontrast-Mikroskop
- Bei Makrohämaturie urologische Abklärung, möglichst noch in der Blutungsphase: Zystoskopie (Seitenbestimmung bei renaler Blutung) und i.v. Urogramm.

9.1.6 Leukozyturie

> 5 *Leukos/Gesichtsfeld bzw.* > 10 000/ml. *Eitriger Urin: Pyurie.*

Ätiologie
- Harnwegsinfekte (☞ 9.3.1): F > M. Begünstigt durch Urolithiasis, Diab. mell., Restharn, Schwangerschaft
- Prostata-, Blasenkarzinom
- Trauma der Urethra; nach Alkoholismus, Katheterisierung, Zystoskopie
- Urolithiasis, vesikoureteraler Reflux
- Leukozyturie bei sterilem Urin; anbehandelter HWI, Gonorrhoe (Kultur von frischem Urethralabstrich, spezielles Transportmedium), Tbc, Trichomonaden, Candida, Mykoplasmen
- Glomerulonephritis, interstitielle Nephritis (z.B. Analgetikanephropathie), bei Kollagenosen.

Diagnostisches Vorgehen
- Teststreifen: bei pos. Nitrittest und Leukozyturie: HWI wahrscheinlich
- U-Kultur: im Mittelstrahlurin (MSU) > 10^5 Keime/ml signifikant, bei Immunsupression sind evtl. schon < 10^5 Keime/ml krankheitsrelevant. Im Punktionsurin ist jeder Keimnachweis pathologisch
- Sono Abdomen (Harnaufstau, Nierensteine?)
- Evtl. i.v.-Urographie, ggf. Nierenbiopsie (☞ 9.1.7).

9.1.8 Proteinurie

Path. Proteinurie: Ausscheidung von > 150 mg Eiweiß tägl. oder Abweichung vom physiologischen Proteinuriemuster.

- **Glomeruläre Proteinurie:** Eine Störung der glomerulären Permeabilität führt zur Ausscheidung hochmolekularer Proteine, die tubulär nicht vollständig reabsorbiert werden können.
- **Isolierte tubuläre Proteinurie:** Die Dysfunktion des Tubulusapparates mit Einschränkung der normalen Rückresorptionskapazität bedingt die Ausscheidung kleinmolekularer Proteine
- **Überlaufproteinurie:** Bei stark erhöhter Plasmakonzentration (z.B. Hämoglobin, Myoglobin) wird bei intakter glomerulärer Funktion die Rückresorptionskapazität des Tubulusapparates überschritten

- **Selektive Proteinurie:** ausschließliche Ausscheidung niedermolekularer Proteine (< 60 000 Da) bei GN. Je selektiver die Proteinurie, um so wahrscheinlicher spricht die GN auf Glukokortikoide an (z.B. minimal-change-GN)
- **Mikroalbuminurie:** Gesamtproteinausscheidung normal, Albuminurie erhöht: 15–150 µg/min bzw. 30–300 mg/Tag. Frühsymptom einer diabetischen oder hypertensiven Nephropathie.

Proteinurietyp		Markerproteine im Urin
0	= physiologisch	Albumin < 25 mg/g Kreatinin
I	= unselektiv glomerulär	Immunglobuline, Transferrin, Albumin
II	= mäßig selektiv glomerulär	Albumin, Transferrin, wenig Immunglobuline
III	= hochselektiv glomerulär	Albumin, Transferrin
IV	= rein tubulär	β-2-Mikroglobulin, α-1-Mikroglobulin
Va	= glomerulär-tubulär	viel glomeruläre, wenig tubuläre Proteine
Vb	= tubulär-glomerulär	wenig glomeruläre, viel tubuläre Proteine

Der Teststreifen erfaßt vor allem Albumin, daher entgeht eine pathologische Ausscheidung von Immunglobulinen oder leichten Ketten bei Plasmozytom dem Nachweis (→ Immun-E'phorese im Urin).

Diagnostisches Vorgehen
- Teststreifen: Nachweisgrenze 20 mg/100 ml
- Quantitative Proteinbestimmung (24 h-Sammelurin): Ausscheidung > 5 g tägl.: meist mit nephrot. Syndrom (☞ 9.5.2; Ursache meist GN)
- E'phorese und Immun-E'phorese zeigen (Bence-Jones-)Paraproteine: evtl. M-Gradient in der E'phorese durch monoklonale Gammopathie bei Plasmozytom (☞ 14.5.2)
- Disk-E'phorese zur Differenzierung der Proteine: hohes Molekulargewicht: glomerulärer Defekt; niedriges Molekulargewicht (< 60 000 Da): tubulärer Defekt.

DD
- Physiologische Proteinurie: < 150 mg tägl.
- Orthostatische Proteinurie: bei Tage (aufrechte Körperhaltung) 0,5–2,0 g/l, nachts (liegend) deutlich weniger. Selektiv glomerulär, histologisch keine strukturellen Läsionen. Urin-Sediment normal. Gute Prognose, keine Therapie
- Systemerkrankungen: z.B. SLE, Goodpasture-Sy., gemischte Kryoglobulinämie, primäre und sekundäre Amyloidose (☞ 17.4.1)
- Metabolische Störungen: z.B. Diabetes mellitus, familiäres Mittelmeerfieber, Hypo/Hyperthyreose
- Präeklampsie
- Chron. Transplantatversagen
- Glomerulenphritis (☞ 9.5.1)
- Medikamente, z.B. Interferon-α, Rifampicin, Gold
- Infektionen: Post-Streptokokken-GN, chron. Pyelonephritis, Hepatitis B u. C, CMV
- Paraneoplastisch: z.B. bei Bronchial-, Kolon-, Mamma-Ca. Leukämie, M. Hodgkin.

9.2 Diagnostische Methoden

9.2.1 Urinuntersuchungen

Wichtige nicht-invasive nephrologische Untersuchungsmethode. Gute Aussage für Verlaufskontrollen und Abschätzung des Schweregrades einer glomerulären Erkrankung. Normalisierung einer pathologischen Urinanalyse aber auch bei Parenchymverlust infolge Fibrosierung der Niere, z.B. bei GN.

Farbe
- *Hell* bei starker Diurese. Meist niedriges spez. Gewicht < 1020 (Ausnahme: osmotische Diurese, z.B. bei Hyperglykämie, Mannitol)
- *Dunkel* bei sehr stark konzentriertem Urin, Hämaturie, Myoglobinurie, Bilirubinurie, Porphyrie (Nachdunkeln bei Lichtexposition, Urin kühl lagern)
- *Trübung* meist unspezifisch; bei Infektionen.

Teststreifen
- *Protein:* Empfindlichkeit 150 mg/l. Fast ausschließlich Nachweis von Albumin. Cave: Andere Proteine (z.B. leichte Ketten bei Plasmozytom) werden nicht erfaßt!
- *Leukozyten:* Unter Einwirkung von Granulozytenesterase entsteht aus Indoxylester Indoxyl. Bei Luftkontakt: Indigoblau. Positiv ab 20 Granulozyten/µl
- *Erythrozyten:* (Nachweisgrenze 10 Erys/µl). Positiv bei Erythrozyturie, Hämoglobinurie, Myoglobinurie.

Urinkultur
Aus Mittelstrahlurin (☞ 2.4.2) nach vorheriger gründlicher Reinigung der Genitalien. Ind.: V.a. HWI, Leukozyturie, Keimnachweis im Sediment. Bei nicht eindeutigem Ergebnis (wechselnde Mischbesiedelung, steriler Urin trotz Symptomatik) Einmalkatheter (☞ 2.6.4) oder Blasenpunktion; neben der üblichen Diagnostik ggf. Tbc-Kulturen anlegen und im Sediment nach seltenen Erregern suchen (Pilze, Parasiten).

Wichtig: möglichst kein Antibiotikum vor Abnahme der Urinkultur. Urin kühl lagern, da Keimzahl/ml relevant.

Urinsediment
- Nach Zentrifugation von 10 ml Urin (nicht älter als 2 h) Auszählung der ungefärbten Zellen bei 400 x Vergrößerung
- Erys: normal < 5/µl (0–1/Gesichtsfeld), 1500/Min. DD Hämaturie ☞ 9.1.5
- Leukos: norm. < 10/µl (5/Gesichtsfeld), 3000/Min. DD Leukozyturie ☞ 9.1.6
- Bakterien: Form/Färbbarkeit geben vor der Kultur Hinweise auf den Erreger
- Epithelien: Runde und polygonale Zellen stammen v.a. aus der Niere
- Zylinder: Vereinzelte hyaline Zylinder sind normal, in großer Menge Zeichen einer glomerulären Proteinurie. Leukozytenzylinder bei Pyelonephritis, interstitieller Nephritis, SLE-Nephritis. Ery- bzw. Hb-Zylinder: pathognomonisch für GN. Epithelzylinder/granulierte Zylinder: bei ANV, interstitieller Nephritis, rapid-progressiver GN
- Kristalle: nur selten von klinischer Bedeutung.

9.2.2 Blutuntersuchungen

- *Kreatinin:* Kreatinin ist Abbauprodukt des Kreatins (Muskulatur), wird glomerulär frei filtriert und zudem tubulär sezerniert (10–20 %). Normalwerte 0,6–1,0 mg/dl (53–88 µmol/l). Steigt erst bei GFR-Einschränkung von > 50 %, dann gute Korrelation zur GFR bzw. Krea-Clearance. Fehlerquellen: bei hohem BZ, Ketoazidose, hoher Muskelmasse u. Muskelläsionen (Rhabdomyolyse) zu hohe, bei kleiner Muskelmasse u. Hyperbilirubinämie zu niedrige Werte

$$C_{Krea} \text{ (ml/min)} = \frac{U_{(Krea)} \times V}{S_{(Krea)} \times t}$$

Norm: M = 125 ± 25 ml/Min., F = 95 ± 20 ml/Min.

Ab 40 Lj. Reduktion um ca. 1ml/Jahr.

- *Harnstoff:* Normalwerte M 10–40 mg/dl, F 23–44 mg/dl (x 0,17 = mmol/l). Harnstoff x 0,46 = Harnstoff-N (mg/dl). Harnstoffbildung ist von Eiweißzufuhr abhängig. Bei normaler Proteinzufuhr und normaler Diurese steigt die Harnstoffkonzentration ab einer GFR < 30 ml/Min. an
- *Endogene Kreatinin-Clearance [ml/Min.]:* Sammlung des Urins über 24 h, Bestimmung von Urin-Volumen (V; in ml), Urin-Kreatinin (U_{Krea}, mg/dl) und Serum-Kreatinin (S_{Krea}, Mittelwert aus Proben zu Beginn und Ende der Sammelzeit), Sammelzeit in Minuten (t). Wichtig: komplette Urinsammlung.
- Ohne Urinsammlung ist die Krea-Clearance mittels Nomogramm (☞ 22.1.1) oder nach folgender Formel abschätzbar:

$$C_{Krea} \text{ (ml/min)} = \frac{(140-\text{Alter}) \times kg}{72 \times S_{(Krea)}} \text{ (x 0,85 bei Frauen).}$$

9.2.3 Bildgebende Verfahren

- **Abdomen-Übersicht („Leeraufnahme")** zeigt kalkhaltige Steine, Nephrokalzinose, Lage der Nieren, Psoasrandschatten (unscharf bei perirenalem Abszeß)
- **I.v. Ausscheidungsurogramm:** Zur Vorbereitung gut abführen, Darmgasentblähung. Zu Beginn Übersichtsaufnahme. Infusion von KM (bei V.a. Schilddrüsenfunktionsstörung, vorher SD-Hormone bestimmen, ☞ 12.1.1), dann Aufnahmen nach 10, 20 Min. sowie nach Miktion (vesiko-ureteraler Reflux?); bei verzögertem Abfluß Spätaufnahme. Aussage über Lage, Form, Kontur, Durchblutung und Ausscheidungsfähigkeit der Nieren; Steine, Kelchruptur, Ureterstenose, Harnaufstau. Aufnahme im Stehen zeigt „Wanderniere". KI: Jodallergie, Hyperthyreose (ohne Thyreostatika), Krea > 3 mg/dl (250 µmol/l), Paraproteinämie. KM-Allergie ☞ 20.2.3
- **Miktionszystourethrogramm (MCU):** Die Blase wird durch Katheter mit KM gefüllt. Aufnahmen während der Miktion. *Ind.:* bei Streß-Inkontinenz, Obstruktion, v.a. Reflux. Diagnostik bei Rezidiv-HWI
- **Nierensequenzszintigraphie:** i.v. Gabe von ^{123}J-Hippuran. *Ind.:* seitengetrennte Clearance-Bestimmung. Durch zusätzliche Gabe von Captopril Nachweis der funktionellen Relevanz einer einseitigen Nierenarterienstenose, durch zusätzliche Gabe von Furosemid Nachweis einer funktionellen Abflußstörung möglich

- **Digitale Subtraktionsangiographie (DSA):** bei V.a. Nierenarterienstenose oder Ca (Darstellung der Tumorgefäße)
- **Abdomen CT (mit KM):** Nachweis von retroperitonealen Tumoren und Metastasen, zum Staging von Nieren-, Blasen-, und Prostata-Tumoren
- **MRT:** wie CT. Vorteile v.a. bei fraglicher Tumorinfiltration z.B. von Knochen. Keine Belastung mit nephrotoxischem KM
- **Cavographie:** v.a. zur Darstellung von Tumorzapfen (Nierenzell-Ca), in der V. cava, Kompression oder Infiltration der V. cava.

Sonographie bei Nierenerkrankungen (☞ auch 20.1)	
Befund	Bemerkung
Nierengröße (normal 11 x 5 x 4 cm)	Vergrößert bei ANV, GN, Hypernephrom; verkleinert bei chron. Nierenerkr. (z.B. chron. rez. Pyelonephritiden, diab. Nephropathie, Nierenarterienstenose). Nierenzysten? Zystennieren?
Parenchymsaumbreite (normal ca. 1,4 cm)	Breiter bei ANV, akuter GN; schmaler bei chron. Nierenerkrankung
Nierenbecken gestaut	1. *Grad:* Kelchgruppen gestaut, aber differenzierbar 2. *Grad:* Kelchgruppen zusammenfließend 3. *Grad:* Hydronephrose. Immer schnelle urolog. Abklärung, evtl. Nierenfistel zur schnellen Druckentlastung
Konkrement: „Schlagschatten"	Abdomenübersicht, i.v. Urogramm. zur weiteren Klärung (☞ 9.6)
Retroperitoneum	Aortenaneurysma? Retroperitonealer Tumor? Fibrose?
Blase	Gefüllt nach Miktion → Restharn, Blasensteine?
Prostata (normal: 3,5 x 3,0 x 4 cm)	Blasenboden angehoben: spricht für Prostata-Hypertrophie. Lappenstruktur erhalten? Prostata-Ca?

9.3 Harnwegsinfektion

Bei Frauen die häufigste Infektionskrankheit. Bei Männern seltener, aber komplizierter: gehäuft ab 50. Lj (→ Prostatavergrößerung).

Voraussetzung der Ther. ist die Unterscheidung in symptomatisch/asymptomatisch, akut/chronisch, primär (idiopathisch) oder sekundär (z.B. iatrogen, nosokomial), obstruktiv (mit Harnaufstau) oder nicht-obstruktiv und distal (Zystitis)/proximal (Pyelonephritis). Erreger nicht-nosokomialer Inf. sind in 90 % Enterobacteriaceae (davon 80 % E. coli, seltener Proteus u. Klebsiellen). Nosokomial erworbene HWI sind häufig durch „Problemkeime" wie z.B. multi-resistente E. coli verursacht → Antibiogramm.

9.3.1 Zystitis

Klinik
Pollakisurie, Dysurie, meist kein Fieber. Erhöhtes Risiko: F > M, Geschlechtsverkehr, verzögerte postkoitale Miktion, Verwendung von Diaphragma und spermizidem Gel, Alter > 65 J.

Diagnostik
- Sediment, Teststreifen: Leukozyturie, Bakteriurie; Nitrit meist pos., evtl. Mikrohämaturie
- U-Kultur mit Antibiogramm (☞ 2.4.2). 10^5 cfu/ml (cfu = colony forming units) sind signifikant, bei Symptomen, Immunsuppression oder Leukozyturie auch schon 10^4 cfu/ml
- Erreger: E. coli (80 %), Staph. saprophyticus 5–15 %, Klebsiellen, Proteus, Enterokokken
- Bei Männern rektale Untersuchung (Prostatavergrößerung?), evtl. Prostatasekretgewinnung (chron. Prostatitis ☞ 11.3.3).

DD: Akute Urethritis (Erreger meist Chlamydia trachomatis, Neisseria gonorrhoea, Herpes simplex), akute Vaginitis (Erreger meist Candida spp. oder Trichomonaden). Bei beiden Erkr. in der U-Kultur < 10^2 cfu/ml.

Therapie
- Asymptomatische Bakteriurie (meist F, Häufigkeit: ca. 5 % der Frauen im Erwachsenenalter): keine Ther. Ausnahme: Gravidität, Diab. mell., Kinder, Immunsuppression, da sich häufig symptomatische HWI entwickeln
- Akute bakterielle Zystitis < 7 d und ohne Fieber: Einzeittherapie mit Amoxicillin (z.B. Clamoxyl®) 1 x 3 g oder Cotrimoxazol 1 x 2880 mg (= 3 Tabl. Eusaprim forte®). Kontroll-U-Kultur nach 5 d. Effektiv bei 80 %, bessere Ergebnisse bei Ther. über 3 Tage
- Rezidivierende bakt. Zystitis: erneute Einzeittherapie oder Antibiose über 7 d.
- Zystitis bei Gravidität: über 7 d Amoxicillin 3 x 750 mg tägl. oder Oral-Cephalosporin (z.B. Panoral®) 3 x 500 mg tägl.
- Bei Diab. mellitus Amoxicillin, Gyrasehemmer (z.B. Tarivid® 2 x 200 mg), Oral-Cephalosporin oder Cotrimoxazol (z.B. Eusaprim forte® 2 x 960 mg tägl. NW: bei

kompensierter Niereninsuff. ANV möglich) über 7 Tage p.o. Kontroll-U-Kultur nach 5 Tagen und 6 Wo.

 In ca. 30 % der Fälle subklinische Pyelonephritis. Urin zur Kultur kühl lagern und transportieren.

9.3.2 Komplizierte Harnwegsinfektionen

HWI bei Abflußstörung (Nierensteine, Harnröhrenstriktur, Prostatahypertrophie; Querschnittslähmung). Bei Blasendauerkatheter erleiden pro Tag Verweildauer etwa 5 % der Pat. ein HWI, deshalb strenge Indikationsstellung

- *Klinik:* Sehr variabel (asymptomatisch bis hin zu Urosepsis)
- *Diagn.:* U-Kultur > 10^4 cfu/ml signifikant, oft Problemkeime. Mischinf. häufig
- *Therapie*:
  - Bei Abflußstörungen urologische Therapie, periop. Antibiose nach Antibiogramm
  - Kann keine operative Sanierung erfolgen und ist der Pat. symptomatisch, hochdosierte, gezielte Behandlung über 10–14 Tage z.B. mit Gyrasehemmer, Cephalosporin der 3. Generation (ggf. plus Aminoglykosid), Imipenem/Cilastin (z.B. Zienam® 3 x 500-1000 mg als Kurzinfusion).
  - Bei Dauerkatheter Ther. nur bei Symptomen und nach Antibiogramm. Katheterwechsel, keine Antibiotikaprophylaxe!

9.3.3 Pyelonephritis (PN)

Klinik
Akutes Krankheitsbild mit Fieber > 38 °C, Schüttelfrost, Flankenschmerz. Klopfschmerzhaftes Nierenlager (meist einseitig), Übelkeit und Erbrechen, Pollakisurie und Dysurie können fehlen! Potentiell lebensbedrohliche Erkrankung, da sich eine Pyonephrose oder eine Urosepsis entwickeln kann. *Erreger:* E. coli (ca. 80 %), Proteus mirabilis, Klebsiella pneumoniae, Staph. saprophyticus.

Diagnostik
- Sediment, U-Kultur, Blutkultur (in ca. 20 % pos.). BB (Leukozytose?), BSG ↑, CRP ↑↑. Tägl. Serum-Krea, um Nierenfunktionsverschlechterung frühzeitig zu erfassen. Ein- und Ausfuhr.
- Sonographie (obligat): Niere vergrößert, Narben, Nierensteine, Harnaufstau, Abszeß?

Therapie
- Bettruhe, 4 x tägl. Temperatur messen
- Viel trinken: Ausfuhr > 1500 ml tägl.
- Bei auswärts erworbener PN: Amoxicillin (z.B. Clamoxyl® 3 x 2 g tägl i.v.), Cephalosporin (z.B. Claforan® 3 x 2 g tägl. i.v. Bei Niereninsuff. Dosis reduzieren, Resistenzen 20–30 %!), Cotrimoxazol (p.o. oder i.v.), Gyrasehemmer (z.B. Ciprobay® 2 x 200 mg als Kurzinfusion i.v.)

- Bei nosokomialer PN Kombination von Cephalosporin und Aminoglykosid (☞ 19.1.2)
- Nach Eintreffen des Antibiogramms Wahl des Antibiotikums überprüfen
- Dauer der i.v.-Ther. etwa 7–10 Tage, Aminoglykoside können meist nach Entfieberung abgesetzt werden. Evtl. Fortsetzung der Ther. mit Amoxicillin oder Cotrimoxazol p.o. über ca. 2 Wo.
- Ggf. i.v. Urogramm, gynäkologische Untersuchung
- Kontroll-U-Kultur 5 Tage und 6 Wo. nach Therapiebeginn.

9.3.4 Urosepsis

Akute aszendierende, obere Harnwegsinfektion meist durch gramnegative Erreger (E. coli 70 %, bei älteren Pat. gehäuft Proteus spp., Pseudomonas aer.). Keiminvasion in die Blutbahn führt zur Urosepsis, häufig kompliziert durch endotoxinbedingten septischen Schock. Prädisponierende Faktoren: Harnaufstau (Prostatahypertrophie, Nephrolithiasis, Ca, anatomische Anomalie), Zystennieren, Schwangerschaft, Diab. mell., Harnblasen-Dauerkatheter.

Klinik
Meist einseitiger Flankenschmerz, Fieber (häufig mit Schüttelfrost, Dysurie und anderen zystitischen Beschwerden). V.a. bei älteren, dehydrierten Pat. rasche Entwicklung eines Kreislaufschocks. Hohe Letalität bei septischem Schock.

Diagnostik
- Labor: U-Status (Leukozyturie, pos. Nitrittest), Urinkultur (> 10^5 cfu/ml), Blutkultur, Krea (meist mäßig erhöht), E'lyte, BB (Leukozytose), BSG und CRP (massiv erhöht). Gerinnung (Verbrauchskoagulopathie ☞ 3.7)
- Sono: Harnaufstau? Milzgröße? Abszeß?
- DD: akutes Abdomen, Gallenkolik, Appendizitis, Extrauteringravidität. Andere Ursachen des Schocks

Therapie
- Kalkulierte Chemother. (☞ 18.1.3), Beginn immer parenteral
- Ausreichend Flüssigkeitszufuhr (☞ 3.2.4), Schocktherapie (☞ 3.2.4)
- Low-Dose Heparinisierung (☞ 21.8.1).

- Bei Harnaufstau ist das Herstellen eines Harnflusses wichtigste ther. Methode: Urinkatheter, ggf. zunächst perkutane Nephrostomie!
- Besonders bei Aminoglykosiden, β-Lactam-Antibiotika (z.B. Cephalosporine) und Gyrasehemmern: Dosisreduktion bei Niereninsuff. beachten (☞ 21.10).

9.4 Vaskuläre Nierenerkrankungen

9.4.1 Nierenarterienstenose (NAST)

In 1–2 % Ursache der Hypertonien. Damit häufigste kausal therapierbare Hypertonieursache!

Ätiologie
- Meist **Arteriosklerose** (70 %, bevorzugt M im höheren Alter, meist proximales Arteriendrittel betroffen, schlechtere postop. Prognose)
- **Fibromuskuläre Dysplasie** (ca. 20 %, bevorzugt F zwischen 30 und 40 J., meist distale 2/3 der NA betroffen, sehr gute Prognose)
- Selten **akuter (und schmerzhafter) Nierenarterienverschluß** durch Embolie, Nierenarterienaneurysma (Rupturgefahr 10–30 %). AV-Fisteln (meist iatrogen, z.B. nach Biopsie), Angiome.

Klinik: Kopfschmerzen, Herzklopfen, evtl. Angina pect. und Herzinsuff. durch medikamentös schwer beherrschbare, diastolisch betonte Hypertonie, Sekundärer Hyperaldosteronismus mit Hypokaliämie und metabol. Alkalose. Hyperkaliurie.

Diagnostik
- Auskultation: in ca. 40 % paraumbilikales Stenosegeräusch
- Dopplersonographie, farbkodierte Duplex-Sonographie. Vorteil: auch bilaterale Stenosen nichtinvasiv diagnostizierbar. Nachteil: stark Untersucher-abhängig, schwierig bei Adipositas, Darmgasüberlagerung
- Nierenseqenzszintigraphie mit seitengetrennter Clearance: verminderte und verzögerte Aktivitätsanflutung der betroffenen Niere(n). Abfall der GFR nach Gabe eines ACE-Hemmers (z.B. 25 mg Captopril®) auf der betroffenen Seite weist auf eine funktionelle Relevanz der Stenose hin. Bei Untersuchung ohne ACE-Hemmer 25 % falschnegative Befunde
- Captopriltest: Sensitivität 75–100 %, Spezifität 60–90 %. RR messen, basales Renin im Serum; danach 25 mg Captopril® p.o. Bei deutlichem RR-Abfall und Reninanstieg V.a. auf relevante Stenose. Diuretika und β-Blocker 3–5 Tage zuvor absetzen
- DSA (☞ 9.2.3), evtl. selektive Nierenarterienangiographie (strenge Ind.: folgt eine ther. Konsequenz? KI: Schrumpfniere!)
- Spiral-CT: relativ neue Methode, noch wenig Erfahrung.

Therapie (bei Stenose > 70 %)
Perkutane transluminale Ballondilatation (PTA), evtl. Stentimplantation. Operative Gefäßrekonstruktion (Thrombendarteriektomie mit patch-Plastik, Reinsertion der A. renalis an der Aorta, Bypass durch interponierte V. saphena magna). Ergebnisse der PTA bei fibromuskulärer Dysplasie besser als bei arteriosklerotischen Prozessen.
Bei KI: ACE-Hemmer. Cave: Abfall der GFR. Ca-Antagonisten. Neu: Angiotensin-II-Rezeptorantagonisten.

ACE-Hemmer können bei renovaskulärer Hypertonie zu einem ANV führen. Die seitengetrennte Renin-Bestimmung im Nierenvenenblut ist zur Abschätzung eines therapeutischen Erfolges meist nicht verläßlich. Besser: Nierensequenzszintigraphie vor und nach ACE-Hemmer.

9.4.2 EPH-Gestose

Meist im letzten Schwangerschaftsdrittel bei 4–5 % der Schwangeren

Klinik
- E = *Ödeme:* rapide Gewichtszunahme > 500 g/Woche bei general. Ödembildung. Periphere Ödeme allein sind dagegen kein Risikofaktor
- P = *Proteinurie* > 0,3 g/l im 24-h-Urin
- H = *Hypertonie* > 140/90 mmHg (Leitsymptom)
- *Präklampsie:* zusätzlich ZNS-Symptome (Kopfschmerzen, Ohrensausen, Augenflimmern, Sehstörungen, Somnolenz, Übelkeit, Erbrechen)
- *Eklampsie:* tonisch-klonische Krämpfe, Zungenbiß, Zyanose, Koma. Müttersterblichkeit bei einem Anfall 5 %, bei > 5 Anfällen ca. 40 %
- Sonderform *HELLP-Syndrom:* Hämolyse (H), erhöhte Leberenzyme (EL), niedrige Thrombozyten (LP) mit Schmerzen im rechten Oberbauch, z.T. Übelkeit/Erbrechen. Müttersterblichkeit ca. 3,5 %
- Sonderform *Pfropfgestose* bei vorbestehenden Organerkrankungen (Nephropathie, Diab. mell., art. Hypertonus): häufig schwerer Verlauf.

Diagnostik
- Stationäre Einweisung. Engmaschige RR-Kontrolle, EKG-Monitoring, ZVD-Kontrolle, stündliche Urinausscheidung, Gewichtskontrolle
- *Labor:* BB (Thrompopenie?), Krea und E'lyte, Gesamteiweiß, BZ, Leberenzyme, Gerinnung (mit AT III, Verbrauchskoagulopathie?), Laktat. Eiweiß im 24-h-Urin
- Überwachung des Fetus, Kardiotokographie (CTG), Fetometrie
- BGA: $paO_2 \uparrow$, $paCO_2 \downarrow$, metabolische Azidose.

Komplikationen: Lungenödem, Leberversagen, Hirnödem, Hirnblutung, DIC, vorzeitige Plazentalösung, fetale Schädigung 10–30%.

Therapie
- Bettruhe, ggf. Sedierung (z.B. Diazepam 2–3 x 10 mg tägl.), eiweißreiche, kochsalzarme Diät
- ASS 50–100 mg tägl. p.o., low-dose Heparin (☞ 21.8.1)
- Antihypertensiva; z.B. α-Methyldopa 0,5–1 g tägl. p.o (☞ 5.3.1); Dihydralazin 50–100 mg tägl. p.o (☞ 4.8.3). Bei hypertensiver Krise (☞ 5.3.1) Diazoxid (z.B. Hypertonalum® 150 mg in 15 Sek. i.v.)
- Antikonvulsiva
  - Magnesiumascorbat (z. B. Magnorbin®) 2–4 g langsam i.v. (≙ 2–4 Amp. à 5 ml 20 %). Anschließend 1 g/h (10 Amp. 20 % = 50 ml → 5 ml/h). *NW:* Somnolenz, Atemstillstand. *KI:* Niereninsuff. *Antidot:* Ca^{2+}-Glukonat 10 ml 10 % über 3 Min. i.v. Ther. Magnesiumspiegel 1–1,1 mmol/l
  - Diazepam (z.B. Valium®), bei schwerer Gestose 10–20 mg sehr langsam i.v., bei drohender Eklampsie 30–40 mg sehr langsam i.v. bis max. 120 mg tägl.
- Aufrechterhaltung des intravasalen onkotische Drucks z.B. mit Dextran 10 %, evtl. Humanalbumin 20 %
- Bei DIC (☞ 14.1.3) Substitution mit AT III, PPSB, FFP, Thrombozytenkonzentraten
- Keine routinemäßige Anwendung von Diuretika! Evtl. Thiazide, Spironolacton. Möglichst kein Furosemid: Kann durch Natriurese Ödemneigung verstärken
- Bei komplizierter Eklampsie ggf. Beatmung mit tiefer Sedierung und Relaxation
- **Rasche Schwangerschaftsbeendigung, z.B. durch Sectio; keine ACE-Hemmer!**

9.4.3 Hämolytisch-urämisches Syndrom (HUS)

Mikroangiopathische hämolytische Anämie, Thrombozytopenie, akutes Nierenversagen. Histologie: Verschluß kleinerer Arterien und glomerulärer Kapillaren durch Fibrin- und Plättchenthromben.

- *Ätiologie:* multifaktoriell. Defekt der Plättchenaggregation, bei Kindern primär endotheliale Schädigung durch bakterielles Verotoxin. Medikamente: Ciclosporin A, Kombination von Cisplatin und Bleomycin, Mitomycin C. Postpartal oder bei Einnahme oraler Kontrazeptiva
- *Klinik:* Purpura, Oligurie, ANV, neurologische Symptome, Hypertonie, hämolytische Anämie, Haptoglobin ↓
- *Diagnostik:* geringe Proteinurie, Ery-Zylinder. Fibrinspaltprodukte; BB: Fragmentozyten. Nierenbiopsie (Cave: Thrombozytopenie): intraglomeruläre Thromben, Fibrinablagerungen
- *Ther.:* schwierig! Gabe von FFP oder Plasmapherese. Absetzen aller potentiell ursächlichen Medikamente, Plättchenaggregationshemmer. Möglichst keine Thrombozytenkonzentrate! Bei Ciclosporin A induziertem HUS reicht oft das Absetzen des Medikamentes aus.

9.5 Glomeruläre Nierenerkrankungen

9.5.1 Glomerulonephritis (GN)

Def.: Strukturelle Störung der glomerulären Zirkulation in Folge inflammatorischer Prozesse mit Hämaturie, Leukozyturie (nephritisches Sediment), mäßiggradiger Proteinurie und reduzierter GFR (→ Oligurie).

Diagnostisches Vorgehen bei V.a. GN
- *Körperliche Untersuchung:* Vaskulitis? Purpura? Arthralgien? Pulmonale Stauung? Nierenlager klopfschmerzhaft?
- *RR-Messung:* Hypertonus?
- *Labor:* BB, Krea und E'lyte, BSG, CRP, Gesamteiweiß, Serum-E'phorese
  - Autoantikörperscreening: ☞ 17.2.3, v.a. ANA, ENA, Antibasalmembran-AK (Goodpasture Sy.), anti ds-DNS (SLE), antizytoplasmatische AK (cANCA, bei M. Wegener, pANCA z.B. bei mikroskopischer Polyangiitis)
  - Komplement C_3, C_4 (erniedrigt bei Komplementverbrauch), zirkulierende Immunkomplexe, Hepatitisserologie (Panarteriitis nodosa in ca. 30 % assoziiert mit chron. Hepatitis B), Immun-e'phorese in Serum und Urin (Serum-IgA ↑ z.B. bei IgA-Nephritis, Paraproteine bei Plasmozytom → Amyloidose). C_3-Nephritis-Faktor bei membranoproliferativer GN Typ 2.
  - *Urindiagnostik:* Sediment: Hämaturie, Leukozyturie, Leukozytenzylinder? Ery- oder granulierte Zylinder? Glomeruläre (dismorphe) Erythrozyten (☞ 9.1.5)
  - 24-h-Urin für Crea-Clearance, Biuret, Disk-E'phorese (☞ 9.1.8)

- *Sono-Abdomen* (evtl. Schrumpfniere bei chron. GN), große Nieren bei akuter GN
- Rö-Thorax
- *Nierenbiopsie:* bei Proteinurie > 3,5 g tägl., raschem Krea-Anstieg oder V.a. Systemerkrankung.

Akute Poststreptokokken - GN (PSGN)
Nach pharyngealer oder kutaner Infektion mit β-hämolysierenden Streptokokken der Gruppe A (M-Antigen positiv) kommt es nach einer Latenzzeit von 6–10 (-14) Tagen zu einer diffusen, endokapillär proliferierenden GN
- *Diagnostik:* Abstriche bei Rachen/Hautinfektionen. BSG beschleunigt, CRP normal. Wiederholte Bestimmungen von anti-Streptolysin, anti-Hyaluronidase, anti-Desoxyribonuklease-Titern. Komplement C_3-Verbrauch. Urin: nephritisches Sediment, unselektive Proteinurie (< 3 g/Tag). Hypertonie häufig
- *Therapie:* Salz- und Wasserrestriktion, ggf. Saluretika. Keine Kaliumsparenden Diuretika. Bei Streptokokkennachweis bis 10 d Penicillin G oder Erythromycin
- *Prognose:* meist gut, pathologische Urinanalyse kann jedoch über Jahre bestehen bleiben. Passager dialysepflichtiges ANV möglich. Immunität nach Erkrankung.

IgA-Nephropathie
Häufige GN mit Hämaturie und glomerulärer IgA-Ablagerung. Immunkomplex-GN mit Komplementaktivierung.
- *Ätiologie:* Zumeist idiopathisch, bei Leberfunktionsstörung, pulmonalen Infektionen, Arthritiden
- *Klinik:* Makro- oder Mikro-Hämaturie, oft wenige Tage nach bronchialem Infekt geringe Proteinurie. Selten rapider Verlauf mit GFR-Einschränkung, nephrotischem Syndrom, Hypertonie. In 50 % Serum-IgA erhöht
- *Verlauf:* meist langsam progredient, nach 10 J. 10 % dialysepflichtig
- *Ther.:* keine spezifische Therapie. Bei nephrotischem Syndrom Prednisolon, ACE-Hemmer. Ggf. Nierentransplantation.

Schönlein-Henoch-Syndrom
Mesangiale IgA Ablagerung mit Zeichen der Systemerkrankung: Hämaturie, Purpura, Arthritis, abdominelle Symptome (Blutung). Häufiger bei Kindern, v.a. nach bronchialen Infekten. Oft selbstlimitierte Erkrankung, gelegentlich ANV. Ther.: nicht gesichert, evt. Glukokortikoide.

Mesangiokapilläre (membranoproliferative) GN
- *Klinik:* Erkrankung beginnt oft vor dem 30 Lj. Glomeruläre Proteinurie oder ausgeprägtes nephrotisches Syndrom (50 %) mit Makro-/Mikrohämaturie. Zu 20 % nephritisches Syndrom. Hypertonie in 30 %. GFR-Abfall in 50 %. Anhaltende Erniedrigung von Komplement C_3, C_3-Nephritis Faktor (Autoantikörper gegen C_3-Konvertase), BSG meist normal
- *Ther.:* Allgemein langsamer Verlauf, keine gesicherte Therapie. Optionen: Niedrig dosiertes Prednisolon oder Kombination Aspirin-Dipyridamol. Hohe Rezidivrate nach Nierentransplantation.
- *Prognose:* ungünstiger Verlauf, wenn bei Diagnosestellung bereits Hypertonus und Niereninsuff. bestehen.

Histologische DD der GN (Auswahl)

	Minimal-change GN	Mesangial-proliferierende GN	Membranöse GN	Fokal-segmentale GN
Lichtmikro-skopie	Meist o.B.	Diffuse glomerulä-re, keine extra-kapilläre Prolife-ration	Verdickte Kapillarwand	Fokale und segmentale Sklerose
Immunfluo-reszenz	Meist o.B.	Mesangial IgM, IgG, C3	IgG an der glomerulären Kapillare	IgM, C3, doppelkon-turierte glomeruläre Kapillarwände und Zunahme mesangia-ler Zellularität
Elektronen-mikroskopie	Fusion der Fußfort-sätze		Subepitheliale Depots, „Spikes"	Fusion der Fußfortsätze

Rapid progressive Glomerulonephritis (RPGN)

Def.: Innerhalb von Wochen bis Monaten zum terminalen Nierenversagen führende Erkrankung mit Ausbildung glomerulärer entzündlicher „Halbmonde" (Entzündungs-zellen im Bowmannschen Raum).

Typ I Anti-GBM-Erkrankung
Zirkulierende Antikörper gegen Antigene der glomerulären Basalmembran. Assoziati-on HLD-DRw15/DR4.
- *Klinik:* ANV mit mäßiger Proteinurie, nephritisches Sediment. Bei pulmonaler Beteiligung (Goodpasture-Syndrom) Hämoptysen, pulmonale Hämorrhagie
- *Diagnose:* Nachweis von AK gegen glomeruläre Basalmembran in der Niere (Biopsie) oder im Serum. Nierenbiopsie: Halbmondbildung, lineare Ablagerung von IgG an den glomerulären Kapillaren
- *Therapie:* Bei Kreatinin > 7mg/dl geringe Aussicht auf Erhalt der Nierenfunktion, daher Therapie abwägen. Elimination der Anti-GBM-AK mittels Plasmapherese, Immunsuppression (Cyclophosphamid) zur Hemmung der AK-Neuproduktion. Therapie bei pulmonaler Hämorrhagie auch dann indiziert, wenn Nierenfunktion irreversibel gestört.

Typ II Immun-Komplex RPGN
- IgA-Nephropathie
- Postinfektiöse GN
- Lupus-Nephritis
- Gemischte Kryoglobulinämie: Leukozytoklastische Vaskulitis, Antigen (unbekannt) → IgG, → IgM-Rheumafaktor, → intraluminale Thromben. Plasmapherese bei ful-minantem Verlauf, Prednisolon/Cyclophosphamid als Therapieoption.

Typ III Pauci-immun RPGN
Immunfluoreszenz-negative GN. Meist ANCA-positiv, klinische Zeichen der Vasku-litis. Beispiele: M. Wegener (nekrotisierende GN, cANCA, Ther.: Cyclophosphamid, ☞ 17.5.11). Mikroskopische Polyarteriitis (pANCA, ☞ 17.5.7), Churg-Strauss Syn-drom (segmental nekrotisierende GN, eosinophile Infiltrate, Bluteosinophilie ☞ 17.5.12)

- *Klinik:* Oligurie, Hämaturie, Ödeme, Luftnot. Erythrozytenzylinder und dysmorphe Erythrozyten im Harnsediment. Proteinurie oft wenig ausgeprägt. Bluthusten.
- *Therapie:* Typ II und III: hoch-dosierte Prednisolon-Stoßtherapie (1 g tägl. i.v. für max. 5 Tage, danach oral 1 mg/kg), evtl. Cyclophosphamid. Plasmapherese (über 1 Wo.) nicht gesichert (und teuer/nebenwirkungsreich). Erhaltungstherapie mit Prednisolon und Cyclophosphamid für bis zu 12 Mon. anschließen.

9.5.2 Nephrotisches Syndrom

Hyperalbuminurie, Hypoalbuminämie, Hyperlipidämie und Ödeme als Folge einer Permeabilitätsstörung der glomerulären Kapillarwand. Proteinurie häufig über 3–5 g tägl. Das reduzierte Plasmavolumen stimuliert das Renin-Angiotensin-Aldosteron-System, die Sekretion von ADH und das sympathische Nervensystem → Hypertonie. Stimulation der hepatischen Lipoproteinsynthese (LDL) → Hyperlipidämie, Hypercholesterinämie.

Nephrotisches Syndrom	
Verlust	**Effekt**
Albumin	Ödeme, Salz- und Wasserretention
Thyroxinbindendes Globulin, T4	T4-Erniedrigung (oft subklinisch)
Vitamin-D bindendes Globulin	sek. Hyperparathyreoidismus, Hypokalzämie
Transferrin	mikrozytäre, hypochrome Anämie
AT III	Hyperkoagulabilität, (Nierenvenen)-Thrombose
IgG	Infektionsgefahr
Komplementfaktoren	Infektionsgefahr

Klinik
Zunächst Lid-, Gesichts- und Unterschenkelödeme mit Gewichtszunahme. Später generalisierte Ödeme mit Aszites, Pleuraergüssen, Lungenödem. Durch Immunglobulin-Verluste Infektneigung, Thrombosen infolge AT III-Verlust.

Diagnostik
Proteinurie > 3,5 g tägl.; Hypalbuminämie (Ödeme meist erst bei Albumin < 25 g/l); Hyperlipoproteinämie (Typ II oder IV). E'phorese (Albumin und γ-Globuline; α_2- und β-Globuline ↑). Gerinnung (inkl. AT III), Bestimmung der Selektivität der Proteinurie durch Disk-E'phorese (☞ 9.1.8; je selektiver, desto besser ist das Ansprechen auf Glukokortikoide). Evtl. Nierenbiospie (☞ 2.5.3).

Ätiologie

- **Membranöse GN** (30–40 %): oft unselektive Proteinurie. Sekundäre Formen nach Penicillamin, Captopril, Gold, Quecksilber, bei Hepatitis B, paraneoplastisch. *Ther.:* spontane Remission möglich, Nutzen einer Glukokortikoidmedikation ist nicht belegt, evtl. Chlorambucil. Nierenfunktionsverlust v.a. bei fortbestehender großer Proteinurie. Cave: Nierenvenenthrombose
- **Minimal change GN** (ca. 20 %): selektive Albuminurie, Krea-Clearance meist normal. Ther.: Häufig spontane Remission. Evtl. Prednisolon, z.B. 1 mg/kg tägl. über 4 Wo., dann Dosisreduktion. Rezidive nach Absetzen häufig.
- **Fokal segmentale Glomerulosklerose** (10–20 %): unselektive Proteinurie, Hämaturie, Leukozyturie, Hypertonie häufig. Kontinuierlich fortschreitende Verschlechterung der Nierenfunktion. Ther.: Glukokortikoide ohne gesicherten Wert. *Cave:* hohe Rezidivrate nach Nierentransplantation
- **Mesangial proliferierende GN** (10 %): unselektive Proteinurie, oft Hämaturie, Niereninsuff. möglich. Ther.: Glukokortikoide
- **Mesangiokapilläre GN** (☞ 9.5.1)
- **Diab. Nephropathie** (☞ 9.5.3)
- **Andere:** Infektionen (z.B. Malaria, Hepatitis B + C, Poststreptokokken GN), Medikamente (z.B. Captropril, Gold, Probenicid), Malignome (z.B. Lymphone, Leukämien, Ca), Systemerkrankung (z.B. SLE, Purpura Schönlein-Henoch, Goodpasture-Sy., Amyloidose), EPH-Gestose, chron. Nierentransplantatabstoßung.

Therapie

- Allgemeinmaßnahmen
  - Körperliche Schonung, kochsalzarme Diät (3–5 g NaCl tägl.)
  - Ausschwemmung der Ödeme durch Diuretika (☞ 10.1.1) z.B. mit Furosemid (K^+-Kontrolle, Flüssigkeitsbilanz, Trinkmengenbeschränkung). K^+-Verluste substituieren
  - Albuminsubstitution hat nur kurzdauernden Effekt. Wenn nötig, z.B. bei Angina pectoris, möglichst langsam infundieren
  - Heparin s.c. zur Thromboseprophylaxe (☞ 21.8.1)
  - Infekte rechtzeitig mit Antibiotika bekämpfen
- Spezielle Ther. in Abhängigkeit von der Grunderkrankung:
  - Prednison: initial 100 mg i.v. Erhaltungsdosis individuell über Wochen bis Monate „titrieren" (s.u.)
  - Cyclophosphamid: z.B. Endoxan®-Bolus von 0,5 g/m² über 1 h i.v. alle 3–4 Wo., evtl. orale Gabe von 50–200 mg tägl. NW: Übelkeit und Erbrechen, hämorrhag. Zystitis (Prophyaxe mit Mesna: z.B. 400 mg Urometixan® vor Infusion, nach 4 und 8 h), Haarausfall
  - Evtl. Plasmapherese (v.a. Immun-Komplex-GN, Goodpasture-Sy.)
- Bei spezieller Indikation: Nierenarterienembolisation oder Nephrektomie beidseits.

- Bei zu intensiver diuretischer Ther. Gefahr von Schock und ANV
- Gabe von Humanalbumin auf schwere Hypalbuminämie mit ausgeprägten Ödemen beschränken, da substituiertes Albumin sehr rasch renal ausgeschieden wird und die Ther. sehr teuer ist
- Nierenvenenthrombose: Flankenschmerz, Proteinurie ↑, Hämaturie, Nierenfunktionsverschlechterung.

9.5.3 Diabetische Nephropathie (DN)

30–40 % der Typ I-Diabetiker, bei Vorliegen einer Mikroalbuminurie bis 80 %. Glomeruläre Erkrankung mit Verdickung der glomerulären Basalmembran, Verbreiterung des Mesangiums und Sklerosierung der Glomeruli. Risikofaktoren: erhöhter systol. RR, erhöhte Crea-Clearance (= GFR) > 120 ml/Min. → glomeruläre Hyperfiltration.

Diagnostik
Mikroalbuminurie (30–300 mg/24 h mit Teststreifen meist nicht erfaßbar, Nachweisgrenze 20 mg/dl). Harnsediment, Crea-Clearance, Biuret, Sono-Nieren. Funduskopie (Retinopathie), Sensibilitätsstörungen (Polyneuropathie ☞ 13.1.2).

Auf eine nicht-diabetische glomeruläre Erkrankung als Ursache einer Proteinurie bei Diabetikern weisen hin: fehlende Retinopathie/Neuropathie bei Typ I-Diabetes; Erythrozytenzylinder im Harnsediment; Erstdiagnose des Diab. mell. vor ≤ 5 J.

Stadien der diabetischen Nephropathie		
Stadium	Zeitverlauf	Befunde
I		Nieren vergößert, GFR
II	2–5 J.	Verdickung der glom. Basalmembran
III	5–15 J.	Mikroalbuminurie, RR ↑
IV	10–25 J.	Proteinurie, GFR ↓
V	15–30 J.	Kreatinin ↑, Hypertonie

Prophylaxe und Therapie
- **Optimale BZ-Einstellung** (HBA$_1$c < 7 %), Vermeidung von Harnwegsinfektionen
- **ACE-Hemmer**
  - Bei normotensiven und hypertensiven Typ I-Diabetikern mit (Mikro)-Albuminurie (Progressionsverlangsamung erwiesen). NW: Verbesserte BZ-Kontrolle, Hypoglykämie möglich. Dosierung: z.B. Captopril zunächst 2 x 12,5 mg
  - Bei normotensiven Typ II-Diabetikern mit Mikroalbuminurie nicht sicher indiziert. Häufige NW: Blutdruckabfall (→ inital geringe Dosierung, Absetzen von Diuretika vor Therapie), akutes Nierenversagen (Ausschluß Nierenarterienstenose), Hyperkaliämie (v.a. bei Kombination mit kaliumsparenden Diuretika), Husten (mit 20 % häufig; Beginn 1–2 Wo. nach Therapie), angioneurotisches Ödem (selten)
- **Ca^{2+}-Antagonisten:** Allein oder in Kombination mit ACE-Hemmern → Rückgang der Proteinurie.
- **Diät:** Proteinrestriktion (z.B. 0,6 g/kg/tägl.) vermindert Progredienz. Bei Diabetes-Diät schwer durchführbar.

9.6 Tubulo-Interstitielle Nierenerkrankungen

9.6.1 Interstitielle Nephritiden

Heterogene Gruppe von Erkrankungen, die morphologisch und funktionell v.a. das Interstitium und den Tubulusapparat und weniger die Glomeruli und Nierengefäße betreffen. Übergang zur interstitiellen Fibrose. Tubulusfunktionsstörungen → Bikarbonatverlust, Glukosurie, Hyperkaliurie, Phosphatverlust, Natriumverlust (→ Hypovolämie), gering ausgeprägte Proteinurie (niedriges Molekulargewicht), hyperkaliämische Azidose, ADH Resistenz (→ Diabetes insipidus renalis).

Ursachen der interstitiellen Nephritiden			
Ursache		**Klinik**	**Therapie**
Toxine	Blei	Anämie, Neuropathie, Hyperurikämie, Hypertonie	Exposition vermeiden EDTA-Chelatbildung
	Lithium	Polyurie, Polydipsie, Diab. insipidus renalis	Strenge Ind. für Lithiumgabe, bes. bei vorbestehender Nierenfunktionsstörung
Harnsäure		**akut:** bei Chemotherapie lymphat. oder myeloischer Neoplasien: Obstruktion der Sammelrohre → Oligo/Anurie	Allopurinol vor Chemotherapie, Diuretika Alkalisierung: Azetazolamid
		chron. (Gichtnephropathie): intrarenale Kristallisation von Harnsäure und lymphozytäre Inflammation. Häufig bakt. Pyelonephritis, Hypertonie, Harnsäuresteine	Allopurinol nur bei symptomatischer Hyperurikämie, keine Urikosurika
Hyperkalzämie		Tubuluszellennekrose, Fibrose, Nephrokalzinose, Nephrolithiasis, Polyurie	Ther. der Hyperkalzämie ☞ 10.4.2
Hypokaliämie		Polyurie, Polydipsie, geringe Proteinurie. Vakuolisierung der Tubulusepithelien	Ther. der Grunderkrankung, Kaliumsubstitution

Klinik
Langsam fortschreitende Niereninsuff., die lange Zeit asymptomatisch bleibt. Poly- und Nykturie. Koliken durch abgehende Papillennekrosen, rezid. HWI. Anämie (durch Erythropoietinmangel), Hypertonie.

Diagnostik
Sterile Leukozyturie (Frühsymptom!), geringe tubuläre Proteinurie (Disk-E'phorese), renaler Na^+-Verlust, U-Kultur, tubuläre Azidose, Urämie. Sono- und Rö: verkalkte Papillen.

9.6.2 Analgetika-Nephropathie

Chron. interstitielle Nephritis mit Ischämie und Nekrosen der Papillen (Papillennekrose aber auch z.B. bei chron. Pyelonephritis, Diabetes mellitus).

- *Ätiol.:* Chronische Einnahme von Kombinationsanalgetika (v.a. Phenacetin)
- *Klinik:* langsam fortschreitende Niereninsuff., die lange Zeit asymptomatisch bleibt. Poly- und Nykturie. Koliken durch abgehende Papillennekrosen, Hämaturie, Anämie, sterile Leukozyturie (Frühsymptom), geringe tubuläre Proteinurie, renaler Na^+-Verlust, tubuläre Azidose, gastroduodenale Ulzera, Hypertonie, Urämie. Männer : Frauen = 1 : 3–5
- *Ther.:* Absetzen der Medikamente, Therapie der Anämie (Erythropoietin), RR-Einstellung, konsequente Behandlung von HWI
- *Progn.:* geringgradige Nierenfunktionseinschränkungen sind reversibel, bei stärkergradigem Funktionsverlust jedoch Progredienz. Ca. 10 % der Pat. entwickeln Karzinome der ableitenden Harnwege.

9.6.3 Zystenniere (ADPKD)

Adult polycystic kidney disease (ADPKD): Chromosomale Veränderung (Chromosom 16 oder seltener 4) autosomal dominanter Erbgang; veränderte epitheliale Differenzierung mit Zystenbildung in Niere, Leber, seltener auch Pankreas, Milz. Zystennieren sind Ursache der Niereninsuff. bei ca. 10 % der Dialysepat. In 10 % zusätzlich Hirnarterien-Aneurysmata.

- *Klinik:* Familienanamese (Nierenversagen in der Familie, „Nierenzysten"), evtl. große und palpable Nieren, Hämaturie, Hypertonie. Sonographischer Nachweis von multiplen Zysten. Nieren sind meist vergrößert. Die Anzahl der Zysten nimmt mit dem Alter zu. Symptomatik beginnt im 30.–50 Lj.
- *Verlauf:* Langsam progredient. Im 50. Lj. 25 %, im 65. Lj. 75 % dialysepflichtig. Schmerzen (Zystenruptur, Einblutung), Harnwegsinfektionen (Zysteninfektion)
- *Ther.:* Keine spezif. Ther. möglich. Evtl. Eiweißrestriktion, Ther. des Hypertonus.

9.6.4 Nierenschädigung bei Plasmozytom

Noxe	Diagnostik	Therapie
Hyperkazämie	Serum Ca^{2+}, PTH, Ca^{2+} in 24 h-Urin	☞ 10.3.2
Rö-KM	ANV nach KM-Gabe	Strenge Indikationsstellung, gute Hydrierung, evtl. Dialyse unmittelbar nach der Untersuchung
Amyloidose	Histologische Sicherung z.B. durch Rektum-, Nierenbiopsie	Therapie der Grundkrankheit
Myelomniere	Nachweis freier Leichtketten durch Urin-Immunelektrophorese	Bei erhaltener Nierenfunktion evtl. Chemother. (☞ 14.5.2)

9.6.5 Nephrolithiasis

Chem. Zusammensetzung
Ca^{2+}-Oxalat (80 %), Urat (15 %), Zystin, Xanthin, Karbonatapatit u.a.; häufig Mischsteine, Risikofaktoren: z.B. eiweißreiche Kost, Hyperurikämie, Hyperparathyreoidismus, obstruktive Uropathie, rezid. HWI (HWI und Nephrolithiasis begünstigen sich gegenseitig!), renale tubuläre Azidose.

Klinik: Solange die Steine sich nicht bewegen, bleiben sie häufig symptomlos, gel. unspezif. Rückenschmerzen. Wenn sich ein Nierenstein mobilisiert und Harnleiter irritiert:
- *Nierenkolik:* wellenförmig krampfartig wiederkehrende stärkste Schmerzen im Rücken oder seitlichen Umterbauch, bei tiefsitzendem Ureterstein Ausstrahlung in Hoden bzw. Schamlippen. Häufig Übelkeit, Erbrechen, reflektorischer Ileus. Pat. ist unruhig und geht umher
- *Hämaturie:* in 70 % Mikrohämaturie, in 30 % Makrohämaturie.

Diagnostik
- *Urin:* Sediment (Hämaturie, Kristall-Analyse), pH (↑ bei Phosphat- und Infektsteinen), Bakterien (ggf. Kultur). Bei Rezidivsteinen 24 h-Sammelurin (bei normaler Kost und Flüssigkeitszufuhr): Analyse der lithogenen Stoffe (Ca^{2+}, Oxalat, Mg^{2+}, Harnsäure, Phosphat, Zystin)
- *Serum:* E'lyte, Phosphat (< 0,9 mmol/l bei Hyperparathyreoidismus), Harnsäure, Krea, Bikarbonat (bei tubulärer Azidose ↓), Parathormon, alkalische Phosphatase
- Chem. oder spektroskopische Analyse abgegangener Steine (Urin sieben)
- *Rö:* Leeraufnahme (80 % aller Steine sind Rö-dicht. Ausnahme Urat- und Xanthinsteine). DD der konkrementverdächtigen Schatten: Gallensteine, verkalkte Mesenteriallymphknoten, Phlebolithen, Kompaktainseln des Knochens. I.v.-Py (nicht während einer Kolik): Aufstau, KM-Aussparungen (DD: Blutkoagel, Tumor)
- *Sono:* Steinschatten (auch bei nicht Rö-dichten Steinen, mäßige Sensitivität und Spezifität!), Harnaufstau.

> **Therapie der Nierenkolik** (Schmerzther. ☞ 21.6)
>
> - Analgetika, z.B. Pethidin (z.B. Dolantin®) 1 Amp. (30 mg) langsam i.v. *Cave:* bei diagnostischer Unsicherheit Vorsicht mit Morphinderivaten!
> - Spasmolytika, z.B. N-Butylscopolamin (Buscopan®) 1 Amp. (20 mg) langsam i.v. oder Metamizol (z.B. Novalgin®) 1–2 g i.v.)
> - Temperaturkontrolle; bei V.a. HWI Urinkultur und hochdosierte Antibiotika wegen Urosepsisgefahr (☞ 9.3.4)
> - Viel Bewegung, viel Flüssigkeit (KI: Harnverhalt). In ca. 80 % spontaner Steinabgang (bei Größe > 11 x 8 mm unwahrscheinlich!).

Steinentfernung/Litholyse
- Bei „schlingengerechtem" Stein (bis bohnengroßer Stein im distalen Ureterdrittel): transurethrale Katheterisation mit Einlage einer *Zeiss-Schlinge*
- Evtl. extrakorporale Lithotripsie (bei schattengebenden Steinen 80 % Erfolg)
- Bei V.a. Harnsäurestein evtl. medik. Litholyse: Uralyt U® + Allopurinol 300 mg tägl.
- Operative offene Steinentfernung als ultima ratio.

DD der Nierenkolik
Alle Ursachen eines akuten Abdomens (☞ 7.1.1), insbesondere
- Gallenkolik (Schmerzausstrahlung in rechte Schulter, evtl. Bili ↑)
- Appendizitis (schleichender Beginn, Druckpunkte, Loslaßschmerz, ☞ 7.6.1)
- Stielgedrehte Ovarialzyste, Extrauteringravidität, Adnexitis
- Kolik durch abgehende Papillennekrosen, durch Blutkoagel bei Analgetikanephropathie oder Tumoren
- Niereninfarkt: Proteinurie, Hämaturie, sehr hohe LDH, GOT nur leicht ↑. Oft absolute Arrhythmie.

Prophylaxe
Rezidivhäufigkeit 50–70 %! Je nach Steinzusammensetzung: reichliche Flüssigkeitszufuhr, eiweißarme Diät, ggf. oxalat- bzw. purinarm (z.B. vegetarisch). Urin ansäuern bei Phosphat- und Infekt-Steinen (z.B Mixtura solvens-Lösung), alkalisieren bei Harnsäure- und Zystinsteinen (Uralyt U® nach Urin-pH: Ziel 6,2–6,8). Thiazid-Diuretika (senken renale Ca^{2+}-Ausscheidung). Konsequente Infektbekämpfung, bei obstruktiver Uropathie operative Korrektur.

9.7 Niereninsuffizienz

9.7.1 Akutes Nierenversagen (ANV)

Rasch progrediente Einschränkung der Nierenfunktion durch kritische Minderperfusion („zirkulatorisches bzw. prärenales Nierenversagen") oder durch Schädigung der Tubuluszellen. Beide Faktoren stehen in enger Wechselwirkung: hypoxische Schädigung der Tubuluszellen bei primär zirkulatorischer Noxe bzw. tubuloglomerulärer feed-back bei primär toxischer Noxe. Sie führen zu einem akuten Funktionsverlust mit (oligo-/anurisches ANV) oder ohne (polyurisches ANV) Beeinträchtigung der Filtrationsleistung.

Ätiologie
- Prärenales (zirkulatorisches) Nierenversagen durch akute renale Hypoperfusion z.B. bei kardiogenem Schock, hypovolämischem Schock, Sepsis, renaler Vasokonstriktion, Ther. mit ACE-Hemmern oder nichtsteroidalen Antiphlogistika (schränken renalen Plasmafluß und GFR ein).
- Nierenarterien-Stenose, -Thrombose oder -Embolie
- Nierenvenenthrombose
- Glomeruläre Erkrankungen (z.B. RPGN ☞ 9.5)
- Postrenales ANV (☞ 9.7.2)
- Interstitielle Nephritis (☞ 6.9.1)
- Akute Tubulusnekrose: KM, Schwermetalle, Hämolyse z.B. hämolytisch-urämisches Sy.), Rhabdomyolyse („Crush-Niere", z.B. bei Verbrennung, Alkohol, Barbituratintox.), Medikamente (z.B. Aminoglykoside, Cisplatin).

Stadien des akuten Nierenversagens

1. Schädigungsphase	Stunden bis Tage. Oligurie bis Normurie bei zunächst noch erhaltener Konzentrationsfähigkeit
2. Oligo-/Anurie	7 Tage bis max. 10 Wo. Oligo-/Anurie, Isosthenurie. *KO:* Überwässerung (Lungenödem), Hyperkaliämie (Herzrhythmusstörungen), metabol. Azidose, Medikamentenüberdosierung durch Kumulation, Urämie. In 15 % primär normo- oder polyurischer Verlauf mit besserer Prognose.
3. Polyurie	Tage bis Wo., Rückgang der Urämiesymptome. *KO:* Dehydratation (Tachykardie, Hypotonie, Fieber, Apathie, Krämpfe), K^+-, Na^+-Verlust
4. Restitution	Bis zu 12 Mon., im Mittel 1–3 Mon.

Klinik
- Oligurie binnen Stunden (Schock) bis Wo. (Medikamentenintox., Infektion) mit Anstieg der harnpflichtigen Substanzen im Serum (Krea-Anstieg 0,5–1 mg/dl tägl.)
- Überwässerung, Hyperkaliämie, metabol. Azidose. Bei vorangegangem Flüssigkeitsverlust evtl. Exsikkose, Hyponatriämie, Hypokaliämie
- Evtl. urämische Symptomatik (☞ 9.7.4):
  - GIT-Störungen: Übelkeit, Erbrechen, Durchfall
  - ZNS: Benommenheit, Koma, zerebrale Krampfanfälle
  - Kreislauf: hämorrhagische Perikarditis, fluid lung (toxisches Lungenödem), Ödeme.

Diagnostik
- *Körperliche Untersuchung:* Bewußtseinslage, Hautkolorit, Ödeme/Exsikkose, Perikardreiben, Lungenstauung, Nierenklopfschmerz, Blasenfüllung, RR
- *Labor:* BB (Anämie?), Krea und E'lyte (Hyperkaliämie?), CK (Rhabdomyolyse?), Bili, LDH, ggf. Haptoglobin, Coombs-Test (Hämolyse?), BZ, BGA (metabol. Azidose?), E'phorese, BSG, CRP, Hepatitisserologie, Autoantikörper, Gerinnung
- *Urin:* Osmolalität, Na^+-Exkretion, Proteinurie (GN, Plasmozytom), Erythrozyturie, Leukozyturie (Pyelonephritis), Hb und Myoglobin (Urin-Verfärbung?)
- *EKG:* Hyperkaliämiezeichen, Herzrhythmusstörungen
- *Rö-Thorax:* Herzgröße, fluid lung, Perikarderguß
- *Sono-Abdomen:* Nierengröße, Harnaufstau, Perikarderguß, Splenomegalie
- *Nierenbiopsie* bei V.a. rapid-progressive GN oder Vaskulitis bei Systemerkrankung (z.B. SLE, M. Wegener ☞ 17.5.1, 17.5.11).

Therapie
Das oligurische (prä- und intrarenale) ANV hat eine schlechtere Prognose als das nicht oligurische ANV
- Behandlung der Grunderkrankung (z.B. Glukokortikoide, Cyclophosphamid, Plasmapherese bei GN)
- Ausschaltung der zugrundeliegenden Noxe: Ausgleich von Flüssigkeitsdefizit, E'lyte-Entgleisung, Absetzen auslösender Medikamente, Schocktherapie
- Keine spezifische medikamentöse Therapie des ANV
- Sorgfältige RR-Kontrolle
- Prophylaxe und Therapie der Komplikationen: z.B. Volumenüberladung → Salz- und Wasserrestriktion, Diuretika, Dialyse; Hyperkaliämie → Diät, K^+-Ionenaustauscher, Dialyse; Azidose → Bikarbonat, Dialyse

- Medikamentendosierung an eingeschränkte Nierenfunktion anpassen
- Prognostischer Wert frühzeitiger Dialysetherapie nicht gesichert. Falls Dialyse: Biokompatible Membranen, keine Cuprophan oder Zellulose-Azetat-Dialysatoren!

9.7.2 Postrenales ANV

Akute oder chronische, unilaterale oder bilaterale, partielle oder komplette Harnwegsobstruktion.

Klinik
Bei akuter und kompletter Obstruktion: Flankenschmerzen (bei Nierenbecken- oder oberen Harnleitersteinen), Schmerzen in äußeren Genitalen (bei unterem Harnleiter-Stein). Häufig Oligo-Anurie. Eine normale oder sogar vermehrte Urinausscheidung schließt eine partielle Harnwegsobstruktion nicht aus: Sonographie! Urinanalyse häufig unauffällig. Anstieg des Serum-Krea. Bei ausschließlich unilateraler Obstruktion und normaler kontralateraler Nierenfunktion S-Krea oft normal oder gering erhöht. Pat. oft asymptomatisch bei chron. Verlauf.

Ursachen des postrenalen Nierenversagens
- Nierenbecken (NB): Steine, abgestoßene Papille, NB-Abgangsstenose
- Ureter (HL): Urolithiasis, HL-Tumoren, Blasenkarzinom, Prostatakarzinom, Retroperitoneale Prozesse (z.B. Lymphome, Fibrose), Schwangerschaft, Koagel, HL-Strikturen
- Urethra: Prostatahypertrophie, Prostatakarzinom, Blasenkarzinom, Urethraklappen, Urothrastrikturen, Meatusstenose, Neurogene Blasenfunktionsstörungen

Typische Altersverteilung
- Fehlbildungen, Strikturen, Harnröhrenklappen bei Kindern
- Harnsteine bei jungen Erwachsenen
- Neoplasien (auch retroperitoneal und im kleinen Becken), Prostatahypertrophie, Urolithianis bei älteren Erwachsenen.

Diagnostik des postrenalen ANV
Schnelle Diagnose wichtig.
- Palpation der Blasenregion (Blase gefüllt?)
- Sonographie der Blase, Harnleiter und Nieren zur Lokalisation der Dilatation der Harnwege. Sonographie gibt Hinweise zur Ätiologie der Obstruktion.
- Danach: Abdomenübersichtsaufnahme, evtl. Schichtaufnahmen (Urolithiasis) und CT-Abdomen bei nicht eindeutigem sonographischem Befund.
- Intravenöses Ausbildungsurogramm: indiziert z.B. bei multiplen Nierenzysten, wenn Lokalisation der Obstruktion mittels Sonographie und CT nicht gelingt, bei V.a. Urolithiasis ohne Obstruktion.

▶ *Cave:* Dilatation der ableitenden Harnwege bei postrenalem ANV kann fehlen bei
- retroperitonealer Fibrose (Umgebungsdruck hoch)
- Megaureteren und vesikoureteralem Reflux
- Nierentransplantation, narbige Umgebung des Transplantates.

Therapie: Meist urologisch.
- Rasche Entlastung der Harnwege: z.B. Blasenkatheter bei infravesikalem Geschehen; Nierenfistel einseitig oder beidseitig; innere Harnleiterschienen bei Obstruktion der Ureteren.
- Kausale Therapie (oft urologisch-chirurgisch-gynäkologisch).

Postobstruktive Diurese
Faktoren, die eine massive Diurese nach Behebung der Obstruktion bedingen sind: vorausgehende Volumenexpansion, Harnstoffausscheidung und ADH-Resistenz des Tubulusapparates. Die ausgeschiedene Menge soll nicht substituiert werden, es sei denn, es kommt zum Volumenmangel und Hypotonie (selten).

9.7.3 Röntgenkontrastmittel induziertes ANV

Anstieg des Serum-Krea um > 50 % des Ausgangswertes oder > 1 mg/dl (88 µmol/l). Risiko abhängig vom Alter des Pat., KM-Menge und Grunderkrankung

Klinik
- Sofortiger Abfall der GFR, Anstieg des Serum-Kreatinins, Diureserückgang. Fraktionelle Natriumexkretion > 1 %. Selten Akutdialyse notwendig. Bei vorbestehender chron. Niereninsuff. (Krea > 700 µmol/l) Dialysebehandlung zur KM-Elimination. Protrahierter Anstieg des Serum-Kreas spricht eher für Nierenarterienembolie, z.B. nach Koronarangiographie
- Erhöhtes Risiko für Pat. mit Diabetes mellitus, Herzinsuff., vorbestehender Niereninsuff., Plasmozytom, hoher KM-Menge.

Prävention und Therapie
- Vermeidung von KM-Untersuchungen bei Risikopatienten, Reduktion der KM-Menge (Rücksprache mit Radiologen)
- Volumenmangel vor Untersuchung ausgleichen
- Hydratation, Diuretika und andere Therapiekonzepte:
  - Infusion halbisotoner NaCl-Lösung (1 ml/kg/h über 12 h vor der Untersuchung): Prähydratation. Vorsicht bei Prähydratation bei chron. Niereninsuff. Gefahr der Überwässerung. Nicht bei chron. Dialysepatienten!
  - Die Gabe von Furosemid und/oder Mannitol **erhöht** das ANV-Risiko bei Diabetikern
  - Die Effektivität von Dopamin, Theophyllin, atrialem natriuretischen Faktor oder einer Hämodialyse zur Kontrastmittelelimination insbesondere bei Risikopatienten ist nicht gesichert.
- *Nicht-ionisches Kontrastmittel:* kaum Vorteile bei Pat. mit normaler Nierenfunktion. Teuer. Reduktion des ANV-Risikos, wenn Krea > 1,2 mg/dl, v.a. bei Diabetikern. Indikation für nicht-ionische KM daher nur bei Risikopatienten.

9.7.4 Chronische Niereninsuffizienz

Irreversibler Funktionsverlust der Niere durch progredienten Parenchymverlust. Gemeinsame Endstrecke der meisten Nephropathien. Ätiol.: GN, interstitielle Nephritis (v.a. Analgetikanephropathie), rez. Pyelonephritis, Zystennieren, diabetische und vaskuläre Nierenerkrankung.

Symptome der Urämie und der chron. Niereninsuff.
- **Azotämie:** Vermehrung stickstoffhaltiger Produkte des Eiweiß- bzw. Muskelmetabolismus (v.a. Harnstoff und Krea), Erhöhung von K^+, PO_4^{3-}, Mg^{2+}, organ. Säuren. Verminderung von Ca^{2+}, Na^+, Cl^-. Folgen: Schwäche, Gewichtsverlust, Foetor uraemicus (Pat. riecht wie Urin), erhöhte Infektanfälligkeit
- **Herz und Kreislauf:** Hypertonie (Hypotonie kann Zeichen der Perikardtamponade bei urämischer Perikarditis sein!), Perikarditis (Perikardreiben, manchmal ST-Erhöhung in allen Brustwandableitungen ohne R-Verlust), Perikarderguß (Echo, Sono), Überwässerung (Gewicht ↑) mit Dyspnoe und Ödemen
- **GIT:** Übelkeit, Erbrechen, Durchfälle, urämische Gastroenteritis
- **Lunge:** fluid lung, Pneumonie, Pleuritis
- **ZNS:** Konzentrationsschwäche, Wesensveränderung, Verwirrtheit, Krampfneigung, Bewußtlosigkeit, urämisches Koma, Polyneuropathie
- **Haut:** Pruritus (*Ther.:* Dimetinden [z.B. Fenistil®] Tropfen 3 x 20 tägl. p.o.), *Café au lait*-Colorit
- **Blut:** meist normochrome Anämie durch Erythropoetinmangel und Eisendefizit, Thrombozytopenie und -pathie ☞ 14.1.3
- **Renale Osteopathie** durch sek. Hyperparathyreoidismus und Mangel an Vit. 1,25 $(OH)_2-D_3$ (☞ 10.7.2)

 Vitale Bedrohung durch Hyperkaliämie, Azidose, Lungenödem, Perikarditis, Infektionen.

Stadieneinteilung der chronischen Niereninsuffizienz		
1	**Volle Kompensation**	Eingeschränkte Krea-Clearance bei noch normalem Serum-Krea (Krea steigt erst ab GFR-Einschränkung um 50 %). Schon ab Stadium 1 Hypertonus und Hyperparathyreoidismus (infolge Vit.-D-Mangels) möglich
2	**Kompensierte Retention**	Erhöhung der Retentionswerte, jedoch ohne klinische Urämie-Symptome (evtl. normochrome Anämie). Kann durch hinzukommende Faktoren (Infekt, Dehydratation) dekompensieren
3	**Dekompensierte Retention**	Urämiesymptome. Kann durch entsprechende Therapie in Stadium 2 zurückgeführt werden
4	**Terminale Niereninsuff.**	Irreversibles Nierenversagen. Ohne Nierenersatzther. (Hämodialyse, Peritonealdialyse, Transplantation) rasch tödlich

Therapie
- Rechtzeitige Vorbereitung auf die Dialyse: Anlage einer Ciminofistel oder eines Peritonealdialysekatheters einige Wochen vor absehbarem Dialysebeginn; Schonung der Gefäße: Blutentnahme nur aus Handvenen!
- Ausreichend Flüssigkeit; bei Flüssigkeitseinlagerungen Trinkmengenbeschränkung, Furosemid z.B. 125–500 mg tägl. p.o. Regelmäßige E'lyt- u. Gewichtskontrollen
- E'lyte: Bei Hyperkaliämie K^+-arme Diät (kein Obst), ggf. Ionenaustauscher oral (z.B. Resonium A®), keine K^+-sparenden Diuretika. Bei schwerer metabolischer Azidose Dialyse
- Diät: Salzrestriktion nur bei Ödemen oder Hypertonus. Phosphatarme, kalziumreiche Kost. Streng eiweißarme Diät (0,6 g/kg) von umstrittenem Wert, Malnutrition vermeiden. Bei nephrot. Sy. Verluste ausgleichen, daher evtl. eiweißreiche Diät indiziert.
- Behandlung von
  - Hypertonie (bessert sich meist durch Dialyse), Herzinsuff., nephrot. Sy.
  - Anämie: Erythropoietin (z.B. Erypo® ca. 3 x 40 IE/kg s.c. pro Woche);
  - Renale Osteopathie (ggf. Ca^{2+}- oder $1,25(OH)_2$-D_3-Gabe, z.B. 0,25–0,5 µg Rocaltrol® tägl.); evtl. Phosphatbinder (z.B. Ca-Acetat-Nephro® 3 x 1 bis 3 x 3 tägl.)
- Prophylaxe und Ther. von HWI (strenge Ind.-Stellung für Urin-Dauerkatheter)
- Dosisreduktion der renal eliminierten Medikamente, Vermeidung nephrotoxischer Medikamente (☞ 21.10).

- Bei Anämie immer auch an zusätzliche GIT-Blutung denken.
- Vit D_3-Substitution erst nach Korrektur des PO^{4-}-Spiegels: Gefahr der Ausfällung von Kalziumphosphat-Kristallen in Weichteilen.

9.7.5 Dialyse

Ersatz der exkretorischen Nierenfunktion bei akuter und chronischer Nierenfunktionsstörung. Dient der Elimination von Flüssigkeit und harnpflichtigen Substanzen, Ausgleich der metabolischen Azidose.

Indkation
- Akutes und chron. Nierenversagen (☞ 9.7.1, 9.7.4)
- E'lytstörungen: v.a. Hyperkaliämie, Hyperkalzämie
- Hyperhydration
- Lungenödem
- Metabol. Azidose
- Intoxikationen (☞ 3.4.1)

Gefäßzugang
- Akut über ZVK (z.B. V. jugularis interna, subclavia, femoralis: F7-, F8-Katheter)
- Bei zeitlich begrenzter Dialysedauer (Wochen bis Monate): *Demers-Katheter* (intravenöser Katheter mit längerem subkutanem Verlauf)

- Dauerhaft über Cimino-Fistel *("Shunt":* End-zu-Seit oder Seit-zu-Seit-Anastomose zwischen A. radialis und oberflächlichen Armvenen) oder Goretex-Interponat: Schleifenshunt, *"loop").*

Bei sich kontinuierlich verschlechternder Nierenfunktion rechtzeitige Shuntanlage (vor Einschleusung ins Dialyseprogramm), um ZVK-Anlage und deren Komplikationen zur Erstdialyse zu vermeiden.

Verfahren
- *Hämodialyse (HD):* Stoffaustausch durch Diffusion (Konzentrationsgradient) über semipermeable Membran (Porengröße 20–30 kD). Gegenstrom von Blut und Dialysat
- *Hämofiltration (HF):* durch Aufbau eines Druckgradienten über der Dialysemembran Elimination von Flüssigkeit und gelösten Substanzen (Konvektionsprinzip). Ersatz des abgepreßten Volumens durch Infusion von E'lytlösungen. Weniger kreislaufbelastend als Hämodialyse
- *Hämodiafiltration:* Kombination von Diffusion und Konvektion, dadurch gute Elimination kleiner und großer Moleküle; technisch aufwendiger
- *Peritonealdialyse (CAPD:* kontinuierliche ambulante Peritonealdialyse): Blutreinigung über das Peritoneum (~2 m^2) als Dialysemembran nach Anlage eines Peritonealdialysekatheters, osmotischer Gradient bewirkt Ultrafiltration. *Vorteile:* größere Unabhängigkeit vom Dialysezentrum, kein Venen-Shunt. *Nachteile:* Proteinverlust, verminderte Effektivität bei der Clearance kleinmolekularer Substanzen (z.B. Harnstoff, Crea), Gefahr der Peritonitis (Dialysat mit Trübung und Leukozyten. Abdominelle Schmerzen. Erreger meist Staphylokokken: je nach Schwere intraperitoneale und/oder systemische Ther. z.B. mit Vancomycin). *KI:* größere abdominelle Vor-OP's, entzündliche Darmerkrankungen, große Zystennieren, unzuverlässige Pat., generalisierte Hauterkrankungen.

Probleme des Dialysepatienten
- *Gefäßzugang*
  - Infektion (v.a. bei ZVK, Demers-Katheter, Goretex-loop), Erreger oft Staph. aureus (☞ 18.3.22)
  - „Shuntverschluß" durch Thrombose: sofortige chirurgische (z.B. mittels Thrombektomie) oder radiologische (z.B. mittels Dilatation, Lyse) Wiedereröffnung anstreben
  - Hämatome nach Punktion, Aneurysmabildung, akute Blutung bei Shuntruptur
  - Selten: High-output Herzinsuff. durch Shuntvolumen, arterielles *steal-Syndrom* mit akralen Nekrosen distal der Shuntanastomose.
- *Während der Dialyse*
  - Hypotonie durch Volumenentzug, metabol. Azidose und Hypoxämie
  - Dysäquilibrium-Sy.: durch Entzug osmotisch wirksamer Substanzen Flüssigkeitsverschiebung von extra- nach intrazellulär mit Übelkeit, Kopfschmerz, Verwirrtheit, Hirnödem, Muskelkrämpfen. Häufig nur bei den ersten Behandlungen, daher initial kurze Dialyse, möglichst wenig Flüssigkeitsentzug, keine großen E'lytschwankungen
  - Hämolyse, Luftembolie, Hypokaliämie.
- *Allgemein:* Überwässerung und Hyperkaliämie (durch Diätfehler), Hyperparathyreoidismus (☞ 12.3.1), extraossäre Verkalkungen, erhöhte Infektanfälligkeit, KHK (deutlich erhöhtes Risiko), art. Hypertonus, pAVK, Hyperphosphatämie, Aluminiumintoxikation (chronisch, z.B. durch Al-haltige Phosphatbinder).

9.7.6 Nierentransplantation (Ntx)

1995: 2128 Nieren (1994: 1972), 498 Herzen, 595 Lebern, 63 Pankreas, 84 Lungen in Deutschland transplantiert. Gesamtzahl: 3368 Organe (1994: 3183). Etwa 9000 Patienten auf der Warteliste zur Ntx. Durchschnittliche Wartezeit: 3,6 J.

Indikation
Chron. dialysepflichtige Niereninsuff. (☞ 9.7.4), z.B. nach rez. Pyelonephritis, chron. GN, Diab. mell., Zystennieren.

Kontraindikationen
- Maligne Erkrankung, die nicht definitiv geheilt ist (Wartezeit nach Mamma-Ca und Melanom z.B. 5 Jahre, sonst meist 2 Jahre)
- Chron. Infektionen (z.B. HIV-Infektion, Tbc)
- Schwere akute Inf. (z.B. Pneumonie, Endokarditis, Peritonitis bei Peritonealdialyse)
- Alkohol- und Drogenabhängigkeit
- Andere vital bedrohliche, nicht behandelbare Erkrankungen (z.B. schwere Herzinsuff., Leberinsuff.), fehlende Operabilität.

Voraussetzungen
- *Transplantationsvorbereitung* des Pat. vor Aufnahme in die Warteliste: Labor (mit Blutgruppe, HLA-Typisierung, HIV-Test, Hepatitisserologie, CMV-Serologie), Fokussuche (z.B. HNO, zahnmedizinische und ophtalmologische Untersuchung), Rö-Thorax, Rö-NNH, Lungenfunktion, EKG, Ergometrie, ggf. Koronarangiographie, Echokardiographie, Sonographie. Ggf. CT-Thorax/Abdomen. Fakultativ psychologisches Gutachten (Motivation zur Transplantation? Compliance? Sucht?)
- *Organgewinnung:* Feststellung des Hirntodes (☞ 1.5.3) Hypovolämie und Schock vermeiden (reichlich Flüssigkeit). Keine Organgewinnung bei bekanntem Malignom, Sepsis, Tbc, HIV. Spenderuntersuchung: BB, Quick, PTT, Krea, E'lyte, GOT, GPT, γ-GT, Stundendiurese, Urinsediment, Blutgruppe, HLA-Typisierung, Hepatitisserologie, HIV, CMV. Zusätzlich Sono-Abdomen (Nierengröße, Nierentumor?), evtl. Echokardiographie (Endokarditis?). Auch Lebendspende (Verwandte) möglich.
- *Cross match:* dient der Verträglichkeitsprüfung des Empfängerserums mit HLA-Antigenen des Spenders. Empfängerserum wird mit Lymphozyten des Spenders (aus Milz oder Lymphknoten) gemischt: bei pos. cross-match (> 20 % der Lymphozyten zerstört) ist Transplantation bei diesem Empfänger nicht möglich. Langzeiterfolg ist abhängig von der Gewebeverträglichkeit im HLA-System und vom Prozentsatz präformierter AK
- *Immunsuppression:* Unterschiedliches Vorgehen je nach Transplantationszentrum
  - Prednisolon (☞ auch 21.5): initial 100–500 mg tägl., Dosisreduktion auf 15–20 mg tägl. anstreben. Alle 2 Wo. nach Transplantation Reduktion um 2,5 mg, bis zur Erhaltungsdosis
  - Azathioprin (z.B. Imurek®): z.B. mit 1–2 mg/kg tägl. NW: Leukopenie (Dosisreduktion bei Leuko < 3,5/nl), makrozytäre Anämie (Makrozytose obligat!), Thrombopenie, Hyperurikämie, Hepatotoxizität
  - Ciclosporin A (Sandimmun®): initial 5–8 mg/kg tägl. p.o. oder 2–3 mg/kg i.v., später 2–5 mg/kg p.o. Wiederholte Spiegelbestimmung (☞ 21): ther. Talspiegel 60–200 ng/ml. Viele Medikamentenwechselwirkungen (Metabolisation P-450 abhängig, ☞ 21): z.B. Antiepileptika, Makrolidantibiotika, Diltiazem. Meist Kombination mit Glukokortikoiden und Azathioprin, jedoch Monother. möglich.

NW: z.B. Nephrotoxizität (!), Hypertonie, Hyperkaliämie, Gingivahyperplasie, Hypertrichose, Hypercholesterinämie, hämolytisch-urämisches Syndrom
- Antikörper: z.B. Antithymozytenglobulin (ATG, polyklonal, Kaninchen), Antilymphozytenglobulin (ALG, polyklonal, Pferd), OKT 3 (monoklonal, Maus): zur Abstoßungsther. nur kurzfristig und nur stationär einsetzbar. Starke Immunsuppression, Immunisierung durch Fremdeiweiß.

DD der Transplantatdysfunktion (Diureserückgang, Krea-Anstieg)

- **Akute Tubulusnekrose (ATN):** nur akut postop, abhängig von kalter Ischämiezeit (Zeit zwischen Organperfusion nach Explantation und Reperfusion nach Implantation)
- **Akute Abstoßung (Rejektion):** rascher Krea-Anstieg, selten Fieber, Schmerzen. Diagn. durch Duplexsonographie, Nierenstanzbiopsie
- **CMV-Infektion:** v.a. nach Transplantation eines Cytomegalie-pos. Organs auf einen CMV-neg. Empfänger. Diagn.: Klinik, pp-65 Antigen *(early antigen)*, PCR, Serologie. CMV-Infektion kann mit Rejektion assoziiert sein. CMV-Retinitis beachten →Erblindung!
- **Medikamentös-toxisch:** v.a. bei Ciclosporin-Überdosierung, Antibiotika
- **Chron. Abstoßung:** langsamer Crea-Anstieg, Proteinurie. Diagn. durch Nierenstanzbiopsie. Wenige Optionen, evtl. Umsetzung der Immunsupp. versuchen
- **Verschluß bzw. Stenose der art. Anastomose:** art. Hypertonus? Diagn. durch Auskultation der Transplantatregion, farbcodierte Duplexsonographie, Angiographie
- **Nierenvenenthrombose.** Diagn. durch Duplexsonographie, Angiographie
- **Urologische KO:** z.B. Ureterkompression, Urinom, Ureternekrose. Diagn. durch Sono, antegrade Pyelographie, CT. Ggf. Re-OP
- **Infektionen bei Immunsuppression:** bakteriell (v.a. HWI, Urosepsis, Pneumonie), viral (v.a. CMV-Pneumonitis, CMV-Hepatitis, Ther.: z.B. Ganciclovir; ☞ 19.2), Malignome (v.a. maligne Lymphome, Hauttumore, Urothel-Ca), art. Hypertonus (medikamentös z.B. durch Ciclosporin A und Glukokortikoide, durch genuine Nieren, durch Nierenarterienstenose der Transplantatniere)
- **Andere:** z.B. wiederkehrende Grunderkrankung (z.B. GN, diab. Nephropathie), de novo GN, prärenales Nierenversagen (z.B. bei Hypovolämie, Fieber)
- Nicht bekannte Nierenerkrankungen des Spenders.

 Ciclosporin-Lösung enthält Alkohol: Vorsicht bei „trockenen" Alkoholikern

9.8 Fehlbildungen, Tumoren und Harninkontinenz

9.8.1 Fehlbildungen

- **Hufeisennieren:** beckenwärts verlagerte, U-förmige Verschmelzungsniere. Meist symptomlos; evtl. Harnabflußstörungen oder Einengung der großen Bauchgefäße.
- **Doppelnieren:** zweigeteilte Niere (Anlagestörung). Der Ureter des oberen Nierenpols mündet tiefer und medial des Ureters des unteren Nierenpols in die Blase. Meist asymptomatisch.

9.8.2 Nierenzellkarzinom

Klarzelliges Adenokarzinom. M > F, meist zwischen 45. und 65. Lj. Frühzeitige hämatogene Metastasierung in Lunge, Knochen, Leber, Hirn.
- **Klinik:** Flankenschmerz, Makrohämaturie, Gewichtsabnahme, tastbarer Tumor, unklares Fieber. Bei Einbruch in die li V. renalis Varikozele des li Hodens. In ca. 60 % paraneoplast. Sy., z.B. Polyzythämie, Hyper-/Hypotonie, Polyneuropathie
- **Diagn.:** Sono, i.v.-Py, CT, evtl. MRT; Arteriographie (erhöhte Vaskularisation des Tumors), Cavographie (Tumoreinbruch?). Metastasensuche: Rö-Thorax (Rundherd?), Skelett-Rö und -Szinti, Leber-Sono. DD: alle Ursachen einer Makrohämaturie (v.a. Nephrolithiasis – auch beim Nierenzellkarzinom Koliken durch abgehende Blutkoagel möglich), ☞ 9.1.5
- **Ther.:** wenn möglich Nephrektomie. 5 JÜR: 45 %.

9.8.3 Harninkontinenz

	Synopsis der Harninkontinenz
Streß-inkontinenz	Unfreiwilliger Urinabgang bei intraabdomineller Drucksteigerung (z.B. Husten, Niesen, bei schweren Formen durch Lageveränderungen). Überwiegend F. *Ätiol.:* Deszensus uteri, Zystozele, Rektozele, Östrogenmangel (z.B. in der Postmenopause), Überdehnung (postpartal). *her.:* Beckenbodentraining, Östrogene, OP
Urge-inkontinenz	Strahlweiser Urinabgang, der bemerkt, aber nicht verhindert werden kann. *Ätiol.:* Entzündung/Tumor in Blase, Urethra, kleinem Becken. Postop. Meist idiopathisch. *Ther.:* Anticholinergika, evtl. mit β- und α-Rezeptorstimulatoren kombiniert
Neurogene Inkontinenz	Unbemerkter Urinabgang, ggf. kombiniert mit Restharn und Harnverhalt. *Ätiol.:* Erkrankung des ZNS (z.B. Trauma, Entzündung), Pharmaka (z.B. Neuroleptika, Tranquilizer, Antiepileptika, Antiparkinsonmittel, α- und β-Blocker/-Stimulatoren). *Ther.:* Absetzen auslösender Medikamente, fachurologische Behandlung.
Überlauf-inkontinenz	Harnträufeln bei Restharn. *Ätiol.:* Blasenausgangsstenose, neurogen bedingt (z.B. Querschnitt-Sy.). *Cave:* Dauerkatheter, Urinale und Windeln können zu HWI, Urethrastrikturen, Hautekzemen führen. Deshalb kausale Ther. versuchen!

Diagnostisches Vorgehen
- Anamnese (Geburten, OP, Medikamente)
- Vaginale und rektale Untersuchung (Deszensus, Rektozele?)
- Urinsediment, Urinkultur
- Bei druckschmerzhafter Prostata: Prostataexprimat, Ejakulat zur mikrobiologischen Diagnostik
- BB (Leukozytose? Linksverschiebung?), BSG, CRP
- Krea, Krea-Clearance: Nierenfunktion eingeschränkt?
- Rö-Thorax (Herzvergrößerung), Sono-Abdomen.

Wenn Ursache der Inkontinenz weiter unklar: i.v.-Urogramm, Miktions-Urethrozystographie, Zystometrie, Uroflowmetrie, Zystoskopie und Uretheroskopie.

Andreas Brüning
Oliver Sbach

10 Wasser- und Elektrolythaushalt

10.1	Leitsymptome und ihre Differentialdiagnose	366	10.6	Säure-Basen-Status	379
10.1.1	**Ödeme**	**366**	10.6.1	**Metabolische Azidose**	**381**
10.1.2	**Tetanie**	**367**	10.6.2	**Metabolische Alkalose**	**382**
10.2	Wasser- und Natriumhaushalt	368	10.6.3	**Respiratorische Azidose**	**383**
10.2.1	**Dehydratation**	**369**	10.6.4	**Respiratorische Alkalose**	**383**
10.2.2	**Hyperhydratation**	**370**	10.7	Osteoporose und Osteomalazie	384
10.3	Kaliumhaushalt	372	10.7.1	**Osteoporose**	**384**
10.3.1	**Hypokaliämie ($K^+ < 3{,}5$ mmol/l)**	**372**	10.7.2	**Osteomalazie**	**385**
10.3.2	**Hyperkaliämie ($K^+ > 5{,}5$ mmol/l)**	**373**			
10.4	Kalziumhaushalt	375			
10.4.1	**Hypokalzämie ($Ca^{2+} < 2{,}2$ mmol/l)**	**375**			
10.4.2	**Hyperkalzämie ($Ca^{2+} > 2{,}6$ mmol/l)**	**376**	Hyperparathyreoidismus	☞ 12.3.1	
10.5	Magnesiumhaushalt	378	DD Laborwerte, E'lyte	☞ 22	
10.5.1	**Hypomagnesiämie ($Mg^{2+} < 0{,}7$ mmol/l)**	**378**	Polyurie und Polydipsie	☞ 9.1.2	
10.5.2	**Hypermagnesiämie ($Mg^{2+} > 1{,}1$ mmol/l)**	**378**	Volumensubstitution bei Hypovolämie	☞ 3.2.2	
			Lungenödem	☞ 4.5.2	

10.1 Leitsymptome und ihre Differentialdiagnose

10.1.1 Ödeme

Ätiologie: intravasale Erhöhung des hydrostatischen Drucks oder Erniedrigung des kolloidosmotischen Drucks, Erhöhung der Gefäßpermeabilität oder Behinderung des Lymphabflusses.

DD der generalisierten Ödeme
- **Rechtsherzinsuff.:** symmetrische Ödeme in abhängigen Körperpartien (z.B. Fußrücken, Knöchel, Unterschenkel; bei bettlägerigen Pat. *Anasarka:* Ödemlokalisation z.B. an Rücken und Flanken), Aszites, Pleuraerguß (häufiger rechts als links)
- **Linksherzinsuff.:** (☞ 4.5.2) Lungenstauung, Lungenödem
- **Hypoproteinämie:** Ödembildung meist bei Albumin < 25 g/l. Ödemlokalisation wenig lageabhängig, z.B. Augenlider, Ätiol.:
  - Nephrot. Sy. (☞ 9.5.2): Proteinurie > 3,5 g tägl., E'phorese: Albumin ↓, α_2- und β-Globulin ↑ (☞ 22), Hyperlipidämie
  - Glomerulonephritis (Hämaturie, Proteinurie, Hypertonus): Ödeme v.a. im Gesicht
  - Leberkrankheiten mit Synthesestörung oder portaler Stauung: Aszites (☞ 8.1.2), Albumin ↓, sekundärer Hyperaldosteronismus
  - Exsudative Gastroenteropathie (☞ 7.6.9): alle Proteinfraktionen ↓
- **Wasser-/Elektrolytstörung:** Hyperhydratation, chron. Niereninsuff., SIH (Schwangerschafts-induzierter Hypertonus = EPH-Gestose)
- **Medikamente:** Kalziumantagonisten vom Nifedipintyp, Glukokortikoide, Carbenoxolon, Phenylbutazon, Guanethidin, Hydralazin, α-Methyldopa, Minoxidil
- **Endokrin:** Hyperaldosteronismus, Myxödem (nicht wegdrückbares Ödem v.a. prätibial) bei Hypo-, selten bei Hyperthyreose (☞ 12.1.5, 12.1.6)
- **Lakritzabusus.**

DD der lokalisierten Ödeme
- **Phlebödem:** livide verfärbte Haut, oft schmerzhaft. Bei akuter tiefer Beinvenenthrombose (☞ 5.5.2), chron. venöser Insuff. (☞ 5.5.4) oder chron. Lähmungen. Zehen meist nicht beteiligt
- **Lymphödem:** Haut nicht verfärbt, oft schmerzlos. Meist nur eine Extremität (☞ 5.6)
- **Allergisch:** z.B. angioneurotisches Quincke-Ödem (flüchtig, akuter umschriebener Beginn, meist im Gesicht auftretend, Juckreiz; evtl. Eosinophilie); Insektenstich
- **Andere Ursachen:** ischämisch oder postischämisch, Sudeck-Sy. (lokale Durchblutungsstörung nach Trauma); Entzündung („heißes" Ödem, z.B. Thrombophlebitis) oder Gefäßerkrankung; Polymyositis (☞ 17.5.4.).

Diagnostik
BB, E'lyte, Krea, Ges.-Eiweiß, E'phorese, Urinstatus, quant. Eiweiß im 24 h-Urin (Biuret); Flüssigkeitsbilanz, RR, Rö-Thorax (Pleuraerguß?), Sono (Aszites, Perikarderguß, Pleuraerguß?).

Vorgehen bei der Ausschwemmung massiver Ödeme

- Tägl. Kontrolle von Gewicht und Serum-E'lyten, Krea, ggf. Albumin
- Langsam ausschwemmen (Regel 0,5–1 kg/Tag), neg. Flüssigkeitsbilanz
- Low dose Heparinisierung wegen Thromboserisiko!, (☞ 21.8.1)
- Initial Schleifendiuretika, z.B. Furosemid (z.B. initial 20–40 mg Lasix® i.v., möglichst morgens. Weitere Dosierung je nach Wirkung) oder Piretanid (Arelix®, initial 12 mg i.v.). *Cave* Hypokaliämie, besonders problematisch bei gleichzeitiger Herzerkr., bes. Digitalisther.
- Evtl. zusätzlich Spironolacton (gut zur Ther. des häufig bestehenden sekundären Hyperaldosteronismus); wirkt erst nach 2–3 Tagen, von Anfang an geben Initial über 3–6 Tage 100–400 mg i.v. oder p.o., Erhaltungsther. 100–200 mg p.o., ggf. jeden zweiten Tag. *Cave* Hyperkaliämie, bes. bei Niereninsuff. *KI:* Krea > 140 µmol/l
- Dosierung der Diuretika nach klinischem Bild ausschleichend anpassen, ggf. niedrig dosierte Erhaltungsther. *Cave* Dehydratation (☞ 10.2.1)
- Bei ausgeprägter Hypalbuminämie ggf. Albumin substituieren (☞ 9.5.2.).

10.1.2 Tetanie

György-Quotient: $K = \dfrac{[K^+][HPO_4^{2-}][HCO_3^-]}{Ca^{2+}[Mg^{2+}][H^+]}$

Ätiologie
Meist Hyperventilation (respirat. Alkalose → ionisiertes Ca^{2+} ↓, ☞ 10.6.4); Hypokalzämie (z.B. Hypoparathyreodismus als KO einer Strumektomie); Hyperkaliämie; Hypomagnesiämie; schwere Infektionen; Hyperemesis; Intoxikation (z.B. CO); Schwangerschaft, Stillen.

Klinik
Prodromi: Parästhesien (meist perioral), Gliederschmerzen, pelziges Gefühl der Haut. Im Anfall Angst, Krampf der Arm- und Beinmuskulatur, Pfötchenstellung der Hände, Spitzfußstellung, „Fischmaulstellung" des Mundes, Kopfschmerzen. Selten: Laryngospasmus, vasospastische Angina pect. durch „viszerale Tetanie". Trousseau-Test bei latenter Tetanie: zunächst 1 Min. hyperventilieren lassen, dann 3 Min. RR-Manschette auf art. Mitteldruck am Oberarm → Pfötchenstellung der Hand. Chvostek-Test: Muskelzucken nach Beklopfen des N. facialis.

Diagnostik
Serum-E'lyte (Normo- oder Hypokalzämie?), Gesamteiweiß, ggf. ionisiertes Ca^{2+}, BGA.

Therapie
Hypokalzämische Krise ☞ 10.4.1; Hyperventilationstetanie ☞ 10.6.4.

10.2 Wasser- und Natriumhaushalt

Flüssigkeitsbilanz (Richtwerte, täglicher E'lyt.-Bedarf ☞ 2.8.1)

Tägliche Aufnahme		Tägliche Ausscheidung	
Flüssigkeit	1500 ml	Perspiratio*	800 ml
feste Nahrung	600 ml	Stuhl	200 ml
Endogenes Oxidationswasser	400 ml	Harn	500 ml
	2500 ml		2500 ml

* Perspiratio sensibilis = Schweiß; P. insensibilis = sonstige Verdunstung (z.B. über Lunge). Weitere Verluste z.B. bei Fieber (pro Grad Temperaturerhöhung ca. 1 l), Diarrhoe oder Erbrechen.

Störungen des Wasserhaushaltes sind infolge Flüssigkeitsverschiebungen zwischen Intra- und Extrazellulärraum meist mit E'lytstörungen kombiniert.

Volumenstörungen
Veränderung des Extrazellulär-Volumens, Anhaltspunkt: Hkt. Sie führen v.a. zu Kreislaufsymptomen.
- Dehydratation: Kollapsneigung, Tachykardie, Oligurie. Hkt. ↑
- Hyperhydratation: Belastungsdyspnoe, Müdigkeit, Ödeme, Ergüsse. Hkt. ↓

Störungen der Serum-Osmolalität (☞ Tab)
- Störungen des Serumnatriums gehen meist mit gleichsinnigen Störungen der Serumosmolalität einher: Hypernatriämie (Na^+ > 145 mmol/l) mit hypertoner Dehydratation (selten hypertoner Hyperhydratation); Hyponatriämie (Na^+ < 135 mmol) mit hypotoner Hyperhydratation (selten hypotoner Dehydratation)
- Anhand des Serumnatriums und der Serumosmolalität abschätzen, ob eine hypotone (Hyponatriämie, IZV hoch, Zellödem, Gefahr des Hirnödems), isotone oder hypertone (Hypernatriämie, IZV niedrig, Exsikkose) Störung vorliegt. Sofortiges Handeln bei Na^+ > 155 oder Na^+ < 120 mmol/l!
- Störungen der Serumosmolalität führen zu zerebralen Symptomen (HOPS, Somnolenz bis Koma, zerebrale Krampfanfälle) oder zu Muskelschwäche durch Flüssigkeitsverschiebungen in den oder aus dem Intrazellulärraum
- Anhaltspunkt für das IZV: MCV.

Störungen der Serumosmolalität

	Hkt.	Na^+	Serumosm.*	EZV	IZV
Isotone Dehydratation	↑	↔	↔	↓	↔
Isotone Hyperhydratation	↓	↔	↔	↑	↔
Hypotone Dehydratation	↑	↓	↓	↓	↑
Hypotone Hyperhydratation	(↓)	↓	↓	(↑)	↑
Hypertone Dehydratation	(↑)	↑	↑	↓	↓
Hypertone Hyperhydratation	↓	↑	↑	↑	↓

* normal 280–295 mosmol/kg

Faustregeln zur Abschätzung der Serumosmolalität
- 2 x Na$^+$-Konzentration in mmol/l + 10. *Cave:* Diese Regel gilt nicht, wenn andere osmotisch wirksame Substanzen stark erhöht sind, z.B. Glukose im hyperosmolaren Koma! Osmolalität wird aber auch durch Harnstoff, Blutfette, Makroglobuline beeinflußt
- Genauere Schätzung: Osmolalität [mosmol/kg] = 2 x (Na$^+$ + K$^+$) [mmol/lkg + Glukose [mg/dl] / 18 + Harnstoff [mg/dl] / 6.

10.2.1 Dehydratation

Ätiologie
- Gastrointestinaltrakt
  - Flüssigkeitsverlust bei Erbrechen (oft mit Alkalose, eher hypertone Dehydratation), Diarrhoe und Fisteln (oft mit Hypokaliämie, eher hypertone Dehydratation)
  - Flüssigkeitsverlust in körpereigene Hohlräume (= Third-Space-Phänomen), eher mit hypotoner Dehydratation bei Aszites, Pankreatitis, Peritonitis, Ileus
  - Verminderte Flüssigkeitsaufnahme, eher mit hypertoner Dehydratation bei gestörtem Durstempfinden („alte Leute trinken zu wenig"), Somnolenz, Koma, hypothalamischen Läsionen, Stenosen des oberen GIT
- Flüssigkeitsverlust über andere Oberflächen (eher hypertone Dehydratation): bei Schwitzen, Fieber, Verbrennungen, Beatmung (erhöhte Perspiratio insensibilis)
- Renal: gestörte renale Konzentrationsfähigkeit:
  - polyurische Phase des ANV; best. Formen der chron. Niereninsuff.
  - Diab. mell. (osmotische Diurese), Ther. mit Osmodiuretika (Hyperosmolarität und Hyponatriämie möglich); bei Diabetes insipidus (ADH-Mangel)
  - E'lytstörungen (z.B. Hypokaliämie und Hyperkalzämie)
  - M. Addison (eher hypotone Störung)
  - Ther. mit Saluretika oder Lithium; chron. Alkoholismus.

Klinik
- Durst (fehlt häufig bei alten Pat., hypotoner oder isotoner Dehydratation oder zerebralen Störungen); Schwächegefühl, verminderte Urinausscheidung
- Trockene Schleimhäute (rissige Zunge, borkige Beläge), verminderter Hautturgor (stehende Hautfalten)
- Tachykardie, niedriger Blutdruck, fadenförmiger Puls, kollabierte Jugularvenen, Oligo- oder Anurie als Ausdruck der Kreislaufdysregulation
- Hirnorganisches Psychosy., Somnolenz bis Koma, Fieber, zerebrale Krampfanfälle als Ausdruck einer zentralen Beteiligung besonders bei Störungen der Osmolalität
- Periphere Muskelkrämpfe bei Hyponatriämie.

Diagnostik
- Differenzierung anhand von Na$^+$ und Serumosmolalität in hyper-, iso- oder hypoton (☞ 10.2)
- Urinosmolalität und spez. Gewicht (z.B. Urinfarbe), Konzentrationsfähigkeit der Niere erhalten?
- BB: Meist Hkt, Hb, Erys erhöht (von vielen weiteren Einflüssen abhängig). Oft Kreatininerhöhung. ZVD niedrig.

Bei leichter Symptomatik ohne Kreislaufreaktion Wasserdefizit ca. 2 l, bei beginnender Kreislaufsymptomatik ≥ 4 l (abhängig u.a. von Alter, Gewicht, Herzfunktion.).

Therapie
Behandlung der Grunderkrankung. Symptomatische Ther. je nach Ausprägung der Störung als hypo-/iso-/hyperton. In allen Fällen gilt: Flüssigkeitsdefizit nicht zu schnell korrigieren!
- Isotone Dehydratation: in leichten Fällen ca. 10 g NaCl in 2–3 l Flüssigkeit p.o. („Maggisuppe"). Bei schwerem Volumenmangel isotone Vollelektrolytlösung i.v., z.B. Ringerlösung, am besten unter ZVD-Kontrolle. Bei Oligo- oder Anurie oder Niereninsuff. NaCl 0,9 % (kaliumfrei!), Überwässerung vermeiden (Bilanz?). Bei ausgeprägter Kreislaufdysregulation kurzfristig kolloidale Lösungen geben, z.B. HAES 6 % 500 ml
- Hypotone Dehydratation: in leichten Fällen wie bei isotoner Dehydratation. Bei ausgeprägtem Volumenmangel oder beginnender zerebraler Symptomatik (z.B. Na^+ < 125 mmol/l) halbes geschätztes Volumendefizit mit NaCl 0,9 % ersetzen, die andere Hälfte mit Vollelektrolytlösung, z.B. Ringer-Lsg.

> **NaCl-Substitution mit hypertoner NaCl-Lösung.**
>
> Nur im Notfall bei hochgradiger Hyponatriämie mit schwerer zerebraler Symptomatik. *Vorgehen:* Schätzung des Na^+-Substitutionsbedarfs in mmol: (135–Na^+) x 0,3 x kg NaCl-Konzentrat (z.B. 5,85 %; 1 ml = 1 mmol) in isotoner E'lytlösung (nicht direkt i.v.!) infundieren, z.B. 60–90 mmol in 500 ml. Langsame Zufuhr, z.B. 1 g NaCl = 16 mmol/h unter ZVD-Kontrolle. *Cave:* Lungenödem, Hypertonus, Hirnödem, „zentrale pontine Myelinolyse". Substitution bei Verschwinden der Symptome auch vor Erreichen des Normwertes beenden.

- Hypertone Dehydratation: Bei leichten Störungen möglichst reichlich Flüssigkeitszufuhr (Wasser, Tee). Bei schwerer Störung abschätzen:
Wasserbedarf (l) = (1–140/Na^+) x 0,6 x kg.
Langsamer Ausgleich unter ZVD-Kontrolle, zuerst hypotone, aber elektrolythaltige Lösungen (z.B. NaCl 0,45 %) wegen Gefahr des Hirnödems, erst im weiteren Verlauf elektrolytfreie Lösung (z.B. Glukose 5 %). Je höher das Serumnatrium, desto langsamer der Ausgleich (z.B. bei Na^+ >170 mmol/l ca. 2–3 Tage!).

10.2.2 Hyperhydratation

Meistens hypo- oder isotone Hyperhydratation. Ausnahmen (meist iatrogen): hypertone Hyperhydratation bei Überinfusion hypertoner Lösungen, Langzeitglukokortikoidther., aber auch Ertrinken in Salzwasser. Ätiologie:
- **Herzinsuff.:** Rückwärtsversagen mit erhöhtem hydrostat. Druck; Vorwärtsversagen mit verminderter Ausscheidung; sek. Aldosteronismus
- **Nierenversagen** akut oder chronisch; verminderte Ausscheidung
- **Nephrotisches Sy.:** Proteinmangel durch Verlust mit vermindertem onkotischem Druck im Plasma
- **Leberzirrhose:** Proteinsynthese ↓; Pfortaderhochdruck; sek. Aldosteronismus

- **Mineralo- oder Glukokortikoidexzeß:** Cushing-Sy., Conn-Sy., sek. Aldosteronismus; iatrogen
- **Überinfusion** z.B. durch Wasserbelastung bei Gabe von Glukose 5 % oder durch Einschwemmung von Spülflüssigkeit bei transurethraler Resektion (sog. TUR-Sy.). **Na⁺-Belastung** z.B. bei Gabe von hypertonen NaCl-Lsg., natriumhaltigen Antibiotika (z.B. Penicillin G, Fosfomycin), Humanalbumin, Natriumbikarbonat
- **Sy. der inadäquaten ADH-Sekretion** (SIADH, Schwartz-Bartter-Sy.). Ätiol. der ADH-Erhöhung: postop., paraneoplastisch (v.a. Bronchial-Ca.), Infekt, Erkrankungen des ZNS, PEEP-Beatmung, Medikamente (z.B. Phenothiazine, Morphin, Barbiturate, Furosemid, Vincristin, Cyclophosphamid, Sulfonylharnstoffe). Diagn.: konzentrierter Urin (Na⁺ > 280 mmol/24 h bei normaler Diät) bei gleichzeitig niedriger Serumosmolalität (meist < 260 mosmol/l)
- **Ertrinken.**

Klinik
- Abgeschlagenheit, Gewichtszunahme, „Wassereinlagerung", Luftnot, Herzklopfen
- Ödeme (☞ DD der Ödeme 10.1.1), pulmonale Überwässerung, Ergüsse, praller Hautturgor (glänzende Haut), Tachykardie, hoher Blutdruck (Ausnahme: dekomp. Herzinsuff.), Halsvenenstauung
- Besonders bei begleitender höhergradiger Störung der Serumosmolalität (hypo- oder hypertone Störung) zerebrale Symptome (Hirnödem!): hirnorganisches Psychosy., Somnolenz bis Koma, zerebrale Krampfanfälle, Fieber bei hypertoner Störung, Muskelkrämpfe bei Hyponatriämie. Evtl. Durst bei SIADH trotz hypotoner Hyperhydratation.

Diagnostik (☞ 10.2)
- Veränderungen abhängig von der Grunderkrankung
- Differenzierung nach Serumnatrium und Osmolalität in hypo-/iso-/hypertone Störung. Zur weiteren Differenzierung Serumelelektrolyte, Urinmenge, -Osmolalität und -elektrolytkonzentration
- Hkt, Erys sowie Gesamtprotein oft erniedrigt
- ZVD ↑.

Therapie
- Behandlung der Grunderkrankung
- Einschränkung der Wasser-, bei iso-/hypertonen Störungen auch der Salzzufuhr (z.B. nur 1,2 l Wasser tägl., kochsalzarme Kost). Dabei Ein- und Ausfuhrkontrolle
- Diuretika (Diuretikather. ☞ 4.5.1, Ther. des Lungenödems ☞ 4.5.2)

Bei stärkerer **hypotoner Hyperhydratation** (Na⁺ < 125 mmol/l) Abschätzung des Wasserüberschusses in Litern: (1–Na⁺$_{ist}$/Na⁺$_{soll}$) x 0,6 kg KG
- Bei erhaltener Diurese Furosemid; Anfangsdosis bei Nicht-Vorbehandelten z.B. 20 mg i.v., ggf. Dosis steigern
- Natriumdefizit vorsichtig durch Kochsalzzulage zur Kost oder durch Gabe von NaCl 0,9%-Lösung unter Bilanzierung ausgleichen
- Bei Niereninsuff., ausgeprägter zerebraler Symptomatik oder stark erniedrigtem Na⁺ < 110 mmol/l Hämofiltration oder Dialyse gegen natriumhaltige Lösung, Natriumsubstitution (☞ 10.2.1)
- Auch bei iso-/hypertoner Hyperhydratation mit mangelhafter Diurese oder ausgeprägter zerebraler Symptomatik Hämofiltration oder Dialyse.

10.3 Kaliumhaushalt

Grundlagen
- Sowohl K$^+$-Überschuß als auch K$^+$-Mangel führen zur Blockierung der Erregungsleitung. Symptomatik umso bedrohlicher, je schneller Entgleisung eingetreten ist
- Hypokaliämie bedeutet immer intrazellulären K$^+$-Mangel. Bei Hyperkaliämie kann auch eine normale oder verminderte intrazelluläre K$^+$-Konz. vorliegen
- Tägl. Bedarf ca. 1 mmol/kg
- Insulin (Hypokaliämie-Gefahr bei Insulin-Infusion), Adrenalin, Aldosteron und Alkalose fördern die Aufnahme von K$^+$ in die Zelle („Transmineralisation") Vermehrte Freisetzung von K$^+$ aus dem Intrazellulärraum bei Azidose → Hyperkaliämie
- Intrazelluläre Störungen des K$^+$-Haushaltes spiegeln sich vorwiegend im EKG!

- Die Bewertung der K$^+$-Konz. muß immer im Zusammenhang mit dem Blut-pH erfolgen! *Faustregel:* Änderungen des Blut-pH um 0,1 führen zu gegensinniger Veränderung des K$^+$ um 0,4–0,5 mmol/l
- *Cave:* Normales Serum-K$^+$ bei Azidose bedeutet K$^+$-Mangel.

10.3.1 Hypokaliämie (K$^+$ < 3,5 mmol/l)

Ätiologie
- GIT: Verlust bei Erbrechen, Diarrhoe, Drainagen und Sonden, Fisteln und Stomata, villösen Adenomen, Laxantien, Ileus, akuter Pankreatitis, Peritonitis. Selten ernährungsbedingter Mangel (gelegentlich bei parenteraler Ernährung)
- Renaler Verlust: osmotische Diurese (Diab. mell.), ANV (polyurische Phase), Cushing-Sy., Hyperaldosteronismus (auch sekundär z.B. bei Herzinsuff., Leberzirrhose), renal-tubuläre Azidose (bestimmte Formen); chron. interstitielle Nephritis
- Transmineralisation (von K$^+$ in die Zelle): bei Alkalose, Ther. einer Azidose, Insulintherapie
- Iatrogen: bei Diuretika (ggf. absetzen!), Glukokortikoiden, Amphotericin B renaler Verlust. Bei β$_2$-Sympathomimetika, Laxantien, Insulin Transmineralisation. Verdünnung bei kaliumfreien Infusionen. Bei Laxantien Verlust über den Darm. *Cave:* oft begleitender Magnesiummangel (☞ 10.5.1.).

Klinik
- Arrhythmien, z.B. Brady- und Tachykardie, Kammerflimmern. Oft Hypotonie (bei Hypokaliämie mit Hypertonie an Hyperaldosteronismus oder M. Cushing denken)
- Digitalisüberempfindlichkeit trotz therapeutischer Serumspiegel
- Muskelschwäche (Schluckbeschwerden), Reflexe ↓, Parästhesien, Obstipation
- Polyurie, Polydipsie
- Apathie, Verwirrtheit, Koma.

Diagnostik
- Elektrolyte im Serum; Kreatinin
- Zur DD Urin-K^+ bestimmen: wenn < 25 mmol/l, liegt vermutlich kein renaler K^+-Verlust vor
- BGA: fast immer metabolische Alkalose
- EKG: PQ-Verkürzung; Verlängerung des QT-Intervalls; Abflachung oder Negativierung der T-Welle; U-Welle (U evtl. höher als T; evtl. TU-Verschmelzungswelle); supraventrikuläre und ventrikuläre Rhythmusstörungen.
  Merksatz: no pot [assium]; no tea; but „U" [wave]

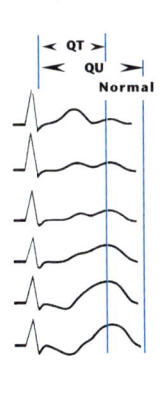

Abb. 10.1:
EKG bei fortschreitender Hypokaliämie

 Ist das Serum-Bikarbonat erhöht, liegt ein chron. K^+-Mangel vor → die Substitution wird Tage dauern!

Therapie
- Bei Hypokaliämie reicht oft die orale Substitution: Bananen, Orangensaft, Trockenobst, oder KCl-Tabl., z.B. Rekawan® (*cave:* Dünndarmulzera, viel Flüssigkeit zugeben)
- Bei metabol. Azidose (selten) $KHCO_3$, z.B. Kalinor® Brause (1 Tabl. = 40 mmol, hebt K^+ um ca. 0,3 mmol/l, NW: magenreizend), ggf. auch Mg^{2+} substituieren (☞ 10.5.1)
- Faustregel zum K^+-Substitutionsbedarf: zur Anhebung um 1 mmol/l werden bei einem Ausgangswert von < 3 mmol/l mind. 200 mmol K^+, bei einem Ausgangswert von 3–4 mmol/l mind. 100 mmol benötigt, wenn die Nierenfunktion normal ist.

I.v.-Kalium-Substitution (Intensivüberwachung)

- Hypovolämie beseitigen, Diurese sichern (> 50 ml/h)
- Herstellung einer Infusionslösung: 20–40 ml KCl 7,45 % (1 ml = 1 mmol) in 1000 ml isotoner Lösung. Infusion möglichst über Infusionspumpe. Alternativ: K^+-Konzentrat über ZVK per Perfusor (☞ 21.9); z.B. 50 mmol KCl/50 ml
- Infusionsgeschwindigkeit 10–20 mmol/h, Tagesmenge 100–200 mmol *Cave* Kammerflimmern
- K^+ schädigt die Venen: peripher max. 40 mmol/l, sonst ZVK.

10.3.2 Hyperkaliämie (K^+ > 5,5 mmol/l)

Ätiologie
- Niereninsuff. mit Oligo-/Anurie (mangelhafte Ausscheidung)
- Iatrogen: Medikamente, z.B. kaliumsparende Diuretika, β-Blocker, nichtsteroidale Antiphlogistika, ACE-Hemmer, Cholesterinsynthesehemmer, Succinylcholin. Besonders ausgeprägt bei Kombination von ACE-Hemmer und Aldosteronantagonist. Auch bei exzessiver Kaliumzufuhr (z.B. alte Blutkonserven, K^+-Penicillin, KCl), besonders, wenn die Nierenfunktion eingeschränkt ist

- K$^+$-Freisetzung aus dem Gewebe: Trauma, OP, Verbrennung, Hämatom, Hämolyse, Zytostatikather.
- Transmineralisation (von K$^+$ aus den Zellen): bei Azidose, Hyperosmolalität. Bei Insulinmangel keine Einschleusung von K$^+$ in die Zelle
- Nebennierenrindeninsuff. (M. Addison, ☞ 12.2.4)
- Pseudohyperkaliämie: Vortäuschen eines hohen Kaliumspiegels durch zu langes Stauen, zu spätes Zentrifugieren, zu schnellen Zellzerfall in der Probe bei Thrombozytose oder Leukämie.

Klinik
Herzrhythmusstörungen, Parästhesien, Hypo- und Areflexie, Muskelschwäche, Obstipation, Azidose. Verstärkung der Symptome bei niedrigem Na$^+$ oder Ca^{2+}.

Diagnostik
- Labor: E'lyte im Serum (DD Pseudohyperkaliämie, s.o.); Kreatinin (eingeschränkte Nierenfunktion?); LDH, CK (erhöhter Zellzerfall/Muskelzerfall?); E'lyte im Urin; BGA (Azidose?)
- EKG: flaches P; AV-Blockierung; Schenkelblockbilder („Elefantenfüße" bei verbreiterten und deformierten Kammerkomplexen); überhöhte T Welle vor allem in den Brustwandableitungen („**K**irch**T**urm-T"); ventrikuläre Rhythmusstörungen bis zu Kammerflattern oder -flimmern; Bradykardie; Asystolie.

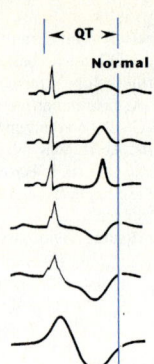

Abb. 10.2:
EKG bei fortschreitender Hyperkaliämie

Therapie bei chronischer Hyperkaliämie
- Behandlung der Ursache, z.B. Medikamente umsetzen; Azidose behandeln
- Diät: Obst, Gemüse, Säfte, Fleisch einschränken
- Kationenaustauscher, z.B. Resonium® p.o. bis 4 x 15 g tägl. in viel Flüssigkeit!

Notfall-Therapie der Hyperkaliämie (Intensivüberwachung)

- Ind.: K$^+$ > 6 mmol/l oder Zeichen der Kardiotoxizität (EKG!)
- Bei ausreichender Ausscheidung forcierte Diurese, z.B. 40–80 mg Furosemid (Wirkdauer 1–4 h) i.v., Flüssigkeitsverlust ggf. durch NaCl 0,9 % ersetzen, möglichst unter ZVD-Kontrolle. Elektrolytkontrollen inkl. Mg^{2+}
- 200 ml Glukose 20 % + 20 IE Altinsulin über 20 Min. Ggf. nach BZ- und E'lytkontrollen wiederholen
- NaCl 10 % 10–20 ml i.v. (wirkt kurzfristig, Volumenbelastung!)
- β$_2$-Sympathomimetika, z.B. Bricanyl® 1 Amp. s.c. oder 0,5 mg Salbutamol über 15 Min. i.v. (NW: Tachykardie)
- Natriumbikarbonat 8,4 % 25–100 ml über 20 Min. i.v. (Volumenbelastung!)
- Kalziumglukonat 10 % 20 ml *langsam* unter EKG-Kontrolle i.v., ggf. nach 5 Min. wiederholen (KI: Digitalisierung!)
- Kationenaustauscher: z.B. Kalziumpolystyrensulfonat (Calcium-Resonium®) 30 g in Glukose 10 % 200 ml rektal alle 8 h (wegen Obstipation mit Sorbitol geben, z.B. 15 g Sorbitol/100 ml).

10.4 Kalziumhaushalt

Grundlagen
- Wirksam ist der ionisierte Anteil (ca. 50%), im Labor gemessen wird meist das Gesamt-Ca^{2+} (normal: 2,2–2,6 mmol/l). Im Organismus wird der ionisierte Anteil in engen Grenzen konstant gehalten. Eine Schwankung der Serumalbuminkonzentration um 10 g/l führt darum zu einer gleichsinnigen Änderung des gemessenen Gesamt-Ca^{2+} um ca. 0,2 mmol/l bei unverändertem ionisiertem Ca^{2+}
- Durch pH-Verschiebungen wird der Anteil des ionisierten Ca^{2+} am Gesamt-Ca^{2+} verändert. Azidose steigert, Alkalose senkt den Anteil des ionisierten Ca^{2+}
- *Parathormon* (PTH) bewirkt eine Serumkalziumerhöhung und Serumphosphaterniedrigung über Ca^{2+}-Reabsorption und Phosphatausscheidung und in den Nieren Ca^{2+}-Resorption. Außerdem wird in der Niere die Synthese von Calcitriol stimuliert (s.u.). Gleichsinnige Störungen von PTH und Ca^{2+} deuten auf primäre Störung der Nebenschilddrüse hin
- *Calcitonin* senkt den Serumkalziumspiegel
- *Calcitriol* [= 1,25–$(OH)_2$–D_3] entsteht in der Niere aus 25–OH–D_3 (= Vit. D_3). Es fördert die renale Ca^{2+}- und Phosphatrückresorption, die intestinale Ca^{2+}-Resorption und die Knochenmineralisation.

10.4.1 Hypokalzämie (Ca^{2+} < 2,2 mmol/l)

Ätiologie
- **Vit. D-Stoffwechselstörung** mit sek. Hyperparathyreoidismus (☞ 10.7.2): bei chron. Niereninsuff. (Phosphat i.S. erhöht, 1,25–$(OH)_2$–D_3 erniedrigt), bei Malassimilationssy. (Phosphat i.S. erniedrigt, 1,25–$(OH)_2$–D_3 erniedrigt; z.B. bei chron. Pankreatitis, Cholestase, Sprue), unter antikonvulsiver Ther., selten bei Leberzirrhose (gestörte Hydroxylierung von Vit. D_3), selten bei Mangel an Sonnenlicht (gestörte Bildung von Vit. D_3) oder Mangelernährung (führt bei Kindern zu Rachitis)
- **Akute Pankreatitis:** Sequestration von Kalk ins Abdomen (umstritten)
- **Hypoparathyreoidismus** (PTH erniedrigt, Phosphat i.S. erhöht): nach Strumektomie bzw. Parathyreoidektomie, nach Radiojodther., durch Hämochromatose, Autoimmunprozesse
- **Hypalbuminämie:** z.B. bei Leberzirrhose, nephrotischem Sy., Malassimilationssy.
- **Polyurische Phase des ANV**: renaler Ca^{2+}-Verlust
- **Hyperphosphatämie** (Mechanismus: Kalziumphosphat fällt aus): bei terminaler akuter oder chron. Niereninsuff., bei massivem Zellzerfall z.B. bei Sepsis, schwerer Verbrennung, Tumorzerfall (z.B. Leukämiether.!)
- **Hypomagnesiämie:** führt zu beeinträchtigter Sekretion von PTH
- **Massentransfusion:** dabei hohe Zitratzufuhr → Zitrat bindet Ca^{2+}
- **Vermehrter Ca^{2+}-Bedarf** in Schwangerschaft, Stillzeit, Pubertät, aber auch bei Beginn der Ther. einer Osteomalazie mit Vitamin D („Rekalzifizierungstetanie")
- **Tumor:** z.B. bei osteoblastischen Metastasen (v.a. Mamma-Ca, Prostata-Ca), Leukämie
- **Calcitoninerhöhung:** z.B. bei medullärem Schilddrüsenkarzinom
- Selten bei **Pseudohypoparathyreoidismus** (= Endorganresistenz gegen PTH)

Klinik
Bei akuten Veränderungen Tetanie (☞ 10.1.2), zerebraler Krampfanfall, Hyperreflexie, Synkope. Bei chron. Veränderungen ektodermale Symptome wie trophische Hautstörungen (trocken, rissig), Alopezie, Nagelquerrillen, Katarakt. Darüber hinaus Diarrhoe, Herzinsuff., Osteomalazie (☞ 10.7.2); bei Niereninsuff. als renale Osteopathie.

Diagnostik
- Labor: Krea, E'lyte, AP, Phosphat, Albumin, BGA, ggf. PTH und Vit.-D-Metabolite
- EKG: QT-Verlängerung, Herzrhythmusstörungen.

Therapie
Ther. der Grunderkrankung. Bei chron. Verlauf:
- Ca^{2+}-reiche Nahrung mit Milchprodukten. 1 l Milch enthält ca. 1 g Ca^{2+}
- Ca^{2+}-Brausetabletten bis 2 g tägl. p.o. Bei Hypoparathyreoidismus oft erheblicher Ca^{2+}-Bedarf („hungry bone", ☞ 12.3.2)
- Ggf. Vit. D (z.B. Vigantoletten®), bei Niereninsuff. Calcitriol, z.B. Rocaltrol® 0,25 µg tägl. p.o. (Cave: Ca^{2+}-Kontrollen; Gefahr der Hyperkalzämie!)
- Ggf. Magnesium substituieren (☞ 10.5.1)

> **Akute hypokalzämische Krise**
>
> - 20–40 ml 10 % Ca^{2+}-Gluconat über 10–15 Min. i.v. (*Cave:* bei digitalisierten Pat. nie Ca^{2+} i.v.!)
> - Langsame Infusion von 10 % Ca^{2+}-Gluconat (z.B. in Glukose 5 %), bis Klinik rückläufig. Laborkontrolle!
> - Ggf. Mg^{2+} substituieren (☞ 10.5.1)
> - Beachte: Die normokalzämische Hyperventilationstetanie wird durch Beutelrückatmung (bewirkt Anstieg des pCO_2!) behandelt (☞ 10.6.4)!

10.4.2 Hyperkalzämie (Ca^{2+} > 2,6 mmol/l)

Ätiologie und DD
- Im Rahmen maligner Erkrankungen: osteolytische Metastasen (z.B. Mamma-Ca, Prostata-Ca); paraneoplastisch (z.B. Bronchial-Ca, Nierenzell-Ca); Knocheninfiltration durch hämatolog. Systemerkr. (v.a. Plasmozytom); primäre Knochentumoren
- *Osteolyse*: Immobilisation; M. Paget (AP ↑)
- *Endokrin*: meist prim. Hyperparathyreoidismus (PTH ↑; PO_4^{3-} ↓ außer bei Niereninsuff.); Hyperthyreose; M. Addison (☞ 12.2.4)
- *Granulomatöse Krankheiten:* Sarkoidose, Tbc (vermutlich vermehrte Produktion von Calcitriol in Granulomen)
- *Iatrogen:* Vit. D-Vergiftung; Thiazide, v.a. zusammen mit Vit. D; Lithium; Kationenaustauscher (metabol. Alkalose); Vit. A; Östrogene, Androgene, Tamoxifen in der Tumorther.
- *Beachte:* Pseudohyperkalzämie durch zu langes Stauen!

Diagnostik
- Labor: Krea, E'lyte, AP, saure Phosphatase, Phosphat, E'phorese, BB, BSG, ggf. PTH, Vit. D-Metabolite
- EKG: QT-Verkürzung, bradykarde Rhythmusstörungen, ggf. digitalistypische Veränderungen verstärkt
- Ggf. Malignom-Suche. Bei PTH ↑ Sono Schilddrüse (Nebenschilddrüsenadenom).

Klinik
Oft asymptomat. Zufallsbefund. *Typische Trias:* Schwäche, Exsikkose, Erbrechen.
- Neuromuskulär: Muskelschwäche, Hyporeflexie, HOPS, Somnolenz bis Koma
- Herz: Rhythmusstör. (eher bradykard bis Herzstillstand), verstärkte Digitaliswirkung
- GIT: Appetitlosigkeit, Übelkeit und Erbrechen, Verstopfung, Gewichtsverlust. Ulkuskrankheit (bes. bei Hyperparathyreoidismus), Pankreatitis
- Niere: Nephrolithiasis und Nephrokalzinose, Diab. insipidus mit Polyurie und Polydipsie. Bei hyperkalzämischer Krise ANV
- Verkalkungen von Weichteilen und periartikulär.

Therapie
- Behandlung der Grundkrankheit
- Bei chronischem Verlauf kalziumarme Kost: Milchprodukte meiden. Besonders wichtig bei Vit.-D-Intox. sowie bei Hyperkalzämie durch Sarkoidose oder Tbc
- Ggf. Flüssigkeitsdefizit ausgleichen; z.B. Gabe von NaCl-Lösung 0,9 %
- Ggf. forcierte Diurese (s.u.)
- Biphosphonate, z.B. Pamidronsäure (Aredia®, s.u.)
- Glukokortikoide, z.B. Prednisolon 5–25 mg bis zu 4 x tägl.; besonders wirksam bei Vit.-D.-Intox, Sarkoidose, Tbc
- Phosphatgabe (z.B. Redukto®) wegen Kalziumphosphatablagerungen umstritten.

 Hyperkalzämische Krise

Symptome: schnelle Entwicklung von Polyurie/Polydipsie, Exsikkose mit Fieber; Erbrechen; hämorrhagische Pankreatitis (ca. 20 %), HOPS, Somnolenz bis Koma, Herzstillstand.

Therapie
- Rehydrierung und forcierte Diurese: Furosemid 40–120 mg i.v., Flüssigkeitsersatz z.B. mit NaCl 0,9 % und Kaliumzusatz (Serume'lyte inkl. Mg^{2+} kontrollieren, Bilanz, ZVD, ☞ 10.3.1)
- Calcitonin; z.B. 4–6 x 100 IE s.c. (z.B. Karil®); Vorteil: Schnell wirksam; Nachteil: Wirksamkeit unsicher; Tachyphylaxie; NW: Übelkeit, Bauchschmerzen; Flush
- Biphosphonate: Pamidronsäure (Aredia®); in Deutschland nur bei maligner Grundkrankheit zugelassen. Dosierung abhängig vom Kalziumwert; z.B.: Kalzium im Serum 3,0 mmol/l: 30 mg Aredia® in 250 ml Glukose 5 % über 2 h als einmalige Infusion. KI: Niereninsuff. mit Krea > 200 µmol/l; Schwangerschaft. Alternative Clodronsäure (Ostac®)
- Glukokortikoide: ca. 100 mg Prednisolon tägl. i.v.; Bei Unwirksamkeit evtl. Mithramycin: 25 µg/kg über 6 h i.v. (nicht öfter als 2 x, *cave:* Zytostatikum)
- Hämodialyse: Gegen kalziumarmes Dialysat, schnell wirksam, aber auch schnelle Rückverteilung aus dem Gewebe.

10.5 Magnesiumhaushalt

Grundlagen
- Normwert im Serum 0,7–1,1 mmol/l
- Ausscheidung v.a. über die Niere. Bei Niereninsuff. evtl. Hypermagnesiämie.

10.5.1 Hypomagnesiämie (Mg^{2+} < 0,7 mmol/l)

Ätiologie
- GIT: Verminderte Aufnahme bei Diarrhoe, rezidivierendem Erbrechen, Malabsorbtionssyndrom; bei akuter Pankreatitis
- Vermehrte renale Ausscheidung: polyurische Phase des ANV, chron. Niereninsuff. mit verminderter tubulärer Rückresorption, Diuretika, osmotische Diurese (z.B. bei Diab. mell.), Hyperaldosteronismus, Hyperparathyreoidismus, Hyperthyreose, maligne osteolyt. Erkr., Phosphatmangel; einige Zytostatika (z.B. Ifosfamid, Cisplatin)
- Mangelernährung, z.B. bei parenteraler Ernährung, Alkoholmißbrauch
- Vermehrter Bedarf, z.B. Schwangerschaft.

Klinik
- Kardial: Herzrhythmusstörungen, z.B. VES, Tachykardien (auch ventrikuläre, typisch: Torsade-de-pointes-Tachykardie); Angina pect.; Digitalisempfindlichkeit ↑
- Tetanie, Darmspasmen als Ausdruck der erhöhten neuromuskulären Erregbarkeit
- Hypokalzämie, da normale Nebenschilddrüsenfunktion gehemmt
- Bei schwerem Mangel hirnorganisches Psychosyndrom (HOPS), Somnolenz bis Koma, zerebrale Krampfanfälle.

Therapie
- Eine Ther. ist besonders wichtig bei kardialer Vorerkr., z.B. bei akutem Myokardinfarkt und bei digitalisierten Pat. Vorsicht bei fortgeschrittener Niereninsuff.!
- Bei chronischem Mangel: magnesiumhaltige Nahrung (z.B. Obst, Nüsse, Gemüse), alternativ Magnesiumsalze (z.B. 10–25 mmol tägl.)
- Bei akuter, symptomatischer Hypomagnesiämie: Magnesiumsulfat 10 % 20 ml (8 mmol Mg^{2+}) in 100 ml Glukose 5 % über 10–20 Min. i.v., anschließend ca. 10 mmol Mg^{2+}/24 h als Dauerinfusion.

10.5.2 Hypermagnesiämie (Mg^{2+} > 1,1 mmol/l)

Ganz überwiegend mit Hyperkaliämie vergesellschaftet (☞ 10.3.2).

Ätiologie: meist Folge einer (akuten oder chronischen) Niereninsuff. Tritt insbesondere auf, wenn bei Nierenfunktionseinschränkung noch iatrogen Magnesium zugeführt wird, z.B. in bestimmten Antazida, Laxantien und Dialyseflüssigkeiten. Selten bei M. Addison, M. Cushing, Rhabdomyolyse, Eklampsie oder Hypothyreose; bei Ther. mit Lithium oder Zytostatika.

Klinik: bei geringer Hypermagnesiämie Verstopfung, Übelkeit und Erbrechen sowie Muskelschwäche und Störungen der kardialen Erregungsleitung, besonders im AV-Knotenbereich. Bei ausgeprägter Hypermagnesiämie paralytischer Ileus, RR-Abfall bis zum Schock, Herzstillstand, Atemlähmung, Koma.

Therapie: Maßnahmen wie bei Hyperkaliämie (☞ 10.3.2!): Glukose und Insulin (Verschiebung von Mg^{2+} nach intrazellulär), Kalziumglukonat i.v. (Antagonisierung der Magnesiumwirkung). Ggf. Dialyse (entfernt Magnesium).

10.6 Säure-Basen-Status

Grundlagen
- pH relativ konstant zwischen 7,35 und 7,45
- Täglich Säureüberschuß von ca. 80 mmol Wasserstoffionen aus Nahrung und Stoffwechsel (organische Säuren aus dem Proteinstoffwechsel) → Regulation durch Pufferung und Ausscheidung (s.u.)
- Wichtigstes Puffersystem: Im Blut Bikarbonat (ca. 75 % der Gesamtpufferkapazität)
- Regulation
  - Lunge: Abatmen von CO_2 (= Säureäquivalent)
  - Leber: Metabolisierung von Ammoniumionen und Bikarbonat zu renal ausscheidbaren Substanzen
  - Niere: Bikarbonat wird meist rückresorbiert; Harnstoff und Ammoniumionen werden ausgeschieden
  - Pulmonale Regulation greift schneller als hepatische und renale Regulation
  - Durch Kopplung von H^+- und K^+-Ionentransport enger Zusammenhang mit Kaliumhaushalt: „Transmineralisation".

Einteilung von Säure-Basen-Störungen
- *Dekompensierte Störungen:* pH-Wert hat den Normbereich (s.o.) verlassen
- *Kompensierte Störungen:* pH liegt (noch) im Normbereich, die Störung ist an den kompensatorischen Abweichungen von Base-Excess und Standardbikarbonat (s.u.) erkennbar
- *Metabolische Störungen:* Es fallen vermehrt Säure- oder Basenäquivalente aus dem Stoffwechsel an oder die Regulationsfähigkeit von Leber oder Niere ist gestört. Die Kompensation erfolgt über die Lunge
- *Respiratorische Störungen:* Die primäre Störung liegt im Bereich der Lunge; z.B. führt Retention von CO_2 bei respiratorischer Globalinsuff. zu respiratorischer Azidose; Kompensation erfolgt über die „metabolischen Organe" Leber und Niere.

Diagnostik bei Störungen des Säure-Basen-Haushaltes
Die Blutgasanalyse umfaßt pO_2, pCO_2, pH; BE; Standardbikarbonat. Sie wird aus arterialisiertem Kapillarblut (Fingerbeere, Ohrläppchen) oder aus arteriellem Blut bestimmt.
- pH: kompensierte/dekompensierte Störung (s.o.)?
- Standardbikarbonat: Wesentliches Maß des Bikarbonatpuffers
- Base Excess (BE): Abweichung der Gesamtpufferbasen vom Normalwert
- pO_2 und pCO_2 sind die wichtigsten respiratorischen Regelgrößen

- Serume'lyte: Zusammenhang mit Kaliumhaushalt wichtig
- Laktat im Plasma: bei anaerobem Stoffwechsel (Schock; Myokardinfarkt) erhöht, verantwortlich für Laktatzidose (☞ 10.6.1)
- pH im Urin: bei normaler Nierenfunktion ist der Urin bei Azidose sauer; bei Alkalose alkalisch (Ausnahme z.B. renal-tubuläre Azidose)
- Ketonkörper im Urin: bei Ketoazidose (☞ 10.6.1) erhöht
- Anionenlücke: wesentlich zur Differenzierung metabolischer Azidosen (☞ 10.6.1).

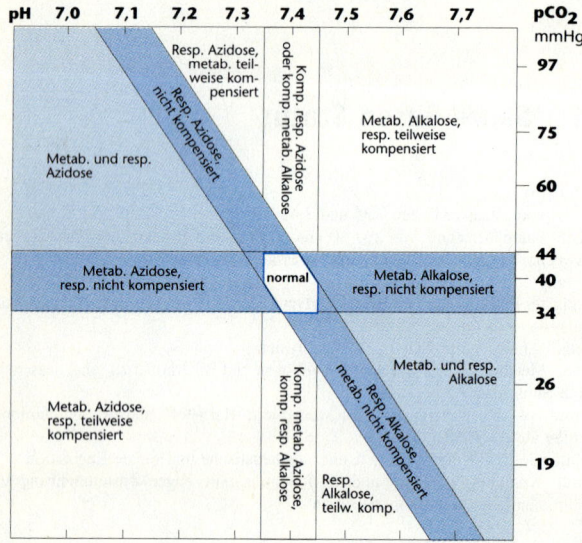

Abb. 10.3: Säure-Basen-Nomogramm (ABGA)

Blutgasanalyse (BGA, ☞ auch 6.2.4)				
	pH*	pCO$_2$ (mmHg)	Bikarbonat (mmol/l)	BE (mmol/l)
Normwerte	7,36 – 7,42	36–44	22–26	− 2 bis + 2
Metabol. Azidose	↓ oder ↔	↔ oder ↓	↓	negativ
Metabol. Alkalose	↑ oder ↔	↔ oder ↑	↑	positiv
Respir. Azidose	↓ oder ↔	↑	↔ oder ↑	positiv
Respir. Alkalose	↑ oder ↔	↓	↔ oder ↓	negativ

* Bei kompensierten Veränderungen ist der pH durch erhöhte oder erniedrigte Bikarbonatausscheidung bzw. CO$_2$-Abatmung noch im Normbereich; pCO$_2$, BE bzw. Standardbikarbonat jedoch pathologisch

Faustregel: Metabolisch Miteinander: Bei metabolischen Störungen verändern sich pH, Bikarbonat und pCO$_2$ stets gleichsinnig!

10.6.1 Metabolische Azidose

Ätiologie
Eine metabolische Azidose kann durch vermehrten Anfall von Säureäquivalenten entstehen (Additionsazidose), z.B. Laktat- und Ketoazidose; oder durch Intoxikationen. Bei Niereninsuff. liegen vermehrt Säureäquivalente aufgrund mangelnder Ausscheidung vor (*Retentionsazidose*). Bei Diarrhoen und bestimmten Fisteln, aber auch bei einigen Nierenkrankheiten liegt ein Bikarbonatverlust vor, der zum Überwiegen von Säureäquivalenten führt (*Subtraktionsazidose*). Zur Differenzierung von Azidoseformen hilft die Berechnung der Anionenlücke:

$$Na^+ - (HCO_3^- + Cl^-) = \textit{Anionenlücke} \quad \text{(Normalwert 8–16 mmol/l)}$$

Sie entspricht den normalerweise nicht gemessenen Anionen wie Albumin, Sulfaten und Phosphaten. Kommen weitere Säuren, wie vor allem Laktat oder Ketonkörper, hinzu, werden daraus Anionen gebildet, die die Anionenlücke vergrößern: Ihre Säureäquivalente haben zur metabolischen Azidose beigetragen. Ausnahme: normale Anionenlücke bei Zufuhr chloridhaltiger Säuren (z.B. HCl oder Ammoniumchlorid). Bei Bikarbonatverlust (Subtraktionsazidose) steigt kompensatorisch das Chlorid an; die Anionenlücke bleibt normal.

Ursachen mit vergrößerter Anionenlücke
- Laktatazidose: Gewebshypoxie durch Kreislaufversagen, respiratorische Insuff. (Nicht verwechseln mit respiratorischer Azidose bei Hyperkapnie, ☞ 10.6.3), schwere Anämie. Auch bei Leberzerfall, Leukämie, Pankreatitis, Sepsis
- Ketoazidose: Diabetisches Koma (v.a. Typ I), Hunger, Alkoholismus
- Nierenversagen
- Intoxikationen (teils auch als Laktat- oder Ketoazidose): z.B. ASS, Natriumnitroprussid, Alkohole (Äthanol, Methanol, Äthylenglykol), Biguanide, Kohlenmonoxid.

Ursachen mit normaler Anionenlücke
- Diarrhoe, Fisteln (auch iatrogen, z.B. Ureterosigmoidostomie)
- Transmineralisation bei Hyperkaliämie
- Azetazolamidtherapie
- Renal-tubuläre Azidose (bestimmte Formen).

Klinik
- Tiefe, später auch beschleunigte Atmung (*Kußmaulsche Atmung*)
- Vasodilatation mit warmer, geröteter Haut; Hypotonie bis hin zum Schock
- Entwicklung einer Herzinsuff.
- Verminderte Wirkung von Katecholaminen (endogen, ther.) auf Herz und Gefäße
- Hypotonie
- HOPS, Somnolenz bis Koma
- Hyperkaliämiezeichen, z.B. Herzrhythmusstörungen.

Therapie

Grundkrankheit behandeln. Symptomatische Therapie: bei chronischer Azidose Zitrat (z.B. Acetolyt®) 3 g 2–3 x tägl. in Wasser gelöst p.o.

> **Akute metabolische Azidose**
> (pH < 7,2 oder HCO^{3-} < 15 mmol/l):
> - Natriumbikarbonat 8,4 % i.v. Berechnung des *NaHCO3–Bedarfs* in mmol (= ml NaHCO$_3$ 8,4 %) = BE x 0,3 x kg. Maximal 50 % des Defizites ersetzen, danach BGA-Kontrolle! Bei schwerer Laktatazidose ist oft mehr als die berechnete Menge notwendig
> - Nur bei protrahierter Reanimation ohne BGA puffern, z.B. Natriumbikarbonat 8,4 % 100 ml i.v.
> - Ggf. Dialyse!

10.6.2 Metabolische Alkalose

Ätiologie
- Meist mit Volumenmangel („salzsensitiv", d.h. durch Gabe von NaCl 0,9 % therapierbar, s.u.): Magensaftverlust (= Säureverlust) durch Erbrechen oder Absaugen, Diarrhoe (durch Cl$^-$-Verlust z.B. infolge Laxantien-Gabe), Mukoviszidose. Vermehrte renale H$^+$-Ionenausscheidung bei forcierter Diurese (zusätzlich Hyponatriämie, Hypokaliämie, Hypovolämie)
- Meist ohne Volumenmangel („salzinsensitiv"): bei M. Conn und Cushing-Syndrom (mineralokortikoide Wirkung!)
- Bikarbonatzufuhr, Post-Hyperkapnie, Zitratzufuhr (Blutkonserven), maligne Hypertonie und Nierenarterienstenose (Reninwirkung), Magnesiumverlust, Bartter-Sy. (Salzverlustniere).

Klinik: Die Symptome überschneiden sich meist mit den Zeichen der begleitenden Hypokaliämie (☞ 10.3.1), des Volumenmangels sowie des verminderten ionisierten Kalziums (☞ 10.4.1.). HOPS, Somnolenz, Koma; Durst; Tetanie; Darmatonie; Hypoventilation; Herzrhythmusstörungen.

Therapie
- Grundkrankheit behandeln, ggf. Diuretika absetzen
- Bei salzsensitiven Formen Volumenmangel mit NaCl-Lösung 0,9 % ausgleichen, Kalium oral substituieren (☞ 10.3.1)
- Bei schweren Formen Kaliumsubstitution i.v.
- Bei Mineralokortikoidexzeß Spironolacton (z.B. Aldactone®) 2 x 100 mg i.v., *Cave:* nicht bei Krea > 150 mmol/l
- Bei Post-Hyperkapnie evtl. Azetazolamid (z.B. Diamox®), bei Bartter-Sy. evtl. ASS
- Nur bei Versagen HCl oder L-Argininhydrochlorid über ZVK langsam i.v.: z.B. 50 mmol HCl auf 500–1000 ml NaCl 0,9 %. *Cave:* Hyperkaliämie.

10.6.3 Respiratorische Azidose

Ätiologie
Alveoläre Hypoventilation mit CO_2–Retention (immer Hyperkapnie!):
- Ventilationsstörung: Obstruktiv (z.B. Asthma bronchiale, Trachealstenose) oder restriktiv (z.B. schwere Pneumonie, ARDS, schwere Kyphoskoliose)
- Bei Insuffizienz der Atemmuskulatur aufgrund Erkrankung von peripheren Nerven und Muskeln (z.B. Mysthenia gravis, Guillain Barré-Sy., Poliomyelitis, Muskelatrophien) oder reflektorisch bei Schmerzen
- Zentralnervös: Störungen des Atemzentrums z.B. ischämisch, durch Blutung oder Medikamente: z.B. Morphine, Barbiturate, Benzodiazepine, Antidepressiva.

Klinik
Das klinische Bild überlagert sich oft mit den Zeichen der Hypoxie (Atemnot, Zyanose, evtl. Herzrhythmusstörungen) und der Hyperkaliämie (☞ 10.3.2). Es entspricht ansonsten der metabolischen Azidose (☞ 10.6.1), die sich in Form einer Laktatazidose bei Hypoxie zusätzlich entwickeln kann. Die Hyperkapnie selbst führt zur CO_2-Intoxikation (Tremor, HOPS, Somnolenz bis Koma). Bei chron. Ventilationsstörung mit chron. Hypoxie auch z.B. Polyglobulie, Trommelschlegelfinger.

Therapie
Behandlung der Atemstörung. Evtl. Beatmung (☞ 2.10.4) bei pH < 7,2 oder Zeichen der CO_2-Intoxikation. Bei chron. respiratorischer Azidose keine zu schnelle Senkung des pCO_2, da sich sonst wegen der begonnenen metabolischen Kompensation eine metabolische Alkalose entwickelt. Bikarbonat ist bei reiner respiratorischer Azidose kontraindiziert.

10.6.4 Respiratorische Alkalose

Ätiologie
immer Hyperventilation. Ursache ist oft ein Angst- oder Erregungszustand („psychogene Hyperventilation") oder Schmerz. Gelegentlich in der Schwangerschaft. Häufig auch „Bedarfshyperventilation" bei respiratorischer Partialinsuff. (Lungenödem, Lungenembolie, Fibrose). Seltener bei Erkrankungen des ZNS, durch Toxine bei Leberzirrhose oder bei gramnegativer Sepsis, auch bei leichter Intox. mit Acetylsalicylsäure (duch Stimulation des Atemzentrums; bei schwerer Intox. überwiegt die metabolische Azidose). Es entsteht leicht ein Circulus vitiosus: respiratorische Alkalose → Bronchokonstriktion → gesteigerte Hyperventilation.

Klinik
- Angst, Atemnot *ohne* Zyanose (Ausnahme: respiratorische Insuff.)
- Zerebrale Minderperfusion mit HOPS durch pCO_2-Abfall
- Tetanie (☞ 10.1.2) durch Senkung des ionisierten Serumkalziums
- Zeichen des Kaliummangels (☞ 10.3.1) durch Transmineralisation.

Therapie
Therapie der Grunderkrankung; z.B. Beseitigung der Atemstörung, Schmerztherapie. Bei „psychogener" Störung: Beruhigung, Plastikbeutelrückatmung (langsames Atmen in eine möglichst große Tüte). Evtl. Sedierung, z.B. Midazolam (Dormicum®) 2–5 mg i.v., Kalziumgabe meist *nicht* erforderlich.

10.7 Osteoporose und Osteomalazie

10.7.1 Osteoporose

Minderung der Knochenmasse und -struktur bei normalem Verhältnis von Kalksalzen zu Osteoid, dadurch erhöhte Frakturgefahr. Besonders betroffen sind Frauen nach der Menopause. Osteoporose tritt schubweise auf. Mischformen mit Osteomalazie häufig.

Ätiologie
- *Primäre Formen:* präsenile Osteoporose (meist postmenopausal: Frauen im 50.–60. LJ; relativer Östrogenmangel; besonders Wirbelkörper und distaler Radius); senile Osteoporose (ältere Pat. beiderlei Geschlechts; typ. Schenkelhalsfraktur). Idiopathische Osteoporose: junge Erwachsene, oft schwerer Verlauf
- *Sekundäre generalisierte Formen*
  - Inaktivitätsosteoporose
  - Endokrine Osteoporose: Cushing-Syndrom (häufigste sekundäre Form ist iatrogener Cushing; bevorzugt Stammskelett, oft mit Knocheninfarkten), Diab. mell., Hyperthyreose, Hypogonadismus, Hyperparathyreoidismus
  - Mangelernährung, Malabsorption, Vitamin-C-Mangel
  - Leberzirrhose, Alkoholismus
- *Sekundäre lokalisierte Formen*
  - Inaktivitätsosteoporose
  - Heparintherapie, Antrachinonlaxantien
  - Plasmozytom, Leukämie, Knochenmetastasen
  - Sudeck-Sy., rheumatische Erkrankungen, Kollagenosen.

Klinik
Häufig lange Beschwerdefreiheit. Chronische Schmerzen, besonders in Kopf und Rücken (Stauchungs- und Bewegungsschmerz), Myogelosen der Rückenmuskulatur (Fehlbelastung!), Kyphosierung der BWS durch Fraktur (Pat. wird kleiner – Anamnese!) oder Subluxation von Wirbelgelenken. Seitliche Hautfalten. Akute Schmerzen bei Spontanfrakturen: Wirbel, Schenkelhals, Radius. Oft Rö-Zufallsbefund!

Diagnostik
Keine typische Laborkonstellation. Am wichtigsten ist Abgrenzung gegen onkologische, endokrine und orthopädische Krankheitsbilder.
- Labor (bei reiner Osteoporose in der Regel unauffällig!): Ca^{2+}, PO_4^{3-} und AP, BSG, E'phorese, LDH. Ggf. ergänzend: PTH; Ca^{2+} und PO_4^{3-} im Urin
- Rö BWS und LWS in zwei Ebenen: vermehrte Strahlendurchlässigkeit (erst bei Knochenmassenverlust von ca. 35 %); Fischwirbel (bikonkave Deckplatten); Keilwirbel; Rahmenstruktur. Rö-Schädel: Osteolysen? (DD zu Plasmozytom)
- Evtl. Absorptionsmetrietechniken, quantitatives CT (Osteo-CT) zur Quantifizierung
- Evtl. Beckenkammbiopsie, besonders bei jungen männlichen Patienten.

Therapie
- Grundleiden behandeln
- Schon prophylaktisch auf genügende Ca^{2+}-Zufuhr achten (ca. 1,5 g tägl.)
- Körperliche Aktivität, Physiotherapie zur Stimulierung des Knochenwachstums

- Bei immobilen Pat. 2000–3000 IE Colecalciferol (z.B. Vigantoletten®)
- Calcitonin 100 IE tägl. (1 ml Karil®) s.c. oder i.m., für ca. 6 Wo., dann 2 Wo. Pause, Kalziumkontrolle
- In der Postmenopause kombiniertes Östrogen/Gestagenpräparat (z.B. Kliogest®), *Cave:* bestimmte (hormonsensitive) Tumoren, z.B. der Mamma
- Biphosphonate: Pamidronsäure (Aredia®); in Deutschland bisher nur bei maligner Grundkrankheit zugelassen. Dosierung z.B. 30 mg in 250 ml Glukose 5 % über 2 h als Infusion; Abstände der Infusion z.B. vierteljährlich. Kontraindikationen: Niereninsuff. mit Krea >200 µmol/l; Schwangerschaft. Alternativ: Clodronsäure (Ostac®).
- Symptomatische Schmerztherapie: Analgetika; evtl. Reizstrom
- Fluoride: Wirksamkeit noch unklar; *Cave:* Fluorose bei Gabe > 2 Jahre!

10.7.2 Osteomalazie

Mineralisationsstörung der organischen Knochenmatrix beim Erwachsenen; histologisch: Vermehrung des unverkalkten Osteoids. Beim Kind als Rachitis mit zusätzlichen Veränderungen der Epiphysen. Mischformen mit Osteoporose häufig.

Ätiologie
- Ernährungsbedingter Vitaminmangel, UV-Mangel
- Malabsorption, Maldigestion z.B. bei Sprue, M. Crohn, nach Magenresektion, bei chron. Cholestase
- Chron. Niereninsuff.: Hyperphosphatämie und Hemmung der renalen 1-α-Hydroxylase, Hyperparathyreoidismus; selten auch Aluminiumüberladung des Knochens
- Renal-tubuläre Funktionsstörungen, meist mit Phosphatdiabetes (→ verminderte Phosphatrückresorption → Hypophosphatämie; meist ohne HPT)
- Tumoren, z.B. Prostata-Ca, Sarkome → Hypophosphatämie durch humoral wirksame Tumorprodukte. Sog. onkogene Osteomalazie
- Antikonvulsiva, z.B. Phenobarbital, Phenytoin, Carbamazepin (Metabolisierungsstörung des Vit. D)
- Leberparenchymstörungen
- Hereditäre Hypophosphatasie (Mangel an allen Isoenzymen der alkal. Phosphatase).

Klinik
Diffuse, belastungsabhängige Skelettschmerzen; Deformitäten, z.B. des Thorax, Verlust an Körperhöhe; Muskelschwäche und Gangstörungen (Watschelgang), pos. Trendelenburg-Phänomen (Einbeinstand unmöglich); erhöhte Frakturneigung.

Diagnostik
- Labor: AP meist ↑ (außer bei Hypophosphatasie); Entgleisungen von Ca^{2+}, PTH, Phosphat, Vit.D-Metaboliten entsprechend Grund- oder Begleiterkrankung, z.B. bei Vit.D-Mangel: Ca^{2+} ↓; PO_4 ↓; 25–(OH)–D_3- ↓, 1,25-(OH)-D_3 normal; PTH ↑
- Bei chron. Niereninsuff.: Ca^{2+} ↓, PO_4 ↑; 25-(OH)-D_3 normal; 1,25-(OH_2)-D_3 ↓; PTH ↑.

Therapie

- Bei Ernährungs- oder UV-Mangel: Vit. D oral (z.B. Vigantoletten®) 800–4000 IE tägl. über 6–12 Wo., dann 200–400 IE tägl. (40000 IE = 1 mg)
- Bei Malabsorption, Cholestase, Steatorrhoe: Ca^{2+} bis 4 g tägl. p.o., dazu 50000–100000 IE Vit. D p.o. tägl. (z.B. Vigantol®) oder 50000 IE/Wo i.m. oder Calcitriol 0,5–1 µg (Rocaltrol®) p.o.
- Bei chron. Niereninsuff. Calcitriol 0,25 µg tägl. p.o. über 2–4 Wo, evtl. alle 2–4 Wo, um 0,25 µg steigern bis klin. und biochem. Reaktion (d.h. Kalziumspiegel i.S. ↑, PTH i.S. ↓; meist 0,5–1 µg tägl. erforderlich
- Bei renal-tubulären Funktionsstörungen: Calcitriol 0,5–2 µg tägl. p.o. ggf. zusätzlich Phosphat (z.B. Reducto-spezial®) 1–4 g tägl. p.o.; dabei anfangs evtl. vermehrte Knochenschmerzen
- Bei renal-tubulärer Azidose evtl. zusätzlich Harnalkalisierung
- Bei Antikonvulsiva-NW Vit. D tägl. p.o. 4000–40000 IE
- Bei Hypophosphatasie keine wirksame Ther.

Cave: Ther. unter Kontrolle des Kalziums in Serum und Urin, ggf. auch der Serumspiegel von PTH und Vit. D-Metaboliten. Gefahr der Hyperkalzämie oder einer Rekalzifizierungstetanie! AP kann unter Therapie initial ansteigen.

11

Arno Dormann

Geschlechtsorgane

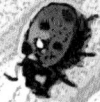

11.1	Mamma	388
11.1.1	Leitsymptome und ihre Differentialdiagn.	388
11.1.2	Diagn. Methoden	389
11.1.3	Mammakarzinom	390
11.1.4	Mastopathie	392
11.1.5	Mastodynie	393
11.2	Äußeres und inneres Genitale	393
11.2.1	Leitsymptome und ihre Differentialdiagnose	393
11.2.2	Vulvitis und Adnexitis	394
11.2.3	Uterus myomatosus	396
11.2.4	Zervixkarzinom	397
11.2.5	Korpuskarzinom (Endometrium-Ca)	398
11.2.6	Endometriose	398
11.2.7	Ovarialtumoren	398
11.3	Prostata	399
11.3.1	Prostataadenom	399
11.3.2	Prostatakarzinom	400
11.3.3	Prostatitis	401
11.3.4	Paraphimose	402
11.4	Hoden	402
11.4.1	DD der Hodenschwellung	402
11.4.2	Hodentorsion	402
11.4.3	Epididymitis	403
11.4.4	Hodentumoren	403
11.5	Sexuell übertragbare Krankheiten	404
11.5.1	Unspezifischer Urogenitalinfekt	404
11.5.2	Gonorrhoe („Tripper")	405
11.5.3	Syphilis (Lues)	405

Blasenkatheterisierung ☞ 2.4.2
Praktische Onkologie ☞ 15
Rektale Untersuchung ☞ 7.2.1

11.1 Mamma

11.1.1 Leitsymptome und ihre DD

 Jeder palpable Knoten der Mamma muß abgeklärt werden!

DD des Brustdrüsen-Knotens
(Palpation alleine nicht ausreichend, Ergänzung durch Sonographie, Mammographie)
- Fester, nicht druckdolenter, solitärer Knoten, häufig unregelmäßig begrenzt: **V.a. Mammakarzinom** (☞ 11.1.3), Altersgipfel 40–70 Jahre, in 55 % im oberen äußeren Quadranten (☞ Abb. 11.1)
- Knotige Verdichtung des Drüsenparenchyms evtl. mit zyklusabhängigen, meist prämenstruell auftretenden Schmerzen, oft in beiden Mammae, gelegentlich mit Mamillensekretion: **V.a. Mastopathie** (☞ 11.1.4)
- Wenig druckdolenter Knoten, häufig multiple, dicht beieinander liegende Befunde mit glatter Oberfläche aber gelappter Struktur, manchmal gummiartig eindrückbar, Altersgipfel 15–30 und 40–55 Jahre: **V.a. Fibroadenom**
- Subkutaner, weicher bis mittelderber Knoten, nicht druckdolent: **Lipom, Chondrom, Myxom, Fibrom**
- Stark druckschmerzhafter Knoten mit Entzündungszeichen (Rötung, Überwärmung), Temperaturerhöhung, axilläre Temperaturdifferenz rechts-links: **V.a. Mastitis**, meist als Mastits puerperalis im Wochenbett, bei Fluktuation **Abszeß**
- Glatt begrenzter Knoten mit mäßiger Druckschmerzhaftigkeit, z.T. eindrückbar oder fluktuierend, V.a. **Zyste**, Altersgipfel 45–55 Jahre
- Mäßig bis stark druckdolenter, flächiger Knoten mit livider Hautverfärbung, ggf. mit Trauma in der Anamnese: **Hämatom.**

DD der Mamillensekretion
- Beidseitiger klarer oder milchiger Ausfluß (= Galaktorrhoe): **Hyperprolaktinämie**. Häufigste Gründe: idiopathisch, Hypophysenadenom, Medikamente (z.B. Neuroleptika, Metoclopramid, Cimetidin)
- Einseitiger oder beidseitiger milchiger Ausfluß: **Mastopathie** (☞ 11.1.4)
- Blutiger oder blutig-seröser Ausfluß: **Milchgangspapillom** oder **Karzinom** (☞ 11.1.3)
- Gelblich-eitrige Sekretion: **Mastitis/Abszeß**, gelegentlich bei Duktektasien oder Fibroadenomen.

DD des Schmerzes in der Brustdrüse (Mastodynie)
- Spannungsgefühl beider Mammae, zyklusabhängig, meist prämenstruell: **Mastodynie**. *DD:* Gravidität (Frühzeichen!)
- Umschriebene Dolenz mit Überwärmung und Rötung: **V.a. Mastitis**. *DD:* inflammatorisches Karzinom
- Druckdolenter Knoten, gut abgrenzbar: **V.a. Zyste, Fibroadenom**
- Schmerzhafte, gerötete Mamille: **Infektion**, häufig im Wochenbett oder während der Laktationsphase, oralen Soor-Infekt des Säuglings ausschließen!

DD der Gynäkomastie
Ein- oder beidseitige Größenzunahme der männlichen Brust
- *Pubertätsgynäkomastie:* Adoleszentengynäkomastie 10.–14. LJ, evtl. mäßiger Druckschmerz, verschwindet spontan. *Ätiol.:* Steroide ↑ in der Pubertät
- *Echte Gynäkomastie:* Vermehrung des Drüsengewebes (hart), gehäuft nach dem 60. LJ. Oft weitere Zeichen hormonaler Dysfunktion, z.B. weiblicher Behaarungstyp. *Ätiol.:* Hodenatrophie, Hoden- und NN-Tumoren, Hypothyreose, exogene Hormonzufuhr (Androgene, Anabolika, Östrogene); *medikamentös:* Antiandrogene (Prostata-Ca), Antihypertensiva (z.B. β-Blocker, Clonidin), Digitalis, Ca^{2+}-Antagonisten, Diuretika (Spironolacton, Furosemid), Cimetidin, Antiemetika, Neuroleptika, Antidepressiva. *Weitere:* Leberzirrhose, terminale Niereninsuff., paraneoplastisch (z.B. Bronchial-Ca)
- *DD:* Lipomastie bei Adipösen (sonographisch kein Drüsenkörper nachweisbar).

11.1.2 Diagnostische Methoden

Inspektion: *Seitendifferenz* von Größe und Form der Mammae, *Peau d'orange* (Lymphödem der Haut bei maligner oder entzündlicher Zerstörung der Lymphgefäße), Retraktion oder *Sekretion* der Mamille (Wäsche inspizieren), Entzündungszeichen.

Palpation
Bei stehender, nach vorne übergeneigter und liegender Patientin mit hängenden und in die Hüfte gestemmten Armen (Anspannung des M. pectoralis). Die gesunde Brust zuerst untersuchen. Achten auf: Lokalisation, Größe, Begrenzung, Konsistenz der Veränderung, Verschieblichkeit auf der Faszie des M. pectoralis, Hautverschieblichkeit. *Retraktionsphänomen* („Krebsnabel", Hauteinziehung über einem die Kutis infiltrierenden Tumor).

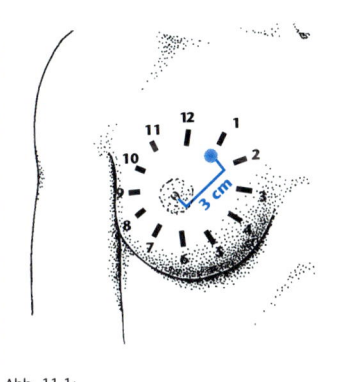

Abb. 11.1:
Lokalisation von Mamma-Befunden mit „Uhrzeit" und cm-Entfernung von der Mamille

Oberer äußerer Quadrant reicht bis in die *Axilla!* Palpation der axillären und supraklavikulären Lymphknoten beidseits.

■ Mammographie

Wichtigste nicht-invasive Untersuchung bei V.a. Mamma-Ca. Durchführung der Mammographie kurz nach der Menstruation (dann beste Beurteilbarkeit). *Empfohlene Zeitabstände:* > 30 LJ. einmalige Basismammographie, > 40 LJ. alle zwei Jahre, > 50 LJ. einmal jährlich, bei Risikofaktoren (☞ 11.1.3) 1 x jährlich, bei verändertem Tastbefund sofort!

Mamma-Sonographie

Zusätzlich zur Mammographie. Zeigt Prozesse > 1 cm. Hilft bei DD Zyste – solider Knoten.

Beurteilungskriterien: Zyste oder Knoten, mit oder ohne Binnenechos, mit Schallverstärkung oder Schallauslöschung hinter dem Befund, Abgrenzbarkeit der Befunde (scharf oder unscharf) ☞ Abb. 11.2.

Indikationen zur Mammasonographie: KI für Mammographie (z.B. Gravidität), eingeschränkte Beurteilbarkeit bei Mammographie (z.B. Post-Op, junge Pat., Radiatio), zur gezielten Punktion (Histo- und Zytologie), Verlaufskontrollen, z.B. bei Mastopathie.

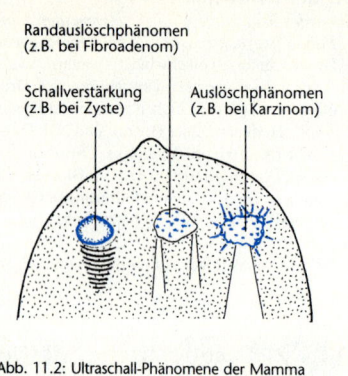

Abb. 11.2: Ultraschall-Phänomene der Mamma

11.1.3 Mammakarzinom

23 % aller Karzinome der Frau, jede 9. Frau betroffen. Häufigkeitsgipfel 40–50 und 60–70 J. Risikofaktoren: familiäre Disposition, proliferative Mastopathie Grad III mit Dysplasie (☞ 11.1.4), Ca der anderen Brust, Nullipara, Adipositas, Diab. mell., Ovarial-Ca, Menarche < 12 J.

Klinik

Leitsymptome: in 70 % harter, indolenter Knoten in der Brust oder Axilla, seltener einseitige blutig-seröse Mamillensekretion oder ekzematische Mamillenveränderungen *(M. Paget).* In fortgeschrittenem Stadium hochstehende oder eingezogene Mamille. Bei Diagnosestellung sind 80 % bereits metastasiert, aber nur in 20 % sind Metastasen nachweisbar.

Metastasen: 25 % Knochen (Rippen, Becken, Wirbelsäule), 15 % Lunge, 12 % Pleura, 10 % supraklavikuläre Lk, 8 % Leber, 5 % ZNS, 3 % Ovarien.

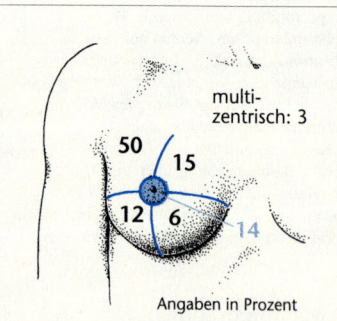

Abb. 11.3: Verteilung des Mamma-Ca in den Quadranten

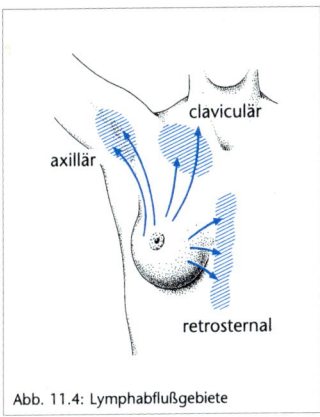

Abb. 11.4: Lymphabflußgebiete

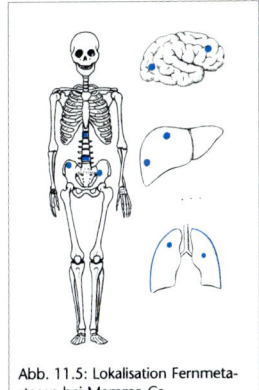

Abb. 11.5: Lokalisation Fernmetastasen bei Mamma-Ca

Diagnostik
- *Klinische Untersuchung:* Palpation, Inspektion, Klopfschmerz über Wirbelsäule und langen Röhrenknochen, Sensibilitätsprüfung der Extremitäten (motorische Ausfälle), Hirnnervenausfälle, Leberpalpation, gyn. Untersuchung
- *Apparative Diagnostik:* Sono, Mammographie (s.o.)
- *Labor:* anamnestische Bestimmung des Menopausenstatus, bei Unklarheit (z.B. bei Perimenopause, Z.n. Hysterektomie) durch Bestimmung von FSH, LH und Östradiol. BSG, BB, CEA, CA 15–3 (☞ 22), AP, LDH, GOT, GPT, γ-GT
- Gyn-Konsil.

Formen
Histologie: ca. 80 % invasiv duktales Ca.
Sonderformen
- *M. Paget* oder *Paget-Karzinom:* intraduktales Ca mit Ausbreitung intraepidermal über Mamille und Areola. Leitsymptom: Ekzem der Mamille/Areola, blutige Sekretion
- *Inflammatorisches Karzinom:* Ausgedehnte Ausbreitung in Lymphspalten mit Entzündungszeichen. Infauste Prognose.

Nachsorge
Genaue Anamnese und Untersuchung, Selbstuntersuchung, Mammographie (nach brusterhaltender Therapie und kontralateral sinnvoll; ☞ 11.1.2). Übrige Untersuchungen nur bei klinischem Rezidiv- oder Metastasenverdacht sinnvoll. Nachsorge bis 5 J., engmaschiges „Früherkennungsprogramm" bis > 10 J. Implantation einer Kunststoffprothese frühestens nach 2 rezidivfreien Jahren, da sonst Rezidive zu spät erkannt werden können. Bei früher Diagnosestellung Stadium I–II 5–JÜR 65–75 %.

 Nicht jede Patientin mit anamnestischem Mamma-Ca. muß in der inneren Abteilung „durchuntersucht" werden, z.B. Tu-Marker, Sono, Szintigramm. Nur sinnvoll bei klinischem Verdacht auf Rezidiv oder Metastasen.

Stadien des Mamma-Ca, Therapieprinzipien

Stadium nach UICC	Klinik	Therapieprinzip (im Einzelfall ggf. starke Modifikationen)
I	Tumor < 2 cm (evtl. an Faszie fixiert), keine homolat. verdächtige Lk, keine Fernmetastasen	Evtl. brusterhaltende OP, Dissektion axillärer Lk und Tumorexzision, Radiatio 45–50 Gy, fakultativ Hormontherapie*
II	Tumor < 5 cm (evtl. an Faszie fixiert), homolat. (keine) verdächtige Lk, keine Fernmetastasen	*Standardtherapie:* modifiziert radikale Mastektomie, Dissektion axillärer Lk, bei Infiltration in den Muskel radikale Mastektomie (Absetzen der Mm. pectorales), Radiatio 45–50 Gy, fakultativ Hormonther.*
III	Tumor > 5 cm, mit Haut-, Interkostal- oder Brustwandinfiltration, homolat. verbackene Lk, keine Fernmetastasen	
IV	Fernmetastasen	Tumorektomie, evtl. Dissektion axillärer Lk. Radiatio (palliativ), Chemother. (adjuvant/palliativ), fakultativ Hormonther.*

* *Hormonther.:* in jedem Stadium möglich, bei rezeptorpositiven Ca sog. *additive* Hormonther. mit Antiöstrogen: Tamoxifen ca. 30 mg tägl. p.o. (z.B. Nolvadex®) oder *Gestagen:* Medroxyprogesteronacetat 2 x 500 mg tägl. p.o. (z.B. Clinovir®); Sog. *ablative* Hormonther. mit GnRH-Agonisten (z.B. Buserelin-Nasenspray Suprefact®), Aromatase-Hemmer (z.B. Orimeten®), hierbei auf Hydrocortison-Substitution achten, z.B. 3 x 10 mg Hydrocortison tägl., alternativ Goserelin (Zoladex®) s.c. alle 4 Wochen

11.1.4 Mastopathie

Umbaureaktion der Mamma, vorwiegend peri- und postmenopausal auftretend (Altersgipfel 45–50 J.). Durch hormonelle Dysfunktion kommt es zu diffusen Fibrosierungen, intraduktalen Epithelproliferationen, Gangektasien und Zystenbildung. Häufigste gutartige Erkrankung der Mamma (bei 45 % aller Frauen).

Grad n. Prechtel	Epithel-proliferation	Atypien	Häufigkeit	Karzinomrisiko
I	–	–	70 %	nicht erhöht
II	+	–	20 %	gering erhöht
III	+	+	10 %	3fach (Präkanzerose)

Mastopathia cystica fibrosa mit Epithelproliferationen und Atypien. Häufig multizentrisches und in ca. 30 % bilaterales Auftreten. Mikroverkalkungen in ca. 60 %.

Therapie: Bei allen verdächtigen Befunden Probeexzision und histologische Untersuchung. Bei Mastopathie Grad I oder II symptomatische Ther. der Mastodynie (☞ 11.1.5). Bei Knotenbildungen nach histologischer Sicherung antigonadotrope Steroide (Danazol, z.B. Winobanin® 1 x 200 mg p.o. tägl.). Bei Mastopathie Grad III ist bei zusätzlichen Risikofaktoren (Familienanamnese, Alter der Pat., Karzinophobie) eine subkutane Mastektomie (Erhalt der Mamille, ggf. mit gleichzeitigem Brustaufbau

11.1.5 Mastodynie

Spannungsgefühl in beiden Mammae, ca. 50 % aller Frauen betroffen.

Klinik
Beschwerden typischerweise 1 Wo. vor Menstruation, häufig mit Stimmungsschwankungen, Übelkeit und Kopfschmerzen im Sinne eines prämenstruellen Sy. kombiniert. Neben den rein funktionellen Beschwerden ist eine Mastodynie häufig auch Ausdruck einer Mastopathie (☞ 11.1.4) oder einer Corpus-luteum-Insuffizienz. *DD:* Gravidität.

Therapie
- Passender BH
- Pflanzliche Präparate (z.B. Mastodynon® N 2 x 30 Tropfen tägl.)
- Lokale Progesteronapplikation (z.B. Progestogel® Gel)
- Systemische Progesterongabe (z.B. Prothil® 5 mg/Tag vom 15. bis 25. Zyklustag)
- Bromocriptin 1,25 mg (z.B. Pravidel® 2 x 1/2 bis 2 x 1 Tabl.) in der 2. Zyklushälfte,
- Gestagenbetonte Kontrazeptiva (z.B. Marvelon® oder andere „Pille")
- Danazol (Winobanin®, sehr teuer), 1 x 200 mg.

11.2 Äußeres und inneres Genitale

11.2.1 Leitsymptome und ihre Differentialdiagnose

Harninkontinenz
Unfreiwilliger Urinabgang, ♀ > ♂. Formen:
- *Streßinkontinenz:* intraabdomineller Druck > Verschlußdruck. Grad I: beim Husten, Niesen, schwerem Heben; Grad II: beim Gehen, Grad III: im Liegen.
  Ther.: Gewichtsreduktion; Beckenbodengymnastik (Biofeedback); bei Östrogenmangel (Vaginalabstrich) → Substitution mit Gestagenen, z.B. Presomen® 0,6 comp. 1 x 1 Drg. tägl. p.o.; bei hypotoner Urethra → α-Mimetikum Midodrin (z.B. Gutron® 2,5 mg 3 x 2 Tabl. tägl. p.o.) oder Distigminbromid (z.B. Ubretid® 5 mg 3 x 1 Tabl. tägl. p.o.); bei Streßinkontinenz II.–III. Grades operative Korrektur, evtl. Hysterektomie, bei inoperablen Pat. Pessarbehandlung (muß angepaßt und alle 4 Wochen gewechselt werden)
- *Urge- oder Dranginkontinenz:* plötzlicher Harndrang mit Urinabgang → Überaktivität der Blasenmotorik. *Ther.:* bei symptomatischer Inkontinenz Therapie der Grunderkrankung, z.B. HWI, Ca; Blasentraining (Miktionsprotokoll) ggf. mit Biofeedbackkontrolle. Ergänzend medikamentöse Therapie: *Monotherapie* mit Anticholinergika, z.B. Oxybutynin (Dridase®) 2–3 x 5 mg p.o. (KI: Glaukom, Herzrhythmusstörungen, Myastenie, Colitis ulcerosa), alternativ Spasmolytika, z.B.

Flavoxat (Spasuret®) 3–4 x 200 mg tgl. p.o., ggf. *Kombination.* Bei geringer Inkontinenz Östriol (Ovestin®) 1 x 1 mg tgl. p.o. oder vaginal. Weitere Verfahren: Elektrostimulation, suprapubische Ableitung, Pouchanlage
- *Überlaufinkontinenz:* erhöhter intravesikaler Druck, durch Dehnung → Spontanurinabgang. *Ther.:* Beseitigung der Entleerungsstörung (Striktur, Tumor oder Ther. der sensorischen Störung)
- *Reflexinkontinenz:* Rückenmarksschädigung oberhalb des sakralen Miktionszentrums. *Ther.:* Training der kutanen Reflexmiktion (Reha-Zentrum). Intravesikale Instillation von 5 mg Oxybutynin (Dridase®) in 30–40 ml Aqua dest.

Vaginale Blutung
- *Blutungsdauer:* Menorrhagie (erhöht, > 6 Tage). *DD:* Uterusmyome, Koagulopathien, Karzinome; Brachymenorrhoe (< 3 Tage)
- *Blutungsstärke:* Hyper-/Hypomenorrhoe, Metrorrhagie (Zwischenblutung, *DD:* Karzinom, Endometriose, Polypen, Zervizitis)
- *Blutungshäufigkeit:* Polymenorrhoe (Zyklus < 25 Tage), Oligomenorrhoe (Zyklus > 35 Tage), sekundäre Amenorrhoe (keine Regelblutung in > 3 Monaten nach der Menarche) DD: Gravidität (β-HCG), Hyperprolaktinämie, Anorexia nervosa/Bulimie, Hochleistungssport, schwere Systemerkrankungen.

Dysmenorrhoe: Übermäßig schmerzhafte Menstruation, gel. vegetative Begleitreaktion (Kopfschmerz, Übelkeit, Erbrechen), primär (seit Beginn der Menstruation), sekundär (im Verlauf entwickelt). *DD:* primäre Form (Uterus/Vaginalanomalien, psychische Faktoren), sek. Form (Endometriose, Entzündungen, Pessar, Tumoren).

Vaginaler Ausfluß: klar (periovulatorisch erhöht, Östrogeneffekt), blutig, braun (Tumoren, Polypen), eitrig (Zervizitis, Adnexitis; ☞ 11.2.2), STD (☞ 11.5), weißlich-gelblich, cremig (Candida-Infektion), gelb-grünlich, schaumig (Trichomoniasis; ☞ 11.5.1).

Unterbauchtumor: (gyn. Ursachen): Gravidität, abszedierende Adnexitis, Ovarialzysten, -tumoren (☞ 11.2.7), Uterus myomatosus (weitere DD ☞ 7.1.1).

11.2.2 Vulvitis und Adnexitis

■ Vulvitis

Ätiologie
- *Endogen:* z.B. Diab. mell., Hormondysbalancen (Östrogenmangel). *Exogen:* Mechanische Reize, Radiatio, Noxen, Allergien
- *Infektiös:* Trichomoniasis (☞ 11.5.1), Candidose (☞ 11.5.1), Herpes genitalis (Bläschen), Condylomata accuminata (kleine, beetartige, papillomatöse Tumoren), primäre Lues (Papel, Ulkus; ☞ 11.5.3), Granuloma venereum, M. Behçet. *Parasiten:* Scabies (Krätzmilbe, Papeln perigenital, auch mamillär, interdigital, Unterarme), Pediculosis pubis (Filzlaus).

Symptome: brennende Schmerzen bei Bewegung, Miktion, Geschlechtsverkehr.

Diagnose: gerötete Vulva, gel. Erosionen, Bläschen oder Ulcera.

Therapie
- Grunderkrankung behandeln, Aufklärung, evtl. Allergiediagnostik
- Lokale Therapie
  - *Reepithelialisierungsmittel:* Dexpanthenol (z.B. Bepanthen®)
  - *Bakerielle Infektion:* Lokale/intravaginale Aseptika
  - *Herpes genitalis:* Aciclovir (Zovirax®)lokal, systemisch mit 5 x 200–400 mg tägl. p.o., bei starkem Befall auch parenteral. Gravidität: ausschließlich Lokaltherapie. Hohes Neugeborenenrisiko bei Erstinfektion während der Schwangerschaft → Sectio
  - *Kondylome:* Lokalther. (entfernen der Tumoren) durch Ätzung, Koagulation, chirurgisch, Lasertherap., Interferon. Partner mitbehandeln. *Cave:* HIV-Infektion ausschließen. *Gravidität:* perinatale Infektion des Kindes möglich (Larynxpapillome!) → Sectio, wenn bei ausgedehntem intravaginalen Befall die vorgeburtliche Sanierung nicht gelingt
  - *Scabies/Pediculosis:* Lindan als Gel (z.B. Jacutin®) in das Haar (bei Pediculosis) nach dem Waschen einreiben und für 3 Tage belassen, dann auswaschen, bei Scabies den ganzen Körper am Abend einreiben, am Morgen entfernen. *Cave:* Bei Kindern wesentlich kürzere Einwirkzeiten.

■ Adnexitis (Salpingitis, PID)

Fast immer durch aszendierende Infektion bedingte Salpingitis und Oophoritis („pelvic inflammatory disease", PID). Meist junge Frauen nach Menstruation, Abort oder Kürettage. Erreger: Chlamydien (in 40 % Chlamydien-Mitbeteiligung), Gonokokken, Streptok.- und Staphylok., E. coli, Bacteroides, Mykoplasmen.

Symptome
Eitriger Ausfluß. Heftige Schmerzen, Druckempfindlichkeit und Spannungsgefühl im Unterleib. Hohes Fieber, Übelkeit, Erbrechen, Darmkoliken. *Im chronischen Stadium* adhäsionsbedingte Beschwerden bei Druck und Dehnung (Defäkation, Geschlechtsverkehr), Kreuzschmerzen, Fluor, Dysmenorrhoe. Bei Chlamydien evtl. Perihepatitis (Fritz-Hughes-Curtis-Sy.).

Diagnose
Bimanuelle Palpation, Zervixschiebeschmerz, Douglas-Druckschmerz. Blutkultur. BSG ↑, Leukozytose, ggf. Laparaskopie. Sono (evtl. vaginal), β-HCG, Urinstatus, Leberwerte, BB (Leukozytose), Abstrich.

Therapie
Bettruhe, kein Geschlechtsverkehr, falls IUP → entfernen, bei starken Schmerzen Antipholigistika (z.B. Ibuprofen 2–3 x 200–400 mg tägl.). Antibiose: Cephalosporin (z.B. Zinacef® 3 x 1,5 g i.v.) in Kombination mit Tetrazyklin (Chlamydienwirksam! z.B. Vibravenös® SF 1 x 0,2 g initial, dann 0,1 g tägl. i.v.), später oral, bei Tetrazyklinunverträglichkeit alternativ Erythromycin 2 x 1 g tägl. i.v. Therapiedauer mindestens 14 Tage.
KO: Sterilität, Pyosalpinx, Oophoritis, Ovarial- oder Douglasabszeß, Peritonitis.

Prognose: Rezidivneigung solange Tuben vorhanden; gehäuft Sterilität durch Eileiterverklebungen.

Differentialdiagnose Salpingitis – Appendizitis – Extrauterin-Grav.

	Appendizitis (☞ 7.6.1)	Salpingitis	Extrauterin-Gravidität
Schmerz	wandernd, rechts (Mc Burney)	beidseits, ziehend	einseitig, stechend, krampfartig
Befund	Appendizitiszeichen, Übelkeit, Erbrechen	Portioschiebeschmerz, Druckschmerz, teigige Resistenz	Portio bei Druck schmerzhaft, Schmierblutung
Fluor	keiner	übelriechend, eitrig	keiner, evtl. Blut
Regel-Anamnese	unauffällig	häufig postmenstrueller Beginn	sek. Amenorrhoe, β-HCG positiv
Temperatur	rektal/axilläre Temp.-Differenz > 1 °C	rektal/axilläre Temp.-Differenz > 1 °C	normal bis gering erhöht, keine Differenz
Leukos	> 10/nl	mäßig erhöht	oft nicht erhöht
Ultraschall (☞ 20.1)	aperistaltische Appendix, Kokardenphänomen, perityphlit. Infiltrat	freie Flüssigkeit, Ovarien unscharf, Tube darstellbar, solider Adnex-Tumor	freie Flüssigkeit, „leerer" Uterus, Tube evtl. verdickt, extrauterine Fruchtblase
Komplikationen	*akut:* Begleitadnexitis, Perforation	*akut:* Begleitappendicitis, Peritonitis *chronisch:* Rezidive, EUG	*akut:* abdominale Blutung, Tubarruptur, Schock *chronisch:* EUG

11.2.3 Uterus myomatosus

Myome sind gutartige, östrogenabhängige Tumoren der glatten Muskulatur (Leiomyome). Häufigster benigner Tumor der weibl. Genitale, bei 20 % aller Frauen > 35 Jahre, < 0,5 % Entartung zu Leiomyosarkom.

Symptome: In ca. 20 % symptomlos (kleine Knoten). *Verlängerte und verstärkte Regelblutung, Zwischenblutungen*, häufig *sekundäre Anämie*. Bei großen Myomen Pollakisurie, Obstipation, Kreuzbeinschmerzen, Sterilität. KO: Entzündungen, Nekrose. Stieldrehung subseröser Myome, Uterus-Torsion, Stauungsniere.

Diagnose: gynäkologische Untersuchung, vaginale Sono. *DD:* Adeno-Ca, Ovarialtumor, Schwangerschaft (β-HCG), Endometrium-Ca (Nachweis im Kürettagematerial).

Therapie: bei kleinen Tumoren mit zykl. Blutungsanomalie: Gestagene (vor allem prämenopausal, da kein Myomwachstum nach der Me-

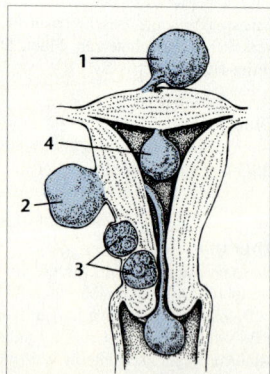

Abb. 11.6:
Formen des Uterus myomatosus.
1 = suberös, 2 = intraligamentär,
3 = intramural, 4 = submukös

nopause). Wirksamer: Gn-RH-Analoga (z.B. Zoladex®), anschließend Myomenukleation. Falls Uteruserhalt nicht vordringlich: Hysterektomie (vaginal oder abdominell).

11.2.4 Zervixkarzinom

Sehr häufig. In 95 % Plattenepithel-Ca. Jährlich Zervixabstrich zur Erkennung der Frühstadien. Altersgipfel: Dysplasie 30 J., Carcinoma in situ 35 J., invasives Ca. 55–60 J.

Ätiologie: schlechte Sexualhygiene, sexuelle Aktivität, Virusinfektion mit HPV, Nikotin.

Klinik: Frühstadien symptomfrei, evtl. blutig-wässriger Ausfluß insbesondere nach Geschlechtsverkehr und Defäkation, Metrorrhagien. Erst spät durch lokale Infiltration bedingte Schmerzen: Ischialgie, gestörte Blasen- und Dickdarmfunktion. Späte Metastasierung in Lunge, Leber, Skelett und Gehirn.

Diagnostik (bei Verdacht Vorstellung in Gynäkologie):
- Gynäkologische Untersuchung (Kolposkopie, Zytologie, ggf. Biopsie, Virusabstrich)
- Palpation bimanuell, rektal
- BB, E'lyte, BSG, Gerinnung, Leber- und Nierenwerte, TSH (vor KM-Gabe), Tumormarker, TSLL CYFRA 21–1, CEA, Urinstatus/zytologie
- Sono-Abdomen vaginal (Filiae, Lymphome?), Rö-Thorax, i.v. Urogramm (Aufstau, Harnleiterverlauf?)
- Zystoskopie, Rektoskopie, evtl. Skelettszinti, CT, MRT, selten Lymphographie.

FIGO-Klass.	Zervix-Ca	5 JÜR	Endometrium-Ca (Histologie wichtig)
0	Ca in situ (intraepithelial, nicht invasiv)	100 %	Ca in situ
I	Ca auf Cervix beschränkt: I a mikroinvasiv, < 5 mm Tiefenwachstum I b alle übrigen Fälle	a: 95 % b: 80 %	Ca auf Korpus beschränkt
II	Ca überschreitet Zervix, erreicht *nicht* die Beckenwand *und* unteres 1/3 der Vagina	55 %	Befall von Korpus und Zervix
III	Ca bis Beckenwand oder auf unteres Drittel der Vagina ausgedehnt *und/oder* Hydronephrose, stumme Niere	30 %	Ca greift auf Nachbarorgane im kleinen Becken über (Vagina, Peritoneum, Ovar)
IV	Ausdehnung über kleines Becken hinaus *und/oder* Rektum- oder Blasenbefall *und/oder* Fernmetastasen 5 %	5 %	

Therapie (nach Rücksprache mit Gynäkologie)
Spezielle Überwachungs- und Therapieschemata je nach Zytologie, Histologie, Biopsiebefund. Operation ist Ther. der Wahl im *Stadium 0–IIb*, evtl. in Kombination mit Radiatio. *Stadium 0* → Konisation, evtl. Hysterektomie, *Stadium Ia* → Hysterektomie, evtl. Afterloading, *Stadium Ib–II* → OP nach Wertheim-Meigs (Hysterektomie, Parametrienresektion, partielle Vaginalentfernung, Lk-Adenektomie), evtl. perkutane Radiatio, *Stadium III–IV* → Radiatio.

11.2.5 Korpuskarzinom (Endometrium-Ca)

Ca. 10 % aller Genital-Ca der Frau; in 75 % postmenopausal. Risikofaktoren: Adipositas, Diab. mell., Hypertonie, Infertilität, mehrjährige Östrogeneinnahme. Meist Adeno-Ca. Metastasierung wie bei Zervix-Ca, zusätzlich in die Ovarien.

- *Sympt.:* Zwischenblutungen, postmenopausale Blutungen
- *Diagn.:* Zervixabstrich nach *Papanicolaou*, Kavumspülzytologie, fraktionierte Kürettage zur histologischen Diagnosesicherung. Klassifikation siehe Tab 11.3.4
- *Ther.:* Hysterektomie und Ovarektomie, und/oder Radiatio. Je nach Histologie evtl. Chemotherapie und /oder Gestagene.

11.2.6 Endometriose

Ektopisches, zyklisch proliferierendes Endometriumgewebe. Meist in Genitalorganen (Ovar, Tube, Douglas), selten extragenital (z.B. Darm, Blase, Lunge).
Symptome: zyklusabhängige Schmerzen, Dysmenorrhoe, Menorrhagie, selten rektale Blutungen, Schmerzen beim Geschlechtsverkehr.

Therapie
- *Ovulationshemmer* („Pille"), am besten gestagenbetont, z.B. Marvelon®
- *Gestagene:* Über mindestens 3–6 Mon., evtl. auch Dauer-Ther.
- *Danazol* (z.B. Winobanin®; Antiöstrogen)
- *GnRH-Analoga* (z.B. Zoladex®)
- *Operativ:* Laparoskopische Koagulation kleinerer Herde, Ausschälung bzw. Exzision größerer Herde oder Zysten, ggf. Laparotomie.

11.2.7 Ovarialtumoren

Etwa 1,5 % aller Frauen entwickeln benigne oder maligne Ovarialtumore. Bei Ovarialtumoren zwischen funktionellen Zysten (Ursache: Hormonimbalance), funktionellen und echten Ovarialtumoren (25 % maligne, 75 % benigne) unterscheiden.

- **Ovarial- oder Retentionszysten:** gutartig, entstehen durch Sekretion in präformierte Hohlräume, polyzystische Ovarien (Stein-Leventhal-Sy.), Follikel- oder Corpusluteum-Zysten (bis 6 cm groß), Schokoladenzysten bei Endometriose oder Einblutung anderer Genese
- **Neoplasien:** Epitheliale Tumoren (65 %): serös, muzinös, Karzinom (Altersgipfel 60 J.); *Keimzelltumoren* (25 %): Dysgerminom, Dermoid, Teratom; *Keimstrangtumoren* (8 %), meist hormonproduzierend: Fibrom, Granulosa/Thekazelltumoren, Blastome
- **Sonderformen:** Fibrome (benigne) des Ovars; Aszites und Pleuraerguß → Meigs-Syndrom; Kapselruptur bei muzinösen Tumoren mit intraperitonealer Aussaat → *Pseudomyxoma peritonei* (infaust).

15 % aller malignen Tumoren sind Metastasen (vor allem von Endometrium-Ca, Magen-Ca, Colon-Ca, Mamma-Ca, auch maligne Lymphome).

FIGO	Stadien des Ovarialkarzinoms
I*	Ca auf Ovar(ien) beschränkt 5 JÜR 70 %
II*	Ca, mit Ausdehnung auf das kleine Becken 5 JÜR 45 %
III	Ausdehnung über kl. Becken nach intraperitoneal, retroperitonealer LK-Befall 5 JÜR 20 %
IV	Fernmetastasen (Leber, maligner Pleuraerguß) 5 JÜR 5 %

* Stadium Ic bzw IIc bei Aszites oder Peritoneallavage mit malignen Zellen

Diagn.: bimanuelle Palpation, Sonographie vaginal/abdominell und ggf. CT oder Laparoskopie. Tumor-Marker (☞ 15.5): CA 125, CA 15–3, Sexualhormone ↑ bei endokrin aktiven Tumoren, β-HCG und AFP ↑ bei embryonalen Tumoren.
DD: Krukenberg-Tumor (beidseitige Abtropfmetastasen im Ovar bei Magen-Ca). Entzündliche Adnextumoren und Adhäsionen, Extrauteringravidität. Gestielte Myome.
Ferner: abszedierende Divertikulitis, M. Crohn, Dickdarm-Ca, Beckenniere.
Ther.: jeder Ovarialtumor muß rasch abgeklärt werden. *Keine Punktion!* Immer Resektion (außer bei Retentionszysten) und histologische Begutachtung möglichst mit Schnellschnitt. Bei Malignität in der Regel Entfernung beider Ovarien und der befallenen Organe, Hysterektomie. Bis auf Stadium Ia wird bei allen Stadien eine Polychemotherapie durchgeführt (danach second-look-Op zur Beurteilung des Therapieerfolges und evtl. Nachresektion). Selten Radiatio.
KO: Stieldrehung, Vereiterung, Einklemmung.

11.3 Prostata

11.3.1 Prostataadenom

Benigne noduläre Prostatahyperplasie mit Vergrößerung der sog. inneren periurethralen Drüsen. 60 % aller Männer > 50 J. Folge: Harnwegsobstruktion.

Stadien	Folgeerscheinungen der Obstruktion
I	Prostatikerzeichen: Harnstrahl ↓, Nykturie, Pollakisurie, verzögerte/verlängerte Miktion
II	Prostatikerzeichen und Restharnbildung
III	Prostatikerzeichen, Überlaufblase, Hydronephrose/Niereninsuff.

KO: Chron. Niereninsuff. (☞ 9.7.4), HWI (☞ 9.3), Blasendivertikel, Blasensteine, Blutung.

Akuter Harnverhalt

Klinik: Unruhiger Pat., Harndrang, Druckschmerz im ges. Abdomen.
Diagnose: Anamnese, Befund (Perkussion), Sonographie, bei rez. Harnverhalt (Restharnbestimmung), Vorstellung Urologie.
Therapie: Harnröhrenkatheter (z.B. 16 Charr. Tiemann-DK; ☞ 2.6.4.), bei Urinmenge > 600 ml fraktioniertes Ablassen (sonst Blutung e vacuo möglich), falls DK nicht möglich suprapubische Harnableitung (☞ 2.6.4).
Post-OP: > 6 h nach OP bei gefüllter Blase keine Spontanmiktion. *Ther.:* evtl. Gabe von Carbachol 0,25 mg s.c. (Doryl®), sonst Einmal-Katheter (14 Charr.).

Diagnostik
- *Anamnese*
- *Labor:* Crea, PSA *(vor* Prostata-Palpation bestimmen, bei Prostata-Ca erhöht ☞ 11.3.2)
- *Rektale Palpation* (☞ 7.2.1): pralle, vergrößerte Prostata
- *Restharnbestimmung:* U-Status/Sediment, Sonographie (Verlaufskontrolle), i.v.-Py, Zysturethrogramm, Urethrozystoskopie, Uroflowmetrie.

Therapie abhängig von Symptomatik und Zustand des Pat.
- *Stadium I:* Konservativ, evtl. intermittierende Einmalkatheterisierung, Pflanzenextrakte (z.B. 3 x 1 Kps. Prostagutt® p.o.), β-Sitosterin (z.B. 3 x 2 Kps. Harzol® p.o.), Alternative 5-α-Reduktase-Hemmer z.B. 1 x 5 mg Finasterid (Proscar®, sehr teuer)
- *Stadium II:* rel. OP-Indikation (in Abhängigkeit von Alter, OP-Risiko, Beschwerden, Komplikationen z.B. rez. HWI, Blasensteine)
- *Stadium III:* zunächst Entlastung durch Dauerkatheter, dann wie Stadium II
- *OP-Verfahren:* TUR = transurethrale Resektion (für Adenom < 60 g), retropubische oder transvesikale Adenomausschälung (> 100 g). *Neuere Verfahren:* TULIP = Transurethrale ultraschallgesteuerte lasergestützte Prostatektomie (schonender)
- *KO.:* Vorsicht bei Herzinsuff. und KHK, da bei TUR hohe Volumenbelastung durch Spülflüssigkeitseinschwemmung möglich (TUR-Syndrom). Sterilität durch retrograde Ejakulation in die Blase (90–100 %); Harnröhrenstriktur (5 %); Epididymitis (2 %); Inkontinenz < 0,5 %, kurzfristig post-OP häufiger
- *Nachsorge:* PSA-Kontrollen, in 7 % Sekundär-Ca!

11.3.2 Prostatakarzinom

Dritthäufigstes Karzinom beim Mann, steigende Inzidenz im Alter. Meist Adeno-Ca (95 %). Kostenfreie Vorsorge ab 45 Jahre.
- *Klinik:* keine Frühsymptome. Typischer rektaler Palpationsbefund: große, asymmetrische Prostata, holzhart, unregelmäßig konturiert. Bei lokaler Infiltration und hämatogener Metastasierung in Skelett (meist osteoplastisch), Leber, Lunge: Rückenschmerzen und Spontanfrakturen; Blasenfunktionsstörungen, Impotenz

- *Diagn.:* PSA (prostataspezifisches Antigen; ☞ 22) und PAP (prostataspezifische saure Phosphatase; ☞ 22). Perineale Feinnadelbiopsie zur Diagnosesicherung.
  Staging: Rö-Thorax, Wirbelsäule und Becken; Skelettszintigramm; abdominelle Sonographie, CT, i.v. Urogramm, Kontrasteinlauf, evtl. Lymphangiographie.

PSA und PAP bei vorhergehender rektaler Untersuchung, Prostata-PE, Prostatitis, Zystoskopien falsch pos. Auch bei benigner Prostatahyperplasie (BPH) kann der PSA-Wert erhöht sein, da ein Gramm benignes Prostatgewebe PSA um 0,3 ng/ml, malignes Gewebe um 3,5 ng/ml erhöht (45 % aller Pat. mit BPH haben ein PSA von 4,1–10 ng/ml).

- *DD:* Prostatasteine, Z.n. Prostataabszeß oder chronischer Prostatitis, Tbc
- *KO:* Entsprechen Prostataadenom (☞ 11.3.1)
- *Ther.:* radikale Prostatovesikulektomie und lokoregionäre Lymphadenotomie (bei gutem AZ und Fehlen von Metastasen), alternativ (bei red. AZ oder KI für OP) perkutane Radiatio oder ultraschallgesteuerte perineale Spickung. Bei weit fortgeschrittenem Befund: palliative TUR der Prostata bei Obstruktion
- *Primärtherapie:* Depot-Med.: Goserelinacetat (z.B. Zoladex®) oder Enantone (Leuprorelin®) 1 x 3,75 mg s.c./Monat. Androgenentzug alternativ durch bds. Orchiektomie oder Antiandrogene Flutamid (z.B. Fugerel®) 3 x 250 mg tägl. p.o., Cyproteronacetat (z.B. Androcur®) 2 x 100 mg tägl. p.o. *Sekundärtherapie:* bei Progredienz Estramustinphosphat (z.B. Estracyt®) 560–840 mg tägl. p.o., evtl. zusätzliche Chemotherapie.

11.3.3 Prostatitis

Meist urogene Entzündung der Vorsteherdrüse.
- *Ätiologie:*
  - *Akute bakterielle Form:* kanalikulär aszendierend (iatrogen, DK, Strikturen)
  - *Chronisch bakterielle Form:* als Folge einer akuten Entzündung, Persistenz von Problemkeimen
  - *Abakterielle Form:* evtl. Ureoplasmen- oder Clamydieninfektion. Genese häufig nicht zu klären
- *Symptome:* Dysurie, seltener Hämaturie, Fieber/Schmerzen (akut bakteriell), rez. HWI/Epididymitiden (chron. bakteriell)
- *Diagnostik:* rektale Untersuchung (Schmerz, bei Prostatasteinen = Knirschen), Urinkultur, Prostataexprimat/Ejakulat (Leukozyten/Grampräparat/Kultur), Tbc-Kultur, BB (Leukozytose), BSG, CRP, Fieber, Harnröhrenabstrich (Mykoplasmen/Chlamydien)
- *DD:* Vesikulitis, Prostata-Ca, anorektaler Beschwerdekomplex, Tbc (Ausschluß)
- *KO:* Aszendierende HWI (bis Urosepsis), Epididymitis mit konsekutiver Infertilität, Abszeß
- *Ther.:* bei akut bakterieller Form Cotrimoxazol (z.B. Bactrim® forte 2 x 1 Tabl. p.o.), bei schwerem Verlauf Urosepsis (Therapie ☞ 9.3.4.), bei chron. Verlauf Langzeitantibiose über 4–6 Monate, evtl. auch Gyrasehemmer. Bei abakterieller Form: Tetrazyklin für 10 Tage, evtl. danach Metronidazol oder Makrolidantibiotikum für 10 Tage.

11.3.4 Paraphimose

Einklemmung der zu engen, phimotischen Penisvorhaut hinter dem Eichelkranz mit ödematöser Schwellung und Gefahr der Nekrose von Glans penis und Vorhaut.

Ther.: „Massierende Kompression" der Glans mit den Fingerkuppen für ca. 3 Min., bis sich Ödem zurückbildet. Danach Glans unter die Vorhaut zurückdrücken. Wenn nicht erfolgreich, Inzision des Penisrückens durch Urologen.

11.4 Hoden

11.4.1 DD der Hodenschwellung

Jede schmerzlose Hodenschwellung ist karzinomverdächtig und erfordert diagnostische Klärung (meist operative Freilegung und Biopsie).

- **Hydrozele:** Flüssigkeitsansammlung in der Tunica vaginalis (Diagn.: Diaphanoskopie, Sonographie). *Cave:* idiopathisch oder als Begleithydrozele bei Hoden-Ca (schmerzlos), Entzündung und Torsion (schmerzhaft), Trauma
- **Varikozele:** Erweiterung des Plexus pampiniformis mit Gefahr der Sterilität. *Diagn.:* Sonografisch. *Ther.:* Embolisation, hohe Ligatur der V. spermatica
- **Skrotalhernie:** Schwellung nicht nach oben hin abgrenzbar (Bruchpforten gefüllt), Propulsion bei Hustenstoß. Darmschleife im Liegen evtl. reponierbar
- **Hodentorsion:** meist Neugeborene oder Jugendliche, äußerst schmerzhaft (☞ 11.4.2)
- **Hoden-Ca und Hoden-Keimzelltumoren** (Teratom, Seminom): schmerzloser, glatter Knoten, meist einseitig (☞ 11.4.4)
- **Spermatozele:** gut abgrenzbare Retentionszyste am Nebenhoden
- **Selten:** Tbc, Gumma, Lymphom.

11.4.2 Hodentorsion

Notfall! Meist Neugeborene oder Jugendliche. Drehung eines abnorm beweglichen Hodens um die eigene Achse mit Drosselung des venösen Blutabflusses und hämorrhagischer Infarzierung. Nekrose mit Gefahr der späteren Sterilität, wenn nicht innerhalb von 4–6 h operiert wird.

- *Klinik:* akute, heftige Schmerzen in Hoden und/oder Unterbauch, Patient kann kaum gehen! Hodenhochstand, später Rötung, Schwellung und Überwärmung. Begleithydrozele. Übelkeit und Erbrechen. *Prehn'sches Zeichen* neg. (☞ 11.4.3)
- *Häufigste Fehldiagnose:* akute Epididymitis, inkarzerierte Hernie
- *Ther.:* sofortige operative Detorsion und Orchidopexie *beider* Hoden
- *Progn.:* Bei rechtzeitiger Therapie 60 % der Hoden zu erhalten.

11.4.3 Epididymitis

Bakterielle akute oder chronische Nebenhodenentzündung, kanalikulär oder lymphogen fortgeleitete Prostatitis oder Urethritis; häufig nach Instrumentierung oder Prostatektomie. KO: Samenleiterverklebung mit Sterilität.

- *Klinik:* initial akute Schwellung einer Skrotalhälfte, prall, tomatengroß, sehr druckempfindlich. Prehnsches Zeichen pos. (Schmerzerleichterung bei Anheben des Hodens). Hoden und Nebenhoden nicht abgrenzbar; hochrote, glänzende und überwärmte Haut, Fieber um 40 °C. Chronische Form: druckdolenter, gut abgrenzbarer Nebenhoden, Indurationen
- *Diagn.:* BSG ↑, Leukozytose, Urinkultur, Leukozyturie, ggf. Blutkultur, Sonographie. *DD:* Hodentorsion (☞ 11.4.2), inkarzerierte Hernie, Tumor (DD ☞ 11.4.1), Spermato-Varikozele
- *Ther.:* 3–4 Tage Bettruhe, Hochlagerung der Hoden, Hodenbänkchen (besserer Lymphabfluß, Schmerzlinderung), Suspensorium bei ambulanten Patienten, feuchtkalte Umschläge, bei starken Schmerzen Infiltration des Samenstranges mit 10 ml 1%iger Procainlösung. *Antibiotika:* Ciprofloxacin 2 x 250–500 mg tägl. p.o. bis Antibiogramm vorliegt oder Breitspektrumantibiotikum, z.B. 3 x 2 g Mezlozillin (Baypen®) i.v. und Aminoglykosid (Refobacin® 1 x 3–5 mg/kg) i.v. über ca. 10 Tage. Evtl. zusätzlich Prednisolon 20 mg für 7 Tage p.o. und antiphlogistische Therapie.

11.4.4 Hodentumoren

Vielzahl von Formen, 95 % sind maligne. Altersgipfel 20–40 J. Seminome (40 %), Teratokarzinom (30 %), Embryonalkarzinom (20 %), alle metastasieren lymphogen.

- *Klinik:* einseitige, langsam zunehmende Hodenschwellung, schmerzlos, glatt, derb. Hydrozele. Schweregefühl im Hoden. Lymphogene Metastasierung direkt in paraaortale/supraklavikuläre Lymphknoten (DD der Lk-Vergrößerung ☞ 14.1.5). Frühe *hämatogene* Streuung bei Chorionkarzinom (< 5 %) in Leber, Lunge, Skelett
- *Diagn.:* Hodensonographie. β-HCG, LDH und AFP, AP (☞ 22) im Serum. Explorative Freilegung und ggf. Biopsie. *Staging:* Rö-Thorax, i.v. Urogramm, Sonogaphie von paraaortalen Lk und Abdomen, Abdomen- und Becken-CT, Lymphographie, Kavographie
- *Ther.:* Semikastration bei Malignität. Weitere Therapie abhängig von Histologie und Stadium (evtl. retroperitoneale Lymphadenektomie, Chemotherapie). Gute Prognose, bei Nachsorge auf verbliebenen Hoden achten.

11.5 Sexuell übertragbare Krankheiten

Neben den meldepflichtigen „klassischen" Geschlechtskrankheiten (Syphilis, Gonorrhoe, Ulcus molle, Lymphogranuloma inguinale und Granuloma venereum) zählen nach WHO-Def. die unspezifischen Urogenitalentzündungen (Urethritis, Vulvovaginitis, Zervizitis) durch Trichomonaden, Candida albicans, Neisserien, Mykoplasmen, Chlamydien, Herpesviren und im weiteren Sinne auch AIDS (☞ 18.4.2), Virus-Hepatitis, Scabies und Pediculosis zu den „sexually transmitted diseases" (STD).

STD-Diagnostik sollte vom Dermatologen, Urologen oder Gynäkologen durchgeführt werden.

Meldepflicht: Bei klassischen Geschlechtskrankheiten an das zuständige Gesundheitsamt (ohne Angabe von Namen/Adresse). *Namentliche Nennung bei:* Verweigerung der Therapie, offensichtlich falschen Angaben über Ansteckungsquelle, Pat., deren Lebensweise eine Gefahr der Übertragung auf andere beinhaltet, Pat. < 18 Jahre (außer der ges. Vertreter sorgt für ordnungsgemäße Behandlung und Betreuung).

11.5.1 Unspezifischer Urogenitalinfekt

Symptome: Dysurie, Pollakisurie, Pruritus, Ausfluß.

- *Chlamydien:* Serotyp D–K (♀ + ♂ ≈ 50 %) sind die häufigsten Erreger der nicht-gonorrhoischen Zervizitis und Urethritis. *Diagn.:* Kultur (schwierig), Antigennachweis (EIA z.B. Chlamydiazym®, gut und preiswert, IFT z.B. Micro Trak®), gleichzeitig Serologie (KBR nicht spezifisch!). *KO:* Salpingitis, Epididymitis, Perihepatitis, Arthritis, Infertilität. *Ther.:* Tetrazykline, Erythromycin über ca. 10 Tage, Einmaldosis mit Azithromycin, Partner mitbehandeln
- *Trichomoniasis* (Trichomonas vaginalis, Flagellat): meist Frauen. Übertragung meist durch Geschlechtsverkehr. Weißlich-schaumiger Fluor, Jucken, Brennen, Dysurie bei Frauen, seröse Urethritis bei Männern. *Diagn.:* Nativpräparat. *Ther.:* Metronidazol 1 x 2 g p.o. (z.B. Clont®), Partner mitbehandeln
- *Candidose* (Candida albicans, Hefepilz): häufig und mit steigender Inzidenz bei Frauen. Gehäuft bei „Pille", Diab. mell., Antibiotikum- und Glukokortikoidmedikation, AIDS (☞ 18.4.3). Typ. weißlich-käsiger vaginaler Ausfluß mit Pruritus, seltener als Urethritis bei Männern. *Diagn.:* typischer Geruch, Abstrich, mikroskop. Nachweis, Kultur. *Alle* Schleimhäute untersuchen. *Ther.:* 3 Tage lokale Therapie: ♀ 1 Clotrimazol Vaginaltablette, ♂ lokale Salbe, bei Rezidiv Lokalther. für 6 Tage, bei bei erneutem Rezidiv systemische Ther. (☞ 18.5.2), Partner mitbehandeln
- *Hämophilus vaginalis* (Gardnerella): oft Mischinfektion, übelriechender Ausfluß, typischer Fischgeruch bei Zugabe von 1 Tropfen Kalilauge zum Abstrichmaterial (Amintest). *Ther.:* Lokale Therapie mit 1 x 1 Vaginaltablette Metronidazol (Clont®) am Abend für 6 Tage, bei Persistenz 2 x 400 mg p.o. für 10 Tage
- *Harnwegsinfekt* ☞ 9.3.1.

11.5.2 Gonorrhoe („Tripper")

Durch Neisseria gonorrhoeae verursachte Entzündung von Schleimhäuten (v.a. Urogenitaltrakt, Mundhöhle, Rektum, Konjunktiven und Kornea). Meldepflicht.

Klinik: Meist 2–4 Tage nach Infektion tritt bei Männern eine akute Urethritis mit eitrigem Ausfluß, Dysurie und Pollakisurie auf. Bei Frauen oft symptomlos.
Diagn.: Abstriche (☞ 2.4.6) zeigen gramneg. intrazelluläre Diplokokken. Urinsediment/-kultur. *DD:* unspezifische Urogenitalentzündungen (☞ 11.5.1), Syphilis (☞ 11.5.3), M. Reiter (Balanitis/Urethritis, Monarthritis, Konjunktivitis).
Ther.: Möglichst Mituntersuchung/Behandlung des Partners. Zunehmende Resistenzprobleme, gute Wirksamkeit der Einzeittherapie, Penicillinbehandlung i.m. nicht mehr Mittel der Wahl.
- *I.Wahl:* Ceftriaxon (Rocephin®) einmalig 1 x 250 mg i.m. oder Cefixim (Cephoral®) 1 x 400 mg p.o. oder Ciprofloxacin (Ciprobay®) 1 x 250 mg p.o.
- *II.Wahl:* Procain-Penicillin-G 1 x 4,8 Mio. I.E. i.m. an zwei Injektionsstellen, oder Spectinomycin 1 x 2–4 g i.m.
- *Bei diss. Infektion* (bes. bei AIDS-Pat. ☞ 18.4.2) Ceftriaxon 1 x 1–2 g tägl. i.v. bis klin. Besserung, dann orale Therapie für 7–10 Tage. Da häufig Koinfektion mit Chlamydien vorliegt, 7 Tage Doxycyclin 200 mg tägl. p.o. oder Erythromycin 2 x 1 g tägl. p.o.
- *Kontrolle nach 3 Monaten:* Grampräparat, Kultur, Syphilis-Serologie ☞ 11.5.3.

KO: Gonarthritis, Iridozyklitis, Pleuritis, Meningitis, Endo-Perikarditis. *Bei der Frau:* Endometritis, Salpingitis, Peritonitis → Sterilität. *Beim Mann:* Epididymitis, Prostatitis, chron. Urethritis, Infertilität. *Häufig als Folge Mischinfektionen!*

11.5.3 Syphilis (Lues)

Meldepflichtige Erkrankung durch Treponema pallidum, *verläuft in mehreren Stadien.*

Klinik
- **Schmerzloser Primäraffekt** etwa 3 Wo. nach der Inf. am Eindringort (Genitalbereich, Mundhöhle, Extremitäten): erbsgroße, zu schmerzlosem Ulkus zerfallene Papel und schmerzlose inguinale Lk-Schwellung. Unbehandelt bildet sich der Primäraffekt innerhalb von 6 Wo. zurück
- 6–8 Wo. nach der Inf. **sekundäre Syphilis** mit generalisierter Lk-Schwellung, Abgeschlagenheit. Makulo-papulo-pustulöses Exanthem v.a. an Stamm, Hand- und Fußflächen; grau-weißliche Beläge und indolente Erosionen der Mundschleimhaut (Plaques muqueuses), Papeln im Anogenitalbereich (Condylomata lata)
- Unbehandelt kommt es bei ca. 60 % zur **tertiären Syphilis** mit Gummen, 10 % kardiovaskulärer Befall (luisches Aortenaneurysma), in 8 % Befall des ZNS *(Tabes dorsalis):* Ataxie, Schmerz- und Sensibilitätsempfinden ↓, Argyll-Robertson-Sy. (Anisokorie, enge licht- und konvergenzstarre Pupillen); progressive Paralyse.

Diagnose: Nachweis von T. pallidum im Ausstrichpräparat (Primäraffekt/Lk-Punktion) unter Dunkelfeldmikroskop, Serologie.

Untersuchungsbefunde in der Luesserologie				
Test	TPHA[1]	FTA-Abs.[1]	VDRL[2]	Bewertung
Aussage	Suchtest	Bestätigung	Aktivität / Behandlungsbedürftigkeit	
Resultat	–	–	–	Keine Lues < 3 Wo., bei klin. V.a. Primäraffekt DD: Herpes simplex, Ulcus molle → kurzfristige Kontrolle
	–	+	+	Prim. Lues, „IgG-Serumnarbe" oder unspez. Befund → kurzfristige Kontrolle, bei Konstanz Serumnarbe oder unspez. Befund nicht sicher zu unterscheiden
	+	–	–	
	+	+	–	Bei fehlender Klinik/Anamnese → kurzfristige Kontrolle, ansonsten DD: Serumnarbe oder Primärstadium, Abklärung → IgM-Ak-Assay[3]
	+	+	+	Behandlungsbedürftige Lues (alle Stadien) oder Serumnarbe, bei fehlender Klinik/Anamnese → IgM-Assay[3]

[1] *TPHA-* und *FTA-Absorptionstest* werden ca. 3 Wo. p.i. pos. (falsch pos. Befunde bei Borrelieninfektion)
[2] *VDRL-Test:* ca. 6 Wo. p.i. pos., häufig falsch pos. (z.B. bei Mononukleose, Tbc, Lepra, Malaria, Kollagenosen, RA, Lebererkr., Ca, Gravidität und Schutzimpfungen).
[3] *IgM-Ak-Assay:* Nachweis treponemenspez. IgM-Ak mit Titer. Aussage:
  – Titer < 1:5 negativ → keine Behandlungsindikation;
  – Titer 1:5–1:10 → grenzwertig, bei Frühinfektion Behandlung,
    bei Vorbehandlung innerhalb der letzten 12 Mon., Kontrolle nach 3 Mon.;
  – Titer 1:20–1:160 Infektion/Zweitinfektion: Behandlung.
    Bei Vorbehandlung innerhalb der letzten 3 Mon., Kontrolle nach 3 Mon.;
  – Titer > 1:320 → behandlungsbedürftige Lues. Bei V.a. Neurolues zeitgleich Entnahme von Serum und Liquor, um TPHA-Quotient Blut/Liquor zu ermitteln.

Therapie in Frühstadien (Partnerbehandlung)

Procain-Penicillin G 1,2 Mio. I.E. i.m. tägl. für 15 Tage, oder einmalig Benzathin-Penicillin G (Tardocillin®) 2,4 Mio I.E. i.m. (1,2 Mio I.E. je Glutealbereich). Alternativ: Doxycyclin 200 mg tägl. oder Erythromycin 2 g tägl. für 10 Tage p.o.; Neurolues 10 Mio. I.E. Penicillin G i.v. für 14 Tage. *Cave:* Jarisch-Herxheimer-Reaktion (Fieberanstieg bis hin zum Schock-Sy. durch massiven Zerfall von Treponemen bei Therapiebeginn, *Ther.:* Glukokortikoide).

Achim Peters 12

12.1	Schilddrüse (SD)	408	12.4	Hypophyse	427
12.1.1	Diagnostik	408	12.4.1	Testung der Hypophysenachsen	427
12.1.2	Therapie	410	12.4.2	Hypophyseninsuffizienz (Hypopituitarismus)	428
12.1.3	Struma	411	12.4.3	HVL-Überfunktion, HVL-Tumoren	428
12.1.4	Schilddrüsen-Karzinom	413	12.4.4	Diabetes insipidus (DI)	429
12.1.5	Hyperthyreose	414	12.5	Hormonbildende Tumoren, Karzinoid	430
12.1.6	Hypothyreose	417	12.5.1	Insulinom	430
12.1.7	Thyreoiditiden	418	12.5.2	VIPom (Verner-Morrison-Syndrom)	430
12.2	Nebenniere (NN)	419	12.5.3	Gastrinom (Zollinger-Ellison-Syndrom)	431
12.2.1	Physiologie	419	12.5.4	Karzinoid	431
12.2.2	Diagnost. Methoden	419			
12.2.3	Cushing-Syndrom (CS)	420			
12.2.4	Hypokortisolismus/ NNR-Insuffizienz	421			
12.2.5	Hyperaldosteronismus, M. Conn	423			
12.2.6	Virilisierung und Hirsutismus	424			
12.2.7	Phäochromozytom	424			
12.3	Nebenschilddrüse	425			
12.3.1	Primärer Hyperparathyreoidismus (pHPT)	425			
12.3.2	Hypoparathyreoidismus (HypoPTH)	426			

Glukokortikoidtherapie ☞ 21.5

Endokrinologie

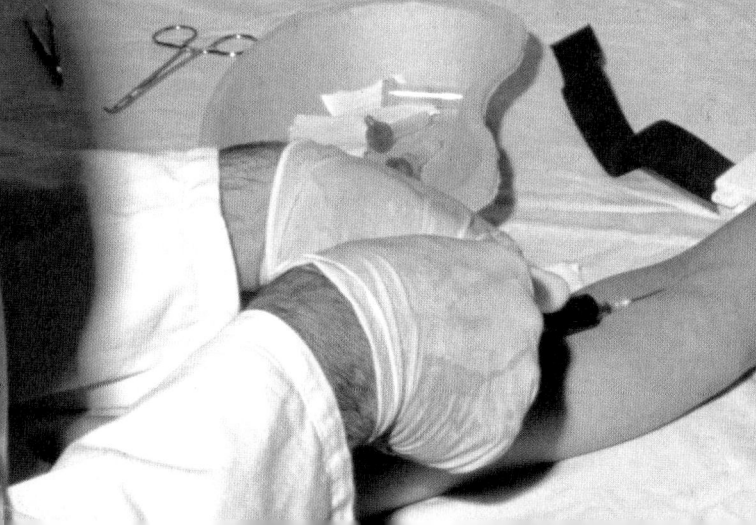

12.1 Schilddrüse (SD)

12.1.1 Diagnostik

Basis der SD-Diagnostik: Vorgeschichte, Medikamentenanamnese, jodhaltige Kontrastmittel im letzten 1/2 Jahr? Begleiterkrankungen, klinische Untersuchung.

TSH (=Thyreotropin) basal
- *Ind.:* TSH basal genügt zum *Ausschluß* einer SD-Funktionsstörung (eine kompensierte Autonomie wird nicht erfaßt)
- *Interpretation:* Normalbereich 0,4–4,5 mIE/l. Erniedrigte Werte → V.a. Hyperthyreose; erhöhte Werte → V.a. Hypothyreose. Zur Sicherung fT_4 und fT_3 bestimmen. Bei TSH-Normabweichung und normalen SD-Hormonen liegt eine latente Hyper- bzw. Hypothyreose vor, Manifestation einer Hyper- bzw. Hypothyreose im Verlauf möglich → Kontrollen!

Periphere SD-Parameter
- fT_3 und fT_4 (freies T_3 und T_4) bestimmen
- *Ind.:* in Verbindung mit TSH basal zum *Nachweis* einer SD-Erkrankung
- *Normalwerte* methodenabhängig, z.B.: fT_4 8–20 ng/l (10–26 pmol/l), fT_3 2,5–6 pg/ml (3,8–9,2 pmol/l), T_4 55–160 nmol/l (45–115 µg/l), T_3 1,1–2,8 nmol/l (0,7–1,8 µg/l), TBG 205–476 nmol/l (14–28 mg/l). Wird fT_4 nicht direkt bestimmt, Anteil an freiem T4 durch T_4/TBG-Quotient abschätzen (normal 3–5 µg/mg)
- *Interpretation:* TSH ↓ (supprimiert) und fT_4 ↑ bzw. fT_3 ↑: Hyperthyreose. TSH ↑ und fT_4 ↓: Hypothyreose. TSH niedrig und fT_4 ↓: hypophysäre, sekundäre Hypothyreose (sehr selten, hier andere Hypophysenfunktionen prüfen!). Sekundäre Hyperthyreose (TSH normal oder ↑ und fT_4 ↑) extrem selten. Eine T_3-Erniedrigung (evtl. auch T4 ↓) besteht häufig auch bei schweren Allgemeinerkrankungen (low T_3-Syndrom) → euthyreote Stoffwechsellage!

 Östrogene (Schwangerschaft, „Pille") führen zu TBG-Anstieg → $T_{3/4}$ ↑, $fT_{3/4}$ und T_4/TBG sind jedoch normal.

TRH-Test
- *Ind.:* Kaum Informationsgewinn gegenüber TSH basal. Nützlich bei V.a. Autonomie (höhere Sensitivität) und zur Abklärung unklarer und grenzwertiger Befunde
- *Durchführung:* Blutabnahme für TSH-basal, 200 µg TRH (z.B. Antepan®) i.v., zweite Blutabnahme nach 30 Min. *Cave:* vasovagale Reaktionen rel. häufig
- *Interpretation:* TSH-Differenz 2,5–30 mIE/l normal. Fehlender Anstieg (neg. TRH-Test): Hypophysen-Insuff. (selten), Hyperthyreose, fakultative Hyperthyreose bei SD-Autonomie, suppressive Hormontherapie. Überhöhter Anstieg (path. pos. TRH-Test) bei Hypothyreose.

SD-Antikörper
Gegen thyreoidale Peroxidase (Anti-TPO, früher MAK = Mikrosomale AK), Thyreoglobulin (TAK) oder TSH-Rezeptoren (TRAK, früher TSI). Erhöht bei immunogener SD-Erkrankung: Hashimoto-Thyreoiditis (☞ 12.1.7) und M. Basedow (☞ 12.1.5). Bestimmung nur sinnvoll zur Differenzierung M. Basedow ↔ multifokale/disseminierte Autonomie; als Verlaufsparameter unzuverlässig. Häufig falsch pos. und neg. Befunde.

Sonographie
Obligat bei Struma und palpablen Knoten. Volumenbestimmung: Länge [mm] x Breite x Tiefe x 0,5 für jeden Lappen. Normales Gesamtvolumen: $M < 25$ ml, $F < 18$ ml.
- *Struma:* Schallmuster oft wie bei normaler SD oder Echovergröberung (kleinste echoarme und -reiche Areale nebeneinander)
- *Struma-Knoten und autonome Adenome:* unterschiedliche Echogenität, meist scharf abgrenzbar
- *Zysten:* echofrei, dorsale Schallverstärkung
- *Schilddrüsen-Ca:* meist echoarme, unscharf und unregelmäßig begrenzte Knoten
- *M. Basedow/Hashimoto-Thyreoiditis:* echoarme, bei M. Basedow evtl. vergrößerte, bei Hashimoto-Thyreoiditis oft verkleinerte SD
- *Thyreoiditis de Quervain:* unscharf abgegrenzte, echoarme Areale.

SD-Szintigramm
Szintigraphisch wird sowohl die Verteilung des Nuklids (^{99m}Tc) bestimmt als auch die aufgenommene Gesamtmenge (TcTU = Tc-uptake, Normalwert je nach Jodversorgung regional unterschiedlich, ca. 1,5–5 % bei normalem TSH, bei niedrigem TSH < 1,5 %).
- *Ind.:* Hyperthyreose, Struma nodosa (Ausschluß bzw. Quantifizierung funktioneller Autonomie nur bei niedrigem TSH sinnvoll: Szintigramm unter „endogener TSH-Suppression"), DD retrosternaler Prozesse, postoperative Kontrolle bei SD-Ca (mit ^{131}I)
- *Interpretation*
  - Hyperthyreose: bei M. Basedow homogene Nuklidverteilung, hoher Tc-uptake (DD disseminierte Autonomie → Sono, TRAK)
  - Struma nodosa: „kalte" Knoten (z.B. Zyste, Fibroadenom, Ca) nehmen kein Technetium auf, „heiße" im Übermaß (meist autonomes Adenom)
  - *Cave:* Eine Jodexposition (z.B. Kontrastmittel) vermindert den Tc-uptake.

 Ein kalter Knoten ist in ca. 5 % ein Ca → Abklärung durch Sono, Aspirationszytologie, ggf. OP.

Suppressionsszintigraphie
- *Ind.:* V.a. funktionelle Autonomie
- *Durchführung:* TSH-Suppression durch Gabe von 75 µg L-Thyroxin für 2 Wo., danach 150 µg für weitere 2 Wo., unmittelbar anschließend (25. Tag) Szintigraphie
- *Interpretation:* funktionelle Autonomie liegt vor bei Tc-uptake > 1,5 %.

Feinnadelpunktion (Aspirationszytologie)
- *Ind.:* sonographisch echokomplexe, echoarme, echofreie Knoten, szintigraphisch kalte Knoten
- *Technik:* Punktion mit dünner Kanüle unter Sono-Kontrolle.

Radiologische Untersuchungen (additive Verfahren)
- *Rö-Thorax:* Ausdehnung einer retrosternalen Struma (Tracheaverlagerung und -kompression, Mediastinalverbreiterung)
- *Trachea-Zielaufnahme,* ggf. mit Saug-/Preßversuch: Trachealkompression? Tracheomalazie? Ggf. Lufu (☞ 6.2.3): Erniedrigung der FIV$_1$
- *MRT:* retrosternale Strumaanteile, V.a. Infiltration durch SD-Ca.

 Kein KM bei Malignomverdacht (z.B. KM-CT). Macht eine evtl. Radiojodtherapie später unmöglich!

12.1.2 Therapie

■ Chirurgisch

- *Ind.:* Struma maligna, unklare Aspirationszytologie, Struma III.° mit lokoregionärer Kompression (Tracheomalazie, Einflußstauung), Intoleranz gegen thyreostatische Medikamente, jodinduzierte hyperthyreote Krise, M. Basedow-Rezidiv
- *OP-Vorbereitung:* HNO-Konsil zur Beurteilung von Stimmritze und N. recurrens-Funktion. Lufu zum Ausschluß einer Tracheomalazie. Bei Hyperthyreose Vorbehandlung mit Thyreostatika bis zur Euthyreose (☞ 12.1.5)
- *Verfahren:* bei Struma, multifokalem Adenom und diss. Autonomie meist subtotale Strumektomie (Restgewebe ca. 10 g), selten isolierte Adenomenukleation (hohe Rezidivneigung), bei SD-Ca totale Thyreoidektomie
- *KO:* Rekurrensparese in ca. 1 % (→ Heiserkeit, Spontanremission in 30 %), Nachblutung mit lebensbedrohlicher Tracheakompression, Hypoparathyreoidismus (ca. 1 %, ☞ 12.3.2), Hypothyreose (15–20 %, Substitution ☞ 12.1.6). Selten Tracheopathia fibroplastica (narbige Tracheastenose durch Adventitia-Verletzung)
- *Postop. Nahrungsaufbau:* am Abend nach der OP ist orale Flüssigkeitsaufnahme möglich
- *Laborkontrolle* nach 6 Wo.: TSH basal + fT$_4$. Ursache einer leichten TSH-Erhöhung (z.B. < 10 mIE/l) kann eine passagere postoperative Hypothyreose sein. Zurückhaltung mit lebenslanger Substitution!

Komplikationsrate bei Zweit- oder Dritteingriffen stark erhöht → ausreichende Radikalität bei subtotaler Strumektomie. Postop. konsequente Strumaprophylaxe mit Jodid (100 μg tägl.).

■ Radiojod-Therapie

- *Ind.:* Funktionelle Autonomie, kompensierte Autonomie wenn Iodexposition absehbar (z.B. KHK-Pat. vor Koronarangiographie), M. Basedow, Struma mit Lokalbeschwerden (bei inoperablen Pat.). Nachbehandlung differenzierter SD-Ca
- *Absolute KI:* Schwangerschaft
- *Vorbereitung:* keine Jodapplikation (z.B. KM)! L-Thyroxin ca. 4 Wo. vorher absetzen (Ausnahme: Ther. der funktionellen Autonomie). Nach Möglichkeit Reduktion oder Absetzen von Thyreostatika
- *Verfahren:* Durchführung nur stationär in rel. Isolation (kein Besuch, kein Ausgang). Gabe von ^{131}I p.o. (nüchtern). Entlassung erst nach Abklingen der Strahlung (je nach Indikation und SD-Volumen 3 Tage bis 4 Wo.).

- Hypothyreoserate ca. 10 %. Hypothyreose ist auch noch Jahre nach Ther. möglich (50 % nach 20 Jahren) → Laborkontrolle in jährlichen Abständen
- Rezidivrate ca. 15–20 %.

12.1.3 Struma

SD-Vergrößerung verursacht durch (der Häufigkeit nach): Jodmangel, M. Basedow, Ca, Thyreoiditis (☞ 12.1.7). Strumen sind diffus (Struma parenchymatosa) oder knotig. Solitäre Knoten sind Malignom-verdächtig (DD Zyste), multiple Knoten sind meist Adenome.

Symptome: Meist asymptomatisch. Evtl. lokales Druckgefühl, Kloßgefühl, Dyspnoe, inspiratorischer Stridor; Schluckbeschwerden.

Stadieneinteilung der Struma (nach WHO)	
Stad. Ia	Solitärer Knoten in normaler SD
Stad. Ib	Struma nur bei extendiertem Hals sichtbar
Stad. II	Struma sichtbar und tastbar
Stad. III	Erhebliche Struma mit Lokalsymptomen (z.B. Trachea-Einengung), auf Distanz sichtbar

Körperliche Untersuchung
- *Palpation:* Knoten? Verhärtung (Ca, Thyreoiditis)? Temperatur (Überwärmung bei bakterieller Thyreoiditis)? Verschieblichkeit beim Schlucken (aufgehoben z.B. bei infiltrierendem Kehlkopf-Ca)? tastbares Schwirren (selten, bei M. Basedow)?
- *Auskultation:* Strömungsgeräusch bei starker Vaskularisierung (Hyperthyreose)
- *Halsumfang* zur Verlaufsbeobachtung.

Diagnostik (☞ 12.1.1): TSH, Sono, ggf. Aspirationszytologie. Bei niedrigem TSH: Szintigraphie. Bei Stridor und präop. Trachea-Zielaufnahme, Lufu.

 Malignom-verdächtig: rasches Wachstum, Heiserkeit, Horner-Sy., fehlende Schluckverschieblichkeit, Erhöhung von Calcitonin (C-Zell-Ca)!

■ Euthyreote (blande) Struma

Ätiol.: Jodmangel (ca. 15 % der Bevölkerung), Medikamente (z.B. Hydantoin = Phenytoin, Lithium).

Therapie
- Bei Struma 200–500 μg Jodid tägl. p.o. (z.B. Jodid 200/500®). Gute Wirksamkeit v.a. bei jüngeren Pat. mit Struma parenchymatosa. Bei Pat. > 40 J. vorher Ausschluß funktioneller Autonomie (Supressionsszintigramm → Gefahr der jodinduzierten Hyperthyreose bei Tc-Uptake > 1,5 %)
- *Alternativ:* L-Thyroxin (z.B. Euthyrox®) 1–2 μg/kg zunächst für 6–12 Mon. Ziel: normales fT_3 (fT_4 oft leicht ↑), aber TSH supprimiert (< 0,1 mIE/l). Weitere Alternative: Kombination von L-Thyroxin 1–2 μg/kg mit Jodid 100–200 μg.
  NW: Hyperthyreosis factitia bei Überdosierung. Vorsicht bei KHK, Herzrhythmusstörungen und Herzinsuff. → einschleichend dosieren

- *Kontrollen:* TSH nach 1 Mon., dann vierteljährlich. SD-Palpation, Halsumfang, Gewicht und Allgemeinbefinden regelmäßig kontrollieren!
- SD-Verkleinerung meist innerhalb von 6 Mon. Nach 12 Mon. ist keine weitere Verkleinerung mehr zu erwarten → Umstellung auf Rezidivprophylaxe (s.u.)
- Bei erheblichen Lokalsymptomen subtotale Strumektomie
- Bei Rezidivstruma oder Inoperabilität: Radiojodtherapie.

Prophylaxe

- Rezidivprophylaxe: 100–200 µg Jodid tägl., sonographische Kontrollen jährlich
- Strumaprophylaxe: Bei allen Schwangeren sowie bei familiärer Belastung 100–200 µg Jodid tägl.

- Je älter die Struma und je knotiger, desto geringer der Therapieerfolg. Im höheren Alter ist eine medikamentöse Strumatherapie wegen einer funktionellen Autonomie oft nicht möglich
- Vor Diagnose „euthyreote Struma", Autonomie und Ca ausschließen!
- Thyroxineinnahme morgens nüchtern
- Thyroxin verstärkt die Wirkung von Antikoagulantien → Quick-Kontrolle
- Nach Absetzen der antihyperplastischen Thyroxin-Therapie hohe Rezidivneigung → Rezidivprophylaxe obligat
- Strumatherapie in der Schwangerschaft möglichst mit Jodid.

■ SD-Zysten

- *Ätiol.:* Solitäre Zysten entstehen meist spontan oder nach Trauma (Blutungszyste = „Schokoladenzyste"), Pat. meist < 40 J. Multiple Zysten bei Struma nodosa als Folge von Jodmangel
- *Symptome:* Meist asymptomatisch. Blutungszysten äußern sich als plötzlich auftretende solitäre Knoten, evtl. mit Größenzunahme. DD: Ca!
- *Befund:* Gut abgegrenzte, prall-elastische Knoten, bei Blutungszysten evtl. Druckschmerz
- *Diagn.:* Sono zeigt echofreie, glatt begrenzte Raumforderung mit dorsaler Schallverstärkung. Zytologie vom Zysteninhalt und aus dem Randsaum. Szintigraphie meist nicht erforderlich
- *Ther.:* bei größeren Zysten Punktion mit vollständiger Aspiration des Inhalts, zytologische Untersuchung. *Cave:* Rezidivneigung. Bei Therapieresistenz oder starken Lokalbeschwerden evtl. subtotale Strumektomie.

12.1.4 Schilddrüsen-Karzinom

Diagnostik bei V.a. Ca
Sono, gezielte Punktion, Szintigraphie. *Cave:* Auch eine unverdächtige Zytologie schließt ein Ca nicht aus → im Zweifelsfall OP. Tumormarker zur postop. Verlaufskontrolle: Thyreoglobulin für differenziertes Ca (zeigt nach totaler Thyreoidektomie, ob noch SD-Hormon produzierendes Gewebe vorliegt), Calcitonin und CEA für C-Zell-Ca, CEA für anaplastisches Ca halbjährlich (☞ 15.5).

Schilddrüsen-Karzinom – histologische Einteilung		
Histologie	**Metastasierung / Bemerkungen**	**5 JÜR**
papillär (45 %)	Metastasierung überwiegend lymphogen (zervikale Lk)	90 %
follikulär (15 %)	Meist hämatogene Metastasierung (Lunge, Knochen)	70 %
undiff. (anaplastisch, 10–20 %)	Metastasierung hämato- und lymphogen, keine Jodspeicherung	< 10 %
medullär (5 %)	Ca der Calcitonin-bildenden C-Zellen, in 20 % fam. gehäuft (MEN ☞ 12.5); vorwiegend lymphogene Metastasierung	70 %
sonstige	z.B. malignes Lymphom, Plattenepithel-Ca, Metastasen (10–20 %)	je nach Grunderkr.

TNM-Klassifikation
T_1–T_4: prätherapeutische Klassifikation, pT_1–pT_4: histopath. Klassifikation

T_1:	Solitärknoten (pT_1: < 1 cm)	N_1:	homolaterale Lk
T_2:	multiple Knoten unilateral (pT_2: > 1 cm) mediale Lk	N_2:	kontra-, bilaterale und/oder
T_3:	bilat. Tumor und/oder Isthmusknoten	N_3:	fixierte Lk (pT_3: mehrere Knoten)
T_4:	Durchbruch der SD-Kapsel (pT_4)		

Therapie
- Kombination chirurgischer, radiologischer und medikamentöser Maßnahmen
- Bei papillärem Ca $T_1N_0M_0$ Hemithyreoidektomie, sonst totale Thyreoidektomie (☞ 12.1.2), evtl. mit neck dissection
- Außer bei medullärem und undifferenziertem SD-Ca (keine Jodspeicherung) 4 Wo. postop. Radiojod zur Metastasensuche (Ganzkörperszinti) und Elimination des Schilddrüsenrestes
- Bei Metastasen Radiojodtherapie. Bei Tumorstadium T_4 evtl. externe Bestrahlung
- Wenn Metastasen fehlen, nach Beendigung der Radiojodtherapie hochdosierte Dauersubstitution mit 100–200 μg L-T_4, so daß TSH supprimiert und fT_4 bzw. T_4/TBG hochnormal ist (☞ 12.1.5). 10 Jahre halbjährliche, dann jährliche Kontrollen: Palpation, TSH, Thyreoglobulin (Anstieg = Rezidiv), Sono
- Wegen familiärer Häufung beim C-Zell-Ca RET-Onkogen Bestimmung; wenn positiv → Familienscreening (☞ 12.5).

Keine Untersuchungen mit jodhaltigem KM → Radiojod-Ther. sonst unmöglich.

12.1.5 Hyperthyreose

Ätiol.: Meist immunogen (M. Basedow, ca. 40 %) oder durch funktionelle Autonomie (30–50 %). Selten iatrogen (Hyperthyreosis factitia), Thyreoiditis (initial passagere Hyperthyreose möglich ☞ 12.1.7). Raritäten: Hyperthyreose bei differenziertem SD-Ca oder durch inadäquate TSH-Sekretion (HVL-Adenom, paraneoplastisch).

Symptomatik
Gewichtsverlust bei großem Appetit, Wärmeintoleranz und Schweißneigung. Muskelschwäche, Tremor, Reizbarkeit und seelische Labilität, erhöhte Stuhlfrequenz. Oligo- oder Dysmenorrhoe.
Befund: feinschlägiger Tremor, feucht-warme Hände, Struma (nicht obligat), Sinustachykardie, Rhythmusstörungen, hohe RR-Amplitude, weiches, dünnes Haar.

Diagnostisches Vorgehen
Labor und bildgebende Verfahren ☞ 12.1.1. In 15 % isolierte T_3-Hyperthyreose.
- Liegt endokrine Orbitopathie (EO, s.u.) vor? → M. Basedow
- Wenn TRAK-Bestimmung positiv → M. Basedow ohne EO
- Wenn TRAK neg. → Szintigraphie zum Nachweis einer Autonomie.

DD: Diab. mell., vegetative Dystonie, Tumor (B-Symptomatik), Phäochromozytom, Wechseljahre.

Im Alter oft oligosymptomatisch: nur Gewichtsverlust, „Depression", Herzinsuffizienz oder Rhythmusstörungen.

■ M. Basedow

Familiär gehäuft, überwiegend F, v.a. 30–50 J. Autoantikörper (TRAK = TSI) gegen TSH-Rezeptor der Thyreozytenmembran.

Befund
Zeichen der Hyperthyreose (s.o.), in 50 % endokrine Orbitopathie (s.u.). Leichte, meist weiche Struma, prätibiales Myxödem (blaurot, grobporig, nach Druck bleibt keine Delle ☞ 10.1.1). SD evtl. überwärmt, palpatorisch Schwirren.

Therapie
Aufklärung über chron. Charakter, Notwendigkeit der Überwachung (Rezidiv, Hypothyreose nach ablativer Ther.) und Gefahr thyreotox. Krise nach Jod-Gaben (KM!).
- *Thyreostatika* (1 mg Thiamazol sind 1,6 mg Carbimazol äquivalent)
  - Beginn mit 30 mg Carbimazol (z.B. Neo-Thyreostat®) oder 20 mg Thiamazol (z.B. Favistan®) p.o. über 3–4 Wo., dann Kontrolle von fT_3/TSH und Dosisanpassung, BB, Leberwerte. Euthyreose wird meist nach 2–8 Wo. erreicht
  - *Erhaltungsther.* mit 5–15 mg Carbimazol bzw. 5–10 mg Thiamazol: Dosierung nach Klinik und TSH (soll im Normbereich liegen). Behandlung über 12–18 Mon., dann Auslaßversuch
  - Bei Tachykardie und Hypertonie zusätzlich Propranolol 4 x 10–40 mg tägl. p.o.
  - Kontrolle alle 8–12 Wo. (auch BB, Leberwerte)
  - *Hinweise auf Remission:* niedrigere Thyreostatika-Dosis notwendig, Verkleinerung der SD. Rezidiv in > 50 %. Nach Remission Kontrolle alle 6 Mon.

- Bei Struma mit Lokalsymptomen oder Rezidiv nach Thyreostatika: subtotale Strumektomie (☞ 12.1.2)
- Bei fehlender Struma, Inoperabilität, Rezidiv nach OP: Radiojod. Jährliche Kontrollen, ggf. L-Thyroxin-Substitution (☞ 12.1.6).

- NW-Rate der Thyreostatika-Ther. ca. 15 %. *Häufigste NW:* Hautsymptome (→ evtl. Umstellung auf Propylthiouracil, z.B. Propycil®)
- *Seltene, aber schwere NW:* Agranulozytose (3–8 Wo. nach Ther.-Beginn, Patientenaufklärung: sofortige Vorstellung bei Angina tonsillaris zur BB-Kontrolle), Cholestase → Kontrolle: BB und Leberwerte nach 3 und 8 Wo.
- NW sind dosisabhängig → möglichst niedrige Initialdosis (< 25 mg Thiamazol)
- Thyreostatika sind strumigen → möglichst niedrig dosieren
- TRAK sinkt unter der Ther. meist ab. Als prognostischer Verlaufsparameter jedoch ungeeignet
- In Schwangerschaft und Stillzeit thyreostatische Ther. in möglichst niedriger Dosierung (fT$_3$ im oberen Normbereich). Stillen unter thyreostat. Ther. (Propycil®) ist möglich.

Thyreotoxische Krise/Koma

Oft nach Jodgabe (KM) bei Autonomie, im Rahmen einer septischen Infektion, Operation bei florider Hyperthyreose. Letalität 30–50 %.

Klinik: hochgradige Tachykardie, evtl. Tachyarrhythmie, RR und RR-Amplitude hoch. Fieber bis 41 °C, Durchfall und Erbrechen mit Dehydratation, Muskelschwäche, hochgradige Erregung (Stadium I), später Desorientierung, Halluzinationen, Somnolenz (II), Koma (III).
DD: Coma diabeticum, hypoglykämischer Schock, Myasthenie, Lungenembolie, Alkoholdelir, Phäochromozytom, Addison-Krise (RR niedrig), Intox., Psychosen. (Ausführliche DD des Komas ☞ 3.3.1).

Therapie (Intensivstation)
- Thyreostatika: Thiamazol (z.B. Favistan®) 4 x 40 mg tägl. i.v. (Blockierung der Synthese)
- Bei Jod-Kontamination als Ursache: Lithium 1 g tägl. (Blockierung der Hormonausschüttung);
  Cave schwere NW: z.B. Diarrhoe, Diab. insipidus, Rhytmusstörungen, Koma → strenge Indikationsstellung
- Prednisolon 100–200 mg tägl. i.v. (Beseitigung einer NNR-Insuff.; zur Bremsung der Konversion von T$_4$ in T$_3$, umstritten)
- Bei Tachykardie und Hypertonie β-Blocker: z.B. Propranolol 1–5 mg i.v. unter Monitorkontrolle, danach 4 x 1 mg tägl. i.v. (cave: Digitalis s.u.). Alternativ z.B. Metoprolol (Beloc®) initial 5 mg i.v.
  Reichliche Flüssigkeits- (4–6 l tägl.) und Kalorienzufuhr (4000–6000 KJ tägl.), E'lyt-Ersatz, Infektprophylaxe, Wadenwickel zur Fiebersenkung, Thromboseprophylaxe, Sedierung
- Bei Tachyarrhythmie Digitalisierung (☞ 4.5.1).

■ Endokrine Orbitopathie (EO)

Autoimmunerkrankung. Begleitet 70 % aller immunogenen Hyperthyreosen. EO kann jedoch auch bei Euthyreose vorkommen. Der Schweregrad der EO korreliert nicht mit der Schilddrüsenfunktion!

Symptomatik-Klassifikation nach *Werner*
- *Grad I:* Oberlid-Retraktion (Dalrymple-Zeichen), Konvergenzschwäche (Möbius-Zeichen), Zurückbleiben des Oberlides bei Blick nach unten (Graefe-Zeichen), seltener Lidschlag (Stellwag-Zeichen)
- *Grad II:* Weichteilinfiltration: Konjunktivitis, Chemosis (ödematöse konjunktivale Schwellung), periorbitale Schwellung (eingelagerte Mukopolysaccharide)
- *Grad III:* Exophthalmus
- *Grad IV:* Befall der extraokulären Muskeln (Doppelbilder, Ptose)
- *Grad V:* Hornhautbeteiligung (Lagophthalmus → Kornea-Ulzerationen)
- *Grad VI:* Visusverlust (Druckläsion des N. opticus).

Diagn.: ophthalmologisches Konsil, Orbita-Sono, MRT (Verdickung der Augenmuskeln?).
Ther.: euthyreote Stoffwechsellage anstreben (Thyreostatika), Kortikoide, chirurg. Druckentlastung der Orbita nur bei Orbitakompression. Bei persistierenden Doppelbildern Korrektur-OP, evtl. Retrobulbärbestrahlung.
Progn.: in 10 % Verschlechterung, in 30 % Besserung der Symptome.

- Ein Exophthalmus ohne Weichteilbeteiligung ist meist keine endokrine Orbitopathie
- Augenbefund meist doppelseitig. Wenn einseitig, retrobulbären Tumor ausschließen
- Ältere Paßbilder zeigen lassen – Progredienz?
- Hypothyreose vermeiden.

■ Funktionelle Autonomie

- *Ätiol.:* Jodmangel. Je länger eine Jodmangelstruma besteht, desto größer ist der Anteil an autonomen Gewebe. Verteilung: 50 % disseminiert, 20 % unifokal, 30 % multifokal. Meist langsame Entwicklung, Manifestation einer Hyperthyreose häufig nach erhöhter Jodzufuhr (z.B. KM)
- *Diagn.:* Nachweis und Quantifizierung der Autonomie durch Szintigraphie bzw. (bei normalem TSH) durch Suppressionsszintigraphie (☞ 12.1.1)
- *Ther.:* Bei manifester Hyperthyreose zunächst Thyreostatika, z.B. Thiamazol (Favistan®) 10–20 mg. Bei Jodkontamination sind höhere Dosen erforderlich. Definitive Ther.: Subtotale Strumektomie (☞ 12.1.2), alternativ Radiojod
- Bei latenter Hyperthyreose zunächst abwartendes Verhalten, Laborkontrollen in 3–6monatigen Abständen. *Cave:* Jodbelastung (KM).

- Außer durch KM kann es durch zahlreiche Substanzen zu Jodbelastung kommen, z.B. Betaisodona®, Amiodaron, bestimmte Augentropfen oder Geriatrika
- Kontrastmittelapplikation bei V.a. Hyperthyreose (☞ 20.2.3).

12.1.6 Hypothyreose

Betrifft 1–2 % aller alten Patienten. Häufig als „Altersdepression" verkannt.

Ätiol: Hashimoto-Thyreoiditis, häufig iatrogen (Thyreostatika, Jodexzeß, Lithium, OP oder Radiojodtherapie). Kongenital (bes. Jodmangel). Selten: sekundäre Hypothyreose durch TSH-Mangel.

Symptome
Schleichender Beginn, Depression, geistiger Abbau. Spätsymptome: Gewichtszunahme (Flüssigkeitseinlagerung), Obstipation, Kälteintoleranz, Müdigkeit, Menstruationsstörungen, unerfüllter Kinderwunsch.

Befund
Haut blaß, rauh, trocken, teigig infiltriert *(Myxödem)*, struppige Haare. Rauhe, heisere Stimme. Bradykardie, evtl. Herzinsuff. mit Ödemen und Ergüssen (Perikarderguß). Reflexe (bes. Achillessehnenreflex) verlangsamt.

Diagnostik
fT_4 ↓, TSH ↑, Antikörpertiter (bei *Hashimoto-Thyreoiditis* Anti-TPO ↑). BB (Anämie?). Hypercholesterinämie? SD-Sono. EKG. Bei sekundärer Hypothyreose (TSH nicht erhöht) Hypophysendiagnostik (☞ 12.4.1).
DD: *Low-T_3-Syndrom:* fT_3 ↓, fT_4, TSH normal; oft bei Schwerkranken. Keine SD-Hormonsubstitution.

Therapie
- Substitution mit L-Thyroxin, z.B. Euthyrox® (Einnahme nüchtern!). Bei Herzkranken Beginn mit 25 µg tägl. Bei Herzgesunden, jüngeren Pat. (< 50 J.) inital 100 µg L-Thyroxin tägl. und Steigerung um 25 µg (max. 50 µg) alle 2–3 Wo., bis zur Erhaltungsdosis (meist 100–150 µg tägl. entspricht ca. 2 µg/kg)
- Dosisanpassung nach Klinik (Ziel: normaler Puls, keine Kälteintoleranz, keine besondere Müdigkeit) und TSH nach 3 Monaten: TSH 0,1–5 mIE/l. Später jährliche Kontrolle
- Bei Hypothyreose mit M. Addison muß unbedingt zuvor mit Glukokortikoid-Substitution begonnen sein.

- Bei Thyroxinsubstitution gesteigerter Insulinbedarf
- Erhöhter Substitutionsbedarf in Schwangerschaft und Stillzeit. Faustregel: 2. Trimenon + 25 %, 3. Trimenon + 50 %, Stillen + 25 %
- Eine *latente* Hypothyreose (TSH ↑ bei normalem fT_4) ist bei jungen Frauen rel. häufig. Ind. zur Substitution bei TSH > 12 mIE/l, Schwangerschaft, unerfülltem Kinderwunsch, Hypercholesterinämie, pAVK.

> **Myxödem-Koma**
>
> *Klinik:* seltene, schwere Hypothyreose durch Streß, Infekt, Kälte, Sedativa. Somnolenz bis Koma, verstärkte Symptome der Hypothyreose, ferner Hypothermie, Hyponatriämie, Hypoglykämie, Hypoventilation, Krampfanfälle.
> *DD:* Koma bei zerebralen Erkrankungen, Addison-Krise, Coma diab., hypoglykämischer Schock, Anorexie. Ausführliche DD des Komas (☞ 3.3.1).
>
> **Therapie:** 1. Tag 500 µg L-Thyroxin, dann tägl. 100–200 µg L-Thyroxin i.v. (Vorsicht bei KHK und Herzinsuff.!). Täglich 200 mg Hydrokortison i.v. Bei Hypothermie langsame Erwärmung um ca. 1 °C pro Stunde (Kreislaufkomplikationen!). Allgemeine intensivmedizinische Therapie, ggf. Digitalisierung, Herzschrittmacher.

12.1.7 Thyreoiditiden

■ Hashimoto-Thyreoiditis (chron. lymphozytäre Thyreoiditis)

Autoimmunerkrankung mit fließendem Übergang zum M. Basedow und Assoziation zu anderen Autoimmunerkrankungen, meist Frauen betroffen. Gehäuftes Auftreten in der Schwangerschaft (5–15 %). Histologisch lymphozytäre Infiltrationen. 2 Verlaufsformen: hypertroph (allmähliche SD-Vergrößerung) und atrophisch.

- *Klinik:* Keine Allgemeinsymptome. Evtl. vorübergehend hyperthyreot (Überschneidung mit M. Basedow!), im Spätstadium Hypothyreose. Anamnestisch gehäuft Tonsillitiden
- *Diagn.:* Autoantikörpertiter (Anti-TPO), Sono (Befunde ☞ 12.1.1), SD-Funktion (☞ 12.1.1), BSG ↑, Leukos normal
- *Ther.:* Bei Hypothyreose Thyroxinsubstitution, Kontrollen alle 1–5 J. (☞ 12.1.6)
- *Sonderform:* Riedel-Struma. Harte Konsistenz, Vernarbung. Bei Lokalsymptomen Strumektomie.

■ Subakute Thyreoiditis (de Quervain)

Virusbedingt. Histologisch: Riesenzellgranulome.

- *Klinik:* Schweres Krankheitsgefühl, meist einseitige SD-Schwellung mit heftigen Schmerzen. Initial Fieber. Vorübergehend Hyper- oder Hypothyreose
- *Diagn.:* BSG ↑. Sono auch zur Verlaufskontrolle (Befunde ☞ 12.1.1). Feinnadelpunktion (mehrkernige Riesenzellen). ^{99m}Tc-Aufnahme in Szintigraphie vermindert. SD-Funktion prüfen (transitorische Hyperthyreose)!
  DD: akute eitrige Thyreoiditis (hier stärkere Leukozytose, lokale Lymphadenitis)
- *Ther.:* In 70 % Spontanheilung. Evtl. Antiphlogistika, in schweren Fällen Glukokortikoide (→ schnelle Besserung). Keine Thyreostatika.

Akute Thyreoiditis

- *Nicht eitrige Form:* meist durch hochdosierte Radiojodbehandlung (Strumitis). Ther.: Glukokortikoide und nicht-steroidale Antiphlogistika
- *Eitrige Form:* Fieber, Druckdolenz, Lk-Schwellungen. Labor: BSG ↑, Leukozytose. *KO:* Abszedierung. *Ther.:* Antibiotikum.

12.2 Nebenniere (NN)

12.2.1 Physiologie

- Sekretion von Mineralokortikoiden (Aldosteron, Zona glomerulosa), Glukokortikoiden (Kortisol, Zona fasciculata) und Androgenen (Dehydroepiandrosteron, Zona reticularis)
- Steuerung der Sekretion von Glukokortikoiden und Androgenen über die hypothalamisch (CRH)-hypophysäre (ACTH) Achse
- Typische Tagesrhythmik: Minimum 24 Uhr, Maximum 5–9 Uhr.

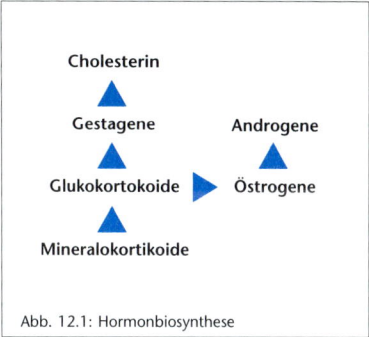

Abb. 12.1: Hormonbiosynthese

12.2.2 Diagnostische Methoden

Serum-/Plasmabestimmungen

- *Kortisol:* Norm morgens 0,14–0,55 µmol/l (5–20 µg/dl), abends 0,05–0,25 µmol/l (2–9 µg/dl). *Fehlerquellen:* erhöhte Werte durch Anstieg der Bindungsproteine: ggf. Transcortin mitbestimmen. Anstieg bei Stress (Blutentnahme!), Herzinsuff., Infekt, Alkoholismus. Bester Abnahmezeitpunkt für Talwert: 24 Uhr, möglichst nach vorausgegangener Schlafphase
- *ACTH:* Normalwerte morgens 9 Uhr < 18 pmol/l (80 ng/l). Erhöhte Werte durch ACTH-Fragmente und andere Proteine (paraneoplastisch)
- *(Freies) Aldosteron:* bei normaler Na^+ Zufuhr im Liegen (mind. 2 h) 50–300 pmol/l (20–120 ng/l), im Stehen 140–560 pmol/l (50–200 ng/l). Störung durch Diuretika!
- *Plasmarenin:* liegend 7–19 ng/l, stehend 7–40 ng/l.

Urin-Bestimmungen: 24 h-Sammelurin, häufigste Fehlerquelle ist ungenaues Sammeln! Ersten Morgen-Urin verwerfen, dann Urin sammeln bis einschließlich ersten Morgen-Urin des folgenden Tages.
- *Freies Kortisol:* Norm 50–280 nmol/24 h (20–100 µg/24 h). Durch Östrogene (Ovulationshemmer, Schwangerschaft) bis auf das Doppelte erhöht. Obsolet: 17-OH-Kortikosteroide (OHCS)
- *Aldosteron:* Norm 50–250 ng = 140–700 pmol tägl.

Dexamethason-Kurztest: 1–2 mg Dexamethason p.o. um 24 Uhr, Plasma-Kortisol um 8 Uhr abnehmen. Bei Plasma-Kortisol < 135 nmol/l (5 µg/dl) ist ein Cushing-Syndrom mit hoher Wahrscheinlichkeit ausgeschlossen.

ACTH-Kurztest
Plasma-Kortisol 30 und 60 Min. nach 25 IE ACTH i.v., normal Anstieg um > 200 nmol/l (70 µg/l). *NW:* selten allergische Reaktionen.

CRH-Test:
1 mg/kg CRH i.v.: Anstieg von ACTH > 50 %, Anstieg von Kortisol > 20 %. Fehlender Anstieg bei ektoper ACTH-Produktion und primär hypothalamischer Störung. Sinnvoll in Ergänzung zum Dexamethason-Kurztest zur Differenzierung des Cushing-Sy. von ektoper ACTH-Produktion (98%ige Sicherheit).

12.2.3 Cushing-Syndrom (CS)

Ätiologie (nach Häufigkeit)
- *Iatrogen* (☞ 21.5)
- *Nicht-iatrogen,* davon
  - *70 % hypothalamisch-hypophysär:* eigentlicher Morbus Cushing mit gestörter Rückkopplung des Kortisols auf den Hypothalamus. Evtl. HVL-Adenome bei längerem Verlauf
  - *20 % primär adrenal:* Adenome (80 %), Karzinome (20 %), v.a. bei Kindern
  - *10 % paraneoplastische* ACTH-Bildung, v.a. bei kleinzelligem Bronchial-Ca.

Symptome
Meist unspezifisch; Beginn mit „Knick in der Lebenslinie" bei endogenem Cushing-Sy., Müdigkeit, Leistungsabfall, Wirbelsäulen-Schmerzen, Kopfschmerzen, Gewichtszunahme, endokrines Psychosyndrom (Apathie oder Erregtheit, Stimmungsschwankungen, Halluzinationen). Nicht selten oligo- oder monosymptomatische Manifestation (z.B. Osteoporose, Depression oder Amenorrhoe).

Befund
- Gewichtszunahme: Stammfettsucht, Vollmondgesicht, Stiernacken
- Hautveränderungen: Plethora (Gesichtsrötung), Ekchymosen, Striae rubrae (dunkelrot) durch verstärkten Eiweißkatabolismus und Bindegewebsatrophie. Seborrhoe, Akne und Hirsutismus

12.2 Nebenniere (NN)

- Hüftkopfnekrosen
- Hyperkyphose: durch Osteopenie mit Keil- und Fischwirbelbildung (intestinale Ca^{2+}-Resorption ↓, PTH ↑, Osteoblastenaktivität ↓)
- Psychische Veränderungen: meist Depression
- Weitere Befunde: Hypogonadismus (Oligo-/Amenorrhoe), Kohlenhydrat-Intoleranz, Nephrolithiasis (meist Ca^{2+}-Oxalat), Infektanfälligkeit
- Nebenbefunde: Eosinopenie, Lymphopenie, Hypokaliämie (häufig bei ektoper ACTH-Produktion).

Diagnostisches Vorgehen bei V.a. Hyperkortisolismus (☞ 12.2.4).

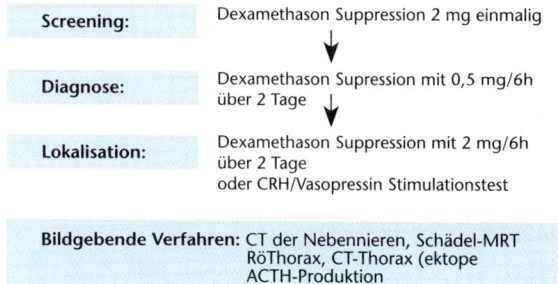

Abb. 12.2. Diagnostisches Vorgehen bei V.a. Hyperkortisolismus

Therapie
- Iatrogen: Reduktion der Glukokortikoiddosis
- Hypophysäres Cushing-Sy: meist transsphenoidale Hypophysenadenom-Exstirpation, bei gesichertem Morbus Cushing (durch Hormonanalytik) auch bei negativer bildgebender Diagnostik (Exploration)
- NNR-Adenom/Ca.: Adrenalektomie unter Kortikoidschutz (z.B. mit Prednisolon 100–300 mg tägl.), sehr langsame Dosisreduktion bis zur Erholung der kontralateralen Drüse (☞ 21.5). Bei Inoperabilität oder inoperablen Metastasen oDDD-Mitotane (biochemische Adrenalektomie).

12.2.4 Hypokortisolismus/NNR-Insuffizienz

Ätiologie
- **Primärer Hypokortisolismus (M. Addison):** meist autoimmun, häufig mit anderen Autoimmunerkrankungen verknüpft (perniziöse Anämie, Hashimoto-Thyreoiditis), seltener durch Entzündung (Tbc, Cytomegalie z.B. bei HIV-Infektion, Infarkt, Waterhouse-Friderichsen-Sy. bei Meningokokkensepsis, Antikoagulantien), Tumoren (z.B. Kaposi-Sarkom bei HIV-Infektion ☞ 18.4.3) und Metastasen. Meist alle NNR-Funktionen betroffen

- **Sekundärer Hypokortisolismus** durch HVL- oder Hypothalamus-Insuff., evtl. nach Langzeitglukokortikoid-Behandlung: Glukokortikoide nach längerer Anwendung nie abrupt absetzen (☞ 21.5)! Mineralokortikoid-Produktion nur gering betroffen, da Renin-Angiotensin-Aldosteron-System intakt. Dagegen häufig Störungen anderer HVL-Funktionen: Hypogonadismus/Amenorrhoe.

Symptome
Apathie, Schwäche, Ermüdbarkeit (morgens < abends), Salzhunger, wenig Durst (vermeidet Na^+-Verluste).

Befund
- Hyperpigmentierung: Bräunung nicht sonnenbeschienener Areale (Fußsohle, Handfläche, Narben, Mundschleimhaut) durch Prekursorhormon Proopiomelanocortin (POMC). Vitiligo (20 %)
- Gewichtsverlust: Exsikkose, Adynamie, Anorexie
- Hypotonie: meist orthostatisch (Schwindel, Kollaps) durch Hypovolämie und Adynamie von Herz und Gefäßmuskulatur
- Muskelschwäche.

Diagnostik
K^+ ↑, Na^+ ↓, metabolische Azidose, Lymphozytose, Eosinophilie, in 30 % Ca^{2+} ↑. ACTH-Kurztest (☞ 12.2.2): bei normalem Kortisol-Anstieg NNR-Insuff. ausgeschlossen. Aldosteron im Serum, Plasma-Renin. Wenn ACTH ↑: → prim. NNR-Insuff., sonst sekundär (☞ 12.4.2). Zur DD der prim. NNR-Insuff.: Auto-AK gegen NN, Sono, CT oder MRT der NN (Verkalkungen: Tbc, Tumor?).

Differentialdiagnose
- *DD der Muskelschwäche:* Hyperkalzämie (☞ 10.4.2), Hyperthyreose (☞ 12.1.5), Myasthenia gravis (☞ 16.12), Myopathie, M. Cushing (☞ 12.2.3)
- DD der Hyperpigmentierung: M. Cushing, Hautkrankheiten, Malabsorption (☞ 7.6.9), Hämochromatose (☞ 14.3.6), Argyrie (Silbervergiftung).

Therapie
- Gluko- und Mineralokortikoid-Substitution: 20–37,5 mg tägl. Hydrokortison, Dosisaufteilung z.B. 20–5–10 mg [z.B. um 7 – 11.30 – 14.30 Uhr], am besten mit Milch eingenommen). Fludrokortison 50–200 µg morgens (letzteres nicht bei sek. Hypokortisolismus)
- Während Belastungen (Infekt, OP, Zahnarztbesuch) 2–5fache Dosis, bei hohem Fieber (> 39 °C) 10fache Dosis zu den entsprechenden Tageszeiten. Bei Erbrechen 2 x 50–100 mg Hydrokortisonhydrogensuccinat i.m. tägl.
- *Therapie-Kontrollen:* bei Überdosierung Hypertonie, Ödeme; bei *Unterdosierung* Hypotonie, Na^+ ↓ , K^+ ↑ und Plasmarenin ↑ (Mineralokortikoide ↑).

> **Addison-Krise**
>
> *Häufigste Erstmanifestation einer NNR-Insuff. Exazerbation durch Infekte, Durchfall, Trauma, OP.*
> *Klinik:* Zeichen der NNR-Insuff. (s.o.), zusätzlich Exsikkose, Schock, Oligurie, Pseudoperitonitis, evtl. Durchfall, Erbrechen, Hypoglykämie. Anfangs Temperatur ↓. Delir, Koma. Labor: Hkt. ↑, K^+ ↑, Harnstoff ↑, Na^+↓, BZ ↓.
> **Therapie:** *Sofortiger Beginn vor Diagnosesicherung der NNR-Insuff. ist lebensrettend.*
> - Blutabnahme zur Diagnosesicherung (Kortisol, ACTH)
> - Initial 50 ml 40 %ige Glukose + 500 ml 0,9 % NaCl, später 5 %ige Glukose. Kein K^+!
> - 100 mg Hydrokortison i.v. inital, dann Dauerinfusion mit 10 mg/h
> - Bei Schock Dopamin/Dobutamin (☞ 3.2.1), bei Infekten: Antibiotika,
> - Thrombembolieprophylaxe: Vollheparinisierung (☞ 21.8.1)
> - Sobald orale Zufuhr möglich, Umstellung auf 4 x 50 mg Hydrokortison, schrittweise auf Erhaltungsdosis reduzieren (in 4–5 Tagen).

 Wichtig: Notfall-Ausweis mit Hinweis zur Glukokortikoid-Substitution aushändigen.

Patientenaufklärung
Hydrokortison zur Substitution bei M. Addison hat im Gegensatz zur systemischen Glukokortikoidtherapie anderer Indikationen keine Nebenwirkungen! Nicht aufgeklärte Patienten setzen wegen der Angst vor NW der „Kortisontherapie" das lebenswichtige Hydrokortison oft ab!

12.2.5 Hyperaldosteronismus, M. Conn

Ätiologie
- *Primäre* Mehrproduktion der NNR *(M. Conn):* 80 % Adenom, 20 % bilaterale Hyperplasie, selten Malignome
- *Sekundär* durch Überfunktion des Renin-Angiotensin-Systems (z.B. Diuretika) oder Abbaustörung. „Lakritz-Conn" bei Lakritzkonsum > 500 g tägl.

Klinik
Folgen des Kaliumverlustes, der metabolischen Alkalose und der Wasserretention: hypokaliämische Hypertonie (Leitsymptom), Polyurie, Polydipsie, (hypertoniebedingte) Kopfschmerzen, Muskelschwäche, Parästhesien, intermittierende Lähmungen, Polyurie (durch Hypokaliämie). Evtl. Tetanie, Obstipation.

Diagnostik
Routinelabor: K^+ ↓, Mg^{2+} ↓, Cl^- ↓, metab. Alkalose. Hauptursache: Diuretika → absetzen, K^+-Substitution. K^+-Kontrolle nach 10 Tagen. Wenn erneut K^+ ↓, Bestimmung von Plasmarenin und Aldosteron im Serum. Conn-Sy.: Aldosteron ↑, Plasmarenin ↓. Sek. Hyperaldosteronismus: Renin ↑.

Lokalisationsdiagnostik: Sono, CT, Nebennieren NMR.

Therapie
Operative Adenom-Entfernung nach Ausgleich des K$^+$-Defizits und zweimonatiger Vorbehandlung mit Spironolacton (100–400 mg/Tag). Evtl. Kortisol-Substitution. Bei Hyperplasie Dauerbehandlung mit Spironolacton + Thiaziddiuretikum.

12.2.6 Virilisierung und Hirsutismus

Ätiologie
Erhöhter Androgen-Spiegel bei Androgen-produzierendem Tumor (z.B. Ovar, Testes, NNR), Steroid-Synthese-Defekt (z.B. AGS), polyzystische Ovarien, Cushing-Sy., Akromegalie, Hyperprolaktinämie, iatrogen (z.B. Androgene, Anabolika, Glukokortikoide, Ciclosporin A, Diazoxid, Phenytoin, Minoxidil), Doping, idiopathisch.

Klinik
Neben männlicher Behaarung (Hirsutismus) häufig Regelstörungen. *Tumorverdächtig:* plötzlicher Beginn, Virilisierung (zusätzlich Tieferwerden der Stimme, Klitoris-Hypertrophie), fehlender Hirsutismus in der Familie.

Diagnostik
Ausschluß eines androgen-produzierenden Tumors durch Bestimmung von Testosteron (< 2 ng/ml) und Dehydroepiandrosteron (DHEAS; < 8 µg/ml). Ggf. Lokalisationsdiagnostik und OP.

12.2.7 Phäochromozytom

Meist gutartiger Tumor (95 %). 0,3 % aller Hypertoniker. 80 % einseitig im Nebennierenmark, 10 % doppelseitig, der Rest in sympathischen Ganglien des Brust- und Bauchraumes. Phäochromozytome können im Rahmen einer endokrinen Neoplasie (MEN) auftreten (☞ 12.5), 1 % sind mit einer Neurofibromatose vergesellschaftet.

Symptome
- Anfallsweise: Kopfschmerzen, Schweißneigung, Palpitationen
- Seltener: Angst, Tremor, Schwäche, Leibschmerzen.

Befunde
- Vorübergehend: Bluthochdruck (40 %), Tachykardie, Schweißausbruch
- Dauerhaft: Bluthochdruck (60 %), orthostatische Hypotension, Gewichtsverlust (Hypermetabolismus), Obstipation
- Labor: BZ ↑, freie Fettsäuren ↑
- Komplikationen: Hirnblutung, Herzinfarkt, akute Herzinsuff.

Diagnostik
Nachweis erhöhter Katecholamine, Gesamt-Metanephrine und der Vanillinmandelsäure (VMS) im (angesäuerten) 24-h-Urin. Möglichst unmittelbar nach Anfall sammeln. Medikamente 24 h vorher absetzen (MAO-Hemmer, Reserpin, α-Methyl-Dopa und Clonidin mind. 4 Tage!). Erhöhte Werte durch: Bananen, Zitrusfrüchte, Nüsse, Schwarztee, Kaffee, Vanille. Normalwerte: Katecholamine < 600 nmol/24 h (100 µg/24 h, Konzentrationen von Adrenalin und Noradrenalin bei V.a. MEN getrennt messen), Metanephrine < 7 mmol/24 h (1,3 mg/24 h), VMS < 35 µmol/24 h (7 mg/24 h). Bei Erhöhung Tumorsuche: Sono, CT oder MRT Abdomen + Thorax, MIBG-Szinti (auch bei bereits nachgewiesenem NNR-Tumor für die Suche ektoper Phäochromozytome). Calcitonin (MEN II), Kalzium (MEN I, II).

DD: sympathikovasale Anfälle (flush), Hyperthyreose (☞ 12.1.5), Tabes dorsalis, Temporallappen-Epilepsie, Bleivergiftung, Migräne, Karzinoid (☞ 12.5.4).

Therapie (Vorgehen bei hypertensiver Krise ☞ 5.3.1)
- Anfall: Phentolamin 5–10 mg i.v., dann 0,25–1 mg/Min über Perfusor. Bei Tachykardie > 140/Min. und bestehender α-Blockade: Propranolol 1 mg langsam i.v., ggf. wiederholen
- Dauertherapie und OP-Vorbereitung: 2 x 5 mg Phenoxybenzamin (z.B. Dibenzyran®) p.o., steigern in Abständen von 4–7 Tagen bis Beschwerdefreiheit, maximal 3 x 20 mg, NW: orthostatische Dysregulation, Nasenverstopfung, Miosis, reflektorische Tachykardie, Impotenz. Vorsicht bei Zerebralsklerose. Zusätzlich β-Blocker
- Lokalisierter Tumor: Exstirpation.

Cave: Keine Palpation des Tumors (z.B. zur Demonstration im Studentenunterricht) → Krise auslösbar.

12.3 Nebenschilddrüse

12.3.1 Primärer Hyperparathyreoidismus (pHPT)

Meist F, ca. 50. LJ. Ätiol.: 80 % solitäre, 5 % multiple Adenome, 15 % Hyperplasie aller Epithelkörperchen, selten Ca, auch paraneoplastisch (☞ 15.4).

- *Klinik:* Urolithiasis, Müdigkeit, Muskelschwäche, gastrointestinale Beschwerden und Polyurie („Stein, Bein- und Magenpein"). Klinik und DD der Hyperkalzämie (☞ 10.4.2). Diagnose meist Zufallsbefund
- *Diagn.:* Ca^{2+} ↑, PO_4^{3-} ↓, PTH ↑ oder normal. Wichtig: immer Gesamteiweiß mitbestimmen (☞ 10.4.2). AP ↑ bei Osteodystrophie. Rö: bei V.a. Osteodystrophie, Osteomalazie Hände p.a. in Weichstrahltechnik (subperiostale Akroosteolysen = reaktionslose Destruktion der Endphalangen, Looser'sche Umbauzonen). Abdomenübersicht (Nierensteine, Organverkalkungen?)
- *Ther.:* bei Pat. < 70 J. OP. Postop. Tetanieprophylaxe, v.a. bei Skelettbeteiligung (überstürzte Rekalzifizierung führt zu Hypokalzämie ☞ 10.4.1), schon am ersten

Tag postop. mehrfache Kontrollen des Serum-Ca^{2+}, ggf. Ca^{2+}-Perfusor, ggf. Calcitriol (z.B. Rocaltrol®) (☞ 12.3.2).
- Bei Pat. > 70 J., Inoperabilität oder nach erfolgloser OP: symptomatische Ther. mit 600–1000 ml Flüssigkeit/6 h (cave: Herzinsuff.), keine Milchprodukte, viel Bewegung. 3 x 1–3 g Dinatrium- oder Kaliumhydrogenphosphat zu den Mahlzeiten
- Therapie der Hyperkalzämie (☞ 10.4.2).

 Cave: Vor einer OP muß Phäochromozytom (MEN II) ausgeschlossen werden (Katecholamine im 24 h-Urin!).

Sekundärer Hyperparathyreoidismus
Adäquate Erhöhung des PTH, wenn Ca^{2+} ↓. Ursachen: chronische Niereninsuff. (☞ 9.7.4), Vit. D$_3$-Mangel (Malabsorbtion).

12.3.2 Hypoparathyreoidismus (HypoPTH)

Meist nach Schilddrüsen-OP (in 1–4 %), Kehlkopf-OP oder Parathyreoidea-OP. Sehr selten idiopathisch. Pseudo-HypoPTH: Klinik und E'lyte wie bei HypoPTH, aber PTH ↑; Störung der PTH-Wirkung, u.U. mit typischem Körperbau (Rundgesicht, Kleinwuchs), familiär gehäuft.

- *Klinik:* Parästhesien, trophische Hautstörungen, Hyperreflexie, pos. Chvostek- und Trousseau-Zeichen (☞ 10.1.2). Klinik und DD der Hypokalzämie
- *Diagn.:* PTH ↓, Ca^{2+} ↓, Mg^{2+} ↓, PO$_4^{3-}$ ↑. Urin: Ca^{2+}, PO$_4^{3-}$ und cAMP-Ausscheidung ↓. Andere Ca^{2+}-Einflußgrößen kontrollieren: Gesamteiweiß, Krea, AP, evtl. Vit. D. DD: Hypokalzämie (☞ 10.4.1)
- *Ther.:* akute hypokalzämische Krise (☞ 10.4.1). Bei Hypo-PTH nach SD-OP 3–4 Wo. i.v.-Substitution (Parathyreoidea erholt sich häufig). Anschließend ggf. Dauerbehandlung mit 1 g Ca^{2+} und 0,5 mg Dihydrotachysterol oder 1 mg Colecalciferol oder 0,25–2 µg Calcitriol tägl., die letzteren nach Serum-Ca^{2+} dosiert. Anfangs wöchentliche Kontrollen. Reduzieren, wenn Serum-Ca^{2+} > 2,5 mmol/l. NW einer Calcitriol-Überdosierung: irreversible Organkalzinosen.

12.4 Hypophyse

12.4.1 Testung der Hypophysenachsen

Testung der hypothalamischen und hypophysären Funktion durch GnRH (Luteinisierungs-Hormon-Releasing-Hormon), TRH (Thyrotropin-Releasing-Hormon), Insulin-Hypoglykämie. Heute wird allerdings zur Testung der hypophysären Funktion die Insulinhypoglykämie häufig ersetzt durch Stimulation mit CRH (corticotropin releasing hormone)/Vasopressin einerseits sowie durch GRH (growth hormone releasing hormone) andererseits.

Insulinhypoglykämietest
Wirkungsmechanismen
- Hypoglykämie → Hypothalamus: GH ↑, ACTH ↑ (Kortisol ↑), Prolactin ↑
- GnRH → Hypophyse: LH ↑, FSH ↑
- TRH → Hypophyse: TSH ↑, Prolactin ↑.

KI: Epilepsie, KHK, Zerebralsklerose, Schwangerschaft, Diab. mell., manifeste NNR-Insuff. *Cave:* Hypoglykämie, 50 %ige Glukose bereithalten.

Durchführung
Morgens nüchtern im Liegen.
- Venenkatheter mit Dreiwegehahn und angeschlossener 10-ml-Spritze mit heparinisierter 0,9 %iger NaCl-Spüllösung
- Blutprobe (Null-Wert) für TSH, LH, FSH, Prolaktin, Kortisol, GH (growth hormone), Glukose
- Insulin 0,15 IE/kg i.v. (bei Akromegalie oder Cushing-Sy. 0,3 IE/kg, bei HVL-Insuff. 0,05 IE/kg). Spülen. 200 µg TRH und 50 µg/m2 LHRH i.v.
- Blutproben entnehmen nach 30, 60, 90 und 120 Min. für Glukose, Kortisol, STH, nach 30 und 60 Min. außerdem für LH, FSH, TSH, Prolaktin
- Anschließend für gutes Frühstück sorgen!

Interpretation
Glukose muß unter 2,2 mmol/l (40 mg/dl) fallen. Normale Spitzenwerte: Kortisol > 550 nmol/l (200 µg/l), GH > 400 pmol/l (9 µg/l), TSH > 3,5 mIE/l, LH-Anstieg > 3fach, FSH-Anstieg > 1,5fach.

■ Kombinierter Hypophysenstimulationstest

Durchführung: nüchtern, Abnahme von Kortisol, Wachstumshormonen, TSH, LH, FSH, Prolactin zu den Zeiten (-60, -15, 0, 15, 30, 45, 60, 90).

Injektion zum Zeitpunkt 0:
- CRH (Corticobiss®, 1 µg/kg)
- GRH (Somatobiss®, 1 µg/kg)
- GnRH (Relefact®, 25 µg/kg bei Frauen, 100 µg/kg bei Männern)
- TRH (Antepan®, 200 µg/kg).

12.4.2 Hypopheninsuffizienz (Hypopituitarismus)

- *Ätiol.:* Z.n. OP eines HVL-Adenoms, HVL-Nekrose durch Schock (postpartal: Sheehan-Sy.), Verdrängung durch Tumoren (Schädelbasisfraktur), Bestrahlung, Granulome (Tbc, Sarkoidose, Lues), autoimmun
- *Klinik:* Beginn mit Symptomen des Hypogonadismus (sek. Amenorrhoe, Libidoverlust, Impotenz), dann der SD-Unterfunktion (☞ 12.1.6) und spät der NNR-Insuff. (☞ 12.2.4). Ferner: blasse Haut (Alabasterhaut), postpartal Versiegen der Laktation, Hypoglykämien. Brustatrophie, Verlust der Sekundärbehaarung, kleiner Hoden. Bei Tumoren evtl. bitemporale Hemianopsie. Schleichender Verlauf, akute Exazerbation. Unter Belastung (OP, Trauma): hypophysäres Koma (Somnolenz, Hypothermie, respiratorische Azidose → Myxödem-Koma oder Erbrechen, Kreislaufkollaps, Hypotonie, Schock → Addison-Krise)
- *Diagn.:* kombinierter Stimulationstest (☞ 12.4.1). Ätiologiediagn.: Anamnese (OP, Unfall?), Rö/CT Schädel, Sella-Spezialaufnahme. Gesichtsfeldmessung. Labor: Auto-AK, BZ, Na⁺ ↓, K⁺ leicht ↑, evtl. mäßige Anämie, Eosinophilie, Leukozytose. Bei suprasellären Tumoren Prolaktin-Anstieg durch Ausfall des prolactin inhibiting factor
- *Ther.:* Substitution mit Hydrokortison (☞ 12.2.4), L-Thyroxin (erst einige Tage später, ☞ 12.1.4), evtl. Sexualhormone (M: 250 mg Depot-Testosteron i.m. alle 3 Wo., F: konjugierte Östrogene, z.B. Presomen®). Tumorexstirpation, -bestrahlung. Notfallausweis ausstellen! Bei hypophysärem Koma: Ther. des Myxödem-Komas (☞ 12.1.6) und ggf. der Addison-Krise (☞ 12.2.4).

12.4.3 HVL-Überfunktion, HVL-Tumoren

■ Prolaktinom

Häufigster hormonell aktiver Hypophysentumor (Adenom), ursächlich in 20 % aller Amenorrhöen.
- *Klinik:* Amenorrhoe, Galaktorrhoe, Libidostörungen, Hirsutismus, Akne
- *Diagn.:* Medikamentenanamnese (z.B. Östrogene, Neuroleptika, Metoclopramid, Methyldopa), Schwangerschaftstest, TSH, Kreatinin, Prolaktin i.S., HVL-Test (☞ 12.4.1), CT/MRT Schädel, Gesichtsfeldmessung
- *Ther.:* Bromocriptin oder Cabergoline (Dostinex®) einschleichend beginnen. Häufig Tumorreduktion. Indikation:
  - Microprolactinom (< 1,0 cm)
    Frauen: Kinderwunsch, Libidoverlust, störende Galaktorrhoe
    Männer: Libidoverlust, Infertilität
  - Makroprolactinom (> 1,0 cm), bevorzugt medikamentös, OP nur bei lokaler Kompression.

 Cave: falsch hohe Prolaktinwerte nach Palpation der Brust!

■ Akromegalie

Unproportioniertes Akrenwachstum, meist durch HVL-Adenom, nach Abschluß des normalen Längenwachstums (hypophysärer Riesenwuchs durch Wachstumsexzeß vor dem Epiphysenschluß).

- *Klinik:* Kopfschmerzen, Schwitzen, Parästhesien (Karpaltunnel-Sy.), Akrenwachstum (nach Schuhgröße, Handschuhen und Hut fragen!), vergröberte Gesichtszüge (Lippe, Zunge, Mandibula mit Überbiß), Splanchnomegalie (Vergrößerung innerer Organe), Osteoporose, Indifferenz den Veränderungen gegenüber
- *Diagn.:* GH-Bestimmung, bei < 50 pmol/l (1 µg/l) Ausschluß einer Akromegalie. Sonst oraler Glukose-Toleranz-Test: morgens nüchtern 100 g Glukose oral, GH-Bestimmung bei 0, 30, 60 und 90 Min. Akromegalie, wenn GH > 50 pmol/l (1 µg/l) bleibt: fehlende Suppression. Kombinierter HVL-Test (☞ 12.4.1). CT/MRT Schädel, Gesichtsfeldprüfung
- *Ther.:* transsphenoidale Resektion, bei Inoperabilität Bestrahlung, ggf. Versuch mit Bromocriptin, nach erfolgloser OP ggf. Octreoide (Sandostatin®).

■ Hormonell inaktive Tumoren

Im Bereich der Hypophyse: chromophobe Adenome (60 % aller Adenome), Zysten, Kraniopharyngeom (10.–25. LJ), Metastasen (v.a. bei Mamma-, Bronchial-, Magen-Ca). Klinisch auffällig sind HVL-Insuff. (☞ 12.4.2) und Sehstörungen (Chiasma-Sy.).

12.4.4 Diabetes insipidus (DI)

Zentraler Diabetes insipidus
Mangel an ADH: idiopathisch (30 %) oder symptomatisch (Tumoren, Traumen, OP, Entzündungen).

Renaler Diabetes insipidus
Fehlende Ansprechbarkeit des distalen Tubulus auf ADH: sehr selten, hereditär (X-chromosomal rezessiv) oder nach interstitieller Nephritis.

- *Klinik:* Polyurie (5–20 l/24 h) und Polydipsie. Durchschlafen ohne Aufwachen zum Wasserlassen und Trinken schließt DI aus
- *Diagn. und DD:* vor DI-Diagnostik andere Ursachen einer Polyurie (☞ 9.1.2) ausschließen. Dann Durstversuch (☞ 9.1.2) ab 20 Uhr über Nacht: Ausschluß DI, wenn morgens Serum-Osmolalität < 295 mosmol/kg, Urin-Osmolalität > 800 mosmol /kg. Nachweis (verlängerter Durstversuch) und Ätiol.-Diagnostik durch Spezialist
- *Ther.:* Grundleiden behandeln bei symptomatischem DI, Substitution von ADH: 2 x 0,05–0,2 ml Desmopressin tägl. intranasal, beim Bewußtlosen (z.B. nach Schädelhirntrauma) Vasopressin s.c.

12.5 Hormonbildende Tumoren, Karzinoid

Tumoren der APUD-Zellen („Apudom"). APUD-Gewebe (Amine Precursor Uptake and Decarboxylation) bilden biochemisch ähnliche Peptidhormone in HVL, C-Zellen der Schilddrüse (Calcitonin), Pankreasinseln (Insulin etc.), G-Zellen des Magens (Gastrin), enterochromaffinen Darmzellen (gastro-intestinale Hormone).

Multiple endokrine Neoplasie (MEN)
Gleichzeitiges Vorkommen von Adenomen oder Karzinomen in unterschiedlichen Geweben, familiär gehäuft (autosomal-dominant). Kausal und zeitlich unabhängiges Auftreten der Tumoren.

- MEN Typ I: Parathyreoidea-Adenome, HVL-Adenome (25 % Akromegalie, sonst inaktiv), Inselzell-Adenome/-Karzinome (Insulinom, VIPom, Gastrinom)
- MEN Typ II: medulläres Schilddrüsen-Ca (C-Zellen, evtl. ektopische ACTH-, MSH-, Prostaglandin-, Serotonin-Bildung), multiple Phäochromozytome, Parathyreoideaadenome.

12.5.1 Insulinom

Häufigster endokriner Pankreas-Tumor, 90 % solitär, 90 % gutartig, 5 % ektopisch (Intestinum). Evtl. MEN I (☞ 12.5). In 50 % bilden Insulinome außer Insulin weitere gastrointestinale Hormone.

- *Klinik:* Nüchternhypoglykämien mit neuroglukopenischen Symptomen (Verwirrtheit, auffälliges Verhalten, Koma, Krampfanfälle). Nur bei ca. 20 % Gewichtsabnahme
- *Diagnose:* 72-h-Fasten-Test: Bestimmung von BZ, Insulin, C-Peptid im Plasma alle 6 h bzw. bei Hypoglykämie-Symptomen. Bei BZ < 2,2 mmol/l (40 mg/dl) Abbruch. Interpretation: BZ muß < 2,5 mmol/l (45 mg/dl) sein. Insulinom ist ausgeschlossen, wenn Insulin < 6 µIE/ml.
  Whipple Trias: Hypoglykämische Symptome treten gleichzeitig mit erniedrigter Plasmaglukose auf und sind durch *Gabe von Glukose* zu beseitigen
- *Lokalisation:* Sono, Endosonographie, CT, MRT, operative Exploration mit intraoperativer Sonographie des Pankreas
- *Therapie:* Operative Entfernung. Bei malignem metastasierendem Insulinom: z.B. Streptomycin + 5-Fluoruracil.

12.5.2 VIPom (Verner-Morrison-Syndrom)

Überschießende Bildung von vasoaktivem intestinalem Polypeptid (VIP). Ursache: 50 % Nicht-B-Inselzell-Tumoren (25 % Adenome, 25 % Karzinome), 20 % Inselzell-Hyperplasie, 20 % kleinzelliges Bronchial-Ca. Mischformen mit Karzinoid und Phäochromozytom kommen vor.

- *Klinik:* WDHA-Syndrom: Wässrige Durchfälle, Hypokaliämie, Achlorhydrie (fehlende Säureproduktion im Magen). Metabolische Azidose, Dehydratation, Azotämie, Schock. Hyperglykämie, Hyperkalzämie und Flush-Anfälle
- *Diagn.:* Magensekretionsanalyse, VIP im Plasma, Tumorsuche (Sono, CT, Angio)
- *Ther.:* Tumorexstirpation, Octreoide, ggf. Chemotherapie.

12.5.3 Gastrinom (Zollinger-Ellison-Syndrom)

Vorwiegend Gastrin produzierende Tumoren, in 20 % mit multipler endokriner Neoplasie (MEN, ☞ 12.5). Lokalisation: Pankreas (75 %), Duodenum (20 %). In > 50 % multipel. 60 % maligne.

- *Klinik:* therapieresistente Ulzera in Magen, Duodenum, Jejunum. Hypersekretion und -azidität des Magensaftes. In 50 % wässrige Durchfälle, selten Steatorrhoe
- *Diagn.:* Gastrin i. S.: beweisend > 240 pmol/l (500 ng/l), sonst Stimulation mit 75 KE (klinische Einheiten) Sekretin, Gastrin abnehmen nach 0, 5, 10, 15 Minuten. Bei Gesunden sinkt Gastrin, bei Gastrinom Anstieg auf Vielfaches. Lokalisationsdiagn.: Oberbauchsono, Endoskopie mit Biopsien, CT/MRT
- *Ther.:* Omeprazol (z.B. Antra® bis zu 160 mg tägl.) wirkt bei fast allen Patienten. OP nur wenn medikamentöse Ther. nicht ausreichend, da Lokalisierung wegen möglicher extrapankreatischer Lokalisation schwierig ist.

12.5.4 Karzinoid

Tumor mit Produktion von Serotonin und Kallikrein. Lokalisation: 80 % in Dünndarm und Appendix, sonst übriger GIT, Lunge, andere APUD-Zellgewebe (☞ 12.5), Gonaden-Teratome. 30 % metastasierend.

- *Symptome:* anfallsweise Durchfall, Koliken, flush, Asthma bronchiale. Spätfolge: Endokardfibrose v.a. im re Ventrikel
- *Befund:* Zyanose und Teleangiektasien im flush-Bereich, Lebertumor (Metastasen!), Endokardfibrose mit Trikuspidalinsuff (→ Echokardiographie). Symptome erst bei Leberfilialisierung. Bei ausschließlich im Pfortaderbereich lokalisiertem Karzinoid, werden die sezernierten Hormone in der Leber metabolisiert
- *Diagn.:* mehrmals 5-OH-Indolessigsäure im 24-h-Urin; drei Tage vorher Phenothiazine absetzen, keine Bananen, Nüsse, Ananas. Nachweis Karzinoid: > 80 µmol (15 mg) tägl., fraglich > 40 µmol (8 mg) tägl. Korrelation zu Anfällen wichtig. Evtl. Serotonin im Anfall. Tumorsuche mittels Endosonographie, Somatostatin-Rezeptorszinitgraphie, CT, MRT, ggf. Leberbiopsie
- *Ther.:* OP mit Entfernung des Primärtumors und der regionären LK. Bei Inoperabilität (häufig) konservative Therapie: Octreotid (Hemmung der Serotoninsekretion), α-Interferon, Methysergid (Serotoninantagonist); ggf. palliative Chemotherapie. Symptomatisch bei Diarrhoe: Loperamid, bei flush: H_1- und H_2-Blocker, bei Asthma bronchiale: Glukokortikoide.

DIABETIKER 13

Hans-Joachim Frercks

Stoffwechsel

13.1	Glukosestoffwechsel	434
13.1.1	Diabetes mellitus	434
13.1.2	Spätkomplikationen des Diabetes mellitus	441
13.1.3	Coma diabeticum	442
13.1.4	Hypoglykämischer Schock	444
13.2	Hyperlipoproteinämien	445
13.3	Hyperurikämie und Gicht	449
13.4	Metabolisches Syndrom	450
13.5	Porphyrien	451

13.1 Glukosestoffwechsel

13.1.1 Diabetes mellitus

Typ I (IDDM, 10 %)	\multicolumn{2}{l|}{Insulinmangel aufgrund zerstörter β-Zellen. Manifestation meist vor dem 40. LJ. Ätiologie: Autoimmunologische β-Zellzerstörung bei genetischer Disposition (HLA-assoziiert) durch z.B. Virusinfektion gestartet}
Typ II (NIDDM*)	**Typ II a (8 %):** Normalgewicht **Typ II b (80 %):** Übergewicht	Zelluläre Insulinresistenz (Leber-, Muskel-, Fettzelle) bei pathologischem Insulinsekretionsmuster: anfangs Hyperinsulinämie, Sekretionsstarre, dann Erschöpfung der Sekretion. Manifestation meist im höheren Alter, Vererbungsrisiko höher als beim Typ I, Manifestation von exogenen Faktoren (Essen, Adipositas) abhängig
	MODY (< 2 %, Maturity onset diabetes of young people): Im Kindesalter beginnend, milde verlaufend (≥ 2 J. ohne Insulin), autosomal dominanter Erbgang	
Sekundärer Diabetes mellitus	*Pankreaserkrankungen* (Pankreatitiden, Pankreas-Ca)	
	Endokrine Ursachen (Morbus Cushing, Akromegalie, Hyperthyreose, Phäochromozytom)	
	Idiopathische Hämochromatose (Bronzediabetes)	
Pathologische Glukosetoleranz	Ohne Grunderkrankung: Manifestation unter Streß (Verbrennungen, Herzinfarkt), Medikamente (Thiazide, Glukokortikoide, Ovulationshemmer, Nikotinsäurederivate)	
Gestationsdiabetes	3 % aller Schwangeren	

* (N)IDDM = (non) insulin dependent diabetes mellitus

Klinik
- **Typ I:** Polyurie, Polydypsie, Inappetenz, Gewichtsverlust, zunehmende Ketoazidose mit Übelkeit, Schwäche, Verlangsamung (Ketoazidot. Koma; ☞ 13.1.3)
- **Typ II:** Harnwegsinf., Mykosen, Furunkulose, Sehstörungen, Schwäche, Juckreiz, pAVK, später Polyurie mit -dypsie. Inappetenz (hyperosmolares Koma; ☞ 13.1.3).

Allgemeine Diagnostik
Körperliche Untersuchung: besonders achten auf
- Inspektion der Injektionsstellen, Inspektion der Füße, RR, Gewicht und Pulsstatus
- Neurologischer Status und Augen-Hintergrund mind. 1 x jährlich.

Weitere Untersuchungen: BB, Harnsäure, Cholesterin, Triglyzeride, HDL, LDL, Urinstatus (Mikroalbuminurie und Proteinurie), Krea(-Clearance), EKG.

Glukosestoffwechsel-Diagnostik
. *Nüchtern-Blutzucker* (kapillär)
- Zweimal < 80 mg/dl → kein Diabetes
- \> 120 mg/dl → manifester Diabetes

13.1 Glukosestoffwechsel

- Bei BZ 80–120 mg/dl → Tagesprofil mit prä- und 1 h-postprandialen Werten
  - Wenn postprandial BZ < 120 mg/dl → kein Diabetes
  - Wenn postprandial BZ > 180 mg/dl → Diabetes
  - Werte zwischen 120 und 180 mg/dl → oraler Glukosetoleranztest (OGTT).

OGTT: eingeschränkt verwertbar bei kohlenhydratarmer Kost und nicht mind. 3 Tage vorher abgesetzten Thiazid-Diuretika, Glukokortikoiden, „Pille", Nikotinsäurederivaten. *Procedere:* 12 h nüchtern, dann 100 g Glukose oder Oligosaccharide in 5 Min. trinken lassen. BZ kapillär nüchtern und 2 h nach Einnahme messen. Falsch pos. bei Z.n. Magen-OP, Ulcus duodeni, M. Crohn, $K^+ \downarrow$, $Mg^{2+} \downarrow$, Leberfunktionsstörungen. Falsch neg. bei Malassimilationssyndrom, M. Whipple, Colitis ulcerosa.

Bewertung*	Normal	Pathol. Glukosetoleranz	Diab. mell.
Nüchtern	< 100 mg/dl	< 120 mg/dl	> 120 mg/dl
2 h-Wert	< 140 mg/dl	140–200 mg/dl	> 200 mg/dl

* Kapilläre Werte. *Cave:* Differenz zu venösen Werten bis 40 mg/dl!

Urinzucker: zum ambulanten Screening aus postprandialem Urin.

HBA$_1$: Aussage über den mittleren Blutzuckerspiegel der letzten 1–3 Mon. Zur Therapiekontrolle bei manifestem Diabetes (nicht zum Screening).
- Norm beim Gesunden bis 7 %,
  beim gut eingestellten Diabetiker bis 8 % (☞ 22)
- Bei schwangeren Diabetikerinnen zwischen 6 % und 7 %.

HBA$_{1c}$: Genauer; Werte um ca. 1–3 % niedriger (☞ 22).

Fruktosamin: Aussage über den mittleren Blutzuckerspiegel der letzten 2–3 Wochen, Bestimmung durch Dysproteinämie und Hydratationszustand störbar, indiziert bei Hämoglobinopathie. Normalwert 205–285 mmol/l.

C-Peptid: zur Differenzierung organischer Hyperinsulinämie (C-Peptid ↑) und Hypoglycämia factitia durch exogene Insulinzufuhr (C-Peptid ↓), selten zur Abklärung der Insulinbedürftigkeit beim Sekundärversagen, zur Bestimmung der Insulin-Eigenproduktion. Bei Typ II anfangs erhöht, bei Typ I erniedrigt.

■ Diabetestherapie

Je besser der Patient geschult, desto geringer die Einschränkung seiner Lebensqualität. Gewichtsreduktion hat bei übergewichtigen Diabetikern erste Priorität. Patient immer mit einem Diabetespaß ausrüsten!

Inhalte der Patientenschulung
- Bei *alleiniger Diättherapie*: Erklärung der Krankheit (was ist Diabetes); Diätetik (Kohlenhydrate und Fette in der Nahrung), Wirkung von Alkohol (Energieträger, Hypoglykämiegefahr), Körperpflege (Füße)
- Bei *oralen Antidiabetika* zusätzlich
  - Urinzuckerselbstkontrolle
  - Zusammenstellung der täglichen Nahrung unter besonderer Berücksichtigung der KH. Körperliche Bewegung und die Auswirkung auf den Zucker
  - Zeichen der Hypoglykämie

- Bei *Insulin-Behandlung* zusätzlich
  - Blutzuckerselbstkontrolle
  - Umgang mit Insulin, Spritz-Eß-Abstand, Injektionsorte
  - Verhalten in Ausnahmesituationen (Krankheit, Reisen, Medikamente).

Diät-Richtlinien
Nahrungszusammensetzung (Aufteilung in 3 große und 3 kleine Mahlzeiten)
- 50–60 % Kohlenhydrate
- 15–20 % Eiweiß (je nach Nierenfunktion)
- 25–30 % Fett (je nach Fettstoffwechselstörung).

Orientierendes Schema für den Broteinheiten-Bedarf	
Körperlich schwer arbeitende Personen (z.B. Straßenarbeiter, Bäcker), Pat. mit Untergewicht	25–30 BE*
Pat. mit mittlerem Kalorienbedarf ohne Übergewicht, körperlich arbeitend (z.B. Krankenschwester, Verkäufer)	21 BE*
Jüngere Pat., Berufstätige mit vorwiegend sitzender Tätigkeit (z.B. Lehrerin, Sekretär) ohne Übergewicht	17 BE
„Normalpatient" (> 50 J., körperlich wenig aktiv, Normal- oder mäßiges Übergewicht), körperl. arbeitender Pat. mit Übergewicht	14 BE
Adipöse Pat., vorsichtige Gewichtsreduktion	10 BE
Adipöse Pat. mit Behandlungsziel Gewichtsreduktion	6 BE

* Diese Pat. müssen im Krankenhaus weiter körperlich aktiv bleiben – alternativ BE-Reduktion, allerdings hat dann die BZ-Einstellung im Krankenhaus nur eingeschränkten Wert.

Berechnung von Kalorien und BE (12 g Kohlenhydrate = 1 BE): Übergewicht soll normalisiert und Normalgewicht gehalten werden!

- Bei Normalgewicht: Kalorienbedarf = Idealgewicht x 30
- Bei schwerer Arbeit: Bedarf = Idealgewicht x 50
- Broteinheiten: bei 50 % Kohlenhydratanteil gilt
  Faustregel: Kalorienbedarf/Tag : 100 = Broteinheiten/Tag.

Kohlenhydratresorptionshemmung
Medikamentöse Erzeugung eines Malabsorptionssyndroms, eine Hypoglykämie kann dadurch allein nicht erzeugt werden.
- *Ind.:* Versuch der „Glättung" stark schwankender Blutzuckertagesprofile beim Typ I und II. *KI:* Ösophagus-/Magen-/Darmerkrankung
- *NW:* Blähungen, Völlegefühl, Bauchschmerzen, Diarrhoen passager
- *Präparate:* Guar Verlan®, Glucotard® (Guarmehl), Dosierung 1–3 x 5 g in 1/4 l Wasser vor den Mahlzeiten. Glucobay® (Acarbose, α-Glucosidasehemmer), Dosierung: 1 x 50 mg bis 3 x 200 mg tägl. einschleichend zu den Mahlzeiten.

Biguanide (Metformin)
Scheinen Insulinresistenz und Fettstoffwechsel günstig zu beeinflussen, führen bei Adipösen nicht zur Appetitsteigerung, erleichtern somit die Gewichtsreduktion.
- *Ind.:* stark übergewichtige Typ II-Diabetiker < 65 J.
- *KI:* eingeschränkte Nieren- und Leberfunktion, Alkoholabusus, Abmagerungskuren (< 1000 kcal tägl.), dekomp. Herzinsuff., respiratorische Insuff., pAVK ab Stadium IIa, Schwangerschaft. Gefahr der Laktazidose bei Beachtung der KI jedoch gering.

- *Präparat:* Glucophage® (Metformin), Dosierung 0,5–2,5 g tägl., max. Einzeldosis 1 g, Tabl. zu den Mahlzeiten einnehmen. *NW:* GIT-Störungen, BB-Veränderungen, Laktazidose.

Sulfonylharnstoffe
Stimulierung der eigenen Insulinsekretion.
- *Ind:* wenn strikt eingehaltene Diät und erfolgreiche Gewichtsreduktion keine ausreichende Senkung des Blutzuckers bei noch vorhandener Insulinproduktion bringen
- *KI:* absoluter Insulinmangel, Schwangerschaft, Ketoazidose, Leber- und Nierenerkrankungen, weitere je nach Medikament. Allergie gegen Sulfonylharnstoffe
- *WW:* Steigerung durch Cumarine, Phenylbutazon, Probenecid, Tetrazyklin, ASS. Abschwächung durch Thiaziddiuretika, Pille, Glukokortikoide
- *NW:* protrahierte Hypoglykämie, je nach Präparat Alkoholintoleranz, KM-Depression, cholestatischer Ikterus, allergische Hautreaktionen, GIT-Symptome.

Freiname	Handelsname (Auswahl)	HWZ [h]	Dosierung oben: niedrig unten: hoch			Bemerkungen
Tolbutamid	Rastinon® 1g Orabet®	3–8	1/2–1	0	0	Gut verträglich, schwächer wirksam
			1	0	1/2–1	
Glibenclamid	Euglucon® N3,5 mg Maninil®	15	1/2–1	0	0	Stark wirksam, lange HWZ, höchstes Hypoglykämierisiko
			2	0	1/2–1	
Glisoxepid	Pro-Diaban® 4 mg	1,5–2	1/2–2	0	0	Kurze HWZ
			2	1	1	
Glibornurid	Glutril® 25 mg	ca. 8	1/2–2	0	0	Geringere NW (?)
			2	0	1/2–1	
Gliquidon	Glurenorm® 30 mg	1,5–24	1/2–2	0	0	Auch bei (kompensierter) Niereninsuff.
			2	1	1	

- Orale Antidiabetika möglichst erst bei annäherndem Normalgewicht einsetzen,
- Einschleichen der Dosis mit geringen Einzeldosen morgens
- Erst wenn die maximale Einzeldosis am Morgen erreicht ist, weitere Tablette zu Mittag oder zum Abend (siehe Tabelle)
- Nach Besserung des Blutzuckers evtl. Dosisreduzierung erforderlich

Kombinationen von Insulin und Sulfonylharnstoffen
Bei Sekretionsstarre trotz maximaler oraler Antidiabetika kann eine morgendliche Insulin-Gabe das hohe Blutzuckerniveau evtl. senken. Wenn mehr als 28 IE Insulin benötigt werden, ist eine Kombination meist nicht mehr sinnvoll.

Insulin-Therapie

Bei Typ I-Diabetes, Schwangerschaftsdiabetes, Sekundärversagen bei Typ II, diätetisch und/oder durch orale Antidiabetika nicht ausreichend therapierte Typ II-Diabetiker (Sekretionsstarre); Cave bei Adipositas („Insulinmast").

Therapieschemata	morgens	mittags	abends	zur Nacht
Pumpe (mit kontinuierlicher Basalrate)	Bolus NI*	Bolus NI	Bolus NI	—
Intensivierte Insulintherapie = „nahe normoglykämische Insulintherapie" = Basis-Bolus-Konzept	NI + NPH	NI	NI + NPH	NPH
	NI + NPH	NI	NI	NPH
	NI + NPH	NI	NI + NPH	—
	NI	NI	NI	LW oder NPH
Konventionelle Therapie (meist 2/3 Dosis morgens, 1/3 abends)	NI + NPH	—	NI + NPH	—
	NPH	—	NPH	—

*NI = Normal-(„Alt"-)Insulin; **NPH** = Intermediärinsulin; **LW** = Langwirkendes Insulin

Insulinbedarf
Bei absolutem Insulinmangel 0,2–0,7 [1,0] IE/kg. Erhöhter Bedarf bei fieberhaften Erkrankungen, Hyperthyreose, evtl. bei „Insulinresistenz"; bei körperlicher Aktivität Dosis reduzieren. Der Insulinbedarf pro BE ist morgens höher als abends.

Insulinverteilung über den Tag
- Bei Typ I je nach Tagesablauf, ca. 1/3 des Gesamtinsulinbedarfs Basalinsuline
- Beim Typ II-Diabetiker und erhaltener Restproduktion (Sekretionsstarre) 1 Injektion am Morgen, evtl. Mischinsulin, je nach Eßgewohnheit und postprandialem Wert. Einzeldosen über 30 IE sind meist nicht sinnvoll (→ Dosis teilen).

Spritz-Eß-Abstand: abhängig von der Insulinart, bei Normal-Insulin 15–30 Min. (Faustregel: BZ 60 mg/dl: 0 Min., 80 mg/dl: 15 Min., 120 mg/dl: 30 Min.). Bei Verzögerungsinsulinen 30–45 Min. Abstand. Wenn BZ < 60 mg/dl (kann bei optimal eingestelltem Diab. vorkommen) weniger spritzen, falls es sich nicht um Ausreißer handelt.

Injektionsort
Faustregel: die letzte Injektion am Tage in den Oberschenkel (→ langsame Resorption), alle anderen in den Bauch (→ schnellere Resorption). Injektionen in den Oberarm obsolet!

Injektionswerkzeug
Wegen der einfachen Handhabung möglichst *Pen* verwenden. Bei Pendefekten muß der Pat. aber auch das Aufziehen und Injizieren mit der Einmalspritze beherrschen. *Cave:* das Pen-Insulin ist höher konzentriert, 1 ml = 100 IE! Einmal in Gebrauch befindlichen Pen nicht in den Kühlschrank legen: Gefahr der Luftblasenbildung.

Marktübersicht Insuline
(Auswahl Human- und hochgereinigte Schweineinsuline)

	Spezies	Insuline für Einmalspritzen*	Insuline für Injektionshilfen (Pen)**
Normal-Insuline (kurz wirkende Insuline = Alt-Insuline) Wirkungsbeginn° nach 15–30 Min.	Human	H-Insulin Hoechst Humaninsulin Normal 40/100 Insulin Actrapid HM 40 IE/ml	H-Insulin 100 Hoechst für OptiPen Humaninsulin Normal für Pen Insulin Actrapid HM NovoLet 1,5/3 ml Insulin Actrapid HM Penfill 1,5/3 ml
	Schwein	Insulin Velasulin MC 40 IE/ml	
Misch- (Kombinations-) Insuline [Normal-/Verzögerungsinsulin] Wirkungsbeginn nach 30 Min.	Human	Depot-H15-Insulin Hoechst [15/85], Depot-H-Insulin Hoechst [25/75], Komb-H-Insulin Hoechst [50/50] Huminsulin Profil I 40/100 [10/90], Profil II 40/100 [20/80], Profil III 40/100 [30/70], Profil IV 40/100 [40/60] Insulin Actraphane HM 30/70, 40 IE/ml	Depot-H15–Insulin 100 Hoechst [15/85], Depot-H-Insulin 100 Hoechst [25/75], Komb-H-Insulin 100 Hoechst [50/50] Huminsulin Profil I–IV für Pen Insulin Actraphane HM (10/90 oder 20/80, 30/70, 40/60, 50/50) NovoLet 1,5/3 ml Insulin Actraphane HM (10/90–50/50) Penfill 1,5/3 ml
	Schwein	Insulin Mixtard 30/70 MC 40 IE/ml	
Verzögert freigesetzte (Basal-) Insuline (= Depot- oder Verzögerungsinsuline = Intermediär-Insuline)***	Human	Basal-H-Insulin Hoechst, Humaninsulin Basal (NPH) 40/100, Insulin Protaphan HM 40 IE/ml Insulin Monotard HM 40 IE/ml	Basal-H-Insulin 100 Hoechst für OptiPen Humaninsulin Basal (NPH) für Pen Insulin Protaphan HM Penfill 1,5/3 ml
	Schwein	Insulin Insulatard MC 40 IE/ml	
Lang wirkende Insuline****	Human	Insulin Ultratard HM 40 IE/ml	

*1 ml = 40 IE oder 100 IE
Verhältnis der Insuline, wenn nicht namensgebend, in eckigen Klammern (z.B. Huminsulin Profil I 40 / 100 [10/90]: als Lösung mit 40 und 100 IE/ml verfügbar. Enthält 10 % Alt- und 90 % Verzögerungsinsulin.
**1 ml = 100 IE

*** Wirkungsbeginn nach 30–90 Min. Wirkdauer 10–24 h → 1–2 Inj. tägl.
**** Wirkungsbeginn nach 3–4 h. Wirkdauer > 24–36 h, → 1 Inj. tägl.
° Wirkungsbeginn, -maximum und Dauer sind u.a. von Applikationsart, -ort und -menge abhängig, daher können die Herstellerangaben irreführen.

BE-Verteilung: abhängig von Eßgewohnheiten (morgens viel oder wenig?), Tagesablauf, Zahl der Injektionen und Art des Insulins

Zahl der Injektionen	1. Frühstück	2. Frühstück	Mittag	Zwischenmahlzeit	Abend	Spätmahlzeit
1 Inj. tägl.	ca. 60 %				ca. 40 %	
2 Inj. tägl.	ca. 33 %		ca. 33 %		ca. 33 %	
≥ 3 Inj. tägl.	ca. 40 %		ca. 35 %		ca. 25 %	

Tips zur Verbesserung der Diabetes-Einstellung

- Nur 1 Parameter (Insulin oder Diät oder Bewegung) verändern
- Nur in kleinen Schritten ändern (1–2 IE, 1–2 BE)
- Nach Änderung mehrere Profile abwarten, Tendenzen erkennen
- Nicht auf jede Entgleisung sofort reagieren
- BE vorausschauend mit Insulin abdecken, Blutzucker nicht rückwirkend herunterkorrigieren.

Hypoglykämiegefahr: nach körperlicher Belastung, Alkoholgenuß, Absetzen von Medikamenten (Pille, Glukokortikoide), nach versehentlicher i.m. Injektion.

Probleme bei der Einstellung und deren mögliche Ursachen

BZ-Niveau insgesamt zu hoch: Unerkannter Infekt (Harnwege, Nasennebenhöhlen), zusätzliche Medikation (Diuretika, Pille, Glukokortikoide), Änderung der Eßgewohnheiten, weniger körperliche Aktivität, Änderung des Injektionsortes. *Hinweis:* Ketone bei Glukosurie im Urin zeigen Insulinmangel an.

BZ zu hoch	BZ zu tief
Nüchtern: Abendliches Insulin zu wenig oder Injektionszeitpunkt zu früh am Abend, Spätmahlzeit oder Abendbrot zu reichlich, nächtliche Hypoglykämie (*Somogyi*-Effekt, durch 3–Uhr-BZ auszuschließen).	**Nüchtern:** Verzögerungsinsulin am Abend zu hoch. Spätmahlzeit zu gering. Alkoholgenuß.
Morgendlicher Postprandial-BZ: Spritz-Eß-Abstand zu kurz, zu viel BE für die gespritzten Insulineinheiten, BE-Zusammensetzung ungünstig (leicht resorbierbare Kohlenhydrate, zu viel Flüssigkeit mit der Nahrung → erhöht Resorptionsgeschwindigkeit).	**Morgendlicher Postprandial-BZ:** Frühstück zu gering. Alkoholgenuß. Insulin am Morgen zu hoch dosiert.
Vor dem Abendbrot: Mittags- oder Nachmittagsmahlzeit zu reichlich, morgendliches Verzögerungsinsulin zu gering, Normalinsulin zum Mittag zu gering.	**Am Nachmittag:** Basalrate zu hoch, Normalinsulin am Mittag zu hoch, Mittags- und/oder Nachmittagsmahlzeit zu gering.
Vor dem Schlafengehen: Abendbrot zu reichlich, Zusammensetzung zu ungünstig, Normalinsulin zum Abendbrot zu gering, Spritz-Eß-Abstand zu kurz.	
Nachts: Spätmahlzeit zu reichlich, Basalrate zu gering.	**Nachts:** Spätmahlzeit zu gering, Basalrate zu hoch.

Perioperative Stoffwechselführung

Risiken
- Peri- und postop. Manifestation, Verstärkung oder Entgleisung eines Diabetes
- Wundheilungsstörungen durch erhöhte Infektionsneigung und Angiopathien
- Erhöhtes Risiko für die Allgemeinanästhesie durch Schwankungen des BZ-Spiegels mit damit einhergehender labiler Stoffwechsellage, sowie durch die häufigen Begleiterkrankungen Adipositas, Hypertonus, KHK, Nephro- und Angiopathien, Neuropathien und Fettleber.

Vorgehen
BZ-Einstellung ggf. verbessern. Diabetiker zu Beginn des OP-Programms operieren, um Gesamtdauer der Nahrungskarenz möglichst kurz zu halten. Regionalanästhesie günstiger als Allgemeinnarkose. Keine ambulanten Eingriffe in Narkose, weil der Stoffwechsel präop. und postop. überwacht und stabilisiert werden muß.
Diätetisch und mit oralen Antidiabetika behandelten Diabetikern am Vortag der OP gewohnte Kost und/oder Medikation (z.B. Sulfonylharnstoffe) weitergeben. Wenn Nahrungskarenz schon am Vorabend erforderlich, abendliche Sulfonylharnstoffgabe weglassen.

Vorgehen am OP-Tag
- *Diätetisch* eingestellte Diabetiker: normales Infusionsregime bei stündlichen BZ-Kontrollen
- *Mit Sulfonylharnstoffen* eingestellte Diabetiker: keine orale Medikation, keine Nahrungszufuhr, ab morgens (z.B. 8 Uhr) 500 ml Glukose 10%ig + 10 mmol KCL + 15 IE Normalinsulin mit 100ml/h, stündlich BZ-Kontrolle, einmal K+-Kontrolle. Fortsetzen bis orale Nahrungsaufnahme wieder möglich ist, dann Medikation und Diät wie gewohnt
- *Insulinpflichtige Diabetiker:* kein Insulin s.c., ab morgens 500 ml Glukose 10%ig + 10 mmol KCL mit 100 ml/h, dazu Insulinperfusor mit 50 IE Normalinsulin/50 ml 0,9 % NaCl mit 2 ml/h (bei BZ > 300 mg/dl 3–4 IE/h) für 24 h, stündlich BZ-Kontrolle, einmal K+-Kontrolle. 1. postop. Tag gewohntes Insulinregime mit gewohnter Kost unter BZ-Tagesprofil-Kontrolle.

13.1.2 Spätkomplikationen des Diabetes mellitus

- *KHK und diab. Kardiomyopathie:* Infarkt (small vessel disease), evtl. „stumm". Angina pectoris eher selten. *Diagn.:* EKG, Koronarangiographie
- *Periphere Durchblutungsstörungen* (pAVK; ☞ 5.4.1): häufig vom Unterschenkelverschlußtyp, Mediasklerose. *KO:* siehe unten
- *Zerebrale Durchblutungsstörungen:* Häufiger TIA, Insulte (☞ 16.5)
- *Diabetische Nephropathie:* Nach 10–15 Jahren Niereninsuff. (Glomerulosklerose und/oder Arterio-/Arteriolosklerose). *Klinik:* Proteinurie, Hypertonie. *Frühdiagnostik:* Mikroalbuminurie. Wenn pathologisch, evtl. Eiweißrestriktion auf 15 % der Kalorien (0,5 g/kg). RR-Einstellung < 140/90 mmHg bevorzugt mit ACE-Hemmer. *KO:* HWI, Pyelonephritis → auch bei asymptomatischer Bakteriurie Antibiose (☞ 9.3.2)

- *Diabetische Retinopathie:* (60 % in 15 J., häufigste Erblindungsursache): Mikroaneurysmen, punktförmige Blutungen, Cotton-wool-Herde (back-ground-Retinopathie), Netzhautablösung (proliferative Retinopathie), Glaskörpereinblutung
- *Sekundärglaukom, Cataracta diabetica*
- *Diabetische Fettleber:* Bei Insulinmangel ungebremste Lipolyse → Resynthese von Triglyzeriden in der Leber ↑. Übergang in Zirrhose jedoch selten
- Diabetische Neuropathie
  - *Periphere Polyneuropathie* (☞ 16.11)
  - *Autonome Neuropathie:* Herz (leichte Ruhetachykardie, fehlende Frequenzvarianz, Rhythmusstörungen, stumme Infarkte), orthostatische Dysregulation, fehlende RR-Variabilität im 24 h Protokoll, Magenentleerungsstörungen, diabetische Enteropathie (Diarrhoen/Obstipation), Blasenentleerungsstörungen, Impotenz, Störung der Pupillomotorik, Störung der hormonalen Gegenregulation bei Hypoglykämie, Störung der Schweißsekretion, trophische Störung der Haut, des Knochens, diabetische Osteopathie
- *Diabetischer Fuß*
  - *Mal perforans* meist Fußballen oder unter der Hacke (bei diab. Neuropathie)
  - *Diab. Gangrän* an Zehen, Druckstellen (bei Mikro-, Makroangiopathie; ☞ 5.1.1), Kombination von beidem möglich! Dekubitusprophylaxe ☞ 1.7.1
  - *Prophylaxe und Ther.:* Verhütung von Verletzungen, Einfetten, Entfernung von Verhornungen, weiches Fußbett mit Druckentlastung, Abrollsohle, ggf. operative angiologische Ther. (☞ 5.4.1) und antibiotische Ther. von Lokalinfekten.

13.1.3 Coma diabeticum

Zwei Hauptformen, Übergänge sind möglich.

Ketoazotisches Koma *(KO des Typ I-Diabetes bei absolutem Insulinmangel)*
Absoluter Insulinmangel bei evtl. noch erhöhtem Bedarf (Infekt) → innerhalb von Stunden bis Tagen zunehmende Lipolyse mit Ketonkörperproduktion → Azidose, Hyperglykämie, BZ meist < 700 mg/dl, Exsikkose. 20–30 % der Erstmanifestationen des Typ I-Diabetes, Letalität 5–20 %.

Auslöser: Häufig führen Erkrankungen, die mit Inappetenz, Übelkeit und Erbrechen einhergehen, zur Verminderung der Nahrungsaufnahme und deswegen fälschlicherweise zum Weglassen des Insulins (Bedarf z.B. bei Fieber ↑!). Die zunehmende Stoffwechselverschlechterung führt zu weiterer Inappetenz, Nahrung und Insulin werden u.U. ganz weggelassen.

Hyperosmolares Koma *(KO des Typ II-Diabetes bei relativem Insulinmangel)*
Hyperglykämie führt zur Glukosurie, damit zum Wasser- und Elektrolytverlust. Bei noch vorhandener Insulinproduktion wird die Lipolyse gehemmt. Oft Erstmanifestation des Typ II-Diabetes, Letalität ca. 30 %.

Auslöser: häufig Diätfehler, Unterdosierung oraler Antidiabetika, Steigerung des Insulinbedarfs bei Infekt (Pneumonie, HWI), Herzinfarkt, OP und postop.; Erstmanifestation u.U. durch neu eingesetzte Medikamente (Thiazide, Glukokortikoide).

Klinik

Prodromi: Polyurie, Polydipsie, Gewichtsverlust; Übelkeit, Erbrechen (azidotische Gastritis), Pseudoperitonitis, Exsikkosezeichen (besonders bei hyperosmolarem Koma) mit Tachykardie, Hypotonie bis zum Schock, Fieber, aber auch Hypothermie, Hyporeflexie bis Areflexie, Somnolenz bis Koma, *Kußmaul-Atmung* mit Azetongeruch (meist Typ I).

Diagnostisches Minimalprogramm

- BZ (ketoazidotisches Koma meist < 700 mg/dl, hyperosmolares Koma meist > 800 mg/dl)
- BGA (Ausmaß der metabolischen Azidose; ☞ 10.6.1)
- Na⁺, K⁺, Krea (*Cave:* je nach Bestimmungsmethode evtl. falsch-hoch)
- BB, Keton im Urin.

Weiterführende Diagnostik: Laktat, Cl⁻, Phosphat, Amylase, CK, Serumosmolalität, Transaminasen, CRP (Ausschuß von Begleiterkrankungen, Infarkt, Pankreatitis).

DD: hypoglykämischer Schock, Insult mit Bewußtseinsstörungen bei Diab. mell., alkoholtoxische Ketoazidose, Addison-Krise (Hypoglykämie), kardiogener Schock.

Therapie des diabetischen Komas

- Intensivüberwachung
- Flüssigkeit: 1 l NaCl 0,9%ig in 1 h, in den nächsten 6 h 500 ml/h, in den nächsten 4 h 250 ml/h (bis zu 12 % des Körpergewichts in den ersten 12 h). Bei Herzinsuff. ZVD-(Pulmonalisdruck-)gesteuerte Volumensubstitution, bei Na⁺ > 150 mmol bzw. Osmolarität > 350 mosmol/l 0,45%ige NaCl-Lösung verwenden.
- *Insulindauerinfusion* über Perfusor mit 8–12 IE/h (☞ 22.9),
  Cave: Insulin wird an die Kunststoffschläuche gebunden, daher erste 5 ml verwerfen! BZ soll um 75 bis max. 100 mg/dl pro h auf initial ca. 250 mg/dl sinken (cave: Hirnödem bei zu rascher BZ-Senkung!).
  Ab BZ < 300 mg/dl 5%ige Glukose zusätzlich, um BZ-Abfall zu verlangsamen (zusätzlich ggf. Insulin reduzieren)
- *Kaliumsubstitution* (Details ☞ 10.3.1)
  K⁺ < 4 mmol/l: 15–30 mmol/h (pH < 7,1), bzw. 15–20 mmol/h (pH > 7,1)
  K⁺ 4–6 mmol/l: 5–15 mmol/h (pH < 7,1), bzw. 5–10mmol/l (pH > 7,1)
  K⁺ > 6 mmol/l: keine Substitution.
- *Azidosekorrektur:* nur bei pH < 7,1 mit 1/3 des errechneten Bedarfs (☞ 10.6.1)
- Phosphatsubstitution (wenn < 1,5 mg/dl): in der 6. bis 8. Stunde Kaliumphosphatlösung 4–8 mol/h. *Cave:* Niereninsuff., Hypokalzämie
- *Begleitende Maßnahmen:* Magensonde bei Erbrechen und Magenatonie, Blasenkatheter für Flüssigkeitsbilanz, Thromboseprophylaxe, ggf. Antibiose, Dekubitusprophylaxe (☞ 1.7.1)
- *Verlaufskontrollen:* zunächst stündl. BZ, K+, ZVD, 2stündl. Na⁺, 4stündl. BGA, alle anderen Parameter (s.o.) 6–12stündlich.

13.1.4 Hypoglykämischer Schock

Blutzucker < 40 mg/dl, klinische Symptomatik aber je nach gewohntem Blutzuckerniveau und Geschwindigkeit des Abfalls schon bei BZ < 100 mg/dl oder erst bei BZ < 30 mg/dl.

Ursachen
- *Typ I:* Brennwert der Nahrung zu hoch eingeschätzt, zu langer Spritz-Eß-Abstand (Insulin gespritzt und schlafen gelegt), nach Absetzen von Medikamenten (Pille, Kortikoide), körperlicher Belastung, Alkoholgenuß
- *Typ II:* Überdosierung von Sulfonylharnstoffen bzw. Insulin, zusätzliche Medikamenteneinnahme (Cumarine, Phenylbutazon, Sulfonamide, β-Blocker), Reisen und verminderte Nahrungsaufnahme.

Klinik
Schweißausbruch, Blässe, Unruhe, Tremor, RR-Anstieg, periorales Mißempfinden, Verhaltensauffälligkeiten (z.B. Euphorie), Bewußtseinstrübung, apoplexartige Ausfälle, Koma mit zerebralen Krampfanfällen.

> **Therapie der Hypoglykämie**
>
> *Durch den Patienten:* Bei ersten Anzeichen sofort 10–20 g Traubenzucker oder 4–8 Stück Würfelzucker oder 1 Glas Saft mit Traubenzucker, dann 1–2 BE langsam resorbierbare Kohlenhydrate (z.B. Brot).
>
> *Durch Angehörige:* bei Bewußtlosigkeit oder Eintrübung Glucagon (Fertigspritze) i.m. (wirkt nicht bei alkoholinduzierter Hypoglykämie).
>
> *Durch den Arzt:* mind. 20–50 ml 40%ige Glukose im Nebenschluß zur laufenden Infusion (Ringerlösung), bis zum Aufwachen ggf. wiederholen. Bei Sulfonylharnstoffhypoglykämie Gefahr der protrahierten Hypoglykämie mit erneutem Schock → nach Aufklaren 10%ige Glukoseinfusion, 24-stdl. Überwachung mit 2stdl. BZ-Kontrollen. Bei drohender Überwässerung 4-stdl. 4–8 mg Dexamethason.

13.2 Hyperlipoproteinämien

Ätiologie
Primäre Form: (3 % der Bevölkerung) genetisch bedingt.
Sekundäre Form (20 % der Bevölkerung): Alkohol [Typen IV, V; ☞ Tabelle], Adipositas [Typ IV, V], endokrin (Diab. mell. [I, IV, V], Hypothyreose [II, IV], M. Cushing), Lebererkrankungen (Cholestase, biliäre Zirrhose, Zieve-Sy. [Typ IV, V]), Pankreatitis [IV, V], nephrotisches Sy. [II, IV, V], medikamentös (Thiazide, Östrogene, einige β-Blocker, Glukokortikoide, Retinoide).

Diagnose
Einschätzung des individuellen kardiovaskulären Risikos:
- Angeborene Risikofaktoren: arteriosklerotische Gefäßerkrankungen in der Familie, männliches Geschlecht
- Beeinflußbare Risikofaktoren: Nikotinabusus, Hypertonie, Diab. mell., Adipositas, Bewegungsmangel, Fibrinogenerhöhung
- Bereits manifeste arteriosklerotische Gefäßerkrankung: z.B. KHK, Infarkt, pAVK.

Risikoabschätzung bei Hyperlipoproteinämie			
	leicht erhöhtes Risiko	**mäßig erhöhtes Risiko**	**hohes Risiko**
Risikofaktoren	Cholesterin bis 300 mg/dl, Cholesterin / HDL-Quotient 4,5–5	zusätzlich ein Risikofaktor oder HDL < 35 mg/dl	zusätzlich ein weiterer Risikofaktor oder manifeste Gefäßerkr. oder familiäre Hypercholesterinämie oder Cholesterin > 300 mg/dl
Zielbereich	Cholesterin 195–230 mg/dl (5–6 mmol/l), LDL 155–175 mg/dl (4,5–5mmol/l)	Cholesterin bis 195 mg/dl (–5mmol/l) LDL 135–155 mg/dl (3,5–4 mmol/l)	Cholesterin 175–195 mg/dl (4,5–5 mmol/l), LDL 115–135 mg/dl (3–3,5 mmol/l)

Labor: Blutabnahme nach 14 h Nahrungskarenz. Bestimmung von Cholesterin, Triglyzeriden HDL und LDL. Errechnete LDL-Werte sind nur bis zu Triglyzeridwerten < 400 mg/dl verwertbar. Fibrinogen. Lipidelektrophorese nicht erforderlich.

Einteilung der Hyperlipoproteinämien			
Cholesterin [mg/dl]	**Triglyzeride [mg/dl]**	**Phänotyp nach Fredrickson**	**Vermehrung von**
< 260	200–1000	IV (65 % der Fälle)	VLDL (Prä-β-Lipoproteine-Lipoproteine)
< 260	> 1000	I	Chylomikronen
< 300	> 1000	V	VLDL + Chylomikronen
> 300	< 150	IIa (12 % der Fälle)	LDL (β-Lipoproteine)
> 300	150–300	IIb (12 % der Fälle)	LDL + VLDL
350–500	350–500	III	LDL + breites β-Lipoproteinband

Therapie

- *Basismaßnahmen:* Regelmäßige körperliche Aktivität (täglich eine halbe Stunde Bewegung), Beseitigung der Ursachen der sekundären Hyperlipidämien (bei *Hypertriglyzeridämie:* Adipositas, Alkoholabusus, schlecht eingestellter Diab. mell., Thiazide, β-Blocker. Bei *Hypercholesterinämie:* androgene Steroide, Hypothyreose, Cholestase, Dysgammaglobulinämie, Niereninsuff.), Behandlung zusätzlicher Risikofaktoren z.B. Hypertonie, Nikotinkarenz
- *Lipidsenkende Kost:* Reduktion des Fettanteils auf < 30 % der Kalorien, davon nicht mehr als 10 % gesättigte Fettsäuren durch Reduktion des Fleischkonsums (bis 3 mal pro Woche) und Ausweichen auf magere Fleischsorten und Fisch (bis 3 mal pro Woche), fettarme Milchprodukte und sparsam pflanzliche Speiseöle mit mehrfach ungesättigten Fettsäuren. Erst wenn nach drei bis sechs Monaten trotz intensiver diätetischer Maßnahmen Werte nicht in den Zielbereich gelangen, medikamentöse Therapie erwägen (Ausnahmen s. Tabelle).

Therapieempfehlungen nach der Europäischen Arteriosklerosegesellschaft

Bei Hypercholesterinämie (Cholesterin > 200 mg/dl, Triglyzeride < 200 mg/dl)

Cholesterin mg/dl [mmol/l]	LDL mg/dl [mmol/l]	Bewertung	Medikamente
200–250 [5,2–6,5]	135–175 [3,5–4,5]	Basismaßnahmen fast immer erfolgreich	nur bei erhöhtem Risiko oder KHK
250–300 [6,5–7,8]	175–215 [4,5–5,5]	Basismaßnahmen meist erfolgreich	nach 3–6 Monaten bei Risikopatienten HM oder An oder Fi
> 300 [> 7,8]	> 215 [> 5,5]	meist genet. Defekt, Basismaßnahmen nur manchmal erfolgreich	nach 3 Monaten HM oder An, nach 6 Monaten spez. Ambulanz (Ni, H.E.L.P.)

Bei kombinierter Hyperlipidämie (Cholesterin > 200 mg/dl, Triglyzeride > 200 mg/dl)

Cholesterin	LDL	Triglyzeride	Bewertung	Medikamente
200–300 [5,2–7,8]	135–215 [3,5–5,5]	200–400 [2,3–4,6]	Basismaßnahmen meist erfolgreich, sek. Erkr. ausschließen	HM, Fi, Ni bei hohem Risiko
> 300	> 250	> 400	selten, Abklärung in Spezialambulanz	Fi, Ni oder HM

Bei Hypertriglyzeridämien (Cholesterin < 200 mg/dl, Triglyzeride > 200 mg/dl)

Triglyzeride	LDL	Bewertung	Medikamente
200–400 [2,3–4,6]	< 135 [< 3,5]	Basismaßnahmen meist erfolgreich, sek. Erkr. behandeln	Fi, Ni bei hohem Risiko
> 400 > 4,6	> 135 > 3,5	Pankreatitisgefahr, wenn Basismaßnahmen nach 8–12 Wo. nicht erfolgreich oder Trig. > 6 mmol/l Medik.	Fi, Ni, Fischölpräparate

An = Anionenaustauscher, Ni = Nikotinsäurederivate, Fi = Fibrate, HM = HMG-CoA-Reduktasehemmer, H.E.L.P. = Heparinvermittelte extrakorporale LDL:Fibrinogenpräzipitation. Wertekontrolle 4–6 Wo. nach Therapiebeginn, bei Mißerfolg Präparatewechsel oder Zweierkombination erwägen.

Medikamente

Wirksamkeit stark von Ausgangssituation und Ursachen der Lipidstörung abhängig, Prozentwerte entsprechen daher Maximalwerten.

HMG-CoA-Reduktasehemmer: Lovastatin (10–80 mg Mevinacor®), Pravastatin (5–40 mg Pravasin®), Simvastatin (5–40 mg Zocor®) zur Nacht; *stark wirksam:* Chol. 15–30 % ↓, Triglyzeride 10–20 % ↓, LDL 20–40 % ↓, HDL 5–10 % ↑.

Hauptindikation: Hypercholesterinämien, Kombination mit Anionenaustauschern sinnvoll. In schweren Fällen Dreierkombination mit Nikotinsäurederivaten oder Fibraten (*Cave:* erhöhtes Myopathierisiko), *Interaktion* mit Marcumar® (☞ 22.8.2). *KI:* Lebererkrankungen. *NW:* Blähungen, Diarrhoen, Übelkeit, Hautausschlag, Kopfschmerzen, passagerer Transaminasenanstieg, Myalgien bis Rhabdomyolyse, Potenzstörungen.

Anionenaustauscher: Colestyramin (4–24 g Quantalan®), Colestipol (5–30 g Cholestabyl®) einschleichend dosieren. *Wirksamkeit:* Chol. 20–25 % ↓, Triglyzeride bis 25 % ↑, LDL bis 34 % ↓, HDL 0–14 % ↑.

Hauptindikation: Hypercholesterinämie, *Cave* bei Hypertriglyzidämie oder gemischten Hyperlipidämien in Kombination mit HM, Ni, Fi. *Interferenzen:* Absorption von Medikamenten und fettlöslichen Vitaminen. *NW:* (häufig) Blähungen, Völlegefühl, Obstipation, evtl. im Laufe der Therapie rückläufig.

Nikotinsäurederivate: Acipimox (2–3 mal 250 mg Olbemox®); *Wirksamkeit:* Chol. bis 20 % ↓, Triglyzeride bis 40 % ↓, LDL ↓/↑, HDL bis 20 % ↓/↑.

Hauptindikation: Hypertriglyzidämie, Kombination mit An sinnvoll, *Interferenzen:* Abschwächung von Antihypertensiva. *NW:* Flush zu Beginn der Ther., Urticaria, gastrointestinale Beschwerden, Harnsäureanstieg, Verschlechterung der Glukosetoleranz.

Fibrate (heterogene Gruppe): Bezafibrat (3 x 200 mg oder 1 x 400 mg retard zur Nacht; z.B. Cedur®), Fenofibrat (200–300 mg tägl.; z.B. Lipanthyl®) Gemfibrozil (900–1200 mg tägl.; z.B. Gevilon®).

Hauptindikation: kombinierte Hyperlipidämien, Kombination mit Anionenaustauscher. Zurückhaltung bei Kombination mit HMG-CoA. *KI:* Leber- Nierenerkrankungen, Laktation, Gravidität *NW:* GIT-Störung, gelegentlich CK-Anstieg, Myalgien, allergische Reaktionen, Gallensteinbildung, Thrombosen.

Wirkungsweise der Fibrate					
Fibrate	Chol.	Triglyzeride	LDL	HDL	weitere Wirkungen
Bezafibrat	5–15 %↓	–50 % ↓	10–25 % ↓	–50 % ↑	Fibrinogen ↓ Glukosetoleranz
Fenofibrat	20–25 % ↓	40–60 % ↓	0–20 % ↓	11–29 % ↑	Harnsäure ↓
Gemifibrozil	5–15 % ↓	–50 % ↓	0–11 % ↓	0–12 % ↑	Glukosetoleranz ↓

H.E.L.P.

Heparin vermittelte Extrakorporale LDL:Fibrinogen Präzipitation: bei homozygoter Hypercholesterinämie bei jungen Patienten mit Hypercholesterinämie und nachgewiesener KHK (Stadium I–II) und bei KHK Stadium III–IV, wenn trotz maximal medikamentöser Therapie LDH > 135 mg/dl bleibt.

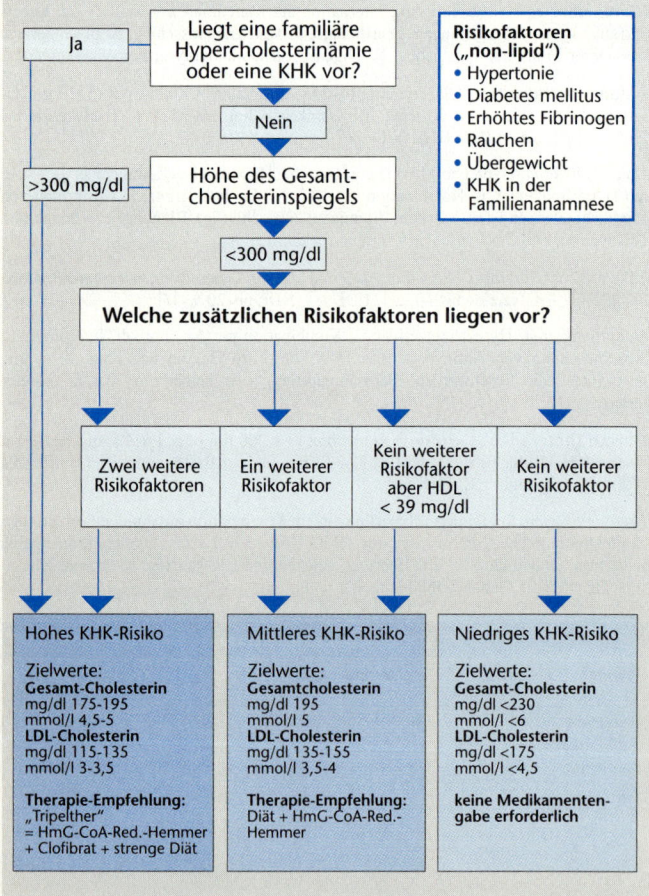

Abb. 13.1: Diagnostik und Therapie der Hypercholesterinämie

13.3 Hyperurikämie und Gicht

Hyperurikämie: Harnsäure im Serum bei Männern > 6,4 mg/dl bei Frauen > 6,0 mg/dl. Ab Harnsäure > 9 mg/dl (540 μmol/l) entwickeln 90% der Pat. einen Gichtanfall. M : F = 20 : 1. Gehäuft bei Adipositas, Fettstoffwechselstörungen, Diab. mell., Hypertonie.

Ätiologie
- *Primäre Hyperurikämie (95 %):* erbliche Ausscheidungsstörung, nur 0,5 % verstärkte Harnsäurebildung durch Enzymdefekt, allerdings erleiden nur 15 % der Patienten einen Gichtanfall (Stadium II)
- *Sekundäre Hyperurikämie:* vermehrter Zelluntergang (myelo- oder lymphoproliferative Erkrankungen, Anämie, zerfallendes Ca, Zytostatika-Ther., Strahlenther., Psoriasis). Hemmung der Ausscheidung (Diuretika, kompensierte Niereninsuff., Pyrazinamid, Ethambutol); Ketose (Fasten, fettreiche Diät, dekompensierter Diab. mell.), Akromegalie, Nebenschilddrüsenfunktionsstörungen, Intoxikationen (CO, Blei).

Klinik und Stadieneinteilung	
Stadium I	Asymptomatische Hyperurikämie.
Stadium II	Sehr schmerzhafte, anfallsartige, meist nächtliche, häufig nach Alkohol und Nahrungsexzess beginnende, *Monarthritis*. Bei Erstmanifestation in 50 % Großzehengrundgelenk (Podagra), sonst Daumengrundgelenk, andere kleine Gelenke, oft im Strahl besonders an der unteren Extremität, später aber auch große Gelenke. *Lokal:* Rötung, Schwellung, starker Berührungsschmerz, Überwärmung, evtl. Fieber. *Labor:* Leukozytose, BSG und CRP ↑. Bei länger bestehender Gicht kann die Harnsäure normal sein.
Stadium III	Asymptomatisch, aber Fortschreiten der Folgen der Stoffwechselstörung. Harnsäure erhöht oder normal.
Stadium IV	Chronische Gicht: Uratablagerungen in und um Gelenke, Synovia, Haut, Knorpel, Ohrmuschel (Tophi) mit irreversiblen Schäden an den gelenknahen Knochen und Funktionsbeeinträchtigung der Gelenke
Wichtigste Komplikationen	Gicht-Nephropathie: Uratablagerungen bewirken interstitielle entzündliche Infiltrate mit Folge der Durchblutungsminderung → Hypertonus, chron. Niereninsuff, kompliziert durch HWI mit Pyelonephritis bei Nephrolithiasis. ▶ Urate sind röntgenologisch nicht schattengebend.

DD akuter Gichtanfall
Bakterielle Arthritis (Klinik, Rö, Punktion), Arthritis bei Infekten (Coxsackie-Viren, Hepatitis B), Traumen (Rö, Labor), rheumatisches Fieber (Klinik), Gonorrhoe, Psoriasis-Arthritis (typische Haut-/Nagelbefunde, Fingerendgelenke. *Cave:* Harnsäure kann erhöht sein!), aktivierte Arthrose. DD akuter Gelenkschmerz ☞ 17.1.1.

DD chronische Gicht
Rheumatoide Arthritis, Arthrose bei begleitender Arthritis, Chondrokalzinose, M. Reiter. DD chronischer Gelenkschmerz ☞ 17.1.1.

Therapie des Gichtanfalls

- *Colchizin* (z.B. Colchicum dispert®) 1 mg in stündlichem Abstand für 4 h, dann zweistündl. 0,5–1 mg, max. Tagesdosis 8 mg. Rasche Dosisreduktion bei Befundbesserung, am 2. Tag halbe Dosis des Vortages, am 3. Tag nur noch 1,5 mg. *NW:* Durchfälle, KM-Depression, Haarausfall
- *Indometacin* (wenn Colchizin nicht gegeben wird oder bei schwerem Verlauf): 100 mg rektal alle 4–6 h bis max. 400 mg tägl., über 2–3 Tage ausschleichen. *NW* ☞ 22.6
- *Lokalther.:* kühlende Alkohol-Umschläge, betroffenes Gelenk ruhig lagern.

Intervall-Therapie

Diät (bei Hyperurikämie < 9 mg/dl), kein Alkohol. *Cave* Kaffee, purinhaltige Lebensmittel (z.B. Innereien). ASS (> 0,5 g) und Thiazid-Diuretika vermeiden.

Medikamente: bei Harnsäure > 9 mg/dl (540 µmol/l) oder abklingendem Stadium II, sobald Symptome besser.

- *Allopurinol* (z.B. Zyloric®), 300 [100–900] mg tägl. *NW:* GIT-Symptome, Exantheme, Vaskulitis (Haut, Niere), Leukopenie
- *Urikosurika:* Benzbromaron (z.B. Narcaricin®), nur bei gravierenden NW von Allopurinol, einschleichend dosieren (1 x 50–100 mg), Diurese > 2 l tägl., evtl. Harnansäuerung (pH 6,4–6,8). *Häufige NW:* Harnsäuresteinbildung. *KI:* Gicht-Nephropathie.

13.4 Metabolisches Syndrom

Gemeinsames Vorkommen von Adipositas, Hyper- und Dyslipoproteinämie, Hyperurikämie, Hypertonie, zunehmende Glukoseintoleranz bis Diabetes mellitus II b.

Ätiologie: Bei genetischer Diposition führt Über- und Fehlernährung sowie Bewegungsmangel zur Glukoseintoleranz durch periphere Insulinresistenz und konsekutive Hyperinsulinämie, die eine VLDL-Triglyzeriderhöhung, eine HDL-Erniedrigung und Hypertonie (durch Erhöhung des Na^+-Pools, Sympatikusaktivierung) bewirkt. Das Zusammenspiel dieser Faktoren fördert die Arteriosklerose („tödliches Quartett").

Diagnostische Kriterien	Bewertung
Positive Familienanamnese (Diab. mell. II, Infarkt)	= 2 Punkte
Stammbetonte Fettverteilung (Quotient Taille/Hüfte > 0,85)	= 1 Punkt
Hypertonie (> 140/90)	= 1 Punkt
Hypertriglyzeridämie (> 170 mg/dl)	= 1 Punkt
Hyperurikämie (> 6,5 mg/dl)	= 1 Punkt
Sonographisch Fettleber (γ GT > 25 IE/l)	= 1 Punkt
Metabolisches Syndrom möglich	**bei 3 Punkten**
Weitere diagnostische Kriterien: - pathologischer OGT nüchtern < 120 mg/dl, 2 h postprandial > 140 mg/dl), - Nüchterninsulin > 15 mU/l.	

Klinik: typischerweise androide (bauchbetonte) Fettverteilung, erhöhte Inzidenz von arteriosklerotischen Gefäßerkrankungen, Fettleber und Cholelithiasis.

Therapie
- Körperliches Training (Reduktion der Insulinresistenz, senkt damit die Hyperinsulinämie und Hypertriglyzeridämie, steigert HDL)
- Gewichtsreduktion (senkt Hyperinsulinämie)
- Richtige Nahrungszusammensetzung: KH bis 60 %, Fett bis 30 %, Eiweiß bis 15 %, ballaststoffreich, salzreduziert
- Vermeidung weiterer Risikofaktoren: Nikotinabstinenz, Alkoholkarenz
- Evtl. Antihypertensiva (ACE-Hemmer, Ca^{2+}-Antagonisten, Alpha-Rezeptorenblocker, *Cave:* Betablocker, Thiaziddiuretika)
- Evtl. Lipidsenker (☞ 13.2)
- *Cave:* Insulin- oder Sulfonylharnstoffgabe zur Blutzuckersenkung (verstärken den Hyperinsulinismus), evtl. Resorptionshemmer, Biguanide.

13.5 Porphyrien

Hämsynthesestörung durch angeborene oder toxische Enzymdefekte.
Akute Porphyrien: intermittierende akute abdominelle, neurologische, kardiovaskuläre und psychische Symptome. Chronische Porphyrie: meist Lichtdermatosen.

■ Formen

Porphyria cutanea tarda (PCT; chronisch hepatische Porphyrie)
- *Ätiologie:* genetisch bedingte Uroporphyrinogen III-Decarboxylase Aktivitätsminderung und Leberparenchymschaden, dadurch vermehrter Anfall von Uroporphyrin und Koproporphyrin. M : F = 8,5 : 1,5; *Manifestationsalter:* nach 40. Lj., *Manifestationsursache:* Alkohol, Östrogene. Häufigste Porphyrie.
- **Klinik:** Blasenbildung am Handrücken (lichtexponiert), erhöhte Hautvulnerabilität, Hyperpigmentation, Hypertrichose (Gesicht, Schläfe, Orbita), Vergröberung der Gesichtsfalten, Leberzellschaden, rosa bis braun nachdunkelnder Urin
- *Diagnose:* Porphyrine im Urin und Stuhl
- *Therapie:* auslösende Noxen weglassen, Lichtschutzsalben, evt. Porphyrinelimination aus den Geweben durch 8–12monatige Chloroquinbehandlung (Resorchin®) jeden 3. Tag 125 mg. Evtl. Aderlässe (*Cave:* Proteinverlust bei Leberzirrhose).

Akute intermittierende Porphyrie (AIP; akute hepathische Porphyrie)
- *Ätiologie:* genetische (autosomal-dominant) Porphobilinogen-Deaminase-Aktivitätsminderung bei medikamentös bedingter Aktivitätssteigerung der vorgeschalteten Enzyme mit Anstieg von Aminolävulinsäure und Porphobilinogen. Zweithäufigste Porphyrie. Latente Formen bei Angehörigen ausschließen.
- *Klinik:* durch Vielgestaltigkeit häufig Fehldiagnosen! M : F = 1 : 2–4; *Manifestationsalter:* 20. bis 40. Lj.; *Manifestationsursachen:* Stress, Hunger, Alkohol, Medikamente als Enzyminduktor (z.B. Barbiturate, Clonidin, Sulfonamide, Theophyllin, Östrogene, Progesteron, einige Benzodiazepine, Ergotamin), prämenstruell.

Symptome
- *GIT:* Bauchkoliken, Erbrechen, Obstipation, Diarrhoe, Oligourie, Ikterus
- *Vegetativ:* Tachykardie, Hypertonie, Fieber
- *ZNS:* Paresen beginnend mit Arm- und Handstreckern, Sensibilitätsstörung, Neuralgien, Kopfschmerzen, Krampfanfälle, Somnolenz, Psychosen
- *Pathognomisch:* rötlicher, nachdunkelnder Urin; Anämie, Leukozytose, GOT/GPT-Anstieg, Bilirubinämie.

Diagnostik:
Nachweis von Porphobilinogen und δ-ALS im Urin.

Therapie:
Intensivmedizinische Überwachung mit ZVD, E'lytkontrolle, Urinausscheidungskontrolle
- Auslösende Substanzen eliminieren
- Glukoseinfusionen 2 l 20 % tägl. i.v., evtl. auch alternativ Fruktose p.o.
- Hämarginat (Normosang®, internat. Apotheke) 3 mg/kg tägl. als Kurzinfusion über 15 Min. bis zum 4. Tag
- Elektrolytsubstitution v.a. Na^+, Cl^-, Mg^{2+}. Ausgleich des Flüssigkeitsdefizits
- Forcierte Diurese, z.B. 40–80 mg Furosemid/tägl. i.v
- Symptomatische Ther. von Schmerzen (z.B. ASS, Morphin), Hypertonie, Tachykardie (z.B. Propranolol), Erbrechen (z.B. Chlorpromazin), Spasmolyse (z.B. Atropin), Subilius (z.B. Neostigmin), Krampfanfällen (z.B. Chloralhydrat), Psychosen (z.B. Chlorpromazin), Atemlähmung (z.B. Beatmung), peripheren Lähmungen (z.B. Physiotherapie).
  Hinweis: Erlaubte und gefährliche Arzneistoffe finden sich im Anhang der Roten Liste.

Komplikationen: tödlich verlaufende aufsteigende Lähmungen.

	Weitere Porphyrien				
	Porphyria variegata	**Hereditäre Koproporphyrien**	**Erytrohepatische Porphyrie**	**Kongenitale erythropoetische Porphyrie** (M.Günther)	**Sek. Porphyrie bei Bleiintox.**
Häufigkeit	1 : 100.000	1 : 5000	1 : 50.000	sehr selten	
Klinik					
GIT	+	(+)	–	–	+
ZNS	++ mehr ♀	(+)	–	–	+
Photoderm.	< 30 % mehr ♂	< 20 %	+	+++	
Diagnose					
Urin	(δALS, PBG) Uro, Ko	(δALS, PBG) Uro, Ko	Uro, Ko n/↑	Uro ↑↑↑	δALS
Stuhl	Ko ↑↑↑ Pro ↑	Ko ↑↑ Pro ↑↑	Ko n/↑ Pro ↑↑	Ko ↑ Pro ↑	n
Erys	n	n	Pro ↑↑↑	Uro ↓↓↓	Pro ↑
Ther.	wie AIP, Lichtschutz	Lichtschutz, symptomatisch, keine Barbiturate	Lichtschutz, evtl. Karotinoide (z.B. Carotaben®) 50–150 mg tägl., evtl. Colestyramin 5–15 g/d.	Lichtschutz, Splenektomie Bluttransfusion	D-Pencillamin 0,8–1,8 g/d p.o., EDTA (Calcium Vitis i.v.®): 0,4–1,2 g/d i.v

Margret Oethinger
Hans-Joachim Siemens
Jörg Braun

14

Hämatologie

14.1	Leitsymptome und ihre Differentialdiagn.	454	14.4.4	Myelofibrose und Osteomyelosklerose 475
14.1.1	Anämie	454	14.4.5	Agranulozytose 475
14.1.2	Polyglobulie	455	14.5	Erkrankungen des Lymphoretikulären Systems 476
14.1.3	Hämorrhagische Diathese (Blutungsneigung)	456	14.5.1	M. Hodgkin (Lymphogranulomatose) 476
14.1.4	Leukozytose (Leukos > 10/nl)	458	14.5.2	Non-Hodgkin-Lymphome (NHL) 477
14.1.5	Lymphknotenvergrößerung	459	14.6	Erkrankungen der Thrombozyten 480
14.1.6	Splenomegalie	460	14.6.1	Medikamentös induzierte Thrombozytopenie 480
14.2	Diagn. Methoden	461	14.6.2	Idiopathische thrombozytopenische Purpura 480
14.2.1	Blutbild	461		
14.2.2	Gerinnungstests	462	14.6.3	Thrombozytose 481
14.3	Erkrankungen der roten Blutzellen	464	14.7	Koagulopathien (plasmat. Gerinnungsstörungen) 482
14.3.1	Eisenstoffwechselstörungen	464	14.7.1	Hämophilie A und B 482
14.3.2	Eisenmangelanämie	465	14.7.2	Von Willebrand-Jürgens-Syndrom 483
14.3.3	Perniziöse Anämie	466		
14.3.4	Hämolytische Anämien	467	14.7.3	Immunkoagulopathie 483
14.3.5	Anämie bei chron. Systemerkrankungen	469	14.7.4	Gerinnungsfaktorenmangel 484
14.3.6	Hämochromatose, Hämosiderose	470		
14.3.7	Polycythaemia vera	470		
14.4	Erkrankungen der weißen Blutzellen und des Knochenmarks	471	Bluttransfusion	☞ 2.7
14.4.1	Akute Leukämie	471	KM-Punktion	☞ 2.5.1
			DD der Laborparameter	☞ 22
14.4.2	Chronisch lymphatische Leukämie (CLL)	473	Praktische Onkologie	☞ 15
14.4.3	Chronisch myeloische Leukämie (CML)	474	Vorgehen bei Agranulozytose	☞ 14.4.5

14.1 Leitsymptome und ihre Differentialdiagnose

14.1.1 Anämie

Verminderung der Erythrozytenzahl (normal M 4,5–5,5/pl, F 4–5/pl), des Hämoglobins (M 14–18 g/dl, F 12–16 g/dl) und/oder des Hämatokrits (M 42–52 %, F 38–46 %) bei normalem Blutvolumen.

Anamnese und Befund
- *Anamnese:* Eßgewohnheiten (☞ 14.3.2), Farbveränderungen von Stuhl und Urin, Vorerkr. (z.B. chron. Entzündung, Malignom, Regelblutungen)
- *Symptome:* Atemnot, Herzklopfen, Antriebsarmut, Kopfschmerzen, Schlafstörungen, Kälteempfindlichkeit, Verdauungstörungen, Angina pectoris
- *Befund:* Blässe (Konjunktiven, Nagelbett, Hautfalten der Handinnenfläche), Tachykardie. Evtl. Systolikum. Ikterus (café au lait-Haut) und Splenomegalie v.a. bei hämolytischer Anämie.

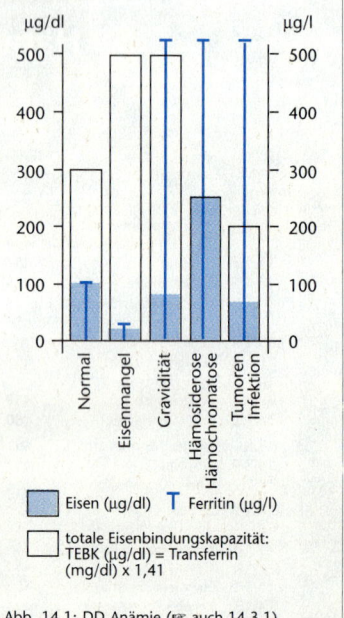

Abb. 14.1: DD Anämie (☞ auch 14.3.1)

Vorgehen
- *Basisdiagnostik:* Differential-BB inkl. Thrombos und Retikulozyten, CRP, Urinstatus, Krea, Bili (wenn erhöht auch direktes), LDH, Serum-Eisen, Ferritin, Eisenbindungskapazität und Transferrin (☞ 22), Test auf okkultes Blut im Stuhl
- Bleibt die Ursache der Anämie weiter unklar:
  - Evtl. Gastroskopie und/oder Koloskopie sowie gynäkologisches Konsil zum Nachweis einer okkulten Blutungsquelle
  - Spezialabor: Vit. B_{12}, Folsäure, Nachweis von Auto-AK gegen Magen-Parietalzellen und intrinsinc factor bei megaloblastären Anämien
  - KM-Punktion (☞ 2.5.1) *vor* Erythrozyten- und Eisengabe zur DD Bildungsstörung/vermehrter Verbrauch
  - Bei Hämolyse (☞ 14.3.4) LDH ↑, Bili ↑; freies Hb im Plasma (↑) und Haptoglobin (↓), um Ausmaß der Hämolyse zu definieren. Differentialausstrich zeigt evtl. Sphärozytose, Elliptozytose, Targetzellen (z.B. bei Thalassämie), Sichelzellen; direkter, indirekter Coombstest und Kälteagglutinin-Suchtest zeigen Antikörper-

bedingte Hämolyse. Hb-E'phorese sichert die Diagnose Thalassämie oder Sichelzellanämie; Erythrozytenenzyme zum Nachweis von Enzymdefekten (z.B. G-6-PDH, Pyruvatkinase, Glukosephosphat-Isomerase).

Differentialdiagnose der mikrozytären Anämie (MCV ↓, MCH ↓)

- **Eisenmangel** (Ätiol. ☞ 14.3.2): Ferritin ↓, Serumeisen ↓, Transferrin ↑
- **Hämoglobinopathien:** z.B. Thalassämie (hämolytische Anämie, ☞ 14.3.4)
- Infekt- und Tumoranämie (oft auch normozytär, normochrom): Bei Eisenverwertungsstörung Transferrin normal oder ↑ (Akute-Phase-Protein; Transferrin-Sättigung dagegen erniedrigt), Ferritin normal oder ↑ (☞ 14.3.1). Andere Ursachen der sideroachrestischen (Eisen nicht verwertend) Anämie: Hämolyse, Alkoholismus, Autoimmun-Erkr., chron. Leber- und Niereninsuff., aplastische Anämie. Hemmung der Häm-Synthese z.B. durch INH, Blei.

DD der normochromen, normozytären Anämie

- **Akute Blutung:** Blutungsquelle? Tachykardie, Hypotonie. Evtl. Bewußtseinsstörung, Schock. Oft Leuko- und/oder Thrombozytose, erst nach Tagen Eisenmangelanämie mit Retikulozytenanstieg
- **Hämolyse** (☞ 14.3.4): Bili ↑, LDH ↑
- **KM-Insuffizienz:** aplastische Anämie, Panmyelopathie (mit Leuko- und/oder Thrombopenie); Verdrängung des blutbildenden KM bei malignen hämatologischen Systemerkrankungen oder KM-Metastasierung solider Tumoren
- **Chronische Systemerkrankungen** ☞ 14.3.5.

DD der makrozytären, hyperchromen Anämie (MCV ↑, MCH ↑) durch Mangel an Vit. B_{12} und/oder Folsäure

- **Gesteigerter Bedarf:** Gravidität, Kinder, Ca, gesteigerte Hämatopoese (z.B. hämolytische Anämie), Hämodialyse
- **Mangelnde Zufuhr:** Fehlernährung, z.B. Alkoholiker, Kinder
- **Malabsorption:** perniziöse Anämie (selten bei Pat. < 40 J.; ☞ 14.3.3), nach Gastrektomie; Erkrankungen des terminalen Ileum (z.B. *M. Crohn*), Fischbandwurm, bakt. Überwucherung beim blind loop-Sy. (☞ 7.1.4)
- **Medikamente:** z.B. Trimethoprim, Zytostatika (z.B. Methotrexat, Azathioprin, 5-FU), orale Kontrazeptiva, Triamteren, Aciclovir
- Makrozytäre Anämie ohne für megaloblastäre Anämie typische KM-Veränderungen bei chron. Erkrankungen der Leber, der Niere, Infektionen, nach ionisierenden Strahlen, nach Intoxikation mit Gold (Rheumatherapie).

14.1.2 Polyglobulie

Vermehrung der Ery-Zahl durch Hyperplasie des erythropoetischen Systems.

Ätiologie

- **Primäre Polyglobulie** (O_2–Sättigung normal): Polycythaemia vera (myeloproliferative Erkrankung mit Hepato-Splenomegalie. Zusätzlich Leuko ↑, Thrombo ↑, alkalische Leukozytophosphatase ↑, fast immer Pat. > 40. J. (☞ 14.3.7)
- **Sekundäre Polyglobulie durch O_2-Mangel** (O_2-Sättigung ↓) z.B. bei:
  - Lungenerkrankungen, die mit chron. Hypoxie einhergehen
  - Alveolärer Hypoventilation (z.B. Pickwick-Sy., ☞ 6.8)

- Herzerkrankungen: v.a. bei chron. Linksherzinsuff. (☞ 4.5.1)
  - Kettenrauchen
- **Sekundäre Polyglobulie ohne O_2-Mangel**
  - M. Cushing: nur leichte Polyglobulie, Leukozytose, rel. Eosinopenie
  - Nierenerkrankungen: z.B. Zystennieren, Nierenarterienstenose
  - Paraneoplastisch v.a. bei Hypernephrom, Ovarial-Ca, Hämangioblastom (Kleinhirntumor), hepatozellulärem Ca.

Klinik
Rötung von Gesicht und Extremitäten, Zyanose, „Kreislaufbeschwerden" (Schwindel, Ohrensausen, Kopfschmerzen, Müdigkeit, Sehstörungen, Atemnot), Angina pectoris, Nasenbluten, Hypertonie, Thrombembolien.

Diagnostik
Hkt. > 52 %, Hb > 17 g/dl, Erys > 5,7/pl bei normalem Plasmavolumen. *Cave:* Bei Dehydratation kann die Gesamterythrozytenzahl normal sein, während Hb und Hkt. erhöht sind („relative Polyglobulie").

Therapie
Behandlung des Grundleidens. Bei drohenden KO (bei Hkt. > 55 % sinkt die O_2-Transportkapazität, bei Hkt. > 60 % akute Thrombosegefahr) Aderlaß, z.B. 500 ml, am nächsten Tag Hb-Kontrolle.

14.1.3 Hämorrhagische Diathese (Blutungsneigung)

	DD der hämorrhagischen Diathese		
	Koagulopathie	**Thrombopathie Thrombopenie**	**Vasopathie**
Klinik	Hämatome (Blutung in Subkutis und Muskulatur). Bei schweren Formen: Hämarthros (v.a. Pat. < 15 J.)	Stecknadelkopfgroße Blutungen (Petechien). Kleinflächige Kapillarblutungen v.a. der unteren Extremität (Purpura). Flächenhafte Blutungen (Ekchymosen = Sugillationen), Schleimhautblutung	Uncharakt., meist petechial mit Hautefloreszenzen und Purpura. Ekchymosen
Orientierende Diagnostik	Quick	erniedrigt*	normal	normal
	PTT	verlängert**	normal	normal
	Blutungszeit	normal	verlängert	verlängert
	Rumpel-Leede-Test***	normal	normal oder pathologisch	pathologisch

* Normal bei Mangel an F VIII, IX, XI, XII
** Normal bei F VII-Mangel
****Rumpel-Leede-Test:* Blutdruckmanschette 5 Min. lang über den diastol. RR aufpumpen. Bei Kapillarfragilität zahlreiche punktförmige Blutungen v.a. in der Ellenbeuge

DD der Thrombozytopenie
Thrombos < 150/nl, Störung der Blutstillung meist erst bei Thrombos < 30/nl.
- Pseudothrombopenie ausschließen (EDTA-induzierte in vitro-Agglutination, Kontrolle mit Citratblut!)
- **Produktionsstörung** *(MPV meist ↓):* Panmyelopathie, amegakaryozytäres KM, KM-Infiltration und Verdrängung durch Neoplasma, Lymphom, Plasmozytom, Leukämie. Toxisch (Alkohol, Urämie, Zytostatika, Radiatio, Medikamente ☞ 14.6.1), Mangelzustände (Vit. B_{12}, Folsäure ☞ 14.3.3, Eisen ☞ 14.3.2). Nach Virus-Infektionen (z.B. Röteln, Hepatitis, Mononukleose) und bakteriellen Inf. (z.B. Typhus, Lues, M. Weil, Diphtherie)
- **Umsatzsteigerung** *(MPV meist ↑):* Leberzirrhose (z.B. Hypersplenismus bei Splenomegalie ☞ 14.1.6), idiopathische thrombozytopenische Purpura (ITP; ☞ 14.6.2), SLE (☞ 17.5.1), Infektionen, Verbrauchskoagulopathie (☞ 3.7), Posttransfusions-Purpura, künstliche Herzklappen, nach extrakorporalem Kreislauf, medikamentös-allergisch (☞ 14.6.1), Moschcowitz-Sy. (thrombotisch-thrombozytopenische Purpura): sehr selten, mit mikroangiopathischer hämolytischer Anämie, direkter Coombstest negativ
- **Heparininduzierte Thrombopenie** (☞ 21.8.1).

> ### Notfalltherapie bei schwerer Blutung unbekannter Ursache
> - Großlumige Zugänge legen: 2–3 Braunülen G14 [braun] oder G16 [grau]
> - Blutgruppe, Kreuzblut, Blutbild, Gerinnungsstatus
> - Kristalloide (z.B. Ringer) und kolloide Lösungen (z.B. HAES 10 %) bzw. Humanalbumin 5%ig geben (möglichst vorgewärmt), bis Kreuzprobe durchgeführt ist (☞ 3.2.1)
> - Kontrolle von RR, Puls, Temperatur, Hb und Hkt., evtl. ZVD
> - Ery-Konzentrate substituieren (ggf. ungekreuzte Ery-Konzentrate der Blutgruppe 0, ☞ 2.7.2), FFP, bei Gerinnungsstörung gezielte Substitution.

DD der Thrombozytopathie
Normale Thrombozytenzahl, gestörte Funktion.
Diagn.: Blutungszeit, Thrombelastogramm, Thrombozytenfunktionstests.
- Meist **medikamentös** bedingt: ASS u.a. Prostaglandinsynthese-Hemmer, auch schon bei einmaliger Einnahme in üblicher Dosierung!
- **Urämie, Leberzirrhose, hämatologische Erkrankungen** (z.B. Leukosen, myeloproliferatives Syndrom)
- Selten **angeboren,** z.B. Thrombasthenie.

DD der Koagulopathie
Mangel eines Gerinnungsfaktors
- **Hämophilie** A und B (☞ 14.7.1), Hemmkörperhämophilie (☞ 14.7.3)
- Von Willebrand-Jürgens-Sy. (☞ 14.7.2)

Mangel an mehreren Gerinnungsfaktoren
Erworbene Gerinnungsstörungen (häufiger)
- **Lebererkrankungen:** Abfall der Faktoren II, VII, IX, X; Quick ↓ und PTT ↑
- **Vit. K-Mangel:** am häufigsten ausgelöst durch
  - Orale Antikoagulantien (z.B. Marcumar®), Antibiotika (z.B. Cephalosporine)
  - Mangelernährung (Alkohol), bei parenteraler Ernährung, Neugeborene

– durch Störung der intestinalen Vit.-K-Resorption: Malabsorption, Cholestase, Hemmung der intestinalen Flora durch Antibiotika, Cholestyramin
- **Verbrauchskoagulopathie** (☞ 3.7)
- **Blutung bei Lysetherapie** (☞ 21.8.4).

DD der Vasopathie
Gefäßläsion, Gerinnungssystem intakt; Petechien an Haut, Schleimhäuten, Purpura.
- **Purpura senilis:** spontan oder nach Bagatelltrauma entstandene, kleinflächige Hautblutungen v.a. an Handrücken und Unterschenkelstreckseiten älterer Menschen (dunkel violett, scharf abgegrenzt)
- **M. Osler-Rendu-Weber** (hereditäre hämorrhagische Teleangiektasie): autosomal dominant erblich. Mit zunehmendem Alter immer häufigere Blutungen aus Gefäßanomalien. *Leitsymptom:* Nasenbluten, aber auch GI-Blutungen, Hämoptyse. *Diagn.* durch Inspektion: ca. 3 mm große, flache, rotbraune Gefäßerweiterungen im Gesicht (auch Nasen- und Mundschleimhaut, sublingual). Im Gegensatz zu Petechien verschwindet die Farbe unter Druck mit dem Glasspatel. *Ther.:* lokale Blutstillung, orale Eisensubstitution, evtl. Bluttransfusion
- **Purpura Schoenlein-Henoch:** bei Kindern und Jugendlichen 2–3 Wo. nach einem Infekt auftretende allergische Vaskulitis mit Fieber, Arthralgien, Abdominalschmerzen, evtl. GI-Blutungen und in 70 % GN (Makrohämaturie häufig ☞ 9.5.1). Andere Vaskulitiden ☞ 17.5
- **Purpura simplex:** z.T. familiär, meist F.. Prämenstruell können v.a. an Beinen und Rumpf schmerzhafte, flächige Blutungen auftreten („Teufelsflecken"), gute Prognose.

14.1.4 Leukozytose (Leukos > 10/nl)

Die Leukozytose ist wie die BSG ein unspezifischer Parameter, der keine enge Korrelation zur Schwere der Erkrankung und zum Heilungsverlauf zeigt.

DD der Leukozytose (Neutrophilie)
- Alle bakteriellen Infektionen, z.B. E. coli, Staphylok., Streptok., Pneumok., Meningok. Typische Ausnahmen: Typhus, Brucellose. Bei Tbc kann eine Leukozytose fehlen. Fehlen der Leukozytose weist grundsätzlich auf einen leichten oder besonders schweren, toxischen Verlauf (z.B. Sepsis) hin
- Mykosen, Parasitosen, chron. nichtinfektiöse Entzündungen
- Coma diabeticum, uraemicum, hepaticum (auch mit Linksverschiebung!)
- Myeloproliferative Erkrankungen: CML, Osteomyelofibrose und -sklerose, Polycythaemia vera (☞ 14.3.7); andere Malignome und Metastasen
- Nach Agranulozytose, akuter Blutung, Hämolyse, CO-Intoxikation
- Glukokortikoide (meist < 13/nl), M. Cushing, Hyperthyreose (☞ 12.1.5)
- Streß (körperl. Anstrengung, starkes Rauchen, Schwangerschaft, OP), Trauma, Infarkte, Verbrennung, Schock.

Toxische Granulationen finden sich v.a. bei bakteriellen Infekten (nach Tagen), Vakuolisierungen bei Lebererkrankungen (Leberabszeß, Coma hepaticum). *Linksverschiebung* bei vermehrter KM-Ausschwemmung. *Unreife weiße Vorstufen* (☞ 14.2.1; „path. Linksverschiebung") sprechen für eine myeloproliferative Erkrankung.
DD von Lymphozytose, Eosinophilie, Basophilie, Monozytose ☞ 22.

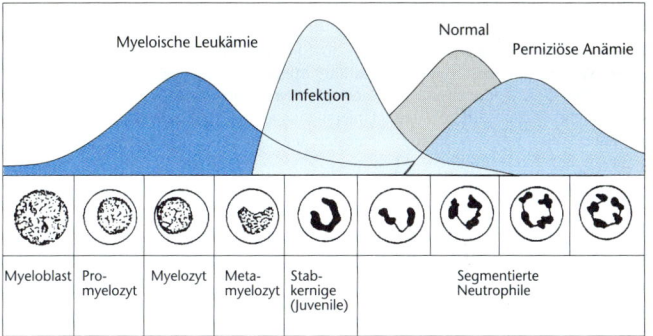

Abb. 14.2: Leukozytose

14.1.5 Lymphknotenvergrößerung

Inguinal und axillär können Lk physiologisch auf Erbsgröße vergrößert sein, während jeder tastbare supraklavikuläre Lk pathologisch ist und abgeklärt werden sollte. Akut entzündliche Lk sind meist weich und druckschmerzhaft, maligne Lk-Vergrößerungen sind meist hart, indolent und evtl. mit der Unterlage verbacken.

DD der Lymphknotenvergrößerung
- **Virusinfektionen:** Mononukleose, virale Hepatitis, Zytomegalie, HIV-Infektion, Röteln, Masern, Herpes zoster, nach Impfungen
- **Bakterielle Infektionen:** z.B. Streptokokken, Staphylokokken, Salmonellen, Brucellen, Listerien, Chlamydien, Tbc, Lepra, Syphilis
- **Pilzerkrankungen, Parasitosen** (Trypanosomen, Toxoplasmose, Filarien)
- **Kollagenosen** (z.B. SLE, Dermatomyositis), rheumatoide Arthritis
- **Medikamente,** z.B. Phenytoin, Hydralazin
- Malignes Lymphom (☞ 14.5), Leukämie, maligne Histiozytose, Metastasen
- Hyperthyreose, Sarkoidose, Amyloidose, Lipidspeicherkrankheiten.

Diagnostisches Vorgehen bei suspekter Lymphknotenvergrößerung
- Genaue Anamnese: Auslandsaufenthalt, Tierkontakt, Sexualgewohnheiten, B-Symptome (Fieber, Nachtschweiß, Gewichtsverlust)
- Palpation: wird ein vergrößerten Lk getastet, nochmals alle Lk-Stationen sorgfältig untersuchen (lokalisierte oder generalisierte Lk-Schwellungen?)
- Nach Infektionsfokus suchen: z.B. Zähne, Tonsillen, NNH, Abszeß
- Immer Splenomegalie ausschließen (Palpation, Sono)
- BB: Leukämie? Anämie (z.B. bei chron. Entzündung)? Thrombopenie (z.B. bei SLE, akuter Leukämie)? Lymphopenie? Linksverschiebung (z.B. bei Abszeß)?
- BSG, CRP: ↑ bei bakt. Infektionen, aber auch bei Kollagenosen; Gerinnung

- Serologie: z.B. Mononukleoseschnelltest, Epstein-Barr-Virus, Zytomegalievirus, Hepatitis A, B und C, HIV
- Autoantikörperdiagnostik: z.B. ANA als Suchtest, Rheumafaktoren
- Rö-Thorax: bihiläre Lymphadenopathie? Metastase? Pleuraerguß?
- CT-Thorax, CT-Abdomen zum Nachweis von Lymphomen
- Kann die Diagnose durch diese Untersuchungen nicht gestellt werden, Lk-Exstirpation (keine Biopsie) der am leichtesten zugänglichen Lk; jedoch möglichst keine inguinalen Lk exstirpieren: oft unspezifische Veränderungen!

14.1.6 Splenomegalie

Die vergrößerte Milz ist weich bei akuten Entzündungen (z.B. Sepsis), mittelhart bei portalem Stau und Hämolyse, hart bei malignen Erkrankungen.

Mäßige Vergrößerung
- Infektionen: Mononukleose, Sepsis, Endokarditis, Tbc, Malaria, Schistosomiasis (Bilharziose), Trypanosomen, virale Hepatitis, HIV-Infektion, Typhus, Fleckfieber, M. Bang, Leptospirose
- Portale Stauung bei Pfortaderthrombose, Leberzirrhose
- Akute Leukämie, M. Hodgkin, einige Formen des Non-Hodgkin-Lymphoms
- Hämolytische Anämie, Kollagenosen, Sarkoidose, Hyperthyreose, Hämosiderose, Hämochromatose.

Starke Vergrößerung: CML, Osteomyelosklerose, Polycythaemia vera, Haarzell-Leukämie und andere Non-Hodgkin-Lymphome. Kala-Azar (Leishmaniose). Speicherkrankheiten (z.B. M. Gaucher), Amyloidose (selten).

Diagnostisches Vorgehen bei unklarer Splenomegalie
- Anamnese: Auslandsaufenthalt (z.B. Malaria), chron. Entzündung (z.B. rheumat. Arthritis, Osteomyelitis), Alkohol (z.B. Leberzirrhose), B-Symptomatik (☞ 14.5.1)
- Lk-Vergrößerung (☞ 14.1.5)?
- LDH, HBDH, direkter Coombstest zum Nachweis einer Hämolyse
- GOT, GPT, γ-GT, α-Amylase, Lipase
- BB: Polyglobulie (z.B. Polycythämia vera), Thrombopenie
- Bei klinischem Verdacht dicker Tropfen zur Malariadiagnostik
- Sono: z.B. Leberzirrhose mit portaler Stauung, evtl. Duplex-Sonographie.

14.2 Diagnostische Methoden

14.2.1 Blutbild

(Differentialblutbild ☞ 22)

	Normwerte
Erythrozyten	Normwert **F** 4,1–5,1/pl; **M** 4,5–5,9/pl
Hämatokrit (Hkt.)	Normwert **F** 0,36–0,46 l/l (= 36–46 %); **M** 0,42–0,52 l/l
Hämoglobin (Hb)	Normwert **F** 12,3–15,3 g/dl; **M** 14,0–17,5 g/dl
MCV	Mittl. korpuskuläres Volumen: Hkt. (l/l) x 10 dividiert durch die Ery-Zahl (in Mio. pro µl Blut). Normwert 80–96 fl. DD ☞ 14.1.1
MCH	Mittl. korpuskuläres Hb, (HbE): Hb (in g/dl) dividiert durch die Ery-Zahl / pl x 10 Blut. Normwert: 28–33 pg.
MCHC	Mittl. korpuskuläre Hb-Konz.: Hb (in g/dl) x 1000 dividiert durch Hkt. Normwert: 33–36 g/dl Ery.
Leukozyten	Normwert: 4,4–11,3/nl
Thrombozyten	Normwert: 136–423/nl (altersabhängig)
Mittleres Plättchenvolumen (MPV)	Normwert: 9,7 fl

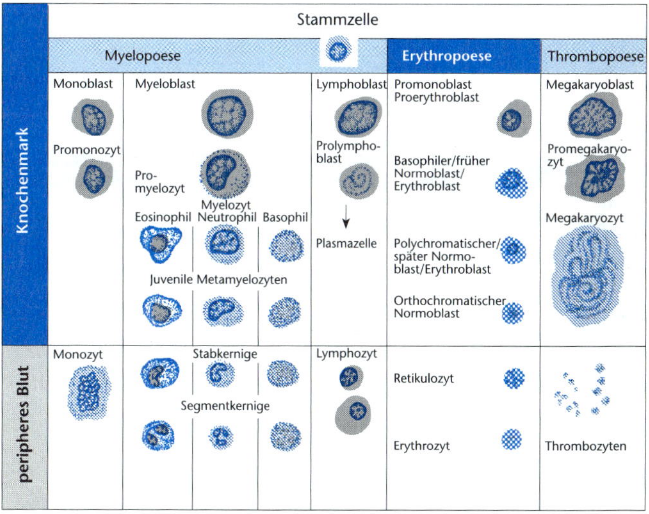

Abb. 14.3: Blutbild

14.2.2 Gerinnungstests (☞ 22)

Test / Normwert	Testfunktion/Ind.	Pathol. Testresultat bei
Quick (Thromboplastinzeit, Prothrombinzeit) 70–120 % ≈ INR 0,9–1,15	Globaltest des „extrinsic"-Systems, Überwachung der Ther. mit oralen Antikoagulantien, Prüfung der Leberfunktion	v.a. bei Mangel an F I (< 50 mg/dl), II, V, VII, X, Vit. K-Mangel, Kumarin-Ther., Leberkrankheiten; (☞ 22)
PTT (Partielle Thromboplastinzeit) ca. 18–40 Sek.	Globaltest des „intrinsic"-Systems, Überwachung der Heparinther. (☞ 21.8.1)	v.a. bei Mangel an F V, VIII, IX, X, XI, XII, Kumarin- u. Heparin-Ther. (☞ 23), Lupusantikörper
Thrombinzeit (TZ) bis ca. 20 Sek.	Überwachung der Heparin-Ther. (2–4fach)	Hypo-, Dys- und Afibrinogenämie, Heparin- oder Fibrinolysetherapie, DIC
Fibrinogen 1,8–3,5 mg/dl	Kontrolle der therapeutischen Fibrinolyse, DIC	Hypo-, Dys- und Afibrinogenämie, DIC, Infektionen, „Akutphase-Protein" (☞ 22)
Fibrinmonomere (neg.) **D-Dimere** (neg.)	Fibrinogenspaltprodukte	DIC, Hyperfibrinolyse, Fibrinolysether.
	Fibrinspaltprodukte	Wie Monomere. Zusätzlich bei Lungenembolie, tiefer Beinvenenthrombose, postop.
AT III 70–120 %	Inhibitor der Gerinnung, Kofaktor von Heparin	DIC, Lebererkrankungen, nephrotisches Syndrom, selten kongenitaler Mangel, akute Thrombose (☞ 22)
Thrombelastogramm (TEG) r = Reaktionszeit (3–15 Min.); K = Koagulationszeit (3–7 Min.) ME = max. Amplitude 50–135	Globaltest für plasmatische Gerinnung und Thrombozytenfunktion	Hämorrhag. Diathese. Vermindert bei Thrombopenie, Hypofibrinogenämie, F XIII-Mangel.
Blutungszeit nach Ivy < 6 Min.	Übersichtstest zur Abklärung einer Koagulopathie, Thrombopathie oder Vasopathie	Von Willebrand-Jürgens-Sy. (☞ 14.7.2), Thrombozytopenie, Thrombozytenfunktionsstörung u.a. durch Medikamente (Aspirin, Penicilline), defekte Vasokonstriktion

Differentialdiagnose von Befundkonstellationen

Test	Ergebnis	Ergebnis
Blutungszeit ↑	Thrombos ↓	Thrombozytopenie
	Thrombos normal	Thrombo-/Vasopathie, von Willebrand-Jürgens-Sy.
	PTT ↑	von Willebrand-Jürgens-Sy.
Quick normal	PTT ↑	**mit Blutungen:** F VIII ↓ (Hämophilie A), F IX ↓ (Hämophilie B), F XI ↓, Heparin **ohne Blutungen:** F XII ↓, Präkallikrein-Mangel, HMW-Kininogen-Mangel, „Lupusantikoagulanz"
Quick ↓	PTT normal	F VII ↓, F II ↓, F X ↓
Quick ↓	PTT ↑	Mangel an F II, F V, F IX oder F X, Fibrinogen ↓, orale Antikoagulantien, Vit. K-Mangel, Lebererkr., Fibrinolysether., hohe Heparindosen, DIC, Hyperfibrinolyse
Thrombinzeit ↑	meist Quick ↓ + PTT ↑	Heparintherapie, Fibrinogen < 60 mg/dl, DIC; Hyperfibrinolyse, Fibrinolysetherapie; FSP ↑

Gerinnung

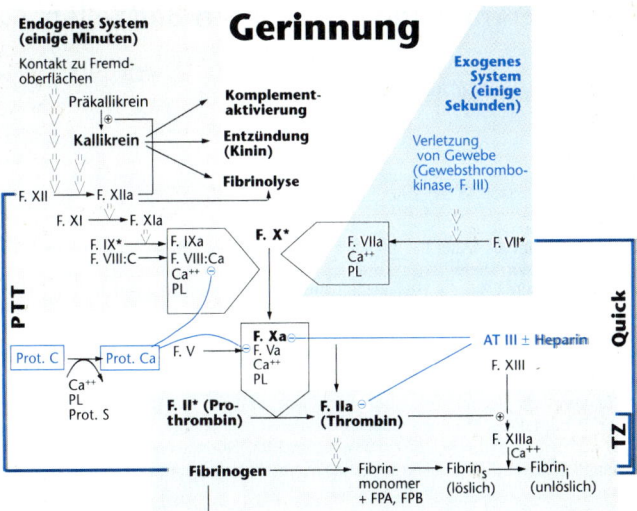

Fibrinolyse

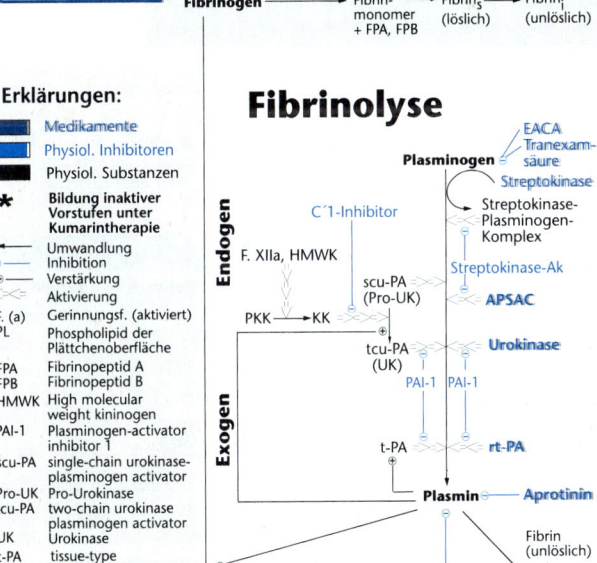

Erklärungen:

- ▇ Medikamente
- ▇ Physiol. Inhibitoren
- ▇ Physiol. Substanzen
- ***** Bildung inaktiver Vorstufen unter Kumarintherapie
- ← Umwandlung
- ⊖— Inhibition
- ⊕— Verstärkung
- ≪ Aktivierung

F. (a)	Gerinnungsf. (aktiviert)
PL	Phospholipid der Plättchenoberfläche
FPA	Fibrinopeptid A
FPB	Fibrinopeptid B
HMWK	High molecular weight kininogen
PAI-1	Plasminogen-activator inhibitor 1
scu-PA	single-chain urokinase-plasminogen activator
Pro-UK	Pro-Urokinase
tcu-PA	two-chain urokinase plasminogen activator
UK	Urokinase
t-PA	tissue-type plasminogen activator
rt-PA	recombinant tissue-type plasminogen activator
EACA	Epsilon-Aminocapronsäure
APSAC	Azetylierter Plasminogen-Streptokinase-Aktivator-Komplex

14.3 Erkrankungen der roten Blutzellen

Differentialdiagnose der Anämie ☞ 14.1.1

14.3.1 Eisenstoffwechselstörungen

Ein 70 kg schwerer Mann hat ca. 4,2 g (60 mg/kg), eine 60 kg schwere Frau 3,5 g (58 mg/kg) Eisen. Dieses ist gebunden an
- *Hämoglobin* (65 %): 1 g Hb enthält 3,4 mg Eisen; 100 ml Blut enthält 50 mg Eisen
- *Myoglobin* (10 %)
- *Ferritin* (20 %): Der Serum-Ferritinwert entspricht der Menge des Depoteisens. Bei Infektionen, Tumor und Leberzirrhose ist Ferritin jedoch erhöht ohne Korrelation zum Depoteisen (DD ☞ 22). Ferritin ↓ beweist Eisenmangel
- *Hämosiderin:* lichtmikroskopisch gelbbraune Granula. Bei Eisenüberangebot vermehrt in Makrophagen und Parenchymzellen (Leber, Herz)
- *Transferrin* (nur 0,1 %): Eisentransport im Blut. Normalerweise ist die Eisenbindungskapazität (EBK) des Transferrins nur zu 30 % ausgenutzt (DD ☞ 22).

Eisenresorption
Findet vorwiegend im Duodenum und oberen Jejunum statt. Sie ist vermindert bei Anazidität, Gastrektomie, bakterieller Überwucherung (Syndrom der blinden Schlinge, ☞ 7.4.4) und Malabsorption (Resektion, Sprue, chron. Diarrhoe). Tägl. Eisenbedarf 13 mg (M), bzw. 19 mg (bei der menstruierenden Frau), wovon ca. 10 % (bei Eisenmangel max. 20 %) resorbiert werden. Tägl. Eisenverlust 1 mg (M) bzw. 2 mg (F). Verlust durch Menstruation 15–45 mg, durch Blutung 500 mg/l Blut.

DD der Eisenstoffwechselstörungen			
	Eisen	**Transferrin**	**Ferritin**
Normwerte	M 10,6–28,3 µmol/l F 6,6–26,0 µmol/l	2,2–3,7 g/l 220–370 mg/dl	15–300 µg/l
Eisenmangel*	↓	↑	↓
Gravidität, Östrogenther.	↔	↑	↓
Chron. Entzündung, Tumor	↔ bzw. ↓	↓ oder ↑	↑
Renale Anämie	↓	↔	↔ bzw. ↑
Hämosiderose/-chromatose	↑	↓	↑
Porphyrie (☞ 13.5)	↑	↔	↑

* **Prälatenter Eisenmangel:** erschöpfte Eisenreserven, Eisenresorption erhöht, Ferritin vermindert, kein Eisen im Knochenmark
Latenter Eisenmangel: zusätzlich Eisen im Serum vermindert, Transferrin und totale Eisenbindungskapazität erhöht, Abnahme der Transferrinsättigung
Manifester Eisenmangel: zusätzlich Hb-Abfall mit hypochromer mikrozytärer Anämie.

14.3.2 Eisenmangelanämie

Häufigstes Mangelsyndrom überhaupt! Bei 50 % aller menstruierenden Frauen prälatenter oder latenter Eisenmangel. Bei Schwangeren im letzten Trimenon ohne Eisenprophylaxe ca. 90 % Eisenmangel; davon zeigen 30 % eine Eisenmangelanämie!

Ätiologie
- **Zu geringe Zufuhr:** eisenarme Diät, Hemmung der Aufnahme durch vegetarische Kost, Vitamin C- und kalziumarme Ernährung
- **Zu geringe Resorption:** bei Ausfall der peptischen Magenverdauung, 50 % der Pat. nach totaler Gastrektomie bzw. B II-Magen, Sprue, Lamblien-Befall des Duodenums
- **Erhöhter Eisenbedarf:** Wachstum, Menstruation, Schwangerschaft, Laktation
- **Eisenverlust,** meist durch chron. Blutungen
  - GIT (> 50 %): Ulkus, Hiatushernie, erosive Gastritis, Ös.-Varizenblutung, Hämorrhoiden, Ca, Polypen. Selten: Parasiten (z.B. Hakenwurm), M. Osler (Teleangiektasien an Haut und Schleimhäuten), hämorrhagische Diathese (v.a. bei Thrombopenie/-pathie, v. Willebrand-Jürgens-Syndrom ☞ 14.7.2, 14.7.3), M. Ménétrier (diffuse Mukosa-Hypertrophie der Magenschleimhaut)
  - Genitale Blutung bei der Frau (10 %): Menorrhagie (Blutverlust ca. 40 ml/Zyklus, bei 10 % > 80 ml/Zyklus); Myome, Uterus-Ca
  - Selten durch Makrohämaturie oder Hämoptysen
  - Blutverlust durch wiederholte Blutentnahmen (z.B. iatrogen, Blutspender).

Klinik
Allgemeinsymptome der Anämie (☞ 14.1.1). Außerdem
- Hohlnägel: brüchige Nägel mit Rillen und zentraler Eindellung (Koilonychie)
- Trockene, rissige Haut, Haarausfall
- Mundwinkelrhagaden (DD: Candidainfektion, insbesondere bei Diab. mell., Inhalation von Glukokortikoiden, Vit. B_{12}-Mangel)
- Selten Dysphagie (Plummer-Vinson-Sy; ☞ 7.1.2).

Diagnostik
Hypochrome, mikrozytäre Anämie. Bei jedem Pat. mit Eisenmangelanämie muß die auslösende Ursache festgestellt werden: Blut im Stuhl (☞ 7.1.6), Blutung im Bereich der Urogenitalorgane ausschließen (Harnstatus, gyn. Konsil). *DD* der Anämie ☞ 14.1.1. *Cave:* KM-Punktion *vor* Eisensubstitution oder EK-Gabe!

Therapie

> Fe-Bedarf: Hb-Defizit in g/dl / 4 = Gesamtbedarf in g
> *Beispiel:* Hb-Defizit 4 g/dl = Bedarf 1 g ≈ 5–10 g orales Eisen

- *Orale Substitution:* Zweiwertige Eisen-Sulfatverbindungen zeigen die beste Bioverfügbarkeit. Trotzdem nur 10–20 % Resorption! Gleichzeitige Gabe von Antazida, Tetrazyklinen, Penicillamin, Cimetidin oder Colestyramin führt zu wechselseitiger Resorptionsstörung.
  - *Dosierung:* zunächst tägl. 2–3 x 50 mg (z.B. Eryfer®, ferro sanol duodenal®), später 2–3 x 100 mg möglichst auf leeren Magen (1/2 h vor oder > 2 h nach dem Essen). Bei Ther.-Erfolg zunächst Retikulozytenanstieg (nach 1–2 Wo.), erst später

Hb-Anstieg um 0,1–0,2 g/dl tägl. Zum Auffüllen der Eisenspeicher noch mindestens 3 Mon. nach Normalisierung des Blutbildes 100 mg tägl.
- *NW:* Übelkeit, Durchfall, Verstopfung. Maskierung von Blutstuhl durch dunkel verfärbten Stuhl. *Cave:* bei flüssigen Fe-Präparaten Gefahr der irreversiblen Schwarzfärbung der Zähne, besonders bei Kleinkindern. Depotpräparate können zu Ulzera, Perforation und Pylorusstenose führen! *Cave:* Eisentabletten sind im Rö-Bild schattengebend und verleiten zur Fehldiagnose Gallen- oder Nierenstein.
- *Parenterale Substitution* mit 3-wertigem Eisen selten indiziert. Evtl. bei schwerer enteraler Unverträglichkeit, akut-entzündlichen GIT-Erkrankungen, Malabsorption. Die i.v. Injektion ist schmerzhaft → sehr langsam injizieren, ggf. mit NaCl 0,9% verdünnen. *NW:* Überdosierung, Thrombophlebitis, anaphylaktische Reaktion, Arthralgien, Myalgien, Lymphadenopathie, Fieber, Kopfschmerzen, Übelkeit und Erbrechen, vorübergehender Verlust der Geschmackswahrnehmung, Herzrhythmusstörungen, AV-Block.

Keine Eisensubstitution bei Infekt- und Tumoranämien ohne Eisenmangel (Ferritin normal oder erhöht!).

14.3.3 Perniziöse Anämie

DD der makrozytären Anämie. ☞ 14.1.1

Vit. B_{12}-Resorptionsstörung durch verminderte Synthese von intrinsic factor in der Magenschleimhaut bei atrophischer Gastritis oder nach Magenresektion 3–10 J. postop.

Klinik
- Pat. meist > 40 J.
- Müdigkeit, Schwäche (90 %), Gewichtsabnahme (90 %), Dyspnoe (70 %), Diarrhoe, Fieber
- Mischung von Blässe und Subikterus (Café au lait-Hautfarbe)
- Polyneuropathie (funikuläre Myelose 75 %): schmerzhafte Parästhesien (40 %) an Händen und Füßen (Kribbeln, pelziges Gefühl), Störung der Tiefensensibilität (Stimmgabelversuch), evtl. fehlende Eigenreflexe, pos. Babinski, Retrobulbärneuritis, Augenmuskellähmungen. Selten: Verwirrtheit, Halluzinationen. *Cave:* neurologische Symptome auch ohne Anämie!
- In 65 % atrophische Glossitis Hunter: glatte, rote, brennende Zunge.

Diagnostik
Im Diff.-BB makrozytäre Anämie (☞ 14.1.1), häufig mit Thrombo- und Leukopenie (übersegmentierte Granulozyten) und Splenomegalie, Retikulozyten ↓, bei extremer Anämie Normoblasten im peripheren Blut.
- *KM-Ausstrich:* hoher Zellgehalt, Hyperplasie der roten Reihe (megaloblastäre Erythropoese, „blaues Mark"), viele Mitosen, riesenstabkernige, übersegmentierte Megakaryozyten
- *Zeichen der Hämolyse:* LDH ↑, indirektes Bili ↑, Serumeisen ↑ (dennoch droht bei Vit.-B_{12}-Substitution Eisenmangel), BSG ↑, Haptoglobin ↓, freies Hb ↑, Nachweis von Auto-AK gegen Parietalzellen (90 %), intrinsic factor und Schilddrüse (50 %), Gastrinspiegel ↑
- Vitamin B_{12}-Plasmaspiegel ↓ (normal 200–900 pg/ml).

Schilling-Test

Differenziert, ob niedrige Vit. B_{12}-Werte auf Malabsorption im Ileum oder auf einen Mangel an intrinsic factor zurückzuführen sind. Nur noch selten indiziert.

Durchführung
- 1 µg radioaktiv markiertes Vit. B_{12} oral auf nüchternen Magen. Nach 2 h 1000 µg unmarkiertes Vit. B_{12} i.m. („Ausschwemmdosis")
- 24 h-Urin: Ausscheidung des radioaktiv markierten Vit. B_{12} > 16 %: normal. Bei Ausscheidung von 5–10 % Malabsorptions-Sy. oder atrophische Gastritis; bei < 2 % Mangel an intrinsic factor. Test mit Gabe von intrinsic factor wiederholen, bei enteraler Resorptionsstörung keine Besserung.

Therapie

Hydroxycobalamin i.m. Dosierung bei neurolog. Störungen: 2 Wo. lang 1 mg tägl., dann bis zur Normalisierung des Hkt. 1 mg 2 x wöchentl. Dauersubstitution mit 1 mg alle 2–3 Mon. Bei schweren neurologischen Symptomen nicht die Einzeldosis erhöhen (vermehrte renale Elimination!), sondern die Häufigkeit der Injektionen. Bestehen *keine* neurologischen Symptome: 0,5 mg Hydroxycobalamin i.m. 1 x Mon., nach 3 Mon. 1 x alle 3 Mon.
NW: Durch starke Stimulation der Erythropoese (bis 40 % Retikulozyten am 4.–5. Tag) kann es zu Eisenmangel (prophylaktische orale Substitution, ☞ 14.3.2) und Hypokaliämie kommen. Anaphylaxie bei i.v.-Applikation → sorgfältige Indikationsstellung.

 Multivitaminpräparate bei normaler Ernährung und bei Vit. B_{12}-Resorptionsstörungen nutzlos!

14.3.4 Hämolytische Anämien

Hämolyse ist der Abbau von Erythrozyten vor Erreichen ihres physiologischen Alters (ca. 100 Tage), meist extravasal (Milz, Leber), selten intravasal.

Klinik: Symptome der Anämie (☞ 14.1.1), Ikterus, Splenomegalie. Bei akuter intravasaler Hämolyse: Übelkeit, Erbrechen, Bauchschmerzen, Fieber, RR-Abfall, akutes Nierenversagen.

Diagnostik: normochrome, normozytäre Anämie. Retikulozyten ↑, LDH und HBDH ↑, Haptoglobin ↓ (kann bei gleichzeitiger Entzündung normal oder erhöht sein: Akutphase-Protein), Anstieg von indirektem Bili und Urobilinogen. Freies Hb im Serum ↑, Hämoglobinurie. Serum-Fe ↑.

■ Erworbene hämolytische Anämien

- Toxisch: Urämie, Hämodialyse, Insekten- und Schlangengift; chemische Substanzen (Phenole, Benzin, Sulfonamide, Pilzgifte, verschiedene Tiergifte, Seifen, Seifenabort)
- Infektiös: Malaria (☞ 18.7.2), Toxoplasmose, Clostridien, Cholera, Sepsis
- Transfusionsreaktion (isoimmunhämolytische Anämie): durch ABO-inkompatible Transfusion (→ schwerste intravasale Hämolyse) oder bei irregulären Antikörpern

in Rhesus- oder anderen Blutgruppensystemen (Sensibilisierung durch Schwangerschaften, frühere Transfusionen). *Diagn.:* ausbleibender Hb-Anstieg nach Transfusion; Hämolysezeichen, AK-Suche und direkter Coombstest positiv (Akutreaktion ☞ 2.7.4)
- Medikamentös induzierte Autoantikörper: hohe Penicillindosen, Isoniacid, Sulfonamide; α-Methyldopa, Chinidin; Phenacetin, Pyramidon; Chlorpromazin. Nachweis der AK im direkten Coombstest (an Erys haftende AK)
- Mechanisch: Herzklappenersatz, Herz-Lungenmaschine, „Marschhämoglobinurie"
- Paroxysmale nächtliche Hämolyse (Marchiafava, selten): dunkler Morgenurin
- Autoimmunhämolytische Anämien: 80 % Wärmeautoantikörper (meist IgG), seltener Kälteantikörper (= Kälteagglutinine, meist IgM), sehr selten biphasische AK (meist Kinder, intravasale Hämolyse). *Ätiol.:* 50 % idiopathisch, sekundär bei Infekten (z.B. Mykoplasmenpneumonie), malignen Lymphomen, Autoimmunerkrankungen (z.B. SLE), Colitis ulcerosa. *Diagn.:* AK-Suche, direkter Coombstest.

Therapie
- Möglichst keine Ery-Konzentrate, evtl. nach Antikörpersuche. Im Notfall langsam transfundieren!
- Bei idiopathischer Form 60–100 mg Prednison über 10–14 Tage, bei Hkt.-Anstieg über 3–6 Mon. ausschleichen. Bei Erfolglosigkeit evtl. Splenektomie, Cyclophosphamid oder Plasmapherese.

 Wenn Blut auf Kälte-AK untersucht werden soll, muß das Blut warm verschickt werden, soll auf Wärme-AK untersucht werden, Blut kalt halten.

■ Angeborene erythrozytäre Defekte

- **Sphärozytose** (Kugelzellanämie): autosomal dominant. Durch Membrandefekt verminderte osmotische und mechanische Resistenz. Splenomegalie, Turmschädel, hämolytische Krise mit Ikterus und Fieber, bei 50 % Gallensteine (Bilirubin). *Ther.:* Splenektomie, möglichst nach dem 4. LJ. (*cave:* Pneumok.-Sepsis; Prophylaxe: 2 Wo. vor Splenektomie z.B. mit Pneumovax® impfen, ☞ 18.8), Folsäure-Supplementierung
- **Thalassämie:** Mittelmeerländer! Gestörte Synthese von Hb-β-Ketten (β-Thalassämie) bzw. Hb-α-Ketten (seltene α-Thalassämie, v.a. in Asien). *Diagn.:* Hb-E'phorese: HbF, ggf. HbA$_2$ ↑.
  - *Thalassämia minor:* hypochrome, mikrozytäre Anämie mit normalem Serumeisen, Target-Zellen und leichter Splenomegalie. Keine Eisensubstitution!
  - *Thalassämia major:* meist bis zum 20. Lj. letal, evtl. Splenektomie, Bluttransfusionen, allogene KM-Transplantation
- **Sichelzellanämie:** meist Schwarze; durch Punktmutation qualitativ verändertes Hb (→ rel. Malariaresistenz). *Klinik:* nur bei homozygoter Form Hepatosplenomegalie, durch Hypoxie ausgelöste hämolytische Krisen mit multiplen Thrombosen. *Diagn.:* mikroskopisch (nach Zugabe von Na$_2$SO$_4$ typische Sichelform) und durch Hb-E'phorese. *Ther.:* Folsäuresupplementation, frühe antibiotische Ther. von Infekten, Hypoxie vermeiden.

14.3.5 Anämie bei chron. Systemerkrankungen

Entzündung
Jede ausgedehnte Entzündung, die länger als einen Monat anhält, bewirkt eine normo- bis mikrozytäre, normo- bis hypochrome Anämie mit Hb-Werten > 9 g/dl. Niedrigere Werte deuten auf zusätzliche Faktoren hin wie Blutverlust, KM-Zerstörung durch Tumorzellen, Mangelernährung (v.a. Folsäuremangel), traumatische Hämolyse oder KM-Depression durch Zytostatika oder Bestrahlung.

- *Ätiologie:* häufig bei Endocarditis lenta, Osteomyelitis, Lungenabszeß, Tbc, Pyelonephritis; Kollagenosen, Vaskulitiden, rheumat. Arthritis, Sarkoidose, M. Crohn, M. Hodgkin, metastasiertes Ca
- *Diagnostik:* (☞ Tab. 14.3.1); Serumeisen ↓, Ferritin ↑, Transferrin ↓, KM-Punktion: hoher Eisengehalt

- *Differentialdiagnose*
  - Medikamenten-induzierte KM-Suppression oder Hämolyse
  - Eisenmangel bei akuter Blutung (Transferrin ↑)
  - KM-Infiltration (z.B. bei malignem Lymphom, Ca): Normoblasten im peripheren Blut, Serumeisen n oder ↑

- *Therapie*
  - Behandlung der Grunderkrankung
  - Bluttransfusionen und orale Eisensubstitution sind selten indiziert!
  - Evtl. Erythropoetingabe (z.B. Recormon®).

Urämie
Mangel an Erythropoetin, Retention harnpflichtiger Substanzen (toxische KM-Suppression), Hämolyse und Blutverluste (z.B. durch GI-Ulzera). *Diagn.:* Café au lait-Farbe der Haut durch Anämie und Ablagerung von Urochromen. Meist normochrome Anämie mit sehr niedriger Hb-Konzentration (< 6 g/dl). *Ther.:* Erythropoetin-Substitution, initial z.B. 3 x 20 IE/kg wöchentlich bis max. 720 IE/kg/Woche. *NW:* Hypertonie, Thrombose; Hämodialyse, Nierentransplantation. Bluttransfusionen möglichst vermeiden.

Chronische Lebererkrankungen
Meist makrozytär, hyperchrom, gelegentlich normochrom. I.d.R. mäßig ausgeprägt (Hb > 90 g/l). Alkoholinduzierte Anämie durch Mangelernährung, toxische KM-Suppression, GIT-Blutungen bei Thrombozytopenie und gestörte Synthese von Gerinnungssubstanzen, Hämolyse.

Endokrine Insuffizienz
Bei Hypothyreose, M. Addison, Hypogonadismus, Hypopituitarismus. Meist normo- oder makrozytär (bei Autoimmunthyreopathie erhöhte Inzidenz von perniziöser Anämie!). Bei M. Addison ist das Plasmavolumen reduziert, unter Substitution normalisiert sich das Plasmavolumen, Hb sinkt.

14.3.6 Hämochromatose, Hämosiderose

Erhöhte Eisenresorption und -ablagerung in parenchymatösen Organen. Evtl. genetisch determiniert (Familienuntersuchung!), häufiger jedoch erworben (Hämosiderose), z.B. bei chron. Niereninsuff., Anämie (durch wiederholte Bluttransfusionen), Alkohol. Bei M 6 x häufiger als bei F (Eisenverlust durch Menstruation).

Klinik: Hautpigmentierung und Diab. mell. („Bronzediabetes"), Herzinsuff. (durch Kardiomyopathie), Hepatomegalie, Arthritis, Libidoverlust, Hypogonadismus.

Diagnostik: Ferritin ↑, Serumeisen ↑, hohe Eisensättigung von Transferrin (55–75 % bei heterozygoter, > 75 % bei homozygoter Form). Leberbiopsie zeigt Eisenspeicherung und Leberzirrhose (DD: alkoholtoxische Zirrhose). Diagnosesicherung durch Messung der Leberdichte im CT, Bestimmung des Lebereisengehaltes (*cave:* Biopsie nicht in Wasser geben, sondern trocken versenden!) und durch *Desferoxamintest* (Eisenbestimmung im 6-h-Urin, am nächsten Tag 1 Amp. Desferal® i.m. oder s.c., erneute Eisenbestimmung im 6-h-Urin; pathol. bei > 5fachem Anstieg. α-Fetoprotein zur Verlaufskontrolle (häufig hepatozelluläres Ca!).

Therapie: Aderlässe von je 500 ml (entspricht 200–250 mg Eisen, ☞ 14.1.2) alle 7–14 Tage: Ferritinspiegel bleibt erhöht, bis Eisenvorräte erschöpft sind (dauert meist 2–3 J.). Sind Aderlässe wegen Anämie nicht möglich: Desferoxamin (z.B. Desferal® 1–4 g/tägl.) kontinuierlich über 8–12 h i.v. oder s.c.; bindet tägl. 10–20 mg Eisen.

Progn.: unbehandelt Tod durch Herzinsuff. (30 %), Leberinsuff. (25 %) oder hepatozelluläres Ca (30 %).

14.3.7 Polycythaemia vera

Myeloproliferative Erkrankung mit Steigerung der Erythro-, Thrombo- und Granulopoese (Stammzellerkrankung). Erkrankungsgipfel 60 J.

Klinik: Polyglobulie (☞ 14.1.2), Pruritus und Hyperurikämie. Hepato-Splenomegalie, evtl. Hypertonie.

Diagnostik: Erys ↑ (7–9/fl), Hb ↑ (ca. 18–24 g/dl), Leukozytose (10–20/nl) mit rel. Lymphopenie, Thrombozytose (bis > 1000/nl). Alkal. Leukozytenphosphatase ↑. Beckenkammbiopsie mit KM-Ausstrich: hyperzellulär. Ausschluß sekundärer Polyglobulien (☞ 14.1.2). BGA: Sauerstoffsättigung > 92 %.

Therapie: Aderlässe bis zu einem Hb bzw. Hkt. im unteren Normbereich. Bei normaler Blutungszeit Thrombozytenaggregationshemmer (z.B. ASS); Allopurinol bei ausgeprägter Hyperurikämie. Zytostatika: z.B. Busulfan (*NW:* Lungenfibrose), Hydroxyurea.

KO: Thrombose durch Thrombozytose (30 % der Todesfälle), andere Neoplasien (v.a. GIT, Haut 20 %), Blutung (5 % der Todesfälle) Hämorrhagische Diathese durch funktionsuntüchtige Thrombozyten und Leberschaden. Übergang in Osteomyelosklerose (☞ 14.4.4) oder in akute Leukämie (bis 30 % ☞ 14.4.1).

Progn.: mittl. Überlebenszeit mit Aderlässen 11 J., ohne Ther. nur 2 J.

14.4 Erkrankungen der weißen Blutzellen und des Knochenmarks

14.4.1 Akute Leukämie

Neoplastische Proliferation einer oder mehrerer Blutzellreihen.

Klassifizierung
Klassifikation je nach Muttergewebe in akute myeloische (AML), akute lymphatische Leukämie (ALL) oder, wenn eine Zuordnung nicht möglich ist, akute undifferenzierte Leukämie (AUL; meist wie ALL zu behandeln). Weitere Differenzierung nach der FAB-Klassifikation (French-American-British-Cooperative-Group, ☞ Tab.)

ALL
Häufigste Leukämie des Kindesalters (80 %). FAB-Klassifikation nach morphologischen Kriterien in die Gruppen L1 = kindlicher Typ, L2 = Erwachsenen-Typ, L3 = Burkitt-Typ. Zusätzlich Immuntypisierung (Common-ALL, T-ALL, Null-ALL, B-ALL) → therapeutische und prognostische Konsequenzen.

AML
Erkrankung des Erwachsenalters (80 %, 30 % > 60 J.). FAB-Klassifikation nach Differenzierungsrichtung und Reifungsgrad (☞ Tab.).

Klinik
Meist plötzlicher Beginn mit Fieber, Schüttelfrost und schwerem Krankheitsgefühl. Durch therapierefraktäre Anämie Müdigkeit und Schwäche. Durch Mangel an funktionstüchtigen Granulozyten gehäuft bakt. Inf. mit oft septischem Verlauf, opportunistische Infektionen (z.B. Herpes zoster, Mykosen). Hämorrhagische Diathese durch Thrombozytopenie, evtl. Verbrauchskoagulopathie (☞ 3.7). Initial auch Bauchschmerzen und Knochen-/Gelenkschmerzen. Lk-Vergrößerung (v.a. im Halsbereich) in 30 %. Im Spätstadium ZNS-Symptome (Meningeosis leucaemica) und GIT-Beteiligung (unstillbarer Durchfall) möglich.

	FAB-Klassifikation der AML
M0	Morphologisch und zytochemisch nicht differenzierbar, nur einzelne myeloische Marker pos. (z.B. CD13, CD33)
M1	Myeloblastär ohne Ausreifung: einzelne Granula, mind. 3 % Myeloperoxidase positiv
M2	Myeloblastär mit Ausreifung: viele azurophile Granula
M3	Promyelozyten-Leukämie: meist zahlreiche Auer-Stäbe
M4	Myelomonozytär: wie M2, jedoch > 20 % Promonozyten. M4$_{Eo}$: Variante mit abnormer Eosinophilie
M5	Monozyten-Leukämie. M5a unreife, gering differenzierte Form, überwiegend Monoblasten. M5b reife Form, überwiegend Promonozyten, im BB Monozytenvermehrung
M6	Erythroleukämie: Erythroblasten > 50 % im KM
M7	Megakarioblastenanämie

Diagnostik

- *BB:* mäßige normochrome Anämie, Retikulozyten ↓, Thrombopenie, megaloblastäre Vorstufen. Zahl leukämischer Zellen zwischen 0/nl (*a*leukämisch), 4–10/nl (*sub*leukämisch) bis > 1000/nl (leukämisch) möglich
- *Immunglobuline* (AK-Mangelsy.?), Gerinnungsstatus, HLA-Typisierung (A, B, C; DR). *Serologie:* Hepatitis, Toxoplasmose, Cytomegalievirus, HIV
- *Knochenmarkpunktion* (☞ 2.5.1): Hyperzellularität, > 20 % Blasten, Verdrängung der normalen Hämatopoese, zytochemische, zytogenetische (Nachweis von Chromosomen-Anomalien) und immunologische Untersuchungen
- Rö-Thorax, EKG, Sonographie, Fokussuche (HNO, Zähne, gynäkol. Untersuchung) vor Immunsuppression
- Harnsäure ↑, LDH ↑, BSG ↑, AP ↑. Evtl. Hyperkaliämie, Hyperphosphatämie.

	DD der Leukämie			
	ALL	**CLL**	**AML**	**CML**
Lk-Vergrößerung	+ +	+	selten	selten
Splenomegalie	geringgradig	+	gering /–	+
Pathol. Zellen im Blut	+/–	+	+/–	+
KM-Ausstrich	+	+	+	+/–

Therapie

Therapieziel ist die Vollremission (complete remission: CR = Normalisierung von BB und KM; nicht identisch mit Heilung!), im 2. Schritt die Erhaltung der Remission (continuous complete remission: CCR). Standardtherapie ist die Chemotherapie. KM-Transplantation für ausgewählte Pat. Grundsätzlich optimale Supportivtherapie. Die Chemotherapie der akuten Leukämien folgt der Sequenz:

- *Induktionstherapie:* Hochdosierte Chemotherapie soll die Zahl der malignen Zellen um ≥ 3 Zehnerpotenzen vermindern
- *Konsolidierungstherapie:* weitere Zellzahlverminderung, meist Wiederholung der Induktionstherapie
- *Erhaltungstherapie:* niedrigdosierte zytostatische Dauertherapie.

AML

Induktionsther.: verschiedene Protokolle, das Standardprotokoll (TAD) enthält 6-Thioguanin (TG), Cytosin-Arabinosid (ARA-C), und Daunorbicin. CR in 70–80 % nach 2–3 Zyklen. *Konsolidierungsther.* wie Induktionsther. *Erhaltungsther.* mit 2 Substanzen durchführen, 1 Zyklus/Mo. über 3 J. Zusätzlich KM-Transplantation in der 1. Remission für Risikopatienten, bei residualer Leukämie (weiter Leukämiezellen im KM nachweisbar) oder Rezidiv. Bei Promyelozytenleukämie (M3; ☞ Tab.) günstige Ergebnisse mit Retinolsäure.

ALL (des Erwachsenen)

Induktion: kein einheitliches Therapieschema, meist mit Prednison, Vincristin, einem Antracyclin und L-Asparaginase. Therapiesterblichkeit 3–10 %, CR bei 75–80 %, schlechter mit zunehmendem Patientenalter. *Konsolidierung* mit gleichen Substanzen, *Erhaltungsther.* meist mit 6-Mercaptopurin (6MP) und Methotrexat (MTX). KM-Transplantation, wenn CR spät oder gar nicht erreichbar.

Prognose
- AML: CR ca. 60 %, CCR ca. 20 %, 5-JÜR 30–60 % abhängig vom Zelltyp, weniger vom Therapieschema
- ALL: Kinder CR ca. 95 %, CCR (4–18 J.) ca. 69 %. Erwachsene CR 73 %, CCR ca. 33 %.

14.4.2 Chronisch lymphatische Leukämie (CLL)

Niedrigmalignes Non-Hodgkin-Lymphom mit leukämischem Verlauf. Autonome Proliferation immuninkompetener B-Lymphozyten in Blut, Lk, Milz, Knochenmark. Häufigste Leukämie; Häufigkeit mit dem Lebensalter zunehmend.

Klinik
Oft symptomarm. Evtl. Pruritus, Bauchschmerzen, Durchfall, opportunistische Infektionen, Hautinfiltrationen. Häufig symmetrische Lk-Vergrößerung (90 %), evtl. Hepatosplenomegalie (histol. mit periportaler Lymphozyteninfiltration). Gelegentlich Parotisschwellung und Tränendrüsenbefall (Mikulicz-Sy.).

Klassifikation nach RAI
Stad. 0: Lymphozytose > 15000/mm^3 und KM-Infiltration > 40 % („smoldering CLL"); Stad. I: zusätzlich Lk-Vergrößerung; Stad. II: Hepato- und/oder Splenomegalie; Stad. III: Anämie < 11 g/dl; Stad. IV: Thrombozytopenie < 100/nl.

Diagnostik
KM-Ausstrich: > 30 % reife Lymphozyten! *BB:* Lymphozytose > 10/nl (70–95 %), Gumprechtsche Kernschatten. *Lymphozytentypisierung:* > 90 % B-Lymphozyten (B-CLL). Oft: Antikörper-Mangelsy., Paraproteine, Kälteagglutinine, Wärme-Auto-AK (☞ 14.3.4). Selten: Prolymphozytenleukämie, Haarzelleukämie, T-CLL (Sézary-Sy., ☞ 14.5.2).

Therapie
Spät und schonend, meist Stad. II und IV nach RAI. Hohe Lymphozytenzahlen allein sind keine Behandlungsindikation.
- Chlorambucil kontinuierlich oder intermittierend, evtl. in Kombination mit Prednison, in fortgeschrittenen Stadien evtl. Polychemotherapie
- Im frühen Krankheitsstadium und bei Haarzelleukämie Versuch mit α-Interferon
- Bestrahlung großer Lk und Milz
- Splenektomie bei autoimmunhämolytische Anämie oder Thrombozytopenie
- Immunglobulinsubstitution bei AK-Mangel mit Infekthäufung
- Allogene KM-Transplantation bei ausgewählten, meist jüngeren Pat. Hohe Therapiemortalität, aber gute Langzeitprognose der Überlebenden.

Prognose
Verlauf stadienabhängig und sehr variabel. Heilung nur bei KM-Transplantation.

14.4.3 Chronisch myeloische Leukämie (CML)

Exzessive Produktion funktionsuntüchtiger Granulozyten durch Erkrankung der Stammzellen. Zählt zu den myeloproliferativen Erkrankungen.

Klinik
- *Chronische Phase:* schleichender Beginn, Leitsymptom Splenomegalie + Leukozytose. Zunehmend Allgemeinsymtome wie Blässe, Müdigkeit, Nachtschweiß. KO durch exzessive Leukozytose mit leukämischen Thromben: Milzinfarkt, -ruptur, Zentralvenenthrombose, „leukämischer Priapismus"
- *Akzellerierte Phase:* Fieber, BB mit > 15 % Blasten, > 20 % basophile Granulozyten, Thrombos < 100/nl. Expansion des KM, Osteolysen, extramedulläre Infiltration
- *Blastenkrise:* im BB > 30 % Blasten (2/3 myeloisch, 1/3 lymphatisch).

Diagnostik
- BB und KM: im Blut starke Vermehrung aller granulopoetischen Zellen (Leukozytose oft > 100/nl, pathol. Linksverschiebung bis zum Myeloblasten, Anämie, Thrombopenie, MPV ↑), im KM nur quantitative Veränderung, daher wenig aussagekräftig
- Meist Chromosomenaberrationen nachweisbar, am häufigsten Philadelphia-Chromosom (90 %), fehlt es → schlechte Prognose
- Alkalische Leukozytenphosphatase in 90 % erniedrigt auf < 20 %
- LDH, Harnsäure, Ca^{2+} kontrollieren
- Sono (Hepatosplenomegalie?), Rö-Thorax
- HLA-Typisierung für HLA kompatible Thrombozyten-Konzentrate und KM-Transplantation
- *DD:* myelodysplastisches Sy., chron. myelomonozytäre Leukämie, AML M2.

Therapie
Chronische Phase
- HLA-identisches Geschwister, Alter < 40 J.: primär allogene KM-Transplantation
- Alle anderen Pat: α-Interferon s.c. bis Leukos bei 2–3/nl. I.d.R. Rezidiv nach Absetzen, daher Dauertherapie. Ansprechrate ca. 60 %, in 20 % zytogenetische Remission (Elimination des Philadelphia-Chromosoms) mit sehr guter Prognose in 20 %. Bei Nicht-Ansprechern KM-Transplantation mit Fremdspendern in Betracht ziehen (Altersobergrenze ca. 50 J.)
- Alle Pat. ohne Spender oder in höherem Lebensalter: Hydroxycarbamid (Litalir®) oder Busulfan (Myleran®) zur Induktions- und als Dauertherapie. Keine zytogenetische Remission erreichbar.

Akzellerierte Phase
- Hydroxycarbamid: zunehmende Therapieresistenz. Symptomatische Ther. wichtig, Antiphlogistika bessern das Allgemeinbefinden, ggf. Erythrozytensubstitution. Bei Fieber sorgfältige Infektsuche, nach Infektausschluß evtl. Prednisolon 5–15 mg tägl.
- Allogene KM-Transplantation: einzige kurative Option, aber 5-JÜR nur 20–30 %.

Blastenkrise
Keine einheitlichen Therapieempfehlungen. Bei myeloischen Blasten evtl. Mitoxantron (CR 10–30 %; CCR nicht erreichbar), bei lymphatischen Blasten Steroide, Vincristin, Antrazykline (CR 40–70 %). Bei einigen Pat. verlängerte Remission unter Erhaltungsther. In Ausnahmefällen allogene KM-Transplantation (5-JÜR 15 %).

Prognose

Heilung nur durch KM-Transplantation möglich. Unter Interferon-Ther. 5-JÜR bis 60 %. Bei kompletter zytogenetische Remission möglicherweise Langzeitüberlebende. Mittlere Überlebenszeit unter Chemotherapie 2–6 J. Nach jahrelangem Verlauf KM-Fibrose (Anämie, Thrombozytopenie); Kachexie. Todesursache ist meist ein Myeloblastenschub (plötzlich einsetzende Schweißneigung, Fieber, Knochenschmerzen).

14.4.4 Myelofibrose und Osteomyelosklerose

Verödung des KM mit extramedullärer Blutbildung (v.a. bei Erwachsenen). Folge akuter oder chron. myeloproliferativer Syndrome (z.B. CML und Polycythämia vera).

Klinik: schleichender Verlauf; meist extreme Splenomegalie, in 70 % Hepatomegalie.

Diagnostik
- BB: Anämie, Leukozytose, seltener Leukopenie. Diff.-BB zeigt weiße und rote Vorstufen (Myeloblasten, Normoblasten) infolge extramedullärer Blutbildung
- Alkalische Leukozytenphosphatase normal oder ↑ (bei CML ↓!)
- Beckenkammbiopsie (☞ 2.5.1) Fibrose oder Sklerose. Entscheidende Untersuchung!

Therapie
Spät und schonend!
- Bei sehr großer Milz niedrig dosierte Bestrahlung oder Splenektomie (nur bei Pat., die eine ausreichende Blutbildung in der Leber aufweisen → Isotopenuntersuchung!)
- Bei Thrombozytose niedrig dosiert Busulfan, Hydroxyurea (Litalir®)
- Bei Anämie Versuch mit Testosteron oder Anabolika
- Evtl. Interferon α, KM-Transplantation (☞ 15.3.6).

Prognose: mittlere Überlebenszeit 6–8 J. Tod durch Panzytopenie oder im Myeloblastenschub.

14.4.5 Agranulozytose

Meist medikamententoxisch, z.B. im Rahmen einer Zytostatika-Ther. (☞ 15.3.2) seltener allergisch bedingte Leukopenie < 1/nl und Granulozytopenie < 0,5/nl.

Folgende zwei Gruppen von Medikamenten sind am häufigsten beteiligt:
- *Pyrazolon*-Derivate: z.B. Metamizol (ca. 1 : 150 000); Goldpräparate, p-Aminosalicylsäure (gelegentlich); Penicillinderivate, Propranolol (selten)
- *Phenothiazin*-Derivate: Phenothiazin, Oxyphenbutazon, Phenylbutazon (ca. 1 : 100 000); schwefelhaltige Thyreostatika, Sulfonamide, Sulfonylharnstoffe, Thiaziddiuretika (gelegentlich).

Klinik: akuter Beginn mit Fieber, Schleimhaut-, Tonsillenulzeration, Sepsis. Lokale Lk-Vergrößerung (DD: generalisierte Lk-Schwellung bei akuter Leukämie).

Therapie: alle als Auslöser in Frage kommenden Medikamente absetzen, lebenslange strenge Allergenkarenz. *Supportive Therapie* bei Leukos < 1–2/nl (☞ 15.3.3). Stimulation mit Granulozytenwachstumsfaktoren (G-CSF, z.B. Neupogen®).

Progn.: Wird die akute Phase überlebt, Erholung der Granulopoese innerhalb 1 Wo.

14.5 Erkrankungen des lymphoretikulären Systems

14.5.1 M. Hodgkin (Lymphogranulomatose)

Von Lk ausgehende maligne Erkrankung, die unbehandelt tödlich verläuft.

Klinik: Lk-Vergrößerung (9 %). Leistungsminderung, Müdigkeit, Juckreiz; selten (max. 20 %) typ. Alkoholschmerz im Bereich vergrößerter Lk.
B-Symptome: ungeklärter Gewichtsverlust > 10 % innerhalb von 6 Mon., ungeklärtes Fieber (> 38 °C), z.B. wellenförmiges Pel-Ebstein-Fieber, Nachtschweiß.

Grading (Klassifikation) nach Lukes und Lennert				
		Häufigkeit	**Altersgipfel**	**MÜZ***
I	Lymphozytenreich	3 %	40 J.	10 J.
II	Nodulärsklerosierend	35 %	30 J.	4 J.
III	Mischtyp	50 %	60 J.	ca. 2,5 J.
IV	Lymphozytenarm	12 %	70 J.	ca. 1,5 J.
V	Unklassifizierbar	5 %	–	–

* Überlebenszeit vor Einführung der Polychemotherapie: unter optimaler Therapie haben v.a. hochmaligne Lymphome eine deutlich höhere Überlebenszeit

Staging (Stadieneinteilung); Ann-Arbor-Konferenz 1971	
Klinische Untersuchung (Lk-Status), Rö-Thorax in 2 Ebenen, CT von Hals, Thorax und Abdomen, Sono, evtl. bipedale Lymphangiographie bei unklarem abdominalem Befund, evtl. explorative Laparotomie mit Splenektomie; Skelettszintigraphie, Beckenkammbiopsie (KM-Infiltration?).	
I	Einzelne Lk-Region
II	Zwei oder mehr Lk-Regionen auf der gleichen Zwerchfellseite
III	Lk-Regionen auf beiden Seiten des Zwerchfells (E),(S)
IV	Diffuser Befall eines extralymphatischen Organs

B: mit Gewichtsverlust, Fieber und Nachtschweiß (s.o.); **A:** ohne Gewichtsverlust, Fieber und Nachtschweiß; **(E):** zusätzlicher Befall eines extralymphatischen Organs; **(S):** Milzbefall

Diagnose
BSG ↑, BB kann normal sein, oft absolute Lymphopenie (< 0,1/nl), Eosinophilie in 30 %. Histologische Sicherung durch ggf. wiederholte Lk-Extirpation (besser als Biopsien): inguinale Lk für Histologie oft ungeeignet! Histol.: Sternberg-Riesenzellen (beweisend), Hodgkinzellen.

Therapie
- *Stadium I–II A*: Strahlenther. Langzeitremission 70–80 %
- *Stadium III A und Stadien I/II mit erhöhtem Risiko* (E-Stadium, große Tumormasse, B-Symptome): Strahlentherapie und Chemotherapie
- *Stadium III B und IV:* Heilung bzw. Langzeitremission in 50 %. Chemother. (z.B. COPP/AVBD-Schema, *NW:* ☞ 15.3.3), evtl. Bestrahlung, KM-Transplantation.

Prognose ungünstig bei: Alter > 45 J., LDH ↑, BSG ↑, erhöhten Werten für lösliches CD$_{30}$ und Interleukin 2-Rezeptor, großem Mediastinaltumor (bulky disease), extranodalem Befall, massivem Milzbefall.

14.5.2 Non-Hodgkin-Lymphome (NHL)

Maligne klonale lymphozytäre Neoplasie mit Ursprung im lymphatischen Gewebe. (Ausnahme: Plasmozytom mit primär medullärer Manifestation). Leukämischer Verlauf in 30 %.

Klassifikation

Kiel-Klassifikation der NHL	
B-Zell-Lymphome (80 %)	**T-Zell-Lymphome (20 %)**
niedrig maligne • lymphozytisch: B-CLL, Prolymphozytenleukämie Haarzell-Leukämie • lymphoplasmozytisch (Immunozytom, M. Waldenström) • plasmozytisch (Plasmozytom) • zentroblastisch-zentrozytisch	• lymphozytisch: T-CLL • kleinzellig zerebriform (Mucosis fungoides, Sézary-Syndrom) • lymphoepitheloid (Lennert's Lymphom) • angioimmunoblastisch • T-Zonen-Lymphom • pleomorph, kleinzellig
hoch maligne zentroblastisch, immunoblastisch, großzellig, anaplastisch, Burkitt-Lymphom	pleomorph großzellig, immunoblastisch, lymphoblastisch, großzellig anaplastisch

Klinik
Lk-Vergrößerung, Hauterscheinungen; B-Symptome (Fieber, Nachtschweiß, Gewichtsabnahme) sind prognostisch ungünstig.

Diagnose
Lk-Extirpation, histologische Klassifizierung in niedrig maligne (-zytisch, langsame Progredienz, aber keine Heilungen) und hoch maligne (-blastisch, rasche Progredienz, behandelt in ca. 40 % Heilungen). Staging wie 14.5.1.

Therapie

In onkologischen Zentren!
- Niedrig malignes *NHL*
  - *Stadium I und II* Strahlentherapie mit kurativem Ziel. Rezidive besonders in benachbarten Lymphknotenregionen
  - *Generalisierte Stadien oder B-Symptomatik:* keine allgemeingültigen Therapiekonzepte: von Abwarten (watch and wait) bis Chemotherapie; häufig angewandtes Schema nach Knospe (Chlorambucil und Prednison), Alternativen COP, Prednimustin und Mitoxantron mit höheren CR und PR-Raten. Experimentelle Therapie mit α-Interferon und KM-Transplantation
- Hochmalignes *NHL*
  - *Stadium I:* primäre Radiother., bei nur klinischen Staging CT und involved field-Radiotherapie
  - *Stadium II–IV:* Chemother. (z.B. CHOP) und Radiother. mit Therapieintensivierung für Hochrisikopatienten.

■ Extranodale Lymphome

MALT-Lymphome (mukosa associated lymphoid tissue), GIT-Lymphome. 30–40 % aller Lymphome, davon > 50 % Magen, häufig multilokaler Befall. In frühen Stadien des MALT-Lymphoms des Magens gilt die H. pylori-Eradikation als Therapie der Wahl (☞ 7.4.3). In fortgeschrittenen Fällen Radio-/Chemotherapie, OP. Absolute OP-Indikation bei Komplikationen z.B. Blutungen, Obstruktion, Perforation.

■ Sonderformen

- *Haarzelleukämie:* Hautblutungen (25 %), Hepatomegalie, nur in 25 %, Lymphadenopathie. Ther.: α-Interferon oder Desoxycoformycin (Langzeitremission in ca. 65 %), evtl. Splenektomie
- *Mycosis fungoides:* kutanes T-Zellymphom. Ther.: Psoralen und UV-A-Licht (PUVA), evtl. Prednisolon, niedrig dosierte Chemotherapie
- *Sézary-Sy.:* kutanes T-Zellymphom mit Lymphadenopathie.

■ Plasmozytom (M. Kahler, Multiples Myelom)

Neoplastische Wucherung eines Plasmazellklons (B-Zellreihe), der monoklonale Immunglobuline bzw. Fragmente produziert.

Klinik

Abgeschlagenheit, Gewichtsverlust; Knochenschmerzen, Kopfschmerzen, Spontanfrakturen, Anämie (normozytär, normochrom), Nephropathie (Krea ↑).
Seltener: Hyperviskositätssyndrom (Sehstörungen, Stauungspapille, „Fundus paraproteinaemicus"), Raynaud-Phänomen (☞ 17.1.3).

Diagnostik

- BSG meist extrem beschleunigt (z.B. > 100 mm in der 1. h); nicht bei Bence-Jones-Plasmozytom!
- Paraproteine: in 80 % schmalbasiger γ-Peak in der E'phorese (☞ 22); Immun-E'phorese zur Diagnosesicherung und Differenzierung

- Bence-Jones-Proteine: freie (nierengängige) Leichtketten, die dem Nachweis in der Serum-E'phorese entgehen. Suchtest: Urin auf 50 °C erhitzen → Ausfällung (Urinteststreifen ungeeignet!). Bei pos. Befund Urin-E'phorese
- Röntgen: Osteolysen (seltener Osteoporose) an Schädel („Lochschädel"), Rippen, Wirbel, Becken, Femur, Humerus
- Knochenmarkpunktat (☞ 2.5.1): Vermehrung polymorpher Plasmazellen (> 10 % der weißen Vorstufen)
- Ca^{2+}, Krea-Clearance, Plasmaviskosität
- *Häufige Fehldiagnosen:* „Rheuma", Alterosteoporose, Nierenleiden, traumatische Fraktur, „Migräne".

DD: benigne Gammopathie: keine Osteolysen, kein AK-Mangelsyndrom, Plasmazellen im KM < 10 %, konstante Paraproteinkonzentration > 2 Jahre. Keine Therapie.

Plasmozytom – Stadieneinteilung (Durie und Salmon)	
Stadium	Kriterien
I	Hb > 10 g/dl, Serum-Ca^{2+} normal Normaler Rö-Skelettbefund oder solitärer Plasmozytomherd Geringe Immunglobulin-Konzentration (IgG < 5 g/dl, IgA < 3 g/dl, Leichtketten im Urin < 4 g/24 h) Zuordnung zum Stad. I nur, wenn alle 4 Kriterien erfüllt sind.
II	Weder Stad. I noch Stad. III
III	Hb > 8,5 g/dl, Serum-Ca^{2+} erhöht Fortgeschrittene Osteolysen Hohe Immunglobulin-Konzentration (IgG > 7 g/dl, IgA > 5 g/dl, Leichtketten im Urin > 12 g/24 h) Zuordnung zum Stad: III, wenn eines dieser Kriterien erfüllt ist

Therapie

Ind: ab Stadium II oder bei progredientem Verlauf; bei Leichtketten (Gefahr der Nierenschädigung) evtl. früher. Benefit im Stad. III unsicher. Ziel ist Lebensverlängerung, Besserung der Lebensqualität; Heilung nicht möglich.
- Polychemotherapie
- Symptomatische Ther.: z.B. nach Alexanian (Melphalan, Prednison p.o.) oder VAD (Vincristin, Adriamycin, Dexamethason). Schmerzbehandlung (☞ 21.6), EK-Gabe bei Anämie (☞ 2.7.3), Immunglobuline bei Antikörpermangelsyndrom, Infektbehandlung, Korrektur von Hyperkalzämie (☞ 10.4.2), Hyperurikämie (☞ 13.3). Bei Hyperviskositätssyndrom Plasmaseparation.

KO: Spontanfrakturen, Niereninsuff. (in 50 %, bestimmt Prognose, *cave:* bei Kontrastmittelgabe droht ANV), hyperkalzämische Krisen, Amyloidose, Panzytopenie.

■ Makroglobulinämie Waldenström

Lymphozytisch-zytoides NHL mit monoklonaler IgM-Vermehrung. Seltene Erkrankung des höheren Lebensalters (M > F).

Klinik

Generalisierte Lk-Schwellung, Hepatosplenomegalie, diffuse Osteoporose; evtl. hämorrhagische Diathese, Hautaffektionen, Raynaud-Phänomen. Keine Osteolysen, keine Hyperkalzämie.

Diagnose
Anämie, BSG ↑, Kryoglobulinämie. E'phorese: schmalbasiger Peak im γ-Globulinbereich („M-Gradient"). Immun-E'phorese. KM: diffuse Infiltration mit lymphoiden Zellen vom B-Lymphozytentyp, gehäuft Histiozyten.

Therapie: zurückhaltend. Ther. der KO ☞ 14.5.3.

14.6 Erkrankungen der Thrombozyten

14.6.1 Medikamentös induzierte Thrombozytopenie

Ätiologie: Allergisch oder knochenmarkstoxisch (im KM keine oder zu wenig Megakaryozyten nachweisbar. DD ☞ 14.1.3).

- *Häufig* (ca. 1 : 10 000): Chinin, Chinidin, Sulfonamide, Sulfonylharnstoffe, Thiaziddiuretika (bei längerer Anwendung), Goldsalze
- *Gelegentlich:* Acetazolamid, ASS, Barbiturate, Carbamazepin, Indometacin, p-Aminosalicylsäure, Phenytoin, Pyrazolonderivate, Penicilline, Cephalosporine
- *Selten:* Heparininduzierte Thrombopenie (☞ 21.8.1), α-Methyldopa, Chinolone, Chloroquin, Desipramin, Glutethimid, Novobiocin, Phenothiazine, Rifampicin (bei intermittierender Ther.)
- *Selten* posttransfusionelle Purpura durch Thrombozyten-Alloantikörper gegen das PI^{1A}-Antigen auf Thrombozyten: Thrombozytensturz meist 5–10 Tage nach Transfusion plättchenhaltiger Blutkonserven.

Therapie
- Noxe ausschalten!
- Prednisolon 1–2 mg/kg tägl. (☞ 21.5)
- Immunglobuline hochdosiert 2–3 x 10–40 g tägl.
- Thrombozytentransfusionen nur bei drohender Blutung, selten indiziert (☞ 2.7.2).

14.6.2 Idiopathische thrombozytopenische Purpura

Syn.: ITP, M. Werlhof. Thrombozytopenie durch Auto-AK. Im Kindesalter meist akut auftretend (postinfektiöse Purpura) oft mit Vollremission. Bei Erwachsenen (Frauen : Männer = 3:1) dagegen zunächst akut, dann bei einem Teil chronischer Verlauf (M. Werlhof).

- *Ätiologie:* Akute ITP meist 1–2 Wo. nach viralem Infekt. Chron. ITP: auslösende Ursache meist unklar. Sekundär beim SLE, malignen Lymphomen, Tuberkulose und Thyreoiditis Hashimoto (☞ 12.1.7)
- *Klinik:* Blutungen (meist Petechien) bei funktionstüchtigen Thrombozyten erst bei Werten < 30/nl. Rumpel-Leede-Test (☞ 14.1.3) oft positiv. Lk-Schwellung und Splenomegalie sprechen gegen die Diagnose!

- *Diagnostik:* Thrombos meist zwischen 10 und 80/nl, MPV ↑. Quick und PTT im Normbereich. KM normo- bis hypermegakaryozytär. Thrombozyten-Auto-Antikörper sind in > 80 % nachweisbar, jedoch nicht für die ITP spezifisch. Ausschlußdiagnose!

Therapie

Zunächst abwarten, bis Thrombozyten < 50/nl oder manifeste hämorrhagische Diathese. Spontanremissionen häufig innerhalb der ersten 6 Monate.
- Prednison: bis 2 mg/kg p.o. tägl. für 2–4 Wochen. Anschließend ausschleichen
- Bei rezid. Verlauf oder fehlendem Therapieerfolg nach 6 Mon. Splenektomie bei < 50 J. *NW:* postop. Thrombozytose, Pneumokokkensepsis → präop. Impfung (☞ 18.8). Ca. 30 % Therapieversager nach Prednison und Splenektomie
- Evtl. Azathioprin (50–100 mg p.o. tägl. für 4–8 Wochen)
- Vor Operation, Zahnextraktion, bei schwerer akuter ITP, Hämorrhagie oder bei KI gegen Glukokortikoide (z.B. Gravidität) und Splenektomie: Immunglobuline (z.B. 0,4 g/kg Sandoglobin® tägl. i.v. über 5 Tage oder 1 g Polyglobin H® tägl. i.v. über 2 Tage)
- Thrombozytentransfusionen nur bei bedrohlichen manifesten Hämorrhagien!

14.6.3 Thrombozytose

Ätiologie
- *Thrombozytose* (reaktiv, sekundär, flüchtig): nach Splenektomie, bei Infektionskrankheiten, chron. Entzündungen, Malignomen; Streßthrombozytose z.B. nach Blutung, Schock oder Operation; bei Eisenmangel, nach Ther. einer perniziösen Anämie oder einer akuten Leukämie; nach Entbindungen
- *Thrombozytämie* (Thrombos anhaltend ↑): hämorrhagische Form des myeloproliferativen Syndroms (☞ 14.4.3), sekundär v.a. bei metast. Karzinomen.

Klinik
Thromboembolien (häufigste Todesursache), hämorrhagische Diathese durch Thrombozytenfunktionsstörungen. Evtl. Splenomegalie

Diagnostik
Thrombos > 400/nl. Oft Leukozytose, Hyperurikämie. Im Serum können durch in vitro-Gerinnung K^+ und saure Phosphatase erhöht sein (Pseudohyperkaliämie)

Therapie
Grunderkrankung behandeln! Bei Thrombozyten > 1000/nl Gabe von Thrombozytenaggregationshemmern (z.B. ASS 100 mg p.o. tägl. ☞ 21.8.3) nach Ausschluß einer Thrombozytenfunktionsstörung (☞ 14.1.3 Blutungszeit, evtl. Thrombozytenaggregation).

14.7 Koagulopathien (plasmatische Gerinnungsstörungen)

Bei hämorrhagischer Diathese *keine Gabe* von Heparin, Thrombozytenaggregationshemmern (v.a. ASS), Dextranen, HAES, i.m.-Injektionen. Volumenersatz durch EK und FFP!

14.7.1 Hämophilie A und B

X-chromosomal rezessiv vererbter Mangel an F VIII:C (Hämophilie A 85 %) oder F IX (Hämophilie B 15 %). Häufigkeit 1 : 10 000. In 30 % Spontanmutation: Familien-Anamnese unauffällig.

F VIII (Antihämophiles Globulin) besteht aus:
- Transportprotein (F VIII related antigen = F VIII:Ag), an das die Funktion der Thrombozyteninteraktion gekoppelt ist (Ristocetin-Cofaktor oder von Willebrand-Faktor = F VIII:RCoF oder vWF)
- Proteinanteil mit der prokoagulatorischen Aktivität (F VIII:C).

Klinik: Fast ausschließlich Männer. Bei 50 % schwere Form. Bei F VIII:C od. F IX < 10 % hämorrhagische Diathese (DD ☞ 14.1.3). Spontanblutungen in große Gelenke und in Muskeln (⇒ Entwicklung einer hämophilen Osteoarthropathie). Bei Psoasblutungen wird oft das Bein der betroffenen Seite angezogen (DD: Appendizitis). Bei starker Blutung: Fieber, BSG ↑, Leukozytose.
Diagnose: Familienanamnese. Primäre Blutstillung (Blutungszeit) normal; PTT verlängert. F VIII:C ↓ (F VIII:Ag normal) bzw. F IX ↓.

Therapie bei Blutung
- Lokalmaßnahmen: Ruhigstellung, Druckverband, Hochlagerung, Kälte
- Analgetika: milde Opiate, z.B. Dextropropoxyphen, Tilidin, Buprenorphin. Kein ASS!!

> **Faktorensubstitution:** Substitution der fehlenden Gerinnungsfaktoren (z.B. Beriate HS® = F VIII, F IX Berinin HS®, Hemofil M, Rekombinate, Fakor VIII S-Konzentrat S-TIM3). Dosierung: 1 IE/kg erhöht die Aktivität um 1 %.

- *Faktorensubstitution von F VIII:* 2–3 x tägl., F IX: 2 x tägl., nach Therapiekontrolle (Klinik, PTT, Faktorenanalyse). Faustregel: zweite und folgende Dose halb so groß wie erste Dosis!
  - Bei kleineren Blutungen Beendigung der Substitutionstherapie 2–3 Tage nach Blutstillung
  - Nach größeren Operationen Substitution bis zur Wundheilung (über 1–3 Wochen) in ausschleichender Dosierung
  - *NW:* Anaphylaxie, Isoantikörperhämolyse, selten Verbrauchskoagulopathie, Hepatitis, HIV-Infektion (90 % der Pat. mit schwerer Hämophilie, die vor 1985 therapiert wurden, sind HIV positiv!)

- Bei milder Hämophilie A und Subhämophilie A: Desmopressin (Minirin®; 0,4 µg/kg i.v. 2 x tägl.) steigert den F VIII-Spiegel um das 2–4fache. Effekt nach 3–4maliger Gabe erschöpft

F VIII: C-Restaktivität	Schweregrad
< 1 %	Schwer, Blutungen (Gelenke, Muskeln) häufig
1–5 %	Mittelschwer
5–15 %	Mild, Blutungen sind selten
15–50 %	Subhämophilie

- Hält die Blutung trotz Substitution und Anstieg der Faktorenaktivität an, kann ein Hemmkörper (☞ 14.7.3), ein zusätzlicher Mangel eines anderen Faktors oder eine Thrombozytenfunktionsstörung vorliegen (Blutungszeit verlängert, ☞ 14.6).

14.7.2 Von Willebrand-Jürgens-Syndrom

Autosomal dominanter Defekt des F VIII-Molekülkomplexes (☞ 14.7.1) mit variabler Penetranz und Expressivität. Störung der Thrombozytenaggregation trotz normaler Thrombozyten.

- *Symptome:* Petechiale und flächenhafte Blutungen. Häufig periop. Blutung! Bei schwerer Form Klinik wie bei der Hämophilie (☞ 14.7.1)
- *Diagnostik:* Blutungszeit verlängert. F. VIII:RCoF (Ristocetin-Cofaktor) < 40 %, F VIII:Ag meistens > 40 % (Speziallabor). Faktor VIII:C meistens 15–50 %. Thrombozytenaggregationstest mit Ristocetin ↓. Typisierung im Speziallabor
- *Therapie:* Desmopressin (Minirin®): 0,4 µg/kg i.v. (☞ 14.7.1). Kontrolle der Blutungszeit und des F. VIII:RCoF-Anstieges.
Bei schwerem v. Willebrand-Jürgens-Syndrom Faktor-VIII:RCoF-haltiges Hochkonzentrat (z.B. Haemate HS®, 20–40 IE/kg).

14.7.3 Immunkoagulopathie

Syn.: Hemmkörperhämophilie. Durch hemmende Auto-AK gegen Gerinnungsfaktoren (meist F VIII) kommt es zur Aktivitätsminderung von Gerinnungsfaktoren mit hämorrhagischer Diathese.

- *Ätiologie:* Bei 10–25 % der Pat. mit schwerer Hämophilie im Laufe der Substitutionsther. oder bei „erworbener Hämophilie" (z.B. 3–12 Mon. nach Schwangerschaft, bei SLE, malignem Lymphom, Autoimmunerkrankungen, nach Penicillinen und Sulfonamiden, nach großen OPs, Polytrauma, Verbrennungen, idiopathisch)
- *Klinik:* Hämorrhagische Diathese, die nach F VIII-Substitution keine Besserung oder einen anaphylaktischen Schock mit verstärkter Blutungsneigung zeigt
- *Diagnose:* Anamnese (Hämophilie? Bluttransfusion?), Hemmkörpernachweis im Plasmatauschversuch, quantitative Bestimmung (in Bethesda-Einheiten/ml)
- *Therapie:* Dosiserhöhung der F VIII-Substitution nur bei geringen AK-Titern *(Cave:* anaphylaktischer Schock!), Gabe von FEIBA® (Factor Eight Inhibitor Bypassing Activity), Gabe von F VIIa-Konzentrat, Immunsuppression (Glukokortikoide), Plasmapherese. Ther.-Kontrolle durch Faktorenanalyse.

14.7.4 Gerinnungsfaktorenmangel

Primär (selten): autosomal rez. erblicher Mangel eines oder mehrerer Faktoren.
Cave: Bei F XIII-Mangel normale Globaltests der Gerinnung! *Sekundär* (viel häufiger):
Vit. K-Mangel (durch Resorptions- oder Verwertungsstörung, orale Antikoagulantien)
→ Mangel an F II, VII, IX und X. (☞ 14.1.3.).

- *Ätiol.:* Ther. mit Kumarinderivat, Malabsorptionssyndrom (☞ 7.6.9), Verschlußikterus, akute Hepatitis, Leberzirrhose, chron. Pankreatitis, Dünndarmresektion, Antibiotikather.
- *Diagn.:* Anamnese (Marcumar®? Alkohol? Pankreatitis? Steatorrhoe? Antibiose?).
- *Ther.:* Phytomenadion (Konakion MM®) 10 mg p.o. oder bei Resorptionsstörung langsam i.v. Bei schwerer Blutung oder Verwertungsstörung Frischplasma oder Substitution mit Faktorenkonzentrat PPSB (1 IE/kg KG pro gewünschtes % Quickanstieg). PPSB nur nach vorangehender AT III-Normalisierung, sonst Gefahr von Thrombembolien, DIC.

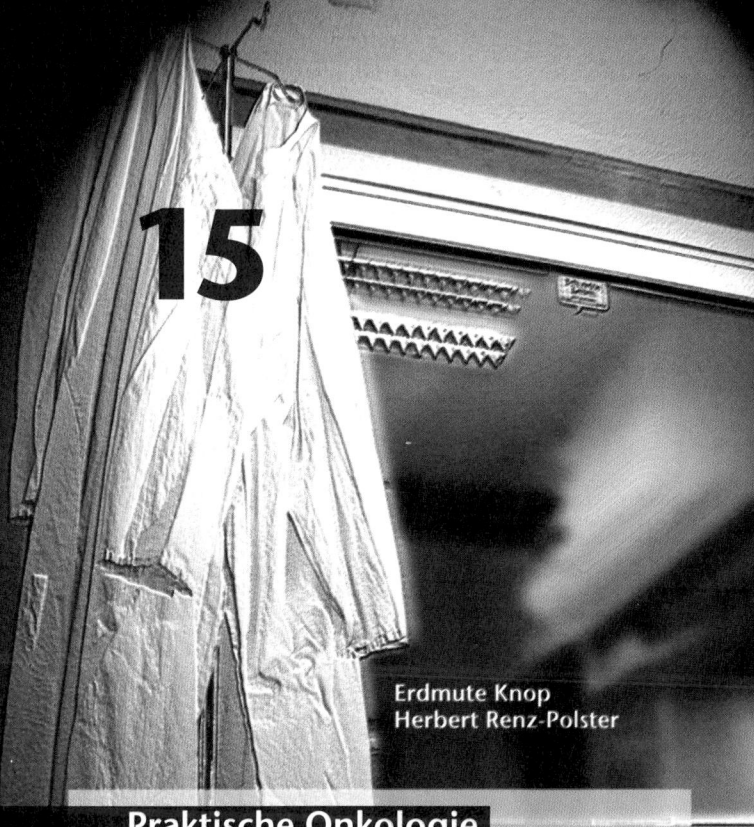

15

Erdmute Knop
Herbert Renz-Polster

Praktische Onkologie

15.1	TNM-System	486
15.2	Metastasierung	487
15.3	Onkologische Therapie	488
15.3.1	Grundregeln	488
15.3.2	Zytostatika-Therapie	490
15.3.3	Nebenwirkungen der Zytostatika-Therapie	491
15.3.4	Strahlentherapie	497
15.3.5	Schmerztherapie bei Tumor-Patienten	497
15.3.6	Knochenmarktransplantation	498
15.4	Paraneoplastische Syndrome	500
15.5	Tumormarker	501

Agranulozytose	☞ 14.4.5
Leukämie	☞ 14.4
Maligne Lymphome, Plasmozytom	☞ 14.5
DD Tumormarker	☞ 15.5
Schmerztherapie	☞ 21.6

15.1 TNM-System

Klassifizierungssystem für solide Tumoren; für einzelne Tumorarten existieren jedoch auch andere Einteilungen, z.B. FIGO-Einteilung bei Ovarial-Ca.

(gekürzt nach UICC: TNM classification of malignant tumors, 4th edn. Springer Heidelberg)

- TNM/pTNM — Prätherapeutisch-klinische/postoperativ-pathologische Klassifikation
- Präfix y — Mit anderer Ther. vorbehandelte Fälle
- Präfix r — (rTNM / rpTNM): Rezidive
- C-Faktor — (C=certainty / C1 bis C5): Kennzeichnung des bei der Tumordiagnostik verwendeten diagn. Verfahrens (z.B. T3C2, N2C1, pM0C2)

Staging: Festlegung des Tumorstadiums

T	Ausdehnung des Primärtumors
Tis	Nichtinvasives Karzinom *(Tumor in situ; auch: Carcinoma in situ = Cis)*
T0	Keine Anhaltspunkte für Primärtumor
T1,T2,T3,T4	Zunehmende Größe und Ausdehnung des Primärtumors
TX	Mindesterfordernisse zur Erfassung des Primärtumors nicht erfüllt

N	Regionäre Lymphknoten
N0	Keine Anhaltspunkte für regionale Lymphknotenbeteiligung
N1, N2, N3	Anhaltspunkte für regionalen Lymphknotenbefall (Unterteilung in N1, N2, N3 je nach Zahl und Lokalisation der betroffenen Lk)
N4	Anhaltspunkte für Befall nicht-regionaler Lymphknoten
NX	Mindesterfordernisse zur Erfassung von Lk-Beteiligung nicht erfüllt

M	Metastasen
M0	Keine Anhaltspunkte für Fernmetastasen
M1	Anhaltspunkte für Fernmetastasen
MX	Mindesterfordernisse zur Erfassung v. Fernmetastasen nicht erfüllt

G	Histopathologisches Grading
G1, G2, G3,	gut, mäßig, schlecht differenziert,
G4	undifferenziert
GX	Differenzierungsgrad kann nicht bestimmt werden

R	Resektionsart
R0	Im Gesunden
R1	Mikroskopische Tumor-Reste
R2	Makroskopische Tumor-Reste

15.2 Metastasierung

Metastase Primärtumor	Leber	Lunge	Gehirn	Knochen	Maligner Pleuraerguß	Häufigste Lokalisation von Lymphknoten-Metastasen Bemerkungen
Schilddrüse	+(C-Zell)	+*	(+)	++		Hals, Mediastinum; C-Zell-Ca: Hals, supraklavikulär
Lunge	+	+	+++**	+	++	Peribronchial, Lungenhilus, Mediastinum
Mamma	+++	+++	+	+++	+++	Axillär, (sub-)sternal
Ösophagus	+	(+)				Paratracheal, parabronchial, mediastinal, paraösophageal, zervikal, zöliakal
Magen	+++	+	+	(+)	(+)	Perigastrisch (Netz), Aa. gastrica sin., hepatica com., lienalis, T. coeliacus; Peritonealkarzinose *Sonderform:* Krukenberg-Tumor (= Ovarialmetastasierung). Supraklavik. LK-Metast. li (Virchow-Drüse)
Kolon	+++	+		(+)	(+)	Perikolisch/perirektal, entlang versorgender Gefäße
Pankreas	+	+	(+)		+	Netz, entlang versorgender Gefäße
Gallenwege	+++	+				Leberhilus (Lig. hepatoduodenale), entlang der Gallenwege u. großen Bauchgefäße, Pankreaskopf, periduodenal
Niere	+	++	(+)	++		Nierenhilus, paraaortal
Harnblase		+		+		Kleines Becken, v.a. Bifurkation der Aa. iliacae com.
Prostata	+	+		+++		
Hoden***	+	++	(+)			Retroperitoneal, iliakal, paraaortal, A. lienalis sin., mediastinal, supraklavikulär
Ovar***	+	+			+	Paraaortal, iliakal, retroperiton., mediastinal, Netz, Peritonealkarzinose
Uterus/Zervix	+	+	(+)	+		Parazervikal, parametrial, Becken, inguinal, präsakral, paraaortal, iliakal (Peritonealkarzinose)
Melanom	++	++	++	+	+	Je nach Lokalisation
HNO-Tu			+			Zervikal/supraklavikulär

*	v.a. folliculäres Ca		+	gelegentlich
**	v.a. kleinzelliges Bronchialkarzinom		++	häufig
***	abhängig vom histologischen Typ		+++	sehr häufig
(+)	selten			

15.3 Onkologische Therapie

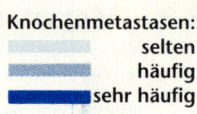

Knochenmetastasen:
- selten
- häufig
- sehr häufig

Therapieziele	
kurativ	Heilung wird angestrebt: bei potentiell kurablen Tumoren (10–12 % aller Tumoren, z.B. Hodentumoren, ALL, M. Hodgkin, AML; bestimmte solide Tumoren im Frühstadium, z.B. Mamma-Ca.)
adjuvant	Unterstützende Chemo-/Strahlentherapie *in Ergänzung* einer vorangegangenen potentiell kurativen Operation
neo adjuvant	„Prophylaktische" Chemo-/Strahlenther. *vor* potentiell kurativem Eingriff zur Verhinderung einer Metastasierung (z.B. wenn außer Primärtumor keine weiteren Tumormanifestationen nachweisbar sind); auch zur Tumorreduktion vor OP mit kurativem Ziel oder zur Erreichung der Operabilität („Downstaging")
palliativ	Milderung von Krankheitssymptomen (ohne Aussicht auf Heilung); Verbesserung der Lebensqualität, evtl. auch Lebenserwartung
supportiv	Unterstützende Therapie, z.B. bei Nebenwirkungen, Infektionen

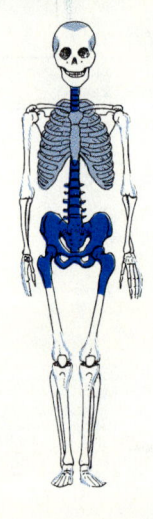

Abb. 15.1: Lokalisation von Knochenmetastasen

15.3.1 Grundregeln

- Interdisziplinäre Behandlungsstrategie vorweg festlegen (schriftlicher Behandlungsplan). Stets mit erfahrenem Zentrum zusammenarbeiten
- Wo immer möglich ambulante onkologische Therapie anstreben → Gewinn an Lebensqualität für den Pat.!
- Therapiefolgen bei akuter, verzögerter und später Toxizität bedenken
- Parameter für Verlaufskontrolle im Therapieplan festlegen und regelmäßig dokumentieren (z.B. Tumorgröße, bei Leukämien Zellzahl; evtl. Tumormarker; ☞ 15.5)
- Aufklärung des Pat. über Therapie und Nebenwirkungen
- Vor Therapiebeginn: Festlegung des Tumorstadiums = *Staging* (TNM-Klassifikation ☞ 15.1) und Untersuchung der typischen Metastasierungslokalisationen (☞ 15.2) sowie Abklärung aller klinisch auffälligen Befunde.

 KI und Interaktionen berücksichtigen: allgemein-internistische Erkrankungen, Medikation, Schwangerschaft, Kinderwunsch, onkologische Vorbehandlung.

Skalen zur Beurteilung des Allgemeinzustandes (Karnofsky-Index / WHO-Einteilung)

Punkte	Karnofsky-Index	WHO-Einteilung	Grad
100	Normal; keine Beschwerden, kein Hinweis auf eine Erkrankung	Uneingeschränkte normale Aktivität	0
90	Normale Aktivität möglich, geringe Krankheitssymptome		
80	Normale Aktivität nur mit Anstrengung, mäßige Krankheitssymptome	Ambulant mit Beschwerden, kann sich selbst versorgen	1
70	Selbstversorgung, aber unfähig zu normaler Aktivität oder Arbeit		
60	Gelegentliche Hilfe, aber noch weitgehende Selbstversorgung	Versorgt sich selbst, arbeitsunfähig, tagsüber weniger als die Hälfte der Zeit im Bett	2
50	Häufige Unterstützung und medizinische Versorgung erforderlich		
40	Überwiegend bettlägrig, spezielle Hilfe und Pflege erforderlich	Tagsüber mehr als die Hälfte der Zeit im Bett; pflegebedürftig	3
30	Dauernd bettlägrig, evtl. Krankenhauseinweisung, jedoch keine akute Lebensgefahr		
20	Schwerkrank, aktive unterstützende Ther., evtl. Krankenhauseinweisung	Völlig pflegebedürftig und bettlägerig	4
10	Moribund, rasches Fortschreiten der Erkrankung		
0	Tod		

Beurteilung des Therapieerfolgs

Komplette Remission (CR)	Vollständige Rückbildung sämtlicher nachweisbarer Tumormanifestationen für mindestens 1 Monat
Kontinuierliche komplette Remission (CCR)	Mehr als 10 Jahre anhaltende Remission (entspricht „Heilung")
Partielle Remission (= PR)	Rückgang aller Tumorparameter, z.B. bei soliden Tumoren um > 50 % der initialen Größe (Flächenmaß: zwei möglichst senkrecht aufeinanderstehende Messungen); durch zwei, > 1 Monat auseinanderliegende Beobachtungen bestätigt
Kein Ansprechen („No change"; NC)	Keine Größenänderung oder < 50%ige Rückbildung meßbarer Tumorparameter
Progression (PD)	> 25%ige Zunahme der Tumorparameter oder Zunahme/Neumanifestation von sicher tumorbedingten Symptomen
Rezidiv	Erneute Tumormanifestation nach Erreichen einer CR

15.3.2 Zytostatika-Therapie

Therapie-Stufen bei nicht-soliden Tumoren (z.B. Leukämie ☞ 14.4.1)

- *Induktionstherapie:* zur raschen Reduktion der leukämischen Blastenpopulation. Ziel ist die *Vollremission* mit in Routineuntersuchungen nicht mehr nachweisbaren pathol. Zellen (Reduktion um ca. 99,9 % der Ausgangsparameter)
- *Konsolidierungstherapie:* zur Stabilisierung der Vollremission (Vernichtung residualer Blasten)
- *Erhaltungstherapie:* zur Proliferationshemmung residualer Blasten (Ther. mit relativ geringer Aggressivität über längeren Zeitraum)
- *Re-Induktionstherapie:* zur erneuten Reduktion der proliferierten Blasten unter die Nachweisgrenze
- *Salvage-Therapie:* Chemotherapie nach Versagen der Standardtherapie (mit nicht etablierten Schemata).

Regeln zur Durchführung der Zytostatika-Therapie
- Vor Therapiebeginn Sanierung von Infektionsherden (z.B. im Bereich der Zähne), evtl. Legen eines voll implantierbaren Venenkatheters (z.B. „Port", ☞ 2.3.7)
- Aktuelles Gewicht und Körpergröße des Pat. vor Beginn der Ther. bestimmen. Berechnung der Körperoberfläche (☞ Nomogramm 21.1.2)
- Ggf. HLA-Typisierung *vor Therapiebeginn* (falls evtl. HLA-identische Thrombozyten-Substitution nötig wird)
- Prophylaxen der Nebenwirkungen:
  - Antiemetische Prophylaxe (☞ 15.3.3)
  - Alopezie-Prophylaxe: Evtl. Skalp-Hypothermie (langfristige totale Alopezie besonders bei Adriamycin, VP 16, hochdosiertem Cyclophosphamid). Evtl. Perückenanpassung (Krankenkasse zahlt Zuschuß)
  - Stomatitis-Prophylaxe (☞ 15.3.3)
- Dosierungs- und Kombinationsregeln beachten
  - Zytostatika wirken z.T. synergistisch, z.T. additiv → tumorspezifische Kombinationstherapie
  - Dosisreduktion bei KM-Depression, Leber- bzw. Niereninsuff.

Verabreichung
- Zubereitung nur durch geschultes Personal, möglichst an speziell eingerichtetem Arbeitsplatz (*laminar-airflow* Gehäuse), grundsätzlich nur mit zytostatikadichten Einmalhandschuhen, Mundschutz und langärmeligem Schutzkittel
- Zytostatika erst unmittelbar vor der Applikation lösen. Lösungsvorschriften sorgfältig beachten. Eventuelle Lichtempfindlichkeit berücksichtigen
- Bei Kombinationstherapie Zytostatika getrennt und nacheinander verabreichen
- Intraarterielle Inj. unbedingt vermeiden (→ Gefahr der Nekrose der Extremität)
- Gute Durchgängigkeit und sichere intravasale Lage des Zugangs (zentral, peripher) prüfen. Venenverweilkanülen gut fixieren
- Vor Verabreichung stets Gegenkontrolle (stimmt Medikament? Stimmt Konzentration?) durch den verantwortlichen Arzt.

Vorgehen bei Paravasaten

Bes. gefährlich: Vincristin, Vinblastin, Adriamycin, Etoposid, Mitomycin-C.
Zytostatikagabe sofort unterbrechen und Zugang unter Aspiration entfernen.
Extremität hochlagern, trockene Eiswickel, Eiswasserumschläge. Bei Vinca-
Alkaloiden sofortige Auflage von *warmen* trockenen Umschlägen. Rücksprache
mit Spezialisten (Vorgehen hängt u.a. von Lokalisation und Art des Zytosta-
tikums ab). Bei Nekrosen evtl. chirurgische Intervention.
Hinweis: Paravasate von Cyclophosphamid und Iphosphamid sind relativ harm-
los.

15.3.3 Nebenwirkungen der Zytostatika-Therapie

Allgemeine Toxizität/Nebenwirkungen
Zytostatika führen in unterschiedlichem Ausmaß zu
- KM-Depression (v.a. Leukopenie und Thrombopenie)
- Appetitverlust, Übelkeit und Erbrechen
- Schleimhautstörungen (Folgen sind v.a. Durchfall, Ulzera, Stomatitis)
- Amenorrhoe bzw. Azoospermie
- Alopezie
- Karzinogene und teratogene Wirkung
- Allergische Reaktionen (akut, verzögert), Hautausschläge
- Evtl. *Tumorlyse-Syndrom* (Hyperkaliämie, Hyperurikämie, Hyperkalzämie, evtl. Niereninsuffizienz). Prophylaxe: gute Hydratation, evtl. forcierte Diurese, Alkalisierung des Urins bzw. Allopurinol-Gabe (z.B. 300 mg p.o. täglich)
- Immunsuppression.

Toxizitätsbewertung bei Chemotherapie (WHO)					
	Grad 0	Grad 1	Grad 2	Grad 3	Grad 4
Blut					
Hb [g/l]	> 110	95–109	80–94	65–79	< 65
Leukos /nl	> 4,0	3,0–3,9	2,0–2,9	1,0–1,9	< 1,0
Granulos /nl	> 2,0	1,5–1,9	1,0–1,4	0,5–0,9	< 0,5
Thrombos /nl	> 100	75–99	50–74	25–49	< 25
Gastrointestinaltrakt					
Übelkeit/Erbrechen	Ø	Übelkeit	Gelegentlich Erbrechen	Therapiebedürftig	Therapierefraktär
Diarrhoe	Ø	Kurz: < 2 Tage	Erträglich: > 2 Tage	Therapiebedürftig	Dehydratation
Mundhöhle	Ø	Mißgefühl, Rötung	Ulzera, feste Nahrung möglich	Ulzera, nur flüssige Kost möglich	Keine orale Ernährung möglich
Bilirubin GOT/GPT/AP	< 1,25 x ONW*	1,26–2,5 x ONW*	2,6–5 x ONW*	5,1–10 x ONW*	> 10 x ONW*

Toxizitätsbewertung bei Chemotherapie (WHO)

	Grad 0	Grad 1	Grad 2	Grad 3	Grad 4
Niere					
Hämaturie	∅	Mikroskop.	Schwer	Schwer und Gerinnsel	Obstruktive Uropathie
Harnstoff Kreatinin	< 1,25 x ONW*	1,26–2,5 x ONW*	2,6–5 x ONW*	5,1–10 x ONW*	> 10 x ONW*
Proteinurie	∅	< 3 g/l	< 3–10 g/l	> 10 g/l	Nephrot. Sy.
Herz					
Rhythmus	o.B.	Ruhe-Sinus-tachykardie < 110/Min.	Monotope VES	Polytope VES	Ventrikuläre Tachykardie
Funktion	o.B.	Asymptom. aber pathol. Befunde	Kurzfristige Dysfunktion mit Symptomen, ∅ Therapie	Dysfunktion mit Symptomen, therapeutisch beeinflußbar	Dysfunktion mit Symptomen, therapieresistent
Perikarditis	∅	Asymptomatischer Erguß	Symptomatisch, keine Drainage nötig	Tamponade, Drainage erforderlich	Tamponade, chir. Fensterung nötig
Neurotoxizität					
Bewußtseinszustand	wach	vorübergehende Lethargie	Somnolenz, > 50 % Wachphase	Somnolenz, < 50 % Wachphase	Koma
Peripher	∅	Parästhesien und/oder vermind. Sehnenreflexe	Schwere Parästhesien und/oder leichte allg. Schwäche	Unerträgliche Parästhesie und/oder deutliche allg. Schwäche, Antriebslosigkeit	Lähmung
Schmerz	∅	Wenig	Mäßig	Schwer	Sehr schwer
Lunge					
	o.B.	Leichte Symptome	Dyspnoe bei Belastung	Dyspnoe in Ruhe	Bettruhe erforderlich
Fieber nach Medikament					
	∅	< 38 °C	38–40 °C	> 40 °C	Fieber mit Hypotension
Allergie					
	∅	Ödeme	Bronchospasmus	Bronchospasmus	Anaphylaxie
Haut					
	o.B.	Erytheme	Trockene Schuppung, Bläschen, Juckreiz	Nässende Schuppung, Ulzeration	Exfoliative Dermatitis, Nekrosen
Haare					
	o.B.	Leichter Haarausfall	Mäßige fleckige Alopezie	Vollständige Alopezie, reversibel	Irreversible Alopezie
Infektion (Herd)					
	∅	Leichte Infektion	Mittlere Infektion	Schwere Infektion	Sepsis

* ONW: Oberer Normalwert des Patientenkollektivs vor Therapiebeginn

Knochenmarkdepression/Agranulozytose

- Granulo- und Thrombozyten erreichen ihre Tiefstwerte meist 10–14 Tage nach Beginn der zytostatischen Therapie (= „Nadir" → Dosis rechtzeitig anpassen!)
- Bei soliden Tumoren mit palliativem Therapieziel Dosisreduktion, Ther.-Pause schon bei höheren Werten; evtl. Therapieintervall verlängern, G-CSF-Gabe
- Bei Thrombos < 20 /nl Gabe von Thrombozytenkonzentraten (bei Sepsis oder hämorrhagischer Diathese früher).

Thrombozytenkonzentrate und Ery-Konzentrate, die vor geplanten KM-Transplantationen gegeben werden, müssen zur Vermeidung einer Alloimmunisierung möglichst HLA-kompatibel und leukozytenarm sein. Bei schwerstem Immundefekt des Empfängers Bestrahlung zur Vermeidung einer Graft versus host Reaktion durch Übertragung immunkompetenter Leukozyten.

Vorgehen bei Agranulozytose (Neutrophile< 0,5/nl)

V.a. im Rahmen der KM-Transplantation einzusetzendes Schema – Intensität der Maßnahmen hängt von der zu erwartenden Dauer der Agranulozytose ab.

- *„Schleusenpflege":* Einzelzimmer mit eigener Sanitäreinheit, keine Blumen! Saubere Kittel, Händedesinfektion und Mundschutz für Pflegepersonal, Ärzte und Angehörige obligat!
- Schleusenpatienten neigen zu *Deprivations- und Trauerreaktionen („Schleusensyndrom")* → psychische Betreuung dieser Pat. (und ihrer Angehörigen!)
- *Schleusenkost: keine* Salate wegen Gefahr einer Pseudomonasinf., kein Obst, keine Rohkost, kein Schimmelkäse
- Stomatitis-Prophylaxe bzw. Ther.: *Mundspülung* mit Polyvidon-Jod (z.B. Betaisodona® Mundspülung) 4 x tägl. nach den Mahlzeiten und Chlorhexidin (z.B. Chlorhexamed®). Orale Antimykotika s.u.
- Antibakterielle Nasensalbe (insbes. gegen Staphylokokken), z.B. Mupirocin-Calcium (Turixin®)
- Zähneputzen ist wegen Mikroverletzungen verboten (Gefahr thrombozytopenischer Blutungen und Bakterieneinschleusung)
- Möglichst alle *parenteralen Zugänge entfernen.* Wenn Zugänge unbedingt erforderlich, Bakterienfilter verwenden
- *Antibiotikaprophylaxe* und orale Darmdekontamination mit z.B. Ciprofloxacin (z.B. Ciprobay® 2 x 750 mg p.o.) und Cotrimoxazol (z.B. Eusaprim forte® 3 Tabl./Wo) gegen Pseudomonas und gegen Pneumocystis carinii-Pneumonie
- *Antimykotische Prophylaxe* (zur systemischen und lokalen Wirkung):
  – Vor den Mahlzeiten Amphotericin B-Lsg. (z.B. 4 x 5 ml Ampho-Moronal® Suspension), Fluconazol 1 x 200 mg p.o. (z.B. Diflucan®)
  – Ampho-Moronal® ovula und Betaisadona® bzw. Amphomoronal ovula® Vaginal-Supp. in Rektum und Scheide z.B. 1 x tägl. abends Amphotericin B-Inhalation: z.B. 2 x 5 mg in 1 ml
- *Antivirale Prophylaxe:* Aciclovir (z.B. 5 x 200 mg Zovirax® tägl. p.o.)
- Evtl. Immunglobuline 10 g 1 x wöchentlich. Wirksamkeit umstritten
- Evtl. Leukozytenstimulation (z.B. G-CSF, s.u.).

> **Vorgehen bei Fieber**
>
> - *Bei Fieber > 38,5 °C* nach Infektionen suchen (Mund, Vagina, Zugänge); periphere und zentrale Blut-, Urin- und Sputumkulturen
> - Fieber bei Agranulozytose erfordert eine sofortige kalkulierte antibiotische Therapie. Beispiele:
>   - *Stufe I:* Amoxycillin (z.B. 3 x 2 g Clamoxyl® i.v.) und Ceftaidim (z.B. Fortum® 3 x 2 g)
>   - *Stufe II:* Wenn Pat. nach 3 Tagen nicht fieberfrei: antibiotische Ther. umsetzen, z.B. auf Amikacin (Biklin®) + Imipenem/Cilastin (Zienam®)
>   - Bei V.a. Katheterinfektion: möglichst Katheterwechsel, wenn nicht möglich: Vancomycin, z.B. 1 g über 24 h (Gabe über den Katheter!) oder Teicoplanin (Targocid®) initial 800 mg.i.v., dann 1 x 400 mg tägl. i.v.
>   - Ggf. zusätzlich Antimykotika und/oder Virostatika (z.B. Aciclovir), Immunglobulin-Substitution (z.B. Pentaglobin®, Sandoglobin®)
>   - Schlechte Prognose bei Vorliegen eines Lungeninfiltrats, ggf. frühzeitig Amphotericin B-Ther. (an Pilzpneumonie denken).

Leukozytenstimulation

- Durch Kolonie-stimulierenden Faktor (*granulocyte-colony-stimulating factor* = G-CSF) Verkürzung der Zytostase-induzierten Leukopenie (Präparate: z.B. Neupogen®, Filgastim®). Anämie und Thrombopenie werden nicht beeinflußt!
  - Applikationsformen: 24 h nach Chemother. bis zur Normalisierung der Leukos nach dem Nadir (s.o.), dabei verzögerte Wirkung von 2–3 Tagen beachten, insbes. bei aggressiver Chemother. mit hoher Wahrscheinlichkeit schwerer Neutropenien, z.B. bei Ther. von M. Hodgkin oder hochmalignen Non-Hodgkin-Lymphomen
  - Übliche Dosis: Bei Pat. bis 60 kg 1 Amp. z.B. Neupogen® 30 (= 300 µg); bei Pat. > 60 kg z.B. tägl. 1 x 1 Amp. Neupogen® 48 (= 480 µg), s.c.
  - KI: myeloische Leukämien, Leuko > 40/nl
  - NW: Muskel- und Knochenschmerzen (v.a. Sternum, Rippen, Kreuz- und Darmbein), RR-Abfall
- GM-CSF (granulocyte-macrophage-colony-stimulating factor ↑; z.B. Molgramostim®, Leukomax®): soll auch die Monozyten-Makrophagen-Reihe stimulieren. Nachteil: mehr Nebenwirkungen als G-CSF.

Anämie

Ätiol. der Anämie: Tumoranämie oder myelosuppressiver Effekt. Vorgehen:
- Transfusion von leukozytenarmen (Leukofilter!) Ery-Konzentraten bei Pat., die voraussichtlich noch häufig Blutkomponententransfusionen benötigen
  - Bei schwerstimmunsupprimierten Pat. evtl. bestrahlte Erykonzentrate; potentielle KM-Transplantat-Empfänger nur HLA-identisch transfundieren!
  - CMV-negative Konserve vor oder nach KM-Transplantation oder wenn der Empfänger CMV-negativ ist
  - Ind. zur Bluttransfusion: Bei akuter Blutung, wenn Hb < 10 g/dl; bei chron. Anämie wenn Hb < 7–8 g/dl (Ausnahme z.B. Pat. mit KHK oder Gefahr zerebraler Minderdurchblutung oder bei symptomatischen Patienten → früher transfundieren)
- Erythropoetin (z.B. Erypo®): *Ind.:* Z.n. KMT, myelotoxische Chemother. Dosierung: 2000–5000 IE tägl. bis 2 x/Woche s.c., individuell einstellen.

Prophylaxe und Therapie der Stomatitis
Cave: Stomatitis kann eine Eintrittspforte für Erreger sein. Häufig durch Pilzbefall kompliziert.

- Intensive Zahn- und Mundhygiene (Zähneputzen mit weicher Bürste nach jeder Mahlzeit und vor dem Schlafengehen, Gurgeln mit desinfizierenden Lösungen, z.B. Betaisodona Mundspülung und Chlorhexidinlösung, zusäztlich evtl. Kamille oder Bepanthen®)
- Kein Alkohol/Nikotin während Chemother. oder Bestrahlungen
- Regelmäßige Inspektion der Mundhöhle: Beläge? → antimykotische Therapie mit Amphotericin B Lsg. (z.B. 4 x 5 ml Ampho-Moronal® Suspension) und Fluconazol (Diflucan®) 1 x 200 mg p.o.
- Ernährung säurearm, weich, püriert, „Astronautenkost"
- Bei Herpesinfektion 5 x 200-800 mg Aciclovir täglich p.o., evtl. auch lokal
- Schmerzstillung mit flüssigen Oberflächenanästhetika (z.B. Oxetacain, Benzocain, z.B. Tepilta®, Subcutin®), auch bei Schluckbeschwerden; bei massiver Stomatitis/Ösophagitis vorübergehende parenterale Ernährung.

Prophylaxe und Therapie von Übelkeit und Erbrechen
Übelkeit und Erbrechen als Zytostatika-NW treten je nach Präparat ca. 1–5 h nach Applikation auf, durch psychische Belastung (v.a. Erwartungsangst) jedoch häufig schon vorher. Seltener sind verzögerte Übelkeit und Erbrechen bis Tage nach der Applikation (besonders problematisch, da keine zuverlässig wirksame Medikation möglich). Emetogene Potenz der häufigsten Zytostatika ☞ Tab.

Stufenplan
- Bei zu erwartender leichter zytostatikaassoziierter Übelkeit: Metoclopramid (MCP, z.B. Paspertin®) 3 x 10 mg p.o. vor den Mahlzeiten; 1/2–1 h vor Chemother.-beginn
- Bei unzureichender Wirkung oder mittlerer emetogener Potenz
  - 20 mg MCP i.v. (z.B. 2 Amp. Paspertin®) als Bolus 1/2 h vor Zytostase, dann nach Bedarf. Bei anhaltendem Erbrechen MCP-Perfusor (50 ml = 5 Amp. à 10 ml = 250 mg als Dauerinfusion, 2–6 ml/h = 10–30 mg/h). *NW:* extrapyramidal-motorische Bewegungsstörungen, v.a. bei jungen Pat. (☞ 21.7.1). Antidot: Biperiden (z.B. Akineton® 5 mg i.v.). Tagestherapiekosten ca. 2,20 DM
  - Ggf. zusätzlich Levomepromazin (z.B. Neurocil® 3 x 3 mg = 3 x 3 Tr.) oder Triflupromazin (z.B. Psyquil® 70 mg als Supp.)
- Bei unzureichender Wirkung oder zu erwartender starker Übelkeit:
  - 5HT-3-Antagonisten (z.B. Ondansetron, Zofran®) 2 x 8 mg p.o. oder i.v. Erste Dosis 1–2 Std. *vor* Beginn der Chemotherapie. *NW:* Sedierung, Kopfschmerzen, „flush", geringer Transaminasenanstieg, Ileus (→ klin. Kontrollen!). Weniger wirksam bei verzögertem Erbrechen. Sehr teuer (Tagestherapiekosten ca. 140 DM)
  - Ggf. (z.B. bei Ther. mit Cisplatin) zusätzlich Dexamethason (z.B. Fortecortin®) 20–40 mg direkt vor der Zytostatika-Gabe.

- Häufig (insbes. bei hochdosierter Zytostatika-Ther.) ist die Kombination mit einem Tranquilizer nötig, z.B. am Abend vorher Oxazepam (Adumbran®, 1 Tabl. = 10 mg, ☞ 21.7.2) p.o. oder als Supp.
- Möglichst keine antiemetische Ther. „nach Bedarf"! Der Emesis stets „einen Schritt voraus" sein (ggf. Stufenplan frühzeitig eskalieren, Beginn der antiemetischen Ther. stets *vor* Beginn der Chemother.).

Spezielle Nebenwirkungen von Zytostatika

Freiname	Abk.	Elimination[1]	Haarausfall	Schleimhäute[4]	EP[3]	Sonstige NW
Actinomycin D	ACT-D	L/N	+	+	+++	Hepatotox.
Aminoglutethimid	AGL	N		+	+	Müdigkeit, Depressionen
Bleomycin	BLM	N	+	+	+	Lungenfibrose, Fieber
Busulfan	BSF/BUS	L			+	Lungenfibrose
Carboplatin	CBCDA		+		+	
Carmustin	BCNU	L	(+)		+++	Lungenfibrose
Chlorambucil	CLB		+		+	
Cisplatin	CDDP	L/N	+		+++[6]	Nephro-/ototox.
Cyclophosphamid	CPM/CTX	N	+++		+-++[5]	Häm. Zystitis[2]
Cytarabin	ARA-C	L	(+)	+	+	Hepatotox., Fieber
Dacarbazin	DTIC/DIC	L	(+)		+++	„Pseudogrippe"
Daunorubicin	DNR	L	+++	+	+	Kardiotoxisch
Doxorubicin/Adriamycin	ADM	L	+++	+	+	Kardiotoxisch
Etoposid	VP 16	L/N	+	+	(+)	Neurotoxisch
5-Fluorouracil	5-FU	L	+	+	(+)	
Hydroxyurea	HUR			+	+	
Ifosfamid	IFO	N	+	+	+	Häm. Zystitis[2]
Melphalan	MEL	L			+	Verzögerte KM-Suppression
6-Mercaptopurin	6-MP	L/N	(+)		+	Hepato-/nephrotoxisch
Methotrexat	MTX	N	+	+	(+)	Neuro-/hepato-/nephrotoxisch, Fieber
Mitomycin C	MMC	L		+	+	Nephrotoxisch Lungenfibrose
Mitoxantrone	MIT	L	+	+	+	Kardiotoxisch
Procarbazin	PCZ	N			+	Neurotoxisch
6-Thioguanin	TG	L			+	
Vinblastin	VBL	L	+		(+)	(Neurotoxisch), Fieber
Vincristin	VCR	L	+		(+)	Neurotox., paralyt. Ileus, Fieber
Vindesin	VDS	L	+		(+)	Fieber, neurotox.

[1] **L** = Leber, **N** = Niere
[2] Prophylaxe: Mesna (Uromitexan®)
[3] **EP** = Emetogene Potenz: + = gering; ++ = mäßig; +++ = stark
[4] Klinisch: Stomatitis, Diarrhoe
[5] Dosisabhängig, bei hohen Dosen oft erst stark verspätet (15–18 h)
[6] Prolongierte Nausea und Erbrechen (3–5 Tage anhaltend)

15.3.4 Strahlentherapie

- *Perkutane Ther.:* Strahlenquelle außerhalb des Körpers, meist Bestrahlung in Mehrfeldertechnik; Strahlen summieren sich im Herd mit verbesserter Hautschonung
- *Brachyther.:* Strahlenquelle im oder am Tumor lokalisiert. Die vom Gewebe absorbierte Dosis wird in Gray (Gy; 1 Gy = 100 rad, ältere Einheit) angegeben
- *Interkavitäre Ther. (sog. „Afterloading"):* Radionuklide werden über flexible Führungskanüle, die z.B. über ein Endoskop plaziert werden kann, an den Tumor herangefahren, einige Min. belassen und dann in eine strahlensicheren Behälter zurückgezogen.

Indikation
- *Kurativ:* bei malignen Lymphomen (meist kombiniert mit Zytostatikather.), Larynx-Ca, Zervix-Ca, Bronchial-Ca. Kombiniert mit einer OP z.B. bei Mamma-, Blasen- oder Rektum-Ca
- *Palliativ:* bei drohenden pathol. Frakturen, Beeinträchtigung der Vitalfunktionen (z.B. Atelektasenbildung oder obere Einflußstauung bei Bronchial-Ca), bei lokalisierten Schmerzzuständen.

Nebenwirkungen – abhängig von Gesamtdosis und Dosisverteilung
- „Strahlenkater" (Stunden bis Tage nach Radiatio): Anorexie, Müdigkeit, Erbrechen, Kopfschmerzen
- Strahlenreaktion (bis 3 Mon. nach Ther.): reversible Haut-/Schleimhautveränderungen, z.B. Rö-Erythem, -Dermatitis/Mukositis. Langzeitschäden mit z.T. erheblicher Latenz: z.B. Strahlen-Ulkus, -Pneumonitis, -Enteritis, -Enzephalitis und -Katarakt, sekundäre Neoplasien.

 Mit Beginn der Strahlentherapie werden neu auftretende Symptome vom Pat. oft als Folge der Strahlentherapie gewertet; sie sind jedoch häufig Ausdruck der Grunderkrankung.

15.3.5 Schmerztherapie bei Tumor-Patienten

60–90 % der Krebspatienten leiden im Verlauf der Erkrankung unter chron. Schmerzen → Behandlung der „*Schmerzkrankheit*" ist eine der führenden Aufgabe des Onkologen. In 40% sind die Schmerzen durch Knochenmetastasen bedingt.

Stufenpläne zur medikamentösen Schmerztherapie ☞ *21.6 und Abb. 15.2*

Grundregeln
- Orale Applikation bevorzugen (Ausnahme Dysphagie, Stomatitis, Bewußtseinstrübung, Erbrechen, Schmerzattacken)
- Regelmäßige Analgetikagabe nach 24-Stunden-Zeitschema; analgetische Zusatzmedikation beim Auftreten von Schmerzspitzen
- Langwirkende Präparate bevorzugen
- Individuelle Dosierung (keine Angst vor hohen Dosen)
- Bei besonderen Schmerztypen modifizierte Schmerztherapie.

Stufe 1
Nichtopiathaltige Analgetika
- Metamizol (z.B. Novalgin®) 500-1000 mg/4 h
- Diclofenac (z.B. Voltaren®) Retardform: 100 mg/8-12 h Normalform: 50-100 mg/4-6 h

Stufe 2
Schwache Opiate nichtopiathaltige Analgetika
- Dihydrocodein ret 60-120 mg/8-12 h
- Tilidin (+Naloxon) Valoron® N 50-100 mg/4 h
- Tramadol (Tramal®) 50-100 mg/4 h

Stufe 3
Starke Opiate ± nichtopiathaltige Analgetika
- Morphin-Lsg. 0,1 %-4 % initial 5-10 mg/4 h
- Morphin Tbl. initial 10-20 mg/4 h
- Morphin Supp. initial 10-30 mg/4 h
- Buprenorphin-HCl initial 0,2-0,4 mg/6-8 h (sublinguale Applikation)

Abb. 15.2: Schmerztherapie bei onkologischen Patienten

Weitere Möglichkeiten zur Linderung von Tumorschmerzen
- Strahlentherapie („Schmerzbestrahlung", externe Bestrahlung mit 10–20 Gy)
- Osteosynthetische Maßnahmen (z.B. bei Wirbelkörpereinbrüchen)
- Palliative Zytostatikatherapie
- Hormon-Therapie: v.a. bei Knochenschmerzen, z.B. bei Metastasen eines Mamma-Ca: Medroxyprogesteronacetat (MPA, z.B. 1500 mg p.o. tägl.) oder Megestrol (4 x 40 mg p.o.), Biphosphonate (☞ 10.4.2)
- Bei Dehnungs- und Kapselschmerzen parenchymatöser Organe oder bei perifokalem Ödem (z.B. Nerven- oder Rückenmarkskompression) Kortison: z.B. Prednisolon 20 mg tägl. oder Dexamethason 8–24 mg tägl. jeweils morgens.

- Bei stärkeren Schmerzen nicht „nach Bedarf" dosieren. Pat. darf nicht zum Bittsteller werden!
- Das Schmerzempfinden wird durch die Psyche beeinflußt → Kombination von Analgetika mit Antidepressiva oder niedrig potenten Neuroleptika ist gelegentlich sinnvoll (☞ 21.7.1).

15.3.6 Knochenmarktransplantation

Prinzip: Transfusion hämatopoetischer Stammzellen in einer Knochenmark-Zell-Suspension. Die Stammzellen können durch Knochenmarkpunktion oder aus dem peripheren Blut durch Zytapherese gewonnen werden.

- Knochenmarktransplantation: meist allogen (HLA-identischer Geschwisterspender), z.B. bei CML. Unter Vollnarkose wird Knochenmark aus dem Becken des Spenders entnommen
- Stammzelltransplantation: durch eine Behandlung des Pat. (z.B. mit Cyclophosphamid oder mit Kombinationsther. und ggf. zusätzlich G-CSF) wird eine Ausschwemmung von KM-Stammzellen ins periphere Blut angestrebt (Mobilisation). Diese werden über eine Apherese gewonnen und eingefroren.

Indikationen
Vor allem Erkrankungen der hämatopoetischen Stammzellen bei Patienten < 50 J.
- Hämatologische Indikationen: schwerer angeborener Immundefekt, schwere aplastische Anämie, Thalassämia major
- Andere gesicherte Indikationen: ALL, AML, CML, M. Hodgkin nach Frührezidiv bzw. bei nicht kompletter Remission
  - z.Zt. in Studienprotokollen geprüft: bei Rezidiv eines Non-Hodgkin-Lymphom; einigen soliden Tumoren nach Therapie des Primärtumors (z.B. Neuroblastom, Ewing-Sarkom, Mammakarzinom)
- Bei kindlichen Speicherkrankheiten, z.B. Mukopolysaccharidose.

Spenderauswahl
- Syngene Transplantation: Transplantation von einem immungenetisch identischen Zwilling
- Autologe Transplantation: Reinfusion von eigenem, während einer Remission entnommenen und tiefgekühlt gelagertem Knochenmark nach Vorbehandlung (purging, d.h. Elimination maligner Zellen z.B. durch Behandlung mit Zytostatika oder monoklonalen Antikörpern)
- Allogene Transplantation: Transplantation von einem immungenetisch fremden Spender. Empfänger und Spender müssen entweder komplett identisch (haploidentisch) oder zumindest phänotypisch identisch sein mit nur geringen Unterschieden im HLA-Haplotyp.

Durchführung
- Konditionierung des Empfängers (Ziel: Elimination maligner Zellen): Durch Chemotherapie (meist Cyclophosphamid 60 mg/kg tägl. an 2 Tagen i.v.) und Ganzkörperbestrahlung (meist fraktioniert, insgesamt ca. 10 Gy)
- Intravenöse Übertragung von Knochenmark oder des peripheren Stammzellpräparates
- Supportive Maßnahmen (☞ 15.3.3): Isolation in keimarmen Räumen, autoklaviertes Essen, Darmdekontamination, Cotrimoxazol (Pneumozystis-Carinii-Prophylaxe), evtl. CMV-Hyperimmunglobulin (Herpes-Prophylaxe), Aziclovir
- Graft versus host-Prophylaxe: Immunsuppressive Therapie mit Methotrexat und/oder Ciclosporin für 100 Tage.

Komplikationen
Sepsis, Abstoßungsreaktion (Klinik: kein Anstieg von Hb, Leukos und Thrombos) und graft versus host (= Spender-gegen-Wirt)-Krankheit durch übertragene immunkompetente Lymphozyten, Leukämierezidive aus den noch verbliebenen Blasten-Restpopulationen.

Graft versus host-Krankheit (GvHD)
Nur nach allogener Knochenmarktransplantation. Behandlungsbedürftige GvHD bei 30–50 %, lebensbedrohlich bei 10–20 %. Therapie mit Prednisolon, bei Versagen mit Antithymozytenglobulin oder monoklonalen Antikörpern gegen T-Zellen. Chronische GvHD bei 30 % der Patienten, in der Regel gut behandelbar mit Prednisolon und Ciclosporin A.

	Klinik der graft versus host-Krankheit
Akute GvHD	• Haut: Erythem, feuchte oder trockene Schuppung, Blasenbildung • Leber: Hepatitis, Cholestase mit Bili ↑, AP ↑, γ-GT ↑; Hepatitis mit Transaminasen ↑ • Darm: schleimig-wässrig-blutige Durchfälle • Sonst.: Fieber, Thrombopenie, Leukopenie, Anämie, Enanthem
Chron. GvHD	• Haut: Lichen ruber planus, Sklerodermie, Ulzerationen • Leber: Hepatitis, Rarefizierung der Gallengänge, Fibrose, selten biliäre Zirrhose • Schleimhaut: Sicca-Sy., Lichenifizierung, Fibrosierung, Septenbildung • Darm: rezidivierende Durchfälle, Fibrosierung • Sonst: Gewichtsverlust, Lymphopenie, Eosinophilie

15.4 Paraneoplastische Syndrome

Tumorinduzierte Funktionsstörungen, die sich tumorfern manifestieren. Meist hormonvermittelt. Häufigkeit: < 5 % aller Tumoren, bei einzelnen Tumorformen > 20 % (v.a. kleinzelliges Bronchialkarzinom, APUDome, z.B. Karzinoid, seltener GIT- und Genitaltumoren).

- *Endokrine Dysfunktionen* (z.B. Cushing-Syndrom bei kleinzelligem Bronchial-Ca, Gynäkomastie bei Hodentumoren, Polyglobulie durch Erythropoetin bei Nierentumoren, Osteolysen z.B. durch PTH bei Mamma-Ca)
- *Hautveränderungen* (selten): bullöses Pemphigoid, z.B. bei Nierenzell-Ca; Acanthosis nigricans, z.B. bei kleinzelligem Bronchial-Ca; Thrombophlebitis migrans/saltans: schubweise auftretende, schmerzhafte, strangförmige Thrombophlebitis wechselnder Lokalisation, z.B. bei Pankreas-Ca
- *Neuro- und Myopathien:* Polymyositis, Dermatomyositis, Lambert-Eaton-Sy. (proximale Muskelschwäche v.a. bei kleinzelligen Bronchial-Ca), Polyneuropathien, Myasthenia gravis, Myelo- und Enzephalopathien
- *Immunologische Syndrome:* z.B. Vaskulitis, Polyarthritis, Sjögren-Sy.
- *Hämatol. Veränderungen:* z.B. autoimmunhämolytische Anämie, Thrombozytosen, Mikroangiopathien, Polyglobulie, Thromboseneigung beim Pankreas-Ca.

Paraneoplastische Syndrome können der Diagnose der malignen Krankheit um Monate vorangehen → bei unklaren Endokrinopathien, Neuro-/Myopathien und Dermatosen an paraneoplastische Syndrome denken.

15.5 Tumormarker

(☞ *auch Kap. 22*)

Von Neoplasmen gebildete oder induzierte Stoffe, die in normal ausdifferenziertem Gewebe nicht oder nur in geringem Ausmaß vorkommen, z.B. onkofetale Antigene, tumorassoziierte Antigene, Hormone, Enzyme, Serumproteine.

Bedeutung/Indikation

- Hauptind.: Kontrolle der Wirksamkeit einer Therapie. Weisen manchmal früher als andere diagnost. Verfahren auf Rezidive hin. Bei radikaler OP Markerabfall innerhalb von 4–8 Wo.
- Deshalb *vor* Ther. (OP, Chemo-, Hormon-, Radiotherapie) einen geeigneten, deutlich erhöhten Marker auswählen (*ein* Marker ist zur Verlaufskontrolle meist ausreichend). Weitere Bestimmungen dann z.B.:
  - Postop. bzw. nach Therapiebeginn (Verlaufskontrolle/Nachsorge):
    - 10–20 Tage nach Therapiebeginn (je nach HWZ des Markers)
    - alle 3 Mon. während der ersten 2 Jahre
    - alle 6 Mon. im 3., 4. und 5. Jahr nach der ersten Therapie
    - vor jedem Therapiewechsel
  - Bei V.a. Rezidiv oder Metastasierung
  - Bei erneutem Staging
  - 2–4 Wochen nach dem Auftreten eines Konzentrationsanstieges des Markers.

- Zur Primärdiagnostik und zum Screening unbrauchbar; Ausnahme z.B. Verwandte von Pat. mit C-Zell-Ca bzw. Multipler Endokriner Neoplasie (MEN, ☞ 12.5), Pat. mit Z.n. Blasenmole, V.a. Keimzelltumoren (β-HCG)
- Auch zur Prognoseeinschätzung selten geeignet (Ausnahmen: CEA beim kolorektalen Karzinom, AFP und β-HCG bei Keimzelltumoren, evtl. $β_2$-Mikroglobulin beim Multiplen Myelom, Desoxythymidinkinase (TK) beim Non-Hodgkin-Lymphom)
- Cave: Markerwerte werden durch Rauchen (CEA, TPA), Schwangerschaft (AP, HCG), Katabolismus, entzündliche oder toxische Erkrankungen beeinflußt
- Vor Einsatz eines Tumormarkers abwägen, ob z.B. die Erkennung eines Frührezidivs überhaupt therapeutische Konsequenzen hat
- Marker-Normwerte differieren je nach Labormethode → Werte möglichst stets im gleichen Labor bestimmen lassen!

Klinisch relevante Tumormarker

Tumor	CEA	TPA	CA-15-3	CA-19-9	CA-125	SCC	AFP	HCG	andere
HNO (Plattenepithelkarzinome – auch Ösophagus!)	+	+				+++			
SD anaplastisch	+	+							
SD diffus									TG***
SD C-Zell / MEN	+	+							HCT*
Lunge, kleinzellig	++	+							NSE**
Lunge, epithelial	+					+			CYFRA 21-1
Mamma	++	+	+++						
Pankreas	+			+++	+				
Leber, hepatozell. Ca							+++		
Leber, Metastasen anderer Tumoren	+								
Gallenwege	+			+++					
Magen	++			++					CA 72-4
Kolorektales-Ca	+++			+					
Uterus, Plattenepithel-Ca (Zervix, Vulva)						+++			
Uterus, Adeno-Ca (Endometrium-Ca)	+				+				
Uterus, Chorion (Trophoblasttumoren)								+++	
Ovar, Epithel. Tu.	+	+	+	+	+++				
Ovar, Keimzelltumor							+++	+++	
Hoden, Nonseminom							+++	+++	
Hoden, Seminom								+++	
Prostata									PAP, PSA
Blase	+	+							

+++ Marker der ersten Wahl
++ Marker empfehlenswert (evtl. als Zweitmarker)
+ Markereinsatz möglich
* Calcitonin (☞ 12.5.)
** Neuronenspezifische Enolase (☞ 22)
*** Thyreoglobulin

Ausführliche DD ☞ 22

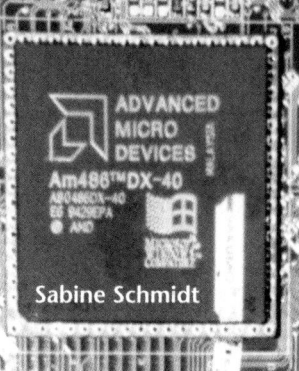

Neurologie und Psychiatrie

16.1	Neurologische Untersuchung	504	16.6.4	Sinus- und Hirnvenenthrombosen 533
16.1.1	Hirnnerven	504	16.7	Erhöhter intrakranieller Druck 534
16.1.2	Reflexe	505	16.8	Infektionen des ZNS 537
16.1.3	Nervendehnungsschmerz	506	16.8.1	Meningitis 537
16.1.4	Tonus	507	16.8.2	Enzephalitis 538
16.1.5	Kraft	507	16.8.3	Hirnabszeß 539
16.1.6	Sensibilität	508	16.9	Erkrankungen der Stammganglien 540
16.1.7	Koordination	508	16.9.1	Symptome 540
16.2	Leitsymptome und neurolog. Syndrome	509	16.9.2	Morbus Parkinson und Parkinson-Syndrom 540
16.2.1	Muskelschwäche	509	16.10	Sonstige neurologische Erkrankungen und Syndrome 543
16.2.2	Kleinhirnsyndrom	510		
16.2.3	Tremor	510	16.11	Psychiatrie in der Inneren Medizin 545
16.2.4	Gangstörungen	511	16.11.1	Übersicht 545
16.2.5	Rückenmarksyndrome	511	16.11.2	Alkoholabhängigkeit und Entzugsdelir 547
16.2.6	Schwindel	512	16.11.3	Der selbstmordgefährdete Patient 548
16.2.7	Tinnitus und Schwerhörigkeit	514		
16.2.8	Kopfschmerz	515	16.12	Demenz 549
16.2.9	Rückenschmerzen	519	16.12.1	Alzheimersche Krankheit 550
16.3	Diagnostische Methoden	521	16.12.2	Multiinfarktdemenz 550
16.3.1	Liquoruntersuchungen	521		
16.3.2	Neuroradiologische Methoden	523		
16.4	Epilepsie	524		
16.5	Schlaganfall	526		
16.5.1	Zerebrale Ischämie	528		
16.5.2	Intrazerebrale Blutung	531		
16.6	Intrakranielle Hämatome und Thrombosen	531		
16.6.1	Subarachnoidalblutung	531		
16.6.2	Epidurales Hämatom	532		
16.6.3	Subdurales Hämatom	533		

Lumbalpunktion	☞ 2.3.5
Koma	☞ 3.3
Herpes zoster	☞ 18.4.17
Neuro-AIDS	☞ 18.4.3
Zerebrale Toxoplasmose	☞ 18.7.7
Neuroleptika	☞ 21.7.1
Schmerztherapie	☞ 21.6

16.1 Neurologische Untersuchung

16.1.1 Hirnnerven

Hirnnerven-Übersicht		
Hirnnerv	**Funktion**	**Klinische Untersuchung**
N. I (olfactorius)	Geruch	Seitengetrennt (ein Nasenloch zuhalten) mit aromatischen Stoffen (z.B. Kaffee). Reizstoffe (z.B. Ammoniak) werden auch über den N.V wahrgenommen
N. II (opticus)	Sehkraft	Augen getrennt prüfen, mit und ohne Brille; Visustafel in Leseabstand halten und kleinste erkannte Zeile notieren
	Gesichtsfeld	Seitengetrennte Prüfung, eigenes Gesichtsfeld als Kontrolle
	Augenhintergrund	Direkte Spiegelung: abgeblaßte Papille? (Optikusatrophie); Stauungspapille? (Hirndruck)
Halssympathicus	Pupillen	Seitengleich, mittelweit, rund? Lichtreaktion: direkt, indirekt (= Reaktion der nicht beleuchteten Pupille), Konvergenzreaktion (= Miosis bei Konvergenz); *Horner-Syndrom* (= Schädigung des Halssympathikus): Ptosis, Miosis und Enophthalmus auf der befallenen Seite. Bei kompletter Okulomotoriusparese: Mydriasis und Ptosis
N. III (oculomotorius)	Blickrichtungsbewegung	Nn. III, IV und VI werden zusammen untersucht. Augenbewegungen in den 4 Richtungen prüfen: Doppelbilder!
N. IV (trochlearis)		Senkung und Adduktion des Auges prüfen (Lesemuskel). Kompensatorische Kopfseitenneigung? Doppelbilder beim Treppabwärtsgehen?
N. VI (abducens)		Abduktion des Auges prüfen
N. V (trigeminus)	Motorisch	Pat. beißt Zähne aufeinander, dabei M. masseter palpieren
	Sensibel	Leichte Berührung und Spitz/Stumpf-Diskrimination in den Dermatomen der 3 Trigeminusäste prüfen
	Cornealreflex	Berührung der Cornea mit sterilem Wattestäbchen von der Seite → Lidschluß (Afferenz N. V_1, Efferenz N. VII)
N. VII (facialis)	Mimische Muskulatur	Asymmetrie? Verstrichene Nasolabialfalte? Stirnrunzeln, Augen zukneifen (Untersucher versucht, die geschlossenen Augen des Pat. mit zwei Fingern zu öffnen), Zähne zeigen, Backen aufblasen, pfeifen • *Periphere Lähmung:* komplett mit Lagophthalmus und Bell'schem Phänomen (Beim Schließen der Augen wird auf der betroffenen Seite die Drehung des Augapfels sichtbar) • *Zentrale Lähmung:* Stirnast intakt, Lidschluß funktioniert, kein Bell'sches Phänomen

Hirnnerven-Übersicht		
Hirnnerv	**Funktion**	**Klinische Untersuchung**
N. VIII (vestibulo-cochlearis)	Hörvermögen	Seitengetrennt (anderes Ohr zuhalten) Zahlen flüstern
		Rinne-Versuch: Stimmgabel (125 Hz) auf Processus mastoideus setzen, bis Pat. Ton nicht mehr hört; dann vor das Ohr halten. Hört Pat. Ton wieder = Rinne pos.: normal oder Schallempfindungsschwerhörigkeit; Rinne neg.: Schallleitungsschwerhörigkeit
		Weber-Versuch: Stimmgabel wird in der Mitte des Kopfes aufgesetzt. Ton wird in der Mitte wahrgenommen = Weber mittig. Lateralisierung zur kranken (Schallleitungsschwerhörigkeit) oder gesunden Seite Schallempfindungsschwerhörigkeit) = Weber lateralisiert
N. IX (glosso-pharyngeus)	Rachenreflex (Afferenz)	Pat. „Aaaa" sagen lassen. Mit Spatel am weichen Gaumen auf beiden Seiten getrennt die Hebung des Gaumensegels und den Würgereflex auslösen. Bei einseitiger Parese Abweichen der Uvula und der hinteren Rachenwand zur gesunden Seite (Kulissenphänomen)
N. X (vagus)	Rachenreflex (Efferenz)	☞ N. IX
	sensibel: u.a. Trachea, Ös., Magen *autonom:* u.a. Herz, Magen	Heiserkeit bei Stimmbandlähmung, Schluckstörung, Tachykardie, Arrhythmien
N. XI (accessorius)	M. sternocleidomastoideus, M. trapezius	Kopf gegen Widerstand zur Seite wenden lassen und kontralat. M. sternocleidomastoideus palpieren. Schultern hochziehen lassen und oberen Teil des M. trapezius palpieren
N. XII (hypoglossus)	Zungenmotorik	Symmetrie der herausgestreckten Zunge? Abweichung zur gelähmten Seite? Atrophie? Faszikulationen, Fibrillationen?

16.1.2 Reflexe

Eigenreflexe: Monosynaptisch; Auslösung nach dem Alles-oder-Nichts-Prinzip; keine Ermüdung. Bahnung (d.h. erleichterte Auslösung) durch
- *Jendrassik'schen Handgriff* (Fingerhakeln mit sich selbst) für die Beinreflexe
- *Aufeinanderbeißen der Zähne* für die Armreflexe.

Die Reflexe und ihre Segmente					
Reflex	**ASR**	**PSR**	**RPR**	**BSR**	**TSR**
Segment*	S 1–2	L 3–4	C 5–6	C 5–6	C 7–8

* Ansteigen der Segmentzahlen, wenn Reflexe von unten nach oben getestet werden.

- Ein Reflex gilt nur als fehlend, wenn die Bahnung erfolglos war
- Funktionsstörungen der Pyramidenbahnen führen zur *Steigerung*, periphere Nervenschädigungen zur *Abschwächung* der Eigenreflexe.

- **Kloni:** Rasche, wiederholte Abfolge von Eigenreflexen; Ausdruck einer gesteigerten Reflextätigkeit. Seitendifferenz und fehlende Erschöpfung (> 6 mal hin und her) sind pathologisch (Pyramidenbahnschädigung); erschöpfliche Form nur bei Seitendifferenz pathologisch. Patellarklonus auslösen (Patella ruckartig nach distal schieben), Fußklonus auslösen (ruckartige Dorsalflexion des Fußes).
- **Fremdreflexe:** Polysynaptisch; Lebhaftigkeit abhängig von Reizstärke; ermüdbar. Verlust der Fremdreflexe ist ein empfindlicher Indikator für eine Pyramidenbahnschädigung. BHR = Bauchhautreflexe (Th9–Th12): am besten in drei Höhen prüfen (Dermatome ☞ 16.1.6); mit stumpfer Nadelspitze rasch und energisch von lateral nach medial über die Bauchhaut streichen → sichtbares Zucken der Bauchmuskulatur; falsch neg. Ergebnisse bei Adipositas, Narben, Schwangerschaft; wichtig zur Höhenlokalisation von Rückenmarksläsionen: Ausfall als MS-Frühzeichen
- **Pathologische Reflexe:** *Immer pathologisch, Frühzeichen einer ipsilateralen Pyramidenbahnläsion.*
  - *Babinski-Reflex:* (☞ Abb.16.1) „Babinski pos.": tonische Dorsalflexion der großen Zehe, meist mit Abspreizung und Plantarflexion der Zehen II–V
  - *Gordon-Reflex:* Kneten der Wadenmuskulatur: wie „pos. Babinski"
  - *Oppenheim-Reflex:* kräftiges Streichen entlang der Tibiakante von proximal nach distal: wie „pos. Babinski".

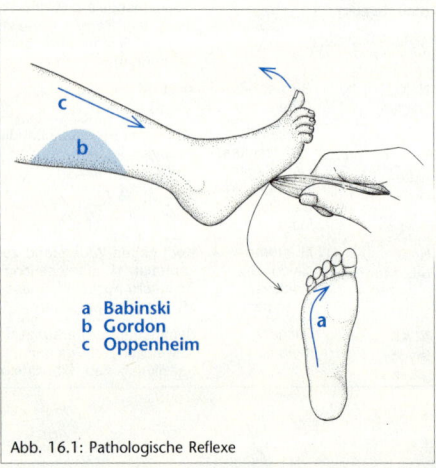

a Babinski
b Gordon
c Oppenheim

Abb. 16.1: Pathologische Reflexe

Der Babinski-Reflex gilt nur dann als negativ, wenn auch die alternativen Methoden negativ waren.

16.1.3 Nervendehnungsschmerz

- *Lasègue:* Schmerzen bei Wurzelirritation L5–S1 oder Meningitis (☞ 16.8.1, Abb. 16.9)
- *Gekreuzter Lasègue:* Auslösung wie Lasègue. Schmerzen auf der Gegenseite der Dehnung. Positiv bei ausgeprägter kontralateraler Wurzelkompression

- *Umgekehrter Lasègue:* passives Heben des Beines in Bauchlage (Hüftgelenk überstrecken). Radikuläre Schmerzen. Positiv bei Wurzelreizung L3–L4, DD: Inguinaltunnelsyndrom: Kompression des N. cutaneus femoris mit Schmerzen und Parästhesien
- *Kernig:* Hinweis auf Wurzelirritation L5–S1 oder Meningitis (☞ Abb. 16.11)
- *Brudzinski:* bei passiver Kopfbewegung nach vorn kommt es bei meningealer Reizung zu einem reflektorischen Anziehen der Beine (☞ Abb. 16.9, 16.11)
- *Lhermitte'sches Nackenbeugezeichen:* Ruckartiges Beugen des Kopfes nach vorn → Dysästhesien in Armen und Rücken. Bei MS, HWS-Trauma und Halsmark-Tumor.

16.1.4 Tonus

Arme und Beine mit unregelmäßigen passiven Bewegungen prüfen.

- *Rigor:* Hand-, Ellenbogen- und Kniegelenk beugen und strecken. Durchgehender, wächserner Widerstand: *leadpipe*; ruckartig: *Zahnradphänomen* (Parkinsonismus ☞ 16.9.2); deutet auf extrapyramidal-motorische Störung
- *Spastik:* Prüfung von Pro- und Supination am Unterarm und Beugung/Streckung am Ellenbogen- und Kniegelenk: stärkster Widerstand beim Beginn schneller Bewegungen: Taschenmesserphänomen; deutet auf zentrale Parese (☞ 16.2.1)
- *Tonusverlust:* schlaffe Lähmung bei peripherer oder frischer zentraler Parese, Kleinhirnläsion.

16.1.5 Kraft

Inspektion: Atrophien (als Folge einer neurogenen oder myogenen Muskeldegeneration)? Faszikulationen (als Folge einer Schädigung der α-Motoneurone)?

Kraftprüfung — Kraftgrade
5	Normale Kraft
4	Bewegung gegen leichten Widerstand
3	Anheben des Gliedmaßenabschnittes gegen die Schwerkraft
2	Bewegung nur unter Aufhebung der Schwerkraft
1	Muskelkontraktionen sichtbar, jedoch keine Bewegung
0	Keine Muskelaktivität

Suche nach latenten zentralen Paresen
- *Armhalteversuch:* Arme bei geschlossenen Augen supiniert nach vorne halten: Pronation und einseitiges Absinken bei zentraler Parese
- *Beinhalteversuch:* auf dem Rücken liegend gebeugte Beine hochhalten: einseitiges Absinken bei zentraler Parese

16.1.6 Sensibilität

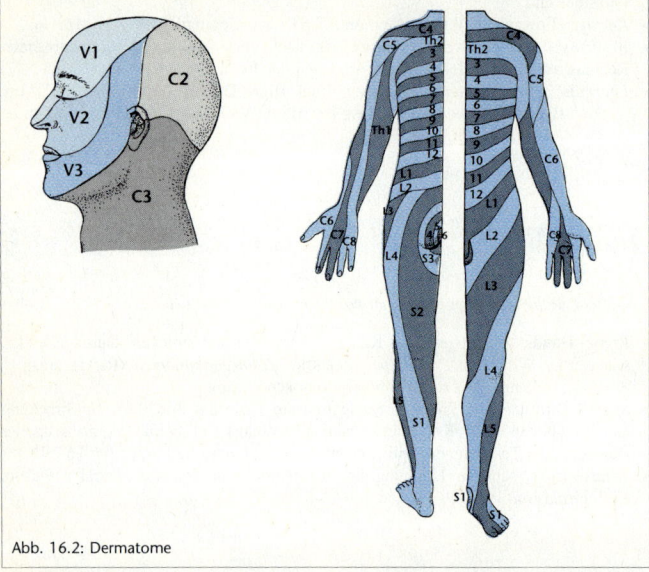

Abb. 16.2: Dermatome

16.1.7 Koordination

- *Finger-Nase-Versuch (FNV):* Pat. führt seinen Zeigefinger zur Nasenspitze
- *Knie-Hacke-Versuch (KHV):* Aufforderung, das gestreckte Bein im Bett liegend hochzuheben, die Ferse auf das Knie des gestreckten anderen Beins zu setzen und zügig am Schienbein nach unten gleiten zu lassen. Der FNV und der KHV werden mit offenen und geschlossenen Augen durchgeführt. Tremor (☞ 16.2.3)?, Ataxie, Dysmetrie (☞ 16.2.2)?
- *Diadochokinese:* gegensätzliche Bewegungen schnell alternierend ausführen, z.B. die Finger einer Hand nacheinander Daumen gleicher Hand berühren lassen, „Klavierspielen", „Glühbirne einschrauben". Dysdiadochokinese bei Kleinhirnläsionen (☞ 16.2.2), Tiefensensibilitätsstörungen (☞ 16.2.5), extrapyramidalen Störungen (☞ 16.9.1) und motorischen Lähmungen
- *Rumpfataxie:* freies Sitzen mit geschlossenen Augen und vorgehaltenen Armen nicht möglich; Kleinhirnläsion (☞ 16.2.2)
- *Rebound-Phänomen:* Untersucher drückt vorgehaltene Arme nach unten und läßt plötzlich los. *Pathol.:* verzögerte Korrekturbewegung mit weitem Ausschlag nach oben; Kleinhirnläsion (☞ 16.2.2)
- *Romberg-Test:* Pat. steht mit geschlossenen Füßen und nach vorn ausgestreckten Armen. Vergleich der Standfestigkeit bei offenen und geschlossenen Augen.

Unterscheidung von *sensibler Ataxie* (☞ 16.2.5; Fallneigung bei geschlossenen Augen durch Wegfallen der optischen Kompensation des sensiblen Defizits) und *zerebellärer Ataxie* (☞ 16.2.2; Fallneigung auch bei offenen Augen)
- *Unterberger Tretversuch:* Pat. tritt bei geschlossenen Augen und mit vorgestreckten Armen unter deutlichem Hochheben der Füße auf der Stelle. Pathol., wenn nach 50 Schritten eine Drehung von mehr als 45° erfolgt (zerebelläre oder vestibuläre Schädigung).

16.2 Leitsymptome und neurologische Syndrome

16.2.1 Muskelschwäche

Muskelschwäche-Übersicht						
Ort	Verteilungsmuster	Tonus	Reflexe	Faszikulationen	Atrophie	DD
Erstes Motoneuron	Bestimmte Muskelgruppen (z.B Wernicke-Mann; ☞ 16.2.4)	↑ Spastik	↑ (Fremdreflexe ↓) + pathol. Reflexe (☞16.1.2)	–	(+) Erst nach längerer Zeit	Infarkt, Blutung, Tumor, Abszeß, MS
Zweites Motoneuron	Radikuläres oder peripheres Verteilungsmuster bei Schädigung der Nervenwurzel, des Plexus oder peripheren Nerven	↓	↓	+ Stärker ausgeprägt bei Motoneuron-Läsionen als bei Schädigung des peripheren Nerven	+ Nach 2–3 Wochen sichtbar	Trauma, Neuropathie (☞ 16.11), degenerative Vorderhornerkrankung (z.B.ASL; ☞ 16.12),Tumor, Infarkt, Diskusprolaps
Motorische Endplatte	Beginnt oft an den kleinen Haltemuskeln (z.B. Lidheber, Augenmuskel, Nakkenmuskel)	(↓)	(↑) ermüdbar	–	(+)	Myasthenia gravis, Lambert-Eaton-Sy. (☞ 16.12)
Muskel	Symmetrisch, an Extremitäten meist proximal betont	↓	(↓)	–	+ Evtl. Pseudohypertrophie	Myositis (☞ 17.5.3), hereditäre, metabolische Myopathie

16.2.2 Kleinhirnsyndrom

Ipsilaterale Bewegungsstörungen infolge Schädigung des Kleinhirns
- **Ataxie:** fehlende Abstimmung der einzelnen Muskeln bei Bewegungen. Hin- und Herschwanken beim Finger-Nase- und Knie-Hacken-Versuch. Optische Kontrolle bringt keine Verbesserung. Rumpf- und Standataxie (Schädigung des Vermis cerebelli): Schwierigkeit, ruhig und aufrecht zu sitzen (→ Romberg-Test; ☞ 16.1.7). Gangataxie (Schädigung der Kleinhirnhemisphären): breitbeiniger, schwankender Gang, wie betrunken
- **Dysdiadochokinese:** gestörte Koordination bei raschen antagonistischen Bewegungen, (☞ 16.1.7)
- **Dysmetrie:** falsches Abmessen der Bewegungsamplitude (überschießende Bewegung); Rebound-Phänomen (☞ 16.1.7)
- **Intentionstremor** (☞ 16.2.3)
- **Skandierende Sprache:** langsam, abgehackt, explosive Silbenbetonung
- **Muskelhypotonie:** Tonus vermindert, Eigenreflexe abgeschwächt
- **Augenbewegungsstörungen:** sakkadierte Blickfolge, Blickrichtungsnystagmus.

Ursachen: MS, Tumoren im Kleinhirnbrückenwinkel, Alkoholabusus, vaskulär (meist mit Hirnstammsymptomen kombiniert) und degenerative Kleinhirnerkrankungen (z.B. Friedreichsche Ataxie).

16.2.3 Tremor

Unwillkürliche, rhythmisch aufeinanderfolgende Kontraktionen antagonistischer Muskelgruppen, meist an den Händen sichtbar.

- **Benigner, essentieller Tremor:** sporadisch oder familiär, 10 mal so häufig wie Parkinsontremor, kombinierter Bewegungs- und Haltetremor 8–13/Sek, Abnahme nach Alkoholgenuß, Zunahme bei Erregung. *Ther.:* Propranolol, z.T. sehr hohe Dosis nötig, z.B. 160–320 mg tägl., wenn unwirksam, Primidon (z.B. Liskantin®) 2 x 125 mg bis max. 3 x 250 mg tägl.
- **Parkinsontremor** (☞ 16.9.2; M. Parkinson und Parkinson-Sy.): Ruhetremor 4–7/Sek.; „Pillendrehen", „Geldzählen", unter emotionaler Belastung zunehmend
- **Intentionstremor (Aktionstremor):** Tremor (4–6/Sek) nur bei Bewegungen mit Zunahme bei Näherung des Zieles (z.B. Finger-Nase-Versuch), das sich zu grobem Hin- und Herwackeln mit Verfehlen des Ziels steigern kann (Crescendo-Charakter). Bei Kleinhirnschäden (☞ 16.2.2)
- **Tremor bei chronischem Alkoholismus** (☞ 16.13.2): feiner Ruhe- und Intentionstremor, Besserung nach Alkoholzufuhr. Grober Tremor im Delirium tremens
- **Leichter Fingertremor** aufgrund von Medikamenten: z.B. Antidepressiva (☞ 21.7.3), Neuroleptika (☞ 21.7.1), β-Sympathikomimetika, Theophyllin, Lithium
- **Hyperthyreoter Tremor** (☞ 12.1.5): feinschlägig. *Ther.:* Behandlung der Grunderkrankung, zusätzlich β-Blocker (z.B. Propranolol)
- **Flapping tremor** bei Leberinsuff. (☞ 8.5.4): „Flügelschlagen" der leicht angehobenen Hände
- **Psychogener Tremor:** grobschlägig, meist proximale Extremitäten betreffend, kann auch den ganzen Körper erfassen. Keine Synchronisationstendenz, verschwindet oft, wenn Pat. sich unbeobachtet glaubt oder eine schwere Rechenaufgabe zu lösen hat

- **Tremormischformen** bei M. Wilson (☞ 8.5.1, 14.3.6 und 16.9.2) und bei Vergiftungen (Hg, Co, Mg, Pb, As).

DD: **Dystonie,** z.B. bei Torticollis spasticus (☞ 16.12) oder Spasmus facialis.

16.2.4 Gangstörungen

- **Hemispastik** (zentrale Halbseitenlähmung): *Wernicke-Mann'scher* Lähmungstyp. Beugung im Ellenbogengelenk, Pronation des Unterarms, gestrecktes Bein in Spitzfußstellung. Gangbild: Gelähmtes Bein wird mit einer rotierenden Beckenbewegung im Halbkreis nach vorne geschwungen
- **Spastische Paraparese:** kleine, schlurfende Schritte mit steif gehaltenem Kniegelenk; durch Rückenmarksschädigung oder Mantelkantensyndrom (z.B. bei parasagittalem Meningeom)
- **Zerebelläre Ataxie:** stolpernder, breitbasiger Gang mit ausladenden Armbewegungen, um das Gleichgewicht zu halten; bei Kleinhirnschäden
- **Sensible Ataxie:** breitbasiger Gang wie bei zerebellärer Ataxie. Augen auf den Boden gerichtet. Pat. fällt, wenn er die Augen schließt; bei Polyneuropathien
- **Parkinson-Gang:** vornübergebeugte Körperhaltung ohne Mitbewegung der Arme. Kleine, schlurfende Schritte. Tendenz, in ein stolperndes Laufen zu verfallen. Pat. kommt nur langsam „in Gang"
- **Hysterische Gangstörung:** psychogen, paßt in kein Schema.

16.2.5 Rückenmarkssyndrome

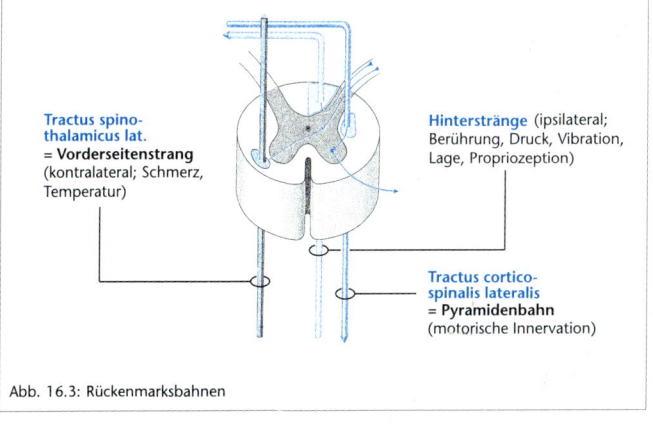

Abb. 16.3: Rückenmarksbahnen

Totale Querschnittslähmung

Akute Schädigung (Trauma, Durchblutungsstörung) → *spinaler Schock* mit schlaffer Lähmung, fehlenden Reflexen, Babinski evtl. schon positiv, Sensibilitätsausfall, Schockblase (Überlaufblase). Dauer 3–6 Wo.
Dem spinalen Schock folgt das *Querschnittssyndrom*, das auch initial bei langsamer Entwicklung der Schädigung (Tumor) eintritt *(progredienter Querschnitt)*:
- Spastische Para- oder Tetraplegie mit spinalen Automatismen unterhalb der Läsion. Aber: schlaffe Lähmung der Muskeln, die von den direkt geschädigten Vorderhornzellen versorgt werden (Kennmuskeln für Höhe der Läsion)
- Beugesynergien von Armen und Beinen und Strecksynergien v.a. der Beine
- Reflexe gesteigert, Babinski positiv, Sensibilitätsausfälle
- *Hypertone Reflexblase* bei Schädigung oberhalb Th12; autonome Blase (hypoton) bei Läsion der spinalen Miktionszentren unterhalb Th12.

Hinterstrangläsion

Vibrationsempfinden herabgesetzt bis fehlend, Lagesinn gestört, sensible Ataxie (*Romberg*-Test pos.; ☞ 16.1.7), Schwankschwindel bei Dunkelheit oder bei eingeschränktem Visus (☞ 16.2.6), häufig Schmerzüberempfindlichkeit, Eigenreflexe bei reiner Hinterstrangläsion erhalten. *DD:* funikuläre Myelose infolge Demyelinisierung der Seiten- und Hinterstränge (bei Vitamin B_{12}-Mangel; ☞ 14.3.3), Friedreichsche Ataxie, Tabes dorsalis.

16.2.6 Schwindel

Einteilung in systematischen Schwindel (mit Richtungskomponente = vestibuläre Ursache) und unsystematischen Schwindel:

Schwindel: Formen, Charakteristika	
Systematischer Schwindel	**Unsystematischer Schwindel**
Drehgefühl wie beim Walzertanzen	Unsicherheitsgefühl
Schwankschwindel	Benommenheitsgefühl
Liftgefühl	Taumeligkeit
einseitige Fallneigung	Betrunkenheitsgefühl
	Flimmern oder Schwarzwerden vor den Augen

Weitere Fragen zur Anamnese
- Dauer des Schwindels? Wiederholtes Auftreten?
- Abhängig vom Hinlegen oder Aufstehen? (kreislaufbedingt, benigner paroxysmaler Lagerungsschwindel)
- Während der Schwindelattacke schon einmal bewußtlos geworden? (kreislaufbedingt, DD der Synkope ☞ 4.1.6)
- Schwindel bei Belastung, z.B. Treppensteigen? (Herzinsuffizienz). Auch Kopfschmerzen? (Migräne, Trauma, Tumor, HWS-Syndrom)

- Abhängig von Kopfdrehungen? (Vertebrobasiläre Insuffizienz, benigner paroxysmaler Lagerungsschwindel)
- Gleichzeitige Ohrgeräusche und Schwerhörigkeit (M. Menière)?
- Läuft Flüssigkeit aus dem Ohr? Ohrenschmerzen (chron. Mittelohrentzündung)?
- Schwindel bei Kälte verstärkt (Trommelfellperforation, nach Ohr-OP)?
- Verschwindet der Schwindel bei geschlossenen Augen (okuläre Ursache)?
- Herzerkrankung? Bluthochdruck? Herzschrittmacher (technischer Defekt)?
- Schwindel nach dem Essen (postprandiale Hypotonie)?
- Nikotin? Alkohol? Medikamente? Noxen? Schädelverletzungen?

Untersuchung
- *Internistisch* (RR, Rhythmusstörungen, Herzvitium, Strömungsgeräusche über den Carotiden, Anämie)
- *Neurologisch* (Kleinhirnzeichen, sensible PNP mit Verlust des Lagesinns, Hirnnervenläsionen von N.V oder N.VII deuten z.B. auf Kleinhirnbrückenwinkelprozeß)
- *Hörtest* (einseitige Taubheit deutet auf vestibuläre Ursache)
- *Ohrenspiegelung* (Zoster oticus, Otits media, Perforation)
- *Nystagmus:* Unterscheide zwischen vestibulärem Nystagmus (in eine Richtung, erschöpfbar, nie vertikal) und zentralem Nystagmus (komplex, richtungswechselnd, auch vertikal, nicht erschöpfbar)
- *Gehversuch* auf einer Linie: einseitige Fallneigung (Fall zur kranken Seite bei vestibulärer Ursache, zur gesunden Seite bei Kleinhirnläsionen); breitbeiniger Gang mit eher ungerichteter Fallneigung (zerebellär oder sensible Ataxie)
- *Romberg-Test* (☞ 16.1.7): pos. bei propriozeptivem und vestibulärem, neg. bei zerebellärem Schwindel
- *Unterberger-Tretversuch* (☞ 16.1.7): pos. bei zerebellären und vestibulären Schäden.

■ Differentialdiagnose Schwindel

Internistische Ursachen
- *Vermindertes HZV* durch Rhythmusstörungen, Herzinsuff. (z.B. bei KHK, Kardiomyopathie), mechanische Behinderung z.B. bei Aortenstenose
- *Hyper- oder Hypotonie:* (☞ 5.3.2)
- *Gestörte zerebrale Durchblutung* (z.B. vertebrobasiläre Insuff.), Hypoxämie, Hypokapnie (z.B. bei Hyperventilations-Syndrom), Anämie
- *Metabolische Störungen:* z.B. Hypo- oder Hyperglykämie, thyreotoxische Krise, Urämie, Leberkoma
- *Infektionen.*

Otologische Ursachen
- *Neuritis vestibularis:* einseitiger Vestibularisausfall mit akut einsetzendem Drehschwindel, begleitet von Erbrechen, Fallneigung, rotierendem Spontannystagmus und Krankheitsgefühl; über Tage anhaltend, dann allmählich abklingend. Keine Hörstörungen. Ther.: nur bei starker Übelkeit und Brechreiz Antivertiginosa z.B. Dimenhydrinat (z.B. Vomex A®) Supp. 100 mg 1–2/Tag; ab 3. Tag Lagerungsübungen („Labyrinthgymnastik")
- *Gutartiger, paroxysmaler Lagerungsschwindel:* akute, nur Sekunden andauernde, durch bestimmte Kopfhaltungen ausgelöste Drehschwindelattacken; Nystagmus zum untenliegenden Ohr hin; Neurostatus o.B. Ursache: idiopathische oder posttraumatische Cupulolithiasis. Ther.: Lagerungstraining; Spontanremission nach Monaten

- *Morbus Menière:* rezidivierend auftretender Attackenschwindel, der über mehrere Stunden anhält. Immer von Ohrgeräuschen (Tinnitus), Ohrdruckgefühlen und Hypakusis begleitet, meist mit Erbrechen, Spontannystagmus und gerichteter Fallneigung. Innenohrschwerhörigkeit zuerst nur im Anfall, später auch im Intervall. *DD:* Hörsturz (kein Schwindel). *Ther.:* während der Attacke: Bettruhe, Antivertiginosa z.B. Dimenhydrinat (z.B. Vomex A®) Supp. 100 mg 1–2 tägl.; im Intervall: z.B. Betahistidin (z.B. Vasomotal®) 1.–3. Woche 3 x 16 mg, 2–6 Monate 3 x 8 mg
- *Kinetosen* (Reisekrankheit). *Ther.:* Dimenhydrinat, z.B. Superpep-Reisekaugummi®, Scopalamin z.B. Scopoderm® TTS Membranpflaster
- *Vestibulotoxische Substanzen:* Aminoglykoside, Atropin, Barbiturate, Chinidin, Salizylate; Alkohol, CO (bei sehr starken Rauchern), Coffein; Arsen, Blei, Quecksilber, Silber, Jod, Benzol, H_2S; Fleisch- und Pilzvergiftungen.

Neurologische Ursachen
- *Hinterstrangläsionen* (☞ 16.2.5)
- *Hirnstamm- oder Kleinhirnschäden:* z.B. Insult, Tumor
- *Kleinhirnbrückenwinkelsyndrom:* vor allem bei *Akustikusneurinom;* gutartiger, langsam wachsender, von den Schwannschen Zellen des N.VIII ausgehender Tumor; 30.–50. LJ. *Klinik:* progrediente Schwerhörigkeit mit Tinnitus, Gleichgewichtsstörungen, Trigeminusparese (Cornealreflex) und Fazialisparese, später Kleinhirnsymptome, Pyramidenbahnzeichen und Hirndruck. *Ther.:* neurochirurgisch. *Cave:* manchmal Teilmanifestation eines M. Recklinghausen (☞ 16.12)
- *Temporallappenepilepsie:* Schwindel als Aura (☞ 16.4)
- *MS* (☞ 16.10).

Ophthalmologische Ursachen
- *Augenmuskelstörungen* (**N.III, IV und VI**): bei alten Menschen vor allem durch Durchblutungsstörungen, Diabetes und Hochdruck; Myasthenia gravis, internukleäre Ophthalmoplegie bei MS, Tumoren, erhöhter Hirndruck (☞ 16.7)
- *Fehlende Fusion* nach Alkoholgenuß und Schädel-Hirn-Trauma; bei Müdigkeit, latentem Schielen oder Heterophorie
- *Refraktionsanomalien:* neue Brille, Refraktionsdifferenz > 3 dpt., nach einseitiger Katarakt-OP.
- *Akuter Glaukomanfall:* starke Schmerzen, harter Bulbus, rotes Auge (☞ 1.7.3).

Psychische Ursachen
Wohl relativ häufig (30 %): „*Patient hat jeden Halt verloren, steht am Abgrund*".

16.2.7 Tinnitus und Schwerhörigkeit

Differentialdiagnose
- *Mit Taubheit:* Hörsturz, M. Menière, Verschluß des äußeren Gehörganges (Ohrenschmalz!), Lärmtrauma, Akustikusneurinom
- *Ohne begleitende Hörstörung:* Anämie, Hypertonus, vaskuläre Ursachen (Carotisstenose, vertebrobasiläre Insuffizienz, Glomus caroticum-Tumor, AV-Fistel, Hämangiom, Herzvitium), erhöhter intrakranieller Druck, psychogen, nach Hörsturz.

Therapie (allgemein): neben der Behandlung der Grunderkrankung symptomatische Therapie durch „masking" (Überdeckung des Tinnitus durch äußere Lautquellen, z.B. vor dem Einschlafen Radiomusik oder Stimulation durch Masker-Gerät), Gesprächs- oder Verhaltenstherapie und Entspannungsübungen; medikamentöse Ther. z.B. mit Carbamazepin, Flunarizin (z.B. Sibelium®) sowie Tranquilizern ist umstritten.

16.2.8 Kopfschmerz

Man unterscheidet zwischen *chronisch funktionellen* (primären) Kopfschmerzen, z.B. Spannungskopfschmerz, Migräne und *symptomatischen* Kopfschmerzen, denen eine andere Ursache/Erkrankung zugrundeliegt.

Differentialdiagnose
- *Chronisch funktionelle (primäre) Kopfschmerzen*
  - Migräne
  - Spannungskopfschmerzen
  - Cluster-Kopfschmerz
- *Symptomatische Kopfschmerzen*
  - *Zerebrale Ursachen:* Entzündlich/infektiös (z.B. Meningitis (☞ 16.8.1), Enzephalitis (☞ 16.8.2), Hirnabszeß (☞ 16.8.3), Sinus- oder Hirnvenenthrombose (☞ 16.6.4), Arteriitis (☞ 17.5.6), intrakranielle Raumforderung (☞ 16.6.4), Zustand nach SHT (☞ 16.7), nach Insult (☞ 16.5.1)
  - *Internistische Ursachen:* Hypertonie (☞ 5.3.1), Hypotonie (☞ 5.3.2), Hypoglykämie (☞ 13.1.4), infektbegleitend z.B. bei „Grippe" oder HWI (☞ 9.3)
  - *Medikamentös-toxisch bedingt:* z.B. durch Nitrate, Kontrazeptiva, Analgetika (v.a. NSAR, medikamenteninduzierter Kopfschmerz), Antirheumatika, Malariamittel, Antiarrhythmika, Ergotaminderivate, Kalziumantagonisten, Benzodiazepine, Barbiturate, Muskelrelaxantien, Glukokortikoide, Herzglykoside, Diuretika, Lipidsenker u.v.a; Alkohol (Entzug), Koffein (Entzug)
  - *Sonstige Ursachen:* Sinusitis, Zahnerkrankungen, Augenerkrankungen (z.B. akutes Glaukom, Brechungsfehler), Neuralgien, (Trigeminus-Neuralgie, s.u.), HWS-Syndrom, Zustand nach Schleudertrauma, Schlafmangel, nach Lumbalpunktion.

Anamnese
- *Lokalisation:* z.B. ein- oder beidseitig, occipital oder frontal, vom Nacken her nach vorn ausstrahlend (typisch für Spannungskopfschmerz).
- *Schmerzcharakter:* z.B. dumpf, hell, stechend, einschießend (typisch für Neuralgien), „stärkster Kopfschmerz, den ich je hatte" (Hinweis auf Subarachnoidalblutung)
- *Verlauf:* Erstmalig (weist auf symptomatischen Kopfschmerz), chronisch-rezidivierend (weist auf chronisch funktionellen Kopfschmerz, insbesondere bei positiver Familienanamnese), morgens mit Besserung über den Tag, Crescendocharakter über Wochen (Hinweis auf intrakranielle Raumforderung), über den Tag zunehmend (typisch für Spannungskopfschmerzen).
- *Begleitsymptome:* Übelkeit, Erbrechen, Aura und/oder Sehstörungen (Hinweis auf Migräne), eitriger Schnupfen und druckschmerzhafte NAP (typisch für Sinusitis)
- *Selbstmedikation:* Hinweis auf medikamenteninduzierten Kopfschmerz? Analgetikaabusus?

Körperliche Untersuchung
- *RR-Messung:* Hypertonie, Hypotonie. HWS-Beweglichkeit (eingeschränkt bei degenerativem HWS-Syndrom, evtl. zusätzlich Parästhesien oder sensible Ausfälle an den Händen; ☞ 17.3.2), paravertebraler Muskelhartspann im Nackenbereich (Hinweis auf Spannungskopfschmerz). Palpation der NAP (schmerzhaft bei Sinusitis) und der Gesichtsoberfläche (evtl. Triggerpunkte bei Trigeminusneuralgie)
- Neurologischer Status bei Verdacht auf zerebrale Ursache: Hinweise auf fokale Ausfälle?
- Palpation der Bulbi zum Ausschluß eines akuten Glaukomanfalls.

■ Akuter Kopfschmerz

Differentialdiagnose
- *Akute Subarachnoidalblutung:* Erstmalig auftretender intensivster Kopfschmerz, meist occipital betont mit nachfolgender Nackensteifigkeit und vegetativen Symptomen. *Hypertensive Krise:* (☞ 5.3.1). *Entzündliche/infektiöse zerebrale Ursache:* Meningitis (☞ 16.8.1), Enzephalitis (☞ 16.8.2)
- *Arteriitis temporalis* (☞ 16.6.4). Akuter Anfall eines chronisch funktionellen Kopfschmerzleidens: z.B. Migräne, Cluster-Kopfschmerzen, usw.
- *Hirnnerven-Neuropathie:* Akuter einseitiger Kopfschmerz mit Doppelbildern; keine Nackensteifigkeit, meist im Rahmen einer diabetischen PNP (☞ 16.11).

■ Chronischer Kopfschmerz

Migräne
Nach der „International Headache Society": intermittierende Kopfschmerzattacken mit vegetativen Zusatzsymptomen.

Man unterscheidet die *Migräne ohne Aura* (einfache Migräne) und die *Migräne mit Aura* (früher Migraine accompagnée oder klassische Migräne), mit gleichzeitigen neurologischen Symptomen (Sensibilitätsstörungen, Skotome, Hemianopsie, Aphasie, Schwindel, Ataxie, Paraparesen). Von Migränekomplikationen spricht man, wenn die neurologischen Ausfälle 7 Tage nach dem Migräneanfall noch bestehen, ein ischämischer Defekt im CCT besteht und sonstige Ursachen für einen Insult ausgeschlossen sind.

Ätiologie: unbekannt; 90 % der Migräne-Pat. können aber Triggerfaktoren angeben, z.B. Schokolade, Käse, Alkohol (v.a. Rotwein), Hunger, körperl. Anstrengung, Entlastung nach Streß, Periode, Eisprung, „Pille", Medikamente (z.B. Nitroglycerin, Ca-Antagonisten).

Klinik: Oft morgens einsetzender Halbseitenkopfschmerz verbunden mit Übelkeit, Erbrechen, Lichtscheu, Geräuschüberempfindlichkeit und vegetativen Erscheinungen (Schwitzen, Tachykardien, Durchfall). In 20 % Beginn mit visuellen Sensationen (Lichtblitze, Flimmerskotome).

Akuttherapie: Reizabschirmung in abgedunkeltem, geräuscharmen Raum.
- *Leichte Attacken:*
  - Antiemetika: z.B. 20 mg Domperidon (z.B. Motilium®) oder Metoclopramid (z.B. Paspertin®) supp. bzw. 10–20 mg p.o.; nach 15–30 Min.
  - Analgetika: 1000 mg ASS (Aspirin®) p.o. oder 500–1000 mg Paracetamol (z.B. ben-u-ron®) p.o. oder supp., evtl. Naproxen 500–1100 mg p.o. oder supp.
- *Schwere Attacken:*
  - 20 mg Metoclopramid supp. nach 15–30 Min. 1–2 mg Ergotamintartrat supp., bei Bedarf nach 60 Min. wiederholen. Maximal 3 mg Ergotamintartrat pro Attacke bzw. 6 mg/Woche. *NW:* Übelkeit, Erbrechen, Ergotismus. *KI:* KHK, Hypertonie, Schwangerschaft, Stillzeit
  - Alternativ Sumatriptan (z.B. Imigran®) 100 mg p.o. oder 6 mg s.c. mit Autoinjektor. *NW:* Schwindel und Müdigkeit. *KI:* KHK, Prinzmetal-Angina, Hypertonus, M.Raynaud; *Cave:* 24 h vor und nach Sumatriptan kein Ergotamin-haltiges Präparat.

Prophylaxe: indiziert, wenn > 2–3 Migräneanfälle/Mon. auftreten, bei Migräneattacken > 48 h, bei Migränekomplikationen und bei subjektiv unerträglichen Attacken. *Ziel:* Reduktion von Häufigkeit und Schwere der Attacken, Einsparen von Analgetika.
- Standard sind Betarezeptorblocker z.T. in sehr hohen Dosen: z.B. Metoprolol (z.B. Beloc®) bis 150–200 mg tägl., Propranolol (z.B. Dociton®) 160–200 mg tägl.
- Flunarizin (z.B. Sibelium®) 5–10 mg tägl. *NW:* Gewichtszunahme, depressive Verstimmungen. *KI:* M.Parkinson, Depression
- Serotoninantagonisten z.B. Pizotifen (z.B. Sandomigran®) 1–3 mg tägl. *NW:* Müdigkeit, Gewichtszunahme, seltener Schwindel, Mundtrockenheit und Obstipation; Methysergid 2–8 mg tägl. als ultima ratio: NW zahlreich z.B. Schlafstörungen, Muskelkrämpfe, Übelkeit. Retroperitoneal- und Lungenfibrose bei Langzeitanwendung. Bei guter Wirksamkeit Gabe über 6–9 Monate, danach ausschleichend absetzen und den Spontanverlauf über 2–3 Monate verfolgen.

Spannungskopfschmerz
Konstanter beidseitiger Kopfschmerz temporal-occipital, abends am stärksten, aber selten so stark, daß der Pat. nicht schlafen kann. Verstärkung unter psychischen Belastungen möglich. Ausschlußdiagnose. *Akuttherapie:* ASS (z.B. Aspirin®) oder Paracetamol (z.B. ben-u-ron®) jeweils 500–1000 mg p.o., Ibuprofen (z.B. Optalidon®) 500 mg p.o., Naproxen (z.B. Proxen®) 500 mg p.o.. *Prophylaxe:* Amitriptylin (z.B. Saroten®) zunächst 25 mg abends, über 3 Wo., auf max. 75 mg steigern; Streß reduzieren; evtl. Psychotherapie oder entspannende Verfahren (z.B. autogenes Training).

Medikamenteninduzierter Kopfschmerz
Akut z.B. nach Einnahme von Nitraten/Nifedipin. Meist aber Dauerkopfschmerz nach langjähriger häufiger Einnahme von Analgetika und Migränemitteln (meist Mischpräparate) auf dem Boden einer Migräne (seltener Spannungskopfschmerz).

Klinik: Typischerweise diffus und drückend, seltener pulsierend, meist täglich in den frühen Morgenstunden beginnender Dauerkopfschmerz.
Typische Medikamente (kritische kumulative Monatsdosis, deren Überschreiten zu Dauerkopfschmerzen führen kann): Ergotamintartrat (20 mg), Dihydroergotamin (28 mg), Barbiturate (840 mg), Kodein (240 mg), Phenacetin, Pyrazolonderivate (4100 mg), Paracetamol (7500 mg), Koffein (1350 mg), ASS (7000 mg).

Therapie: Stationärer Medikamentenentzug.

Cluster Kopfschmerz (CK, Bing-Horton Kopfschmerz)

M > F, streng einseitige Kopfschmerzattacken in der Orbitalregion mit Tränenfluß und Rötung, evtl. Miosis, Ptosis und Lidödem des homolateralen Auges und Rhinorrhoe. Attackendauer 30–180 Min. Frequenz 1–3 (max. 8) tägl., gehäuft 1–2 h nach dem Einschlafen oder in den frühen Morgenstunden. In 80 % episodisch mit 4–12 Wo Clusterperiode, anschließend mehrmonatige Remissionsphase. In 20 % chron.: Clusterperiode > 1 J. oder Remissionsphase < 2 Mon.

Ätiol.: unbekannt, selten Zusammenhang mit vaskulären Prozessen beschrieben.

Therapie: *Akuttherapie:* über 15 Min. 7 l/Min O_2 über Gesichtsmaske (pos. Effekt bei > 90 % der Pat. innerhalb von 10 Min.) oder Ergotamin als Aerosolspray (z.B. Ergotamin®-Medihaler) 3 x 1 Stoß à 0,35 mg im Abstand von 3 Min.

Prophylaxe bei episodischem Clusterkopfschmerz
- Prednison: 5 Tage 40 mg, 5 Tage 30 mg, 4 Tage 20 mg, 3 Tage 15 mg, 2 Tage 10 mg, 2 Tage 5 mg p.o. oder
- Verapamil 3–4 x 80 mg tägl.
- Methysergid (z.B. Deseril® ret Tabl., 2.Wahl) einschleichende Dosierung 2–4 x 4 mg tägl. (max. 3 Monate; cave: NW bei Dauerther. Retroperitoneal- und Lungenfibrose).

Prophylaxe bei chronischem Clusterkopfschmerz
Lithium (z.B. Quilonum® ret. Oblong Tabl.) 600–1500 mg (Plasmaspiegel 0,6–0,8 mmol/l).

Trigeminusneuralgie

(Trigeminus-Dermatome ☞ 16.1.6), M:F = 1:2, zweite Lebenshälfte.

Ursachen: „idiopathisch" (Nervenirritation durch A. cerebelli superior?) oder symptomatisch (Verdacht vor allem bei doppelseitigem Befall, neurologischen Ausfällen und Beteiligung des 1. Astes (bei idiopath. Form fast nie betroffen!); *DD:* Tumor, ischämisch, entzündlich, MS).

Klinik: blitzartig einsetzende, durch Reizung von Triggerpunkten ausgelöste, heftigste, brennende Schmerzen. Meist einseitig im Bereich des 2. und 3. Trigeminusastes (DD: Zahnschmerzen), seltener des 1. Astes (DD: Migräne, Zosterneuralgie, Riesenzellarteriitis); während der Schmerzattacke kommt es zu Kontraktionen der mimischen Muskulatur (DD: Epilepsie), danach zu vegetativen Reizerscheinungen wie Hautrötungen und Drüsensekretion.

Therapie: Carbamazepin (z.B. Tegretal®) initial 3 x 200 mg bis zu max. 6 x 200 mg tägl. p.o. (*cave:* RR-Abfall, KM-, Leber- und Nierenfunktion) oder Phenytoin initial 3 x 100 mg bis max. 5 x 100 mg p.o.; bei Nichtansprechen operative Maßnahmen wie perkutane Thermokoagulation des Ganglion gasseri (v.a. bei älteren Pat.) oder mikrovaskuläre Dekompression der Trigeminuswurzel bei jüngeren Pat.

Kopfschmerz bei intrakranieller Raumforderung

Morgens am stärksten, über den Tag hin abnehmend, crescendo-Charakter über Wochen und Monate, oft lokalisiert. Oft Erstsymptom von Hirntumoren (☞ 16.7).

16.2.9 Rückenschmerzen

Häufigste Ursachen: *16.–30. LJ.:* Diskusprolaps/Lumbago, Trauma, Frakturen, M. Bechterew, Spondylolisthesis, Schwangerschaft, infektiöse Spondylitis (meist Staph. aureus); *30.–50. LJ.:* Arthrose der kleinen Wirbelgelenke, Diskusprolaps/Lumbago, Metastasen (Lunge, Mamma, Prostata, Schilddrüse, Niere); > *50. LJ.:* Arthrose der kleinen Wirbelgelenke, Osteoporose („crush"-Fraktur eines Wirbelkörpers; ☞ 10.7.1), Metastasen, M. Paget, Plasmozytom.

Anamnese: plötzlicher Beginn verbunden mit Trauma bei schwerem Heben (Diskusprolaps) oder langsame Entwicklung (degenerative Ursache), Zunahme bei Bewegung (mechanische Ursache) oder Ruheschmerz (entzündliche Ursache) beim Husten und Pressen (Bandscheibenvorfall?), Schmerz in die Beine ausstrahlend (Wurzelirritation, z.B. bei Diskusprolaps)? Kribbeln oder Taubheitsgefühl (sensibler Ausfall auf ein Dermatom begrenzt), Darm- oder Blasenfunktionsstörungen? (Kaudalähmung, z.B. aufgrund eines medialen Diskusprolaps). *An andere Erkrankungen denken!* Aortenaneurysma, Pyelonephritis, gynäkologische Erkrankungen, entzündliche Darmerkrankungen, chron. Pankreatitis, Pankreas-Ca, Knochenmetastasen.

Untersuchung
- Eingeschränkte Beweglichkeit der Wirbelsäule (Schober-Zeichen ☞ 17.1.1)
- Halteanomalien: Skoliose als Schonhaltung? Aufhebung der Lendenlordose? Einseitig betonte Verspannung des M. erector spinae? Nervendehnungsschmerzen (☞ 16.1.3). Motorische oder sensible Ausfälle, (Höhenlokalisation bei Bandscheibenvorfall ☞ 16.1.6). Sensibilitätsprüfung im Anal-Genital-Bereich: Reithosenparästhesie bei Kauda-Sy. (s.u). Rektale Untersuchung (Tumoren von Prostata, Anus, Rektum?)
- Rö der LWS in 2 Ebenen (☞ 17.2.2): Tumor? Metastasen? Spondylose? Verschmälerte Zwischenwirbelräume (Bandscheibendegeneration)? Spondylitis? Spondylolisthesis? M. Bechterew (☞ 17.4.2)? Wirbelsäulenanomalien (Übergangswirbel, Spina bifida)? Spinales CT (Prolaps? Raumforderung?); MRT bei Z.n. Bandscheiben-OP (Reprolaps)
- Knochenszintigraphie bei V.a. Knochenmetastasen, Tumoren
- EMG und NLG zur Objektivierung neurol. Ausfälle.

Lumbago („Hexenschuß")
- *Klinik:* rezidivierende akute Kreuzschmerzen mit steifer Fehlhaltung durch Wurzelreizung bei dorsolateraler Protrusion der Bandscheibe (reversibel); einschießende Schmerzen im Ausbreitungsgebiet eines Dermatoms; durch Muskelhartspann fixierte Schonhaltung, Lasègue pos.
Therapie: in der Akutphase Ruhigstellung (Stufenbett oder flache, harte Unterlage, z.B. Brett unter Matratze schieben), lokale Wärme (Fango, Rotlicht), NSAR, z.B. Diclofenac (z.B. Voltaren®) bis 150 mg tägl.; Chlormezanon (z.B. Muskel-Trancopal®) 200–1200 mg tägl. oder Tetrazepam (z.B. Musaril®) 25–200 mg tägl. zur Muskelrelaxation; ggf. Levomepromazin (z.B. Neurocil®) 25–200 mg tägl. zur Schmerzdistanzierung. Nach Abklingen der akuten Beschwerden Traktion am Schlingentisch, Bewegungsther. im Warmwasserbad, Elektrother., Stangerbad, Lockerungsmassage, KG zur Kräftigung der Rücken- und Bauchmuskulatur.
Vorbeugende Maßnahmen: regelmäßig Rückengymnastik mit Haltungsschulung und Schwimmen.

Lumbaler Bandscheibenvorfall (BSP)

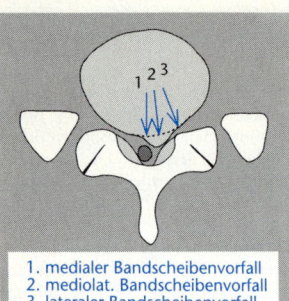

Abb. 16.4:
Lokalisation lumbaler Bandscheibenvorfälle

1. medialer Bandscheibenvorfall
2. mediolat. Bandscheibenvorfall
3. lateraler Bandscheibenvorfall

Plötzlich nach schwerem Heben oder Drehbewegungen des Rumpfes einsetzendes radikuläres Nervenwurzelkompressionssy. aufgrund eines irreversiblen Prolaps einer Bandscheibe (in 95 % LWK4/5 oder LWK5/SWK1; Richtung des Vorfalls (Häufigkeit): mediolateral (ca. 90 %) > lateraler > medial > intraforaminal).

Klinik: Schmerzen von segmentaler Ausbreitung (☞ Abb. 16.6), die sich bei Husten, Niesen oder Pressen verstärken; Mißempfindungen und sensible Ausfälle (immer Anal-Genital-Region mit untersuchen zum Ausschluß eines medialen Bandscheibenvorfalls). Reflexabschwächung oder -verlust. Lasègue positiv (☞ 16.1.3), *Valleixsche* Druckpunkte (Verlauf N. ischiadicus)? Nach 3–4 Tagen: nachlassende Schmerzen, Taubheitsgefühl in den betroffenen Segmenten, evtl. Paresen (Wurzeltod: neurochirurgischer Notfall!).

Ther.: möglichst konservativ, wie bei Lumbago; OP-Ind. bei medialem BSP mit Caudasyndrom, lateralem BSP mit funktionell bedeutsamer Parese (Kraftgrad ≤ 3), therapieresistente Schmerzen (mind. 4 Wo. konsequente konservative Behandlung) bei im CT/MRT gesichertem BSP operative Verfahren: offene, mikrochirurgische oder perkutane Nukleotomie.

Caudakompression (Cauda equina-Sy.)

Notfall mit absoluter OP-Indikation! Medialer Prolaps, der durch Kompression der Cauda equina zu irreversiblen neurologischen Ausfällen führt.
Klinik: Paraparese, rez. radikulären Schmerzen mit Seitenwechsel; „gekreuzter pos. Lasègue"; Blasen- und Mastdarminkontinenz, Erektionsstörungen und Reithosenanästhesie (Sensibilitätsstörungen im Anal-Genital-Bereich). Sofort Myelo-CT und so früh wie möglich OP, spätestens nach 24 h.

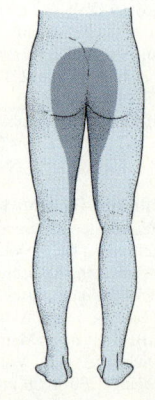

Abb. 16.5: Reithosen-Anästhesie bei Caudakompression

Pseudoradikuläre Rückenbeschwerden: schmerzhafte Muskel-, Sehnen- und Gelenkreaktionen bei Erkrankungen der kleinen Wirbelgelenke mit reflektorischem Muskelhartspann. DD zum Diskusprolaps: nicht streng segmentale Begrenzung der sensorischen und/oder motorischen Ausfälle, keine Reflexausfälle.

Symptome bei lumbalem Diskusprolaps

Bandscheibe	Reflexausfall	Kennmuskel	Funktionseinschränkung
LWK3/4 Wurzel L4	PSR	M. tibialis anterior	Streckung im Kniegelenk und Fußhebung (Dorsalflexion), Fersenstand
LWK4/5 Wurzel L5	–	M. extensor hallucis longus	Großzehenhebung, Hebung des medialen Fußrandes, Fersenstand
LWK5/ SWK1 Wurzel S1	ASR	M. triceps surae	Hebung des lateralen Fußrandes, Zehenstand, Hüftabduktion, Plantarflexion

Abb. 16.6: Dermatome

16.3 Diagnostische Methoden

16.3.1 Liquoruntersuchungen

Durchführung und Komplikationen der Lumbalpunktion ☞ *2.3.5.*
Normalwerte im Liquor
- Aussehen: klar (blutig: intrakranielle Blutung, artefiziell; xanthochrom: alte Blutung, Protein ↑, Ikterus; trüb: Zellzahl > 800/3, eitrig: Zellzahl > 3000/3)
- Druck: 5–20 cm H_2O
- Protein: 0,15–0,45 g/l
- Glukose: ca. 70 % des BZ
- Leukos < 4/µl, davon 60–70 % Lymphozyten, 30–40 % Monozyten, 1–3 % Neutrophile; keine Eosinophilen, Plasmazellen, Erythrozyten und Siderophagen
- Zellzahl bis 12/3 (4/µl) bei Erwachsenen, Kinder im 1. Monat bis 80/3
- Albumin-Quotient: bis 7×10^{-3} bei Erwachsenen
- Laktat: < 2,1 µmol/l
- Delpech-Lichtblau-Quotient: $IgG_{Liquor} : Albumin_{Liquor}/IgG_{Serum} : Albumin_{Serum}$ (> 0,8 bei autochtoner IgG-Produktion; ☞ 16.10).

Liquordiagnostik

	Zellzahl*	Zelldifferenzierung	Albuminquotient	Immunglobuline	Bemerkungen
Akute virale Meningitis	Bis mehrere 100/µl	Mononukl., akt. B-Lymphozyten	< 20 x 10⁻³	IgM	Laktat < 2,1 µmol/l
Eitrige Meningitis	Bis mehrere 1000/µl	Neutrophilie	> 20 x 10⁻³		Laktat > 2,5 µmol/l, Bakteriennachweis, trübes Aussehen
Tuberkulöse Meningitis	Bis mehrere 100/µl	Mononukleäre	> 20 x 10⁻³	IgA, IgG	Bakteriennachweis, Glukose < 50 % des BZ
Pilzmeningitis	Bis mehrere 100/µl	Mononukleäre		lokale Produktion	Pilznachweis
Guillain-Barré-Sy.	Normal		bis 50 x 10⁻³		Evtl. mononukleäre Pleiozytose
Bannwarth-Polyneuritis	Einige 100/µl	Mononukleäre bis 25 % akt.B-Lymphozyten	> 20 x 10⁻³	IgA, IgM, IgG	Borrelien-AK
Multiple Sklerose	Bis 40/µl	Mononukleäre	bis 10 x 10⁻³	IgG	Oligoklonale Banden (isoelektrische Fokussierung)
Chron. Meningoenzephalitis	Bis 100/µl	Mononukleäre	< 20 x 10⁻³	lokale Produktion	Oligoklonale Banden (isoelektr. Fokussierung); IgG-bezogene Ak-Aktivität CSF/Serum > 2
Hirntumor	↑	Tumorzellen			
Hirnabszeß	Bis einige 100/µl	Mononukl. und/oder Neutrophile	↑	IgG und IgA (ab 2. Wo.)	
Sperrliquor	↓		↑		Evtl. xanthochrom

* Angaben in Zellen/µl = 3 x Zellen/ Drittelgesichtsfeld

16.3.2 Neuroradiologische Methoden

Craniale Computertomographie (CCT; ☞ Abb. 20.3)
Ind.: Tumor, Schädelhirntrauma, intrazerebrale Blutung, Hirninfarkt, Hirnödem, Hydrozephalus, Infektionen, Entzündungen, Abszeß, Atrophie, degenerative Erkrankungen, Mißbildungen.
- Meist Nativ-Scan ausreichend. Kontrastmittel-Scan zeigt eine KM-Anreicherung (= hyperdens, heller auf dem Bild) bei abnormen Gefäßen (Gefäßmißbildung, Tumorgefäße), in hyperämischen Bereichen (Randzone von Infarkt oder Abszeß) und bei gestörter Bluthirnschranke. Bei Hirntumoren ist die KM-Anreicherung oft tumortypisch (z.B. ringförmige KM-Anreicherung beim Glioblastom). Zeichen der Raumforderung: Mittellinienverlagerung, okklusiver Hydrozephalus. Hirnschwellung (Ödem): verstrichene Rindenfurchenzeichnung, eingeengtes Ventrikelsystem; Verlegung der basalen Zisternen. Hirnatrophie: Volumenminderung des Gehirns mit kompensatorischer Erweiterung der Liquorräume
- *KO:* KM-Allergie, Nierenfunktionsverschlechterung (bei CCT mit KM).

Spinale Computertomographie
Eine exakte klinisch-neurologische Vordiagn. ist zur Höhenlokalisation immer nötig.
Ind.: Bandscheibenvorfall, enger Spinalkanal, Tumoren (z.B. Metastasen, Meningeome, Neurofibrome, Schwannome, Gliome) und Mißbildungen (z.B. Syringomyelie).

MRT
Syn.: Magnet Resonanz Tomographie, „Kernspin". Messung der Dichte von Wasserstoffatomen im Gewebe. Vorteile gegenüber dem CT: keine Knochenartefakte (Spinalkanal, Hirnstammbereich, HWS, BWS), höhere Empfindlichkeit gegenüber patholog. Gewebsveränderungen (z.B. für zerebrale Insulte, Metastasen, frühzeitiges Erkennen von Demyelinisierungen bei MS), Aufnahmen in der Sagittalebene möglich. Isolierte Darstellung von Gefäßen durch flußempfindliche Sequenzen möglich (sog. MRT-Angiographie). Keine Strahlenbelastung. *KI:* metallhaltige Implantate (z.B. Schrittmacher, Metallclips auf Gefäßnähten); Edelmetalle, z.B. Zahngold stören nicht.

Angiographie
- *Digitale venöse Subtraktionsangiographie (DVSA):* am häufigsten angewendetes Verfahren zur Darstellung der extrakraniellen hirnversorgenden Gefäße bei V.a. Stenosen; das Auflösungsvermögen in den intrakraniellen Gefäßabschnitten ist allerdings limitiert
- *Digitale arterielle Subtraktionsangiographie (DASA):* Vorteil: bessere Auflösung bei Pat. mit reduzierter Herzleistung und verlängerter pulmonaler Transitzeit (alter Pat.) sowie als Methode der Wahl bei V.a. Subarachnoidalblutung (☞ 16.6.1). Nachteil: höheres Komplikationsrisiko durch Embolisation arteriosklerotischer Plaques
- *Konventionelle Angiographie:* KM-Gabe wie bei DASA; Vorteil: höhere Auflösung v.a. intrakraniell im Vgl. zur DASA. *Ind.:* detaillierte Beurteilung von Angiomen sowie der Gefäßversorgung von Tumoren. Nachteil: höhere KM-Mengen und damit vermehrte Unverträglichkeitsreaktionen.

- Bei latenter Hyperthyreose oder V.a. funktionelle Autonomie Vorsicht mit Jod-haltigen Kontrastmitteln (☞ 12.1.5)
- Bei Niereninsuff. auf ausreichende Hydrierung achten, ggf. Dialyse unmittelbar nach der KM-Untersuchung (☞ auch 20.2.3).

16.4 Epilepsie

Genuine Epilepsie: ohne erkennbare Ursache, Manifestation meist < 20. LJ.
Symptomatische Epilepsie: sekundär bei Hirnschädigung durch Tumoren, Hämatome, Abszesse, Gefäßmißbildungen, Enzephalitis, Stoffwechselkrankheiten, Urämie, Intoxikationen, Alkohol, Insult. *Diagn.:* genaue Eigen- und Fremdanamnese, EEG, Rö-Schädel, CT, Liquoruntersuchung bei V.a. Infektion.

Im Erwachsenenalter (> 25. LJ.) erstmalig auftretende Krampfanfälle sind häufig die Erstmanifestation eines Hirntumors (→ CCT, MRT).

Einfache fokale Anfälle (Bewußtsein nicht gestört)
- **Jackson-Anfälle:** ausgehend von motor. Cortexanteilen (tonisch-klonische Muskelkrämpfe im korrespondierenden kontralateralen Körperbereich) oder sensiblen Rindenarealen (Kribbeln, Taubheitsgefühl, Schmerzen in begrenzter Ausbreitung auf der gegenüberliegenden Körperseite). Ausbreitungstendenz bis zur Generalisierung (*march of convulsion*). *Ther.:* Carbamazepin, Valproinsäure, Phenytoin
- **Adversivanfälle:** Kopfdrehung, Blickwendung zur Seite. Ausgehend von der prämotor. Rinde kontralateral zur Blickrichtung. *Ther.:* Carbamazepin.

Komplexe fokale Anfälle (mit Störung des Bewußtseins)
Psychomotorische Anfälle (Temporallappenepilepsie): vom basalen Temporallappen ausgehend. Beginn mit Aura (*dreamy state, jamais vu, déjà vu*), Sinneswahrnehmungen und/oder Schwindelgefühl. Bewußtseinstrübung, motorische Automa-tismen (Schmatzen, Nesteln mit den Händen, Ausziehen von Kleidungsstücken). Dauer: Min. bis Stunden. Amnesie für das Anfallsgeschehen.

Generalisierte Anfälle
- **Grand mal-Anfall:** Initialschrei, Hinstürzen (oft nach hinten), Augen meist offen, fehlende Lichtreaktion der Pupillen, *tonische Phase* (ca. 30 Sek.): Beine gestreckt, Arme gebeugt oder gestreckt, Apnoe, dann *klonische Phase* (0,5–5 Min.): rhythmische Zuckungen von Armen und Beinen, Zungenbiß, Schaum vor dem Mund, Urinabgang. Nach dem Anfall Terminalschlaf, Muskelkater. Amnesie für den Anfall. *Ther.:* z.B. Valproinsäure, Phenobarbital, Clonazepam
- **Absencen (Pyknolepsie, Petit mal):** tägl. häufige Bewußtseinspausen bis 10 Sek. Beginn 6.–10. LJ. Augenbewegungen, Zucken der Arme. *Urs.:* meist genetisch bedingt. EEG: 3–4/Sek. spikes and waves. *Ther.:* z.B.Valproinsäure, Ethosuximid
- **Myoklonische Anfälle (Impulsiv-Petit mal):** häufig morgens myoklonische Zuckungen der Arme (Kaffeetasse fällt aus der Hand) und Stürze. Dauer 2–3 Sek. Beginn 13. bis 18. LJ; gute Prognose. *Ther.:* z.B. Valproinsäure, Phenobarbital.

Therapie des Einzelanfalls
- Pat. aus Gefahrenzone bringen und Kopf mit weicher Unterlage vor Verletzungen schützen bis die Zuckungen abklingen (Zungenkeil zur Zungenbißprophylaxe umstritten). Nach dem Anfall stabile Seitenlage und Freihalten der Atemwege bis zum Wiedererlangen des Bewußtseins
- Medikamentöse Therapie (z.B. Valium i.v.) ist nicht indiziert, weil der Einzelanfall spontan endet und die sedativen Nebenwirkungen die Beurteilung der Reorientierungsphase erschweren.

Therapie des Status epilepticus

Anfallsserie, bei der zwischen den Grand mal-Anfällen das Bewußtsein gestört bleibt; Letalität 5–10 %, deshalb Ther. auf Intensivstation.
- Bergung aus gefährdender Umgebung zur Vermeidung von Verletzungen
- Atemwege freihalten: Gummikeil zwischen die seitlichen Zahnreihen, Wendel- oder Guedel-Tubus, ggf. Intubation
- Sauerstoffgabe: initial 4–6 l O_2/Min; dann je nach BGA
- Venöser Zugang: 1 mg Clonazepam (z.B. 1 Amp. Rivotril®) oder 10 mg Diazepam i.v., evtl. nach 10 Min. wiederholen (*Cave:* Atemdepression)
- *Bei Therapieresistenz:*
  - 250 mg Phenytoin (z.B. 1 Amp. Phenhydan®) langsam (ca. 50 mg/Min.) i.v.,
  - Weitere 0,5 bis max. 1g i.v. über 24 h, (*Cave:* Bradykardie, Hypotonie → EKG-Kontrolle)
  - Bei fehlendem Erfolg nach 60 Min. 1000 mg Phenobarbital (z.B. Luminal®) i.v. über 30 Min. (max. 20 mg/kg)
  - Bei fehlendem Erfolg nach 45 Min. 125 ml Clomethiazol (z.B. Distraneurin®) in 5 Min., dann ca. 100 ml/h, max. Tagesdosis 16 g
  - Nach 2–6 Stunden Thiopental-Narkose mit Intubation.

Dauertherapie epileptischer Anfälle
Nach Ausschluß spezifischer Ursachen Behandlung mit *einem* Medikament (*ein* behandelnder Arzt). Langsame Dosissteigerung über 2–3 Monate (wie auch ggf. langsames Ausschleichen), Spiegelkontrolle. Erst wenn kein Medikament alleine wirkt, Kombinationsther. 10 % aller Anfallsleiden sind nicht medikamentös kontrollierbar.

Antiepileptika: Dosierung, therapeutische Serumkonzentration, NW					
Medikament	**Erw.-Dosis mg tägl.**	**Serumspiegel (μg/ml)**	**Nebenwirkungen**	**WW mit Medikamenten (☞ 21.3)**
Carbamazepin (z.B. Tegretal®)	600–1600	4–10	Allergische Leukopenie, aplastische Anämie, Hepatitden, Dermatose. *Bei Überdosierung:* Doppelbilder, unsicherer Gang, Schwindel, Schläfrigkeit	Enzyminduktion mit beschleunigtem Abbau z.B. von Phenytoin, Marcumar, Digitoxin; Versagen der „Pille"
Phenytoin (z.B. Phenhydan®, Zentropil®)	250–450	10–20	Gingivahyperplasie, Hypertrichose, Akne, Keratose; Osteomalazie, psych. Veränderungen, PNP, Megaloblastenanämie, Folsäuremangel, Doppelbilder	
Phenobarbital (z.B. Luminal®)	200–400	10–40	Müdigkeit, Antriebslosigkeit (bei Kindern oft Ruhelosigkeit und Reizbarkeit); zerebelläre Ataxie, Osteopathie, allerg. Exanthem, Leukopenie	
Primidon (z.B. Liskantin®)	500–1250	5–12	Wird zu 70 % zu Phenobarbital metabolisiert	

Antiepileptika: Dosierung, therapeutische Serumkonzentration, NW

Medikament	Erw.-Dosis mg tägl.	Serum-spiegel (µg/ml)	Nebenwirkungen	WW mit Medikamenten (☞ 21.3)
Valproat (z.B. Ergenyl®, Orfiril®)	900–2400	50–100	Gewichtszunahme, Haarausfall, Zittern (mit β-Blocker zu behandeln), Leberschäden	Erhöht die Plasmakonzentration von Phenobarbital, kein Einfluß auf die „Pille"
Ethosuximid (z.B. Petnidan®)	1000–2000	40–100	Magenbeschwerden (→ Tabl. mit dem Essen einnehmen). Müdigkeit, Kopfschmerzen, Schwindel	Erhöht den Phenytoinspiegel
Lamotrigin (z.B. Lamictal®)	200–400 einschleichend dosieren	–	U.a. reversible Hautausschläge, Doppeltsehen, Schwindel, Schläfrigkeit, Kopfschmerzen, GI-Beschwerden, Reizbarkeit, Leberschäden (reg. Laborkontrollen bei Behandlungsbeginn)	Phenytoin, Carbamazepin, Phenobarbital und Primidon beschleunigen Lamotrigin-Abbau, Valproat hemmt den Abbau
Vigabatrin (z.B. Sabril®)	3000	–	Sedierung (bei Kindern Erregung), Schwindel, Nervosität, depressive Verstimmung, Nystagmus, Sehstörungen, Kopfschmerzen	Noch nicht bekannt

Autofahren: wird in der Regel bei mindestens zweijähriger Anfallsfreiheit, nicht (mehr) epilepsiespezifischem EEG und zuverlässig regelmäßiger Medikamenteneinnahme gestattet.

16.5 „Schlaganfall"

Als „Schlaganfall" (Apoplexie, apoplektischer Insult, Gehirnschlag) bezeichnet man ein mit fokalen neurologischen Ausfällen einhergehendes Krankheitsbild. 85 % Hirninfarkt (primär ischämischer Insult, zerebrale Ischämie), 15 % intrazerebrale Blutung (primär hämorrhagischer Insult). Mortalität ca. 50 % nach 6 Mon., 30 % der Überlebenden bedürfen täglicher Pflege.

Ätiologie
Zerebrale Ischämie (☞ 16.5.1) durch
- *Thrombembolischer Verschluß* oder arterielle *Thrombose* auf dem Boden einer Arteriosklerose. Risikofaktoren: Hypertonus, Hyperlipidämie, Diabetes mell., Hyperurikämie, Rauchen. Stenosen werden durch arteriosklerotische Plaques gebildet, die, wenn sie glatt sind, v.a. hämodynamische Wirkung haben. Ulzerierende Plaques können dagegen Embolien verursachen. Am häufigsten sind Stenosen der A. carotis interna (45 %), der A. cerebri media (26 %) und der A. vertebralis (11 %).

Bei vorbestehenden schlechten Durchblutungsverhältnissen kann Blutdruckabfall (z.B. durch Herzinfarkt, Antihypertensiva), Viskositätsänderung des Blutes oder Anämie einen Schlaganfall auslösen
- *Kardiale Embolien* bei Vorhofflimmern oder nach Herzinfarkt (durch intrakavitäre Thromben)
- *Zerebrale Mikroangiopathie:* Verschlußkrankheit der kleinen penetrierenden Arterien des Marklagers und des Hirnstamms, meist assoziiert mit Hypertonie
- *Seltene Ursachen:* Vaskulitiden (z.B. Panarteriitis nodosa), Migräne (migraine accompagnée), Subclavian-steal-Syndrom, erhöhte Thromboseneigung (Polyglobulie), Medikamente und Drogen (z.B. Ergotamin, Kokain, Heroin).

Intrazerebrale Blutung (☞ 16.5.2) durch
- *Chron. Hypertonie* (ca. 60 %): führt zu Gefäßhyalinose v.a. an den Großhirnarterien; häufig rupturiert die A. lenticulostriata, die Stammganglien, innere und äußere Kapsel versorgt. Verantwortlich für ca. 15 % aller Schlaganfälle
- *Nicht-hypertensive Ursachen (40 %):* Aneurysma (☞ 16.6), Angiom, Gerinnungsstörung (z.B. unter Heparin- oder Marcumarther. oder nach Thrombolyse), Tumorblutung, Vaskulitis (☞ 17.5), SHT.

Klinik: fokale neurologische Ausfälle je nach betroffenem Gebiet, oft reaktive Hypertonie, Atemantriebsstörung (z.B. Cheyne-Stoke-Atmung), Bewußtseinsverlust.

Diagnostik
- *Erstmaßnahmen:* RR-Messung, neurologischer Status (genaue Dokumentation ist wichtig für Verlaufskontrolle)
- CCT zur DD zerebrale Ischämie/intrazerebrale Blutung, Rö-Thorax (Zeichen einer Herzinsuffizienz? Pneumonie?), EKG (Herzinfarkt? Rhythmusstörungen?) *Labor:* BB (Polyglobulie, Anämie), BZ, Kreatinin, E'lyte, CK (häufig erhöht: „Birnen-CK"), CRP, Quick, PTT. TEE (Vorhofthromben?, ☞ 4.6), Gefäßdoppler.

DD „Schlaganfall"		
DD	**Zerebrale Ischämie**	**Intrazerebrale Blutung**
Anamnese	TIAs in der Vorgeschichte	Hypertonie in der Vorgeschichte
Klinik	Akut oder langsam einsetzende neurologische Ausfälle	Akute Bewußtseinsstörungen mit ausgeprägten Herdsymptomen, Nackensteife, Kopfschmerzen, Anisokorie
CT	Zunächst oft o.B., nach wenigen Tagen hypodense Areale	Hyperdense Zonen, Ventrikeleinbruch

Allgemeine Therapiemaßnahmen
- Therapiebeginn so früh wie möglich, weil großer Einfluß auf Überlebenschance und auf die Rückbildung der neurologischen Defizite
- *Atmung sichern:* Sauerstoffmangel und CO_2-Anstieg verstärken das Hirnödem und verschlechtern Prognose; Blutgasanalyse. Evtl. Intubation bei komatösen Pat.
- *Herz:* Ther. von Herzinsuff. (☞ 4.5) und Herzrhythmusstörungen (☞ 4.6). Möglichst kein Einsatz von Diuretika (erhöht Hkt.)
- *Blutdruck einstellen:* Keine generelle Hochdrucktherapie, da sich der Bluthochdruck meist innerhalb weniger Stunden normalisiert, vorsichtige RR-Senkung nur bei

diastolisch > 100 mmHg oder systolisch > 220 mmHg max. um 20 % des Ausgangswertes. Bei Hypotonie Volumensubstitution und evtl. Katecholamine
- *BZ Kontrolle:* bei wiederholt erhöhten BZ-Werten (> 200 mg%) vorübergehende Insulinther. (☞ 13.1.1)
- *Thromboseprophylaxe* (☞ 21.8.1)
- *Bilanzierung:* Ausreichende Flüssigkeitszufuhr (☞ 2.8). Ausgleich einer Exsikkose (Hkt. > 46 %), evtl. ZVK (☞ 2.3.2), *Elektrolytkontrolle*
- *Temperaturkontrolle:* Fieber senken (z.B. Paracetamol 500 mg; ☞ 21.6.1), Rö-Thorax, U-Kultur, Blutkultur, ggf. Antibiose
- *Magensonde:* bei Schluckstörungen zur Aspirationsprophylaxe, ab 1. Tag Kostaufbau, bei Erbrechen parenterale Ernährung (☞ 2.8.2)
- *Therapie des Hirnödems* (☞ 16.7)
- *Pflegerische Maßnahmen:*
  - Bei Inkontinenz oder Blasenentleerungsstörungen Dauerkatheter (☞ 2.6.4)
  - 2stündliche Umlagerung nach Bobath zur Spastik- und Dekubitusprophylaxe. Möglichst keine Bettgalgen. Tonuserhöhung der Arme wird durch Hochziehen unterstützt
  - Kontrakturprophylaxe durch tägl. Durchbewegung aller Gelenke (KG)
  - Jeden Kontakt zum Pat. von der gelähmten Seite her aufnehmen, Nachttisch, Blumenstrauß, Besucherstuhl usw. auf diese Seite stellen
  - Bei Sprachstörungen Papier und Stifte bereitlegen, tägl. Sprechübungen, wenn möglich durch Logopäden
  - Angehörige aufklären und in Therapie einbeziehen.

16.5.1 Zerebrale Ischämie

- *Risikofaktoren:* Alter, Hypertonie, Rauchen, Diab. mell., Fettstoffwechselstörung
- *Klinik:* fokale neurolog. Ausfälle je nach betr. Gefäßversorgungsgebiet. Oft begleitet von langsam einsetzender Bewußtseinsstörung.

Beispiele
- **A. cerebri media oder A. carotis interna:** brachiofazial betonte Hemiparese, Hemihypästhesie, homonyme Hemianopsie, Aphasie (dominante Hemisphäre befallen)
- **A. cerebri anterior:** beinbetonte Hemiparese, Gangapraxie, Inkontinenz
- **A. cerebri posterior:** homonyme Hemianopsie, Dyslexsie (dominante Hemisphäre), Kopfschmerzen
- **Ponsinfarkt:** je nach Lokalisation Tetraplegie, Pseudobulbärparalyse, locked-in-Sy., Hirnnervenausfälle und kontralaterale Parese
- **Vertebrobasiläres System:** Drehschwindel, Übelkeit, Erbrechen, „drop attacks" (plötzliches Hirnstürzen), Schluck- und Artikulationsstörungen, Ataxie, Doppelbilder, Nystagmus, Horner-Syndrom (☞ 16.12), gestörte Schmerz- und Temperaturempfindung, Ohrgeräusche, Hörminderung; bei Basilarisverschluß Para- oder Tetraparese, Bewußtseinsstörungen bis Koma
- **A. cerebelli inf. post.** (Wallenberg-Syndrom)*:* Drehschwindel, Erbrechen, Heiserkeit, Nystagmus. Ipsilateral: Horner-Syndrom, Trigeminusparese, Gaumensegelparese, Extremitätenataxie. Kontralateral: Sensibilitätsstörungen (Schmerz und Temperatur) der Extremitäten.

Stadien der zerebralen Ischämie

	Schweregrad	Klinische Symptomatik
Stadium I	Asymptomatische Stenose	Keine neurologischen Ausfälle
Stadium IIa	TIA: transiente ischämische Attacke	Vollständige Rückbildung < 24 h
Stadium IIb	PRIND: prolonged reversible ischaemic neurological deficit	Symptome > 24 h, vollständige Rückbildung
Stadium III	PS: progressive stroke	Zunehmende Symptomatik; teilweise reversibel
Stadium IV	CS: complete stroke (ischämischer Insult)	Chronisches neurologisches Defizit

Therapie
Stadium I
Konsequente Behandlung der *Risikofaktoren:* Nikotinentzug, RR-Einstellung, kardiale Rhythmisierung, bei DM BZ-Einstellung. Aufklärung des Pat. über Symptome einer möglichen TIA mit der Aufforderung, dann sofort den Arzt aufzusuchen. Prophylaktische Thrombendarteriektomie (TEA) nur bei rascher Progredienz der Stenose (Dopplersono) oder bei Stenosen > 90 % mit nachgewiesener schlechter intra- oder extrazerebraler Kollateralisation (intrakranielle Dopplersono, Angiographie). In der Primärprophylaxe Thrombozytenaggregationshemmern (ASS 1 x 100 mg tägl. p.o.).

Stadium II
10–30 % der Pat. mit einer TIA bekommen in den folgenden 5 J einen ischämischen Insult, deshalb *Risikofaktoren* behandeln (s.o.); nur *vorsichtige Blutdrucksenkung* bei hämodyn. wirksamer Stenose (> 70 %).
- *Thrombozytenaggregationshemmer:* s.o. oder Ticlopidin (z.B. Tiklyd®) 1–2 x tägl. 250 mg p.o. (☞ 21.8.3)
- *Antikoagulantien* (z.B. Marcumar® ☞ 21.8.2) bei Vorhofflimmern mit absoluter Arrhythmie oder wenn unter der Behandlung mit Thrombo-Aggregationshemmern weitere TIA's auftreten. Nicht mit

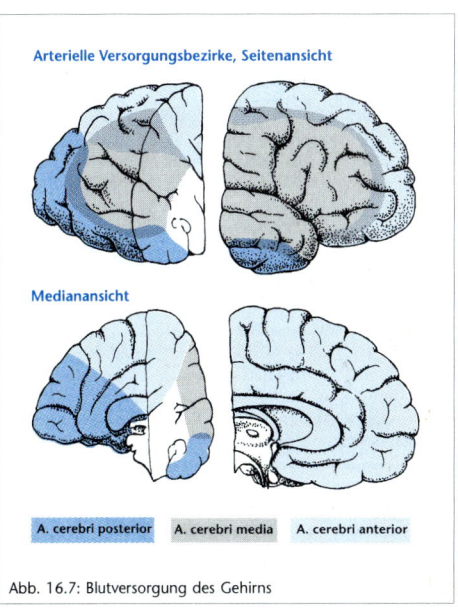

Abb. 16.7: Blutversorgung des Gehirns

Thrombozytenaggregationshemmern kombinieren
- *TEA* bei hämodynamisch relevanten Stenosen (> 70–80 %) und passender Symptomatik.

Stadium III
High dose Heparin (☞ 21.8.1) bei Pat. mit noch erhaltenem Bewußtsein, nicht zu schwerwiegenden neurologischen Ausfällen und Beginn der Symptomatik innerhalb der letzten 12 h. Nach 7–10 Tagen evtl. Umsetzen auf Marcumar (☞ 21.8.2).
KI: Vorbehandlung mit ASS innerhalb der letzten 5 Tage, zerebrale Blutung (CCT), bereits sichtbarer großer ischämischer Defekt im CCT, hypertensive Krise.
KO: zerebrale Blutung.

Stadium IV
Neben den allgemeinen Therapieprinzipien (☞ 16.5) sind folgende therapeutische Maßnahmen zu prüfen:
- *Isovolämische Hämodilution:* 250–500 ml Hydroxyethylstärke (HAES steril® 200/10 %) tägl. über 10 Tage kombiniert mit Aderlaß 200–400 ml bei tägl. Hkt.-Kontrolle (Wert um 40 % anstreben). *KI:* dekompensierte Herzinsuff., Niereninsuff. (Krea > 130 µmol/l), Hirnödem. *Antikoagulation* (☞ 22.8.2) zur Prophylaxe eines Rezidivinsultes empfohlen bei nachgewiesener kardialer Emboliequelle sowie bei vertebrobasilärem Insult. INR 2,0–3,0. *Absolute KI:* nichteinstellbare Hypertonie und Hirnblutung; *relative KI:* Zeichen einer zerebralen Mikroangiopathie im CCT, hohes Alter, hämorrhagische Umwandlung des Infarktes, Vorbehandlung mit Thrombozytenaggregationshemmern
- *Thrombolyse:* entweder systemisch (rtPA oder Streptokinase) oder lokal intraarteriell. *Ind.:* dopplersonographisch nachgewiesene Basilaristhrombose. Latenz max. 6 h; z.Zt. noch Gegenstand klinischer Untersuchungen.

Nutzen in der Akutbehandlung des ischämischen Insultes wird noch diskutiert für: Thrombozytenaggregationshemmer, Kalziumantagonisten und Betablocker. Als unwirksam oder obsolet gelten Diuretika zur Hirnödembehandlung, zentral wirksame Vasodilatatoren oder Vasokonstriktoren sowie Barbiturate.

Langzeittherapie und Sekundärprophylaxe
- *Risikofaktoren* ausschalten: s.o.
- *Thrombozytenaggregationshemmer:* ASS 1 x 100 (–500) mg tägl. Cave: Dosierung wird noch kontrovers diskutiert. Alternative bei *KI:* Ticlopidin (z.B. Tiklyd®) 2 x 250 mg tägl. p.o. (☞ 21.8.3). *Ind:* ab Stadium II
- *Antikoagulation:* Indiziert bei dopplersonographisch oder angiographisch gesicherten Stenosen (ab Stadium II) oder hochgradigem Verdacht auf kardiale Emboliequelle; unter dopplersonographischer Verlaufskontrolle Umstellung auf Thrombozytenaggregationshemmer nach ca. 1/2–1 Jahr. Nach TEA ist Antikoagulation nicht indiziert
- *Thrombendarteriektomie (TEA):*
  - *Ind:* Hämodynamisch relevante (> 70 %), unilokuläre A. carotis interna (ACI)-Stenose mit fokaler neurologischer Symptomatik im entsprechenden Stromgebiet. Tiefe ulzerative Plaques der ACI. Progrediente, symptomatische ACI-Stenose auch < 70 % bei gleichzeitigem ACI-Verschluß. *Cave:* Indikationsstellung immer mit DSA, Doppler reicht nicht aus
  - *KI:* Schrankenstörung im CCT nach ischämischem Hirninfarkt. Allgemeine OP-KI
  - *KO:* Hirninfarkt in 2 %; passagere HN-Schädigungen (v.a. VII, IX und XII)

- *Rehabilitation:* frühzeitig häusliche Situation des Pat. klären und nach Gespräch mit den Angehörigen evtl. Platz in Reha-Klinik oder Pflegeheim organisieren. Entscheidend für Prognose ist die Therapie in den ersten Mon.: KG, Gangschule, Gleichgewichtstraining, Logopädie, Hilfsmittelversorgung.

16.5.2 Intrazerebrale Blutung

Klinik: ☞ 16.6.1

Therapieprinzipien
- Senkung des erhöhten *intrakraniellen Druckes* (☞ 16.7)
- *Prävention und Behandlung der Komplikationen:* Grand mal-Anfälle (☞ 16.4), Hydrozephalus (durch externe Liquordrainage)
- *Low-dose-Heparinisierung* (☞ 21.8.1)
- *Blutdruckeinstellung:* nur vorsichtige Senkung bei systolischen Werten > 200 mm Hg max. um 20 % des Ausgangswertes
- Neurochirurgisches Konsil bzw. Verlegung in neurochirurgische Fachklinik insbesondere bei V.a. infratentorielle Blutung, Zeichen einer akuten Hirndrucksteigerung mit Einklemmsymptomatik (☞ 16.7), Hydrozephalus sowie Subarachnoidalblutung (☞ 16.6.1).

16.6 Intrakranielle Hämatome und Thrombosen

16.6.1 Subarachnoidalblutung

Blutung in den Subarachnoidalraum. Ruptur eines sackförmigen Aneurysmas (80 %), arteriovenöses Angiom (5 %), hämorrhagische Diathese (2 %), Leukämie, Hirntumor, mykotisches Aneurysma. Sackförmige Aneurysmen sind bei 2 % der Bevölkerung vorhanden. Häufig an der Abzweigung der A. communicans anterior von der A. carotis interna. Innerhalb 10 Jahren nach Diagn. eines asymptomatischen Aneurysmas erfolgt bei 10 % eine Ruptur.

Klinik
Plötzlicher „*stärkster Kopfschmerz, den ich je hatte*", Erbrechen, Schweißausbruch, Nackensteife durch meningeale Reizung, Bewußtseinsstörungen, Tachy-/Bradykardie, Hypo-/Hyperthermie, Störung des Atemantriebs. Evtl. ipsilateral N. III-Läsion (A. com. post.-Aneurysma), Parese N. IV und III (☞ 16.1.1), Herdsymptome; Augenhintergrund: papillennahe Blutung?

Diagnose und Therapie
Sofort CCT (95 % der Subarachnoidalblutungen sind am 1. Tag, aber nur 75 % am 3. Tag nachweisbar), Lumbalpunktion (☞ 2.3.5) nur bei zweifelhaftem oder negativem CT-Befund. Bei Pat. ohne Bewußtseinsstörungen Verlegung in die Neurochirurgie und Frühoperation bis zum 3. Tag.

KO: Rezidivblutung, Gefäßspasmen, Hydrocephalus.

Progn.: 30–45 % der Pat. sterben. Wichtigster prognostischer Faktor ist der initiale Bewußtseinszustand: Letalität ca. 70 % bei komatösen, aber nur 10 % bei wachen Pat. Von den unbehandelten Überlebenden haben 40 % ein Rezidiv innerhalb von 6 Monaten. Mortalität dann 80 %.

16.6.2 Epidurales Hämatom

Arterielle Blutung zwischen Dura und Schädelkalotte, meist durch Ruptur der A. meningea media nach temporo-parietaler Schädelfraktur (gelegentlich auch ohne Fraktur); häufig Männer zwischen 20 und 30 Jahren.

Klinik
Meist kurzer Bewußtseinsverlust, dann symptomfreies Intervall von mehreren Minuten bis Stunden; Eintrübung, ipsilaterale Okulomotoriusparese (Pupille weit, Auge schaut nach lateral und unten), später meist kontralaterale Halbseitensymptomatik. Hirndruckzeichen (☞ 16.7). CCT: hyperdense, von parietaler Kalotte ausgehende, nach innen konvexe Raumforderung; schwer vom subduralen Hämatom zu unterscheiden.

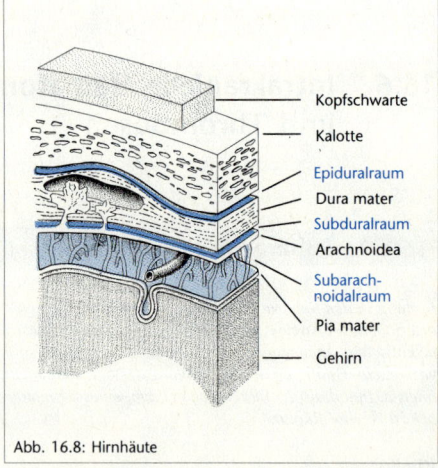

Abb. 16.8: Hirnhäute

Therapie
Sofort Einweisung in die Neurochirurgie; Trepanation und Ausräumung des Hämatoms.

16.6.3 Subdurales Hämatom

Akute oder chronische Blutung aus Brückenvenen (Verbindung zwischen Kortex und den venösen Sinus), meist bei alten Menschen (Venen wegen Hirnatrophie stärker gedehnt). Oft nur geringes Trauma (z.B. Kopf beim Aussteigen aus dem Auto gestoßen). Risikogruppen: Alkoholkranke, Epileptiker, Männer > Frauen.

Klinik
Akutes subdurales Hämatom: ähnlich wie epidurales Hämatom (☞ 16.6.2).
Chron. subdurales Hämatom: flukturierende Bewußtseinseintrübung, Persönlichkeitsveränderungen, Halbseitensymptomatik, Kopfschmerzen, Hirndruckzeichen (☞ 16.7).

Diagnose
CCT: zuerst hyperdense, nach 10–20 Tagen isodense, dann hypodense bikonvexe Raumforderung, die das Gehirn von der Kalotte abdrängt, schwer vom epiduralen Hämatom zu unterscheiden. *DD des chron. subduralen Hämatoms:* langsam progrediente cerebrale Ischämie, Tumor, Demenz.

Therapie
- *Akutes Hämatom:* Kraniotomie und Hämatomausräumung
- *Chron. Hämatom:* bei großen Hämatomen OP-Indikation, ansonsten abwarten.

16.6.4 Sinus- und Hirnvenenthrombosen

Thrombotischer Verschluß eines großen Sinus oder einer zerebralen Vene als Folge einer fortgeleiteten lokalen Entzündung im Gesicht oder Ohr (septische Thrombose). Häufiger ohne direkt erkenntliche Ursache (blande Thrombose). Risikofaktoren für blande Thrombosen sind v.a.: Kontrazeptiva, Hormontherapie, Schwangerschaft, AT III-Mangel.

Klinik
- *Blande Thrombose:* meist schleichender Beginn mit Kopfschmerzen gefolgt von lokalen oder diffusen neurologischen Störungen wie epileptischen Anfällen, zentralen Paresen, Verwirrtheitszuständen, psychotischen Erscheinungen, Bewußtseinsstörungen
- *Septische Thrombose:* Chemosis, Exophthalmus, Ausfälle des N. II, III, IV und V, Fieber, Leukozytose, Nackensteife (DD: Meningitis ☞ 16.8.1), sowie alle Symptome der blanden Thrombose.

Diagnose
Arterielle Angiographie oder MRT-Angiographie (bei Sinusthrombosen).

Therapie
Auf Intensivstation mit ZVK, DK, Ulkusprophylaxe und Bilanzierung. *High-dose Heparin* (☞ 21.8.1) sofort nach Diagnosestellung bis zur Normalisierung der Bewußtseinsstörung. Umstellung auf Marcumar® und 8–12 Monate Weiterbehandlung. Bei septischen Thrombosen schnellstmögliche operative Herdsanierung und systemische Antibiotikather., z.B. Claforan® 3 x 2 g und Penicillin G z.B. 4 x 10 Mega i.v.

16.7 Erhöhter intrakranieller Druck

Ursachen
- **Hirnödem** durch Schädelhirntrauma, Tumor, Metastasen, Meningitis, Hirnabszeß, Hypoxie, hypertensive Krise, Urämie, nach ischämischem Insult, durch Medikamente (z.B. Glukokortikoide, Ovulationshemmer, Tetrazykline) bzw. toxische Substanzen (z.B. Blei, Insektizide)
- **Intrakranielle Raumforderung:** Blutung, Tumor, Abszeß
- **Liquorabflußbehinderung:** Mißbildung (z.B. Aquäduktstenose), Tumoren, posthämorrhagische und postmeningitische Arachnopathie, verstopfter Ventrikel-Shunt, Hydrozephalus (☞ 16.12)
- **Venöse Abflußbehinderung:** Sinusvenenthrombose
- **Erhöhter Eiweißgehalt im Liquor:** Polyradikulitis (Guillain-Barré-Sy. ☞ 16.12), Neurinome
- **Idiopathisch:** Pseudotumor cerebri = ,,benign intracranial hypertension" (junge, adipöse Frauen mit Kopfschmerzen und Doppelbildern); *Ther.:* Salz- und Flüssigkeitsrestriktion, Diuretika, evtl. Versuch mit Acetazolamid, keine Steroide.

Symptome bei akuter Drucksteigerung
- Bei **Einklemmung des medialen Temporallappens** im Tentoriumschlitz (,,obere Einklemmung") phasenhafter Verlauf: okulomotorische Symptome, zunächst Reizmiosis, dann (evtl. erst einseitige) Mydriasis mit erloschener Lichtreaktion (innere Okulomotoriuslähmung), später evtl. komplette Ophthalmoplegie (Blick nach außen unten). Extremitätenlähmungen erst ipsilateral (Quetschung des kontralateralen Hirnschenkels), dann beidseits
- Bei **Einklemmung des Mittelhirns:** Bewußtseinseintrübung bis zum Koma. Zunächst motorische Unruhe, dann zunehmende Tonuserhöhung der Muskulatur: Streckstellung der Beine → Beugung der Arme → Streckspasmen aller Extremitäten (,,Enthirnungsstarre"). Pupillenbefunde je nach geschädigtem Gebiet unterschiedlich. Vegetative Symptome: Tachykardie, Hypertonie, Atemstörungen (,,vegetative Enthemmung")
- Bei **Einklemmung des Kleinhirns** im Foramen magnum (,,untere Einklemmung" = Bulbärhirn-Syndrom) Tonusverlust der Muskulatur, Areflexie, weite, reaktionslose Pupillen. Ausfall der vegetativen Zentren: Bradykardie, RR-Abfall, Hyperthermie, Atemlähmung (,,vegetative Depression")
- Folgezustand bei Überleben schwerer Einklemmungs-Syndrome: apallisches Sy. (= Coma vigile, Coma prolongé).

Symptome bei chronischer Drucksteigerung
- *Kopfschmerzen* (diffus, am Morgen ausgeprägter, verstärkt bei Husten und Pressen)
- *Erbrechen* (nüchtern, im Schwall)
- *Apathie,* Schläfrigkeit, psychische Veränderungen
- *Augensymptome:* Stauungspapille mit vergrößertem ,,Blinden Fleck"; Doppelbilder aufgrund einer Abducensparese
- *Fokale Zeichen:* z.B. Jackson-Anfälle, motorische und sensible Ausfälle, Einklemmungszeichen, s.o.

Diagnostik
- *Augenspiegeln:* Papillenödem? Papillennahe Blutungen? (Subarachnoidalblutung)
- *CT ohne, ggf. mit KM*
- Ggf. *Rö-Schädel:* vertiefte Impressiones digitatae, weite Sella mit porotischem Dorsum sellae, Nahtsprengung bei Kindern und Jugendlichen.

Therapie des Hirnödems

- Rücksprache mit Neurochirurgie
- *Akutes Hirnödem:* Intensivstation; Oberkörperhochlagerung (30°) bei gestrecktem Hals zur Verbesserung des venösen Rückflusses; initial Dexamethason (z.B. Fortecortin®: ca. 1 mg/kg), dann über 10–20 Tage reduzieren, zusätzlich Furosemid 40 mg i.v. und evtl. Mannit 20 % 2–3 x 125 ml über 10 Min. (*cave:* ANV → engmaschige Kontrolle der Ausscheidung: Blasenkatheter!). Ggf. maschinelle Beatmung mit kontrollierter Hyperventilation: Senkung des pCO_2 auf ca. 30 mmHg; Behandlung der Grunderkrankung
- *Subakutes Hirnödem* (z.B. durch Tumor, Abszeß): initial 20–50 mg Dexamethason, dann 12–24 mg tägl. über 2 Wochen; Erhaltungsdosis 2–8 mg tägl. (☞ 21.5)
- Bei *Hydrozephalus* (☞ 16.12) evtl. Liquor-Drainage.

■ Schädel-Hirn-Trauma (SHT)

SHT-Schweregrade	
Schädelprellung: Kopfverletzung ohne Bewußtseinsstörung, -verlust	
SHT:	Kopfverletzung *mit* Bewußtseinsstörung, -verlust bzw. Erbrechen, starke Kopfschmerzen. Einteilung in drei Grade anhand von Klinik und CCT-Befund:
SHT 1°	Commotio cerebri — kurzandauernde Bewußtseinsstörung, keine morphologischen Veränderungen im CCT
SHT 2°	Leichte Contusio cerebri
SHT 3°	Schwere Contusio cerebri

Anamnese (Eigen- und Fremdanamnese)
- Bewußtlosigkeit (beweisend für SHT-Syndrom): anterograde Amnesie (für die Zeit nach dem Unfallereignis). Retrograde Amnesie (für die Zeit vor dem Unfallereignis): Dauer korreliert mit Schwere des Traumas
- Übelkeit, Erbrechen, Schwindel, Kopfschmerzen (Seitenbetonung)
- Unfallhergang, Alkoholeinfluß, Medikamente, Drogen, Krampfleiden, Diabetes mellitus.

Klinik
- Bewußtseinslage: (Glasgow-Coma-Scale; ☞ 3.3.1), Pupillenkontrolle
- Äußere Verletzungszeichen (Prellmarken, Wunden, etc.). Blutung aus Nase oder Ohren → V.a. Schädelbasisfraktur. Auf weitere Verletzungen achten: Wirbelsäule, Thoraxtrauma, Abdominaltrauma und Extremitätenverletzungen
- Neurostatus: Paresen, Reflexe, Sensibilitätsstörungen, Augenmotilität, Visus, Kornealreflex.

Vorgehen
- Sicherung der Atmung. Evtl. Pulsoximetrie, BGA. Großzügige Indikation zur Intubation; Hyperventilation zur Hirndrucksenkung (Ziel: pCO_2 30 mmHg)
- Blutstillung. Sicherung der Kreislauffunktion. Schockprophylaxe (☞ 3.2.2; Polytrauma ☞ 3.13)
- Sorgfältige Dokumentation mit genauer Zeitangabe in 15-Min.-Abständen von Bewußtseinslage, Pupillenreaktion, Neurostatus, Atmung, Kreislauf, sowie in 30-Min.-Abständen Temperaturkontrolle: Hirndruckzeichen? Hirnstammsymptomatik (Atemstörung, Kreislaufstillstand, Streckkrämpfe)?
- Blutentnahme: BB, E'lyte, Glukose, Quick, PTT, AT III, evtl. Alkohol, CK, LDH, Leberwerte, Lipase
- Röntgen: Schädel in zwei Ebenen. Evtl. Hinterhauptaufnahme, Orbitae, Schädelbasis, HWS in vier Ebenen und Dens-Aufnahme, Thorax
- Bei offener Fraktur bzw. Liquorrhoe (☞ 18.1.3)
- Bei Krampfanfällen (☞ 16.4.).

Intrazerebrale Tumoren

Häufige intrakranielle Tumoren (Jugendl. und Erw.)		
Histol. Klassifikation und Malignitätsgrade *	Häufigkeit**	Charakteristika
Neuroepitheliale Tumoren		
Astrozytom (Grad I-II)	8 %	Langsames Wachstum, gelegentlich zystische Degeneration, Frühsymptom epileptische Anfälle; seltener Grad III-IV: schnelles Wachstum, schlechte Prognose
Oligodendrogliom (Grad II-III)	7 %	Meist in den Großhirnhemisphären lokalisiert, häufig Verkalkungen, evtl. epileptische Anfälle
Glioblastom (Grad IV)	15 %	Schnell und infiltrierend wachsend, gelegentlich den Balken überschreitend („Schmetterlingstumor") und multizentrisch vorkommend, MÜZ wenige Monate
Akustikusneurinom (Grad I)	8 %	Meist N. VIII, selten N. V + VII, langsames und rein expansives Wachstum, häufig bei Neurofibromatose v. Recklinghausen (☞ 16.12)
Mesodermale Tumoren		
Meningeom (Grad I-II)	20 %	Langsames Wachstum, Infiltration von Dura und Knochen möglich, häufig Verkalkungen, kräftige und homogene KM-Anreicherung
Ektodermale Tumoren		
Kraniopharyngeom (Grad I)	2 %	Von Resten der Rathke-Tasche ausgehend, intra- und suprasellär liegend, häufig verkalkt
Hypophysenadenom (Grad I)	6 %	z.T. hormonaktiv (Amenorrhoe-Galaktorrhoe, Akromegalie, Cushing-Syndrom), bitemporale Hemianopsie
Metastasen anderer Primärtumoren		V.a. Bronchial-Ca, Melanom, malignes Lymphom; oft multipel; ca. 25 % aller Hirn-Tumoren

* I (benigne) - IV (hochmaligne)
** Anteil an der Gesamtzahl primärer Hirntumoren

16.8 Infektionen des ZNS

16.8.1 Meningitis

Entzündung der Hirnhäute (Pia mater und Arachnoidea)

Ätiologie
Infektiöse Meningitis: Meningo-, Pneumo-, Streptokokken, Listerien, Hämophilus, Coxsackie-, Echo-, Mumps-, Herpes-, Entero-, Polio-, Adeno-, Varizellen-Zoster-, Masern-, EB-Virus, Leptospiren, Rickettsien, Pilze, Protozoen, Tb, Lues, Mykosen, Toxoplasmose, Brucellose, *Aseptische Meningitis* bei M. Hodgkin, Sarkoidose und als Meningiosis carcinomatosa.

Klinik
- Allg. Krankheitsgefühl, zunehmende Kopfschmerzen (Ausstrahlung in den Rücken möglich), Fieber, evtl. Nackensteifigkeit (Meningismus; ☞ 16.1.3), Erbrechen, Lichtscheu (Photophobie). Zunehmende Bewußtseinstrübung bis Koma (☞ 3.3.1)
- *Neurologische Herdsymptome:* z.B. lokale Krampfanfälle, Hirnnervenparese (v.a. bei basaler Meningitis). Nichtbakterielle Meningitiden verlaufen oft milder (weitgehende Restitution binnen 14 Tagen, gute Prognose). Bei Tbc bevorzugter Befall der Hirnbasis mit Hirnnervenausfällen (III, VI, VII)
- Selten hämorrhagisches Exanthem (bei Meningokokkenmeningitis). Sonderform: *Waterhouse-Friedrichsen-Sy.* Fulminante Meningokokkensepsis mit akuter NNR-Insuff. (☞ 12.2.4) durch hämorrhag. Infarkte.

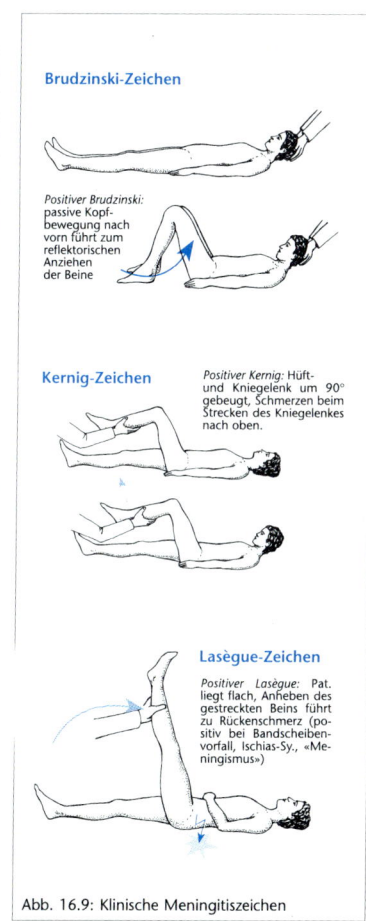

Abb. 16.9: Klinische Meningitiszeichen

Diagnostik
- *Liquorpunktion* (☞ 2.3.5) vor Antibiotikather.! Typisch sind trübes, gelbliches Aussehen, Liquorzellzahl meit 2000–10 000/3 Zellen, von denen 80–90 % in der Initialphase polymorphkernige Granulozyten sind. Lymphozytäre Pleozytose Hinweis auf nichtbakterielle Genese („lymphozytäre Meningitis"). Liquorzucker erniedrigt (< 30 mg %) und Liquorlaktat erhöht (> 3 mmol/l), Liquoreiweiß meist > 100 mg/dl. DD der Liquorbefunde (☞ 16.3.1)
- *Keimnachweis:* direkter Ausstrich mit Gramfärbung (sofort!), Liquorkulturen, Blutkulturen (in ca. 50 % pos.).
- *CCT:* Hirnabszeß? Hydrozephalus? Mastoiditis? Rö-NNH und Schädelbasis zur Fokussuche.

Therapie
Bei Verdacht auf eine bakterielle Meningitis wird eine empirische *antibiotische Ther.* blind begonnen (☞ 18.1.3). Umstellung gem. den Erkenntnissen aus Grampräparat und Kultur. Bei lymphozytärer Meningitis sind Allgemeinmaßnahmen wie Bettruhe, ggf. Krampfanfallsprophylaxe (☞ 16.4), ggf. Analgesie und Sedierung ausreichend. Ausnahme: Herpes simplex und Varizellen-Zoster → Aciclovir (☞ 18.4.7).

16.8.2 Enzephalitis

Ätiologie
Meist Viren (Herpes, Varizella-Zoster, HIV, CMV, Echo, Coxsackie, Polio, Mumps, Masern, Parainfluenza, Virus der lymphozytären Choriomeningitis, Arbo). Entweder direkter ZNS-Befall oder immunologische Begleitreaktion. Mitbefall der Meningen (Meningoenzephalitis) möglich.

Klinik
Gelegentlich Prodromalstadium mit allg. Krankheitsgefühl; meist akutes Auftreten mit psychischen Veränderungen, epileptischen Anfällen, neurologischen Herdsymptomen, extrapyramidalen Störungen und venösen Abflußstörungen (Hirndruckzeichen ☞ 16.7).

Diagnostik
Liquorpunktion (☞ 2.3.5, 16.3.1). Liquor-Zellzahl ↑ (bis 1000/µl), Protein ↑. Liquor kann auch normal sein! Ggf. Virusserologie (Titerverlauf entscheidend). EEG: unspezifische Allgemeinveränderung, evtl. Herdbefund, epilepsieverdächtige Abläufe.

Herpes-simplex-Enzephalitis

Akut nekrotisierend; Befall der Temporallappen.

Klinik: Kopfschmerzen, Erbrechen, epileptische Anfälle, Hemiparese, Verhaltensstörungen, Koma (☞ 18.4.7).

Diagn.: EEG (temporale Herdveränderungen), MRT, CCT + KM (aussagekräftig ab 5. Tag). Liquor: Zellzahl meist < 100/3, Protein 1–1,5 g/l (☞ 18.4.7).

Ther.: schon bei Verdacht Aciclovir (z.B. Zovirax®) 3 x 10 mg/kg tägl. i.v. für 10–14 Tage; Hirndruckther. (☞ 16.7); Antikonvulsive Ther. (☞ 16.4).

Progn.: Letalität 20 % (unbehandelt 70 %). Bei optimaler, d.h. vor allem frühzeitiger Ther. in 50 % Ausheilung ohne gravierende neurologische Defekte, gel. persistierende Gedächnisstörungen.

Andere Formen der Enzephalitis

HIV-assoziierte (☞ 18.4.3), Frühsommermeningoenzephalitis (☞ 18.4.5), Rabies-Enzephalitis (☞ 18.4.16), Poliomyelitis acuta anterior (☞ 18.4.12), Cryptococcus-Meningoenzephalitis (☞ 18.5.4), Toxoplasmenenzephalitis (☞ 18.4.3), CMV-Enzephalitis (☞ 18.4.3), Varizellen-Zoster (☞ 18.4.17), Listeriose (☞ 18.3.15), Borreliose (☞ 18.3.4), Slow-virus-Infektion.

16.8.3 Hirnabszeß

Ätiologie: Hämatogen (z.B. durch Bronchiektasen, Pneumonie, Endokarditis), fortgeleitet (v.a. bei Otitis media, Sinusitis, Mastoiditis), direktes Trauma mit Verletzung der Meningen (Hirnbasisfraktur, offene Schädelfraktur). Häufigste Erreger: Streptokokken, Staphylokokken, Pneumokokken, manchmal „sterile Abszesse".

Klinik: Fieber, Kopfschmerzen, Erbrechen, epileptische Anfälle, Hirndruckzeichen (☞ 16.7). *Befund:* allgemeine Entzündungszeichen (Fieber, BSG ↑, CRP ↑, Leukozytose), neurologische Herdsymptome. Infektionsherd (druckschmerzhaftes Mastoid oder Stirnhöhle, Ohrenausfluß, Herzgeräusch).

Diagn.: CCT (hypodenser Herd mit ringförmiger KM-Anreicherung, DD: Gliom).

Therapie: Bei frischen Abszessen ohne Bindegewebskapsel Versuch mit Antibiotika (z.B. Ampicillin 3 x 2 g i.v. + Metronidazol 2–4 x 500 mg tägl. i.v.), evtl. zusätzlich Cephalosporin der III. Generation (v.a. bei otogenem Fokus). Bei unzureichender Wirkung meist operative Sanierung nötig. Sanierung des Primärherdes.

Progn.: Letalität 10 %. Oft neurologische Restsymptomatik (≈ 40 %).

16.9 Erkrankungen der Stammganglien

16.9.1 Symptome

Reduzierte Aktivität = Minussymptome
- **Hypokinese:** erschwertes Starten und Beenden der Bewegungen (Pat. kann an der Ampel bei Grün nicht loslaufen), häufig Stürze, weil keine schnellen Ausgleichsbewegungen ausgeführt werden können, kleinschrittiger Gang, verminderte Mitbewegungen der Arme, monotone Sprache, ausdrucksarmes („Masken-") Gesicht (Hypomimie), Verlust der feinmotorischen Geschicklichkeit: Schrift wird klein und „krakelig" (Mikrographie)
- **Bradyphrenie:** Verlangsamung der Denk- und Wahrnehmungsvorgänge
- **Rigor:** *wächserner Widerstand* gegen passive Bewegungen (fehlende Antagonistenhemmung) oder *Zahnradphänomen*.

Überschießende Aktivität = Plussymptome
- **Parkinsontremor** (DD Tremor ☞ 16.2.3)
- **Athetose:** wurm- oder schraubenförmige Bewegungen von Händen und Füßen
- **Hemiballismus:** schnelle Kontraktionen proximaler Muskelgruppen → schleudernde Bewegungen der Extremität
- **Chorea:** dauernde, initial schnelle Kontraktionen wechselnder Muskelgruppen
- **Dystonie:** seltenes Syndrom mit langen tonischen Kontraktionen und zähen Drehbewegungen (Torticollis spasticus und Torsionsdystonie).

16.9.2 Morbus Parkinson und Parkinson-Syndrom

Parkinson-Syndrom
Symptome Tremor, Rigor und Hypokinese in unterschiedlicher Ausprägung.
Ätiologie: Ungleichgewicht zwischen Dopamin (zu wenig) und Acetylcholin (zu viel) im Gehirn, meist durch degenerative Veränderungen melaninhaltiger Zellen in der Substantia nigra. Dopaminmangel im Neostriatum (Putamen und Nucl. caudatus).

Ursachen
- **Morbus Parkinson (Paralysis agitans):** Ätiologie unbekannt, häufigste Manifestation des Parkinson-Syndroms (M > F, möglicherweise autosomal-dominant vererbt). Beginn nach dem 40. LJ. Im Frühstadium meist nur diffuse Symptomatik: Muskelschmerzen, Muskelverspannungen, Parästhesien, vegetative Störungen, depressive Verstimmungen. Gelegentlich einseitiges Auftreten von Rigor oder Tremor. Bei schwerem Verlauf folgende Begleitmanifestationen: Salbengesicht, erhöhter Speichelfluß und Schluckstörungen, Obstipation, Harnretention, Hitzewallungen, orthostatische Hypotonie, Depressionen, Minderbelüftung der Lungen (Pneumoniegefahr), Schlafstörungen. Freezing-Episode, paradoxe Kinesien und akinetische Krisen

- **Sonstige Ursachen**: Medikamente (z.B. Reserpin, Metoclopramid, Cinnarizin, Flunarizin sowie Neuroleptika), postenzephalitisch, vaskulär (Arteriosklerose), toxisch (CO, Mangan), Shy-Drager-Sy. (Parkinson-Sy., orthostatische Dysregulation und atonische Blase), M. Wilson (Leberzirrhose, Kayser-Fleischer-Kornealring; bei jungen Parkinsonpat. daran denken). Sonderform: Parkinson plus = Parkinson-Sy. + Demenz.

	Therapie des Parkinsonsyndroms	
Schweregrad	Plussymptome, z.B. Tremor	Minussymptome, z.B. Rigor und Akinese
leicht	Anticholinergika	Keine Behandlung oder Dopaminagonist (v.a. bei jungen Pat.)
mittel	Anticholinergika, L-Dopa + Benserazid, evtl. Dopaminagonisten	L-Dopa + Benserazid + Dopaminagonisten
schwer	Anticholinergika, L-Dopa + Benserazid, evtl. Bromocriptin, evtl. stereotaktische OP	L-DOPA + Benserazid, Bromocriptin, MAO B-Hemmer

Krankengymnastik
Auf neurophysiologischer Grundlage (PNF, Bobath); passive Bewegungen unter Zug zur Muskeldehnung, Kontrakturprophylaxe und Muskeltonussenkung; aktive Bewegungen mit viel Rotation (Meidung der Sagittalebene); Förderung der Reaktionsgeschwindigkeit; Gangschulung; ggf. Logopädie.

 Vorsicht bei folgenden Medikamenten: Neuroleptika, Metoclopramid (besser Domperidon geben), Antihypertensiva (*kein* Reserpin, Guanethidin, Clonidin), Halothannarkosen (L-Dopa möglichst 12 Std. vorher absetzen, postop. sofort weitertherapieren).

Zusammenstellung der wichtigsten Antiparkinson-Medikamente

	Name (z.B.)	24 h-Dosis	Wirkung	NW	Zu beachten
Anticholinergika	Akineton® (Biperiden) Tremarit® (Metixen) Artane® (Trihexyphenidyl)	3–12 mg 7,5–30 mg 1–10 mg	Gegen Tremor (und Rigor) Hypersalivation und Schwitzen	Mundtrockenheit, Obstipation, Akkomodationsstörungen, Mydriasis, Harnverhalt, Tachykardie, psych. Störungen v.a. bei alten Pat.	Rel. KI bei Engwinkelglaukom, Prostatahypertrophie, Tachykardie, Zerebralsklerose
L-Dopa	Madopar® (L-Dopa + Benserazid) Nacom® (L-Dopa + Carbidopa)	1.Wo: 62,5 mg 2.Wo 2 x 62,5 mg 3.Wo 3 x 62,5 mg; steigern bis max. 3 x 125 mg	V.a. gegen Rigor und Akinese; nachlassende Wirkung nach einigen Jahren	Dyskinesien, orthostatische Hypotonie, psych., GIT-, und Herzrhythmus-Stör., Übelkeit bei Therapiebeginn. *Spät-KO:* on-off-Phänomen, nachlassende Wirkung	Rel. KI bei dekompensierten endokrinen, renalen, hepatischen und kardialen Leiden; Glaukom und Ulcus duodeni
Dopaminagonisten	Pravidel® (Bromocriptin) Dopergin® (Lisurid) Pergolid® (Parkotil)	Dosierungsschema, s.u. **	Gegen Rigor, Akinese (und Tremor); Stimmungsaufheller, nicht so stark wie L-Dopa	GIT-Störungen, Obstipation, Dyskinesien, RR-Abfall, psych. Störungen, Libidosteigerung, Mundtrockenheit, Übelkeit bei Ther.beginn	Rel. KI bei dekompensierten endokrinen, renalen, hepatischen und kardialen Leiden; Glaukom und Ulcus duodeni
Amantadin*	Symmetrel® PK-Merz®	100 mg über 1 Wo., dann 200 mg, max. 300 mg Dosierung siehe unten	Gegen Rigor, Akinese (und Tremor), schwächer als L-Dopa. Wirkung erschöpft nach 2–3 Mon.	Gering, evtl. Nervosität, Schlaflosigkeit, Magenbeschwerden	Rel. KI bei Glaukom, Niereninsuff. und psych. Veränderungen (v.a. in Kombination mit Anticholinergika)
MAO B-Hemmer	Movergan® (Selegilin, Deprenyl)	10 mg	Gegen Rigor, Akinese (u. Tremor) „end of dose akinesia", wenn L-Dopa Wirkung nachgelassen hat, bei L-Dopa bed. Dyskinesien	GI-Beschwerden, Schlaflosigkeit, Halluzinationen, Dyskinesien	Vorsicht bei Thyreotoxikose, Tachykardie, Herz- und Leber-Erkr., Hypertonie, Engwinkelglaukom, Prostataadenom, Demenz. *Cave:* Komb. mit Antidepressiva

Anmerkungen zur Tabelle
* Amantadin: Mittel der 1. Wahl bei akinetischer Krise (200 mg in 500 ml NaCl 0,9 % über 3–4 h, max. 6 x tägl. bis zum Therapieerfolg)
** Bromocriptin: Initialdosis 1,25 mg, dann wö. Steigerung um 2,5 mg auf max. 30 mg tägl. je nach Ansprechen. Lisurid und Parkotil: mit 0,05 mg/tgl. beginnen, innerhalb von 2 Wo auf 3 x 0,25 mg steigern

16.10 Sonstige neurologische Erkrankungen und Syndrome

Abduzensparese
Häufigste Augenmuskellähmung, wohl wegen des langen intrakraniellen Verlaufs; horizontale Doppelbilder beim Blick zur gelähmten Seite.
Ursachen:
- *Nukleäre Lähmung:* Enzephalitis, Neurosyphilis, Gefäßprozesse, Blutung, Tumor, MS
- *Periphere Lähmung:* Meningitis, Sinus-cavernosus-Thrombose, Aneurysma der A. carotis interna, Sinusitis, Schädelbasisfraktur, entzündliche und neoplastische Prozesse an der Schädelbasis, erhöhter Hirndruck.

Amyotrophische Lateralsklerose (ALS)
Irreversibel fortschreitende Degeneration des 1. und 2. Motoneurons; typisch sind Muskelatrophie, Faszikulationen und lebhafte Reflexe; keine psychischen Veränderungen. *Progn.:* schlecht, keine Therapiemöglichkeit.

Bannwarth-Polyneuritis
Lymphozytäre Meningoradikulitis als Manifestation einer Infektion mit Borrelia burgdorferi nach Zeckenstich; lokale Rötung und Schwellung an der Einstichstelle mit zentropedaler Ausbreitung (Erythema migrans), Areflexie, Parese der Extremitäten, Facialisparese, radikuläre Schmerzen; selten Befall der langen Rückenmarksbahnen, *(Diagn. und Ther.:* ☞ 18.3.4.).

Chorea
Ständige, plötzliche, unkontrollierte Bewegungen besonders distaler Körperteile. Die Bewegungen sehen aus wie Fragmente normaler Zielbewegungen. Vorkommen als Chorea Huntington (dominant vererblich), Chorea minor (Sydenham, bei rheumatischem Fieber), bei Läsionen der Basalganglien (SLE, M. Wilson, Kernikterus).

Facialisparese
- *Zentrale Parese:* Stirnast nicht betroffen, Augenschluß immer vollständig.
- *DD:* meist Apoplexie
- *Periphere Parese:* Stirnast betroffen, evtl. zusätzlich Hyperakusis, verminderter Tränen- und Speichelfluß, gestörte Geschmacksempfindung der vorderen 2/3 der Zunge, vollständiger Augenschluß nicht mehr möglich, Bell's-Phänomen. *DD:*
  - *Idiopathische periphere Fazialisparese (Bell'sche Lähmung):* 3/4 aller Fälle; plötzliches Einsetzen innerhalb von Stunden, Rückbildung innerhalb von Wochen, *Ther.:* 1 mg/kg Prednisolon (z.B. Decortin®) tägl. über 5 Tage, dann ausschleichen; bei inkomplettem Lidschluß Uhrglasverband oder tagsüber z.B. Vidisic®-Augentropfen und nachts Augenklappe und Bepanthen®-Augensalbe; Gesichtsmassagen und aktive Innervationsübungen
  - *Seltener:* Zoster oticus: Zosterbläschen an der Ohrmuschel; Meningopolyneuritis Bannwarth (s. oben); *MS:* zusätzlich weitere neurologische Ausfälle; Z.n. Schädelbasisfrakturen oder Mittelohrprozessen; Akustikusneurinom: gleichzeitig Schwerhörigkeit, Gleichgewichtsstörungen; Melkersson-Rosenthal-Syndrom; Ramsay-Hunt-Syndrom; Guillain-Barré-Syndrom.

Guillain-Barré-Syndrom
Akute Polyneuritis, meist postinfektiös. Parästhesien an Händen und Füßen, Rückenschmerzen, Krankheitsgefühl; dann in 1–2 Wo. progrediente motorische Schwäche (schlaff, von distal nach proximal aufsteigend, Areflexie). Schluckstörungen und Fazialisparese, in schweren Fällen Atemlähmung und Asystolie. Meist vollständige Erholung innerhalb von Monaten.

Horner-Syndrom
Miosis, Ptosis, Enophthalmus; Störung der sympathischen Innervation des Auges durch Schädigung des Plexus brachialis, Pancoast-Tumor (Bronchial-Ca), zervikale LK-Metastasen, Z.n. Stellatum-Blockade, Hirnstamminfarkt (☞ 16.5), zervikale Syringomyelie (s.u.), idiopathisch (*Cave:* 15–30 % der älteren Bevölkerung haben eine banale Anisokorie).

Myasthenia gravis
Blockierung postsynaptischer Acetylcholinrezeptoren durch Antikörper (bei 80 % der Pat. nachweisbar); in 15 % mit Thymom kombiniert.
Klinik: Muskelschwäche bei repetitiven Bewegungen, äußere Augenmuskeln früh befallen (Doppelbilder, Ptosis). *Diagn.:* EMG *Ther.:* Cholinesterasehemmer Pyridostigmin (z.B. Mestinon®) individuell bis 480 mg tägl. verteilt auf mehrere Einzelgaben; Thymektomie (bei V.a. Thymom), ggf. kombinierte immunsuppressive Therapie (Prednison + Azathioprin), Plasmapherese (bei schwerem Verlauf). *Cave:* Anästhesist bei geplanten OP's über Erkrankung informieren.

Myasthenische Krise
Schwächeanfall bei akuter Unterdosierung von CHE-Hemmern. Verbesserung im Tensilontest mit 2 mg i.v.
Ther.: Intensivüberwachung, initial 1–3 mg Tensilon i.v., dann 12 (max. 23) mg/24 h über Perfusor, ggf. Intubation und Beatmung.

Cholinerge Krise
Muskelschwäche bei Überdosierung von CHE-Hemmern mit Tränenfluß, Miosis, Schwitzen, Bauchkrämpfen, Diarrhoe.
Ther.: Intensivüberwachung, Atropinsulfat 1–2 mg i.v. bis max. 8 mg alle 4 h; ggf. Intub. und Beatmung, CHE-Hemmer für 3–4 Tage absetzen.

Neurofibromatose v. Recklinghausen
Prävalenz 1:3000, autosomal dominant vererbliche Krankheit mit geringer Penetranz. Benigne tastbare Tumoren (Schwannsche Zellen und Fibroblasten) entlang peripherer Nerven. Im ZNS: Akustikusneurinom, Meningeome, Astrozytome, Optikusgliom. Hautbeteiligungen: Café-au-lait-Flecke, Sommersprossen in der Axilla, breitflächig aufsitzende oder gestielte Fibrome. *Ther.:* operative Entfernung (sarkomatöse Entartung möglich).

Syringomyelie
Angeborene, sich zwischen dem 20. und 40. J. manifestierende, fortschreitende Höhlenbildung meist im zervikalen Rückenmark; typisch ist Verlust von Temperatur- und Schmerzsinn an den Händen (Verbrennungsnarben), trophische und vegetative Sym-

ptome und Muskelatrophie. Operative Ther. zur Verbesserung des Liquorabflusses aus der Höhle, um deren Ausweitung aufzuhalten.

Torticollis spasticus
Schiefhaltung des Kopfes durch einseitige, teils schmerzhafte Krämpfe und Hyperkinesie der Hals- und Nackenmuskulatur unter Beteiligung der Muskuli trapezii, sternocleidomastoidei und splenii capitis.
- *DD:* muskulär, psychogen, nach SHT oder Enzephalitis, Chorea Huntington, M. Wilson, muskulärer Schiefhals bei geburtstraumatischer Sternokleidomastoideusfibrose, nerval bei N. accessorius-Lähmung, ossär bei Klippel-Feil-Syndrom
- *Ther.:* bei muskulärem Typ evtl. Anticholinergika (z.B. Trihexyphenidyl), Verhaltenstherapie, Versuche mit hochverdünntem Botulinustoxin lokal i.m, Akupunktur.

16.11 Psychiatrie in der Inneren Medizin

Häufig werden psychiatrische Konsiliaruntersuchungen angefordert bei Erkr. des Immunsystems (v.a. AIDS), bei Nieren-, Verdauungs- und Herzkreislauferkr. sowie bei Alkohol- und Drogenproblemen. Häufige Fragestellungen: Depression, Ängste, Suizidalität, organisches Pychosyndrom und forensische Probleme.

16.11.1 Übersicht

Delirante Syndrome
- **Klinik:** Desorientiertheit, Verwirrtheit, Unruhe, Halluzinationen, oft auch Erregung, „Durchgangssyndrom"
- **Ursachen:** Alkohol- und Medikamentenentzug, schwere Allgemeinerkrankungen (Infektionen, metabolische Störungen), zentralwirksame Pharmaka (paradoxe Effekte bei Sedierung alter Pat., Antiparkinsonmittel)
- **Therapie**
  - *Alkoholdelir:* 5 mg Haloperidol i.v. und Verlegung auf Intensivstation
  - *Alkoholprädelir* (Patient noch kooperativ): zunächst 2 Kps. Clomethiazol (z.B. Distraneurin®) oder 10 mg Diazepam p.o., dann Alkoholentzug (☞ 16.13.2)
  - *Nichtalkoholisches Delir:* 1–2 Kps. Clomethiazol (z.B. Distraneurin®); *cave:* Atemdepression
  - Bei *Opiat-/Heroin-Intoxikation* (☞ 3.4.3) mit drohender Atemlähmung 0,4 mg Naloxon (z.B. Narcanti®) i.v. (s.c., i.m.), *vorher* Pat. sicher fixieren (bevorzugt in Bauchlage); *cave:* plötzlicher Aktivitätsschub
  - Bei *Opiatentzug* 50–100 mg Doxepin (z.B. Aponal®) p.o. und evtl. Entzugsbehandlung in Spezialklinik.

Erregungszustände
Steigerung von Antrieb und Psychomotorik, Enthemmung und Kontrollverlust.
Ursachen: endogene Psychosen (Manie, Katatonie, agitierte Depression), exogene Psychosen (zerebrovaskuläre Erkrankungen, Anfallsleiden, Stoffwechselstörungen, Intoxikationen), psychogene Störungen (z.B. Panikzustände), fremde Umgebung im Krankenhaus.

Therapie
- Bei *akuter Schizophrenie* mit hochgradiger Erregung, Wahn, Halluzinationen und unberechenbaren Reaktionen 5–10 mg Haloperidol (z.B. Haldol®) i.v., evtl. zus. 25–50 mg Levomepromazin (z.B. Neurocil®) i.m.; Einweisung in Akutpsychiatrie
- Bei *akuter Manie* mit stark gesteigertem Antrieb, Ideenflucht und meist ohne Krankheitseinsicht wie bei akuter Schizophrenie, evtl. Haloperidol mit Diazepam 5–10 mg p.o. kombinieren; Einweisung in Akutpsychiatrie
- Bei *agitierter Depression* (ruheloser, getriebener, depressiver Pat. mit hohem Suizidrisiko) Levomepromazin (z.B. Neurocil®) 25–50 mg i.v. (i.m.), initial zusätzliche Gabe von oralen Benzodiazepinen (z.B. Valiquid® 30 Tpf.); Einweisung in die Akutpsychiatrie
- Bei *Erregung durch Intoxikation*, z.B. Suizidversuch mit Tranquillizer oder Hypnotika 5–10 mg Haloperidol (z.B. Haldol®) langsam i.v., keine Benzodiazepine wegen möglicher Atemdepression
- Bei *Angst- oder Panikattacken* im Rahmen von „*Horrortrips*" durch Drogen (z.B. LSD, Amphetamine, Ecstasy) 10 mg Diazepam langsam i.v. Engmaschige internistische Überwachung mit EKG (*cave:* plötzlicher Herztod) und Temperaturmessung (*cave:* Hyperpyrexie)
- Bei *psycho-reaktiver Erregung* (z.B. akute Trauer) beruhigendes Gespräch, 10 mg Diazepam oral, ständige Betreuung sichern.

Stuporöse Zustände
Wache Reglosigkeit mit Akinese, Amimie, Autismus und evtl. extremer innerer Anspannung.
Ursachen: z.B. Katatonie bei Schizophrenie, endogene Depression, Epilepsie, Schockzustände und Intoxikationen.

Therapie
- Bei V.a. *Schizophrenie* 5–10 mg Haloperidol (z.B. Haldol®) i.v., Verlegung in Psychiatrie, da plötzlicher Übergang in einen psychotischen Erregungszustand möglich. Nötigenfalls „Zwangseinweisung"
- Bei V.a. *endogene Depression* Verlegung in Psychiatrie und Einleitung einer antidepressiven Ther., evtl. Flüssigkeitszufuhr bei Exsikkose
- Bei *psychogenem Stupor* (z.B. Schockerlebnis) keine Medikamente, sondern beruhigendes Gespräch; wegen Suizidgefahr ständige Anwesenheit eines Helfers.

Bewußtseinsstörungen ☞ 3.3

16.11.2 Alkoholabhängigkeit und Entzugsdelir

Alkoholiker ist, wer länger als ein Jahr große Mengen Alkohol konsumiert, die Kontrolle über den Alkoholkonsum verloren hat und dadurch körperlich, psychisch und in seiner sozialen Stellung geschädigt ist.

Die Anerkennung der Diagnose durch den Pat. ist Voraussetzung für eine erfolgreiche Behandlung. Daher ist bei gesicherter Diagnose eine offene Aussprache notwendig. Auch dem Arzt muß dabei klar sein: *„weniger trinken"* kann nicht funktionieren!

Alkoholassoziierte Erkrankungen
- **GIT:** chron. Gastroduodenitis, chronische rezidivierende Pankreatitis, Alkoholhepatitis (Fieber, Ikterus, Erbrechen), Fettleber, Leberzirrhose (☞ 8.5)
- **ZNS:** Hirnorganisches Psychosyndrom, akute Psychose, Korsakow-Sy. (Störung des Kurzzeitgedächtnisses, Desorientiertheit, Konfabulation), Wernicke-Enzephalopathie (zerebelläre Ataxie, Augenmuskellähmung, Areflexie, Bewußtseinsstörungen), zerebrale Krampfanfälle (v.a. im Alkoholentzug), Polyneuropathie (☞ 16.11)
- **Blut:** Makrozytäre Anämie (MCV oft > 100/fl; ☞ 14.1.1). γ-GT ist bei chron. Alkoholabusus meist erhöht: empfindlichster Laborparameter!
- **Herz:** dilatative Kardiomyopathie („Münchener Bierfahrerherz"), Arrhythmien
- **Stoffwechsel:** Diab. mell., Neigung zu Hypoglykämien
- **Immunsystem:** Erhöhtes Risiko z.B. für Tbc, Pneumonie, Meningitis.

■ Alkoholentzugsdelir

- **Prädelir** (Dauer: Tage bis Wochen): Pat. zeitlich und örtlich meist orientiert, keine illusionären Verkennungen, Tremor der Hände v.a. morgens, quälende Unruhe, zunehmende Reizbarkeit, Schweißausbrüche, evtl. Erbrechen (Gastritis)
- **Delir** (Dauer: Tage; Beginn: akut, meist nachts)
  - *Psychotische Symptome:* örtliche und zeitliche Desorientierung, szenenhafte visuelle Halluzinationen („kleine Tiere"), hochgradige psychomotorische Unruhe, nestelnde, fahrige Bewegungen, grobschlägiger Tremor, Schlaflosigkeit, erhaltene autopsychische Orientiertheit, Mischung von Angst und Euphorie
  - *Körperlicher Befund:* Körpertemperatur ↑, profuse Schweißausbrüche, Exsikkose, Erbrechen, Diarrhoe, Tachypnoe, Tachykardie, Hypotonie, epileptiforme Anfälle mit Zungenbiß, Ataxie, Gleichgewichtsstörungen.

DD: akute Alkoholvergiftung (☞ 3.4.2), Drogenintoxikation, SHT, zerebrale Blutung, Apoplex, Meningoenzephalitis, thyreotoxische Krise, diabet. Koma, akute oder chron. Leberinsuff.

Therapie
- Clomethiazol (z.B. Distraneurin®) z.B. initial 4–6 x 1–2 Kaps. bzw. 4–6 x 5–10 ml tägl. oder Distraneurin® 0,8 % 500–1500 ml tägl. i.v. (max. Tagesdosis 2000 ml, nur bei Intensivüberwachung). Dosierung so, daß motorische Unruhe verschwindet. Pat. sollte jederzeit erweckbar sein. Über 4–7 Tage ausschleichen.
  NW: Atemdepression, Bronchospasmus, gesteigerte Bronchialsekretion (evtl. zusätzlich Atropin 1–2 x 0,25 mg tägl.). *KI:* Pneumonie, Thoraxverletzung, respiratorische Insuff.
- Alternativ Clorazepat (z.B. Tranxilium®) 2–5 x 100 mg i.v. tägl., intensive Überwachung

- Bei Unruhe oder Angstzuständen: Haloperidol (z.B. Haldol®) 1 Amp. = 5 mg langsam i.v. (alternativ 25–100 Tropfen Haldol®). *NW:* Dyskinesie, seltener Krampfanfall, Hypotonie. Bei gleichzeitiger Antikoagulation Blutungsgefahr
- Bei heftigen vegetativen Symptomen zusätzlich Clonidin (z.B. Catapresan®), initial 0,15 mg i.v., max 1,2 mg tägl., *cave:* Hypotonie
- Ernährung, Flüssigkeits- und E'lytsubstitution 2500–4500 ml tägl. (häufig Hypokaliämie). Thiamin (= Vit. B_1) 100 mg i.v. tägl. bis zum Abklingen des Delirs
- *Bei Hyperthermie:* Eisbeutel, Wadenwickel
- *Krämpfe:* Diazepam (z.B. Valium®) 10 mg i.v. oder Clonazepam
- *Bei $NH_3\uparrow$:* Laktulose (z.B. Laevilac®, Bifiteral®), 3–5 Eßl. = 25–40 g tägl.

Vermeidbare Fehler
- Alkoholgabe obsolet
- Fehlende Überwachung des desorientierten Pat.
- Distraneurin®-Überdosierung
- Zu starke Sedierung erschwert Verlaufsbeurteilung.

16.11.3 Der selbstmordgefährdete Patient

In der BRD (alte Länder) jährlich ca. 12 000 Selbsttötungen und über 100 000 Suizidversuche. 90 % aller, die sich das Leben nehmen, sind psychisch krank.
- Über 2/3 davon sind depressiv (v.a. „endogen", seltener reaktiv), 40 % von ihnen hatten vorher bereits suizidales Verhalten gezeigt
- 15 % sind Alkoholiker und Drogenabhängige
- 15 % andere Psychosen (Schizophrene, [früh]-demente Pat., und andere hirnorganisch Kranke)
- Weitere Gründe sind Alter, Vereinsamung und chronische Krankheiten.

Diagnostik
Schwerpunkt für das Erkennen von vermuteter, aber nicht geäußerter Suizidalität liegt auf der *Beurteilung der Depressivität* des Pat. Fragen nach Schlafstörungen, Abendhoch/Morgentief, Konzentrationsverlust, Libidoverlust, Appetit- und Gewichtsverlust sowie Anhedonie *(„Das Leben macht keinen Spaß mehr").* Im Zweifelsfall Psychiater hinzuziehen.

Therapieansätze
- Suizidalität ansprechen!
- Nie den Patienten nach einem ersten Gespräch „ins Leere" entlassen, sondern weitere Termine fest vereinbaren und für den Patienten erreichbar bleiben
- Bezugspersonen mit in die Betreuung einbinden, suizidale Pat. nie alleine lassen
- Medikamentöse Akuttherapie initial z.B. mit vorwiegend sedierendem Neuroleptikum (☞ 21.7.1). Weitere Ther. gehört in die Hand des Psychiaters
- Nach Möglichkeit statt Rezepten Tabletten in kleinen Mengen mitgeben
- Stationäre psychiatrische Behandlung bei akuter Selbsttötungsgefährdung, unbedingt bei gleichzeitiger Psychose.

 Aus rechtlichen Gründen empfiehlt sich eine sorgfältige Dokumentation der durchgeführten diagnostischen und therapeutischen Maßnahmen.

16.12 Demenz

Demenzen („demens" = ohne Geist) sind organisch bedingte, schwerwiegende, meist progrediente und nicht reversible Hirnleistungsstörungen, die neben dem „geistigen Abbau" meist auch mit Störungen der Stimmungen und Befindlichkeit sowie mit körperlichen Symptomen (Inkontinenz, Immobilität) einhergehen. Ursachen: 50–60 % Alzheimersche Krankheit (☞ 16.14.1), 15–20 % Multi-Infarkt-Demenz (☞ 16.14.2), 15 % Mischformen der ersten beiden Krankheitsbilder und 15 % als Folge anderer meist internistischer oder neurologischer Erkrankungen (☞ 16.13).

Internistische Erkrankungen
Exsikkose, E'lytstörungen (v.a. Hyponaträmie), chron. Herzinsuff., Herzrhythmusstörungen (v.a. bei reduziertem Herzzeitvolumen), Hypo-/Hyperthyreose, Hypo-/Hyperparathyroidismus, Urämie, Leberzirrhose, Vitamin-Mangel (Folsäure, B_1, B_6, B_{12}), Intoxikationen durch Medikamente (☞ 16.13) oder Industriegifte (z.B. CO, Quecksilber, Blei, Perchloräthylen), rheologisch bedingte zerebrale Durchblutungsstörungen (z.B. bei Polyzytämie, multiplem Myelom).

Neurologische Erkrankungen
Z.B. chron. subdurales Hämatom, Hirntumor, M. Parkinson, Chorea Huntington, MS, chron. Alkoholabusus, Enzephalitis.

Diagnostik
- *Anamnese:* familiäre und persönliche, psychiatrische und neurologische Vorgeschichte; Beginn und Verlauf der Beschwerden, evtl. Fremdanamnese
- *Medikamentenanamnese:* Die Hirnleistung beeinträchtigen können: Herzglykoside, Antiarrhythmika, Diuretika, Vasodilatatoren, Antihypertensiva, Insulin, Antiphlogistika, Analgetika, Spasmolytika, Antihistaminika, Antiemetika, Glukokortikoide, Antidiarrhoika, Antitussiva, Tuberkulostatika, Antikonvulsiva
- *Körperliche Untersuchung:* Ganzkörperstatus inclusive periphere Pulse, Strömungsgeräusche über den Karotiden, RR-Messung; EKG (Rhythmusstörungen?)
- *Labor:* BSG, BB, BZ, Cholesterin, Triglyzeride, GOT, GPT, γ-GT, Krea, E'lyte, Harnstoff, TSH-basal, fT_3, fT_4, Urinstatus, evtl. Folsäure und Vitamin B_{12}
- *Psychiatrischer und neurologischer Status:* Denk- und Gedächtnisstörungen? Depression? Neurologische Ausfälle?
- *Weiterführende Diagnostik:* CCT zur DD zwischen Multiinfarktdemenz und Alzheimerscher Krankheit; Ausschluß eines Tumors oder eines subduralen Hämatoms.

> **Merkregeln**
> - Demente brauchen Hilfe, auch wenn sie Hilfe ablehnen
> - Ein geregelter Tagesablauf erleichtert die zeitliche Orientierung
> - Das Mitbringen persönlicher Gegenstände ins Krankenhaus gibt Sicherheit
> - Berührung erleichtert den Zugang zum verwirrten Patienten.

Therapie
- **Flüssigkeits- und E'lyt-Aufnahme:** Eine Dehydratation bzw. eine Hypovolämie verursacht durch Hyponaträmie (salzarme Ernährung, Diuretika, Durchfälle), ist häufige Ursache für Verwirrtheit; deshalb „Verordnung" einer ausreichenden Mindest-Flüssigkeitsmenge, z.B. 1,5 l tägl., evtl. Infusionsther.

- **Harninkontinenz** (☞ 11.2.1)
- **Ernährung:** Hypoproteinämie häufige Ursache von zunehmender zerebraler Leistungsschwäche und Infektanfälligkeit. Deshalb auf proteinreiche Ernährung achten
- **Obstipation** (☞ 7.1.5)
- **Stuhlinkontinenz:** meist „neurogene fäkale Inkontinenz" im Sinne einer Unfähigkeit, den gastrokolischen Reflex wesentlich zu bremsen; typisch sind 1–2 x tägliches Absetzen von geformten Stühlen in Bett oder Kleidung unmittelbar nach Mahlzeit oder heißen Getränken. *DD:* Abführmittelabusus „paradoxe Diarrhoe", Karzinom, Proktitis. *Ther.:* Falls realisierbar, Toilettentraining
- **Hirnleistungsstörungen:** Therapieversuch mit *Nootropika* vertretbar, z.B. Gingko-Biloba-Extrakt (z.B. Tebonin® forte Tropfen) Co-Dergocrin (z.B. Hydergin®), Nemodepin (z.B. Nemotop®), Flunarecin (z.B. Sibelium®), Piracetam (z.B. Pirazetam-Neurax®), Pyrithioxin (z.B. Enzephabol®), Memantine (z.B. Akatinol-Memantine®-Tropfen)
- **Bewegungsstörungen:** evtl. Memantine (z.B. Akatinol-Memantine®-Tropfen)
- **Erregungszustände** (☞ 16.13.1.).

16.12.1 Alzheimersche Krankheit

Präsenile Demenz mit progredientem Verlauf und krankheitsspezifischen, mit dem Schweregrad korrespondierenden histopathologischen Veränderungen („Alzheimer Fibrillen").

- *Psychische Symptome:* Ausschlußdiagnose mit typischerweise diskret beginnenden Hirnleistungsstörungen (Nachlassen der Vigilanz, Ablehnung von Neuem, soziales Desinteresse, reduzierte Alltagsaktivitäten und Abnahme der intellektuellen Fähigkeiten); dann kontinuierlich zunehmende Gedächtnis- und Konzentrations- und emotionale Störungen (Affektlabilität, Depression); im Spätstadium Dysphasie, Dyspraxie, Agnosie, Agitiertheit, keine Krankheitseinsicht
- *Somatische Symptome:* zunächst keine, dann verlangsamter Gang und extrapyramidale Symptome
- *Diagnostik* ☞ 16.14, *Therapie* ☞ 16.13.1.

 Charakteristisch ist die „fast richtige Antwort" auf präzise Fragen.

16.12.2 Multiinfarktdemenz

Durch rezidivierende zerebrale Insulte bedingte Demenz auf dem Boden einer Arteriosklerose. Häufig zusätzliche internistische Erkrankungen: Hypertonie, Herzrhythmusstörungen, generalisierte Arteriosklerose.

Klinik: plötzlicher Beginn mit wechselhaftem Verlauf und schrittweiser Zunahme von Hirnleistungsstörungen, häufig verbunden mit neurologischen Ausfällen und nächtlicher Verwirrtheit.
Diagnostik: ☞ 16.14, Therapie ☞ 16.13.1.

Rheumatische Erkrankungen, Kollagenosen, Vaskulitiden

17.1	**Leitsymptome und ihre Differentialdiagnose**	**552**
17.1.1	Gelenkschmerz	552
17.1.2	Hautveränderungen und Knoten	556
17.1.3	Raynaud-Syndrom	557
17.1.4	Fibromyalgie-Syndrom (FMS)	558
17.1.5	Das chron. Müdigkeitssyndrom	559
17.2	**Diagnost. Methoden**	**560**
17.2.1	Neutral-0-Methode	560
17.2.2	Röntgenuntersuchung des Skeletts	561
17.2.3	Labordiagnostik bei Systemerkrankungen	563
17.3	**Degenerative Gelenk- und Wirbelsäulenerkr.**	**565**
17.3.1	Arthrosis deformans	565
17.3.2	Degen.erative Wirbelsäulenerkr.	566
17.3.3	Fingerpolyarthrosen	567
17.3.4	Periarthropathia humeroscapularis	567
17.3.5	Ostitis deformans Paget	568
17.4	**Entzündliche Gelenk- und Wirbelsäulenerkr.**	**568**
17.4.1	Rheumatoide Arthritis (RA)	568
17.4.2	Spondarthritiden	572
17.4.3	Reaktive Arthritis/ Reiter-Syndrom	573
17.5	**Kollagenosen, Vaskulitiden**	**574**
17.5.1	Systemischer Lupus erythematodes (SLE)	574
17.5.2	Progressive systemische Sklerose (PSS)	576
17.5.3	Sjögren-Syndrom	576
17.5.4	Polymyositis und Dermatomyositis	577
17.5.5	Mixed connective tissue disease (MCTD)	577
17.5.6	Polymyalgia rheumatica, Riesenzellarteriitis	578
17.5.7	Panarteriitis nodosa, Polyangiitis	578
17.5.8	Takayasu-Arteriitis	579
17.5.9	Thrombangitis obliterans	579
17.5.10	Hypersensitivitäts-Angiitis	580
17.5.11	Wegenersche Granulomatose	580
17.5.12	Churg Strauss-Syndrom	581
17.6	**Ther. der Kollagenosen und Vaskulitiden**	**581**

Schmerztherapie	☞ 21.6
DD der BSG-Beschleunigung	☞ 22
DD CRP	☞ 22
Glukokortikoid-Therapie	☞ 21.5

Matthias Braun
Sabine Schmidt

17.1 Leitsymptome und ihre DD

17.1.1 Gelenkschmerz

Anamnese
Arthralgie – Gelenkschmerz. Arthritis – entzündliche Gelenkschwellung.

- *Wo ist der Schmerz genau?* Artikulär = im Gelenk, periartikulär = Weichteile in Gelenknähe
- *Betroffene Gelenke?* Befallsmuster auch aus der Vorgeschichte erfragen
  - Schmerzhafte Fingerendgelenke: meist Arthrose
  - Mittel- und Grundgelenke: meist rheumat. Arthritis
  - Wechselnder Befall z.B. bei Kollagenosen und Vaskulitiden
  - Tiefsitzender Kreuzschmerz (Sacroiliacal-Gelenk) bei Spondarthritiden (☞ 17.4.2)
  - Großzehengrundgelenk; typisch für Gicht
- *Morgensteifigkeit* im betroffenen Gelenk? Wie lang dauert sie? Bei Arthritis > 1 h, bei Arthrose meist < 10 Min. („Anlaufschmerz")
- *Wann tut es weh?* Ruhe- und Nachtschmerz (entzündlich oder neoplastisch), bei Bewegungsbeginn und nach Belastung (degenerativ)
- *Lindert Wärme oder Kälte den Schmerz?* Linderung durch Wärme spricht für degenerative, durch Kälte für entzündliche Erkrankung
- *Fieber bei Krankheitsbeginn?* → Bakterielle, para- oder postinfektiöse Arthritis
- *Halsentzündung vor den Gelenkbeschwerden?* → Rheumatisches Fieber (selten!)
- *Bauchschmerzen, akute oder chronische Durchfallerkrankung?* V.a. reaktive Arthritis bei Darminfektion durch Salmonellen, Yersinien, Campylobacter, Shigellen; Begleitarthritis bei M. Crohn, Colitis ulcerosa (☞ 7.6.7)
- *Augenentzündung?* Sicca-Symptomatik (☞ 17.5.3) und Episkleritis bei rheumat. Arthritis, Kollagenosen und Vaskulitis, Konjunktivitis bei M. Reiter und Gonokokkenarthritis, Iritis/Iridozyklitis bei M. Bechterew, Still-Sy.
- *Akute Sehverschlechterung?* → Arteriitis temporalis, Iridozyklitis bei M. Bechterew
- *Harnröhrenentzündung?* Posturethritische Arthritiden (M. Reiter ☞ 17.4.2, Gonorrhoe ☞ 11.5.2)
- *Schmerzen nach reichlicher Mahlzeit, Alkoholgenuß, Anstrengung?* → Gichtanfall
- *Medikamentenanamnese?* Bisherige „Basistherapie"? Glukokortikoide wie lange?
- *Familiäre Belastung?* → M. Bechterew (☞ 17.4.2), rheumat. Arthritis (☞ 17.4.1), Gicht, Psoriasisanamnese (Pat. selbst oder Verwandte 1. Grades)
- *Raynaud-Syndrom?* → Kollagenosen (☞ 17.5).

Geschlechtsprävalenz rheumatischer Erkrankungen							
Frauen				Männer			
100 %	75 %	50 %	25 %	25 %	50 %	75 %	100 %
	Rheumatoide Arthritis						
		Polyarthrose					
		Arthritis psoriatica					
				M. Bechterew			
					Arthritis urica		

Körperliche Untersuchung

- *Inspektion* des Gelenkes in Ruhe und in Funktion: Schwellung (Synovitis, Erguß) als Entzündungszeichen, Rötung (v.a. bei Gichtanfall oder bakt. Entzündung), Deformierungen, Bewegungseinschränkung
- *Palpation* des Gelenkes in entspannter Lage: Überwärmung (Entzündungszeichen), Erguß („tanzende Patella"), Synovialzysten (z.B. Bakerzyste in der Kniekehle bei rheumat. Arthritis), Gelenkknirschen bei degenerativen Erkrankungen
- *Umfangmessungen* zur Verlaufskontrolle. Bewegungsausmaß mit Winkelmessung nach der Neutral-0-Methode (☞ 17.2.1) bei aktiver und passiver Bewegung
- *Druckschmerzhafte Sehnenansätze*, z.B. Achilles- und Patellarsehne? (Enthesiopathie = abakterielle Entzündung der Sehnen in Ansatznähe; pos. bei Fibromyalgie-Syndrom (☞ 17.1.4) sowie bei den Spondarthritiden (z.B. M. Bechterew, M. Reiter, Psoriasis-Arthritis)

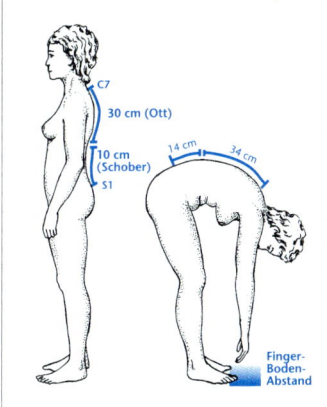

Abb. 17.1: Untersuchung der Wirbelsäulenbeweglichkeit

- Ausmaß der Behinderung abschätzen durch einfache *Funktionstests:* Nackengriff, Schürzengriff, Spitzgriff, Faustschluß usw.

Inspektion und Funktionsprüfung der Wirbelsäule

- *Schober-Zeichen, LWS:* Am Dornfortsatz von L5 und 10 cm weiter oberhalb einen Punkt markieren; Distanzzunahme beim Vorneigen normalerweise ca. 4 cm
- *Ott-Zeichen, BWS:* Dornfortsatz von C7 und 30 cm weiter unterhalb einen Punkt markieren; Distanzzunahme beim Vorbeugen ca. 4 cm. (Protokoll: z.B. Schober 10/15 cm bzw. Ott 30/35 cm)
- *Finger-Boden-Abstand (FBA)* als Maß für Wirbelsäulenbeweglichkeit
- Seitneigung, Rotation, Kinn-Sternum-Abstand, Hinterhaupt-Wand-Abstand
- *Mennell:* Pat. in Seitenlage, lokalisierter Torsionsschmerz im SI-Gelenk bei Überstrecken des Hüftgelenks der betroffenen Seite, typisch für SI-Arthritis (z.B. M. Bechterew, Psoriasis-Arthritis, Begleitarthritis bei M. Crohn und Colitis ulcerosa)
- *Lasègue:* Hüftbeugung bei gestrecktem Knie führt zu Schmerzen im Verlauf des N. ischiadicus. Kein Wirbelsäulenzeichen, positiv bei Nervenwurzelreizung oder Meningismus.

■ Übersicht über die häufigsten Gelenkerkrankungen

Degenerative Gelenkerkrankungen

- **Arthrosis deformans:** über 50 J., Befall großer, tragender Gelenke, bei Frauen auch kleine Fingergelenke (☞ 17.3.1)
- **Aseptische Knochennekrose:** Verlauf über mehrere Jahre, Schmerz durch statische Belastung und Muskelzug verstärkt, typische Lokalisationen und Altersverteilung: *M. Perthes:* Femurkopfnekrose (M 3–9 J.), *Osteochondrosis dissecans* am Kniege-

lenk (M 6–20 J.), *M. Schlatter:* Nekrose der Tuberositas tibiae (M 8–15 J.), *Köhler I:* Osteochondrose des Os naviculare pedis (M 3–8 J.), *Köhler II:* Osteochondrose des Metatarsalköpfchens II, III oder IV (F 10–18 J.), *Lunatum-Malazie* (M 20–30 J.). *Diagn.:* Rö, Skelettszintigraphie (Frühzeichen)
- **Diabetische Arthropathie:** Tarsal- und Zehengrundgelenk. Ursache: Polyneuropathie; typischerweise wenig Schmerzen (☞ 13.1.2, 16.11)
- **Arthropathie bei Hämophilie A und B:** durch intraartikuläre Spontanblutungen schwere Knorpeldestruktion und Bandinstabilität. *Diagn.:* (☞ 14.7.1); Rö-Befund nicht pathognomonisch. *Ther. der Grunderkrankung:* Physiotherapie schon ab Kindesalter; Kryother.; evtl. operativ
- **Hämochromatose:** Arthropathie in 50 % der Fälle; typischerweise symmetrischer Befall der Fingergrundgelenke II und III, auch Handgelenk, PIP, Knie (☞ 14.3.6).

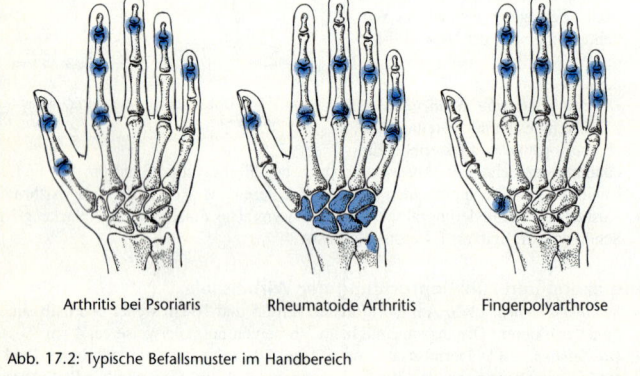

Arthritis bei Psoriasis   Rheumatoide Arthritis   Fingerpolyarthrose

Abb. 17.2: Typische Befallsmuster im Handbereich

Chronisch verlaufende, entzündliche Gelenkerkrankungen
Rheumatoide Arthritis (RA)
Morgensteifigkeit, Fingergrund- und Fingermittelgelenke meist zuerst befallen, ulnare Deviation, Gelenkdeformierungen, Rheumaknoten, Rheumafaktor (RF) positiv in 70 % (☞ 17.4.1).

Spondarthritiden
- **M. Bechterew, Spondylitis ankylopoetica:** Männer, Beginn meist vor dem 30. LJ, HLA-B27 pos. in 90 %, RF neg.. Früh morgendliche, tiefsitzende Kreuzschmerzen. Iliosakral-, Inter- und Kostovertebralgelenke zuerst betroffen (☞ 17.4.2)
- **Psoriasis-Arthritis, Enteropathische Arthritis** (☞ 17.4.3).

Kollagenosen
- **Systemischer Lupus erythematodes (SLE):** oft F < 45 J. Gelenkbeschwerden in 90 % mit variabler Symptomatik; dazu Haut- und Nierenbeteiligung, Pleura- und Perikardergüsse, Fieber, ANA, Anti-DNS-AK pos. (☞ 17.5.1)
- **Sklerodermie:** Sklerodaktylie (☞ 17.5.2).

Löfgren-Syndrom (akute Verlaufsform der Sarkoidose, ☞ 6.4.1)
Meist jüngere F. Arthritis (oft Sprunggelenk), Erythema nodosum, Husten, Fieber. *Rö:* symmetrische Hilus-Lk-Vergrößerung

Systemische Vaskulitiden, z.B. Panarteriitis nodosa: flüchtige Arthritiden, subkutane Knötchen, HBs-Ag in 30 % pos. (☞ 17.5.7).

Akute, infektbedingte Erkrankungen
Postinfektiöse Arthritiden
Reaktive Arthritis bei Infektion mit Yersinien (Y. enterocolitica und Y. pseudotuberculosa), Shigellen, Salmonellen, Clamydia trachomatis und pneumoniae und Campylobacter jejuni. Zuerst Infektion (Urethritis, Durchfallerkr.), nach einer Latenz von einigen Tagen bis Wo. Oligoarthritis, bevorzugt untere Extremität (z.B. Knie, Sprunggelenk); Sakroiliitis. HLA-B27 in bis zu 80 % positiv. Mit extra-artikulärer Beteiligung: M. Reiter (Konjunktivitis, Arthritis, Urethritis). *Diagn.:* serologisch, Harnröhrenabstrich, bakterielle Stuhluntersuchung meist nicht aussagekräftig. *Ther.:* NSAR, ggf. Antibiotika (z.B. Tetrazyklin); meist komplette Remission nach Wo. bis Mon.

Lyme-Arthritis
Borrelien-Infektion (☞ 18.3.4), durch Zecken übertragen; beginnt akut mit Schüttelfrost, Fieber und Erythem, Wochen bis Jahre danach Mono- oder Oligoarthritis der großen Gelenke, evtl. Myokarditis, Acrodermatitis chronica atrophicans und Polyneuromeningitis (Bannwarth-Syndrom ☞ 16.12).

Rheumatisches Fieber
Kinder und Jugendliche, „wandernde" Polyarthritis bis 4 Wo. nach Streptokokken-Angina, Antistreptolysintiter ↑. Blutkulturen und Erguß sind steril, später oft Herzklappenfehler; heute sehr selten; Langzeittherapie mit Penizillin.

Bakterielle Arthritiden
Meist monoartikulär an großen Gelenken. Prädisponierende Faktoren: Trauma, intraartikuläre Injektion, rheumat. Arthritis, immunsuppressive Therapie, Gelenkprothesen. Starke Schmerzen und Entzündungszeichen, häufig eitriger Erguß. Diagnostische Gelenkpunktion.
- *Erregernachweis:* Gramfärbung, Kultur. Leukozyten > 50/nl mit 90 % Granulozyten. Glukose ↓ (< 50 % der Serumkonzentration), Laktat ↑
- *Häufigste Erreger:* grampos. Kokken, iatrogen nach Gelenkpunktion. Pat. 16–50 J.: Gonok. (meist Monarthritis, typischerweise Kniegelenk); Pat. > 50 J.: Staph. aureus. *Ther.:* Ruhigstellen, Saugspüldrainage, Antibiotika, optimale Physiother.

Virale Arthritiden
Polyartikulär, häufig Exanthem; bei Röteln (auch nach Impfung, an Hand- und Fingergelenken), Hepatitis, Mumps, Varizellen, Mononukleose, Masern, Arbo-, ECHO, Coxsackie-, Influenza- und Parvoviren.

Stoffwechselbedingte Gelenkerkrankungen
Gichtanfall
V.a. Männer > 40 J., akut schmerzhaftes, gerötetes und geschwollenes Großzehengrundgelenk, Harnsäurespiegel meist ↑ (☞ 13.3). Uratkristalle im Erguß pathognomonisch (Polarisationsmikroskop).

Chondrokalzinose

Meist chron. Verlauf, aber auch akuter Schub möglich („Pseudogicht"). Exsudative Monoarthritis (meist am Knie) mit Fieber, hoher Zellzahl und CPPD (= Calciumpyrophosphatdihydrat)-Kristallen im Erguß. *Rö:* Verkalkungen von Knorpel (z.B. Meniskus), Kapsel und Sehnen. Arthroskopie zeigt kleine weißliche Ablagerungen auf Menisken, Synovia und Knorpel. Begleitkrankheit bei vorgeschädigtem Gelenk oder bei Stoffwechselkrankheiten (Hyperparathyreoidismus, Hämochromatose, M. Wilson, Hypothyreose). *Ther.:* symptomatisch mit Antiphlogistika, Kryother., intraartikulären Steroidinjektionen, Ergußpunktion.

	DD Gelenkschmerz	
	degenerativ	**entzündlich**
Schmerzcharakter	Anlaufschmerz (< 5 Min.) zunehmender Belastungsschmerz	Ruhe-, Dauer-, Nachtschmerz
Gelenkschwellung	Selten, meist erst nach Belastung	Immer vorhanden, spontan auftretend
Verlauf	Langsam progredient	In Schüben
Labor	Normal	Meist BSG ↑, CRP ↑
Röntgen (☞ 17.2.2)	Subchondrale Knochensklerosierung, Geröllzysten, mäßige Verschmälerung des Gelenkspaltes, Osteophyten	Gelenknahe Knochendemineralisation, subchondrale Erosionen, starke Gelenkspaltverschmälerung, keine Osteophyten, Epiphysenzerstörung mit Subluxationen, ulnare Deviation, knöcherne Ankylose
Synovialflüssigkeit	Zellzahl ≤ 2 000 µl, Leukozyten 10–20 %, gelb u. klar, zähflüssig, muzinreich, eiweißarm (< 35 g/l)	Zellzahl 5 000–50 000 µl, Leukozytenanteil 50–75 %, evtl. Rhagozyten (v.a. bei RA), klar oder trüb, dünnflüssig (wenig Muzin), eiweißreich (> 35 g/l)

17.1.2 Hautveränderungen und Knoten

Folgende Hautveränderungen und Knoten deuten auf eine rheumatologische Systemerkrankung hin (Differentialdiagnose in Klammern):
- **Psoriasis** an Haut und Nägeln (Arthritis psoriatica, ☞ 17.4.3)
- **Schmetterlingserythem** im Gesicht (SLE, ☞ 17.5.1)
- **Lilafarbenes Erythem** im Gesicht (Dermatomyositis)
- **Sklerodaktylie** und Lippenverschmälerung mit derb-atrophischer Haut (Sklerodermie, ☞ 17.5.2)
- **Erythema nodosum:** druckschmerzhafte, derbe Knoten, meist symmetrisch an Unterschenkelstreckseiten, seltener Oberschenkel, Unterarme (Löfgren-Sy., ☞ 6.4.1, Yersinien-Infektion, Colitis ulcerosa, M. Crohn)
- **Kleine schmerzhafte Knoten** (Panarteriitis nodosa, ☞ 17.5.7)
- **Tastbare Purpura** (Hypersensitivitätsvaskulitis, z.B. Purpura Schoenlein-Henoch, ☞ 17.5.10)
- **Schleimhauttrockenheit** (Xerostomie – Mundtrockenheit; Xerophtalmie – Augentrockenheit; Sjögren-Sy., ☞ 17.5.3)

- **Pusteln** in der Nähe des befallenen Gelenks (Gonokokken-Arthritis)
- **Balanitis, Urethritis** (Reaktive Arthritis, Gonokokkenarthritis; Arzneimittelallergie z.B. Sulfonamide, Penicilline, ASS)
- **Erythema marginatum** (rheumatisches Fieber)
- **Exanthem** (virale Arthritiden, z.B. Parvovirus)
- **Erythema chronicum migrans** (Frühphase der Borreliose, ☞ 18.3.4)
- **Haut-, Schleimhautulzerationen** (Mundschleimhaut: M. Behçet, SLE; Haut: primäre Vaskulitiden, sek. Vaskulitiden bei RA, SLE, Sklerodermie).

Knoten
- **Heberden-Knötchen:** seitlich der distalen Interphalangealgelenke; erbsengroße, derbe, wenig druckdolente, unverschiebliche Knötchen (Heberden-Arthrose; ☞ 17.3.3)
- **Bouchardsche Knoten:** derbe Auftreibungen des Fingermittelgelenks (Bouchard-Arthrose ☞ 17.3.3)
- **Rheumaknoten:** subkutan über Knochenvorsprüngen, Strecksehnen oder juxtaartikulär. Bis faustgroß, v.a. an Stellen mechanischer Beanspruchung, z.B. am Hand- und Ellenbogengelenk (rheumat. Arthritis ☞ 17.4.1)
- **Gichttophus:** Harnsäurekristallablagerungen an den Ohrmuscheln, aber auch an den Händen, Füßen und Ellenbogen. Kleine, harte, manchmal gelblich durchschimmernde Knötchen in geröteter Haut (Gicht ☞ 13.3)
- **Ganglion:** zystische Neubildung, ausgehend von Gelenk, Sehne oder Sehnenscheide; bevorzugt an der Streckseite der Handgelenke, Fußrücken, Knie und Zehen. Praller, fluktuierender, erbsen- bis apfelgroßer Knoten, über dem die Haut gut verschieblich ist. Größe kann belastungsabhängig variieren. *Ther.:* Steroidinjektion, operative Entfernung.

17.1.3 Raynaud-Syndrom

Durch Gefäßspasmen und/oder Arterienverschluß ausgelöste „triphasische Farbreaktion" der Finger (seltener der Zehen) mit Abblassung (Digitus mortuus, „Leichenfinger"), Zyanose und nachfolgender Rötung.

- *Primär (funktionell, vasospastisch):* junge Frauen, Auslösung durch Kältereiz, symmetrisch, Spasmus löst sich nach wenigen Minuten, keine Nekrosen
- *Sekundär*
  - Kollagenosen: SLE (☞ 17.5.1), Sklerodermie (z.T. ischämische Nekrosen (☞ 17.5.,2), MCTD (☞ 17.5.5), Dermatomyositis (☞ 17.5.4))
  - Gesteigerte Blutagglutination: Kälteagglutinine (bei Virusinfekten, hämolytischer Anämie, SLE), Kryoglobuline (primär oder bei Plasmozytom, M. Waldenström, ☞ 14.5.2, Hepatitis C, bakt. Endokarditis, paroxysmale nächtliche Hämoglobinurie)
  - Akraler Gefäßverschluß: Arteriosklerose, Embolie, Thrombose
  - Andere Ursachen (sehr selten): Medikamente (z.B. Ergotaminpräparate, β-Blocker), Intoxikationen, Vibrationstraumen.

Therapie: Grunderkrankung behandeln. Symptomatisch durch Vermeiden von Kältereizen (Handschuhe, Handwärmer), Nikotinverzicht, Nifedipin (z.B. 3 x 5 mg p.o.).

17.1.4 Fibromyalgie-Syndrom (FMS)

Synonyme: fibromyalgisches Sy., Fibrositissy., generalisierte Tendomyopathie, fibromyalgia (engl.). Durch chronische, generalisierte Schmerzen der Muskulatur, des Bindegewebes und der Knochen gekennzeichnete Erkrankung mit typischen extraartikulären Schmerzpunkten.

- *Primäre Fibromyalgie:* Ätiologie unbekannt, > 80 % Frauen, Manifestationsalter perimenopausal
- *Sekundäre Fibromyalgie:* begleitend bei Spondarthritiden, endokrinen (Hypothyreose), infektiösen und malignen Erkrankungen.

Klinik
„Ganzkörperschmerz", aktiv/passiv sind die Gelenke frei beweglich, aber „alles tut weh", „chron. Muskelkater", Steifigkeit/Abgeschlagenheit, subj. Schwellungsgefühl der Hände. Veg. Begleitsymptomatik: Durchschlafstörung, wechselnde Parästhesien, Zephalgien, Reizkolon. Schmerzverstärkung durch Kälte, Stress, körperliche Belastung und Inaktivität. Labor: unauffällig, keine Autoantikörper.

Therapie
Behandlung der Grunderkr.; Wärme, regelmäßige Bewegung, Stressabbau, Entspannungstechniken zur Schmerzbewältigung, Physiother. mit Dehnungsübungen und Wärmeanwendung. Amitriptylin (z.B. Saroten®) 25 mg zur Nacht (schmerzdistanzierend, schlafanstoßend). Muskelrelaxantien (z.B. Musaril®), NSAR nur zurückhaltend.

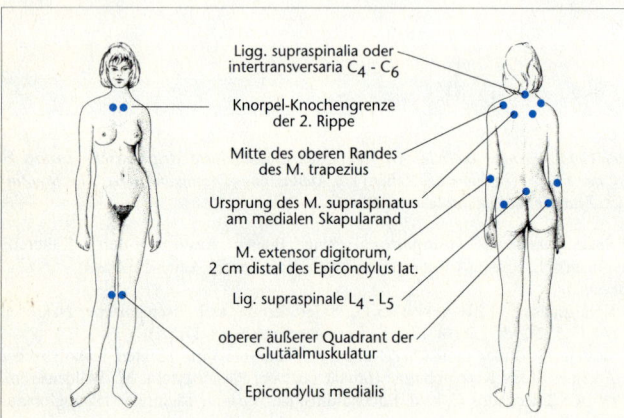

Abb. 17.3: Fibromyalgie. Zur Diagnose eines Fibromyalgy-Sy. müssen mindestens 7 der dargestellten 14 Punkte druckschmerzhaft sein.

Labels:
- Ligg. supraspinalia oder intertransversaria $C_4 - C_6$
- Knorpel-Knochengrenze der 2. Rippe
- Mitte des oberen Randes des M. trapezius
- Ursprung des M. supraspinatus am medialen Skapularand
- M. extensor digitorum, 2 cm distal des Epicondylus lat.
- Lig. supraspinale $L_4 - L_5$
- oberer äußerer Quadrant der Glutäalmuskulatur
- Epicondylus medialis

 Merke: Differentialdiagnose zum „chron. Müdigkeitssyndrom" schwierig.

17.1.5 Das chronische Müdigkeitssyndrom

Synonyme: chronic fatigue syndrome (CFS), Neurasthenie, Icelands disease. Prävalenz ca. 2–7 pro 100 000, mittleres Erkrankungsalter 35 Jahre, F 3 x M.

Ätiologie: ungeklärt (Entität nicht unbestritten). Diskutiert werden:
- Chronische Virusinfektion, z.B. mit EBV, humanes Herpes-Virus 6 („Lake Tahoe"-Epidemie), Enteroviren (z.B. Coxsackie B)
- Immundysregulation, z.B. durch Infekt, Toxine, psychische Einflüsse mit unspezifischer, polyklonaler B-Zell-Stimulation.

Diagnostik
CDC-Diagnosekriterien: Diagnose eines CFS bei Erfüllung beider Hauptkriterien und mind. 6 Symptom- und 2 Befundkriterien oder aller 8 Symptomkriterien

Hauptkriterien	• Erstmaliges Auftreten dauernder oder rezidivierender, paralysierender Müdigkeit oder leichte Ermüdbarkeit - ohne ähnliche Symptome in der Vorgeschichte - ohne Verschwinden durch Bettruhe - mit Verminderung der Tagesaktivität < 50 % für mind. 6 Monate • Ausschluß anderer Erkrankungen, die mit Müdigkeit einhergehen
Nebenkriterien	• *Symptomkriterien:* Fieber < 38,6 °C, Halsschmerzen, schmerzhafte Lymphknotenschwellung, unerklärte generalisierte Muskelschwäche, Muskelschmerzen, Gelenkschmerzen, Kopfschmerzen, Schlafstörungen. Entwicklung der Symptomatik in wenigen Stunden bis Tagen • *Befundkriterien:* Fieber bis 38,6 °C, nicht eitrige Pharyngitis, zervikale oder axilläre Lymphknotenschwellung bis zu 3 cm
Ausschlußdiagnosen	• *Psychiatrisch:* Schizophrenie, bipolare Psychose, psychotische Depression, Toxikomanie • *Infektion:* Chron. Hepatitis B o. C, HIV, unbehandelte Borreliose, Tbc

Diagnostisches Vorgehen
- Anamnese, körperlicher Untersuchung, Einteilung nach CDC-Kriterien
- Labor: Krea, E'lyte, Transaminasen, Entzündungsparameter, BB (Anämie?), TSH, evtl. Kortisol basal. ANA, Rheumafaktor, Immunglobuline
- Serologie: Borrelien, Hepatitis, HIV
- Psychiatrische Exploration, neurologische Untersuchung.

Differentialdiagnose
- Internistisch: okkulte Neoplasie, Autoimmunerkrankungen, chronische Infektionen (z.B. Hepatitis, HIV), endokrine Erkrankungen, Intoxikation
- Schlafapnoe-Syndrom (☞ 6.8)
- Psychiatrisch: Psychosen, Polytoxikomanie, nicht-psychotische Depression, Angstsy.
- ZNS: Muskelerkrankungen (☞ 16.2.1)
- Fibromyalgie-Syndrom (☞ 17.1.4).

Therapie
- Aufklärung des Pat. über gute Prognose und selbstlimitierenden Verlauf
- Physiotherapie, ggf. Psychotherapie
- Bisher enttäuschende Ergebnisse mit Aciclovir, Immunglobulinen, Mg^{2+}, Antidepressiva.

Prognose: mittlere Erkrankungsdauer ca. 50 Monate.

17.2 Diagnostische Methoden

17.2.1 Neutral-0–Methode

Notierung nach der Null-Durchgangsmethode
- 1. Zahl: Vom Körper wegführende Bewegung (Extension, Abduktion, Außenrotation, Retroversion)
- 2. Zahl: 0-Stellung (falls nicht erreicht, 1. bzw. 3. Zahl)
- 3. Zahl: Zum Körper hinführende Bewegung

Normalwerte Schultergelenk

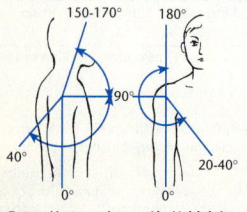

Retro-/Anteversion
40°/0°/150-170°

Ab-/Adduktion
180°/0°/20-40°

Außenrotation/Innenrotation

bei anliegendem
Oberarm 40-60°/0°/95°

bei um 90° seitwärts
gehobenen
Oberarm 70°/0°/70°

Normalwerte Ellenbogengelenk

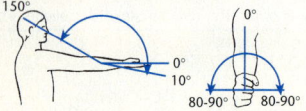

Extension/Flexion
10°/0°/150

Unterarmdrehung
auswärts/einwärts
80-90°/0°/80-90°

Normalwerte Handgelenk

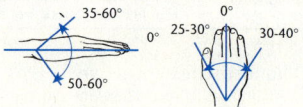

**Dorsalflexion/
Palmarextension**
35-60°/0°/50-60°

**Ulnarabduktion/
Radialabduktion**
30-40°/0°/25-30°

Normalwerte Hüftgelenk

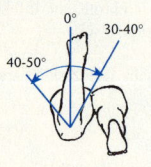

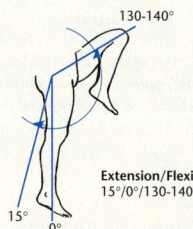

Extension/Flexion
15°/0°/130-140°

Außenrotation/Innenrotation
bei gestrecktem Hüftgelenk
30-40°/0°/40-50°

bei um 90° gebeugtem
Hüftgelenk
30-40°/0°/40-50°

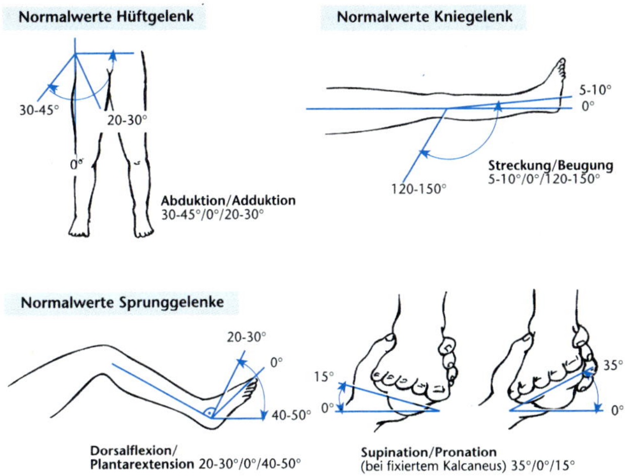

Diagnostische Methoden

Normalwerte Hüftgelenk

30–45° 20–30°
0°

Abduktion/Adduktion
30–45°/0°/20–30°

Normalwerte Kniegelenk

5–10°
0°
120–150°

Streckung/Beugung
5–10°/0°/120–150°

Normalwerte Sprunggelenke

20–30°
0°
40–50°

Dorsalflexion/
Plantarextension 20–30°/0°/40–50°

15° 0° 35° 0°

Supination/Pronation
(bei fixiertem Kalcaneus) 35°/0°/15°

Abb. 17.5: Neutral-0–Methode

17.2.2 Röntgenuntersuchung des Skeletts

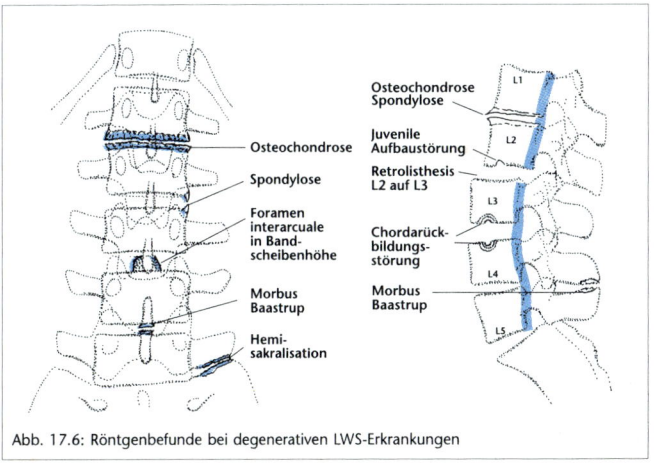

Osteochondrose
Spondylose
Foramen interarcuale in Bandscheibenhöhe
Morbus Baastrup
Hemisakralisation

Osteochondrose Spondylose
Juvenile Aufbaustörung
Retrolisthesis L2 auf L3
Chordarückbildungsstörung
Morbus Baastrup

Abb. 17.6: Röntgenbefunde bei degenerativen LWS-Erkrankungen

Knochentumoren und -metastasen

- *Malignitätszeichen* bei primären Knochentumoren: inhomogene Struktur, unregelmäßig begrenzt, schnelles Wachstum mit Destruktion oder Knochenneubildung, Periostreaktionen wie Spiculaebildung (Igelformen), periostale Knochenapposition (Zwiebelschalen), Periostabhebungen (führt z.B. zu Codman-Dreiecken); an der Wirbelsäule Wirbelbogenabgangsfigur beachten (häufiger Metastasensitz, oft übersehen!)
- *Osteolytische Metastasen:* unregelmäßig begrenzte Lochdefekte; Randsklerosierung und periostale Reaktion fehlt; meist Mamma-, Bronchial-, Schilddrüsen- oder Nieren-Ca
- *Osteoklastische Metastasen:* multiple, rundliche, scharf begrenzte Herde; meist Prostata-Ca, seltener Mamma- oder Schilddrüsen-Ca.

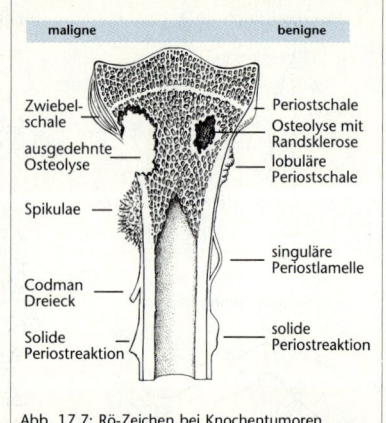

Abb. 17.7: Rö-Zeichen bei Knochentumoren

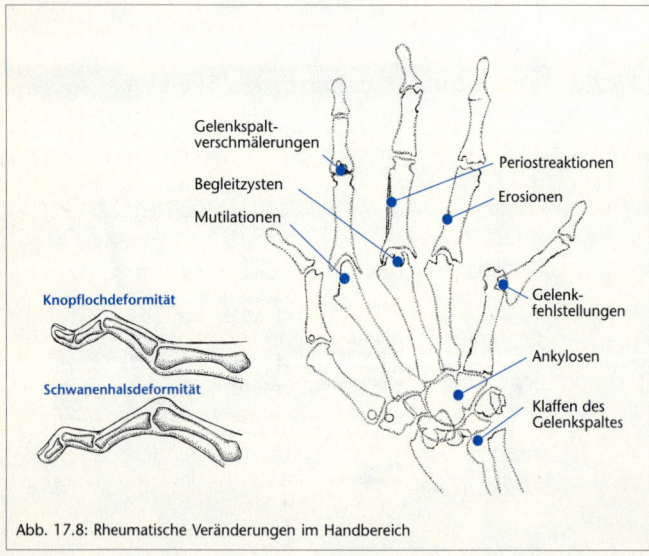

Abb. 17.8: Rheumatische Veränderungen im Handbereich

17.2.3 Labordiagnostik bei Systemerkrankungen

Basisdiagnostik
Zur Basisdiagnostik gehören BSG, CRP, Diff.-BB, Eiweiß-E'phorese (α_1- und α_2-Globulinerhöhung weist auf akute, γ-Globuline auf chronische Entzündung hin).
Blutbild: hypochrome Anämie (chron. Entzündung), Leukozytose (akute Entzündung), Leuko- und Thrombozytopenie, z.B. bei SLE, Felty-Sy.

Spezielles Labor
RF, ANA ggf. ENA-Differenzierung, ds-DNS als Suchtest. Bei Vaskulitisverdacht: ANCA. Bei V.a. reaktive Arthritis: bakterielle AK (z.B. Chlamydien, Yersinien, Borrelien, Streptokokken; ☞ Tab.)

- *Rheumafaktor (RF):* relativ unspezifischer Parameter; bei rheumat. Arthritis in 70 % pos. (im 1. Jahr der Erkrankung oft negativ! ☞ 17.4.1 und Tabelle 17.2.3). Die Höhe des RF hat prognostische Bedeutung (RF ↑ bei schwerer rheumat. Arthritis). Latex-RF-Fixationstest: Titer > 1:20 sicher pos.; Waaler-Rose-Test: besonders spezifisch (normal < 16 IE/ml). Trefferquote im Gelenkpunktat noch höher als im Serum
- *ANCA:* Antikörper gegen Granulozyten; Differenzierung: pANCA (perinukleäres Fluoreszenzmuster), cANCA (cytoplasmatisches Fluoreszenzmuster). Vorkommen: cANCA v.a. bei Wegenerscher Granulomatose (☞ 17.5.11); pANCA v.a. bei mikroskopischer Polyangiitis (☞ 17.5.5)
- *Komplementsystem:* Plasmaproteine, die in inaktiver Form im Serum vorhanden sind. Erniedrigung durch erhöhten Verbrauch bei autoimmunbedingter Immunkomplexbildung (z.B. SLE): C_3 ↓, C_4 ↓, CH_{50} ↓, evtl. zur Kontrolle von Verlauf und Therapieerfolg
- *Antinukleäre Antikörper (ANA):* Autoantikörper, die gegen verschiedene Bestandteile des Zellkerns gerichtet sein können. Wenn ANA positiv sind, muß differenziert werden, ob AK gegen extrahierbare nukleoläre Antigene (ENA) vorliegen, die Kollagenosen zugeordnet werden können (☞ Tab. S. 564).

Serologische Diagnostik bei V.a. postinfektiöse reaktive Arthritis		
Erreger	**Klinik**	**Nachweis**
Yersinia enterocolitica (03/09)	Enteritis	Immunoblot Ig A IgG
Chlamydia trachomatis Chlamydia pneumoniae	Urethritis, Adnexitis Pneumonie	ELISA IgA IgG ELISA IgA IgG
Campylobacter jejuni	Enteritis	ELISA IgA IgG
Salmonellen, Shigellen	Enteritis	KBR
Mykoplasmen, Ureaplasmen	Urethritis	KBR
Borrelien	☞ 18.3.4	ELISA, Immunoblot IgM IgG
β-hämolysierende Streptokokken A	Tonsillitis	AK Streptolysin 0, DNAse

Antikörper bei rheumatischen Erkrankungen

Antikörper	Erkrankung						
	RA	SS	DM-PM	CREST	PSS	MCTD	SLE
RF*	70 %	75 %	30 %	30 %		selten	20 %
ANA	30 %	75 %	20 %	30 %		99 %	99 %
Anti-ds-DNS / Anti-ss-DNS	—	< 10 %	—	—		—	55 %
Anti-Histon	—	—	—	—		—	30 %**
Anticentromer	< 10 %	—	—	70 %	40 %	—	—
Anti-U1–RNP	< 10 %	< 10 %	15 %	10 %		> 90 %	35 %
Anti-Sm	—	—	—	—		< 10 %	35 %
Anti-RO (SSA)	20 %	60 %	10 %	10 %		20 %	35 %
Anti-LA (SSB)	—	50 %	—	10 %		< 10 %	15 %
Anti-SCL-70	—	—	—	—	40 %	—	—

RA	Rheumatoide Arthritis
SS	Sjögren-Syndrom
DM-PM	Dermatomyositis-Polymyositis
PSS	progressive systemische Sklerose (Sklerodermie)
MCTD	„mixed connective tissue disease"
SLE	Systemischer Lupus erythematodes
*	Durchschnittsbevölkerung > 60 J.: bis zu 5 % pos. RF mit niedrigem Titer
**	beim medikamentös induzierten LE 95 %

Antinukleäre Antikörper – charakteristische Befundkonstellationen

ANA-Fluoreszenzmuster	weitere Differenzierung	assoziierte Kollagenosen
homogen oder ringförmig	Anti-ds-DNA	nicht medik. induz. SLE (50–80 %)
	Anti-Histon-AK	medikamentös induzierter LE (70–90 %)
centromer	keine	spezifisch für CREST-Sy.
nukleolär	ScL 70	Sklerodermie (40 %) u.a. Kollagenosen
gesprenkelt/ fleckförmig	ENA: Anti-U1-RNP	mixed connective tissue disease
	Anti-Sm	hochspez. für SLE (25 %)
	Anti-Ro (SSA)	Sjögren-Sy., SLE
	Anti-La (SSB)	Sjögren-Sy. (mit SSA) SLE (geringes Nephritis-Risiko)
	Anti-SCL 70	spez. für Sklerodermie (25 %)
gesprenkelt/ fleckförmig (spez. Zellkultur)	Anti-PM 1 Anti-Jo 1	spez. für Dermatomyositis-Polymyositis

17.3 Degenerative Gelenk- und Wirbelsäulenerkrankungen

17.3.1 Arthrosis deformans

Mechanische Zerstörung der Gelenkknorpeloberfläche durch ein Mißverhältnis zwischen Belastung und Belastbarkeit. Meist bei alten Patienten an den tragenden Gelenken der unteren Extremität, 80 % der Bevölkerung > 70 Jahre betroffen. Man unterscheidet primäre (idiopathische) Arthrose von sekundärer bei Gelenkvorschädigung (z.B. M. Perthes, Fehlstellung).

Klinik
Anlaufschmerz („eingerostete Gelenke") und Belastungsschmerz (abends am stärksten). Knorpelreiben fühlbar, Funktionseinschränkung meist gering (Ausnahme: Hüftgelenk). Typische Röntgenbefunde (☞ 17.2.2.). *Cave:* keine strenge Korrelation zwischen Klinik und Rö-Bild.

- **Gonarthrose:** Schmerzen v.a. beim Abwärtsgehen; bei Aktivierung Erguß. *DD:* rheumat. Arthritis, Atrophie des M. quadriceps
- **Coxarthrose:** Knieschmerz kann Frühsymptom sein (projezierter Schmerz). Frühzeitige Einschränkung v.a. der Innenrotation, der Abduktion, später der Extension und Adduktion, zuletzt der Flexion. Im Spätstadium Psoas- und Adduktorenkontraktur mit Hohlkreuz und Beckenschiefstand.

Therapie
Entlastung (Gehstock auf Gegenseite, Gewichtsabnahme), physikalische Ther. (Wärme, Elektrother., Ultraschall), bei aktivierter Arthrose mit Erguß Kälte, z.B. Kryotherapie. KG: muskuläre Kräftigung (z.B. bei Quadrizepsatrophie), Traktion der Gelenkkapsel bei Kontraktur. Niedrig dosierte Rö-Schmerzbestrahlung. NSAR möglichst niedrig dosiert, nur in der akuten Schmerzphase (NW v.a. bei alten Pat. häufig und gefährlich, ☞ 21.6).

Bei aktivierter Arthrose evtl. intraartikuläre Steroide (*cave:* Infektionsgefahr; zurückhaltende Indikationsstellung); evtl. Knorpelaufbaupräparate (Nutzen umstritten). Perkutane NSAR-Anwendung (z.B. Voltaren-Emulgel®) nur für kleine Gelenke sinnvoll. Evtl. Umstellungsosteotomie, Gelenkersatz, -resektion oder Arthrodese (Versteifung).

KO: Kontrakturen, Fehlstellungen (durch Einbrüche und Umformungen), Entzündung (Sekundärsynovialitis, Reizerguß).

17.3.2 Degenerative Wirbelsäulenerkrankungen

Abnutzung der kleinen Wirbelgelenke (Spondylarthrose) und Bandscheiben (Chondrose), v.a. an Hals- und Lendenwirbel.

Rö-Zeichen
- Spondylarthrose: Gelenkspaltverschmälerung, -sklerosierung (Rö: HWS seitl., LWS a.p.)
- Chondrose: Zwischenwirbelräume höhenvermindert
- Osteochondrose: Chondrose und zusätzl. Sklerosierung der Wirbelgrund- und Deckplatten (☞ Abb. 17.6)
- Spondylose: osteophytäre Ausziehungen der Wirbelkörperkanten, z.T. spangenförmig (☞ Abb. 17.6)
- Spondylolisthesis: Verschiebung von Wirbelkörpern bei Segmentinstabilität. Rö: Seit- und Funktionsaufnahme (Deklination/Reklination).

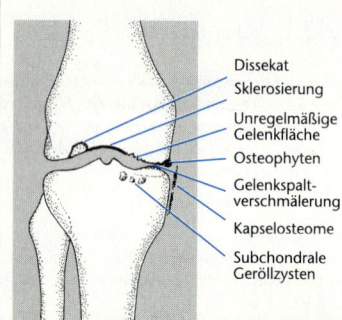

Abb. 17.9: Degenerative Gelenkveränderungen am Beispiel des Kniegelenks.
Cave: Es besteht oft ein Mißverhältnis zwischen röntgenologischem und klinischem Befund

Klinik
- *HWS:* Nackenschmerzen, okzipitale, nach frontal ausziehende Kopfschmerzen, Schwindel, Ohrensausen, Brachialgie, evtl. mit radikulären Ausfällen (schwierige DD zur zervikalen Diskushernie mit akutem Schiefhals und Wurzelreizung: sensible und motorische Ausfallerscheinungen an Armen). *Diagn.:* CT, Myelographie
- *LWS:*
  - *Pseudoradikulärer Schmerz:* diffuser, dumpfer paravertebraler Schmerz, meist belastungs-, bewegungsabhängig. Bei Spondylose, Spondylarthrose, Osteoporose
  - *Radikulärer Schmerz:* von LWS in Dermatom (z.B. L$_4$) eines Beines ausstrahlender Schmerz, Lasègue positiv, DD: Bandscheibenprolaps (Sensibilitäts-, motorische Ausfälle, Reflexdifferenz ☞ 16.2.9) bei schwerer Osteochondrose, Spondylolisthesis.

Diagnostik: Genaue Anamnese, klin. Untersuchung, Rö.. BSG zum Ausschluß einer Spondylitis, evtl. Sono-Abdomen und Gyn-Konsil zum Ausschluß eines Tumors.

Therapie: (☞ 17.3.1.)

17.3.3 Fingerpolyarthrosen

☞ Abb. 17.2.

- *Heberden-Arthrose:* knotige Verdickung (Heberden-Knötchen) bds. an der Streckseite der Fingerendgelenke als Folge von kartilaginär-osteophytären Wucherungen, meist Frauen (10:1) postmenopausal
- *Bouchard-Arthrose:* diffuse, spindelförmige Auftreibung und Gelenkkapselschwellung der Fingermittelgelenke
- *Rhizarthrose:* Arthrose des Daumensattelgelenkes.

Therapie: Wärme und Bewegungsübungen, Daumenschiene bei Rhizarthrose, NSAR, selten operative Maßnahme (v.a. bei Rhizarthrose). Evtl. Röntgenreizbestrahlung.

17.3.4 Periarthropathia humeroscapularis

Unpräziser Sammelbegriff für alle Schmerzzustände der Schulter mit degenerativer Ursache im Bereich der das Schultergelenk umgebenden Weichteile.

Formen
- *Supraspinatussyndrom:* Schmerzen am Schulterdach bei Abduktion (60°–80°), Innenrotation und Heben gegen Widerstand
- *Biceps longus-Syndrom:* Schmerzen bei kombinierter Abduktion, Streckung und Innenrotation (Schraubenzieherbewegung)
- *„Frozen-Shoulder":* starke Bewegungseinschränkung durch fibröse Verlötung von periartikulären Gewebsschichten
- *Bursitis subacromialis:* Schmerzen bei Abduktion und Anteflexion, Linderung durch Traktion.

Diagnostik
Rö: evtl. Verkalkungen, meist im Bereich der Supraspinatussehne. Schultersonographie kann Rupturen der Rotatorenmanschette und Verkalkungen zeigen. HWS immer mituntersuchen (*DD:* HWS-Sy.).

Therapie
Intensive Mobilisierung unter Analgesie (z.B. mit NSAR); lokal Anästhetika oder Glukokortikoidinjektionen. Bei Bursitis Kälte.

17.3.5 Ostitis deformans Paget

Lokalisierte Knochenerkrankung unbekannter Ursache (Virus?), die mit erhöhtem Knochenumbau und damit mechanischer Minderwertigkeit des Knochens einhergeht. 1/3 asymptomatisch. Durchschnittsalter ca. 60 J. Schmerzen in befallenen Skelettabschnitten, v.a. Becken, Kreuzbein, Femur, Tibia und Lendenwirbelsäule. Oft verursacht durch Fehlbelastung in den angrenzenden Gelenken. Lokale Hyperthermie, Vermehrung der Knochenmasse (Hut paßt nicht mehr) und Deformierung einer Extremität (Säbelscheidentibia).

Diagnostik: Bei Verdacht zuerst Skelettszintigraphie, dann gezielt röntgen. Charakteristisch sind Kortikalisverdickung, grobsträhniger Umbau der Spongiosa, zystische Aufhellungen, Mosaikstrukturen, Deformierungen, Abflachung und Verbreiterung der Wirbelkörper und Kartenherzform des Beckens. Labor: AP ↑ (Lebererkrankung ausschließen), Ca^{2+} normal bis ↑, Phosphat normal, gelegentlich Hyperkalzurie (KO: Urolithiasis).

KO: Frakturen, Begleitarthrosen durch Fehlstellungen, neurologische Engpaßsyndrome (v.a. N. acusticus), sarkomatöse Entartung < 1 % (typischerweise Osteosarkom am Humerus, maligner Riesenzelltumor am Schädel).

DD: Knochentumoren, Plasmoyztom, osteolytische Metastasen, chron. Osteomyelitis, primärer Hyperparathyroidismus, M. Recklinghausen, fibröse Dysplasie.

Therapie: Symptomatisch mit ASS oder Indometacin. Calcitonin (50–100 IE tägl. s.c. oder Nasenspray) zur Intervalltherapie; wirkt antiosteolytisch und analgetisch. Etidronsäure/Dinatriumsalz (z.B. Diphos®) 5 mg/kg p.o.; evtl. OP.

17.4 Entzündliche Gelenk- und Wirbelsäulenerkrankungen

17.4.1 Rheumatoide Arthritis (RA)

Synonym: chronische Polyarthritis = cP. Häufigste chronisch-entzündliche rheumatische Erkrankung, 3 % der Bevölkerung, F:M = 3:1, Gipfel um 40. LJ., familiäre Häufung (Assoziation mit HLA DR 4).

Klinik
Beginnt oft mit unspezifischen Zeichen wie Unwohlsein, Appetit- und Gewichtsverlust, vegetativen Symptomen. Nach Wochen bis Monaten folgt
- *Polyarthritis:* symmetrische Gelenkschwellung, Beginn an kleinen Gelenken, mit Bewegungsschmerz der Metakarpophalangealgelenke (MCP) und proximalen Interphalangealgelenke (PIP): schmerzhafter Händedruck! Endgelenke sind meist nicht betroffen. Oft zusätzlich Handrückenschwellung. Häufig Arthritis der Hand- und

Sprunggelenke. Im Verlauf können alle Gelenke einschließlich der Kiefergelenke einbezogen werden. In akuten Stadien ausgeprägte Morgensteifigkeit (> 1 h)
- Bei 20 % akuter Beginn mit asymmetrischem Befall großer Gelenke; bei 5 % (v.a. Jugendliche und Alte) schleichender Beginn mit Monarthritis
- *Spätfolgen:* Schwere Gelenkdestruktionen, an den Fingergelenken typische ulnare Deviation, Schwanenhals- und Knopflochdeformitäten (☞ Abb. 17.8), Subluxationen (typisch: „Bajonettstellung" des Handgelenks), Muskelatrophie
- *Periartikuläre Manifestationen:* Tendovaginitis, Sehnenabrisse, Bursitis, Synovialzysten (z.B. Baker-Zyste in Kniekehle), Myalgien
- *Rheumaknoten:* in 25 %, oft an Hand- und Ellenbogengelenk (DD ☞ 17.1.2)
- *Wirbelsäulenbeteiligung:* atlanto-axiale Dislokation mit Myelonkompression (Klinik: Nackenschmerzen, Parästhesien an den Händen, Muskelschwäche, schon bei Verdacht Rö-HWS mit Inklination; cave Intubation!); im fortgeschrittenen Stadium fast immer generalisierte Osteoporose
- Selten *rapid-progressive Verläufe* mit rheumatoider Vaskulitis, schmerzlosen Hautulzerationen, Polyneuropathie (Befall der Vasa nervorum), Lungen- und Herzbeteiligung, Episkleritis. RF hochtitrig pos.

Diagnostik

Labor: BSG ↑, normo- bis hypochrome Anämie; Fe ↓, Ferritin ↑ (Anämie bei chron. Systemerkrankung, ☞ 14.3.5), RF pos. in 70 %, ANA in 30 % niedrigtitrig pos. (☞ 17.2.3), Cu^{2+} ↑, Dysproteinämie (Alb. ↓, α_2- und γ-Globuline ↑).

Röntgen
- Aufnahme des Handskeletts einschließlich Handgelenk (a.p. möglichst in Mammographietechnik). Typische Befunde ☞ 17.2.2
- Immer Vorfußaufnahme, auch wenn der Pat. dort keine Beschwerden hat. Frühveränderungen Kleinzehengrundgelenk, evtl. klinisch stumm!
- HWS in 2 Ebenen und Inklination (atlanto-axiale Subluxation?); Dens axis-Zielaufnahme (Destruktion?)
- *Typische Rö-Zeichen:*
  - *Weichteilzeichen* (Folge der Gelenkschwellung) nach Tagen bis Wo.: spindelförmige Weichteilauftreibungen, auseinandergedrängte Metakarpalköpfchen
  - *Kollateralphänomene* nach Wo. bis Mon. sichtbar: gelenknahe fleckige, bandförmige oder diffuse Osteoporose, Periostreaktionen; Fingerendgelenke sind meist nicht betroffen
  - *Direktzeichen* nach Mo. bis J.: Schwund der subchondralen Grenzlamellen, Usuren an Knorpel-Knochengrenzen, Verschmälerung des Gelenkspaltes, Destruktionen, Fehlstellungen, Ankylosen (☞ 17.2.2).

Diagnostische Kriterien des American College of Rheumatology (1988)
Morgensteifigkeit von ≥ 1 h bis zur max. erreichbaren Besserung > 6 Wo.
Weichteilschwellung (Arthritis) an mindestens 3 Gelenkregionen > 6 Wo.
Schwellung (Arthritis) der proximalen Interphalangeal- oder Metacarpophalangeal- oder Handwurzelgelenke > 6 Wo.
Symmetrische Schwellung (Arthritis) > 6 Wo.
Rheumaknoten
Rheumafaktor positiv
Typische radiologische Veränderungen (zumindest gelenknahe Osteoporose oder Erosionen an den Handgelenken)
Zur Diagnose müssen 4 Kriterien erfüllt sein

Therapie

Allgemeine Maßnahmen
„Keine Tablette ohne Krankengymnastik". im Schub Traktion, passives Durchbewegen. Chronisch: Muskelkräftigung (Atrophie-, Kontrakturgefahr!), Fehlhaltungsprophylaxe. Ergotherapie: Gelenkschutz, evtl. Schienenanpassung/Hilfsmittel, Funktionstraining bes. der Hände. Rheumaliga: Selbsthilfegruppe; Gymnastik, Lebenshilfe (z.B. Rentenantrag).

Entzündungshemmung im akuten Schub
- *Nichtsteroidale Antiphlogistika*, z.B. Indometacin max. 150 mg tägl., Diclofenac max. 200 mg tägl., (NW ☞ 21.6)
- *Steroide:* „Glukokortikoidstoß", bei hoher Aktivität z.B. 40 mg Prednisolon, alle 3 Tage um 8 mg reduzieren bis 16 mg, dann wochenweise um 4 mg. Bei therapierefraktärem Schub „Pulsther." mit 500–1000 mg an 3 Tagen i.v. anschließen. Im hohen Alter oder bei nicht ausreichender Basisther. niedrigdosierte Glukokortikoid-Dauertherapie möglichst unter der Cushingschwelle von 7,5 mg Prednisolonäquivalent (NW ☞ 21.5).

Immunmodulierende Therapie, sog. „Basistherapie"
Jede klinisch aktive RA sollte mit einer Basisther. behandelt werden. (Glukokortikoide und NSAR sind keine Basistherapeutika.) Auswahl und Therapieführung durch den rheumatologisch Erfahrenen!
- Bei mildem Verlauf: Chloroquin (z.B. Resochin®) 250 mg tägl. p.o., Hydroxychloroquin (z.B. Quensyl®) 200–400 mg tägl. p.o., Wirkungseintritt nach 3–6 Monaten. *NW:* irreversible Retinopathie (Rotsehen), reversible Korneatrübung → ophthalmologische Untersuchung vor Therapiebeginn, dann alle drei Mon.; Exanthem, Pruritus
- Bei mittelschwerem Verlauf
    - *Orale Goldtherapie*, z.B. Auranofin (Ridaura®) 2 x 3 mg tägl. Wirkungseintritt nach 3–6 Monaten. *NW:* selten: Leber-, KM- und Nierenschäden (Immunkomplexnephritis) → BB- und Urinkontrolle (Proteinurie?); Dermatitis, Stomatitis
    - *Sulfasalazin* (z.B. Azulfidine® RA); Beginn mit 500 mg tägl. p.o., wöchentl. Steigerung um 500 mg bis max. 2(3) x 1000 mg tägl. *NW:* Übelkeit, Schwindel, Leberwerterhöhung, Blutbildstörungen
- Bei aggressivem Verlauf, zunehmend aber auch frühzeitiger Einsatz
    - *Methotrexat* (z.B. Lantarel®) 7,5–25 mg/1 x Woche p.o./i.v. BB-, Krea-, Urin-, Leberwert-Kontrolle. (NW ☞ 15.3.3 und 17.6)
    - *Gold intramuskulär:* z.B. Tauredon® 50 mg i.m. alle 1–4 Wochen, initial mit 10 mg einschleichen. NW: Dermatitis, Nephropathie (Abbruchquote 50 % nach 2 Jahren). BB-, Krea-, Urin-, Leberwert-Kontrolle
    - *Azathioprin* (z.B. Imurek®) initial 2 mg/kg tägl.; nach Wirkungseintritt 1 mg/kg tägl. (NW: ☞ 15.3.3). BB-, Krea-, Leberwert-Kontrolle.

Lokale medikamentöse Therapiemaßnahmen
- *Intraartikuläre Glukokortikoid-Therapie:* z.B. Triamcinolon-Hexacetonid (Lederlon®) 20–40 mg i.a. in großes Gelenk (Knie, Schulter) unter aseptischen Bedingungen max. 2 x im Jahr; entsprechend geringere Injektionsmenge für kleinere Gelenke (Hand- und Sprunggelenk 10–20 mg; Finger- und Zehengelenke 1,5–3 mg); reaktive „Kristall-Synovialitis" klingt nach 1 Tag wieder ab. *KO:* iatrogenes Gelenkempyem. *KI:* Hautinfektionen, Blutungsneigung, Diab. mell.

- *Radio-Synoviorthese:* intraartikuläre Injektion eines kurzlebigen Radionuklids; dadurch Bestrahlung mit antiphlogistischem Effekt auf die Synovia. *Ind.:* v.a. bei oligo- oder monoarthritischer, persistierender Synovialitis
- *Chemische Synoviorthese:* interartikuläre Injektion einer verödenden Substanz (z.B. Natriummorrhuat, Varicozid®). *Ind.:* wie bei Radio-Synoviorthese, jedoch keine Strahlenbelastung.

Operative Therapie: Bei rez. Ergüssen Synovektomie; Sehnen- und Arthroplastik.

Komplikationen: Sjögren-Sy. in bis zu 30 % (☞ 17.5.3), Lungenbeteiligung < 10 % (Pleuritis, intrapulmonale Rheumaknoten, Fibrose), Skleritis, bakterielle Infektionen (bei Glukokortikoidther. oft symptomarm; bei Verschlechterung des Allgemeinbefindens immer daran denken!), Karpaltunnelsy. (25 %), Amyloidose (Typ AA) in 2 % mit Nieren- und Herzbeteiligung, rheumatoide Vaskulitis.

> ### Amyloidose
> Extrazelluläre Ablagerung von Eiweißfibrillen in versch. Organen. Symptome v.a. durch Befall von Nieren (Proteinurie, Nierenversagen), Herz (Kardiomyopathie, Herzinsuff., Rhythmusstörungen) und Magen-Darm-Trakt (Blutungen, Ileus, Malabsorption, Diarrhoe). Unterscheidung in:
> - Primäre Amyloidose: selten, u.a. Hautmanifestation, Makroglossie
> - Sekundäre Amyloidose bei chron. Entzündungen (z.B. rheumat. Arthritis, Colititis ulcerosa, Osteomyelitis, Tbc, Bronchiektasen, Sarkoidose, Lues, Lepra, M. Whipple), bei Plasmozytom, M. Waldenström und bei medullärem Schilddrüsen-Ca
> - Familiäre Amyloidose: selten, Neuro- und Nephropathien (z.B. fam. Mittelmeerfieber)
> - Altersamyloidose: bei 60 % der über 80jährigen, meist asymptomatisch.
>
> *Diagn.:* tiefe Rektumschleimhautbiopsie (bis zur Submukosa); Färbung mit Kongo-Rot; grüne Doppelbrechung unter Polarisationsmikroskop.
> *Ther.:* Bei sek. Amyloidose sind Remissionen durch Behandlung der Grunderkr. möglich. Ansonsten sind Versuche mit D-Penicillamin, Colchicin und Dimethylsulfoxid (DMSO) beschrieben.

Prognose
Bei 15 % im 1. Erkrankungsjahr volle Remission. I.d.R. progredienter Verlauf; nur 50 % sind nach 15 J. noch arbeitsfähig. Polyartikulärer Befall, stark pos. Rheumafaktor, Rheumaknoten und Beginn im höheren Lebensalter verschlechtern die Prognose.

Sonderformen
- **Seronegative rheumatoide Arthritis:** RF neg. Variante mit etwas geringerer Neigung zu Deformierungen, weniger röntgenmorphologische Veränderungen, fast nie Rheumaknoten, bessere Prognose
- **Felty-Syndrom:** seltene, schwere Verlaufsform der rheumat. Arthritis bei Erwachsenen mit Splenomegalie, Leuko- bis Panzytopenie, Rheumaknoten, Vaskulitis, Sjögren-Sy. *Labor:* RF und ANA hoch pos. *Ther.:* wie bei rheumat. Arthritis, Methotrexat ist Medikament der 1. Wahl, evtl. Splenektomie
- **Juvenile rheumatoide Arthritis:** Oberbegriff für Arthritiden des Kindes- und Jugendalters mit klinisch z.T. sehr unterschiedlicher Ausprägung, häufig stehen viszerale Manifestationen im Vordergrund (Sonderform: *Still-Syndrom* mit Fieber, Polyarthritis, Exanthem, Perikarditis, Pleuritis, evtl. Lk-Schwellung, Anämie; ungünstige Prognose). RF mit Ausnahme einer seropositiven Verlaufsform, die der

RA des Erwachsenen entspricht, immer neg., augenärztliches Konsil (*cave:* häufig Uveitis)
- **Kaplan-Sy.:** Kombination von Silikose und rheumat. Arthritis bei Grubenarbeitern
- **Rheumatoide Arthritis** mit sekundärem Sjögren-Syndrom (☞ 17.5.3)
- **Still-Syndrom des Erwachsenen** (selten): 16.–35. LJ, flüchtiges Exanthem, Arthritis, Fieber; Hepatosplenomegalie, Iridozyklitis, Perikarditis; RF und ANA neg. BSG ↑↑, Leukozytose. Ausschlußdiagnose. DD hämatologische und septische Erkrankungen.

17.4.2 Spondarthritiden

Gruppe von entzündlich-rheumatischen Erkrankungen mit Befall vorwiegend der Wirbelsäule (Sakroiliitis, Spondylarthritis). Typischerweise RF und ANA negativ und HLA-B27 positiv, zusätzlich nichtsymmetrische Oligoarthritiden v.a. der unteren Extremitäten und extraartikuläre Manifestationen v.a. der Haut und der Augen; familiäre Häufung.

■ M. Bechterew (Spondylitis ankylopoetica)

Chronische Entzündung von Iliosakralgelenken, Schambeinfuge, Intervertebral- und seltener Extremitätengelenken, die in Schüben v.a. zur Versteifung der Wirbelsäule führt. M:F = 9:1, Altersgipfel der Erstmanifestation 15–30 J., familiäre Häufung, HLA-B27 in 90 % pos., RF stets neg.

Klinik
Frühsymptome sind nächtliche und morgendliche Steifigkeit und „tiefer Schmerz" im Kreuz, in die Beine ausstrahlend. *Befund:* Stauchungs- und Torsionsschmerz der Iliosakralgelenke (Mennell positiv), Klopf- und Bewegungsschmerz der Wirbelsäule, druckschmerzhafte Sternokostalgelenke. Typisch: Morgensteifigkeit, Besserung nach „Einlaufen", entzündliche Enthesiopathie mit schmerzhaften Sehnenansätzen (Achillodynie). Spätzeichen: bei 20–30 % Beteiligung der peripheren Gelenke (v.a. untere Extremität, große Gelenke), Wirbelsäulenversteifung (Schober-, Ott-Zeichen ☞ 17.1.1) bis zur fixierten Kyphose; bei Befall der Kostovertebralgelenke Versteifung des Thorax mit Abnahme der Vitalkapazität. Extraartikuläre Manifestationen: in 25 % Iritis, Urethritis, Prostatitis; selten viszerale Manifestation (Lungenfibrose, Aortitis mit Aorteninsuff., Reizleitungsstörungen).

Als **diagnostischen Kriterien** gelten:
- Ruheschmerz und Steifigkeit im LWS-Bereich seit > 3 Monaten
- Schmerz und Steifigkeit in Thorakalregion
- Eingeschränkte Beweglichkeit der LWS
- Eingeschränkte Dehnbarkeit des Brustkorbes
- Iritis/Iridozyklitis.

Zur Diagnose müssen vier vorhanden sein (bei beidseitiger Sakroiliitis reicht eines).

Diagnostik
- Labor: oft anfänglich noch ohne Entzündungszeichen; dann BSG ↑, CRP ↑, RF neg., HLA-B27 pos. in 90 %
- Skelettszintigraphie: für Sakroiliakalgelenk empfindlicher, aber weniger spezifisch als Röntgen
- Rö der Ileosakralfugen („buntes Bild" = Erosionen, Sklerosierung, Ankylose), ggf. Tomographie
- Rö LWS, BWS: charkteristisch sind Syndesmophyten am Übergang BWS/LWS, Kastenwirbel. Spätzeichen: Verknöcherung des vorderen und hinteren Längsbandes, spangenförmige Syndesmophyten („Bambuswirbelsäule").

DD: andere Spondarthritisformen.

Therapie:
Wichtig sind Bewegungsther., krankengymnastische Dehnung der Wirbel- und Rippengelenke. Wärme, hartes, flaches Bett, auf dem Bauch schlafen, im Schub NSAR (z.B. Indometacin). Bei Beteiligung peripherer Gelenke Basisther. mit Sulfasalazin 2–3 g (☞ 17.4.1); nur bei Augenbeteiligung und peripherem Gelenkbefall Steroide. Röntgenbestrahlung, physikalische Ther. (z.B. Ultraschall), Ergother. Im Spätstadium Osteotomie, Prothesen und Aufrichtungsoperationen an der WS.

KO: restriktive Ventilationsstörung, Amyloidose.

17.4.3 Reaktive Arthritis/Reiter-Syndrom

Postinfektiöse Arthritis, bevorzugt Sakroiliakalgelenk und untere Extremität. Ca. 80 % HLA–B27 pos. (Normalbevölkerung 8 %), Manifestationsalter 20–40 J. Auslösende Erreger: Chlamydia trachomatis/pneumoniae, Yersinia enterocolitica, Mykoplasmen, Salmonellen, Shigellen, β-hämolysierende Streptokokken, Borrelien. Reiter-Syndrom ist das Vollbild mit der Trias Arthritis, Konjunktivitis, Urethritis.

Klinik
Meist unvollständig auftretender Symptomkomplex aus asymmetrischer Oligoarthritis (v.a. der großen Gelenke an den unteren Extremitäten), Spondylarthritis, akute Sakroiliitis. Extraartikuläre Manifestationen bei M. Reiter: Urethritis, Balanitis circinata, Konjunktivitis, Haut- und Schleimhautläsionen (hyperkeratotische Veränderungen an Hand- und Fußflächen), Erythema nodosum. Häufig Insertionstendopathie im Bereich der Sehnenansätze, z.B. Achillessehne mit Fersenschmerz.

Diagnostik
2–4 Wo. vorangegegangener gastrointestinaler, urethraler Infekt. Kulturen (Stuhl, Urethraabstrich) sind meist negativ. Serologie: IgA-Antikörper sprechen für kürzlich durchgemachten Infekt (Titerverlauf!). Bei Borreliose (Lyme-Arthritis ☞ 17.1.1) liegt Infektion Monate/Jahre zurück, Serologie daher unsicher. HLA–B27 nicht von diagnostischer Bedeutung.

DD: andere Spondarthritiden (z.B. enteropathisch, Psoriasis-) Behçet-Sy. (zusätzliche Schleimhautulzerationen an Mund und Genitale, Uveitis), selten Gonokokkeninfektion (Abstrich, ☞ 2.4.9).

Therapie und Prognose
Gute Prognose. 66 % nach 6 Mon. beschwerdefrei, jedoch bakterielle Triggerung eines Schubes möglich. Falls Erregernachweis positiv, Antibiose: Tetrazykline bei Chlamydien, Mykoplasmen; Gyrasehemmer bei Yersinien, evtl. auch bei Salmonellen. Symptomatisch NSAR. 10 % gehen in chron. Form mit Spondylitis über (ähnlich M. Bechterew).

■ Psoriasis-Arthritis

10 % aller Psoriatiker haben Arthritiden. Betroffen sind Fingerendgelenke oder Gelenke entlang eines Strahls (Wurstfinger, -zehen), Iliosakralgelenke, Wirbelsäule (Rö: Parasyndesmophyten). Zum Teil akuter Beginn, manchmal auch bevor Hauterscheinungen auftreten. Subunguale Keratosen (Ölflecke), Tüpfelnägel. *Rö:* Nebeneinander von Ab- und Aufbauprozessen (Erosionen und Proliferationen). *Ther.:* NSAR; Basistherapie: Azulfidine, Methotrexat (☞ 17.6).

■ Enteropathische Arthritiden

Bei M. Crohn, Colitis ulcerosa; HLA-B27 pos. Oligoarthritis von Knie-, Sprung-, Hand-, Finger- und Iliosakralgelenk. Periphere Entzündungen heilen mit der Darmerkrankung aus, Achsenskelettbefall ist von der Grunderkr. unabhängig. *Ther.:* NSAR (☞ 21.6), Azulfidine (wirkt entzündungshemmend auf Darm und Gelenke). Grundkrankheit behandeln.

17.5 Kollagenosen, Vaskulitiden

17.5.1 Systemischer Lupus erythematodes (SLE)

Autoimmunkrankheit, die v.a. das Gefäßbindegewebe und die Haut betrifft. Meist bei jungen Frauen (M:F = 1:9), Inzidenz 50/100 000 (häufiger als Tbc!)

Klinik
Buntes Bild: Allgemeinsymptome (90 %) mit Abgeschlagenheit, gel. Fieber
- *Gelenke* (ca. 90 %): kein typischer Befall; symmetrische Polyarthritis (DD: rheumat. Arthritis) oder asymmetrische Oligoarthritis; gel. nur Arthromyalgien
- *Haut* (ca. 75 %): vielfältige Kombinationen aus Erythem, Teleangiektasien, Atrophie und Hyperkeratose, v.a. an lichtexponierten Partien. Schmetterlingserythem im Gesicht, Schleimhautulzera, Hautulzera (diskoide und vaskulitische Läsion).
- *Nieren* (ca. 35 %): Glomerulonephritiden (☞ 9.5.1) mit unterschiedlichem histologischem Befund. Erythrozyturie, Proteinurie, nephrotisches Sy., progressive Niereninsuff.
- *Seröse Häute* (Polyserositis ca. 35 %): Perikarditis, Pleuritis, Aszites
- Pneumonitis, GIT-Beteiligung (Übelkeit, Erbrechen, Anorexie, Diarrhoe)
- Verruköse Endokarditis (Libman-Sacks, selten)

- *ZNS* (40 %): z.B. Kopfschmerz, Krampfanfälle, Depression, Psychose
- *Blut:* Leukopenie, Thrombopenie, BSG ↑, γ-Globuline ↑, hochtitrig ANA (>90%), anti-dsDNS-AK (bis 80% in akuten Phasen), Sm-AK (30%, aber spezifisch), sonstige Antikörper (☞ 17.2.3); C_3, C_4, CH_{50} ↓ in der Akutphase. Erhöhte Thromboseneigung und Blutungsneigung bei Nachweis von Lupus-Antikoagulans (PTT verlängert) und Cardiolipinantikörpern.

Diagnostische Kriterien der American Rheumatism Association	
Kriterium	**Definition**
Schmetterlingserythem	Fixiertes Erythem, flach oder erhaben über Wangen und Nasenrücken mit der Tendenz, die Nasolabialfalten auszusparen
Diskoider Lupus	Erhabene, gerötete, hyperkeratotische Effloreszenzen mit anhaftenden Schuppen; evtl. atrophische Narben bei älteren Herden
Photosensibilität	Hauteffloreszenzen als ungewöhnliche Reaktion auf Sonnenlichtexposition
Orale Ulzera	Orale oder nasopharyngeale Ulzerationen
Arthritis	Nichterosive Arthritis von zwei oder mehr peripheren Gelenken mit Schmerz, Schwellung oder Erguß
Serositis	Pleuritis (anamnestisch pleurale Schmerzen) oder Pleurareiben oder -erguß oder Perikarditis (dokumentiert im EKG) oder Perikardreiben oder -erguß
Nierenbeteiligung	Persistierende Proteinurie > 0,5 g/24 h oder Zylindrurie (Erythrozyten-, Hämoglobin-, granuläre oder gemischte Zylinder)
ZNS-Beteiligung	Krampfanfälle, Psychosen
Hämatologische Beteiligung	Hämolytische Anämie (mit Retikulozytose) oder Leukopenie < 4/nl oder Thrombopenie < 100/nl ohne auslösende Medikamente
Immunologische Befunde	Doppelstrang-DNA-Antikörper (dsDNA), Sm-Antikörper, LE-Zellnachweis, falsch positiver TPHA-Test (Kreuzreaktion mit Cardiolipin–Antikörpern)
Antinukleäre Antikörper	Erhöhter Titer in der Immunfluoreszenz oder einem äquivalenten Test ohne auslösende Medikamente
Von 11 Diagnosekriterien müssen mind. 4 erfüllt sein	

Therapie: ☞ 17.6.
Prognose hängt vom Nierenbefall ab, 10–JÜR > 80 %. *Cave:* Infektion unter Immunsuppression ist zweithäufigste Todesursache!

■ Medikamenteninduzierter SLE

Durch Hydralazin, Procainamid, α-Methyldopa, Diphenylhydantoin, Mesantoin, Isoniazid u.a. Mildere Verlaufsform, Hautbefall klinisch im Vordergrund, meist Pleuritis/Perikarditis, aber keine Nieren- und ZNS-Beteiligung, nach Absetzen reversibel. *Labor:* ANA positiv, Anti-Histon 95 %, Einzelstrang DNA (ssDNA); nicht dsDNA oder Sm-Antikörper; Komplementfaktoren normal.

Therapie: Medikamentenpause. Prognose: gut.

17.5.2 Progressive systemische Sklerose (PSS)

Progredient verlaufende Fibrosklerose von Haut, inneren Organen und Gefäßen. Meist bei Frauen mittleren Alters. Zwei Formen:

- *Maligne diffuse SS:* prognostisch ungünstige Form mit generalisiertem Ödem und Sklerose; rapide Beteiligung der inneren Organe (Lunge, Herz, Nieren), Labor: SCL-70 positiv
- *CREST-Syndrom:* **C**alcinosis, **R**aynaud-Syndrom, **Ö**sophagusbeteiligung, **S**klerodaktylie, **T**eleangiektasien; benigne Form; Anti-SCL-70 neg., Labor: Antizentromer-AK pos.

DD: zirkumskripte Sklerodermie; keine viszerale Beteiligung; selten Übergang in PSS

Klinik
- *Hautveränderungen:* Ablauf in 3 Stadien: Ödem – Induration – Atrophie. Beginn meist symmetrisch an den Händen (geschwollene, verhärtete, derbe Finger, gespannte Haut = Sklerodaktylie), Raynaud-Syndrom (☞ 17.1.3) in 90 %. Befall des Gesichts führt zu mimischer Starre, Mikrostomie und Verkürzung des Zungenbändchens. Schmerzlose Beugekontrakturen infolge Hautschrumpfungen
- *Ösophagus:* Dysphagie, Rö-Kontrast: Wandstarre
- *Lungen:* Dyspnoe durch Fibrose, später Cor pulmonale
- *Gelenke:* Arthritis, Akroosteolysen an Fingerendphalangen
- *Herz:* Myokardfibrose, Kardiomyopathie
- *Nieren:* Urämie, sek. Hypertonus
- *Augen:* Sicca-Symptomatik (☞ 17.5.3).

Diagnostik
Labor: BSG ↑, Anämie in 25 %, γ-Globuline ↑, Hautbiopsie vor Therapiebeginn, Antikörper ☞ 17.2.3.
Prognose: schlecht, oft therapierefraktär. Überlebensrate durch Lungen- und Nierenbeteiligung determiniert. Ther.: ☞ 17.6.

17.5.3 Sjögren-Syndrom

Entzündungen der Tränen- und Speicheldrüsen mit Verminderung der Sekretion; meist Frauen. Man unterscheidet das primäre Sjögren-Syndrom von der begleitenden Sicca-Symptomatik bei rheumat. Arthritis (30 %), Sklerodermie (5–8 %), SLE und Dermatomyositis.

Klinik
„Dry eyes, dry mouth": Keratokonjunktivitis sicca mit Fremdkörpergefühl und Hornhautulzerationen, Parotisschwellung, Schluck- und Artikulationsstörungen, Heiserkeit, Schleimhautschäden; Tracheobronchitis, Gelenkschmerzen- und Schwellung.

DD der Parotisschwellung: Mikulicz-Sy. bei Tbc, SLE, Leukämie und M. Hodgkin; Heerfordt-Sy. bei Sarkoidose.

Diagnostik
Funktionsstörung der Drüsensekretion (Schirmer-Test). *Labor:* ANA positiv, SSA/SSB positiv (Differenzierung ☞ 17.2.3), RF positiv, BSG ↑, γ-Globuline ↑, Leukopenie.

Therapie
5%ige Methylzellulose (künstliche Tränenflüssigkeit), evtl. Bromhexin p.o., je nach Aktivität wie SLE (☞ 17.6).

17.5.4 Polymyositis und Dermatomyositis

- *Polymyositis:* entzündliche Systemerkrankung der quergestreiften Muskulatur
- *Dermatomyositis:* seltener; zusätzlicher Hautbefall, oft paraneoplastisch.

Klinik
Zunächst Schwäche der proximalen Beinmuskulatur (Treppensteigen!) und der Schultermuskulatur (100 %, Kämmen!). Muskelschmerzen auf Druck und Bewegung (60 %), schmerzhafte Gelenkschwellung (30–50 %), Schluckstörungen (28 %), Augenmuskeln meist verschont, Myokarditis (30 %, CK-MB ↑), Raynaud-Sy. (20–30 %), Lungenbeteiligung (5 %), Fieber, Gewichtsverlust. Bei Dermatomyositis zusätzlich Erythem und ödematöse Schwellungen an Extremitätenstreckseite, Gesicht (lila Lider sind pathognomonisch), Hals- und Brustbereich. Pat. meist unter 40 J., Verlauf akuter und schwerer als bei Polymyositis, häufig paraneoplastisch.

Diagnostik
Klinik, CK-MM ↑, EMG, Histologie (lymphozytäre Infiltration, Faserdegeneration). Zusätzl. Labor: LDH, GOT und Aldolase ↑ in 90 %, BSG ↑, α$_2$- und γ-Globuline ↑, ANA (20 %), RF (30 %), Anti-Jo1 (30 %), Anti-PM1 (10 %).
DD: Polymyalgia rheumatica.
Ther. ☞ 17.6.

17.5.5 Mixed connective tissue disease (MCTD)

Synonym Sharp-Sy., rel. mild verlaufende Kollagenose; ,,Mischung" aus SLE, Sklerodermie, Polymyositis und rheumat. Arthritis. Meist Frauen, Anti-U1-RNP ist pathognomonisch (☞ 17.2.3).

Klinik: Raynaud-Sy., Polyarthralgie, Finger- und Handödem; Sklerodaktylie, Ösophagusmotilitätsstörungen, Myositis und interstitielle Lungenerkrankung. Nierenbeteiligung selten.

17.5.6 Polymyalgia rheumatica, Riesenzellarteriitis

Aufgrund klinischer Überlappung in ca. 50 % werden beide Krankheitsbilder zusammengefaßt. Betroffen Frauen > Männer; > 60 J. Charakteristisch: promptes Ansprechen auf Steroide.

■ Polymyalgia rheumatica (PMR)

Klinik: proximale Muskelschmerzen (Oberschenkel; Schultern) mit ausgeprägtem Druckschmerz, Morgensteifigkeit. Starkes allgemeines Krankheitsgefühl, Gewichtsverlust.

Diagnostik: Sturzsenkung (BSG > 40 mm in 1. Std.) und typ. Klinik und Alter des Pat. Labor: CRP ↑, hypochrome Anämie, keine Autoantikörper! CK normal, EMG und Muskelhistologie normal.

■ Riesenzellarteriitis (Syn.: Arteriitis temporalis, M. Horton)

Vaskulitis der großen Gefäße. Histologie der Temporalisbiopsie: mononukleäre Infiltration aller Arterienwandschichten mit Riesenzellen.

Klinik: Kopfschmerzen, frontal/temporal; evtl. Sehstörung bis Erblindung (A. ophthalmica-Befall!), starkes allgemeines Krankheitsgefühl, Fieber! A. temporalis verdickt, evtl. pulslos. Seltener: Apoplex, Koronariitis mit Angina pectoris, 50% der Erkrankten leiden auch an PMR.

Diagnostik: Sturzsenkung (BSG > 40 mm in 1. h.) und typ. Klinik und Alter des Pat. Histologische Diagnosesicherung anstreben. Labor: CRP ↑, hypochrome Anämie, keine Autoantikörper!
DD: Paraneoplasie (Tumorsuche?), Kopfschmerzen anderer Genese (☞ 16.2.8).

Therapie: (PMR/Riesenzellarteriitis) Steroidstoß 40–60 mg Prednisolon, Reduktion nach 1–2 Wo. Bei Visusminderung 100–200 mg Prednisolon, falls ineffektiv „Pulstherapie" (3 Tage 500–1000 mg!). Steroidreduktion erfolgt nach BSG und Klinik. Krankheitsdauer 1–4 Jahre.

17.5.7 Panarteriitis nodosa, Polyangiitis

Seltene generalisierte Gefäßentzündung (v.a. der mittelgroßen und kleinen Arterien) unbekannter Ursache. Meist Männer mittleren Alters. Neuerdings wird die klassische Panarteriitis (cPAN, ohne Glomerulonephritis) von der mikroskopischen Polyangiitis (mPAN, mit Glomerulonephritis) unterschieden.

Klinik: buntes Bild. Meist Fieber, Krankheitsgefühl, Gewichtsverlust.
- *Nieren:* insges. (60 %), mPAN 100 % GN, z.T. rapid progressiv. cPAN: keine GN, aber Niereninfarkte. Beide: Niereninsuff., renaler Hypertonus

- *GIT* (50 %): uncharakteristische Magen-, Darmbeschwerden, Koliken, Blutungen, Infarkte, Pankreatitis, Cholezystitis, Appendizitis
- *Haut* (40 %): erbsenförmige Knoten in Subkutis und Muskel, Livedo racemosa, Hautulzerationen
- *Nerven* (50 %): progrediente Schwäche bis zu Lähmung, Spontan- und Druckschmerz, Mononeuritis, Polyneuritis (sensibel, motorisch)
- *Bewegungsapparat* (65 %): Arthritis, Myositis.

Diagnostik
BSG ↑. HBs-Ag bzw. HBs-AK in 30 % pos., cPAN: cANCA in 25 %; mPAN: pANCA in 70 %, MPO AK. C_3C_4 ↓. Anämie, Leukozytose, Eosinophilie, Thrombozytose, Albumin ↑; Biopsie des betroffenen Nervs oder Muskels und Arteriographie (bevorzugt Coeliacographie: Stenose, Mikroaneurysmen) bei V.a. mPAN evtl. Nierenbiopsie. *DD:* SLE, Thrombangiitis obliterans, DD der Bauchschmerzen (akutes Abdomen, ☞ 7.1.1), DD der Polyneuropathien, andere Vaskulitiden. DD GN: SLE, Wegenersche Granulomatose.

Ther.: ☞ 17.6. *Prognose:* hängt v.a. vom Nierenbefund ab. 5–JÜR unbehandelt 5–15 %, behandelt dramatisch besser.

17.5.8 Takayasu-Arteriitis

Vaskulitis großer Gefäße, meist Aortitis mit Mediazerstörung, Intimaproliferation und sekundär thrombotischen Gefäßverschlüssen der Aortenbogenabgänge, betrifft v.a. junge Frauen; typisch sind Augenhintergrundsveränderungen und Pulslosigkeit der Radialarterie, Fieber und Polyarthralgien, Schlaganfall. RR-Differenz Arme bzw. Arme/Beine. *Ther.:* Steroide, evtl. operativ, 5-JÜR 80 %.

17.5.9 Thrombangitis obliterans

Synonym: M. Winiwarter-Bürger. Gehäuft M zwischen 20. und 40. LJ, meist starke Raucher; schubweise verlaufende, chronische Gefäßentzündung mit segmentaler Beteiligung der peripheren kleinen und mittleren Extremitätenarterien (gefäßobliterierende Thromben); in 40% auch Venen betroffen (Thrombophlebitis migrans bzw. saltans).

Klinik: Kältegefühl, Schmerzen, Parästhesien, sek. Raynaud-Sy. mit Nekrosen.

Diagnostik: keine Auto-AK. Histologie (Gefäßwandinfiltrate und Thromben).

Therapie: Nikotinverzicht; ASS, evtl. operative Sympathikolyse. Bei Nekrose oft Amputation nicht vermeidbar. Steroide, Immunsuppressiva ohne Effekt.

17.5.10 Hypersensitivitäts-Angiitis

Syn.: Vasculitis allergica, leukozytoklastische Vaskulitis. Allergische Gefäßreaktion bei Arzneimittelunverträglichkeit (z.B. Sulfonamide, Penicillin, Hydantoin, Phenylbutazon, Pyrazolon, Salicylate) und gegen Bakterienantigene.

Klinik
Purpura und Petechien der Haut. Selten: Lungen-, Nieren- und Mesenterialgefäßbeteiligung. Hautbefall meist im Vordergrund. Gute Prognose.

Therapie
Antigenausschaltung, evtl. Glukokotrikoide.

Purpura Schönlein-Henoch
Sonderform der Hypersensitivitäts-Angiitis. Meist bei Kindern nach Virusinfekt der oberen Luftwege. „Tastbare" Purpura an den Streckseiten der Extremitäten und am Gesäß. 70 % Nierenbeteiligung (fokale mesangioproliferative GN, ☞ 9.5.1) Mikrohämaturie, Ödeme an Hand- und Fußrücken, Gelenkschwellungen und -schmerzen, blutig-schleimige Stühle. Abheilung meist spontan in 4–6 Wo.
Diagn.: klinisch, BSG ↑, Eosinophilie, Thrombozytose. Bei diagnostischer Unsicherheit Hautbiopsie (perivaskuläre nekrotische = leukozytoklastische Leukozyten). *Ther.:* symptomatisch. Steroide bei ausgeprägtem extrakutanem Befall.

17.5.11 Wegenersche Granulomatose

Granulomatöse, nekrotisierende Vaskulitis unbekannter Ursache mit bevorzugtem Befall des oberen und unteren Respiraktionstraktes und der Nieren.

Klinik
Initialphase: Sinusitis, Nasenbluten, -ulzeration, Otitis, Mastoiditis, Bronchitis mit Hämoptysen. *Generalisationsphase:* syst. nekrotisierende Vaskulitis mit GN (evtl. rapid progressiv), Arthritis, Myositis, Episkleritis, Neuritis, palpable Purpura, Perikarditis. Schweres Krankheitsgefühl mit Fieber, Gewichtsverlust.

Diagnose
cANCA mit Proteinase3-AK charakteristisch (Initialphase 60 %, Generalisationsphase 95 %), histologische Sicherung sollte angestrebt werden (Biopsie Nase, NNH, evtl. Haut; Niere nicht spez.!). Klassische Trias: HNO-, Lungen- und Nierenbefall. Rö/MRT: NNH-Verschattung, Lungeninfiltrate, -granulome.

DD: Goodpasture-Sy., mikroskop. Polyangiitis.

Therapie
Initialphase: Versuch mit Sulfonamiden (Wirkungsweise unklar); bei Therapieversagen oder Generalisationsphase (☞ 17.6). *Prognose:* gut bei frühzeitiger Ther. (Nierenschaden entscheidet). Unbehandelt schlecht.

17.5.12 Churg Strauss-Syndrom

Wahrscheinlich allergisch bedingte, systemische granulomatös-nekrotische Vaskulitis, die v.a. Lunge und Haut befällt.

Klinik
Meist vorangehende allergische Diathese (Asthma bronchiale, Rhinitis). Vaskulitische Manifestation: Dyspnoe, Lungenbefall (Rö: Infiltrate), palpable Purpura, Poly-/Mononeuropathie. Allgemeinsymptome mit Fieber, Gewichtsverlust.

Diagnose
Ca. 30 % ANCA positiv (15 % cANCA, 15 % pANCA), Eosinophilie > 10 %, IgE ↑. Histologie (z.B. Suralis-PE): perivaskuläre eosinophile Infiltrate.

Therapie
Wie bei Wegenerscher Granulomatose (☞ 17.6). Prognose wegen seltenem Nieren-, Herzbefall günstiger als PAN. 5–JÜR 90 %.

17.6 Therapie der Kollagenosen und Vaskulitiden

Orientierendes Schema, letztlich entscheidet der individuelle Verlauf. Ther. in Zusammenarbeit mit Rheumatologen.

Therapieschema Kollagenosen und Vaskulitiden					
Krankheit		Antiphlogistika[1]	Glukokortikoide[2]	Basistherapie[3]	Bemerkungen
SLE	Arthromyalgien Hautbefall	+		evtl. Chloroquin	[4]
	zus. beg. viszerale Beteiligung	+	+	Chloroquin, evtl. Methotrexat	[4]
	system. Verlauf +/– Nieren-, Herz- und Lungenbeteiligung		+	Azathioprin/Cyclophosphamid, evtl. Plasmapherese	
Sklerodermie			(+)	D-Penicillamin, evtl. MTX	Raynaud-Ther., Hautpflege
Polymyositis, Dermatomyositis			+	Azathioprin, Methotrexat Ciclosporin A	Tumorsuche
Mischkollagenose (MCTD)		+	(+)	evtl. Chloroquin	
Riesenzellarteriitis und Polymyalgia rheumatica			+		Tumorsuche

Therapieschema Kollagenosen und Vaskulitiden

Krankheit		Antiphlogistika[1]	Glukokortikoide[2]	Basistherapie[3]	Bemerkungen
P. nodosa (cPAN/ mPAN)	leichte Fälle	+	+		
	schwere Fälle mit system. Beteiligung		+	Cyclophosphamid	antihypertensive Ther., drohende RPGN!
Wegenersche Granulomatose					
	Initialstadium	+			Sulfonamide drohende RPGN!
	Generalisationsstadium		+	Cyclophosphamid	
Hypersensitivitäts-Angiitis			(+)		Antigenkarenz

1 Z.B. Diclofenac (z.B. Voltaren®) 2 x 50–150 mg oral tägl.
2 Initial z.B. 25–100 mg Prednisolon tägl., je nach Sy. unterschiedlich schnelle Reduktion möglichst unter Cushing-Schwelle (☞ 21.5)
3 Ther. Spezialisten vorbehalten
4 Medikamente absetzen beim medikamenteninduzierten SLE

Hinweise zur immunsuppressiven Therapie (☞ 15.3.3)

NW: Panzytopenie, Haarausfall, Schleimhautprobleme, Infertilität, Hepatotoxizität, kanzerogene Wirkung, Infektabwehr ↓. *Allg. KI:* BB-Veränderungen, Ulkuskrankheit, Inf., schwere Organschäden, Gravidität, präop.

- **Laborkontrollen:** alle 14 Tage Diff.-BB, Thrombos, Urinstatus, GOT, GPT, γ-GT, AP. Alle 2 Mon. IgG, IgM, IgA, Krea
- **Azathioprin (z.B. Imurek®):** *Ind.:* bes. bei schwerer Verlaufsform der RA, SLE mit Organbeteiligung. *Dosis:* einschleichend bis zu 3 mg/kg; nach Besserung Reduktion auf niedrigstmögliche Erhaltungsdosis. *Cave:* Kombination mit Allopurinol → Dosisreduktion; Leukopenie.
  Spezifische NW: „Azathioprin-Fieber"
- **Cyclophosphamid (z.B. Endoxan®):** *Ind.:* systemisch-nekrotisierende Vaskulitis (z.B. Wegenersche Granulomatose), aggressive Verlaufsformen von Kollagenosen, RA. *Dosis:* 2–4 mg/kg tägl. oder 10–20 mg/kg 1 x im Mon. (Bolustherapie). *Spezifische NW:* hämorrhagische Zystitis, Kanzerogenität
- **Methotrexat:** *Ind.:* RA, Psoriasis-Arthritis, Kollagenosen. Hochdosiert evtl. bei ther. resistenter Iridizyklitis. *Dosis:* 7,5–25 mg p.o., i.v. 1x/Wo.; nach Besserung Reduktion. *Cave:* nicht zusammen mit NSAR, Allopurinol und Sulfonamiden, bei Niereninsuff. Kumulationsgefahr! *NW:* Leberschaden (GOT u. GPT-Erhöhung bis auf das 2–3fache tolerabel), Pneumonitis, Leukopenie.

Arno Dormann
Thomas Lehners
Thomas Grünwald
Jörg Braun

18 Infektionen

18.1	Leitsymptom Fieber und seine Differentialdiagn.	584
18.1.1	Fieber unklarer Genese	584
18.1.2	Nosokomiale Inf.	586
18.1.3	Kalkulierte antibiotische Initialtherapie	586
18.2	Sepsis	588
18.3	Bakterielle Infektionen	589
18.3.1	Acinetobacter-Inf.	589
18.3.2	Aktinomykose (Strahlenpilzkrankheit)	589
18.3.3	Anaerobier-Infektionen	589
18.3.4	Borrelien-Infektionen	590
18.3.5	Brucellosen (M. Bang, Maltafieber)	590
18.3.6	Campylobacter-Inf.	591
18.3.7	Chlamydien-Infektionen (Psittakose, Ornithose)	591
18.3.8	Clostridien-Infektionen	591
18.3.9	Diphtherie	592
18.3.10	Enterobacteriaceae-Inf.	593
18.3.11	Haemophilus-Infektion	593
18.3.12	Keuchhusten (Pertussis)	593
18.3.13	Legionellose	594
18.3.14	Leptospirosen	594
18.3.15	Listeriose	594
18.3.16	Meningokokken-Inf.	594
18.3.17	Mykoplasmen-Infektion	594
18.3.18	Pseudomonas-Infektion	594
18.3.19	Rickettsien-Infektion	595
18.3.20	Salmonellenerkr.	595
18.3.21	Shigellen-Infektionen	595
18.3.22	Staphylokokken-Inf. und -Intoxikationen	596
18.3.23	Streptokokken-Inf.	596
18.3.24	Tularämie	597
18.3.25	Vibrio-Infektionen	597
18.3.26	Yersinien-Infektionen	597
18.4	Virusinfektionen	598
18.4.1	Diagnostik bei Virusinf.	598
18.4.2	HIV-Infektion und AIDS	599
18.4.3	HIV-assoziierte opportunistische Komplikationen	602
18.4.4	Adeno-Virus-Infektion	606
18.4.5	Arboviren	606
18.4.6	Coxsackie-Virus-Inf.	607
18.4.7	Herpes-Virus-Inf. (Herpes simplex, HSV)	607
18.4.8	Influenza A-Virus	608
18.4.9	Masern (Morbilli)	608
18.4.10	Mononucleosis infectiosa	608
18.4.11	Mumps	608
18.4.12	Poliomyelitis (Kinderlähmung)	608
18.4.13	Respiratory Syncytial-Virus (RSV)	609
18.4.14	Rotavirusinfektion	609
18.4.15	Röteln	609
18.4.16	Tollwut (Rabies)	609
18.4.17	Varicella-Zoster	609
18.4.18	Zytomegalievirus (CMV)	610
18.5	Pilzinfektionen	610
18.5.1	Systemische Pilzerkrankungen	611
18.5.2	Candidosen (Soor, Moniliasis)	612
18.5.3	Dermatophytosen (Fadenpilzinfektionen)	613
18.5.4	Schimmelpilzmykosen	613
18.5.5	Ther. seltener Mykosen	614
18.6	Wurminfektionen (Helminthosen)	615
18.6.1	Helminthendiagnostik	615
18.6.2	Bandwurminfektionen	615
18.6.3	Echinokokkose	616
18.6.4	Madenwurm (Oxyuriasis)	616
18.6.5	Spulwurminfektionen (Askariasis)	616
18.6.6	Bilharziose (Schistosomiasis)	616
18.7	Protozoeninfektionen	617
18.7.1	Protozoendiagnostik	617
18.7.2	Malaria (Wechselfieber)	618
18.7.3	Amöbiasis (Amöbenruhr)	620
18.7.4	Lambliasis (Giardiasis)	620
18.7.5	Leishmaniosen	620
18.7.6	Pneumocystis carinii-Pneumonie	620
18.7.7	Toxoplasmose	620
18.8	Impfungen bei Erwachsenen	621
18.9	Meldepflichtige Infektionskrankheiten	624
18.10	Infektionsprophylaxe bei Fernreisen	625

18.1 Leitsymptom Fieber und seine Differentialdiagnose

18.1.1 Fieber unklarer Genese

Fieber (rektale Temperatur ist wiederholt > 38,3 °C), das ohne plausible Ursache über mehr als drei Wochen fortbesteht, erfordert stationäre diagnostische Klärung. 1/3 der Patienten mit Fieber unklarer Genese versterben an der unerkannten Grunderkr.

Anamnese
Medikamente (auch ,,harmlose" Selbstmedikation), Impfungen, Auslandsreisen, sportliche Betätigung, Tierkontakt, Bisse, andere Wunden, implantiertes Material (bes. Kunststoff), Hautausschläge, ,,milde" Erkältung, Schweißausbrüche (nachts?), Gewichtsverlust, Knoten, Juckreiz.

Körperliche Untersuchung
Gründlich und regelmäßig wiederholen. Augenmerk auf Hautbefund (Abszeß?), Nasennebenhöhlen (Druckschmerz?), Lymphknoten, Herzgeräusche, Leber, Milz, rektale (Fistel?) und vaginale Untersuchung (gynäkol. Konsil) und Wirbeldornfortsätze (Klopfschmerz bei Osteomyelitis) richten. Alle alten Arztbriefe anfordern. Durchgeführte Biopsien nachuntersuchen lassen.

Fieber objektivieren: 2–6 x tägl. messen, im Zweifelsfall axillär + bukkal + rektal. Bukkale Werte liegen zwischen den beiden anderen. *Cave:* in ca. 10 % vorgetäuschtes Fieber. Fiebertyp beschreiben (in der Praxis allerdings nur selten richtungsweisend):
- *Kontinua* (< 1 °C Tagesschwankung → V.a. bakt. Inf.)
- *remittierend* (< 2 °C Tagesschwankung)
- *intermittierend* (stark schwankend, zusätzlich Schüttelfrost → V.a. Sepsis)
- *zweigipflig* (→ V.a. akute Infektion), Sonderformen z.B. bei Malaria (☞ 18.7.2).

Differentialdiagnose
Auffassung formulieren, zielgerichtete Diagnostik.
- **Fieber und Hautsymptome:** Sepsis (Streuherde; Endokarditis: Blutkulturen), Masern, Röteln, Mononukleose, Mumps, Coxsackie-, Echoviren, Hepatitis (Serologie), Fleck-, Dengue-Fieber (Auslandsaufenthalt?), Erysipel, Dekubitalulcera, Erythema marginatum, Scharlach, Salmonellen (Roseolen?), Mykosen, Herpes simplex, Varizella-Zoster, Arzneimittelexanthem, SLE, Still-, Reiter-Syndrom
- **Fieber und Durchfall:** Salmonellen, Shigellen, Yersinien, Campylobacter, Cholera, Amöben, (Auslandsaufenthalt?) Stuhl auf pathogene Keime, Wurmeier, ggf. Mikroskopie des Nativstuhls. Yersinienserologie, Koloskopie), Clostridien (antibiotische Vorbehandlung?), M. Crohn, C. ulcerosa
- **Fieber und Lymphknotenschwellung:** Mononukleose, Röteln, Masern, Cytomegalie, Toxoplasmose, Brucellose (Viehhaltung?), Streptokokkenangina, Lues II, Lymphogranuloma inguinale, Tbc, maligne Lymphome, Leukämien, AIDS, selten Sarkoidose, Amyloidose, autoimmunhämolytische Anämie, Histiozytosis X, ,,Exoten" (Tularämie, Pest, Nokardiose, Spirotrichose)
- **Fieber, Husten und Thoraxschmerzen:** Pneumonie, Pleurodynie (Coxsackie-, Echoviren), Tuberkulose, Lungenembolie, Lungeninfarkt, Pneumonitis (Magensaftaspiration?), Neoplasie, allergische Alveolitis, Myokardinfarkt, Perikarditis
- **Fieber und Gelenkschmerzen:** bakterielle Arthritiden (Gonokokken, Staphylokokken, meist monoartikulär), Röteln, Hepatitis (Prodromalstadium), Mumps (postinf.), reaktive Arthritiden (Salmonellen, Shigellen, Campylobacter, Yersinien, Chlamydien), Borreliose (Lyme-Arhritis; Serologie, Zeckenstich), Gicht, Pseudogicht, juvenile RA (Still), M. Crohn, M. Wipple, M. Behçet. Purpura Schönlein Hennoch
- **Fieber, Dysurie, Pollakisurie:** Prostatitis, Zystitis, Pyelonephritis, intra- und perirenale Abszesse
- **Fieber und Splenomegalie:** Mononukleose, Cytomegalie, infektiöse Endokarditis, Ornithose, Miliartuberkulose, Malaria. Systemischer Lupus erythematodes, Felty-Sy. (Lympho- und myeloproliferative Erkr. verlaufen i.d.R. afebril).

- **Fieber ohne hinweisende Symptomatik:** „drug fever" (antibiotische Vorbehandlung?), Endokarditis, Tuberkulose, Osteomyelitis (Implantate, Osteosynthesematerial), intraabdominelle Abszesse, Pyelonephritis, Sinusitis, Tonsillitis, Leptospirosen, Mononukleose, Cytomegalie, Hepatitis (Frühstadium), systemische Mykosen (Immunsuppression?), Q-Fieber, Ornithose, Toxoplasmose, Malaria (Exposition?), maligne Lymphome, Leukämien, Hypernephrom, Vorhofmyxom, Polymyalgia rheumatica, SLE, adultes Still-Syndrom, Beckenvenenthrombose, kleinere Lungenembolien. Lokalbefund übersehen (Dekubitus, Zähne)? Vorgetäuschtes Fieber (Diskrepanz Puls und Temperatur!).

■ Diagnostisches Vorgehen

I. Stufe: Routinediagnostik
- Großes BB, E'phorese, E'lyte, Leberenzyme
- Rö-Thorax, EKG
- Sono Abdomen (Leber-, Gallen-, Pankreasbefund, Milzgröße, Lk?), Echo
- BSG sehr hoch bei Kollagenosen, Plasmozytom, Thyreoiditis, nephrot. Sy., Sepsis, metastasierenden Tumoren; hoch bei allen Infektionen (v.a. bakteriell) und nekrotischen Prozessen. *DD* der BSG-Beschleunigung (☞ 22) und CRP-Erhöhung (☞ 22)
- Je 3 aerobe und anaerobe Blutkulturen im Abstand von 24 h. Bei ansteigendem Fieber abnehmen (Technik ☞ 2.4.1)
- Mindestens 2 Urinkulturen (MSU, bei unklarem Ergebnis Blasenpunktion), auch auf Tbc
- Bei klinischem bzw. anamnestischem Verdacht Stuhl auf pathogene Keime (Salmonellen, Shigellen, Yersinia, Campylobacter), nach antibiotischer Vorbehandlung Stuhl auf Clostridium difficile-Toxin untersuchen und Kultur
- Sputum auf Tbc, Pilze und Bakterien (☞ 2.4.3), Magensaft auf Tbc
- Tubergen-Test, ggf. Mendel-Mantoux-Test (zur Tbc-Diagnostik)
- Serodiagnostik der Toxoplasmose, Lues, Cytomegalie-Inf., HIV-Inf., Hepatitis, Mononucleosis infectiosa, Ornithose, Brucellose, Salmonellose, Yersiniose. Bei unklarem Befund Test wiederholen (ansteigende Titer evtl. richtungsweisend)
- Serologische Tests auf Auto-Antikörper (z.B. Rheumafaktor, ANA, ds-DNS, c-, p-ANCA, ASL)
- TSH basal, fT$_4$ und fT$_3$ zum Ausschluß einer Thyreotoxikose (☞ 12.1.5).

Zum Ausschluß eines Immundefektes z.B. Lymphozytentypisierung, quantitative Immunglobuline in Serum und Urin, Merieux-Multitest®.

II. Stufe: Wenn Diagnose noch unklar
- Körperliche Untersuchung wiederholen
- Bei V.a. Endokarditis transösophageale Echokardiographie, 10 Blutkulturen aerob und anaerob
- Bei V.a. Malaria dicker Tropfen (☞ 18.7.2)
- CT-Thorax mit KM (Lymphknoten?), CT-Abdomen (intraabdominelle Abszesse? Retroperitoneale und mesenteriale Lymphknoten?)
- A. temporalis-Biopsie bei V.a. Polymyalgia rheumatica (☞ 17.5.5)
- Evtl. Granulozyten-Szinti zum Herdnachweis.

III. Stufe: Invasive Diagnostik
Gastroduodenoskopie, evtl. Magen-Darm-Passage, Bronchoskopie (BAL), KM-Biopsie, Kolorektoskopie, evtl. Laparoskopie mit Leberbiopsie (alle Biopsien auch mikrobakteriell untersuchen lassen!), Lk-Extirpation.

■ Antipyretische Therapie

Prinzipielle Notwendigkeit ist umstritten, Indikation jedoch in der Regel gegeben bei
- Herzinsuff. (jedes °C Fieber steigert O$_2$-Verbrauch um 13 %)
- Zerebrovaskuläre Insuff. (durch Fieber oft Verschlimmerung)
- Fieber > 39 °C.

Geeignete Medikamente sind Paracetamol oder z.B. Metamizol (☞ 21.6.1).

18.1.2 Nosokomiale Infektionen

Zunächst sollte geklärt werden, ob die Infektion innerhalb oder außerhalb des Krankenhauses erworben wurde. Bei Nosokomial-Infektionen treten häufig „Problemkeime", d.h. selektionierte und mehrfach resistente Keime auf, z.B. Pseudomonas aeruginosa, E. coli, Klebsiellen, Enterobakter, Staphylokokken.

Häufigste Ursachen
- Harnwegsinfektion, v.a. bei Blasenkatheterisierung
- Atemwegsinfekt. bei Beatmung, Bettlägerigkeit, Herzinsuff., Immunsuppression
- Kathetersepsis: von Venenverweilkanülen, ZVK, art. Kathetern ausgehend. Erreger oft Staph. aureus/epidermidis. Bei jeder auf der Intensivstation entstandenen Sepsis ist Wechseln der Zugänge obligat!
- Wundinfektionen, postoperatives Fieber
- Fieber nach Dialyse, Herzlungenmaschine, Herzkatheter (passagere Bakteriämie).

Nosokomiale Infektionen (im Krankenhaus erworbenes Fieber)
- Fieber ist oft einziges Frühzeichen eines nosokomialen Infekts: deshalb regelmäßige Temperaturmessung bei allen Pat.
- Erregerspezifische Fiebermuster gibt es nicht!
- Ein Temperaturabfall auf hypotherme Werte kann ebenso ein Hinweis auf Sepsisausbreitung sein wie eine „septische" Temperaturerhöhung.

 Cave: Fieber auch bei Transfusionsreaktionen, Venenthrombose, Lungenembolie, *„drug fever"*.

Außerdem alle unter 18.1.1 aufgeführten Ursachen des unklaren Fiebers und z.B. fiebrige Erkältungskrankheiten bedenken.

18.1.3 Kalkulierte antibiotische Initialtherapie

Grundsätze
- Vor der ersten Antibiotikadosis Material für die Diagnostik abnehmen. Aber: Die Erregerdiagnostik bietet i.d.R. keine Entscheidungshilfe für die Initialtherapie. Sie ist nicht Wegweiser, sondern Korrektiv
- Substanz nach klinisch-empirischen Gesichtspunkten auswählen. Kosten berücksichtigen (☞ 19.1).

Therapiestrategie
- *Orale Therapie* bei leichten Infektionen (Substanzauswahl ☞ Tab.). Erregerdiagnostik nicht obligat
- *Sequentialtherapie* bei mittelschweren bis schweren Infektionen: parenteraler Therapiebeginn (hohe initiale Wirkspiegel), am 2.-4. Tag auf orale Therapie umstellen
- *Parenterale Therapie* bei schweren oder komplizierten Infektionen (Meningitis, Endokarditis, Pneumonie, Peritonitis, Sepsis, Intensiv- oder immunsupprimierte Pat.) mit Breitspektrumantibiotikum, ggf. Kombination. Empirische Substanzauswahl. Erregerdiagnostik und Resistenzprüfung obligat. Therapieregime in Kenntnis der Ergebnisse und in Abhängigkeit vom klinischen Verlauf korrigieren.

Therapievorschläge zur Initialtherapie von Infektionen bei unbekanntem Erreger

Quelle	nosokomial	nicht nosokomial	Alternative
Lunge (☞ 6.5.1)	z.B. Cefotaxim[1] 3 x 2 g i.v. **Aspirationspneumonie:** z.B. Cefotiam 3 x 2 g i.v. + Metronidazol 3 x 500 mg i.v. **Beatmungspneumonie:** z.B. Imipenem/Cilastin 3 x 0,5–1 g i.v.	z.B. Clarithromycin 2 x 250–500 mg p.o. **Lobärpneumonie:** Penicillin G 4 x 5 Mio E i.v.	**Pneumonie nach antibiotischer Vorbehandlung:** Cefotaxim[1] 3 x 2 g i.v. + Gentamicin oder 1 x 2–5 mg/kg i.v. Ciprofloxacin 2 x 200–400 mg i.v. oder Imipenem/Cilastatin
Harnwege (☞ 9.3)	z.B. Cefotaxim[1] 3 x 2 g i.v. **Bei Urosepsis:** zusätzl. Gentamicin 1 x 2–5 mg/kg i.v.	Cefotaxim[1] 3 x 2 g i.v.	Ciprofloxacin 2 x 200 mg i.v. 2 x 250 mg p.o.
Gallenwege (☞ 8.8)	**Nach ERCP:** z.B. Amoxycillin/Clavulansäure 3 x 2,2 g i.v.	z.B. Ceftriaxon 1 x 2 g i.v. **Cholangiosepsis:** zusätzl. Gentamicin 1 x 2–5 mg/kg i.v.	Cefotaxim 3 x 2 g i.v. Piperacillin 3 x 2 g i.v. evtl. + Gentamicin 1 x 2–5 mg/kg
Endokard (☞ 4.7.1)	**Nach OP,** V.a. Staphylokokken: Flucloxacillin 4 x 1–2 g i.v. + Gentamicin 1 x 2–5 mg/kg i.v.	Penicillin G 3 x 10 Mega i.v. + Gentamicin 1 x 2–5 mg/kg i.v. **Alternativ:** Amoxycillin 3 x 5 g i.v.	Vancomycin 2 x 1 g i.v. + Gentamicin 1 x 2–5 mg/kg i.v. oder Teicoplanin 1 x 6–12 mg/kg + Gentamicin 1 x 2–5 mg/kg i.v.
Meningen (☞ 16.8.1)	**Nach SHT oder HNO-Infektion:** Cefotaxim 4 x 2 g i.v. + Fosfomycin 3 x 5 g i.v. + evtl. Gentamicin 1 x 2–5mg/kg i.v.	Cefotaxim[1] 3 x 2 g i.v. + Ampicillin 3 x 2 g i.v.	Penicillin G 3 x 10 Mio IE i.v.; Amoxycillin 3 x 2 g + Gentamicin 1 x 2–5 mg/kg i.v.
Wunde	z.B. Cefotaxim 3 x 1–2 g i.v. + Gentamicin 1 x 2–5 mg/kg i.v.	Bei schweren Wundinfektionen: Cefotaxim 3 x 1–2 g i.v. + Clindamycin 3 x 600 mg i.v.	Bei leichten Wundinfektionen: Penicillin G 3 x 1 Mio E. i.v.
Venenkatheter	Katheter ziehen; Flucloxacillin 4 x 0,5–1 g i.v. ggf. zusätzlich Gentamicin 1 x 2–5 mg/kg i.v.		Vancomycin 2 x 1 g i.v. als Kurzzeitinfusion
„Kein Herd"	Cefotaxim[1] 3 x 2 g i.v. + Gentamicin 1 x 2–5 mg/kg i.v.		Imipenem/Cilastin 3 x 0,5–1 g i.v.

1) Gleiches Spektrum: Ceftriaxon 1–2 x 2 g i.v. Bei V.a. Pseudomonas-Inf. Ceftazidim 2–3 x 1–2 g. *Cave:* Die Auswahl der Breitspektrumantibiotika muß besonders bei vermuteten gramnegativen Erregern der örtlichen Resistenzsituation angepaßt werden

18.2 Sepsis

Allgemeininfektion mit schweren Krankheitserscheinungen, die Ausdruck der Abwehrreaktion des Organismus auf eine Aussaat von Mikroben oder deren Toxinen in die Blutbahn ist. Positiver bakteriologischer Nachweis nicht erforderlich! Klinische Diagnose!

Sepsissyndrom (weitgehend synonym: Systemic inflammatory response syndrome, SIRS): klinisches Bild einer Sepsis ohne nachgewiesenen Infektionsherd.
Septischer Schock: Sepsis mit Hypotension und Zeichen des Organversagens.

Klinik

- Typischerweise plötzlich einsetzendes hohes Fieber mit Schüttelfrost, Tachykardie, Tachypnoe, Bewußtseinsstörung und RR-Abfall („todkranker Pat.")
- Häufig atypischer Verlauf bei immunsupprimierten Pat., z.B. mit Hypothermie, langsamen Fieberanstieg
- Haut: typischerweise graublaß, marmoriert. Akrozyanose, ggf. septische Mikroembolien (Osler-Knötchen, v.a. an Finger, Zehen, Retina), Petechien
- ZNS: initial häufig agitierter Pat., später zunehmende Bewußtseinsstörung
- Sept. Abszedierungen z.B. in Nieren, Lunge, ZNS (Enzephalitis), Knochen (Ostitis)
- Gerinnung: Hyperfibrinolyse, ggf. Hyperkoagulabilität, Mikrothrombosen
- Komplikationen: Verbrauchskoagulopathie (☞ 3.7), ANV (☞ 9.7.1), ARDS (☞ 3.5), septischer Schock (☞ 3.2.4).

Initiale Diagnostik

- *Anamnese* (prädisponierende Erkr.), klinische Untersuchung (Eintrittspforte, septische Embolie): entscheidend für die Ther. ist die Lokalisation und (ggf. primäre) Sanierung des Sepsisherdes!
- Fieber messen
- *Mikrobiologische Diagn.:* wiederholte Blutkulturen von verschiedenen Stellen (aerob und anaerob) vor Beginn der Antibiose. Urinsediment und Kultur, ggf. Liquorpunktion, Trachealsekret, Stuhl (Typhus, Paratyphus, Salmonellen, Shigellen Campylobacter, bei vorausgegangener Antibiotikather. auch Clostridium difficile-Toxin). Punktion von Abszessen, Aszites, Pleuraerguß (Material evtl. in Blutkulturflaschen geben). Mikrobiologische Untersuchung von entfernten Fremdmaterialien, z.B. ZVK, Blasen-Katheter, Drainagen
- *BB:* meist Leukozytose mit Linksverschiebung (öfter jedoch auch Leukopenie), „Thrombozytensturz", Thrombopenie (frühes Zeichen der Verbrauchskoagulopathie ☞ 3.7), CRP, BSG (Erhöhung nach 8 h)
- Laktat (oft erhöht, guter Verlaufsparameter), BGA (initial oft respirat. Alkalose durch Hyperventilation, später metabolische Azidose mit erhöhter Anionenlücke, Hypoxämie). Urinstix (initial oft Proteinurie; Leukos, Nitrit?). Ggf. Endotoxin
- *Gerinnung:* Quick, PTT, Fibrinogen (als Akut-Phase-Protein initial oft erhöht, bei Hyperfibrinolyse abfallend), AT III, Fibrinspaltprodukte (z.B. Fibrinmonomere, D-Dimere), evtl. Thrombin-Antithrombin-Komplex

---

Diagnose: Die Diagnose „Sepsis" ist wahrscheinlich bei einer Kombination von:
- *Nachweis der systemischen Infektion:* Blutkultur (positiv bei 30–60 %, bei septischem Schock 60–80 %), ggf. Erregernachweis im Bereich der Eintrittspforte
- *Zeichen der septischen Reaktion (host septic response):* Hyperthermie (> 38,5 °C) oder Hypothermie (< 35,5 °C), Hyperventilation (Atemfrequenz > 20/Min, pCO2 < 32 mm Hg), Tachykardie (> 100/Min), Zeichen des beginnenden Kreislaufversagens (RR < 90 mm Hg), Leukos > 12/nl oder < 4/nl
- *Typischer Pulmonaliskatheterbefund:* cardiac index > 4 l/Min oder peripherer Widerstand < 800 dyn x Sek. x cm^{-5} ☞ 2.3.2
- *Zeichen der peripheren Minderperfusion bzw. des Organversagens:* Metabolische Azidose (pH < 7,3 oder BE > 5 mmol/l, Laktat > 2,5 mmol/l), Hypoxämie, ANV (Urin < 30 ml/h); Leberversagen (Bilirubinanstieg auf > 2fach des Ausgangswertes), Koagulopathie (Quick, PTT, Thrombozyten < 100/nl bzw. Abfall > 50 %), veränderte Vigilanz (z.B. Somnolenz).

- *BZ:* initial meist erhöht, evtl. Ketoazidose (Ketone im U-Stix?)
- Krea, E'lyte (mit HCO_3^-, Cl^-), Phosphat (fast immer ↓), Albumin (meist im Verlauf abfallend), GOT, GPT, AP, γ-GT, Bili, CHE, CK, HBDH/LDH (Hämolyse?), Lipase
- *EKG:* Ischämie, Infarkt, Herzrhythmusstörungen.

Lokalisationsdiagnostik des Sepsisherdes
- Rö-Thorax: z.B. Pneumonie, Abszeß, Überwässerung, ARDS
- Sono-Abdomen: z.B. Niere (Harnaufstau, Steine, Schockniere, sept. Metastasen), Gallenblase (Empyem, Steine), Leber (septische Metastasen, Abszeß), Milz (Größe, septische Metastasen), Aszites, Pleuraerguß, Perikarderguß, Douglas-Abszeß
- Ggf. CT-Abdomen, CCT, Liquorpunktion
- Ggf. Augenhintergrund: septische Metastasen? HNO-Fokus, Zahnstatus?
- Implantierte Kunststoffmaterialien: Endoplastitis.

Monitoring
- Engmaschig Laktat, Gerinnung, BB, Krea, E'lyte, BGA
- Ein- und Ausfuhr (Dauerkatheter, Stundendiurese, Bilanz alle 12–24 h), ZVD, ggf. Pulmonaliskatheter
- Möglichst kontinuierliche (d.h. arterielle) Druckmessung, Atemfrequenz, EKG-Monitor, Pulsoxymetrie
- Engmaschige Temperaturkontrolle.

Therapie
- Sauerstoffgabe über Nasensonde
- Alle Zugänge wechseln (Braunüle, ZVK, Dauerkatheter)
- Falls möglich, Fokussanierung (z.B. Drainage bei Harnaufstau und Urosepsis): eine suffiziente Therapie ist ohne Fokussanierung nicht möglich!
- Großzügige Volumengabe (möglichst Pulmonaliskatheter-gesteuert)
- Bei Oligurie Dopamin (☞ 21.9), Furosemid möglichst über Perfusor ☞ 21.9
- Bei Hypotonie trotz adäquater Volumensubstitution frühzeitige Gabe von Noradrenalin (Arterenol® ☞ 21.9)
- Bei Azidose Bikarbonat (☞ 3.1), Ausgleich jedoch nur bis zum pH von ca. 7,2
- Vorausschauende Bekämpfung von Gerinnungsstör.: Heparin mit ca. 400 IE/h (bei Thrombos < 50/nl halbe Dosis, ☞ 14.3.1). Frühzeitige AT III-Substitution
- Kalkulierte Antibiotikather. sofort nach Abnahme der Blutkulturen: ☞ 19.1
- Ther. der Komplikationen: ANV (☞ 9.7.1), Verbrauchskoagulopathie (☞ 3.7), ARDS (☞ 3.5), septischer Schock (☞ 3.2.4).

18.3 Bakterielle Infektionen*

*incl. Chlamydien- und Rickettsieninf.; Dosierungen der Antibiotika ☞ 19.1
Botulismus ☞ 18.3.8;
Bordetella-Inf. ☞ 18.3.12

18.3.1 Acinetobacter-Infektionen
Gramnegative, fakultativ pathogene Stäbchen, die als „Problemkeim" z.B. auf Intensivstationen schwere Nosokomialinfektionen verursachen können. Einige Varianten – z.B. *Acinetobacter baumannii* – neigen zu Multiresistenz.

18.3.2 Aktinomykose (Strahlenpilzkrankheit)
Actinomyces israelii wird endogen, z.B. aus kariösen Zähnen, übertragen. Tage bis Monate nach Trauma oder Gewebspenetration entstehen chronisch eiternde, indurierende und granulomatöse Entzündungen in Kiefer, Hals, Thorax, Abdomen oder Haut. Häufig finden sich Mischinfektionen.
- *Klinik:* blau-rote, wulstförmige Infiltrate mit Abszeß- und Fistelbildungen
- *Diagn.:* mikroskop. Untersuchung von Granula oder Drusen in Gramfärbung, Kultur
- *Ther.:* chirurgische Drainage, Penicillin G, Doxycyclin, Clindamycin.

18.3.3 Anaerobier-Infektionen
Bakterien, die bei verminderter O_2-Konzentration (fakultativ anaerob) oder nur in Abwesenheit von O_2 wachsen. Überwiegen zahlenmäßig in der Standortflora und gewinnen zunehmend als Erreger von Infektionen Bedeutung. Obere Atemwege, GIT und Urogenital-

trakt (Bacteroides spec., Fusobacterium spec., Peptostreptococcus, Clostridien spec., grampositive nicht sporenbildende Erreger, Bifidobacterium, Lactobacillus). Hautkeime (Propionibacterium acnes, häufig multiresistent). Infektion meist endogen (Ausnahme Clostridien) durch Störung der Mukosabarriere, u.a. bei Neutropenie, Immunsuppression (erworben, medikamentös, Tumorerkr.) oder Immundefekten. Klinische Hinweise/Fokus: Orodentale Infektionen, Peritonitis, Urogenitalinfektionen, Abszesse (Haut, ZNS, Lunge, genital), Wundinfektionen, putrider Geruch, Gasbildung, Toxinwirkung (Botulismus/Tetanus).

Diagn.: Kultur aus normalerweise sterilen Körperflüssigkeiten (Blut, Liquor, Pleurapunktat, Galle, Aszites), Abszeßpunktat. Möglichst keine Abstriche (Kontamination mit Standortflora), rascher Transport ins Labor in anaerobem Gefäß, sofortige Verarbeitung!

Ther.: Primär Sanierung des Fokus (Drainage, Nekrosenabtragung). Antibiotische Primärther. bei unbekanntem Erreger: Metronidazol (bakterizid, inaktiv gegen Propionibact. und Actinomyces), Imipenem (gut Bacteroideswirksam). 2. Wahl: Cefoxitin, Amoxicillin mit β-Laktamase-Hemmer, z.B. Clavulansäure o. Clindamycin (10–20 % Bacteroides-resistent). *Cave:* Penicillin (alle Bacteroides spec.-resistent), sehr schlechte Aktivität: Aminoglykoside und Chinolone.

Botulismus ☞ Clostridien

18.3.4 Borrelien-Infektionen
Gramnegative Spirochäten.

- **Angina Plaut-Vincenti:** verursacht durch *Borrelia vincenti* zusammen mit Fusobakterien. *Klinik:* ulzerative Tonsillitis, häufig einseitig. *Diagn.:* Direktausstrich in Giemsa- oder Fuchsinfärbung
- **Rückfallfilter** verursacht durch *Borrelia recurrentis* und *duttonii* übertragen durch Läuse oder Zecken. *Klinik:* 4–12 Tage p.i. rasch eintretendes, schweres Krankheitsbild mit Kopf-, Glieder- und Rumpfschmerzen, sowie Übelkeit und Fieber um 41 °C. Hepatosplenomegalie, evtl. mit leichtem Ikterus. Fieberschübe sind mehrtägig, dazwischen 2–15tägige afebrile Zwischenstadien. *Diagn.:* Direktnachweis im „dicken Tropfen" oder im Giemsa-Präparat, jedoch schwierige *DD* zu Malaria. Serologische Diagn. unzuverlässig. *Progn.:* außer in Notzeiten gut. *Ther.:* Tetracyclin, Penicillin G (z.T. Resistenzen). *Cave:* wegen möglicher Herxheimer-Reaktion einschleichend dosieren!
- **Borreliose (Lyme-Krankheit).** Durch Biß von Zecken der Gattung *Ixodes* (seltener auch durch andere Insekten) wird *Borrelia burgdorferi* übertragen.
  - *Diagn.:* Antikörpernachweis: initial IgM (nur 50 % positiv), im Verlauf IgG (Latenz bis zu 6 Wochen). Screening: Elisa/IHA/IFT, Bestätigung: Immunoblot (teuer), PCR im Liquor möglich. Allgemeinsymptome der Borreliiinfektion (oft als *Lyme*-Krankheit zusammengefaßt): Lk-Schwellung, Arthralgien, Myalgien, Kardiomyopathien
  - *Frühmanifestation:* Inkubation 3–32 Tage. *Erythema chronicum migrans:* meist bis 2 Wo. nach Zeckenbiß an der Bißstelle rote Papel mit zentrifugal wachsendem Erythem und zentraler Abblassung
  - *Generalisation:* Wochen und Monate später neurologische Symptomatik (bei 15 % *lymphozytäre Meningo-Radikulitis Bannwarth* mit brennenden radikulären Schmerzen mit/ohne Lähmungen), Herzbeteiligung (8 %): AV-Block, Myoperikarditis. Gelenkbeschwerden, Leberbeteiligung, Nierenschädigung.
    Nach Jahren manifeste Arthritis (meist beide Kniegelenke), milde Verläufe ohne Antibiose bei bis zu 60 %. *Akrodermatitis atrophicans Herxheimer:* an den Extremitäten symmetrische, zigarettenpapierartige Atrophie der Haut mit Schwund des subkutanen Fettgewebes. Verstärkte Venenzeichnung, *Enzephalomyelitis* und *Polyneuropathie* (Ähnlichkeit mit anderen Spirochätenerkr.)
  - *Ther.:* Frühphase bei Verdacht: Doxycyclin oder Amoxicillin für 10–20 Tage, alternativ Makrolide, bei Generalisation oder in Spätstadien Ceftriaxon für mind. 14 Tage
  - *DD:* FSME (☞ 18.4.5).

18.3.5 Brucellosen (M. Bang, Maltafieber)
Gramnegtive aerobe Stäbchen.

Übertragung durch direkten Kontakt mit unpasteurisierter Milch, Milchprodukten, Fleisch oder Ausscheidungen von Rindern, Schafen, Ziegen oder Schweinen. Erreger gelangen über Schleimhäute, kleine Hautläsionen und über den Gastrointestinaltrakt in den Organismus. Inkubationszeit 5–21 Tage, danach undulierend-intermittierendes (**M. Bang:** *Brucella abortus*) bzw. kontinuierlich oder septisch hohes (**Maltafieber:** *Brucella melitensis*) Fieber mit Kopfschmerzen, Schwitzen, Arthralgie, Lk-Schwellung, in 50 % Splenomegalie, in 25 % Hepatomegalie, Endokarditis. *Diagn.:* Anamnese, Antikörpertiteranstieg, Blutkulturen (mehrmals während der Fieberanstiegphasen entnehmen), Kulturen aus KM und Urin. *DD:* Typhus, Granulomatosen anderer Genese. *DD:* Bei unklarem Fieber (ausführliche DD ☞ 18.1.1) muß eine Brucellose z.B. kulturell und ggf. serologisch ausgeschlossen werden. Das Maltafieber ähnelt dem Typhus. *Ther.:* Rifampicin 900 mg tägl. p.o. + Doxycyclin 200 mg tägl. p.o. für 30 Tage, alternativ Doxycyclin für 21 Tage + Streptomycin 1 g tägl. i.m. für 14 Tage.

18.3.6 Campylobacter-Inf.
Gramneg., fakultativ anaerobes Stäbchen.
- *Campylobacter fetus:* septikämisches Krankheitsbild mit Absiedlung der Erreger in verschiedene Organe. Meist Fieber, auch Karditis, Meningitis, Arthritis. Gastroenteritis eher selten. Oft bei Immunsuppression
- *Campylobacter jejuni und coli:* häufige Erreger von Enteritis, bzw. Enterokolitis. *Diagn.:* Stuhlkultur, Serodiagnostik (KBR, Widal). *Ther.:* Symptomatisch, bei schweren Verläufen Erythromycin; evtl. Aminoglykoside. Mögliche Folgekrankheiten beachten (Arthritis, Erythema nodosum)
- *Helicobacter pylori* (= *Campylobacter pylori):* ☞ 7.4.2, 7.4.3.

18.3.7 Chlamydien-Infektionen (Psittakose, Ornithose)
Obligat intrazelluläre Parasiten.
Chlamydia trachomatis verursacht Lymphogranuloma venereum, Trachom, Konjunktivitis, Bronchitis, Urethritis (Reitersyndrom), Proktitis/Proktokolitis, Prostatitis, Endometritis, Salpingitis und Perihepatitis. Vulvovaginitis (☞ 11.5.1). Erregerreservoir ist der Mensch. Häufig sexuelle Übertragung.

- **Lymphogranuloma venereum:** Erosion, Papel, Knoten an Penis, Vulva, Rektum oder Urethra mit inguinaler Lymphadenitis, Ulzeration der Lk, in 20 % EKG-Veränderungen als Folge einer Myokarditis. *KO:* chron. Proktitis mit Strikturen oder Fisteln. *Ther.:* Doxycyclin oder Makrolide für 3 Wo.
- **Ornithose:** *Chlamydia psittaci* („Psittakose") verursachte atypische Pneumonie, selten Perikarditis und Myokarditis. Erregerreservoir sind Menschen, Exkremente und Sekretstaub von Wellensittichen und Papageien. *Klinik:* Inkubation 7–15 Tage, Fieber/Schüttelfrost, allgemeines Krankheitsgefühl, Myalgie/Arthralgien, trockener Husten. *Rö:* Ausgedehnte interstitielle „atypische" pulmonale Infiltrate (auskultat. häufig unauffällig). *Diagn.:* Anamnese, Klinik, Kultur schwierig, spez. AK-Titer im Verlauf, PCR. *KO:* Endokarditis. *Ther.:* Doxycyclin oder Makrolide für 14 Tage.
- **Pneumonie** durch *Chlamydia pneumoniae*, ca. 10 % aller Pneumonien (häufig junge Pat.). Übertragung von Mensch zu Mensch. *Klinik:* Infekt der oberen Atemwege mit Heiserkeit, Hustenreiz, Sinusitis und Pharyngitis; in den folgenden 2–3 Wo. Bronchitis oder Pneumonie. *KO:* Myokarditis/Endokarditis. *Diagn.:* Anzucht sehr schwierig, selten Leukozytose, BSG meist ↑, spez. IFT-Titer im Verlauf (hohe Durchseuchungsrate), PCR. *Ther.:* Makrolide oder Doxycyclin für 2 Wo.

18.3.8 Clostridien-Infektionen
Sporenbildende, grampositive anaerobe Stäbchen, Toxinbildner.
- Antibiotikainduzierte **pseudomembranöse Kolitis** durch Clostridium difficile (☞ 8.1.3). *Diagn.:* Stuhlkultur, serologischer Nachweis von Toxin A und B im Stuhl. Sigmoido- (Kolo-)skopie (Blickdiagnose). *Ther.:* Vancomycin 4 x 125 mg oral

- **Lebensmittelvergiftung** durch *Clostridium perfringens welchii-Toxin.* 8–20 h nach Ingestion krampfartige Bauchschmerzen und Durchfall, seltener Übelkeit, Erbrechen, praktisch nie Fieber. Erkrankungsdauer selten > 24 h, keine Ther.
- **Gasbrand:** verschiedene Clostridien spec., häufig Mischinfektionen (Anaerobier/Enterobakterien). *Ätiol.:* Ubiquitär vorkommende Bakterien gelangen durch Schmutz in Wunden und bilden Toxin. Meist postop. (z.B. nach Amputation bei Gangrän, septischem Abort). *Klinik:* IKZ 1–4 Tage, Gasbrandphlegmone ohne Beteiligung des Muskels, Gasbrandmyositis, lokaler Schmerz, Schwellung, Blasenbildung, intravaskuläre Hämolyse, Abszedierungen, ANV. *Diagn.:* Krepitieren des aufgedunsenen Gewebes, Grampräparat, Anzucht in Spezialnährböden. *Ther.:* Bei Verdacht Penicillin G 20–40 Mio IE tägl. i.v., OP (Exzision/Kürettage), ggf. hyperbare O_2-Therapie; hohe Letalität

Tetanusprophylaxe im Verletzungsfall

Vorhergehende **Tetanol®** Inj. (laut Impfausweis)	Abstand zur letzten Inj. am Verletzungstag	Am Verletzungstag **Tetagam®** 250 IE i.m.	Am Verletzungstag **Tetanol®** 0,5 ml i.m.	Abstände zu weiteren Inj. mit **Tetanol®** zur Vervollständigung des aktiven Schutzes 2–4 Wochen	5–12 Monate
		Gleichzeitig bilateral			
Keine	–	ja	ja	ja	ja
1	bis 2 Wo.	ja		ja	ja
1	2–8 Wo.	ja	ja		ja
1	> 8 Wo.	ja	ja	ja	ja
2	bis 2 Wo.	ja			ja
2	> 2.Wo.–6 Mo.				ja
2	6–12 Mo.		ja		
2	> 12 Mo.	ja	ja		
3	bis 5 J.				
3	> 5 bis 10 J.		ja		
3	> 10 J.		ja		

- **Wundstarrkrampf** *(Clostridium tetani):* 4–60 h p.i. (→ Verletzungsanamnese) krampfartige, tonische Kontraktionen (Risus sardonicus). *Diagn.:* Erreger- und Toxinnachweis. *Ther.:* Antitoxin (6000 IE i.m.), symptomat. Intensivther., evtl. Penicillin G 20–40 Mio IE i.v. tägl. (☞ Tabelle Tetanusprophylaxe)
- **Botulismus** *(Clostridium botulinum):* 4–48 h nach Ingestion verseuchter Konserven Durst, Hypotonie, Mydriasis mit aufgehobener Lichtreaktion, kein Fieber! Lähmungszeichen (Doppeltsehen, Schluckbeschwerden), Verschlimmerung bis zur Atemlähmung. *Diagn.:* Toxinnachweis im Erbrochenen, Blut, Stuhl, Nahrungsmittel. *Ther.:* polyvalentes Antitoxin – auch bei geringem Verdacht! Intensivther. (Langzeitbeatmung).

Cholera ☞ 18.3.25

18.3.9 Diphtherie

Grampositive Stäbchen, Toxine von *Corynebacterium diphtheriae* verursachen die Diphtherie. Durch Einschleppung aus GUS auch in BRD vorkommend. Das Bakterium besiedelt die Mund- und Rachenschleimhäute, die durch die lokale Toxinwirkung geschädigt werden. Durch die Toxinfernwirkung Entzündung von Herz (Myokarditis) und Nerven (Polyneuritis diphtherica). Sehr selten Diphtherie von Haut, Wunden oder Nabel.

Zwei Verläufe:

- **Lokale, benigne Rachendiphtherie** mit mäßigem Fieber und typischem Lokalbefund: großflächig entzündetes Tonsillengebiet mit Pseudomembranen, süßlicher Foetor ex ore, Schwellung des Rachens und der regionalen Lk. Bellender Husten (Krupp)
- **Primärtoxische, maligne Diphtherie:** Symptomatik schwerer ausgeprägt, durch Toxinämie oder schwere *KO* bedingtes tödliches Kreislaufversagen häufig. *Diagn.:* Klinik, Abstrich, Kultur, Grampräparat – der Verdacht zwingt zur sofortigen Injektion von Diphtherie-Antitoxin (bindet Toxin). Antibiotika nur unterstützend wirksam (Penicillin G; Erythromycin); Isolierung.

Prophylaxe: aktive Immunisierung durch Diphtherie-Toxid-Impfstoff (☞ 18.8). Nach Grundimmunisierung auch im Erwachsenenalter Auffrischimpfungen durchführen!

18.3.10 Enterobacteriaceae-Inf.

Gramnegative Stäbchen.

Diagn.: kulturell aus Urin, Blut, Wundsekret usw. Wegen Resistenzproblematik immer Antibiogramm verlangen.

- **Escherichia coli:**
  - *Enterotoxische E. coli (ETEC):* produzieren Toxine, typisch für Reisediarrhoe. Massive Diarrhoe beginnend 1–2 Tage nach Ingestion von kontaminierten Lebensmitteln, nach 3–4 Tagen spontan sistierend
  - *Enteropathogene E. coli (EPEC):* typisch für Diarrhoe bei Kindern
  - *Enteroinvasive E. coli (EIEC):* verursachen (Shigellenähnliche) wässrige Diarrhoen
  - *Enterohämorrhagische/enteroinvasive E. coli (EHEC):* verursachen hämorrhagische Kolitis, assoziiert mit hämolytisch-urämischem Syndrom. *Ther.:* keine spezifische, auf gute Hydratation/ E'lyte achten, möglichst keine Med., die die Darmmotilität hemmen (verzögern Keimelimination). Bei Immunsuppr. oder schwerem Verlauf Ampicillin, Cefalosporine II, Chinolone
  - *Nicht-enteropathogene E. coli* verursachen häufig Harn- und Gallenwegsinf. sowie Hautinf. (Dekubitus), wichtiger Nosokomialkeim (z.B. Pneumonie, ☞ 6.5.1). *Ther.* nach Antibiogramm, bei kalkulierter Ther. Cefalosporin II oder III
- *Enterobacter:* verbreiteter, häufig multiresistenter Hospitalismus-Keim (meist E. cloacae oder E. aerogenes). Das gramneg. Stäbchen verursacht HWI sowie alle Nosokomialinf. (Infektionen bei Verbrennungen, Pneumonie, Wundinfektion). Häufige Resistenzen! *Ther.:* E. cloacae meist resistent gegen Cefalosporine I und II, kalkulierte Ther. mit Aminoglykosid + Cefalosporin II, alternativ Imipenem, Chinolone
- *Klebsiellen:* gehören zur normalen Darmflora (Enterobacteriaceae). Häufiger Erreger von Nosokomialinf., z.B. nach Instrumentierung (Urinkatheter). *Klinik:* Inf. der oberen Luftwege, Pneumonie, Wundinf., HWI, Gallenwegsinf., Septikämien. *Ther.:* nach Antibiogramm, bei kalkulierter Ther. Cefalosporin II oder Aminoglykosid, bei HWI Cotrimoxazol, fast immer Ampicillinresistenz
- *Proteus:* verursacht neben HWI chron. Otitis media, Atemwegs-Inf. und Meningitis. Häufiger Hospitalismuskeim, z.B. bei Wundinf. Sepsis häufige KO. *Ther.:* Ampicillin (ggf. + Aminoglykosid), bei Indol-positiven Proteus-Spezies (inkl. Morganellen) Aminoglykoside + Cefalosporin II/III. Wechselnde Antibiotika-Resistenzen → Antibiogramm!
- *Serratia:* Inf. meist nosokomial, typischerweise nach Instrumentierung oder Katheterisierung. *Klinik:* HWI, Pneumonien, Septikämien. *Ther.:* schwierig, da sehr resistenter Keim. Antibiogramm! Kalkulierte Ther. mit Amikacin + Cefalosporin III (z.B. Cefotaxim oder Ceftazidim), alternativ Chinolone.

Francisellen-Inf. ☞ 18.3.24
Gardnerellen-Inf. ☞ 18.3.11
Gonorrhoe ☞ 11.5.3

18.3.11 Haemophilus-Infektion

Gramnegative Stäbchen.

Haemophilus influenzae: Nicht-bekapselte Form bei 50–80 % der Population als Rachenflora vorhanden, verursacht Exazerbation bei COLD und lokale Racheninfekte, sowie Otitis media. Bakteriämie selten bei Erwachsenen. Bekapselte Form Typ B verursacht z.B. Meningitis/Epiglottitis bei Kindern, Pneumonie bei Erwachsenen. *Ther.:* bei lebensbedrohlicher Infektion Cefalosporin III (z.B. Ceftriaxon), Chinolone; 2. Wahl Tetrazykline, bei geringerer Symptomatik Ampicillin/Amoxycillin.

- *Haemoph. ducreyi:* Erreger des Ulcus molle
- *Haemoph. aegypticus* (= *Haemoph. conjunctivitidis*): in warmen Ländern ein häufiger Erreger purulenter Konjunktivitiden
- *Haemoph. vaginalis* (= *Gardnerella vaginalis*): häufiger Err. der unspezifischen Vaginitis und Urethritis. *Diagn.:* kulturell aus Abstrich. *Ther.:* Metronidazol (Einmaldosis 2 g). Partnerbehandlung.

18.3.12 Keuchhusten (Pertussis)

Bordetella pertussis (gramneg. Stäbchen) wird durch Tröpfcheninf. übertragen und ruft im Säuglingsalter u.U. lebensgefährliche Hustenanfälle hervor. Inf. im späteren Alter weniger gefährlich. *Diagn.:* klinisch, Bestätigung durch Kultur und direkten IFT. *Ther.:* Erythromycin, möglichst frühzeitig gegeben, mildert Krankheitsverlauf. Chemoprophylaxe bei nicht immunisierten Kontaktpersonen mit Erythromycin für 14 Tage. Nach 5-tägiger Ther. nicht mehr infektiös. *Impfung:* akt. Immunisierung heute wieder empfohlen.

18.3.13 Legionellose

Ubiquitär vorkommendes gramneg., kapselloses, schwer anzüchtbares Stäbchenbakt.

Legionella pneumophila: Inkubationszeit 2–14 Tage, Anteil an Pneumonieerregern bis 15 %. Besonders bei immunsupprimierten Pat., gel. endemisches Auftreten. Bei aerogener Inkorporation Erreger der *Legionärs-Krankheit*, einer atypischen Pneumonie (☞ 6.5.1) mit hoher Letalität. *Klinik:* Atemnot, trockener Husten, Durchfall/Erbrechen, seltener ZNS-Symptome. Häufig Vorbehandlung mit diversen Antibiotika, Leukozytose, Protein- und Leukozyturie. *KO:* Abszedierung, Myo- und Perikarditis, fibrosierende Alveolitis. *Diagn.:* Klinisch, evtl. kultureller Nachweis in bronchoalveolärer Lavage oder Pleurapunktat, IFT (Schnelltest), evtl. AG-Nachweis in Alveolarmakrophagen, spez. IgM-AK im Verlauf (2–4 Wochen). *Ther.:* Erythromycin i.v., oral neuere Makrolide z.B. Clarithromycin. Bei schwerer Erkr. zusätzlich Rifampicin p.o. oder i.v., alternativ Chinolone. Bei fibrosierender Alveolitis ergänzend Glukokortikoide.

18.3.14 Leptospirosen

Leptospiren (zählen zu den *Spirochäten*) werden durch direkten oder indirekten Kontakt mit infizierten Tieren (z.B. Hautkontakt mit leptospirenhaltigem Urin) übertragen. Die Erreger penetrieren durch kleine Hautwunden oder durch die Schleimhäute. *Klinik:* 2–20 Tage p.i. Kopfschmerzen (fast immer), Fieber, GIT-Symptome, Konjunktivitis, in 70 % Muskelschmerzen, generalisierte Lk-Schwellung, Gelenkschmerzen, Bauchschmerzen. *L. icterohaemorrhagiae* (M. Weil) und *L. canicola* (Kanikola-Fieber) verursachen häufiger Nephritis und Hepatitis als *L. pomona*.

Diagn.: Symptome am Anfang vieldeutig, KBR ab 3. Woche, kultureller Nachweis aus Blut und Liquor in der 1., aus Urin ab der 2. Woche möglich. *Ther.:* Antibiose führt nur bei Beginn am 1. oder 2. Krankheitstag zum Erfolg (Verhütung einer Meningitis, verkürzte Krankheitsdauer), bei Verdacht Penicillin G (bei M. Weil häufig kein Effekt), alternativ Ampicillin, bei Allergie Tetrazykline.

18.3.15 Listeriose

Grampositive stäbchenähnliche Bakterien.

Durch Kontakt mit infektiösem Tierkot (Katzen), evtl. auch durch Geschlechtsverkehr oder Ingestion von kontaminierten Milchprodukten, wird *Listeria monocytogenes* übertragen. Im Erwachsenenalter erkranken fast nur Immungeschwächte (gehäuft HIV-Pat., alte Pat., Tumorpat.): grippeähnliches Bild, in 75 % (leichte) Meningitis – bei abwehrgeschwächten Pat. jedoch lebensbedrohlich. Selten Endokarditis, Urethritis, Konjunktivitis, Hautlisteriose.
Diagn.: serologisch und kulturell (lange Bebrütung erforderlich). *Ther.:* hochdosiert Ampicillin, evtl. + Tobramycin, Penicillin G, Ther. für mindestens 4 Wochen.

Lyme-Krankheit ☞ 18.3.4

18.3.16 Meningokokken-Infektion

Gramnegative Diplokokken.

Bei 15 % der Gesamtbevölkerung zur Rachen-Normalflora gehörend. V.a. Pharyngitis, Meningitis (☞ 16.8.1), Arthralgien, Septikämien (in 75 % Petechien im Bereich der unteren Extremitäten, Thorax und Gelenke). *KO:* Waterhouse-Friedrichsen-Sy.: bei 10–20 % der Pat. mit Bakteriämie, hohe Letalität. *Klinik:* sich vergrößernde Petechien und Hämorrhagien, im Verlauf sept. Schock (☞ 3.2.4), häufig ANV, Verbrauchskoagulopathie. *Diagn.:* Blutkultur, Liquor (Grampräparat), sofortige Weiterverarbeitung des Mataterials. *Ther.:* Schockprophylaxe, hochdosiert Penicillin G, bei Allergie alternativ Chloramphenicol oder Cefalosporine III. Umgebungsprophylaxe mit Rifampicin oder Gyrasehemmer (☞ 16.8.1).

Mykobakterien-Inf. ☞ 6.5.4

18.3.17 Mykoplasmen-Infektion

Zellwandlose Mikroorganismen, einige Arten zählen zur physiologischen Rachen- und Genitalflora.

Mycopl. pneumoniae: Erreger von atypischen Pneumonien (☞ 6.5.1). *KO:* ZNS- und Herzbefall. *Diagn.* AK-Titeranstieg in der KBR, häufig Kälteagglutinine nachweisbar.
Ther.: Mittel der Wahl sind Makrolide, z.B. Clarithromycin, alternativ Tetrazykline.

Neisserien-Inf. ☞ 11.5.2 (Gonorrhoe)
Pertussis ☞ 18.3.12
Pneumokokken-Inf. ☞ 6.5.1

18.3.18 Pseudomonas-Infektion

Gramnegative aerobe Stäbchen.

Pseudomonaden, v.a. **Pseudom. aeruginosa**, sind gefürchtete Hospitalkeime. Vorkommen ubiquitär (z.B. in Bäderabteilungen), hohe Umweltpersistenz, Resistenz gegen viele konventionelle Antibiotika. Häufiger Sekundärkeim bei Antibiotikatherapie und Wundinfektionen. *Klinik:* v.a. bei geschwächten Pat. HWI, Atemwegs-Inf. (z.B. nach Intubation), evtl. letale Inf. von Verbrennungswunden, Septikämien. *Diagn.:* typischer blaugrüner Eiter. Erreger-Nachweis aus Urin, Sekreten, Blut. *Ther.:* Primäre Prophylaxe durch asept. Arbeiten (z.B. Absaugen bei Beatmungspat.), eine Primärprophylaxe mit Antibiotika ist nicht erfolgreich. Lokale Therapie bei oberflächlichen Infektionen mit Polymyxin B, bei Sepsis, Pneumonie oder Abszedierung Therapie nach Antibiogramm. *Kalkulierte Ther.:* bei HWI mit Aminoglykosid (z.B. Tobramycin) oder Gyrasehemmer (z.B. Ofloxacin), bei generalisierter Infektion Aminoglykosid mit Azlo- oder Piperacillin kombinieren, alternativ Pseudomonas-wirksame Cefalosporine III (z.B. Ceftazidim) oder Gyrasehemmer. Impenem und Aztreonam als Reserveantibiotikum.

18.3.19 Rickettsien-Infektion

Obligat intrazelluläre Bakterien. Übertragung meist durch infizierte Vektoren (Läuse, Zecken, auch Haustiere).

In ihrer Klinik zeigen alle Rickettsiosen Ähnlichkeiten wie z.B. petechiale Exantheme durch Endothelbefall, oft hohes Fieber, Kopf- und Gliederschmerzen. Krankheiten (Auswahl):

- **Q-Fieber** *(Rick. burnetii = Coxiella burnetii):* aerogene Inf. meist über kontaminierten Sekretstaub befallener Haustiere, IKZ 3–30 Tage: hohes Fieber, starker Kopfschmerz, Myalgien, rel. Bradykardie, Lungeninfiltrate („atypische Pneumonie")
- **Epidemisches Fleckfieber** (= klassisches Fleckfieber; *Rick. prowazekii*): Übertragung durch Läuse, IKZ 10–14 Tage. Schweres Krankheitsbild mit hohem Fieber, Kopf- und Gliederschmerzen, Exanthem, Splenomegalie, in 15 % letal
- **Zeckenbißfieber-Gruppe:** *(Rick. sibirica, Rick. australis):* durch Schildzecken übertragen, leichtere Verläufe mit Lymphadenitis und Exanthem.

Diagn.: Erregernachweis aus Blut im Tierversuch, Weil-Felix-Agglutination, IFT, KBR. *Ther.:* Tetrazykline, evtl. Chloramphenicol.

18.3.20 Salmonellenerkrankungen

Gramnegative Stäbchen.

Salmonellen-Gastroenteritis (= Salmonellose): Infektionen und (häufiger) Intox. durch kontaminierte Nahrungsmittel, vor allem Tiefkühlkost (z.B. Geflügel), Milch- und Eiprodukte, Fischprodukte, Speiseeis und Muscheln, Haustiere (v.a. Reptilien) durch S. typhimurium, **S. enteritis** und 1600 weitere Serotypen und deren Toxine. *Klinik:* 12–36 h p.i. plötzliche Durchfälle (selten blutig), Erbrechen, Bauchschmerzen, Fieber. Selten septische Krankheitsbilder, Abszesse, Arthritis, Cholezystitis, Endokarditis. *Diagn.:* Nachweis der Erreger in Stuhl und Blutkultur. *Ther.:* Antibiotika *nur* bei Sepsis (z.B. Ciprofloxacin oder Co-Trimoxazol, alternativ Ampicillin), bei Neugeborenen, Immunsupprimierten und alten Pat. erforderlich. Salmonellensepsis gehäuft bei HIV-Pat.

Typhus: Salmonella typhi wird fäkal-oral meist durch kontaminierte Nahrung oder Wasser aufgenommen. Kontamination erfolgt häufig durch die Hände von Dauerausscheidern, seltener z.B. durch Fliegen. *Klinik:* 7–14 Tage p.i. Kopfschmerzen, Abgeschlagenheit, kontinuierliches Fieber, Hepatosplenomegalie, in 40 % Durchfall, in 50 % Verstopfung (!), in 60 % Husten und Bronchitis, in 50 % Roseolen („rose spots", 2–10 mm große Hautflecken am Oberbauch), normochrome Anämie, Bradykardie, Leukos normal oder ↓. *KO:* Meningitis, Osteomyelitis, Endokarditis, Pneumonie, Darmperforation, GIT-Blutung, Cholangitis. *Diagn.:* Blutkultur (in 90 % während der 1. Wo. pos.), ab 2. Wo. Erregernachweis in Stuhl und Urin, 2.–3. Krankheitswo. AK-Titer (Gruber-Widal, 4-facher Anstieg des O-Antigen-Antikörpertiters ist beweisend). *Ther.:* Gyrasehemmer, Cotrimoxazol. Normalerweise Entfieberung über 2–6 Tage auch bei suffizienter Antibiose! Ther. über mindestens 10 Tage fortführen. Bei Rezidiven Therapie mit alternativen Antibiotika, ggf. nach Antibiogramm. *DD:* Paratyphus A/B/C, Tbc, Malaria, Brucellose, Tularämie.

Paratyphus *(Salmonella paratyphi A, B und C):* Erkrankung klinisch nicht vom Typhus unterscheidbar, Verlauf jedoch leichter und kürzer. *Diagn. und Ther.* wie bei Typhus.

18.3.21 Shigellen-Infektionen

Gramnegative fakultativ anaerobe Stäbchen.

Shigella sonnei und *Shigella flexneri*, seltener *Shigella dysenteriae* und *Shigella boydii*, werden durch kontaminiertes Wasser, fäkalkontaminierte Nahrung oder durch Schwimmen in verunreinigtem Wasser übertragen. *Klinik:* 1–5 Tage p.i. blutig-schleimiger Durchfall, Bauchschmerzen, Fieber, Erbrechen, zu Beginn wässriger Durchfall (Enterotoxin), später blutig-schleimiger Stuhl (Invasion der Erreger in die Darmmukosa). *Diagn.:* Stuhlkultur; Serologie möglich, aber wenig hilfreich. *DD:* Salmonellosen, Amöbenruhr, Balantidose, Divertikulitis, Kolon-Ca, Colitis ulcerosa, M. Crohn. *Ther.:* Gyrasehemmer (Erw.), Cotrimoxazol, Ampicillin, Tetrazykline. Vermehrt Berichte über zunehmende Resistenzraten (außer Gyrasehemmer). Antibiogramm!

Spirochäten ☞ 11.5.3 (Lues) und 18.3.4 (Borrelien-Inf.)

18.3.22 Staphylokokken-Infektionen und -Intoxikationen

Grampositive Kokken.

GIT: Durch kontaminierte Nahrung werden enterotoxinproduzierende Staph. aureus inkorporiert. 2–4 h p.i. charakteristischer abrupter Krankheitsbeginn mit massivem Erbrechen, seltener Durchfall, ohne Fieber. *Ther.:* nur symptomatisch, keine Antibiotika (☞ 18.1.3)

Inf. aller übrigen Organe: Klinisch bedeutsam v.a. Koagulase-neg. *Staph. epidermidis* und *Staph. saprophyticus* (Haut- und Schleimhautkeim), Koagulase-pos. *Staph. aureus* (häufig auf Nasenschleimhäuten). Meist Übertragung von Mensch zu Mensch, häufig nosokomialer Transfer von Klinikpersonal (Hände, Kittel, Nasen-/Rachenraum). Inf. v.a. bei immunsupprimierten Pat. und durch venöse/art. Zugänge. *Klinik:* 2–10 Tage p.i. Fieber, lokale Rötung, Abszeß und/oder systemische Infektion (HWI, Osteomyelitis, Implantatinf., Pneumonie, Sepsis), Infektzeichen. *Diagn.:* Abstrich (Grampräparat), Blutkultur, BAL, Urinkultur. *KO:* durch Toxin verursachter M. Ritter v. Rittershain (Staphylococcal scaled skin syndrome; SSSS), bei Erwachsenen selten; Toxisches Schock Syndrom (TSS), vor allem junge Frauen (Tampon-Gebrauch). *Ther.:* Vor jeder Therapie, insbesondere beim Nachweis von Koagulase-neg. S., muß die Pathogenität des Keims bedacht werden (*cave:* Kontamination, infizierter Zugang)

Nosokomiale Infektion: Zugänge inspizieren und ggf. wechseln, primär Therapie nach lokaler Resistenzsituation, da Resistenz (häufig Multiresistenz) je nach Antibiotikaeinsatz sehr wechselnd. Ansonsten Cefalosporine I/II, β-Lactamase-stabile Penicilline (z.B. Flucloxacillin), alternativ Clindamycin. *Cave:* bei Oxacillinresistenten *Staph. aureus* keine Primärtherapie mit β-Lactam-Antibiotika, sondern Therapie mit Vancomycin oder Teicoplanin, alternativ Clindamycin + Rifampicin oder Imipenem + Cefotiam. Bei gehäuftem Auftreten von Staphylokokken-Infektionen Screening des Personals (Nasenabstrich).

ORSA/MRSA (☞ 1.7.6)

18.3.23 Streptokokken-Infektionen

Grampositive Kokken. Übertragung meist durch direkten Kontakt.

Streptokokken-Spezies	
Teil-(α)-Hämolyse	Vergrünende „Viridans"-Streptok. Str. pneumoniae Syn.: Pneumokokken
Vollständige (β)- Hämolyse	Streptok. der Gruppen A (Str. pyogenes), B (Str. agalactiae), C (Str. equisimilus), F und G (Str. anginosus)
meist ohne Hämolyse	Streptok. der Gruppe D (Enterokokken) (Vertreter: Str. faecalis, selten Str. faecium)
	Peptostreptok. = anaerobe Streptok.

Krankheitsbilder (Auswahl)
- *β-hämolys. Streptokokken der Gruppe A (Str. pyogenes):* 1–5 Tage p.i. Angina tonsillaris, ggf. Scharlach. *DD:* Streptokokken verursachen typischerweise Eiterstippchen (über die Tonsillen hinausgehende weißliche Beläge deuten auf infektiöse Mononukleose oder Diphtherie), Pharyngitis, Sinusitis, Otitis, Bronchopneumonie, Erysipel, Impetigo contagiosa, Sepsis, Abszesse, Wundinfektion. *Ther.:* Penicillin V bei Streptokokkenangina für 10 Tage, bei Penicillin-Allergie Erythromycin. *KO:* nach Angina in 0,5–3 % rheumatisches Fieber oder GN
- *Erysipel (Wundrose):* akute Entzündung des Koriums durch β-hämolysierende Streptok. Gruppe A, selten Staphylok. Ausbreitung entlang der Lymphgefäße. Eintrittspforte oft kleinste Hautläsionen, z.B. in den Zehenzwischenräumen. *Klinik:* Schwellung, Schmerzen, Fieber, Krankheitsgefühl. Scharf begrenzte, flammende Rötung, zungenförmige Ausläufer, Überwärmung, Lk-Schwellung. *KO:* gangränöser Verlauf, sek. Lymphödem bis zur Elephantiasis, Rezidivneigung. *Diagn.:* Leukozyten ↑, BSG ↑. Abstrich. ASL-Titeranstieg meist erst nach 1–2 Wo. *DD:* akute allergische oder toxische Kontaktdermatitis, Thrombophlebitis. *Ther.:* 3 x 5 Mio. IE Penicillin i.v. oder Penicillin V (z.B. Isocillin®) 3 x 1,2 Mega p.o. für 10 Tage, Bettruhe, Hochlagerung, kalte Umschläge mit antiseptischen Zusätzen. Ggf. Rezidivprophylaxe mit Depotpenicillinen i.m. alle 3 Wo.

- *Streptokokken der Gruppen B-G:* Sepsis, Meningitis, Abszesse, Endokarditis, Genitalinfektion (v.a. Strept. Gruppe D), HWI, Gallenwegsinfektionen
- *α-hämolysierende Streptokokken:* physiologische Bewohner der Mundhöhle; v.a. die dextranbildenden Arten (Str. bovis, Str. mutans, Str. sanguis und Str. mitis) verursachen 40 % aller Endokarditiden, ferner Mitverursacher der Karies
- *Str. pneumoniae:* typischerweise Lobärpneumonie v.a. bei Alkoholikern (☞ 6.5.1) *Diagn.:* v.a. kulturell aus Rachenabstrich oder Sputum, zur *DD* Antikörper (Viren, Streptok. Gruppe A, Mycopl. pneum.)
- *Enterokokken:* Häufig Erreger von HWI und Endokarditiden, gel. intraabdominelle Abszesse. *Ther.:* schwierig, da häufig Multiresistenz, möglichst nach Antibiogramm. Primärtherapie bei *S. faecalis:* Ampicillin + Aminoglykosid, bei Gentamicin-Resistenz Ampicillin + Vancomycin oder Rifampicin + Vancomycin. *S. faecium* meist res. gegen Ampicillin, primär Vancomycin oder Teicoplanin.

Syphilis ☞ 11.5.3
Tbc ☞ 6.5.4
Tetanus ☞ 18.3.8

18.3.24 Tularämie

Gramnegative aerobe Stäbchen.

Durch Kontakt mit infizierten wilden Kaninchen (seltener andere Nager oder Vögel) oder durch Biß infizierter Fliegen oder Zecken, sehr selten durch ungenügend gekochtes Fleisch oder kontaminiertes Wasser, wird *Francisella tularensis* übertragen. *Vo.:* Rußland, Nordamerika; Endemiegebiete in Deutschland.

Nach 3 Tagen an der Eintrittstelle der Haut kleines Ulkus mit regionaler Lk-Schwellung (ulcero-glanduläre Form), seltener Bakteriämie, Enteritis und Pneumonie, häufiger Splenomegalie und Hepatomegalie mit typhoidem Bild. Charakteristischer Fieberverlauf mit abruptem Beginn und bis zu 1 Mon. undulierendem Fieber (39–40 °C). *Diagn.:* Serologie (IHA, IFT), ab 2. Krankheitswo. kult. Nachweis auf Spezialnährböden (meist nur in 1. Krankheitswo. sinnvoll), Tierversuch. *Ther.:* Streptomycin 1 g i.m. tägl. bis zur Entfieberung, dann für weitere 5 Tage 1 x 500 mg tägl. Rasche Resistenzentwicklung möglich. Ebenfalls wirksam: Gentamicin, Tetrazykline.

18.3.25 Vibrio-Infektionen

Gramneg. bewegliche Stäbchen („Spirillen"), v.a. in Afrika und Asien beheimatet.
Exo- und Endotoxine von *Vibrio cholera* und häufiger *Vibrio El-Tor* verursachen **Cholera.** Betroffen ist vorwiegend der Dünndarm, die Durchfälle treten plötzlich auf, sind profus (reiswasserartig) und führen rasch zur – unbehandelt letalen – Exsikkose. *Ther.:* adäquater Flüssigkeits- und E'lyt-Ersatz, oral (ad libitum WHO-Lösung) und i.v., Doxycylin 2 x 500 mg p.o. über 2 Tage, alternativ Cotrimoxazol. Quarantäne-Pflicht!

18.3.26 Yersinien-Infektionen

- **Pest:** *Yersinia pestis* ist Erreger der Lungen- und Beulenpest. Extrem selten
- **Enterocolitis:** Fäkal, durch kontaminierte Hände oder Nahrung sowie durch Haustiere wird das gramneg. Stäbchen *Y. enterocolitica* (in 10 % auch *Y. pseudotuberculosis)* übertragen. 3–7 Tage p.i. Enterokolitis, Pseudoappendizitis, Lymphadenitis mesenterialis, selten septische Krankheitsbilder oder Erythema nodosum, Arthritis. *Diagn.:* OP-Präparate, Serologie, Stuhluntersuchung (geringe Sensitivität). *DD:* v. a. Appendizitis, durch andere Erreger verursachte Durchfallerkr. (☞ 7.1.4)
- **Pseudo-Tbc:** *Yersinia pseudotuberculosis* wird durch Katzen, Vögel und Nagetiere übertragen. Beim Menschen Erreger der Lymphadenitis mesenterica. Symptome wie Appendizitis, mesenteriale Lymphadenitis oder Typhus (enteritischer Verlauf)
- **Yersinia-Arthritis:** akute Mono- oder Oligoarthritis im Anschluß an enterale Yersiniose (s.o.). *Diagn.:* serologisch, kulturell aus Gelenkpunktat. HLA-B27-assoziiert.

Ther. (aller Yersiniosen): Tetrazykline, Cotrimoxazol, Gyrasehemmer. β-Laktame wegen häufiger β-Laktamasebildung der Yersinien meist ungeeignet.

18.4 Virusinfektionen

18.4.1 Diagnostik bei Virusinfektion

Virusnachweis: Nachweis von Viren in Untersuchungsmaterial z.B. Sekreten, Serum, Punktaten, Biopsien, Liquor.

Direkte Methoden:
- Nachweis von Nukleinsäuren (Southernblot, in situ-Hybridisierung, PCR = Polymerase chain Reaction). Virusnachweis in allen Geweben und Flüssigkeiten möglich. PCR: Sehr hohe Sensitivität (theoretisch ist der Nachweis eines einzelnen Virus möglich!), aber fehlerträchtiges, anspruchsvolles Verfahren. Probeneinsendung nur an erfahrene Laboratorien!
- Nachweis von Antigenen und Virusproteinen durch Immunfluoreszenztechnik
- Histologisch-zytologischer Nachweis von charakteristischen Zellveränderungen, Virusnachweis durch Elektronenmikroskopie.

Indirekte Methoden: Labortiere, Brutei, heute meist Zellkulturen; selten notwendig.

Virus-spezifische Antikörper: Die indirekte Diagnose einer Virusinfektion wird in der Regel durch den Nachweis einer *Serokonversion* oder eines spezifischen *Titeranstiegs* (ca. vierfach in 2 Proben im Abstand von 7–14 Tagen) durchgeführt. Durch Bestimmung von IgM (frühe Marker), IgG-Antikörpern (späte Marker) und gel. auch IgA-Antikörpern kann der Zeitpunkt der Infektion (frisch, alt, reaktiviert) differenziert werden. Nachteil des Verfahrens: Die 1. Probe wird meist nicht zu Erkrankungsbeginn abgenommen, die 2. Probe entfällt. Häufig erschweren unspezifische Reaktionen die Interpretationen von Ergebnissen (kritische Bewertung erforderlich).

- *Neutralisationstest (NT):* Geprüft wird, ob die AK eines Patientenserums den zytopathischen Effekt einer Virussuspension auf eine Zellkultur aufheben
- *Komplementbindungsreaktion (KBR):* Patientenserum in aufsteigender Verdünnung (z.B. 1 : 16 ... 1 : 4096) wird mit Virusantigenen und Komplement versetzt. Der Komplementverbrauch durch die im positiven Falle stattfindende Antigen-Antikörper-(Ag-AK)-Reaktion wird durch ein Indikatorsystem angezeigt
- *Agglutinationshemmtests:* Hämagglutinationstest (HHT, HAT): Geprüft wird, ob die AK eines Patientenserums die Erythrozyten-Agglutination durch eine Virussuspension verhindern.
  Indirekter Hämagglutinationstest (IHA): Geprüft wird, ob Patientenserum die Agglutination von spezifischen Erythrozyten mit korrespondierenden AK verhindert
- *Enzymimmunoessays (ELISA = Enzyme linked immunosorbent assay):* Meist benutztes Testverfahren. Markierung von AK oder Ag mit Enzymen (label). Nach Reaktion von Ag-AK und Zugabe des Enzymsubstrates kann quantifiziert werden
- *Immunfluoreszenztechnik (IFT):* direkter IFT (Nachweis von Ag): Markierung des fixierten Ag mit homologen fluoreszierenden AK; indirekter IFT (Nachweis AK): Bindung von AK an markiertes und fixiertes Ag, Nachweis des Ag-Ak-Komplexes durch fluoreszierende Sekundär-AK
- *Western-blot (WB):* Aufwendiges und teures Verfahren zur Bestimmung von AK gegen verschiedene Virusproteine (z.B. HIV, Ig-subklassenspez. AK), nur bei speziellen Fragestellungen indiziert.

18.4.2 HIV-Infektion und AIDS

Erreger: *human immunodeficiency virus* (HIV, Familie Retroviren), Isolierung 1983 (Montagnier, Frankreich), 1984 (Gallo, USA). Erstbeschreibung AIDS schon 1980. Gesamtzahl weltweit Infizierter wahrscheinlich > 25 Mio, erkrankt mind. 20 % (Bundesrepublik ca. 15000 AIDS-Meldungen bis 12/95). Übertragungswege: ungeschützter Geschlechtsverkehr mit Infizierten, kontaminierte Blutprodukte oder Injektionsbestecke. Keine Übertragung durch Aerosole, Insekten oder Alltagskontakt.

HIV infiziert vor allem CD4+-Lymphozyten („T-Helfer-Zellen") und zerstört diese durch direkte zytopathische Effekte, anti-CD4-AK und Apoptose (programmierter Zelltod). Folge: zellulärer Immundefekt mit charakteristischen Komplikationen (=> opportunistische Infektionen und Tumoren).

Immunstatus über Zahl der CD4+-Lymphozyten (Norm: > 800/µl) abschätzbar. Typisch ist die lange Latenzzeit (meist völlige Symptomfreiheit, jedoch zunehmende T-Helfer-Zell-Depletion) von Infektion zur Krankheit (Median 11 J.).

Ca. 10 % der Infizierten sind auch nach 10 J. beschwerdefrei („long-term non-progressors"). Ursachen hierfür sind ungeklärt, diskutiert werden sowohl Wirts- (starke zytolytische anti-HIV-Aktivität) als auch Erreger-abhängige Faktoren (weniger virulente Viren?). Prävention der Infektion oder der Erkr. (Vakzine) derzeit nicht in Sicht (Mutationsfreudigkeit von HIV, erhebliche genetische Divergenzen der einzelnen HIV-1 Subtypen).

Diagnostik

Vor Blutentnahme muß das Einverständnis des Pat. eingeholt werden.

Antikörpertests: in der Regel 1–3 Mon. nach Infektion nachweisbar, selten erst nach 6–12 Mon.
- *Suchtest: Anti HIV-ELISA*, sehr hohe Sensitivität und Spezifität (selten falsch-pos.)
- *Bestätigungstest: Anti-HIV-Immunoblot (Westernblot)* Auftrennung HIV-spezifischer Proteine und Markierung einzelner (Protein-spezifischer) Antikörper (sog. Banden). Test hochspezifisch, jedoch aufwendiger und teurer als ELISA.

Direkter HIV-Nachweis: indiziert in der Frühphase der Erkrankung (Sensitivität methodenabhängig), in fortgeschrittenen Stadien zu Monitoring und Therapiekontrolle.
- *HIV p24-Antigen:* Hüllprotein von HIV, welches mit spezifischen ELISA nachgewiesen werden kann, Sensitivität wird durch vorherige Spaltung von p24-Antigenhaltigen Serum-Immunkomplexen erhöht
- *Viruskultur:* sehr aufwendig und teuer, nur für wissenschaftliche Zwecke sinnvoll
- *Genomnachweis* (PCR, andere Amplifikationsmethoden): hochsensitiv. Moderner Marker zum Krankheitsmonitoring, zur Diagnostik der HIV-Infektion bei unklarer Serologie und bei Kindern

Surrogatmarker (Zum Monitoring und Therapiekontrolle in den fortgeschrittenen Stadien): Lymphozytensubpopulationen (CD4+-Lymphozyten, CD8+-Lymphozyten, CD4/CD8-Ratio, evtl. aktivierte T-Zellen und zytotoxische Zellen) zur Abschätzung des Immundefektes. Evtl. Neopterin, β2-Mikroglobulin i. S. als Marker der Aktivierung des Immunsystems.

Surrogatmarkerdiagnostik			
	CD4+ T-Lymphozyten	CD4/CD8-Ratio	Neopterin
Normalbefund	> 800/µl	> 1	< 10 nmol/l
Geringer Immundefekt	500–800/µl	> 0,5 < 1	10–15 nmol/l
Mäßiger Immundefekt	200–500/µl	> 0,1< 0,5	15–30 nmol/l
Schwerer Immundefekt	< 200/µl	< 0,1	> 30 nmol/l

Rationale Diagn. bei HIV-Infizierten

Neben der klinischen Untersuchung empfiehlt sich ein standardisiertes Screening nach opportunistischen Komplikationen, das sich nach klinischem Befund (Anhalt für oder Verdacht auf opportunische Infektion/Tumor?) und dem Ausmaß des zellulären Immundefektes richtet.

- Labor bei *Erstuntersuchung* (alle Patienten, falls nicht schon vorhanden): BB, Leber-Nierenwerte, E'lyte, Eiweiß, E'phorese, Immunglobuline (G, A, M, E), CRP, Neopterin, β_2-Mikroglobulin, Lymphozytentypisierung (Helferzellzahl?), Hepatitis-, Lues-, Toxoplasmose-, CMV-Serologie, Kryptokokken-Antigen im Serum, HIV-p24-Antigen, HIV-RNA (PCR)
- Labor bei *geringem* (max. halbjährlich) *und mäßigem Immundefekt* (max. alle 2–4 Mon.): BB, Leber-Nierenwerte, E'lyte, Eiweiß, E'phorese, Immunglobuline (G, A, M), CRP, Neopterin, β_2-Microglobulin, Lymphozytentypisierung, HIV-RNA (PCR)
- Bei *schwerem Immundefekt* monatl. Untersuchungen, bei CD4+ Zellen < 100/µl zusätzl.: Mykobakterien-Blutkulturen, CMV-PCR oder CMV-pp65-Antigen, Kryptokokken-Ag, HIV-Plasma-Virämie nur alle 3–6 Mon.
- Apparative Untersuchungen bei *Erstvorstellung:* Multitest CMI (Stempeltest mit Recall-Antigenen), Tuberkulintestung (Mendel-Mantoux ☞ 18.4.3), EKG, BGA, Sono Abdomen, Rö-Thorax, (evtl. CCT), unbedingt Funduskopie, bei Frauen gynäkologische Untersuchung. Wiederholung der Rö-Diagnostik nach klinischer Symptomatik.

Klinik

Die HIV-Infektion wird in Abhängigkeit von klinischer Symptomatik und Immundefekt meist nach der CDC-Klassifikation 1993 (CDC = Center of Diesease Control) eingeteilt:

Kategorie (Stadium) A
Akute (primäre) HIV-Infektion, das *Lymphadenopathiesyndrom* (*LAS*) und die *asymptomatische HIV-Infektion.*

- Akute HIV-Infektion: Bis zu 30 % der Infizierten sind betroffen, Inkubation wenige Tage bis mehrere Wochen, meist unspezifisches, häufig Mononukleose-ähnliches Krankheitsbild mit typischem makulo-papulösen Exanthem, selten Meningitis, Enzephalitis oder Radikulitis. Labor meist o.B., seltener CD4+ Zell-Depletion, HIV-Antikörper nur selten nachweisbar, direkte Virusnachweise häufig positiv! Serokonversion ca. 1–6 Mon. nach akuter Erkr.
- **Lymphadenopathiesyndrom (LAS):** LAS oder PGL (persistierende generalisierte Lymphadenopathie) mit Lk-Schwellungen > 2 cm Durchmesser an mind. zwei extrainguinalen Lokalisationen, häufig auch konstitutionelle Symptome (Fieber, Gewichtsverlust, Nachtschweiß).

Kategorie (Stadium) B
- **Infektionen mit opportunistischen Erregern** (☞ 18.4.3), jedoch keine AIDS-definierenden Krankheiten oder direkt HIV-assoziierte Komplikationen.
- **Direkt HIV-assoziierte Krankheitsbilder:** direkte Schädigung von Organen durch HIV selbst: ZNS, peripheres Nervensystem (Enzephalopathie, Meningitis, Radikulitis, Polyneuropathie, Mononeuritis multiplex) und GI-Trakt (HIV-Enteropathie). Direkt assoziiert mit HIV sind auch Mikroangiopathien (MAP) an Retina und Konjunktiven, kutane Xerodermie- und mukosale Sicca-Syndrom, selten HIV-Nephropathie oder -Myopathie. Vor allem bei Kindern auch Kardiomyopathien.

Kategorie (Stadium) C
AIDS-definierenden Erkr.: i.d.R. deutlicher Immundefekt (immunologische Kategorie 3). Häufigste Krankheitsbilder: Pneumocystis-carinii Pneumonie, Candida-Ösophagitis, zerebrale Toxoplasmose, Tuberkulose (pulmonale oder extrapulmonal), Mykobakterien aviumintracellulare-Inf., Kaposi-Sarkom und rez. bakterielle Pneumonien (☞ Tabelle).

Behandlung der HIV-Infektion (Antiretrovirale Therapie)

Eine definitive Behandlungsindikation besteht bei symptomatischen Pat. (CD4+ < 200/µl) und Patienten mit Vollbild AIDS. Kombinationstherapien sind zu bevorzugen (lebensverlängernder Effekt nachgewiesen). Mehrere Substanzgruppen stehen derzeit zur Verfügung:

Reverse Transcriptase (RT)-Hemmer (Nukleosid-Analoga)
- **AZT (Zidovudine, Retrovir®):** Hemmung der HIV-Replikation durch RT-Hemmung („falsches Nukleosid"), seit 1985 klinische Anwendung, bei symptomatischen Patienten Lebensverlängerung, Effekt bei asymptomatischer Infektion fraglich bzw. nicht vorhanden. Kombinationsther. primär anzustreben (z.B. AZT/DDI, AZT/DDC). KI: schwere vorbestehende Myelosuppression

CDC-Klassifikation der HIV-Infektion (CDC, 1993)

Immunologische Kategorie	Klinische Kategorie		
	A Asymptomatisch, akute HIV-Inf., persistierende Lymphadenopathie	B Symptomatisch weder A noch C	C* AIDS-definierende Erkr. (s.u.)
1 (CD4+ Zellen > 500/µl)	A1	B1	C1
2 (CD4+ Zellen 200–500/µl)	A2	B2	C2
3 (CD4+ Zellen < 200/µl)	A3	B3	C3

Kategorie C

AIDS-definierende Erkrankungen

Opportunistische Infektion
bakteriell
- Tuberkulose, alle Formen (pulmonal, extrapulmonal, disseminiert)
- atypische Mykobakteriosen, disseminierte Formen
- rezidivierende bakterielle Pneumonien
- rezidivierende Salmonella-Bakteriämien

viral
- CMV-Krankheit, disseminiert, Retinitis, ZNS, GI-Trakt
- ulzerierende Herpes simplex-Infektionen (> 1 Mon.)
- progressive multifokale Leukenzephalopathie (PML)

protozoal
- Pneumocystis carinii-Pneumonie
- Toxoplasmose-Enzephalitis
- chronische (> Monate) gastrointestinale Kryptosporidiose
- Strongyloidiasis
- Isosporidiose

mykotisch
- Candidiasis (ösophageal, tracheobronchial)
- Kryptokokkose (disseminiert, extrapulmonal, Meningoenzephalitis)
- Histoplasmose (disseminiert, extrapulmonal, Meningoenzephalitis)
- Kokzidioidomykose (disseminiert, extrapulmonal)

Opportunistischer Tumor
Sarkome: Kaposi-Sarkom, alle Formen
Lymphome
- Non-Hodgkin-Lymphom
- hochmaligne (B-Zell-Typ), EBV-assoziiert, primär zerebrale NHL

Karzinome
- Analkarzinom
- Cervixkarzinom

* Die dunkelblauen Felder markieren die Stadien, die dem Vollbild AIDS entsprechen (europäische Definition)

(Hb < 80 g/l, Leukozyten < 1/nl). NW, Dos. ☞ 19.2.
- **DDI (Didanosine, Videx®):** Alternative bei AZT-Versagen oder -Unverträglichkeit oder zur primären Kombination. KI: Pankreatitis in der Anmnese, schwere Neuropathie, Alkoholabusus. NW, Dos. ☞ 19.2.
- **DDC (Zalcitabine, Hivid®):** Alternative bei AZT-Versagen oder -Unverträglichkeit. Kombinationspartner (☞ 19.2).
- **D4T (Stavudine, Zerit®):** Alternative bei Versagen anderer Virustatika (☞ 15.2).
- **3TC (Lamivudine, Epivir®)** vor allem wirksam in der Kombination mit AZT. Gute Wirksamkeit bei geringen NW (☞ 15.2).

Nicht-nukleosidale Reverse Transcriptase-Hemmer: z.B. Delavirdine, Nevirapin

Proteinase-Inhibitoren

Saquinavir (Invirase®), Ritonavir (Norvir®), Indinavir (Crixivan®).

Neue Pharmaka, die durch Interaktion mit der HIV-Protease wirken. In vitro stärkste Anti-HIV-Wirksamkeit im Vergleich zu anderen Präparaten. Nachteil: relativ schnelle Resistenzinduktion. Medikamente in Rahmen von Studien und über internationale Apotheke verfügbar, Saquinavir und Ritonavir in den USA zugelassen.

NW: v.a. Übelkeit, Transaminasenanstig, hepatische Enzyminduktion (Cytochrom P450-Oxidase-System), ZNS-NW. Viele Medikamenteninteraktionen!

Therapiestrategien

Bislang nicht behandelte Patienten beginnen mit einer Kombinationstherapie aus zwei Nukleosidanaloga. Für Kombination von AZT mit DDI oder DDC ist ein lebensverlängernder Effekt nachgewiesen (Initialtherphie)! Andere Kombinationen reduzieren zumindest deutlich die Virämie (p24-Antigen, HIV-Plasma RNA ☞ s.o.). Umstellung der Therapie auf andere Kombination oder (zusätzliche) Gabe von Proteinase-Inhibitoren bei klinischer Verschlechterung (Gewichtsverlust, persistierende „B"-Symptomatik), Auftreten opportunistischer Infektionen oder Zunahme der Virämie und CD4+-Zell-Depletion.

Therapieziele:
- Längstmögliche Suppression der HIV-Replikation
- Ausbildung eines schweren Immundefektes verhindern (Stabilisierung der CD4+-Zellen möglichst über 200 /µl)
- Verlängerung der Überlebenszeit bei gleichzeitigem Erhalt einer adäquaten Lebensqualität.

18.4.3 HIV-assoziierte opportunistische Komplikationen

■ Pneumocystis carinii Pneumonie (PCP)

Häufigste AIDS-definierende Erkr. (Mortalität bis zu 20 %!)

Klinik: Trias mit Fieber, trockenem Husten und (Belastungs)dyspnoe. Extrapulmonale oder disseminierte Pneumocystosen (typisch: vor allem Leber- und Milzverkalkungen, abdominelle Lymphadenopathie, aber auch okuläre und ossäre Manifestationen) können bei Inhalationsprophylaxe (s.u.) vorkommen.

Diagn.: Auskultation nicht hilfreich, Lungenfunktion zeigt Restriktion und verminderte Diffusionskapazität, BGA (respiratorische Partialinsuff.), Rö-Thorax (bilaterale hilifugale interstitielle Infiltrate). Sicherung durch Erregernachweis (Giemsa-Färbung, Immunfluoreszenz) im induzierten Sputum (Sensitivität niedrig), besser broncho-alveoläre Lavage (BAL). *DD:* bakterielle Pneumonie, lymphoide interstitielle Pneumonie (LIP), CMV-Pneumonie (sehr selten), Kaposi-Sarkom.

Therapie
- *Alternativen:* Pentamidin (4 mg/kg tägl. in 500 ml Glukose 5 % über 4 h i.v.), evtl. 50 % Dosisreduktion nach 5 Tagen i.v. Ther., NW: Pankreatitis, Niereninsuff., Laktatazidose, Myelosuppression, Phlebitis.
  Clindamycin (4 x 600–900 mg tägl. p.o. oder i.v.) mit Primaquine (15–30 mg tägl.), NW: Met-Hb-Bildung (cave: G6PDH-Mangel, Hämolysen), Exanthem (meist Clindamycin!), Leuko-, Thrombopenie.
  Eingeschränkt wirksam ist Atovaquone (3–4 x 750 mg tägl), NW: Transaminasenanstieg, Exanthem
- *Standardtherapie:* Cotrimoxazol 120 mg /kg tgl. (Trimethoprim 20 mg + Sulfamethoxazol 100 mg) verteilt auf vier Dosen oral oder i.v. (in 500 ml NaCl 0,9 % über 1 h) für 3 Wochen. NW: Arzneimittelexantheme (> 70 %) bis zum Stevens-Johnson-Syndrom, Myelosuppression (antiretrovirale Med. pausieren). Wirksamkeit > 85 %
- *Supportive Ther.:* bei schlechter BGA (paO$_2$ < 70 mm Hg) obligat Glukokortikoide (Reduktion der Mortalität!) → beginnend mit 50 mg tägl., Reduktion um 10 mg alle drei Tage (Therapiedauer nach Kli-

nik/BGA, üblich 9 Tage), O_2-Gabe (4–10 l O_2/min), bei schweren Verläufen und Beatmungsindikation Versuch mit CPAP-Maskenatmung, da bei maschineller Beatmung Mortalität > 50 %!

Primär- und Sekundärprophylaxe
Beginn einer Prophylaxe bei CD4+-Zellen < 200/µl, symptomatischer HIV-Infektion und CD4+-Zellen < 250/µl oder Vollbild AIDS. Sekundärprophylaxe ist obligat (sonst Rezidivrate > 90 %).
- *Cotrimoxazol* 480 mg tägl.
- Bei NW/Unverträglichkeit evtl. *Pentamidin* 300 mg monatlich inhalativ; alternativ Dapson 100 mg 2 x wöchentlich oder Versuch der Cotrimoxazol-Hyposensibilisierung.

■ Toxoplasmose

Reaktivierung der latenten Infektion, meist erst bei CD4+-Zellen < 100/µl. Ca. 60 % aller Pat. in Deutschland sind infiziert (pos. IgG-AK), von diesen erkranken ca. 40 % an einer zerebralen Toxoplasmose. Bei neg. AK ist dagegen die Erkrankungswahrscheinlichkeit gering! Manifestationenen außerhalb des ZNS (z.B. Myokard, Lunge, Sepsis) sind selten. In ca. 50 % verbleiben trotz erfolgreicher Ther. neurologische Defizite.

Klinik: unspezifische Symptome (Fieber, Kopfschmerzen, AZ-Verschlechterung), seltener fokal-neurologische Defizite, gelegentlich Krampfanfälle.

Diagn.: Primär bildgebende Verfahren: KM-verstärktes kraniales CT (DDD-Technik → double-dose delayed = doppelte KM-Dosis, Scans 1 h nach KM-Gabe]) Nachweis von typischen Ringstrukturen meist mit Ödem, oder kraniales MRT (bessere Beurteilung des Hirnstamms). Liquordiagnostik nicht sinnvoll und gefährlich (Einklemmung). In seltenen Fällen (Therapieversagen, untypische Morphologie) stereotaktische Hirnbiopsie. *DD*: ZNS-Lymphom, bakterieller Abszeß, Progressive multifokale Leukenzephalopathie.

Therapie
- *Standardther.:* Pyrimethamin (1–2 mg/kg) und Sulfadiazin (4–6 g tägl. in 4 Einzeldosen) oral über mind. 3 Wo., oft länger. Zur Prophylaxe von Myelosuppression 15–30 mg Folinsäure tägl. p.o. Therapieende: Ödem rückgebildet, Herdgröße um mind. 75 % abgenommen. NW: Arzneimittelexantheme (> 70 %), auch Stevens-Johnson-Syndrom. Wirksamkeit ca. 75 %
- *Alternativen:* Pyrimethamin (s.o.) und Clindamycin (4 x 600 mg tägl.. i.v. oder p.o.). NW: Exantheme, Diarrhoe, Leuko- und Thrombopenie. Reservemittel: Atovaquone oder Trimetrexate
- *Supportive Ther.:* Antikonvulsiva (Pyrimethamin senkt die Krampfschwelle!): (Phenytoin 300 mg tägl. oder Carbamaze-

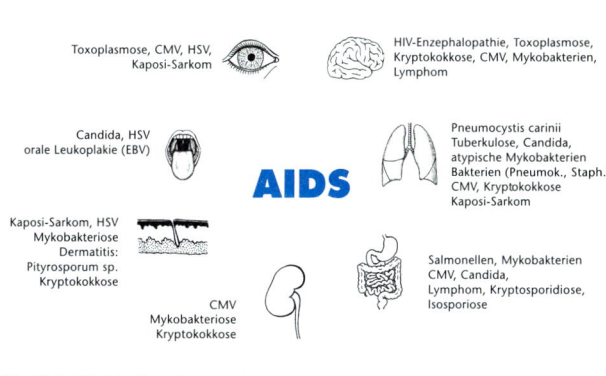

Abb. 18.1: Aids-Manifestationen

pin 400–600 mg tägl. Dosisanpassung nach Serumspiegel (☞ 22.2.4). Steroid (vorzugsweise Dexamethason, so kurz wie möglich und nicht höher als 4 x 4 mg tägl.) bei erheblichem perifokalen Ödem oder Einklemmungsgefahr.

Primär- und Sekundärprophylaxe
Beginn der Primärprophylaxe bei CD4+-Zellen < 100/µl. Sekundärprophylaxe ist obligat.

- Meist verwendet: Cotrimoxazol 480 mg tägl. (nur Primärprophylaxe)
- Pyrimethamin-Sulfonamid-Kombinationen 2 x pro Woche (z.B. Fansidar® über Internationale Apotheke) sehr gut wirksam (Gefahr des Lyell-Syndroms bei ca. 4 %)
- Alternativ Dapson 100 mg und Pyrimethamin 25 mg 2 x wöchentlich.

■ Candidiasis

Inzidenz der oralen Candidiasis bei HIV-Infizierten nahezu 100 %! Auftreten schon bei CD4+-Zellen > 200 möglich. Nur die ösophageale Candidiasis (CD4+-Zellen meist < 200/µl) ist AIDS-definierend.

Klinik: oral weißliche, abwischbare Beläge bukkal und Rachenhinterwand, pelziger Geschmack, evtl. Foetor ex ore. Bei Soorösophagitis häufig retrosternales Brennen, Dysphagie, Übelkeit.

Diagnose: Blickdiagnose (genaue Racheninspektion bei jedem Pat.-kontakt). Abstriche sind nicht erforderlich (→ Candida ist ein Saprophyt im Oropharynx, Keimzahl korreliert nicht mit klinischer Manifestation), Rachenspülwasser nur bei Frage nach resistenten Stämmen sinnvoll. Endoskopischer Nachweis bei Soor-Ösophagitis.

DD: oral manchmal Verwechslung mit oraler Haarleukoplakie (gerippte, weißliche nicht abwischbare Beläge an den lateralen Zungenrändern).

Therapie
Azole p.o. (vor allem Fluconazol 100–400 mg tägl.) über 3–5 Tage. Bei Azol-resistenten Stämmen Versuch mit Ketoconazol- oder Itraconazol-Lösung (häufig erfolgreich), ansonsten Amphotericin B tägl. 0,25–1 mg/kg i.v. (cave NW ☞ 19.3., bessere Verträglichkeit durch Auflösen in Fettemulsion oder Liposomierung).

Prophylaxe
Nur bei häufigen Rezidiven (Förderung der Resistenzentwicklung?), dann Fluconazol 2 x 200 mg/Wo. oder tägl. 50–100 mg.

■ Tuberkulose

In den USA seit Beginn der HIV-Endemie erhöhte Prävalenz. HIV-Infizierte haben deutlich höheres Risiko einer Reaktivierung. Pulmonale Tbc wird häufig spät diagnostiziert, extrapulmonale oder disseminierte Formen kommen vor allem bei fortgeschrittenem Immundefekt vor.

Klinik: v.a. Fieber, Nachtschweiß, Gewichtsverlust seltener Husten (oder Hämoptysen) stehen nicht im Vordergrund.

Diagn.: Tuberkulintestung ist oft negativ (Anergie!), bei mäßig eingeschränkter Immunität (CD4 200–500/µl) Mendel-Mantoux mit gereinigtem Tuberkulin (ansteigende Konzentrationen bis 1000 TE). Rö-Thorax häufig untypische Lokalisation (Unterfelder) oder lediglich spezifische Residuen ohne Reaktivierungszeichen (Keimnachweis im Sputum, Magensaft, BAL, ggf. Urin, Punktate, Liquor), bei disseminierten Formen evtl. Blut- und Knochenmarks-Kulturen oder Leberbiopsate. CT-Lunge, Sono-Abdomen (Lymphknoten). DD: bei disseminierten Formen atypische Mykobakteriose oder disseminierte CMV-Krankheit. Pulmonal vor allem unspezifische bakterielle Pneumonien, Aspergillose (selten), Kryptokokkose und Histoplasmose (Endemiegebiete!).

Therapie
Wie beim Immunkompetenten mit Dreifach- oder Vierfachkombinationen (☞ 6.5.4), nach 2–4 Mon. auf Zweierkombination reduzieren und weitere sechs bis zehn Monate behandeln.

Hauptproblem ist die Compliance, daher ist eine kontrollierte Einnahme unbedingt anzustreben (Vermeidung von Resistenzen)! Wegen vieler Wechselwirkungen mit anderen Pharmaka (☞ 21.3) ist die Behandlung häufig schwierig (Rifampicin schwächt z.B. die Wirkung von Levomethadon ab. Additive Neurotoxizität von INH und DDC oder DDI).

Prophylaxe
Chemoprävention (INH-Monotherapie über 9–12 Mon.) ist sinnvoll bei positivem Tuberkulin-Test, Exposition und typischen radiologischen Veränderungen zusammen mit

niedriger Helferzellzahl (Indikationen werden noch kontrovers diskutiert).

Eine Sekundärprophylaxe ist nach erfolgreicher Therapie nicht erforderlich.

■ Atypische Mykobakteriosen

Fast immer disseminierte Infektionen. Häufigster Erreger Mykobakterium avium-intracellulare-Komplex (MAI oder MAC). Seltener M. kansasii, M. fortuitum, M. xenopi oder neu charakterisierte Spezies (z.B. M. genavense). Inzidenz bei schwerster Immunsuppression (CD4+-Zellen < 50/µl) um 25 %. Nur bei früher Diagnosestellung ist eine erfolgreiche Therapie möglich.

Klinik: unspezifische Symptome (Fieber, Gewichtsverlust), Diarrhoe, häufig BB.-Veränderungen.

Diagn.: Erregernachweis aus Blut- und Knochenmarks-Kulturen oder Leber- und auch Duodenalbiopsaten möglich. Histologisch typische mykobakterielle Histiozytose (Korrelat der gestörten Granulombildung bei Immunsuppression) nachweisbar. Sonographisch oder im CT häufig Nachweis abdomineller Lymphome. Erregernachweis in Stuhl und Sputum ist nicht beweisend für Erkr.!

Therapie
Keine einheitlichen Schemata, Kombinationstherapie (4-, 5- bis 7-fach) über zwei bis drei Monate ist immer erforderlich.

Häufigste Medikamente:
- *Rifabutin:* 10 mg/kg tägl., max. 0,6 g → „first-line"-Medikament, NW: Hepatopathie, Rotfärbung des Urins, Uveitis
- *Clarithromycin:* 1–2 g tägl. → „first-line"-Medikament (☞ 19.1); NW: GI-Unverträglichkeit, selten Pankreatitis
- *Azithromycin:* 1–1,5 g tägl.; NW: GI-Unverträglichkeit, reversibler Hörverlust
- *Ethambutol:* 20–25 mg/kg tägl., max. 1,6 g wichtiger Kombinationspartner; NW: Retrobulbärneuritis → regelmäßige Visuskontrollen!
- *Clofazimin:* 100–300 mg tägl., (ursprünglich Lepra-Medikament); NW: Pigmentierung von Haut und Schleimhäuten, Diarrhoe
- *Amikacin:* 10–20 mg/kg tägl., max. 1 g → hochwirksam, (parenteral!); NW: Nephrotox., Schädigung des N. statoacusticus

- *Gyrasehemmer:* wahrscheinlich wirksam (eher Reservemedikamente).

Prophylaxe
Primärprophylaxe hinsichtlich Indikation, Medikament und Dosis umstritten (evtl. bei CD4+-Zellen < 75/µl und bei Kolonisation), eine Erhaltungstherapie über mindestens ein Jahre mit zwei Medikamenten (z.B. Rifabutin und Clarithromycin) ist fast immer erforderlich.

■ CMV-Krankheit

Immer Reaktivierung einer latenten Infektion (Seroprävalenz in Deutschland > 95 %). Typische Erkr. der terminalen HIV-Infektion (CD4+-Zellen < 50/µl), Inzidenz dann bis 45 %. Häufigste Manifestation sind Retinitis (Fundoskopie!) und Nebennieren (klinisch inapparent), sehr selten M. Addison-ähnliches Krankheitsbild (☞ 12.2.4.), auch Enzephalitis, Radikulitis sowie GI-Trakt-Manifestationen (z.B. Ösophagitis, Kolitis). CMV-Pneumonitis im Vergleich zu Transplantierten extrem selten.

Klinik: zunächst unspezifisch, bei Augenmanifestation Schleiersehen, Visusminderung. Schluckstörungen, Leibkrämpfe, Diarrhoen; bei neurologischen Manifestationen Affektverflachung (dementielles Syndrom), radikuläre Symptome.

Diagn.: CMV-Nachweis im Blut (PCR oder pp65-Antigen) geht der Organmanifestation häufig voraus (hoher prädiktiver Wert, teures Verfahren). Sicherung nur durch Fundoskopie, Histologie (Endoskopie des GI-Traktes) oder typische Klinik. Eine Enzephalitis wird häufig erst autoptisch festgestellt, bei Radikulitis → Liquordiagnostik (granulozytäre Pleozytose, PCR positiv).

Therapie
- *Ganciclovir* 2 x 5 mg/kg tägl. i.v. (NW: Neutropenie) und/oder *Foscarnet* 2 x 90 mg/kg tägl. NW: Nephrotoxizität → ausreichende Hydrierung mit mind. 2 x 1000 ml NaCl 0,9 % tägl., Elektrolytverschiebungen (Mg^{2+} ↓↓, Ca^{2+} ↓↓, Phosphat ↓, K^+ ↓), Übelkeit, Erbrechen. Akuttherapie über mind. 2–4 Wo. Kombinationen (Synergismus!) vor allem bei ZNS-Manifestatonen (nur Foscarnet penetriert gut ins ZNS) und Visus-bedrohender Retinitis.

Beide Medikamente werden parenteral appliziert
- Orale Erhaltungstherapie mit verminderter Dosis (50 %) von einem oder beiden Medikamenten (evtl. alternierend: Minderung einer Resistenzentwicklung?) lebenslang erforderlich, daher frühzeitig Implantation von Katheter-Systemen (z.B. Port-a-cath) anstreben.

■ Opportunistische Tumoren

Maligne Lymphome
Fast immer Non-Hodgkin-Lymphome (NHL) der B-Zell-Reihe mit hohem Malignitätsgrad. Auftreten ist nicht an das Stadium des Immundefektes gebunden. Prognose ungünstig, insbesondere bei schlechter zellulärer Immunität und primären ZNS-Lymphomen.

Diagnostik: schwierig, da häufig extranodale Lokalisation. Umfangreiches Staging ist erforderlich (CT Kopf, Thorax, Abdomen, Beckenstanze, Sono und Lumbalpunktion).

Therapie: Chemotherapie (CHOP-Protokoll) kurzfristige Besserung, selten komplette Remission über längeren Zeitraum (mediane Überlebenszeit 6–9 Mon., bei ZNS-Lymphom um 3 Mon.). bei lokalisierten NHL Versuch mit Radiatio oder evtl. Tumorexzision; bei schwerem Immundefekt und/oder Vollbild AIDS palliative Radiatio/Chemotherapie!

Kaposi-Sarkom (KS)
Fast nur bei homo- und bisexuellen Männern (ätiologisch scheint ein Herpesvirus eine Promoter-Rolle zu spielen).

Klinik: häufigste Lokalisation ist die Haut: rötlich-livide, erhabene indolente Knoten im Verlauf der Hautspaltlinien. Befall der Lk-Regionen mit Lymphödem möglich. Viszerale Organe bei ausgeprägtem Immundefekt fast immer betroffen (GI-Trakt, Lunge, seltener Leber).

Diagnostik: typischer klinischer Aspekt bei kutanen Herden. Biopsie/Histologie bei mukosalem und viszeralem Befall oder unklarer Diagnose. Wichtige DD: Bazilläre Angiomatose (Bartonella-Infektion).

Therapie
- In den Frühstadien keine Ther., ggf. Beginn oder Wechsel der antiviralen Therapie
- Interferon nur selten sinnvoll (CD4+-Zellen deutlich > 200/µl)
- Ansonsten Radiatio, evtl. Exzision, Lasertherapie (Narbenbildung)
- Chemotherapie (Monotherapie oder Dreifachkombination) nur bei viszeralem KS und disseminiertem Hautbefall. Wichtigste Medikamente: Adriamycin, Vincristin oder Vinblastin, Bleomycin (AVB-Protokoll) oder liposomale Anthracycline (Dauno- oder Doxorubicin)
- Therapie limitierend sind opportunistische Infektionen und Myelotoxizität.

■ Impfprophylaxe

Impfstoff	HIV-Infektion	
	symptomat.	asymptom.
Inaktive/Toxoide	+	+
BCG	–	–
Polio lebend	–	–
inaktiviert	+	+
Masern-, MMR	–	+*
Mumps, Röteln	–	+
Lebendimpfstoffe	–	+

+ empfohlen
– nicht empfohlen
* bei erhöhter Maserngefährdung ind.

18.4.4 Adeno-Virus-Infektion
Über 40 Typen bekannt, Ansteckung meist durch Tröpfcheninfektion oder in Schwimmbädern, selten GI-Trakt. Meist Pharyngokonjunktivitis (Dauer 3–5 Tage), respiratorische Erkrankung von banalem Infekt bis zur Pneumonie (Dauer ca. 10 Tage), gel. Diarrhoe/Erbrechen vor allem bei Kleinkindern, epidemische Keratokonjunktivitis. Diagn. meist nicht notwendig (teuer), ggf. Kultur, KBR.

18.4.5 Arbovirosen
Sammelbegriff für Inf. durch *arthropode-borne viruses;* sich hauptsächlich in blutsaugenden Gliederfüßlern (Zecken, Flöhen, Mücken usw.) vermehrende Viren. Im weiteren Sinne werden hierunter auch z.B. durch Säugetiere übertragene *Arenaviren, Filoviridae* und *Rhabdoviridae* (Tollwutvirus) gefaßt. Auswahl wichtiger Arboviren: ☞ Tab.

FSME

Frühsommermeningoenzephalitis (FSME ☞ Tab.). Übertragung durch Zecke Ixodes ricinus, Hauptverbreitung Ost- und Mitteleuropa, in der BRD Endemiegebiete in Bayern und Baden-Württemberg, nicht oberhalb 1000 m. Krankheit verläuft zweiphasig: 2–4 Tage p.i. virämische Phase mit z.B. Kopfschmerzen, Fieber, nach 8–10 Tagen beschwerdefreien Intervalls erneut Fieber, Meningitis oder Meningoenzephalitis, Letalität 1 %, Dauerschäden bis 10 %. Diagn.: Tierversuch (nur initial möglich), Serologie. Ther.: symptomatisch, aktive und passive Immunisierung (☞ 18.8).

18.4.6 Coxsackie-Virus-Inf.

Erregerreservoir sind Nasenrachenraum und GIT; Inkubation: 2–14 Tage nach fäkal-oraler oder Tröpfcheninfektion.
- Coxsackie A: Erreger der *Herpangina* und *Hand-, Fuß-, Munderkrankung*
- Coxsackie B: Erreger der Bornholm-Krankheit (Pleurodynie, Pseudoparesen, Myokarditis, Perikarditis);
- *Beide Typen:* Meningitis, Exantheme, ,,Sommergrippe". Diagn.: AK-Nachweis, Erregernachweis (aus Stuhl, Rachen oder Liquor). *Ther.:* ☞ 19.2.

Virus-Hepatitis A, B, C, D, E ☞ 8.3

18.4.7 Herpes-Virus-Inf. (Herpes simplex, HSV)

DNA-Viren, Typ 1 (*Extra-Genitaltyp*, Haut und Mundschleimhaut) und 2 (*Genitaltyp*) werden durch Schmierinfektion oder direkten Körperkontakt (Küssen, Geschlechtsverkehr) übertragen. 90 % aller Erwachsenen sind infiziert, jedoch meist inapparent. 15 % scheiden Viren über Körpersekrete aus. Inkubation 2–7 Tage.

Klinik: Je nach Immunstatus unterschiedliche Krankheitsverläufe
- Bei Immunkompetenten selbstlimitierende Herpes labialis- (Typ 1, selten Typ 2) oder Herpes genitalis (meist Typ 2)-Inf.
- Bei Immunsupprimierten vermehrt ausgedehnte mukokutane Infekte, welche unbehandelt in z.B. Lunge, Leber, Auge disseminieren
- Sonderfall ist Herpes-Virusenzephalitis (tritt auch bei Immunkompetenten auf): ohne vorhergehende Haut-/Schleimhautmanifestation schwere Enzephalitis. Symptome: Fieber, Kopfschmerz, organisches Psycho-Sy., Krämpfe.

Pathognomonisch sind gruppierte juckende Bläschen auf gerötetem Grund, die zu Krusten eintrocknen und am Genitale zu polyzyklischen Erosionen führen. *Cave:* Herpes genitalis in der Spätschwangerschaft ist Sectio-Indikation. Charakteristisch für Herpes-Befall ist die rezid. Infektion durch Irritation latent infizierter Neurone, oft ausgelöst durch Fieber (Herpes febrilis), UV-Bestrahlung (Herpes solaris), Menstruation oder Streß.

Diagn.: Meist Blickdiagnose, evtl. Serologie (KBR, IFT).

Schnelldiagn. (bei V.a. HSV-Enzephalitis)
- HSV-IgG und HSV-IgM aus Serum und Liquor cerebrospinalis
- EEG
- CCT + MRT (Temporallappen-Herde)
- Antigennachweis (IFT, EIA), PCR im Liquor 2–10 Tage (HSV-DNA).

Infektion durch Arbo-Viren

Virusfamilie bzw. -gattung	Spezies/Krankheit	Überträger	Klinik
Toga-Flavivirus	Gelbfiebervirus	Sandmücken	Gelbfieber
	Dengue-Virus (1–4)	Mücken	Benigne*, ZNS**
	FSME-Virus	Zecken	FSME
Arena-Virus	Lassa-Fieber-Virus	Nager	Lassafieber***
Filoviridae	Ebola-Virus, Marburg-Virus	Mensch Grüne Meerkatze	Hämorrhagisches Fieber
Rhabdoviridae-Lyssa-Virus	Tollwutvirus	Hund, Fuchs	Tollwut (☞ 18.4.16)

Klinische Verläufe:
* Benigne: akutes Fieber, nur wenige Tage, Kopfschmerz, Myalgien, häufig Exanthem, Arthralgien, Lk-Schwellung, nur ausnahmsweise Hämorrhagie oder ZNS-Beteiligung
** ZNS: leichte bis tödliche Meningoenzephalitis oder Enzephalomyelitis
***Lassa-Fieber: hohes Fieber, Blutungen, Pneumonie, Kreislaufversagen, in 20 % letal

Therapie: Aciclovir i.v. bei allen vital bedrohlichen HSV-Infektionen sowie oral zur Prophylaxe (z.B. nach Transplantation) 5 x 200–800 mg p.o., 3 x 5–10 mg/kg i.v. (bei Enzephalitis), Rezidivprophylaxe sowie Therapie mittelschwerer HSV-Infekte. Therapiebeginn schon bei V.a. Herpesenzephalitis (☞ 16.8.2).

18.4.8 Influenza A-Virus

Klinik: epidemische Virusgrippe v.a. im Frühstadium; kaum sicher zu diagnostizieren.
In 80 % der Fälle verläuft die Infektion als rel. leichte Erkältungskrankheit.
KO: Besonders gefährdet sind Kinder und alte Pat. mit Vorerkrankung/Immunschwäche.

Grippepneumonietypen: 3 Typen meist sekundär-bakteriell durch Superinfektion v.a. mit Pneumokokken, Staphylokokken, H. influenzae, seltener primär-hämorrhagisch (oft letal), oder interstitiell. Perimyokarditis, Meningoenzephalitis.

Diagn.: Virusisolation aus Rachenspülwasser/ Nasopharynxsekret (bis max. 3 Tage nach Beginn der Erkr.), AG-Nachweis aus Nasopharynxepithelzellen/-aspirat, AK-Nachweis im Verlauf (KBR, HHT).

Ther.: Unspezifisch, Amantadin (PK-Merz®) 2 x 100 mg oral bis 2 Tage nach Verschwinden der Symptome, nur wirksam, wenn Therapie innerhalb 48 h nach Krankheitsausbruch begonnen wird. Bei Pneumonie infolge Superinfektion Cefalosporin II.

18.4.9 Masern (Morbilli)

Übertragung nur von akut Infizierten durch Tröpfcheninfektion oder direkten Kontakt, hohe Kontagiosität. Inkubation 10–13 Tage, *keine* inapparenten Verläufe, bis zum 10. LJ. fast 100%ige Durchseuchung.
- *Klinik:* Prodromalstadium (4 d) mit Fieber, Husten, Schnupfen, Konjunktivitis und Koplik'schen Flecken in der Wangenschleimhaut (zartrote Flecken mit weißem Zentrum in Höhe der Molaren), nach Tagen konfluierendes, z.T. hämorrhagisches, makulo-papulöses Exanthem (zunächst hinter den Ohren, dann über dem ganzen Körper)
- *Diagn.:* Klinik, ggf. ELISA, KBR, HAA
- *KO:* Pseudokrupp, Pneumonie, Otitis media, in 0,1 % manifeste Enzephalitis, hoher Anteil an Defektheilungen, daher Impfung empfohlen.

18.4.10 Mononucleosis infectiosa

Syn: Pfeiffersches Drüsenfieber. Das Epstein-Barr-Virus (EBV, gehört zur Herpes-Gruppe) infiziert Jugendliche durch Kontaktübertragung (kissing disease). Inkubationszeit 1–3 Wo.

Klinik: generalisierte oder lokale (v.a. zervikale und okzipitale) Lk-Schwellungen. Lk sind derb, beweglich und wenig schmerzhaft, Fieber (38–39 °C), Kopf- und Gliederschmerzen, diphtherieähnliche Angina, Spleno-, seltener Hepatomegalie, oft kaum Krankheitsgefühl.

KO: in 7 % Ikterus, selten: Hepatitis, Meningoenzephalitis, Myokarditis, Nephritis, Milzruptur, Streptokokkenangina

Diagn.: charakteristisches Blutbild: 10–25 Leukos/nl mit 50 % lymphoiden mononukleären Zellen (große Zellen, polymorpher Kern, basophiles Protoplasma mit Vakuolen). Serol.: Mononukleose-Schnelltest (z.B. Monospot®), Paul-Bunnell-Test, Nachweis von EBV-VCA-IgG und EBV-VCA-IgM, dabei werden IgM und IgG nahezu gleichzeitig positiv, das IgM verschwindet nach einigen Wo., während EBV-VCA-IgG jahrelang persistiert.

Verlauf: oft langwierig (mehrere Wo.), jedoch ohne *KO*, gute Prognose.

Ther.: symptomatisch. *Cave:* Ampicillin (→ Exanthem).

18.4.11 Mumps

Syn: Parotitis epidemica. Übertragung nur durch Tröpfchen- oder Kontaktinfektion durch Erkrankte, Inkubation 2–4 Wo. Zumeist erkranken Kinder zwischen 3. und 8. Lj.

Klinik: in 40 % inapparenter Verlauf, Parotitis oft einseitig links beginnend, druckempfindliche Schwellung v.a. vor und unter dem Ohr tastbar. Bei über 15jährigen in bis zu 20 % Orchitis (Infertilität bei – seltenem – bds. Befall) und in bis zu 10 % Meningoenzephalitis. Bei Frauen sind Oophoritis und Pankreatitis typische *KO*.

Diagn.: AK-Titer, Virusisolierung, ggf. Amylase.

Ther.: symptomatisch. Impfung empfohlen.

18.4.12 Poliomyelitis (Kinderlähmung)

3 Poliovirustypen; fäkal-orale oder Tröpfchen-Infektion, IKZ 1–2 Wo., zu 95 % inapparente Infektion; in 5 % leichter Verlauf mit grippeähnlichen Symptomen. *KO:* Meningitis ohne Lähmungen, in 0,1 % *paralytische Polio* mit motorischen Ausfällen, v.a. Lähmung an der unteren Extremität. *DD:* Sensible oder extrapyramidale Ausfälle sprechen gegen Polio. Kausale Therapie nicht möglich. Impfung empfohlen.

18.4.13 Respiratory Syncytial-Virus (RSV)

Klinik: verursacht v.a. bei Kleinkindern (vereinzelt auch bei immunsupprimierten Erwachsenen) hochfieberhafte, obstruktive Bronchiolitis.

Schnelldiagnostik: Direktnachweis von Virusantigenen aus Abstrichmaterial (evtl. Rachenspülwasser) in der Immunfluoreszenz oder enzymimmunologisch → Kultur. Antikörpernachweis (z.B. KBR-Test ab 2. Krankheitswoche).

Ther.: Ribavirin (dt. Zulassung beantragt); 20 mg/kg als Inhalation über 3–6 Tage.

18.4.14 Rotavirusinfektion

Drei Serotypen sind weltweit verbreitet, werden fäkal-oral übertragen und führen nach 1–3 Tagen IKZ v.a. bei Säuglingen und Kleinkindern zu akut einsetzenden, wäßrigen Durchfällen, die von Erbrechen und Fieber bis 39 °C begleitet sind. *Diagn:* Elektronenmikroskopie, PCR, AK-Nachweis (Rubeola).

18.4.15 Röteln

2–3 Wo. nach Tröpfchen- oder Schmierinfektion durch (in 50 % inapparent erkrankte) Menschen; kurze katarrhalisch-fiebrige Initialphase, sodann für 2–3 Tage kleinfleckiges Exanthem (Beginn hinter den Ohren), Lymphadenopathie, Arthralgie, Splenomegalie. Gefürchteter als die postnatale Inf. ist das *kongenitale Rötelnsyndrom* mit diaplazentarer Virusübertragung in der Embryonalperiode mit schweren, multiplen Organschäden. Für die Prophylaxe allgemeine Impfung im 2. LJ. (auch bei Jungen: Sanierung des Erregerreservoirs) und vor dem 12. LJ.; Schwangerenberatung.

Diagn.: klinisch und laborchem. schwierig, BB zeigt prodromal Leukozytose, später Leukopenie mit rel. Lymphozytose. Serologischer Infektionsnachweis – z.B. bei Frühschwangeren – durch IgM-Titeranstieg (ELISA); ggf. Schwangerschaftsabbruch.

18.4.16 Tollwut (Rabies)

Inf. durch Eindringen frischen, virushaltigen Speichels infizierter Tiere (meist Hunde) in Hautläsionen, z.B. durch Biß. Nach 10 Tagen bis 10 Mon. IKZ Ausbruch der Tollwut mit
- *Prodromalstadium* (Kopfschmerz, Erbrechen, Schwindel, Fieber)
- *Exzitationsstadium* (Angst, motorische Unruhe, Speichelfluß, Schwitzen).
- *Paralyse-Stadium* (Teilnahmslosigkeit, Lähmungen, Koma, Tod).

Eine prophylaktische Schutzimpfung wird nur für Risikogruppen (z.B. Jäger) empfohlen. Entscheidend ist deshalb für die allg. Bevölkerung die *postexpositionelle Aktiv-Immunisierung* mit je 1 ml Tollwutvakzine an Tag 1, 3, 7, 14, 28, und 90. Stets Rücksprache mit Tierarzt, Tollwutschutzstelle und Gesundheitsamt (→ Meldepflicht)! Keine spez. Therapie verfügbar.

18.4.17 Varicella-Zoster

Zählen zu den Herpesviren.
Im Kindesalter *Windpocken (Varizellen),* kann in den Nervenganglien persistieren und im höheren Alter zu Rezidiven (seltener Reinfekten) in Form der *Gürtelrose (Zoster)* führen, selten Enzephalitis. Für immunsupprimierte Pat. Passivimmunisierung mit 0,2 ml/kg VCV-Immunglobulin erwägen.

Diagn.
- Klinische Diagnose ausreichend, wenn Anamnese und Symptome typisch
- Im Zweifel PCR (nur bei pränatalen und komplizert verlaufenden Infektionen z.B. Pneumonitis in der Schwangerschaft sinnvoll, da teuer und störanfällig), VZV-IgM und VZV-IgG-Titer, VZV-IgG zeigt „Boostereffekt", während VZV-IgM fehlen kann

Windpocken werden durch infizierte Menschen durch Tröpfchen- oder Kontaktinfektion übertragen. 2 Wo. p.i. schubweise auftretende rötliche Flecken am ganzen Körper einschließlich Wangen, die sich zu juckenden Papeln und Bläschen entwickeln. Bei Immundefekt u.U. tödlich, sonst benigner Verlauf.

Gürtelrose: Virusreaktivierung durch z.B. Kachexie, Infektionen, Tumoren, Immunsuppression. Im Versorgungsgebiet eines sensorischen Nerven (z.B. Rückendermatom) kommt es zu schmerzhafter Neuritis und lokal begrenzten Exanthemen, die unter Bläschenbildung langsam abheilen. *Cave:* Bläschen bis zur Eintrocknung infektiös.

Therapie
- *Zoster:* In schweren Fällen Aciclovir 3 x 5–10 mg/kg tägl. i.v. als Kurzinfusion, bei mittelschweren Fällen bei immunkompetenten Pat. 5 x 800 mg p.o.
- *Varizellen:* Nur bei Befall innerer Organe (Pneumonie) sowie bei immunsupprimierten Pat. 3 x 10 mg/kg tägl. i.v. ☞ 19.2.

18.4.18 Zytomegalievirus (CMV)

Häufig inapparente Infektionen mit unbekanntem Übertragungsweg (Speichel? Genitalsekrete?). *Pränatal:* häufigste Pränatalinfektion mit z.T. schweren Foetopathien.

Klinik: Primäre CMV-Infektion bei immunkompetenten Pat. zumeist asymptomatisch.

- Wenn klinisch manifest, dann grippe- (Fieber, ,,Bronchitis", Kopfschmerz) oder mononukleoseartige Symptome (zervikale Lymphadenopathie, Angina tonsillaris, monozytäre Lymphozytose)
- Unter Immunsuppression (onkol. Pat., HIV, Z.n. Transplantation) schwere Verläufe mit hohem Fieber, Leuko- und Thrombopenie sowie Lungen-, GIT-, Leber- und Augenbeteiligungen (letztere als nekrotisierende Retinitis gefürchtet) sowohl als Primär- als auch als (reaktivierte) Zweitinfektion (Durchseuchung > 90 %)

Schnelldiagnostik
- CMV-early-antigen (= pp65-Antigen) im Blut, Urin, BAL
- CMV-IgG und CMV-IgM (evtl. auch CMV-IgA); bei Primärinfektion typischer Verlauf (erst IgM, dann IgG positiv), bei Reaktivierung 4facher CMV-IgG-Titeranstieg, CMV-IgM kann evtl. fehlen
- CMV-Direktnachweis mit PCR nur bei vitaler Fragestellung (z.B. Abstoßungskrisen bei Transplantationspatienten).

Ther.: Bei schweren Organmanifestationen (z.B. CMV-Retinitis, Pneumonie) Ganciclovir 2 x 5 mg/kg tägl. über 1 h i.v. für mind. 2–4 Wo., Dosisreduktion bei Niereninsuff., Leukopenie. Evtl. CMV-Hyperimmunglobulin (z.B. Cytotect®). Alternativsubstanz: Foscarnet (☞ 19.2). HIV-Pat. ☞ 18.4.3.

18.5 Pilzinfektionen

Die menschenpathogenen Pilze vermehren sich ungeschlechtlich durch Sporen (imperfekte Pilze). An den Sporen bilden sich durch Ausstülpung fadenförmige *Hyphen*. Ein Geflecht aus Hyphen heißt *Myzel*.

Die in Europa relevanten pathogenen Pilzarten werden in drei Gruppen eingeteilt:

- **F**adenpilze = Dermatophyten *z.B.* Epidermophyton, Trichophyton, Microsporum
- **H**efepilze = Sproßpilze z.B. Candida-Arten, Cryptococcus neoformans
- **S**chimmelpilze: z.B. Aspergillus-Arten, Mucoraceen.

Pilzdiagnostik

Erreger	Direktnachweis	Serologie * = Antigen- nachweis
Dermatophyten • Microsporum • Epidermophyton • Trichophyton	*Mikroskopisch:* Nachweis charakt. Myzelstrukturen, auch histologische Untersuchung! *Kultur:* typ. Kolonien auf spez. Nährmedien. *Material:* je nach betroffener Körperregion aus Randzonen der Effloreszenzen: z.B. Hautschuppen (Skalpell, Löffel), Haare (Epilationspinzette) oder Nägel/Nägelspäne (Nagelextraktion mit Skalpell)	Nicht verfügbar
Schimmelpilze • Aspergillus • Mucor • Rhizopus	*Mikroskopisch:* charakt. Myzelstrukturen, Histologie. *Kultur:* typ. Kolonien auf spez. Nährmedien. *Material:* abhängig v. jeweiliger Organmykose	(*)
Sproßpilze u.a. humanpathogene Pilze • Candida • Cryptococcus • Histoplasma • Blastomyces	Bei V.a. auf Systemmykosen: • *Lungenmykosen:* Morgensputum an mehreren Tagen nach Reduktion der Pilzflora des Rachens durch Applikation lokaler Antimykotika. Bronchialsekret (BAL) • *Nierenmykosen:* Blasenpunktionsurin • *Fungämie:* Abnahme von 4 venösen Blutkulturen an aufeinanderfolgenden Tagen. Bei neg. venösen Blutkulturen kann die Gewinnung arteriellen Blutes die Ausbeute erhöhen • *Liquor* (Cryptococcus) → Tuschepräparat	Verfügbar bei Systemmykosen durch folgende Erreger: • Candida (*) • Cryptococcus (*) • Histoplasma • Coccidioides

18.5.1 Systemische Pilzerkrankungen

Meist schleichend beginnende und chronisch verlaufende opportunistische Pilzinfektion bei Pat. mit Abwehrabschwäche gegen Pilze, z.B. bei Z.n. Radiatio, Zytostatika- oder Steroidther., Diab. mell., Bronchiektasen, Tbc, malignen Lymphomen, Leukämie, AIDS (☞ 18.4.3) oder Verbrennungen.

Primär auftretende Systemmykosen (z.B. Kokzidioidomykose; ☞ 18.5.5) sind in Europa extrem selten, jedoch Einschleppung v.a. aus Nord- und Südamerika möglich.

Klinik und Diagnostik

- Uncharakteristische Symptome wie Fieber, Frösteln, Nachtschweiß, Anorexie, Gewichtsverlust, Unwohlsein oder Depression überwiegen
- Selten akuter Beginn, sogar mehrjährige Anamnese möglich
- Da serologische Tests oft nicht eindeutig sind (nur im Liquor ist AK-Nachweis pathologisch, im Serum nur ein eindeutiger Titeranstieg) ist kultureller Nachweis aus Sputum (besser BAL oder Lungenbiopsie), KM, Urin, Blut, Liquor oder Biopsiematerial entscheidend (*cave* Fehlinterpretation infolge Probenkontamination)
- Im Gegensatz zu bakt. und viralen Infektionen im Kulturnachweis ist histopathologischer Erregernachweis generell sinnvoll
- Für Beurteilung von Aktivitätsgrad bzw. Therapieverlauf eignen sich „Globalparameter" wie z.B. BSG und Leukozytenzahl *(Cave:* Grunderkr.)
- Aufgrund der schweren NW der verfügbaren Systemantimykotika gibt es derzeit keine Ind. für die prophylaktische Therapie von Systemmykosen.

Medikamentenauswahl

Dosierung und NW (☞ 19.3)

- **Amphotericin B + 5-Fluorcytosin:** Z. Zt. wirksamste Kombinationsther. gegen opportunistische Systemmykosen (gegenüber Einzelsubstanzen verlangsamte Resistenzentwicklung und geringere Toxizität durch niedrigere Dosen)
- *Ketoconazol* (z.B. Nizoral®): Bisher nur für orale Gabe zugelassen, aktiv gegen Candida (nicht bei C. krusei und glabrata), Cocci-

dioides-, Paracoccidioides, Histoplasmen und Dermatophyten. Keine Liquorgängigkeit.
- *Fluconazol* (z.B. Diflucan®): Oral und i.v. wirksam gegen Candida (nicht bei C. krusei, glabrata) und Cryptococcus. Resistenzentwicklung insbesondere bei Sekundärprophylaxe möglich.
- *Itraconazol* (z.B. Sempera®): Gute orale Resorption, hohe Lipophile, deshalb sehr gute ZNS-Penetration, hepatische Metabolisierung, HWZ 25 h. Ind.: Candida- und Aspergillus-Mykose, Kryptokokkenmeningitis. *Cave:* Med.-WW (☞ 21.3).

18.5.2 Candidosen (Soor, Moniliasis)

Bei immungeschwächten, diabetischen und antibiotisch behandelten Patienten gehäuft. In 90 % Candida albicans, in 10 % andere Hefepilze (Klin. bedeutsam: C. krusei, tropicalis, parapsilosis, C. glabrata).

Klinik
Je nach Lokalisation Glossitis, Intertrigo, Balanitis, Vulvitis mit weißlichem Fluor oder Brennen, Paronychie oder Nagelveränderungen. Ösophagusbefall fast nur bei Immunschwäche. Bei Schleimhautbefall Juckreiz, weißliche, abstreifbare Beläge, bei Genitalbefall süßlicher Geruch. Die Schleimhaut unter den Belägen ist gerötet, kann bluten und ulzerieren. Bei Hautbefall flache kleine Bläschen und Pusteln, manchmal weißer Belag und Schuppung. Bei *Candidasepsis* uncharakteristisches Sepsisbild.

Diagnose
Klinisches Bild, kultureller Nachweis von Abstrichen, PE, Stuhl, Urin oder Blutkulturen (4 x, arteriell bessere Ausbeute, aber insgesamt unzuverlässig), Serologie meist unergiebig (evtl. Candida-Antigen), allenfalls bei V.a. Sepsis, PCR in Erprobung z.Zt. noch zu anfällig.

Die Diagnose ist eine Synthese aus Klinik (Infektion?), Kultur- und Serologiebefund (Kontamination?, Standortflora?, Titerverlauf). Skepsis bei positiven Befunden ohne adäquate Klinik.

> **Therapieempfehlungen für Candidosen (Dosierungen ☞ 19.3)**
> - **Mukokutan**
>   *topisch:* Nystatin, Amphotericin B, chron.: Fluconazol, Itraconazol oder Ketoconazol, *Probleme:* C. rusei und C. (Torulopsis) glabrata sind schlecht gegen Fluconazol empfindlich. Alternativ: Itraconazol (ggf. Lsg.), Amphothericin B i.v.
> - **Disseminiert:** Amphotericin B + 5-Fluorcytosin, bei chron. Infektion alternativ Fluconazol.

18.5.3 Dermatophytosen (Fadenpilzinfektionen)

Erreger: Fadenpilze verursachen neben der Microsporie (*„Ringelflechte"*) v.a. die außerordentlich häufigen Flechten (= *Tineae*) womit alle durch Fadenpilz verursachten *Epidermophytien* (Haut), *Onychomykosen* (Nägel) und *Trichophytien* (Haare) zusammengefaßt werden. Die meisten *Tineae* sind Mischinfektionen aus Epidermophyton- und Trichophytonarten.

Klinik: meist flächenhafte, oft runde oder ovale Rötung, mit randständiger Schuppung, Haarausfall. Tinea manum et pedum (Hand- und Fußpilz) mit drei Schweregraden:
- *Intertriginöse Form:* In den Interdigitalräumen (oft zwischen 3. und 4. Zehe) kommt es zu feuchter Schuppung auf gerötetem, oft mazeriertem Grund
- *Squamös-hyperkeratotische* Form mit mehlstaubartigen Belägen, von schmerzhaften Rhagaden durchzogen, oft an der Handinnenfläche und im Fußgewölbe.
- *Dyshidrotische Form* mit kleinen, juckenden Bläschen an den Beugeseiten von Fingern und Zehen.

Diagnose
- Mikroskopisch: Nachweis charakt. Myzelstrukturen, z.B. im KOH-Präparat aus Hautschuppen, auch histologische Untersuchung!
- Kultur: typ. Kolonien auf Spez.-Nährmedien
- Material: je nach betroffener Körperregion aus Randzonen der Effloreszenzen: z.B. Hautschuppen (mit Skalpell oder Löffel vom Rand der Effloreszenz abschaben), Haare (Epilationspinzette) oder Nägel/Nägelspäne.
- Serologie nicht verfügbar.

DD: Psoriasis, besondere Ekzemformen.

Ther.: Lokal, z.B. Clotrimazol (Canesten®) 2 x tägl., mind. 6 Wo. über das Verschwinden der Symptome hinaus auftragen. Alternativ Ketokonazol oder Miconazol. Rezidive sind häufig. Bei ausgedehntem Befall Oraltherapie mit Griseofulvin für > 2 Wo., bei Nagelbefall für 6 Mon.

18.5.4 Schimmelpilzmykosen

Aspergillosen

Meist *Aspergillus fumigatus*, ubiquitärer Schimmelpilz. *Klinik:* allerg. Aspergillosen (akute bronchopulmunoale Aspergillose, Exogen allerg. Alveolitis, Asthma bronchiale mit Nachweis von spez. AK), invasive Form (bei immunsupprimierten Pat.): nekrotisierende Pneumonie, häufig Streuung in andere Organsysteme, lokalisierte Form extrapulmonal z.B. „Otomykose" (insbesondere Otitis externa), Endokarditis, Aspergillome, insbes. der Lunge, dichte Rundherde auf Rö-Thorax.

- Bei Allergie: Testung z.B. intrakutan, RAST, AK-Diagnostik (IgG/M Titerverlauf)
- Antigennachweis vor allem bei immunsupprimierten Patienten notwendig: Blut, Sputum, BAL, Biopsien, evtl. Liquor

- Mikroskopischer Direktnachweis: charakt. Myzelstrukturen, auch histologische Untersuchung
- Kultur: typ. Kolonien auf Spez.-Nährmedien
- *Ther.:* ☞ Tabelle S. 614.

Mukormykosen

Akute rhino-zerebrale, pulmonale und enterale Entzündungen (typisch ist *„Otomykose"* mit Befall von Ohr und NNH). Vital bedrohliche Komplikationen wie metastatische Enzephalitis, Gefäßeinbrüche und Thrombenbildungen möglich.

Ther.: s. Aspergillose *(Tab. S. 614)*

Therapie der Aspergillose

Infektion	Therapie	Bemerkungen
Endo-karditis	OP unter Amphotericin B + 5-Fluorcytosin	Alternative: Itraconazol. Bei vorangegangener Ther. mit Azol-Derivaten schlechtere Wirksamkeit von Amphotericin B. Liposomales Amphotericin B kann höher dosiert werden (sehr teuer)
disseminiert	Amphotericin B + 5-Fluorcytosin	
Aspergillom der Lunge	OP unter Amphotericin B + 5-Fluorcytosin	Evtl. lokale Amphotericin B-Gabe (inhalativ) zur Prophylaxe

18.5.5 Therapie seltener Mykosen

Therapie seltener Mykosen

Infektion	Therapie	Bemerkungen
Krypto-kokkose**	Amphotericin B + 5-Fluorcytosin	Bei Kryptokokkenmeningitis evtl. zusätzlich Fluconazol für 6 Wochen, Sekundärprophylaxe mit Fluconazol
Histo-plasmose	Amphotericin B oder Ketoconazol	Meist nach Aufenthalt in Nord-, Mittel-, Südamerika
Kokzidio-idomykose	Amphotericin B, Ketoconazol, Fluconazol, Itrakonazol	extrem hohe Kontagiosität. Suppressionsbehandlung mit Ketoconazol oder Fluconazol. Nach Aufenthalt in USA (Kalifornien, Arizona, Texas), Mexiko, Zentral- und Südamerika
Paradioidomykose	Ketoconazol oder Fluconazol	Meist nach Aufenthalt in Nord- bzw. Südamerika
Sporo-trichose	Amphotericin B oder Ketoconazol	Granulomatöse Systemmykose, Herde v.a. in tiefen Hautschichten
Mukor-mykose*	Amphotericin B	Oft Diabetes in der Anamnese

* Akute, opportunistische Mykose durch fakultiv pathogene Mucor-Arten (z.B. Rhizopus, Absidia)
** Aerogen aus Erde (Zimmerpflanzen) oder Vogelmist verbreitet. Bei Abwehrschwäche inapparente Lungencryptococcose, der nach hämatogener Aussaat eine progressive Meningitis oder Meningoenzephalitis folgt.

18.6 Wurminfektionen (Helminthosen)

18.6.1 Helminthendiagnostik

	Erkrankung	Direktnachweis	Serologie
Nematoden	**Oxyuriasis** (Enterobius vermicularis)	*Mikroskopisch:* Wurmeier. *Material:* Klebestreifen-Test, Stuhl	nicht verfügbar
	Trichinose (T. spiralis)	*Mikroskopisch:* Larven (im Quetschpräparat). *Material:* Muskelbiopsie	möglich, Titerverlaufskontroll nach 14 Tagen
	Andere Nematoden (Maden-/Peitschen-Spulwurm u.a.)	*Mikroskopisch:* Wurmeier. *Material:* Stuhl	nicht verfügbar
Zestoden	**Schweine-/Rinderbandwurm** (T. solium, T. saginata)	*Makroskopisch:* Proglottiden. *Mikroskopisch:* Wurmeier. *Material:* Stuhl	nur bei Zystizerkose (Bildung von Finnen u. extraintestinale Infektion) sinnvoll
	Fischbandwurm (Diphyllobothrium latum)	Eier im Stuhl leicht identifizierbar	nicht verfügbar
	Echinococcose (E. granulosus, E. multilocularis)	*Mikroskopisch:* Scolices. *Material:* Cystenflüssigkeit, OP.-Material. Keine Zystenpunktion bei E. granulosus.	*Methode der Wahl!!* (neben bildgebenden Verfahren)
Trematoden	**Bilharziose** (Schistosoma haematobium, S. mansoni, S. japonicum)	*Mikroskopisch:* Wurmeier. *Material:* Urin (Blasenbilharziose), Stuhl (Darmbilharziose)	im Zweifelsfall, bei neg. Direktnachweis möglich
	Fascioliasis (F. hepatica)	*Mikroskopisch:* Wurmeier. *Material:* Stuhl	AK-Nachweis im IFT

18.6.2 Bandwurminfektionen

Taenia saginata (Rinderbandwurm)
Durch Genuß rohen, finnenhaltigen Rindfleisches (Rind ist Zwischenwirt) entwickelt sich im menschlichen Dünndarm (Mensch ist Endwirt) der 4–10 m lange adulte Rinderbandwurm. Tägliche Ausscheidung von Proglottiden (Endgliedern) mit je bis zu 100 000 Eiern.

Klinik: Leibschmerzen, gesteigerter Appetit, Gewichtsverlust, Schwäche. Bei Zystizerkose zentrale Symptome im Vordergrund: Benommenheit, Kopfschmerzen, Sehstörungen, Jackson-Anfälle

Diagn.: mäßige Eosinophilie, Nachweis von Eiern oder Proglottiden im Stuhl; bei V.a. Zystizerkose sinnvoll, CT +MRT des Schädels bei V.a. ZNS Beteiligung

Ther.: Praziquantel (Cesol®) 10 mg/kg p.o. als Einmaldosis. Alternativ Niclosamid (Yomesan®), Mebendazol.

Taenia solium (Schweinebandwurm)
Bandwurmerkr. durch Genuß rohen Schweinefleisches.

Zystizerkose: generalisierter Befall (Auge, ZNS, Muskel, Subcutis) mit Finnen (Zysizerken). Symptome, Diagnose und Therapie wie bei Taenia saginata.

Diphyllobothrium latum (Fischbandwurm)
Sehr seltene Bandwurmerkr. nach Verzehr von ungekochtem und nicht (zuvor) gefrorenem Fisch.

18.6.3 Echinokokkose
Echinococcus granulosus (Cysticus, Hundebandwurm) und Echinococcus multilocularis (alveolaris, Fuchsbandwurm); früher sehr selten, an Häufigkeit zunehmend. Endwirte der 3–5 mm großen Echinokokken sind meist Hunde bzw. Füchse. Übertragung durch Hundekot bzw. durch bodennah gesammelte, mit Fuchskot kontaminierte Waldbeeren. Oral aufgenommene Larven wandern in die Leber (seltener in die Lunge). In der Leber Heranreifung zu zystenartigen, teils monströsen Gebilden, die Tausende von Bandwurmköpfen enthalten können.

- *Diagn.:* Serologie ELISA, indirekter Immunfluoreszenztest, KBR, CT, Ultraschall. BB: starke Eosinophilie. Punktion der Zyste kontraindiziert
- *Klinik:* unspezifische Oberbauchbeschwerden, Zeichen der Cholestase.

Ther.: chirurgische Ausräumung. Wenn unmöglich (v.a. bei Echinococcus multilocularis-Fällen mit kleingekammerter Hydatide, deren Blasen sich infiltrativ ausbreiten) hochdosierte Mebendazol-Langzeittherap., z.B. 40–60 mg/kg tägl., evtl. lebenslang.

18.6.4 Madenwurm, (Oxyuriasis)
Häufigste Wurmerkrankung
Enterobius vermicularis (engl.: pinworm) befällt Dickdarmmukosa v.a. von Kleinkindern. Die Weibchen wandern nachts zur Eiablage aus dem Anus.

Klinik: Juckreiz, durch Kratzen digital-orale Reinfektion.

KO: Kolpitis, Salpingitis, Endometritis.

Diagn.: mikroskop. Eiernachweis auf Tesafilm, der auf Anus geklebt wurde.

Ther.: Pyrvinum (Molevac®) 50 mg (= 1 Drg.) pro 10 kg als Einmaldosis. Alternativ Pyrantel (Helmex®) oder Mebendazol (Vermox®).

18.6.5 Spulwurminfektionen (Askariasis)
Ascaris lumbricoides (engl.: roundworm) ist der häufigste Wurmparasit des Dünndarms. Infektion fäkal-Boden (Fäkaliendüngung!) - oral. „Berühmter" Entwicklungsweg: Dünndarm → Portalvenen → Leber → Herz → Lunge (Übertritt Kapillarnetz → Alveolen) → Trachea → Pharynx → Darm.

Klinik: oft subklinisch flüchtiges eosinophiles Lungeninfiltrat, uncharakteristische Abdominalbeschwerden.

Diagn.: mikroskop. Eier-Nachweis im Stuhl, evtl. nach Anreicherung.

Ther.: Mebendazol (Vermox®) 2 x 100 mg p.o. über 3 Tage oder Pyrantel (Helmex®).

18.6.6 Bilharziose (Schistosomiasis)
Die Bilharziose wird durch im Venensystem des Menschen (Endwirt) lebende Pärchenegel (Schistosomen) verursacht. In warmem Süßwasser werden von Wasserschnecken (= Zwischenwirt) die Wimperlarven (Mirazidien) aufgenommen und als Zerkarien (Infektionslarven) freigesetzt. IKZ bis 3 Monate.

- *Schistosoma haematobium* (Afrika, mittl. Osten) befällt Venengeflecht des kleinen Beckens. *Klinik:* **Blasenbilharziose** mit hämorrhag. Zystitis. *KO:* Blasenpapillome, Blasenfisteln. *Diagn.:* Eier im Urin.
Ther.: Praziquantel 3 Dosen à 20 mg/kg in 4–6 Stunden Abstand, Metrifonat 3 Dosen à 10 mg/kg oral in 14 Tagen Abstand
- *Schistosoma mansoni* (Afrika, Naher Osten, Südamerika) befällt Leber und Darm. *Klinik:* ruhrähnliche Kolitis. *KO:* perirektale Abszesse, Polypen, Leberzirrhose.
Diagn.: Eier im Stuhl oder Rektalbereich, Serologie. *Ther.:* Praziquantel (s.o.)
- *Schistosoma japonicum* (Ferner Osten): Eiablage im Blutgefäßsystem, befällt Leber und Milz. *Klinik* und *Diagn.* wie Schistosoma mansoni. *Ther.:* Praziquantel. (s.o.)

18.7 Protozoeninfektionen

18.7.1 Protozoen-Diagnostik

Erkr.	Direktnachweis	Serologie
Malaria (Plasmodien)	*Mikroskopisch:* Plasmodien in versch. Entwicklungsstadien. *Material:* • 2 extrem dünne, luftgetrocknete Blutausstriche (Kapillarblut ohne Antikoagulantien) • 2 Präparate „Dicker Tropfen"*	Möglich, aber zur Diagnose einer akuten Erkr. wegen später Serokonversion nicht geeignet. Ind.: Ausschluß einer früheren Malaria
Amoebiasis (Entamoeba histolytica)	*Mikroskopisch:* Zysten und Trophozoiten. *Material:* Stuhl, Abszeßpunktat	Nur bei V.a. extraintestinale Amöbiasis sinnvoll
Coccidiose (Sarcocystis sp.)	*Mikroskopisch:* Oocysten und Sporocysten. *Material:* Stuhl	Nicht verfügbar
Lambliasis (Gardia lamblia)	*Mikroskopisch:* Zysten und Trophozoiten. *Material:* Stuhl, Duodenalsaft, PE	Verfügbar
Leishmaniosen – Hautleishmaniose (L. tropica)	*Mikroskopisch:* amastigote Stadien. *Material:* Punktat, Ulkusrandbiopsie	Nicht verfügbar
– Viszerale Leishmaniose (L. donovanii)	*Mikroskopisch:* amastigote Stadien. *Material:* Punktat v. Milz; Leber, Sternalmark, Lymphknoten	Empfehlenswert bei viszeraler Form der Leishmaniose
Pneumocystis-carinii-Pneumonie (☞ 18.4.3)	*Mikroskopisch:* Zysten im Lungengewebe. *Material:* Lungenbiopsie, BAL	Nicht zur Diagnose einer akuten Erkrankung. Ind.: Ausschluß früherer Erkr.
Toxoplasmose (T. gondii)	*Mikroskopisch:* Tachyzoiten. *Material:* Heparinblut, Liquor, OP- und Biopsiematerial (z.B. Lk), auch PCR	Verfügbar (KBR, IFL, ELISA) Standardmethode zur Toxoplasmosediagnostik (IFT)
Trichomonaden (T. vaginalis) ☞ 11.5.1	*Mikroskopisch:* Trophozoiten. *Material:* Vaginalfluor, Urinsediment, Prostata- bzw. Urethralsekret	Nicht verfügbar
Trypanosomiasis (T. gambiense/rhodesiense, T. cruzi)	*Mikroskopisch:* trypomastigote Stadien. *Material:* Blut (+ Antikoagulans), Liquor	Möglich, Titerverlaufskontrollen notwendig

* Frisches Kapillarblut auf Objektträger kreisförmig bis zur Größe eines Markstückes verreiben. Schichtdicke soll zur Peripherie hin abnehmen. Gedruckte Schrift muß durch den Tropfen hindurch lesbar sein. Danach Lufttrocknen (ca. 2 h), Hämolyse mit dest. H$_2$O, Giemsa-Färbung.

18.7.2 Malaria (Wechselfieber)

Meldepflichtig. Durch weibliche Anophelesmücke übertragene häufigste Infektionskrankheit der Welt mit ca. 200 Mio. Erkrankten jährlich, in Deutschland 1400 Einschleppungen jährlich, 60 % importierte Infektionen (2/3 M. tropica) durch Touristen (hohes Risiko Ostküste Afrika), 4 % letale Verläufe.

Klinik
- *Unkomplizierte Malaria:* 1–5 % Erys parasitär befallen. Initial grippeähnlich (häufige Fehldiagnose), starke Kopfschmerzen, untypisches Fieber (nur selten wie im Lehrbuch), „Bronchitis", Bauchschmerz, Durchfall, Schüttelfrost, Ikterus, Splenomegalie (ab 2. Wo.)
- *Komplizierte Malaria:* > 5 % Erys befallen, Bewußtseinstrübung bzw. Krampfanfälle, (zerebrale Malaria → Ausschluß Koma anderer Genese; ☞ 3.3.1), normozytäre Anämie, Niereninsuffizienz, Hypoglykämie, DIC, Schock, Lungenödem, Hyperpyrexie, Hämoglobinurie
- *KO:* Niereninsuff. (→ Krea überwachen), zerebrale Malaria (auch ohne Fieber): akutes Delir, Krämpfe, Koma. Selten DIC. *Schwarzwasserfieber:* intravasale Hämolyse mit Ikterus, Nieren- (dunkler Urin), Leber-, Herzschäden. Oft tödlich. Gehäuft nach Chinintherapie.

Malariatypen		
Malariatyp Erreger	**IKZ** (auch länger möglich)	Typischer Fieberrhythmus
M. tropica, Pl. falciparum.	7–14 Tage	unregelmäßig
M. quartana, Pl. malariae	20–40 Tage	ca. 72 h; 2 Tage ohne Fieber
M. tertiana*, Pl. vivax und ovale	10–20 Tage	ca. 48 h, dann 1 Tag ohne Fieber

* exoerythrozytäre Gameten in Leber und Milz als Reservoir. Deswegen Nachbehandlung z.B. mit tägl. 15 mg Primaquin für 2 Wo. indiziert. Mischinfektion möglich!

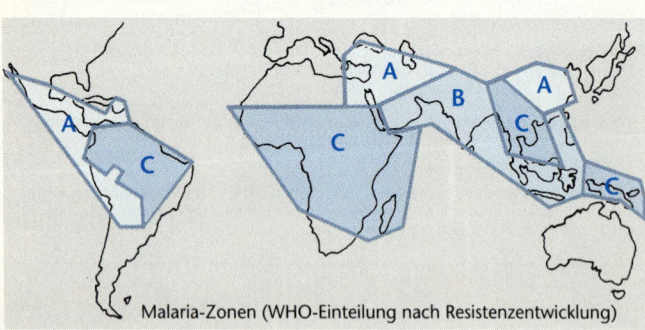

Abb. 18.2: Verbreitung Malaria

Diagnostik
Daran denken! (auch Auslandsanamnese > 1 J.).
Labor: Diff.-BB, E'lyte, Harnstoff, Krea., Bili, GOT, GPT, LDH, BZ, Gerinnung, BGA, Cholesterin.

 Dicker Tropfen, mindestens 4 x versuchen (Giemsa-Färbung zeigt intraerythrozytäre Parasiten. *Cave:* in Malaria-Diagn. unerfahrenes Labor). Schwierigste DD ist Typhus. Im Zweifelsfall Therapieversuch! Für Verlaufsbeobachtung Parasitenzählung im peripheren BB.

Therapie

In allen Zweifelsfällen Rücksprache mit Tropeninstitut (→ aktuelle Erregerepidemiologie im Reiseland des Pat., aktuelle Resistenzsituation, Rezidivprophylaxe).

Unkomplizierte Malaria: (A/B-Gebiet, nicht zerebral, nicht resistent, keine Vortherapie, keine Prophylaxe mit Chloroquin) Bettruhe, Chloroquin (z.B. Resochin®) initial 4 Tabl. à 250 mg (= 4 x 150 mg Base), 6 h später 2 Tabl., Tag 2, 3, (4) je 2 Tabl. Wenn orale Ther. nicht möglich, parenteral (max. Einzeldosis 300 mg i.v., max. Tagesdosis 900 mg). *NW:* GIT-Stör., Schwindel, Schlaflosigkeit, Kopfschmerzen, RR-Abfall, EKG-Veränderungen, Tinnitus. *KI:* Retinopathie, G6PDH-Mangel.

Komplizierte Malaria: bereits bei klinischem Verdacht Intensivtherapie und kontinuierliche Überwachung. Deutlich schlechtere Prognose.

V.a. Chloroquin-resistente Pl. falciparum-Infektion: (Patienten B/C-Gebiet, Prophylaxe mit Chloroquin und Proguanil, keine Vortherapie mit Mefloquin/Halofantrin, erfolglose Therapie mit Chloroquin)
- Mefloquin: *Dos.:* s. Tab. KI: Krampfleiden, psychische Störungen, Niereninsuffizienz
- Halofantrin (Halfan®): *Dos.:* s. Tab. *KI:* angeborene oder erworbene QT-Zeit > 0,40 msek. (EKG vor Therapiebeginn) → „Torsade des pointes", keine gleichzeitige Einnahme mit Antihistaminika, trizyklischen Antidepressiva, Mefloquin, Antiarrhythmika Klasse Ia und III. Nüchtern einnehmen
- Chininsulfat: *Dos.:* s. Tab.
KI: Tinnitus, Schäden am N. opticus, G6PDH-Mangel, Myasthenia gravis

Überwachung des Pat.: RR/Puls, ZVD-Kontrolle, Flüssigkeitsbilanz *(Cave:* ARDS, Lungenödem, Hypotonie) und BZ-Kontr. (Hypoglykämie häufige Chinin-NW!).

Dosierung von Antimalariamitteln zur Prophylaxe und Notfalltherapie

Medikament (Handelsname)	Prophylaxe (1 Wo. vor bis 4 Wo. nach Aufenthalt im Malariagebiet)	Notfalltherapie
Chloroquin (Resochin®, Weimerquin®)	5 mg Base/kg pro Wo. (Erwachsene bis 75 kg = 2 Tabl., über 75 kg = 3 Tabl./Wo.)	600 mg Base = 4 Tabl. (Kinder 10 mg/kg), nach 6 h sowie am 2. und 3. Tag je 300 mg
Proguanil (Paludrine®)	200 mg (2 x 1 Tabl.) tägl. (Kinder 3 mg/kg tägl.)	nicht geeignet
Mefloquin (Lariam®)	250 mg (= 1 Tabl.) pro Wo. (Kinder > 15 kg: 5 mg/kg/Wo.)	1 x 1000 mg (= 4 Tabl.) oder initial 750 mg (3 Tbl.), nach 6–8 h 500 mg, nach weiteren 6–8 h 250 mg bei > 60 kg
Halofantrin (Halfan®)	nicht geeignet	3 x 500 mg (= 3 x 2 Tabl.) in 6 h Intervallen am 1. und 8. Tag
Chinin	nicht geeignet	Oral: 3 x 600 mg p.o. für 7–10 Tage + 200 mg Doxyzyklin für 10 Tage p.o. *I.v.:* 10–20 mg/kg als loading dose über 4 h i.v., dann 3 x tägl. 10 mg/kg über 4 h i.v. für ca. 3 Tage

Lebensbedrohliche und/oder Chininresistente Pl. falciparum-Infektion:

Chinin (Dosierung wie oben über 10 Tage) + Doxyzyklin 200 mg tägl.

 Zusätzliche Maßnahmen: Fieber senken (Paracetamol p.o.), ausgeglichene Flüssigkeitsbilanz (cave: Lungenödem, ARDS ☞ 2.10.4, ANV ☞ 9.7.1, DIC ☞ 3.7), ggf. Austauschtransfusion (Zentren). Engmaschige Kontrollen: BB + Ausstrich (Parasitämie) 2 x tägl., BZ 4 x tägl., E'lyte, Harnstoff, Krea, tägl. Gerinnung, LDH. Nachsorge ca. 4–8 Wochen nach Ende der Therapie.

18.7.3 Amöbiasis (Amöbenruhr)
Durch kontaminierte Nahrungsmittel werden die ca. 12 µm großen *Entamoeba histolytica*-Zysten übertragen. Vorkommen weltweit. Im gemäßigten Klima i.d.R. inapparenter Verlauf. Inkubationszeit 2 Wo., selten bis mehrere Mon. Im Darm Umwandlung zu 15 µm großen Minutaformen, die fakultativ in die Darmmukosa eindringen, dort Umwandlung in 20–60 µm große Magnaformen mit Nekrosen und Ulzerationen der Mukosa. *Klinik:* krampfartige Leibschmerzen, blutig-schleimige Durchfälle, häufig auch subklinisch oder „nur" Obstipation.

Diagn.: Nachweis der Magnaformen im Stuhl, Stuhlkultur. Bei V.a. extraintestinalen Befall Serologie.

Ther.: Intestinal invasive und extraintestinale Form: Metronidazol 3 x 750 mg p.o. für 5–10 Tage, danach Paromomycin (Humatin®) 25 mg/kg in 3 Dosen für 10 Tage. *KO:* hämatogene Streuung mit Leberabszessen (Leberamöbiasis), Darmperforation.

18.7.4 Lambliasis (Giardiasis)
Durch kontaminierte Lebensmittel oder Trinkwasser werden *Giardia lamblia*-Zysten verbreitet. *Klinik:* 40–80 % der Infizierten haben Symptome. Dünndarmresorptionsstörung (MAS ☞ 7.6.9), rezidivierende Durchfälle, Bauchschmerzen. *Diagn.:* Nachweis von Trophozoiten oder Zysten im Stuhl, ggf. mehrmals untersuchen. Selten notwendig: Nachweis von Throphozoiten im Duodenalsaft. *Ther.:* Einmaltherapie mit Tinidazol (Simplotan®) 1 x 2 g p.o., alternativ Metronidazol (Clont®) 3 x 250 mg p.o. für 7 Tage.

18.7.5 Leishmaniosen
Von Haustieren durch Sandmückenstich v.a. in Asien, Mittelmeerraum, Afrika übertragen. Inkubationszeit Wochen bis Monate. Klinik der *viszeralen Leishmaniose* (Kala-Azar „schwarze Krankheit", Leishmania donovani): (Hepato-)Splenomegalie mit schwarzer Hautpigmentierung. Schwere BB-Veränderungen (DD Leukämie!). Fieber, Übelkeit und Erbrechen. Bei Hautbefall häufig bakt. Superinfektionen. *Diagn.:* Mikroskopisch aus Biopsien, Kultur, Serologie (IFT, ELISA, hohe Titer bei viszeraler Form). *Ther.:* Antimongluconat (z.B. Pentostam®, nur über internat. Apotheken erhältlich), zunächst 200 mg Testdosis, dann 600 mg als 5 %-Lösung langsam i.v. für zweimal 15 Tage. Alternativ Pentamidin (Pentacarinat®) 2–4 mg 3 x /Woche i.v. für 6–8 Wochen oder Amphotericin B. Dosierung ☞ 19.3.

18.7.6 Pneumocystis carinii-Pneumonie
Die **Pneumocystis carinii-Pneumonie** ist eine interstitielle Pneumonie und gefürchtet bei Säuglingen und Immungeschwächten – typische AIDS-Komplikation (☞ 18.4.3).

18.7.7 Toxoplasmose
Übertragung durch infiziertes rohes Fleisch, Katzenkot (Hauskatze mit Durchfall?), andere Haustiere und intrauterin über inapparent erkrankte Mütter.
Postnatale Infektion: zervikal betonte Lymphadenopathie, uncharakteristisches Fieber, grippeähnliche Symptome, Exanthem, interstitielle Pneumonie.

Toxoplasmose bei AIDS ☞ 18.4.3
Trichomoniasis ☞ 11.5.1

18.8 Impfungen bei Erwachsenen

18.8 Impfungen bei Erwachsenen (WHO-Empfehlungen*)

Impfungen	Kat.	Impfstoff	Indikation – Reiseziel	Beginn/Dauer d. Schutzes	Anwendung (Beipackzettel)	Schutz	Passive Immunisierung
Cholera	R	Tot-impfstoff	Südostasien; Afrika südlich der Sahara	PV*: ab 6. Tag für 6 M. RV: ab 1. Tag für 6 Mon.	2 Injekt. (s.c./i.m.) im Abstand von 1–4 Wo	Nicht befriedigend; Schutz ca. 40–80 %	Nicht verfügbar
Diphtherie	A	Toxoid-impfstoff	Bei Epidemien oder regional erhöhter Morbidität	Auffrischung: 1 Wo. nach 2.Inj. Dauer: ca. 10 J.	Auffrischung mit 2–5 IE s.c. alle 10 J.	> 80 %. Auffrischimpfung alle 10 J. empf.	Bei klin. V.a. akute Erkr. **sofort** Diphterie-Hyperimmunserum (CH: human; A, D: vom Pferd)
	R		Bei Tetanusauffrischimpfungen v.a. bei Erw. < 40 J.		In Komb. mit Tetanus-impfstoff (Td)		
	A I						
FSME (Frühsommer-Meningoencephalitis)	RS I	Tot-impfstoff	Naturherde in Österreich, Südosteuropa u. **Süddeutschland;** Pers., die sich zw. April u. Nov. in Endemiegeb. aufhalten: Waldarbeiter, Förster, Urlauber, die sich viel imFreien bewegen	Beginn: 2 Wo. nach 2.Teilimpfung; Dauer: ca. 3 J.	Grundimmunisierung: 2 i.m.-Inj. in 1–3 M. Abstand. 3. Impf. 9–12 Mo. später Auffrischimpfung: nach 3–5 J. empfohlen	90 % nach 2. Teil-Impf. 100 % nach abgeschl.Grundimmunisierung	Humanes FSME-IgG als postexpos. Prophylaxe bis 2 Tage n. Zeckenbiß. Präexpos. Prophylaxe bei Kurzaufenthalt (3–5 Wo.) mögl.
Gelbfieber	R	Lebend-impfstoff	Mittel- u. Südamerika 20° Südl. 10° Nord; Afrika zw. 17° nördl. und 17° südl. Breite	Beginn: PV: 10. Tag, RV: 1. Tag. Dauer: 10 J., anschl. Revakzination	Impfung nur durch autorisierte Institutionen. 1 Inj. 0.5 ml Impfstoff s.c.	99 %. Impfstoff gilt als sehr zuverlässig	Nicht verfügbar
Hepatitis A	R I	Tot-impfstoff	Reisen in Gebiete mit hoher HAV-Durchseuchung, med. Personal, Küchenpersonal, Kindergarten	Beginn: 97–100 % n. der 2. Dosis, Auffrischung alle 5–10 J.	Aktiv: 2 Dosen i.m. M. deltoideus im Abstand von 4 Wo., 3. Dosis 6–12 Mon. nach 2. Dosis	s. vorne	Bei notw. Sofortschutz (Fam.-Prophyl., Reisen), Immunglobulingabe (5 ml i.m.) 80–90 % Schutz, Dauer 3–5 Monate
Hepatitis B	RS I	Tot-impfstoff oder gentechnolog. prod. HBsAg	Exponierte Personen: Med. Personal; Dialysepat.; Pat., die oft Blutprodukte erhalten (Hämophilie); Pat.in psychiatr. Abt. o. ähnl. Einrichtungen; Pers. mit engem Kontakt zu HBV-pos. Personen; Prostituierte, Fixer; Reisende in Endemiegebiete mit Kontakt zur Bevölk.	Beginn: 80–90% Schutz nach 3. Impf.; Dauer: ca 5–10 J. Schutz besteht, solange noch 10 mIE Anti-HBs pro ml Serum nachweißbar. Regelm. Titerkontr., bei Bedarf Auffrischung	Meist 3 Inj. i.m. (M. deitoideus) zu den Zeitpunkten 0, 1 und 6 Mon.) Überprüfung des Hepatitis-B-Immunstatus vor Impfung und 6 Mon. nach 3. Inj.	80–90 % Serokonversionsrate	Humanes HB-Hyperimmunglobulin als Komponente einer komb. Aktiv-Passiv-Impfung sofort n. Exposition 0.06 ml/kg i.m. Wdh. nach 5 und 10 Wo.

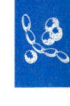

18.8 Impfungen bei Erwachsenen (WHO-Empfehlungen*)

Impfungen	Kat.	Impfstoff	Indikation – Reiseziel	Beginn/ Dauer d. Schutzes	Anwendung (Beipackzettel)	Schutz	Passive Immunisierung
Influenza ("Grippe")	I	Totimpfstoff	Nur Pers. > 60 J. oder mit konsumierenden Erkr., med. Personal	Beginn: ca. 2 Wo. nach Impfung. Dauer: ca. 1 J., je nach Ag-Korrespondenz	Jährlich i.m.-Inj. im Spätsommer oder Herbst	60-90 %, je nach Ag-Korrespondenz	Wegen des Erregerwechsels kaum sinnvoll. Ggf. Prophyl. mit Amantadin
	A		Bei Pandemien durch Erregerwechsel auch groß. Pers.kreise		Abhängig von der epidem. Situation		
Meningokokkenmeningitis	RS	Totimpfstoff	Expon. Personen, z.B. Entwicklungshelfer im Meningitisgürtel Afrikas o. in Brasilien (jedoch 75 % aller Erkr. in Europa durch Typ B, kein Impfstoff)	Beginn: 1 Wo. nach Impfung; Dauer: Schutz für 1–3 J. anschl. Auffrischung 3–5 J	Bei Erw. einmalige i.m.-Injektion eines komb. Impfstoffs (Typ A,C, w 135, y)	ca. 90 %	Nicht verfügbar, nach Exposition Chemoprophylaxe mit Rifampicin möglich
Pneumokokkeninfekt.	I	Totimpfstoff	Nur best. Pat.-Gruppen, z.B. bei hämolyt Anämien, nach Splenektomie; bei älteren Pat. mit Immundefizienz	Beginn: 2 Wo. p.v.; Dauer: ca. 4 J. Wdh. nicht vor Ablauf von (3–) 5 J.	1 x 0,5 ml s.c. oder i.m. mit Wdh. in 3-jährigen Abständen	70–100 %	Nicht verfügbar
Poliomyelitis	A R I	Lebendimpfstoff (n. Sabin)	– Reisende in warme Länder, wenn letzte Impfung >10 J. zurückliegt – Gefährdete Pers. alle 10 J.	Lebendimpfung; Beginn: 4–6 d. p.v. Dauer: ca. 10 J.	Initial 3 x 1,0 ml im Abstand von 6 Wo. Auffrischung durch 1malige Schluckimpf. alle 10 J.	95–100 %	Nicht verfügbar
Röteln	I	Lebendimpfstoff	Frauen im gestationsfähigen Alter ohne Röteln-Ak. Wdh-impf., wenn keine Ro-AK. nachweisbar	Beginn: 4–10 Wo. p.v. Dauer: mehrere Jahrzehnte	1 x 0,5 ml s.c. oder i.m.; s.c. Inj. bei gebärfähigen Frauen. Kontrazeption für 2 Zyklen nach Impf.	95 %	keine
Tbc	I	Lebendimpfstoff (BCG	(Nur) Tbc-ansteckungsgefährdete, Tuberkulin-neg. Personen	Beginn: 8 Wo. p.v. Dauer mind. 5 J. Wdh., wenn Tuberkulin-Reaktion bei 50 TE negativ	Inj. v. 0,1 ml BCH-Impfstoff mit Tuberkulin-Spritze streng i.c. am Oberschenkel	80 % in den ersten 5 J. p.v.	Nicht verfügbar. Nach Exposition Chemoprophylaxe mit INH über 3 Mon. (nicht parallel zu BCG-Impfung

18.8 Impfungen bei Erwachsenen (WHO-Empfehlungen*)

Impfungen	Kat.	Impfstoff	Indikation – Reiseziel	Beginn/ Dauer d. Schutzes	Anwendung (Beipackzettel!)	Schutz	Passive Immunisierung
Tetanus	A R I	Toxoid-impfstoff	– Alle Pers. 10 J. n. der letzten Impfung – Exposition (Verletzung), wenn Grundimm. bzw. letzte Auffrischimpfung > 5 J. zurückliegt	Beginn: 1 Wo. nach 2. Impfung (Grundimmunisierung). Dauer: ca. 10 J.	Auffrischung: 1x i.m.-Inj. alle 10 J.	90 %	Nach Exposition ohne ausreichenden Impfschutz aktive-passive Simultanimpfung mit Tetanus-Antitoxin u. Tetanustoxoid
Tollwut	R I	HDCV- od. PCEC-Tot-impfstoff (gleichw.)	Postexpos.-präexpositionell bei Lab.-Personal, Tierärzten, Jägern u. ähnlichen Risikogruppen	Beginn: nach 2.–3. Inj. der Impfserie, Dauer: mind. 1 J.	Je 1 ml i.m. an Tag 0, 3, 7, 14, 28 und 90. Präexpos. nur Tag 0,7 und 21. Wdh. nach 1 J., dann alle 5 J.	99 %	Hyperimmun-Ig. postexpos. als Teil einer Simultanimpfung (20 IE/kg KG)
Typhus	I	Tot-impfstoff	Reisen in Länder mit Typhusgefährdung	Beginn: 3 Wo. p.v. Dauer: mind. 3 J. (noch wird Wiederimpf. jedes J. empf.)	Orale Appl. von jew. 1 Kpsl. an Tag 1, 3, 5 eine Stunde vor einer Mahlzeit	90 %	Nicht verfügbar
	I		Risikopat., die nicht mit dem Lebendimpfstoff geimpft werden können	Beginn: nach der 1. Dosis, Auffrischung alle 3 J.	1 x 0,5 ml Impfstoff i.m. oder s.c.		
Varizellen-/Zoster	I	Lebend-impfstoff	Gefährdete, immunsupprimierte Personen	Beginn: einige Wo. p.v.; Dauer: bei Immundefizienz bis 27. Wdh. nach 2 J.	Erwachsenenalter 1 x 0,5 ml s.c.	90-95 % (bei Immunsuppr.)	Gabe von humanem VZ-IgG in den ersten 72 h nach Exposition

Erklärung der Abkürzungen
- A Impfungen mit breiter Anwendung und erheblichem Wert für die „Volksgesundheit"
- p.v. post vaccinationem (nach der Impfung)
- PV Primovakzination (Erstimpfung)
- RV Revakzination (Wiederimpfung)
- R Reiseimpfungen (von der WHO veröffentlichte Infektionsgebiete beachten)
- RS Reiseimpfungen in Sonderfällen
- I Indikationsimpfung bei erhöhter Gefährdung und bei Angehörigen von Risikogruppen (Impfungen von HIV-Patienten ☞ 18.4)

*WHO-Empfehlungen, aktualisiert nach: Empfehlungen der ständigen Impfkommission des Bundesgesundheitsamtes (STIKO) Bundesgesundheitsblatt 1/96)

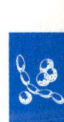

18.9 Meldepflichtige Infektionskrankheiten

Krankheit	Verdacht	Erkrankung	Todesfall	Ausscheider
AIDS *	+**	+	+	
Abdominaltyphus	+	+	+	+
Botulismus	+	+	+	
Brucellosen		+	+	
Cholera	+	+	+	+
Diphtherie	+	+	+	
Enteritis infectiosa (z.B. Salmonellose, Yersiniose)	+	+	+	+
Fleckfieber	+	+	+	
Gasbrand		+	+	
Gelbfieber		+	+	
Gonorrhoe***		+		
Virus-Hepatitis		+	+	
Influenza (Virusgrippe)			+	
Keuchhusten			+	
Bakter. od. virale Lebensmittelintox.	+	+	+	
Lepra	+	+	+	
Leptospirose		+	+	
Listeriose (kongenital)		+	+	
Lymphogranul. inguin.***		+		
Malaria		+	+	
Masern			+	
Meningitis (alle Formen)		+	+	
Milzbrand	+	+	+	
Ornithose	+	+	+	
Paratyphus	+	+	+	+
Pest	+	+	+	
Pocken	+	+	+	
Poliomyelitis	+	+	+	
Puerperalsepsis			+	
Q-Fieber		+	+	
Rötelnembryopathie		+	+	
Rotz (Malleus)		+	+	
Rückfallfieber	+	+	+	
Scharlach			+	
Shigellenruhr	+	+	+	+
Syphilis***		+		
Tetanus		+	+	
Tollwut	+	+	+	
kongenit. Toxoplasmose		+	+	
Trachom****		+	+	
Trichinose		+	+	
Tuberkulose		+	+	
Tularämie	+	+	+	
Ulcus molle***		+		
Virales hämorrhagisches Fieber	+	+	+	

Erklärungen zur Tabelle

*   Keine gesetzl. Meldepflicht nach BSeuchG. Jedoch anonyme Erfassung über Labortests
** „Verdacht" hier Serokonversion. Meldung anonym ans BGA
    Cave: in Bayern namentliche Meldung
*** In bestimmten Fällen, z.B. Therapieverweigerung, namentliche Meldung; Sonst nur anonyme Meldung an das örtliche Gesundheitsamt
****Aktive Form

Die Meldung, zu der jeder behandelnde oder hinzugezogene Arzt verpflichtet ist, erfolgt zweckmäßigerweise telefonisch an das örtl. Gesundheitsamt.

18.10 Infektionsprophylaxe bei Fernreisen

> **„Reisediarrhoe"** *(Prophylaxe:*
> *„boil it, cook it, peel it or forget it")*
> Zu 80 % bakteriell bedingt (v.a. enterotoxinbildende E. coli). Meist milder Verlauf, Dauer wenige Tage. *Behandlung:*
> bei schwerem Verlauf (Fieber, Blut im Stuhl) Cotrimoxazol (2 x 960 mg tägl.) oder Ciprofloxazin 2 x 250 mg über ca. 3 Tage. Motilitätshemmer (z.B. Loperamid = Imodium®, 4 mg initial sowie 2 mg nach jedem Stuhlgang, max. 16 mg tägl., nicht bei blutigem Stuhl.).

Der Impfplan richtet sich nach dem Reiseziel, der Dauer, Art der Reise (pauschal, Rucksack), vorhandenen Impfungen. Benötigte Impfungen (Vorgehen ☞ 18.8) können in drei große Gruppen unterteilt werden.

Standardimpfungen

Polio, Diphtherie, Tetanus: wenn Impfschutz älter als 10 Jahre, Impfung auffrischen. Erste Impfungen während der Reiseplanungen

Häufige Reiseimpfungen

- *Typhus:* in ländlichen Gegenden und bei fäkal kontaminiertem Wasser und Nahrung orale Typhusimpfung (Typhoral L®, alternativ Typhim® i.m., s.c.; ☞ 18.8) empfehlenswert.
- *Hepatitis A*: Wer oft in tropische und subtropische Gebiete reist oder dort > 8 Wochen bleibt sollte aktive Impfung erwägen (kurzfristiger Schutz in 2–3 Tagen für 3 Monate durch passive Immunisierung möglich ☞ 18.8), ansonsten beachten der allgemeinen Hygienemaßnahmen für Reisediarrhoe s.o.)
- *Gelbfieber:* Obligate Impfung: Im tropischen Afrika, Mittel- und Südamerika und asiatischen Ländern (WHO-Katalog). Impfzertifikate (10 Tage nach Impfung für 20 J. gültig), werden an dafür zugelassenen Impfstellen ausgestellt.
- *Cholera:* Keine obligatorische Impfung, geringe Schutzwirkung ca. 50 %. Für Entwicklungshelfer zu empfehlen (Abstand Gelbfieberimpfung > 4 Wochen)
- *Hepatitis B:* med. Personal, ansonsten nur bei sexuellen (ungeschützten) Kontakten in Endemiegebieten.

Sonderimpfungen

- *Meingokokkenimpfung*: nur für Reisende in Epidemiegebiete wie Kenia und Tansania, gelegentliche Epidemien jedoch auch in vielen anderen Gebieten.
- *Japan-Encephalitis*: nicht sinnvoll
- *Tollwut*: Bei Reisen in Länder mit weiter Tollwutverbreitung (nach WHO) und größerem Risiko z.B. Waldarbeiter, Trekking.

Malariaprophylaxe

Nach WHO drei Risikozonen (☞ Abb. 18.3)
- **Zone A** (riskant sind nur Regenzeit und ländliche Gebiete): Zentralamerika, Türkei, Naher Osten, Nordchina
- **Zone B** (geringes-mittleres Risiko): Ostbrasilien, Küstenländer nördl. und westl. Staaten Südamerikas, Mittlerer und Ferner Osten (Teile Südostasiens jedoch C), Höhenlagen, südliches Afrika
- **Zone C** (mittleres-hohes Risiko): Thailand u.a. Staaten Südostasiens, Afrika südl. der Sahara außer Südafrika, Amazonasbecken. ☞ 18.7.2 – Tabelle.

Pharmaprophylaxe (☞ 18.7.2)

- **Zone A:** Chloroquin (2 Tabl. zu je 150 mg Base pro Wo.), in Höhenlagen und in Städten, im Winter oft verzichtbar
- **Zone B:** Chloroquin in Kombination mit Proguanil (Paludrine®) ☞ 18.7.2
- **Zone C:** Chloroquin + Proguanil oder Mefloquin.

Aktuelle Empfehlungen zur Malariaprophylaxe und -Therapie werden regelmäßig von der Deutschen Tropenmedizinischen Gesellschaft (DTG) (Postfach 80 02 48, 65902 Frankfurt a. Main).
Cave: Bei Gravidität eingeschränkte Prophylaxemöglichkeiten.

 In Zweifelsfällen Rücksprache mit den Tropeninstituten (z.B. Hamburg 040/3988890).

Margret Oethinger
Arno Dormann

19

Therapie der Infektionskrankheiten

19.1	Antibiotikatherapie bakterieller Infektionen	628
19.1.1	Penicilline	628
19.1.2	Cephalosporine	631
19.1.3	Weitere Beta-Lactam-Antibiotika	634
19.1.4	Tetrazykline	634
19.1.5	Aminoglykoside	635
19.1.6	Makrolide/Lincosamide	635
19.1.7	Gyrasehemmer (Fluorchinolone)	636
19.1.8	Glykopeptide	637
19.1.9	Andere Antibiotika/Chemotherapeutika	637
19.1.10	Anaerobes Spektrum von Antibiotika und Chemotherapeutika	638
19.2	Virostatika	639
19.3	Antimykotika	640
19.4	Anthelminthika	642

19.1 Antibiotikatherapie bakterieller Infektionen

- Zum schnellen Auffinden einer Substanz den Index benützen
- Arzneimittelinteraktionen ☞ 21.3
- Antibiotika-Therapie in der *Schwangerschaft* ☞ 21.4
- Antibiotika bei *Niereninsuffizienz* ☞ 21.10
- Antibiotika bei *Leberschädigung* ☞ 21.11
- Antibiotika bei Tuberkulose ☞ 6.5.4
- *Malariamittel* ☞ 18.7.2, *Metronidazol* ☞ 19.1.9
- Anaerobes Spektrum von Antibiotika ☞ 19.1.10
- Therapie bei HIV-Infektion ☞ 18.4

Preisvergleich: Zum Vergleich sind *die Tagestherapiekosten (TTK)* bei mittlerer Dosierung für einen normalgewichtigen Erwachsenen (70 kg) mit normaler Nierenfunktion dargestellt. Als Anhaltspunkt dient die Rote Liste 1996. Es können erhebliche Preisunterschiede durch Rabatte der Industrie für den individuellen Krankenhausbedarf entstehen, in solchen Fällen hauseigene Preisvergleiche beachten.

Makierungen der Therapiekosten (TTK) in den nachstehenden Tabellen:

+	preiswert	< 50,- DM TTK
++	mittel	50–100,- DM TTK
+++	teuer	100–200,- DM TTK
++++	sehr teuer	> 200,- DM TTK

19.1.1 Penicilline

Spektrum	Erw.-24h-Dosis	TTK	NW, Bemerkungen

Penicillin G / Oralpenicilline

	Spektrum	Erw.-24h-Dosis	TTK	NW, Bemerkungen
Penicillin G = Benzyl-Penicillin (z.B. Penicillin G Hoechst®, Penicillin Grünenthal®)	Streptok., Pneumok., Meningok. *Cave:* vereinzelt penicillinresistente Gonok. und (selten) Pneumok., Corynebacterium u.a. grampositive Stäbchen, Spirochäten, Anaerobier (*außer* Bact. fragilis)	*Niedrige* Dosis: 3–4 x 0,5–1,0 Mio. IE i.v. (z.B. Pneumonie). *Hohe* Dosis: 4–6 x 5 Mio.IE i.v. (z.B. Erysipel). Höhere Dosen nicht sinnvoll	+ +	Anaphylaxie (1 : 10^4), Medikamentenfieber, Exantheme, hämolyt. Anämie und Krämpfe (nur bei hohen Dosen u. schneller i.v. Inj.), Herxheimer-Reaktion, selten interstitielle Nephritis (nur bei i.v. Applikation), Thrombopenie, Neutropenie
Penicillin V (z.B. Ospen®)	Wie Penicillin G	3–4 x 0,4–1,5 Mio. IE p.o.	+	Wie Penicillin G (Oralpenicillin)

19.1.1 Penicilline

	Spektrum	Erw.-24h-Dosis	TTK	NW,Bemerkungen
Staphylokokken-Penicilline (penicillinasefeste Penicilline)				
Dicloxacillin (z.B. Dichlor-Stapenor®)	Staphylokokken (auch β-Lactamase-Bildner, *nicht*: Oxacillin-resist. Staph.), Strepto-, Pneumokokken	3–4 x (0,25–) 1 g p.o., 1 h vor dem Essen	+	Venenreizung bei i.v. Gabe häufig. GIT-NW (Durchfall), Drug-Fieber, Exanthem, Hb-Abfall, Leukopenie, Transaminasenanstieg, selten Hämaturie, Pseudomembranöse Kolitis
Flucloxacillin (z.B. Staphylex®)	Staph.; für Oral- und Parenteraltherapie geeignet	3–4 x 0,5–1,0 g p.o., 4 x –2 g i.m., i.v. max. 10 g tägl.	+ + +	
Ampicillin und Ampicillin-Analoga (Aminobenzylpenicilline)				
Amoxicillin (z.B. Clamoxyl®, Amoxypen®)	Ampicillinspektrum; aktiver gegen Salmonella typhi, inaktiv bei Shigellen	3–4 x 750 mg p.o. 4 x 1(–5) g i.v.	+ +	Wie Ampicillin; 2–3fach besser resorbiert als Ampicillin, deshalb weniger intestinale Störungen
Amoxicillin/ Clavulansäure (z.B. Augmentan®)	Wie Amoxicillin, einschl. β-Lactamase-Bildner, Anaerobier	3 x 625–1250 mg p.o. (= 3 x –2 Tbl.) 3–4 x 1,2–2,2 g i.v.	+ + +	
Ampicillin (z.B. Amblosin®, Binotal®)	Grampos. und gram-neg. Bakterien, insbesondere H. influenzae; Enterok., Listerien, E. coli, Proteus mirab., Salmonellen, Shigellen, Anaerobier (*außer* Bact. frag.); *nicht*: β-Lact.-Bildner	3–4 x 0,5–2 g p.o., 150–200 mg/kg i.v. (bis 3 x 5 g), für orale Ther. ist Amoxicillin besser geeignet. *KI*: infektiöse Mononucleose (Exanthem in 75–100%)!	+ +	Gastrointest. Symptome (Übelkeit, Diarrhoe, pseudomembranöse Colitis), allergische Reaktionen, Exanthem, Drug-Fieber, selten GOT-Erhöhung; bei Überdos. Nephritis und hämolyt. Anämie
Ampicillin + Sulbactam (z.B. Unacid®)	Wie Ampicillin einschließl. β–Lact.-Bildner, Anaerobier	3–4 x 0,75–3,0 g i.v., (0,75 g = 0,5 g Amp.+ 0,25 g Sulb.)	+ +	Wie Ampicillin
Bacampicillin (z.B. Penglobe®)	Ampicillinspektrum, zur oralen Ampicillin-Therapie optimal	2–3 x 800 mg p.o.	+	Wie Amoxicillin

19.1.1 Penicilline

	Spektrum	Erw.-24h-Dosis	TTK	NW, Bemerkungen
Acylamino-(Acylureido-)Penicilline (Breitspektrumpenicilline)				
Azlocillin (z.B. Securopen®)	Wie Mezlocillin, *zusätzlich wirksam* gegen Pseudomonas	3–4 x 2–5 g i.v.	+++	Allerg. Reaktion wie Exantheme, Urticaria, Drug-Fieber, selten Anaphylaxie, Eosinophilie. Passagere Neutropenie, Transaminasen ↑, Hypokaliämie, gastrointest. Sympt. (Übelkeit, Diarrhoe, pseudomembranöse Colitis). *Piperacillin:* zusätzl. Thrombophlebitis, Nephropathie (selten)
Mezlocillin (z.B. Baypen®)	Ähnlich wie Ampicillin, doch stärker gegen gramneg. Keime, z.B. Entero- und Citrobacter; Anaerobier. *Cave:* β-Lactamase labil	3–4 x 2–5 g i.v. bei Gallenwegs- o. HWI 2–3 x 2 g i.v.	+++ ++	
Piperacillin (z.B. Pipril®)	Spektrum von Mezlocillin *plus* Pseudomonas aeruginosa	3–4 x 2–4 g i.v.	+++	
Piperacillin + Tazobactam (z.B. Tazobac®)	wie Piperacillin, einschl. β-Lactamase-Bildner	3 x 4,5 g i.v.	+++	*Azlocillin, Mezlocillin:* zus. Blutgerinnungsstörungen (Blutungszeit ↑, Thrombos ↓), Geschmacksirritation, Krampfanfälle bei hoher Dosierung. *Piperacillin* und *Azlocillin* sind in Komb. mit Aminoglykosiden Penicilline der Wahl bei Pseudom.-Inf.

β-Lactamase-Hemmer

	Spektrum	Erw.-24h-Dosis	TTK	NW/Bemerkungen
Sulbactam (z.B. Combactam®)	Aerob-anaerobe Mischinfektionen (s. Spektrum des Komb. Partners) Penicilline: β-Lactamase-bildende Staphylokokken, H. influenzae, Klebsiellen, E. coli, Proteus, B. fragilis Cephalosporine: zusätzlich B. fragilis	3–4 x 1 g i.v.	++	Kombination mit Cephalosporin oder Penicillin bei nosokomialen Infektionen mit β-Lactamase-Bildnern, bei schweren Inf. Komb. mit Aminoglykosid. *NW* s. Penicilline

Kombinationen ☞ 19.1.1

19.1.2 Cephalosporine

Spektrum	Erw.-24h-Dosis	TTK	NW, Bemerkungen
Parenterale Cephalosporine der I. Generation (Basis-Ceph.)			
Cefazolin (z.B. Gramaxin®, Elzogram®) Grampos. (nicht Enterok.) und gramneg. Bakterien (bes. E. coli, Proteus mirabilis, Klebsiella), Anaerobier. *Nicht:* Pseudom., Serratia, Proteus vulg., Enterobacter, Acinetobacter, Haemoph., oxacillinresist. Staph., Bact. fragilis. Gut wirksam bei Oxacillin-sens. Staph. Einsatz bei periop. Prophylaxe möglich	2–3 x 0,5–2 g i.v.	+ +	Exanthem, Thrombophlebitis, Fieber, Transaminasen ↑, passagere Leukopenie, Thrombozytopenie, GIT-Symp., selten Anaphylaxie, pos. Coombs, Nephrotoxizität → Krea-Kontrolle, Komb. mit Furosemid vermeiden
Oral-Cephalosporine der I. Generation			
Cefaclor (z.B. Panoral®) Spektrum wie Cefazolin, zusätzlich mäßig wirksam gegen Haem. influenzae	3 x 0,5–1 g p.o.	+	Wie Cefazolin, GIT-Sympt. (2–6 %), selten Arthritis
Cefadroxil (z.B. Bidocef®) Wie Cefazolin; zusätzlich mäßig wirksam gegen Häm. infl.	1–2 x 1–2 g p.o.	+	Wie Cefazolin, teurer als Breitspektrumpenicilline
Cefalexin (z.B. Oracef®) Wie Cefazolin; keine Akt. gegen Haem. influenzae	3–4 x 0,5–1 g p.o.	+	
Cephalosporine der II. Generation (Intermediär-Ceph.)			
Cefuroxim (z.B. Zinacef®) Wirksamer als Cefazolin gegen E. coli, Klebsiella, Proteus, Haem. infl. Weitgehend β-Lactamasestabil, daher meist wirksam bei cefalotinresist. Keimen. *Unwirksam* gegen Enterok., Pseudom., Bact. frag., Oxacillinresist. Staph.	3–4 x 0,75–1,5 g i.m./i.v.	+ +	Wie Cefazolin; Basiscephalosporine für nosokomiale Inf., preiswert. Bei schweren Haemophilus-infl. Inf. Wechsel auf Cephalosporine III. Nicht bei ZNS-Inf. anwenden
Cefotiam (z.B. Spizef®) Wie Cefuroxim; in vitro wirksam gegen gram-neg. Erreger	2–3 x 1–2 g i.m./i.v.	+ +	Wie Cefuroxim
Cefamandol (z.B. Mandokef®) Wie Cefuroxim	3–4 x 1–2 g (bis 12 g) i.m./i.v.	+ +	Wie Cefazolin, seltener Phlebitis. Zusätzl. Alkoholintoleranz und Blutgerinnungsstör. durch Vit. K-Antagonismus → Quickwertkontr., evtl. 10 mg Vit.K/Wo.

19.1.2 Cephalosporine

	Spektrum	Erw.-24h-Dosis	TTK	NW, Bemerkungen
Cephalosporine der II. Generation (Intermediär-Ceph.)				
Cefoxitin (z.B. Mefoxitin®)	Niedrigere Akt. als Cefazolin bei grampos., höhere Akt. bei gramneg. Erregern. Wirksam gegen Anaerobier incl. Bact. frag. (cave: 20 % resistent). *Unwirksam* geg. Enterok., Pseudom., Haem. infl.	3–4 x 1–2 g i.v.	+ +	Wie Cefazolin; geeign. zur Ther. von aerob-anaeroben Mischinfektionen
Cefotetan (z.B. Apatef®)	Gut wirksam gegen Enterobakterien, Anaerobier, besser wirksam gegen gramnegative Keime als Cefoxitin	2 x 1–2 g i.v.	+ + +	Wie Mefoxitin zusätzlich Blutungsneigung, lange HWZ
Oral-Cephalosporine der II. Generation				
Cefuroxim-axetil (z.B. Zinnat®)	Wie Cefuroxim	2 x 250–500 mg p.o. nach d. Essen	+	Wie Cefazolin, gastrointest. Sympt.
Loracarbef (z.B. Lorafem®)	Wie Cefuroxim	2 x 200–400 mg p.o. nüchtern	+	
Cephalosporine der III. Generation (Breitspektrum-Ceph.)				
Cefoperazon (z.B. Cefobis®)	Wie Cefotaxim, doch geringere Akt. gegen Enterobakterien, besser bei Pseudomonas	2 x –2 g i.v., i.m. (bis 3 x 3 g)	+ + +	Gut gallengängig. Prophylaktisch Vit. K (10 mg/Wo), Gerinnungskontrollen
Cefotaxim (z.B. Claforan®)	Bei grampos. Erregern weniger wirksam als Cefazolin und Cefuroxim, dagegen wesentlich wirksamer bei gramneg. Keimen (bes. Haemoph.). *Cave:* Bei Enterobact. und Citrobact. häufig Resistenzentwicklung Unwirksam bei Pseudom., Enterok., Bact. frag., Oxacillin resist. Staph., Listerien	2 x –2 g i.v., i.m., bei schweren Inf. 3 x 2 g i.v.	+ + +	Wie Cefazolin; Initialther. schwerer Inf. bei unbek. Erreger in Komb. mit einem Aminoglykosid, lebensbedrohl. Haem.-Inf., Meningitis
Ceftriaxon (z.B. Rocephin®)	Wie Cefotaxim	1 x 2 g i.v., i.m. (bis 2 x 2 g)	+ + +	Wie Cefazolin; lange HWZ → Einmaldosierung; Ther. der Wahl bei Lyme-Arthritis und Meningitis.
Cefenoxim (z.B. Tacef®)	Wie Cefotaxim	2–3 x 1–2 g i.v.	+ + +	Wie Cefamandol
Ceftizoxim (z.B. Ceftix®)	Wie Cefotaxim		+ + +	Wie Cefazolin

19.1.2 Cephalosporine

Spektrum	Erw.-24h-Dosis	TTK	NW, Bemerkungen

Cephalosporine der III. Generation (Pseudomonas-wirksam)

	Spektrum	Erw.-24h-Dosis	TTK	NW, Bemerkungen
Ceftazidim (z.B. Fortum®)	Breitspektrum-Cephalosporin. Sehr gute Wirksamkeit gegen gramneg. Keime, v.a. Ps.aeruginosa, Proteus und Serratia. Wenig aktiv gegen Staph., Enterok., Bact. frag.	2–3 x 1–2 g i.v., i.m.	+++	Wie Cefazolin. Initialther. bei unbek. Erreger bei V.a. Ps.aeruginosa evtl. in Kombination mit Aminoglykosid. Bei V.a. Anaerobier Komb. mit Clindamycin oder Metronidazol, bei V.a. Staphylokokken Komb. mit Flucloxacillin od. Teicoplanin
Cefsulodin (z.B. Pseudocef®)	Schmales Spektrum. Sehr gute Wirksamkeit gegen *Ps. aeruginosa*. Gegen andere gramneg. Keime *schlecht* wirksam	3 x 1–2 g i.v., i.m.	++++	Nur bei Pseud.-infektionen

Oral-Cephalosporine der III. Generation

	Spektrum	Erw.-24h-Dosis	TTK	NW, Bemerkungen
Cefixim (z.B. Cephoral®)	Wie Cefotaxim; Staph. meist resistent; HWI durch Ampicillin bzw. Cotrimoxazol-resistente gramneg. Erreger	2 x 200 mg oder 1 x 400 mg p.o.	+	GIT-Sympt., allerg. Reakt., BB-Veränd., Transaminasen ↑, Kopfschmerzen, Schwindel
Cefpodoxim (z.B. Orelox®)	Wie Cefotaxim; mäßig aktiv gegen Staph.	2 x 100–200 mg p.o.	+	Wie Cefixim
Ceftamedpivoxil (z.B. Globocef®)	Wie Cefixim	2 x 500 mg p.o.	+	Wie Cefixim
Ceftibuten (Keimax®)	Wie Cefixim, v.a. bei HWI schlechtere Aktivität gegen Staphylo-, Pneumo- und Streptokokken	1 x 400 mg p.o.	+	Wie Cefixim

Cephalosporine der IV. Generation

	Spektrum	Erw.-24h-Dosis	TTK	NW, Bemerkungen
Cefepim (z.B. Maxipime®)	Wie Ceftazidim, erfaßt auch Pseudomonas und Enterobakterstämme, die gegen Cephalosprorine III resistent sind, im grampositiven Bereich ähnlich wirksam wie Cefotaxim. Kombination mit Aminoglykosid sinnvoll	2 x 2 g i.v.	++++	Wie Cefazolin, lange HWZ

19.1.3 Weitere Beta-Lactam-Antibiotika

	Spektrum	Erw.-24h-Dosis	TTK	NW/Bemerkungen
Imipenem/ Cilastatin (z.B. Zienam®)	Sehr gut aktiv gegen grampos. und grameg. Keime einschl. Anaerobier, *unwirksam* gegen: X. maltophilia	3–4 x 0,5–1,0 g i.v.	+ + + +	BB-Veränderungen, allergische Reaktionen, GIT-Sympt., Transaminasen-, AP- und Krea-Anstieg, Phlebitis. *Imipenem:* dosisabh. Krämpfe, Verwirrtheit. Bei Pseudomonas-Inf. Komb. mit Aminoglykosid *Meropenem:* NW wie Cefalotin, Lange HWZ
Meropenem (z.B. Meronem®)	Wie Imipenem, besser wirksam bei grampos. Kokken, schwächer bei H. influenzae und Pseudomonas, Monotherapie möglich, bei V.a. Pseudomonas Kombination mit Aminoglykosid	3 x 0,5–1 g i.v.	+ + + +	
Aztreonam (z.B. Azactam®)	Gut wirksam gegen gramneg. Keime, *unwirksam* gegen grampos. Keime und Anaerobier (Reserveantibiotikum)	2–3 x 1–2 g i.v., i.m., bis 4 x 2 g	+ + + +	

19.1.4 Tetrazykline

	Spektrum	Erw.-24h-Dosis	TTK	NW/Bemerkungen
Doxycyclin (z.B. Vibramycin®, Vibravenös)	Breitbandantibiot. gegen viele grampos., gramneg. Erreger, Mykoplasmen, Chlamydien, Brucellen, Borrelien, Rickettsien, Leptospiren. *Unwirksam gegen:* Proteus, Ps. aerug., Serratia. Hohe Res.-Raten bei Staph. und Streptok.	200 mg p.o., i.v., dann 1 x 100–200 mg	+	GIT-Sympt., Photosensibilisierung, allerg. Reakt., irrevers. Gelbfärbung der Zähne bei Kindern < 9 J., intrakran. Druck ↑, Harnstoff-N ↑, bei Überdos. Hepatotox. Bei Niereninsuff. einsetzbar. *Cave:* nicht geeignet zur Monother. schwerer Inf. vor Erreger-Nachweis

19.1.5 Aminoglykoside

	Spektrum	Erw.-24h-Dosis	TTK	NW/Bemerkungen
Amikacin (Biklin®)	Wie Gentamicin, doch häufig bei Gentamicin-Resistenz noch aktiv → Reserveantibiotikum	15 mg/kg in 1–3 Dosen i.m., i.v.	+++	Kombination vorwiegend mit β-Lactam-Antibiotika; geringe ther. Breite → *Drug monitoring:* Serumspiegel **vor** Gabe = Talspiegel, 30 Min. **nach** Gabe = Bergspiegel. Ototoxizität (häufig irrevers.) und Nephrotox. (meist revers.), bes. wenn - Talspiegel > 2 mg/l (G., N., T.) bzw. > 10 mg/l (A.) - Ther.-dauer > 10 T. - gleichzeitig andere tox. Subst., z.B. Vancomycin, Furosemid, Ampho B. Vergleich der NW-Raten: - Nephrotox: G = A > T = N. - Ototox.: A > G = T > N Allerg. Reaktionen, neuromusk. Blockade. Einmaldosierung gleich wirksam wie 3 x tägl., evtl. Tox.↓. *Ziel:* Talspiegel < 1 mg/l (G., N., T.) bzw. < 5 mg/l (A.)
Gentamicin (Refobacin®)	Enterobakterien, Ps. aeruginosa, Staph. *unwirksam* gegen Enterok., Strepto-, Pneumokokken, Xanth. maltophilia, Anaerobier	3–5 mg/kg in 1–3 Dosen i.m., i.v. (als 30–60 minütige Kurzinfusion)	+	
Netilmicin (Certomycin®)	Wie Gentamicin; aktiver gegen koag.-neg. Staph. und Enterobakterien	4–7,5 mg/kg in 1–3 Dosen i.m./i.v.	++	
Tobramycin (Gernebcin®)	Wie Gentamicin, doch aktiver gegen Ps. aeruginosa, bes. in Komb. mit Pseudomonas-Penicillinen und -Cephalosporinen	3–5 mg/kg in 3 Dosen i.m./i.v.	++	
Spectinomycin (Stanilo®)	Gonokokken (bes. bei Penicillin-Resistenz)	Einmalige Gabe von 2–4 g tief i.m.	++	Gastrointest. Symp., Fieber, lokaler Schmerz

A: Amikacin; G: Gentamicin; N: Netilmicin; T: Tobramycin

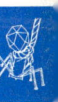

19.1.6 Makrolide/Lincosamide

	Spektrum	Erw.-24h-Dosis	TTK	NW/Bemerkungen
Erythromycin (z.B. Erycinum®, Paediatrocin®)	Streptok. Pneumok., Oxacillin-sens.-Staph., Neisserien, Legionellen, Myko-/Ureaplasmen, Chlamydien, Bordetella pertussis, C. diphteriae, Campylobacter, Borrelien, Treponema pallidum. *Nicht:* Enterobakt., Pseudom., S. aureus, M. hominis. Enterok. und Haem. infl. nur mäßig	4 x 250–500 mg p.o., 3–4 x 500–1000 mg i.v.	+ +++	GIT NW, Phlebitis; sehr selten Allergie, Leberschäden bei Erythromycin-Estolat (cholestatischer Ikterus)

19.1.6 Makrolide/Lincosamide

	Spektrum	Erw.-24h-Dosis	TTK	NW/Bemerkungen
Roxithromycin (Rulid®)	Wie Erythromycin	2 x 150 mg p.o. (nüchtern)	+	Bessere Resorption als Erythromycin, geringere GIT-NW, verlängerte HWZ
Clarithromycin (Klacid®)	Wie Erythromycin; zusätzlich atyp. Mykobakterien	2 x 250–500 mg p.o. (nüchtern)	+	
Azithromycin (Zithromax®)		1 x 500 mg p.o. (nüchtern) für 3 Tage; Chlamydienurethritis 1 x 1 g p.o.	+	Wie Erythromycin; sehr gute Gewebspenetration, daher verkürzte Ther.-Dauer
Clindamycin (z.B. Sobelin®)	Anaerobier (incl. Bact. fragilis), Pneumok., Streptok., Oxacillin-sens. Staph.	3–4 x 150–450 mg p.o., 3–4 x 300–600 mg i.v.	+ + + +	GIT-Sympt., v.a Durchfall, selten pseudomembr. Colitis, hepato-tox. allerg. Reaktion

19.1.7 Gyrasehemmer (Fluorochinolone)*

	Spektrum	Erw.- 24h-Dosis	TTK	NW/Bemerkungen
Norfloxacin (z.B. Barazan®)	Nahezu alle grampos. und gramneg. Erreger von HWI einschl. Pseudom., auch multiresist. Keime.	2 x 400 mg p.o.	+	Gastrointest. Sympt., allerg. Reakt., ZNS-Störungen: Schwindel, Kopfschmerzen, Krämpfe, psychot. Rkt. Selten Leukopenie
Enoxacin Pefloxacin	Wie Norfloxacin. Nur in den Harnwegen ausreichende Spiegel	1 x 800 mg (Pefloxacin) 2 x 200 mg (Enoxacin)	+ +	
Fleroxacin (z.B. Quinodis®)	Wie Norfloxacin	1 x 200–400 mg p.o., 1 x 400 mg i.v.	+ + + +	Wie Ofloxacin, lange HWZ
Ofloxacin (z.B. Tarivid®)	Wie Norfloxacin, insbes. Enterobakt., zusätzl. Haemoph., Neisserien, Chlamydien, Mykoplasmen, Legionellen, Mykobakter	2 x 200 mg p.o. oder i.v.	+ + + +	Wie Norfloxacin. ZNS-Störungen in ca. 1%. Reserveantibiotikum, z.B. für kompl. HWI, Prostatitis, Inf. durch multiresist. gramneg. Erreger. *Cave:* Resistenzentwicklung! Erhöhung des Theophyllinspiegels
Ciprofloxacin (z.B. Ciprobay®)	Wie Ofloxacin, doch wirksamer gegen Pseudomon. aeruginosa	2 x 250–750 mg p.o., 2 x 200–400 mg i.v. (max. 3 x 400 mg)	+ + + +	

* Anwendung bei Kindern wegen Knorpelschädigung nur bei vitaler Indikation

19.1.8 Glykopeptide

	Spektrum	Erw.-24h-Dosis	TTK	NW/Bemerkungen
Vancomycin (Vancomycin®)	Alle gram-pos. Keime einschl. Oxacillin-resist. Staph., Ent. faecium, Coryneb. JK., Clostr. difficile (Oralther. der pseudomembr. Colitis). Unwirksam im gram-neg. Spektrum	4 x 0,5 g oder 2 x 1 g i.v.; bei pseudom. Colitis 4 x 125–250 mg oral für 10 Tage	+++ +++	Exanthem, Phlebitis, BB-Veränderungen, Nephro- und Ototox. → Drug monitoring: Talspiegel 5–10 mg/l, Bergspiegel 30–40 mg/l.
Teicoplanin (Targocid®)	Wie Vancomycin. Weniger aktiv gegen Staph. haemolyticus, aktiver gegen Enterokokken	1(–2) x 400 mg für 3 Tage i.v., i.m., dann 1 x 200–400 mg i.v., i.m.	++++	Wie Vancomycin, zusätzl. passager Transaminasen ↑ und AP ↑. Lange HWZ von 50 h. Talspiegel 5–15 mg/l, Bergspiegel 30–60 mg/l

19.1.9 Andere Antibiotika/Chemotherapeutika

	Spektrum	Erw.-24h-Dosis	TTK	NW/Bemerkungen
Chloramphenicol (z.B. Paraxin®)	Grampos. + -neg. Err., Rickettsien, Anaerobier (incl. Bact. frag.) Nur noch indiziert bei [Para-] Typhus, Rickettsiosen, lebensbedrohl. Inf., z.B. Peritonitis, Hirnabszeß, bakt. Meningitis, wenn Erreger gegen andere Antib. resistent ist	3–4 x 0,5 g (bis 3 x 1 g) i.v./p.o., max. Gesamtdosis 25 g	+	Strenge Indikation! Irrevers., dosisunabh., aplastische Anämie (ca. 1: 20000), revers., dosisabh. BB-Veränderungen, GIT-Sympt., Grey-Sy. bei Neugeb.,Fieber, Exanthem → Blutbildkontrollen!
Cotrimoxazol (Trimethoprim/Sulfamethoxazol) (z.B. Eusaprim forte®)	Sulfonamid-Komb., gute Wirksamkeit bei Salmonellen, Shigellen, anderen Enterobakterien, X. maltophilia, Ps. cepacia, Listerien, Nokardien, Pneumocystis	2 x 960 mg p.o. n. d. Essen (proTabl.: 160 mg TMP/800 mg SMZ). Pneumocystis Pneum.: 20/100 mg/kg in 4 Dosen	+ +	Allerg. Rkt. (häufig Exanth., selten Stevens-Johnson-Sy.), GIT-NW, selten revers. KM-Depression. Krea-Erhöhung!
Fosfomycin (z.B. Fosfocin®)	Staph. und andere grampos. Kokken, Haem. infl., Enterobakterien	2–3 x 3–5 g i.v.	+++	Exanthem, GIT-Stör., Phlebitis, AP, GOT, GPT ↑, hoher Na⁺-Gehalt

19.1.9 Andere Antibiotika/Chemotherapeutika

	Spektrum	Erw.-24h-Dosis	TTK	NW/Bemerkungen
Fusidinsäure (z.B. Fucidine®)	Bei Infektionen mit Oxacillinresistenten Staphylokokken alternativ zu Glykopeptiden	3x 0,5 g p.o. (zur Mahlzeit) i.v. (Infusion über 2–4 h)	+ + + + + +	GI-NW, Phlebitiden, nicht mit aminosäurehaltigen Lsg. mischen (fällt aus), häufige Resistenzentwicklung unter der Ther. (ggf. Kombination mit Pen. G oder anderen Staphylok.-wirksamen Antibiotika)
Metronidazol (z.B. Clont®, Flagyl®)	1.: Anaerobier, Gardnerella, Campylobacter, 2.: Entamoeba histolytica, 3.: Gardia lamblia, 4.: Trichomonas vaginalis	1.: 3 x 500 mg p.o., i.v. 2.: 3 x 750 mg p.o. für 10 Tage 3.: 3 x 250 mg p.o. für 6 Tage 4.: 1 x 2 g p.o.	+ + + + + +	GIT-Störungen, periphere Neuropathie, Alkoholintoleranz, V.a. Kanzerogenität
Rifampicin (z.B. Rifa®)	Mykobakterien (☞ 6.5.4), Staph., Strep., Haem. infl., Meningokokken, Brucella, Chlamydien, Legionellen	1 x 10 mg/kg p.o./i.v. (als Infusion)	+	Transaminasen ↑, BB-Veränderungen, GIT-Stör., selten allerg. Rkt., ZNS-Stör. Ind. außer Tbc: Kompliz. Staph.-Inf..

19.1.10 Anaerobes Spektrum von Antibiotika und Chemotherapeutika

Spektrum	Antibiotika/Chemotherapeutika
Unwirksam gegen Anaerobier	Aztreonam, Aminoglykoside, Fluorochinolone, Cotrimoxazol, Fosfomycin
Wirksam gegen Anaerobier *außer* Bact. fragilis (z.B. Oropharynx)	Penicillin G und V, Aminobenzylpenicilline, Ureido- (Breitspektrum-)Penicilline, I.-III. Gen. Cephalosporine
Wirksam gegen Anaerobier *einschl.* Bact. fragilis (z.B. Abdomen)	Penicilline in Komb. mit β-Lactamase-Inhibitoren, Cefoxitin, Imipenem, Clindamycin, Metronidazol. *Reserveantibiotikum:* Chloramphenicol
Wirksam gegen Cl. difficile (pseudomembranöse Colitis)	Vancomycin, Metronidazol (Oraltherapie)

19.2 Virostatika

	Virostatika			
	Spektrum	Erw.-24h-Dosis	TTK	NW/Bemerkungen
Aciclovir (z.B. Zovirax®)	HSV1*, HSV2, VZV, EBV, evtl. CMV; systemisch rel. gut verträglich	Salbe u. Tropfen 5 x tägl., Tabl. 5 x 200–400 mg. I.v. 3 x 5 (-10) mg/kg. Prophyl.: 4 x 200 mg p.o.	+ + + + + +	Krea, Leberenzyme ↑, Exanthem. Dosis ↓ bei Niereninsuff. Venenreizung (bei i.v. Gabe). Kein Effekt bei postherp. Schmerzen
Azidothymidin Zidovudin, AZT, (z.B. Retrovir®)	HIV (☞ 18.4), Symptomat. HIV-Inf. (T_4 < 500/µl, AIDS/fortgeschrittenes ARC unabhängig von der T_4-Zahl), asympt. HIV, wenn T_4 < 200/µl	2 x 250 mg p.o. (bei 70 kg). Bei ZNS-Symp. bis 1000 mg/d	+	KM-Depression → Blutbildkontrolle (Anämie in 25 %!), Kopfschmerz, GIT-Sympt., Polyneuropathie Folsäure- + B12-Mangel
DDC (Hivid®)	HIV-Infektion bei Resistenz/Unverträglichkeit gegen AZT	3 x 0,75 mg p.o.	+	Polyneuropathie (ca. 20 %), Ulcera (z.B. Mund, Penis), selten Pankreatitis (ca. 1 %)
Didanosin DDI (Videx®)	HIV-Infektion bei AZT-Resistenz/Unverträglichkeit	2 x 100–300 mg p.o.	+	Pankreatitis, Diarrhoe, periphere Neuropathie
Famciclovir (z.B. Famvir®)	Unkomplizierter Herpes zoster	3 x 250 mg p.o.	+ +	Cephalgien, Übelkeit und Erbrechen
Foscarnet (Foscavir®)	CMV-Infektionen, ggf. Acicloviresres. HSV-Infektion	über 1 h i.v. 180 mg/kg in 3 Dosen	+ + + +	Nausea, Emesis → langsam infundieren, Ca^{2+} ↓, PO_4^{3-} ↑, über ZVK, da Phlebitis, Fieber, ZNS-Stör. Nephrotoxisch → Crea-Ko.
Ganciclovir (z.B. Cymeven®)	CMV (bei Immunsupp.), z.B. Transplant., AIDS	2 x 5 mg/kg i.v. für mind. 2–4 Wo.	+ + + +	KM-Depression → Blutbildkontrolle, GI-Sympt., Leberenzyme ↑, ZNS-Störungen
Interferon alpha (z.B. Intron A®)	Hepatitis B und C chron. Verlauf	3 x 5 Mio.IE/Wo., Hep. C 3 x 5 Mio. IE/Wo. s.c.	+ + +	Grippeähnliche Symptome, Schüttelfrost, BB-Veränderungen, Gelenkbeschwerden Cephalgien, Übelkeit und Erbrechen
Lamivudine (z.B. Epivir®)	HIV-Inf. bei Zidovudin-, Didanosin- od. Zalcitabin-Unverträglichkeit/ Resistenz	2 x 150 mg p.o.	+	Periphere Neuropathie GIT, Haarausfall.

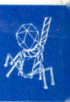

Virostatika				
	Spektrum	Erw.-24h-Dosis	TTK	NW/Bemerkungen
Ribaverin (z.B. Virazole®)	Aerosoltherapie bei schweren Infektionen mit RS-Virus	Inhalation 20 mg 12–18 h tgl., 4 x 1 g i.v. für 4 Tage, dann für 6 Tage 3 x 0,5 g i.v.	+ + + +	Bei Inhalation Bronchospasmus, bei i.v.-Ther. hämolytische Anämie, Leberwerte ↑
Stavudine, d4T (z.B. Zerit®)	HIV-Inf. bei Unverträglichkeit/ Resistenz von/gegen Zidovudin, Didanosin od. Zalcitabin	2 x 20–40 mg p.o. Reduktion bei NI	+	Periphere Neuopathie (bis 20 %), Exanthem, GIT-Sympt. Pankreatitis, Leberwerte ↑
Valaciclovir (z.B. Valtrex®)	Unkomplizierter Herpes Zoster	3 x 1 g p.o.	+ +	Cephalgien, Übelkeit und Erbrechen

*****HSV** = Herpes-simplex-Virus (Typ 1 u. 2)   **VZV** = Varicella-Zoster-Virus
EBV = Epstein-Barr-Virus   **CMV** = Zytomegalievirus

+	preiswert	< 50,- DM TTK
++	mittel	50–100,- DM TTK
+++	teuer	100–200,- DM TTK
++++	sehr teuer	> 200,- DM TTK

19.3 Antimykotika

(☞ auch 18.5)

Antimykotika				
	Ind., KI	Erw.-24h-Dosis	TTK	NW/Bemerkungen
Amphotericin B (Ampho-Moronal®) **Liposomales Amphotericin B** (Ambisome®)	*Ind:* Candida albicans, Cryptococcus, Aspergillus, biphasische Pilze. Primärther. bei syst. Mykosen *KI:* schwere Leber- oder Nierenfunktionsschäden	Lokale Ther. p.o. Infusion über 3–4 h in Glukose 5 %.Initial 0,1–0,25 (liposomal 1) mg/kg tägl., steigern um 0,1–0,25 (liposomal 1) mg/kg. **Normale Dosis:** 1 x 0,6–1 mg/kg (liposomal 3–5 mg/kg), max. 5 (liposomal 16) g tägl. Gesamtdosis. Bei i.v.Ther. Kombination mit Flucytosin möglich nicht liposomales Ampho B)	+ ++ liposomal ++++	GIT-Störungen, Fieber, Schüttelfrost, RR-Abfall (vor Therapiebeginn: Testdosis 2–5 mg i.v.), Schmerzen, meist reversibles Nierenversagen (für ausreichende NaCl-Zufuhr sorgen), Thrombophlebitis (Zugabe von 500–1000 IE Heparin in Infusion senkt Risiko), Hypokaliämie, BB-Veränderungen, bei Unverträglichkeit von konventionellem Ampho B Wechsel auf liposomales Ampho B, wesentlich weniger NW aber extrem teuer. *Cave:* WW Cumarine

Antimykotika

	Ind., KI	Erw.-24h-Dosis	TTK	NW/Bemerkungen
Clotrimazol (Canesten®)	*Ind:* Sproßpilze, Dermatophyten, Schimmelpilze, dimorphe Pilze	V.a. lokal angewendet	+	GIT-Störungen, Transaminasenanstieg
Fluconazol (Diflucan®, Fungata®)	*Ind:* Candida spp., außer C. glabrata und C. krusei, Cryptococcose-Prophylaxe primär und sekundär	1 x 100 mg p.o. tägl. bei Schleimhaut-Befall, 1 x 200 mg tägl. p.o. oder i.v. bei Systemmykose. Initial 1 Tag 1 x 400 mg p.o., i.v.	+ + + +	Gut verträglich, GIT-Störungen, Hepatotoxizität, Hautaffektionen, periphere Neuropathie
Flucytosin (5-Fluorcytosin, Ancotil®)	*Ind:* Generalisierte Mykosen durch Candida, Cryptococcose und Aspergillus in Komb. mit Ampho B. *KI:* Grav., Niereninsuff.	p.o. oder i.v. 4 x 25–50 mg/kg tägl. Gute enterale Resorption. Komb. mit Amphotericin B	+ + +	GIT-Störungen, Leuko-, Thrombopenie, Allergie, Transaminasenanstieg
Itraconazol (Sempera®)	Candida (oropharyngeal, ösophageal, systemisch). Alternativ: Aspergillose, Histoplasmose, Kryptokokkenmeningitis	1–2 x 200 mg p.o. nach dem Essen	+	Übelkeit, Allergie WW: Cumarine, Phenytoin, Digoxin
Ketoconazol (Nizoral®)	Candida (außer C. krusei, C. glabrata), (Para-)Coccidioides-, Histoplasmen, Dermatophyten	Lokal. p.o. 1 x 200–600 mg tägl. vor dem Mittagessen. Keine Liquorgängigkeit. *Cave:* keine Resorption bei Antiazidität des Magens	+	Übelkeit, Ausschläge, Hepatitis (ggf. Leberwerte überwachen), Impotenz, Gynäkomastie
Miconazol (Daktar®)	*Ind:* wie Clotrimazol (s.o.)	Lokal. p.o. 4 x 250 mg tägl.	+	Gut verträglich, GIT-Störungen, Juckreiz, Ausschläge
Nystatin (Moronal®)	Wirktyp: fungizid. *Ind:* Sproßpilze (Candida alb.)	Lokal. 4 x 500 000–1 000 000 IE p.o. tägl. bei intest. Candidose	+	Gastrointest. Störungen, Allergie

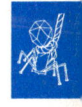

+	preiswert	< 50,- DM TTK
++	mittel	50–100,- DM TTK
+++	teuer	100–200,- DM TTK
++++	sehr teuer	> 200,- DM TTK

19.4 Anthelminthika

Anthelminthika

	Wirkung, Ind.	Applikation	TTK	NW/Bemerkungen
Albendazol (Eskazole®)	Hunde- und Fuchsbandwurm prä-OP oder nicht operable Fälle	28 Tage 2 x 400 mg p.o. dann 14 Tage Pause, mind. 2, max. 3 Zyklen	+	GIT-Störungen, BB-Veränderungen, Pruritus. Kontrolle von BB und Leberwerten vor und nach jedem Zyklus
Mebendazol (Vermox®)	Spulwurm, Maden- und Hakenwurm.	2 x 100 mg für 3 Tage	+	Diarrhoe, GIT-Schmerzen KI: Gravidität
Niclosamid (Yomesan®)	Wirktyp: vermizid. Rinder- und Schweinebandwurm, Fisch- und Zwergbandwurm	Auf leeren Magen 1 g oral, 1 h später nochmal 1 g oral	+	GIT-Störungen (selten). Keine systemische NW, da keine enterale Resorption.
Pyrantel (Helmex®)	Breitband-Anthelmintikum: Oxyuren, Askariden, Haken-, Fadenwürmer	Einmalgabe von 10 mg/kg	+	GIT-Störungen, Kopfschmerzen, Schwindel, Müdigkeit
Praziquantel (Cesol®)	Taenia saginata und solium, Hymenolepis nana, Fischbandwurm.	Einmaldosis 5–10 mg/kg	+	Kopf- und Bauchschmerzen, Schläfrigkeit, Benommenheit, Urtikaria *KI:* Gravidität

+	preiswert	< 50,- DM TTK
++	mittel	50–100,- DM TTK
+++	teuer	100–200,- DM TTK
++++	sehr teuer	> 200,- DM TTK

Jörg Braun

20

Bildgebende Diagnostik

20.1	Sonographie Oberbauch	645
20.2	Konventionelles Röntgen	648
20.2.1	Thoraxübersicht	648
20.2.2	Abdomenübersichtsaufnahme	651
20.2.3	I.v. Kontrastmitteluntersuchungen	652
20.3	Computertomographie	654

■ Exakte Indikationsstellung

Bildgebende Verfahren belasten (mehr oder weniger) den Patienten, kosten Zeit und Geld. Deshalb vor jeder Anordnung die folgenden Fragen kritisch prüfen:
- Liegen Voraufnahmen vor? Die sorgfältige Fahndung nach verlorengeglaubten Bildern lohnt sich!
- Hat die Untersuchung tatsächlich Relevanz für die weitere Therapie?
- Ist sie dem Patienten zumutbar oder gibt es weniger belastende Alternativen (z.B. Endoskopie vs. Sonographie)
- Können weniger strahlenbelastende bzw. kostengünstigere Verfahren ohne wesentliche Beeinträchtigung der Aussagekraft eingesetzt werden (☞ Tabelle)?
- Vor invasiver Diagn.: Sind alle Möglichkeiten nicht-invasiver Methoden ausgeschöpft?

Kostenliste für radiologische Verfahren		
Untersuchung	GOÄ-Ziffer	Kosten (DM)
Sono-Abdomen	410	22,80
Rö-Thorax 2 Ebenen	5137	51,30
Rö-Abdomen 2 Ebenen	5191	57,00
Rö-Becken	5040	34,20
Rö-Ober- od. Unterarm	5030	41,04
CT Kopf	5370	228,00
CT-Hals und Thorax	5371	262,20
CT-Abdomen	5372	296,40
CT-Wirbelsäule und Extremitäten	5373	216,60
MRT-Kopf/Hals	5700	501,60
MRT-Wirbelsäule	5705	478,80
MRT-Thorax	5715	490,20
MRT-Abdomen	5720	501,60
Szintigraphie Schilddrüse	5400	39,90
Urographie	5200	68,40

- Routinemäßiges Screening asymptomatischer Patienten (z.B. mit Sono) führt häufig zur Erhebung „unklarer" Befunde, deren weitere Abklärung Zeit, Geld und Nerven kostet, aber selten zu relevanten Ergebnissen führt.
- Bei Frauen im gebärfähigen Alter Rö im Beckenbereich möglichst in der ersten Zyklushälfte. Sofern eine Schwangerschaft nicht sicher auszuschließen ist, Rö nur bei dringender Ind.
- Eintragungen in Röntgenpaß nicht vergessen!
- Durchleuchtungszeit einsparen → erfahreneren Kollegen rechtzeitig hinzuziehen.

20.1 Sonographie Oberbauch

Vorbereitung: Untersuchung nach Möglichkeit nüchtern. Zur Darmgasreduktion evtl. Prämedikation mit Dimethylpolysiloxan (z.B. sab simplex®) am Vorabend und am Morgen vor der Untersuchung.

Untersuchungsgang: Immer dieselbe Reihenfolge der Schnittebenen einhalten! Pathologische Befunde müssen sich in mehreren Ebenen abbilden lassen. Lk sind z.B. in allen Ebenen rund („Murmelphänomen") und lassen sich nicht „langziehen". Oberbauchorgane in Inspiration und möglichst Atemstillstand des Pat. untersuchen (Ausnahme: Milz).

Befunde Oberbauchsonographie

Leber

	Größe	Echogenität	Echostruktur	Kontur (kaudaler Leberrand)	Bemerkung
Normalbefund	10–14 cm (Sagittalschnitt MCL)	wie Nierenparenchym	fein, gleichmäßig	spitz ausgezogen	elastische Verformbarkeit durch Palpation

Diffuse Parenchymveränderungen

	Größe	Echogenität	Echostruktur	Kontur	Bemerkung
Akute Hepatitis	↑ (in 65%)	↓	wenig verändert	wenig verändert	geringe Erweiterung der Gallengänge bei kontrahierter Gallenblase
Fettleber	↑	↑	vergröbert, gleichmäßig verdichtet	stumpfwinklig	DD zu Speicherkrankheiten (z.B. Hämosiderose) schwierig
Alkoholische Zirrhose (Fettzirrhose)	↑ oder ↓	↑	vergröbert, unregelmäßig verdichtet	verplumpt, Kontur glatt bis feinwellig	Starre des Organs bei Palpation
Post nekrotische Zirrhose	↑ oder ↓	rel. echoarm	unregelmäßig	Ventral- und Dorsalfäche feinwellig bis höckrig	typischerweise Atrophie des rechten Leberlappens, Hypertrophie des Lobus candatus

Fokale Läsionen

	Begrenzung	Form	Echogenität	Echostruktur	Bemerkung
Metastasen	meist unregelmäßig	unregelmäßig	ca 30 % echodicht (mit echoarmem Randsaum), ca. 60 % echoarm	meist unregelmäßig	Auftreten solitär oder multipel. Morphologie läßt keinen Rückschluß auf Histologie zu
Leberzell-Ca	unregelmäßig	unregelmäßig	ca. 60 % echoreich, Rest echoarm/-komplex	unregelmäßig, evtl. echoarme Nekrosezonen	häufig multifokales Wachstum. Tumorgröße wird sonographisch eher unterschätzt
Hämangiom	glatt	rundoval	echoreich, häufig dorsale Schallverstärkung	regelmäßig, bei größerem Hämangiom evtl. zunehmend unregelmäßig	kein echoarmer Randsaum (DD zur Metastase). In 10 % multiples Vorkommen

Fokale Verfettung	meist scharf begrenzt	rundlich oder geometrisch konfiguriert	echodicht	meist regelmäßig	DD zu anderen echodichten Läsionen schwierig. Normaler Verlauf und Weite der Lebergefäße
Adenome	glatt, manchmal polyzyklisch	rund-oval	variabel	regelmäßig	keine richtungsweisenden Sonokriterien → weiterführende Diagnostik
FNH	glatt, manchmal polyzyklisch	rund-oval	variabel	regelmäßig	keine richtungsweisenden Sonokriterien → weiterführende Diagnostik
Kongenitale Zyste	glatt	rund, ovalär, manchmal polyzyklisch	echofrei, dorsale Schallverstärkung	echofrei	in 30 % multiples Auftreten
Echinococcus	E. cysticus: glatt	rundlich, evtl. Tochterzysten	typischerweise girlandenförmige oder speichenradförmige Binnenstruktur. Häufig Verkalkungen der Zystenwand		DD zur kongenitalen Zyste: Verdickte Wand
	E. alveolaris: unscharf	unregelmäßig, raumfordernd	zentral reflexfreie Höhlensysteme, evtl. schollige Verkalkungen		
Liquide Prozesse (Hämatom, Abszeß)	meist unscharf	unregelmäßig	echoarm, jedoch meist Binnenechos (DD zur Zyste)		bei Hämatom mit Organisationsgrad zunehmende echoreiche Binnenreflexe

Gallenblase

Normalbefund	Größe: Länge 6–12 cm, Dicke: < 3,5 cm (a.p.) Wanddicke (ventrale Wand): ≤ 3 mm, in kontrahiertem Zustand bis 5 mm
Gallenstein	• echodichter intravesikaler Reflex • Schallschatten (manchmal fehlend) • Lageveränderlichkeit
Polypen	Abgrenzung zwischen Cholesterolpolypen und Adenomen manchmal schwierig • Cholesterolpolypen: typischerweise wandständige echoreiche Strukturen (meist multiples Vorkommen) ohne Schallschatten. Größe meist < 5 mm • Adenome sind meist solitär, nicht direkt wandassoziiert (gestielt), Größe meist > 5 mm
Gallenblasen-Ca	Sonographische Verdachtsmomente: • wandassoziierte, breitbasige polypoide Läsion • Wandverdickung mit inhomogener Echostruktur • vollständig von inhomogenen Reflexen ausgefüllte Gallenblase • unregelmäßige Wandbegrenzung • meist Konkrementnachweis *Cave:* keine spezifischen Malignitätskriterien, DD zur chron. Cholezystitis schwierig.
Akute Cholezystitis	Wandverdickung (> 3,5 mm). Im Initialstadium dreischichtiger Wandaufbau, danach echoreiche Wand mit echoarmem Randsaum (Pericholezystitis). Meist Volumenzunahme (a.p.-Durchmesser > 4 cm), Druckdolenz bei Palpation, Sludge-Phänomen (feine, homogene Reflexe am Gallenblasenboden). Bei *Gallenblasenempyem* flockige Verdichtungen im Sludge, evtl. membranartige Reflexbänder.
Chron. Cholezystitis	• Inhomogene Wandverdickung (ohne kontinuierliche Schichtung) • Konkrementnachweis • verminderte Kontraktilität • echoreiche Wandeinlagerungen • lumenfüllende Reflexe („weiße Gallenblase") • Größenminderung (Schrumpfgallenblase) • evtl. lamelläre Wandkalzifikationen

Gallengang

Normalbefund	Weite: proximal (Hepaticusgabel): 2–4 mm, distal 4–6 mm (innerer Durchmesser) • bei Z.n. Cholezystektomie Erweiterung bis max. 9–11 mm • Gallengang meist ab Hepaticusgabel darstellbar. Intrahepatische Gallengänge sind nur bei biliärer Obstruktion sichtbar.

Pankreas

Normalbefund	Homogene Echostruktur. Echogenität entspricht der gesunden Leber, im Alter nimmt sie zu. A.p.-Durchmesser (Pankreaskopf) 2–3 cm, Korpus (ventral der A. mesenterica sup.) 1,5–2 cm, Weite d. Ductus pancreaticus < 3–4 mm
Akute Pankreatitis	Sonographische Stadieneinteilung (nach Gladisch): Stad. I: unauffälliges Organ, evtl. Vergrößerung und/oder leicht verminderte Echogenität Stad. II: unscharfe Kontur, vermehrter Organdurchmesser, verminderte Echogenität. Echostruktur homogen bis heterogen, peripankreatische pararenale Flüssigkeitsansammlungen Stad. III: zerfließende Organkontur, Echostruktur inhomogen-scheckig mit reflexarmen bis -freien Arealen, Nekrosestraßen, Pseudozysten
Chron. Pankreatitis	Inhomogenes Reflexmuster, unregelmäßig erweiterter Pankreasgang. Evtl. Retentionszysten. In frühen Stadien manchmal vermehrter Organdurchmesser, später Schrumpfung, Zunahme der Echogenität, evtl. schollige Verkalkungen oder reflexreiche intraduktale Präzipitate
Pankreas-Ca	Lokalisation: 70 % Kopf, 25 % Korpus. Umschriebene Organvergrößerung, evtl. Konturunschärfe. Echogenität meist etwas herabgesetzt, Echostruktur homogen. Homogen dilatierter Ductus pancreaticus *Cave:* Keine typischen Malignitätskriterien, schwierige DD: segmentäre Pankreatitis.

Nieren

Normalbefund	Größe und Form sehr variabel. Grenzwerte für Längsdurchmesser: 8–12 cm. Parenchymbreite: 13–18 mm. Lumen des Nierenbeckens beim nüchternen Pat. nicht darstellbar.
Normvarianten (10 %)	• Einseitige Agenesie (1‰), meist linksseitig • Hypoplasie: Nierengröße < 50 % der Norm. Regelrechte Parenchymstruktur, regelrechte Parenchym-Sinus-Relation. Kompensatorische Hypertrophie der kontralat. Niere • Nierenektopie: z.B. Beckenniere • Hufeisenniere: Parenchymbrücke ventral der Aorta • Doppelt angelegtes Nierenhohlraumsystem: Parenchymbrücke durch den Sinus renalis • Milzbuckel: meist linksseitig am lateralen Parenchymsaum • Hypertrophische Columnae renales: rundliche Vorwölbung in den Sinus renalis • Renkulierung (3–4 %): lateraler Parenchymsaum glattwellig konturiert, polyzyklische Parenchymstruktur • Fetale Lappung (inkomplette Lappenfusion): meist im kranialen Abschnitt. Demarkierung eines Parenchymsegmentes durch einen echodichten Reflexsaum.
Nierenzysten	Häufigster „pathologischer" Sonobefund der Nieren (ohne Krankheitswert). Vorkommen solitär oder multipel. Lokalisation innerhalb d. Parenchyms oder diesem aufsitzend. Parapelvine Zysten liegen im Sinus renalis.
Schrumpfniere	Verkleinerte Nieren, schwer abgrenzbar, verwaschene Kontur
Nephrolithiasis	Echoreicher Reflex zentral oder peripher im Sinus renalis. Häufig ist nur ein Schallschatten nachweisbar (da der Sinus renalis ebenfalls reflexreich ist)
Hydronephrose	Zunächst echoarme Aufweitung d. Nierenbeckens, dann auch der Kelche. Zunehmende Verschmälerung des Parenchymsaums
Angiomyolipom	Häufigster gutartiger Nierentumor. Glatt begrenzte, echoreiche Raumforderung, meist homogene Echostruktur, Größe meist < 3 cm
Hypernephrom	Sehr vielfältige Sonomorphologie: rundliche bis polyzyklische Begrenzung meist unregelmäßig, evtl. mit zipfligen Ausziehungen. Meist relative Echoarmut oder Isoechogenität. Echostruktur homogen bis unregelmäßig, evtl. schollige Verdichtungen, ggf. mit Schallschatten. Evtl. Thromben in V. renalis oder V. cava.

	Milz
Normal- befund	Untersuchung in Exspiration (wg. Überlagerung durch Lunge). Größe und Form der Milz sind sehr variabel. Grenzwerte: Dicke (Tiefe): 4 cm, Breite: 7 cm, Länge: 11 cm („4711-Regel"). Für die Diagnose „Splenomegalie" müssen mind. 2 der 3 Parameter vergrössert sein. *Normvariante:* Nebenmilz, oft multiples Vorkommen. Lokalisation meist im Milzhilus, kugelige Form, Echokriterien wie normales Milzparenchym
Milzinfarkt	Keilförmige Binnenstruktur, zunächst isoechogen, dann echoarm bis echoleer. Im Verlauf der Organisation echoreiche Reflexe, als Residuen, Kalzifikationen, Pseudozysten, Einziehung der Oberfläche
Trauma	• intralienales Hämatom: echoarme bis -freie Läsion mit unregelmäßiger Begrenzung • Milzruptur: echoarme bis -freie perilienale Raumforderung in Milzloge; Frühstadium: evtl. nur diskreter echoarmer perilienaler Randsaum. Ruptur selbst oft nicht darstellb.
	Aorta
Normalbefund	Lumenweite im oberen Anteil < 2,5 cm, in Bifurkationshöhe < 2 cm
Aorten- aneurysma	Konzentrische oder exzentrische Aufweitung > 3,5 cm, meist teilthrombosiert
	Restharn
Restharnbe- stimmung (ml)	Breite (cm) x Höhe x Länge x 0,52 Normal: 10–30 ml nach spontaner Miktion

20.2 Konventionelles Röntgen

20.2.1 Thoraxübersicht

Stets in 2 Ebenen: p.a.-Übersichtsaufnahme (posterior-anteriorer Strahlengang: das ventral gelegene Herz ist dem Film näher und deshalb weniger vergrößert dargestellt), sowie linksanliegendes Seitbild. Hartstrahlaufnahmen (100 kV) mit 2 m Röhrenabstand (Herzfernaufnahme) im Stehen (Ausnahme Intensivpatienten, Verdacht auf kleinen Pleuraerguß) und in maximaler Inspiration (Ausnahme Pneumothorax, hier zusätzlich Exspirationsaufnahmen).

Normalbefunde
- Die Lungenzeichnung ist überwiegend durch Gefäße bedingt. Der Gefäßdurchmesser nimmt im Stehen durch den hydrostatischen Druck von kranial nach kaudal zu, deshalb stärkere Gefäßzeichnung der Lungenunterfelder
- Die Bronchien sind nur in ihren zentralen Abschnitten als Aufhellungen erkennbar
- Die Interlobärspalten sind nur sichtbar, wenn sie tangential getroffen werden → der schräg verlaufende große Lappenspalt ist nur in der Seitaufnahme zu erkennen. Der kleine Lappenspalt der rechten Lunge stellt sich in der p.a.-Aufnahme häufig dar
- Das rechte Zwerchfell steht infolge der Anhebung durch die Leberkuppel in der Regel höher als das linke.

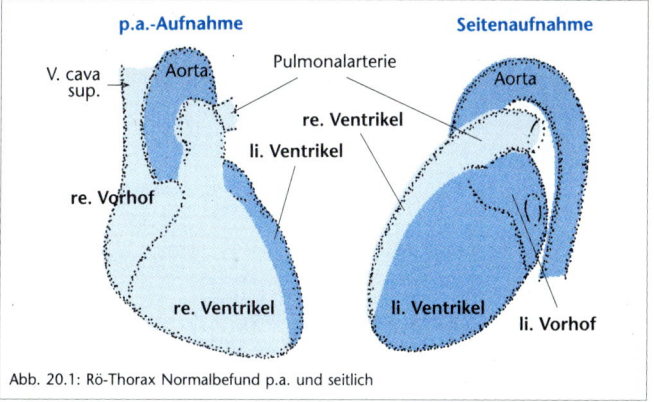

Abb. 20.1: Rö-Thorax Normalbefund p.a. und seitlich

Auswertung

- Name und Datum korrekt?
- Seiten korrekt bezeichnet?
- Richtige Einblendung? (beide kostophrenischen Winkel müssen sichtbar sein)
- Orthograde Projektion (symmetrische Lage der Sternoclaviculargelenke)?
- Schulterblätter müssen außerhalb der Lungenfelder liegen
- Beurteilung der Aufnahmehärte: BWK_1–BWK_5 müssen im Herzschatten abgrenzbar sein.

Systematische Auswertung, z.B. in der Reihenfolge
- Zwerchfellstand
- Kostophrenischer/kardiophrenischer Winkel
- Herzgröße, Herzkontur, Hilus, Mediastinum mit Trachea und Bifurkation
- Unter-, Mittel-, Oberfelder der Lunge
- Knochen und Weichteilschatten.

■ DD pulmonaler Verschattungen

DD des Rundschattens

Ein solitärer Rundschatten ist in 40 % ein Bronchialkarzinom und in 40 % ein Granulom (z.B. Tbc ☞ 6.5.4, Sarkoidose ☞ 6.4.1). Deshalb ist eine histologische Klärung notwendig: Bronchoskopie, transthorakale Punktion, evtl. Probe-Thorakotomie mit intraop. Schnellschnitt.

Weitere DD: Metastase (meist multipel), Adenom, Pseudotumor infolge interlobulärem Erguß, Rundatelektase, kongenitale Zyste, bronchogener Lungenabszeß, bronchiektatische Kaverne (Spiegel im Tomogramm), Aspergillom, Aktinomykose, Echinokokkusinfektion, Wegener'sche Granulomatose (☞ 17.5.11), rheumatoide Arthritis (☞ 17.4.1), AV-Fistel, Mammillenschatten (beidseits in den Unterfeldern).

DD der flächigen Verschattung
Einseitig
- *Lobärpneumonie* (☞ 6.5.1): homogene Verschattung des betroffenen Lungenlappens mit scharfer Grenze zwischen gesunden und erkrankten Lungenbezirken, evtl. Pleuraerguß
- *Bronchopneumonie*: kleinfleckige, unregelmäßige und unscharf konturierte Herde, die konfluieren können und unabhängig von Segmentgrenzen sind; Pleuraerguß selten, Unterfelder bevorzugt
- *Andere Pneumonien:* poststenotische Pneumonie bei zentralem Bronchial-Ca, Viruspneumonie, Stauungspneumonie, Tbc, Pneumonie bei Lungeninfarkt (Pleuraschmerz, blutiges Sputum)
- *Atelektase:* Meistens Resorptionsatelektase durch Bronchialverschluß (Ca, Fremdkörper, Schleimpfropf). Verlagerung der Interlobärfissuren, Zwerchfellhochstand der kranken Seite, Verschmälerung der ICR, Verlagerung des Mediastinums zur kranken Seite. Rundherd nach Pleuraaffektion: Rundatelektase
- *Pleuraerguß* (☞ 6.1.7): Röntgenologisch ab 200–300 ml (≈ *Cola-Dose*) sichtbar, Verschattung des kosto-phrenischen Winkels mit konkavem, nach lateral ansteigendem Rand *(Ellis-Damoiseau-Linie)*, der sich bei Inspiration nach oben verschiebt. Aufnahme in Seitenlage (freier Abfluß?) zur Differenzierung von einer Schwarte. *Cave:* Interlobär-Ergüsse können als „Rundherd" erscheinen!

Beidseitig
- *Lungenstauung:* ☞ 4.5.2, Urämie ☞ 9.7
- Sarkoidose, Lungenfibrosen (z.B. Silikose mit Narbenemphysem und Hilusverziehung), Lymphangitis carcinomatosa, malignes Lymphom, Hämosiderose, Strahlenpneumonitis/-fibrose
- *Exogen allergische Alveolitis* (z.B. Farmerlunge, Vogelhalterlunge)
- *Inhalationsintoxikation* (z.B. Schweißerlunge, Rauchgasvergiftung)
- *Pneumonie*, Pneumonie bei Immunschwäche (☞ 6.5.2), AIDS ☞ 18.4.2/3
- *Adult respiratory distress syndrome* (ARDS, „Schocklunge" ☞ 3.5).

DD des Zwerchfellhochstandes
Phrenikusparese (z.B. bei *Hilustumor*, nach SD-OP), Hepato-, Splenomegalie, Adipositas, Aszites, Schwangerschaft, Koloninterposition *(Chilaiditi-Sy.:* luftgefüllte Darmschlinge zwischen Leber und Zwerchfell), subphrenischer Abszeß. Unterscheidung Parese/Hochstand: Saug-Press-Versuch unter Durchleuchtung (Waagebalkenphänomen bei Parese).

DD der Hilusverbreiterung
- *Zentrales Bronchial-Ca*
- *Lungenstauung:* Erweiterung der zentralen Lungengefäße, bei massiver Stauung Übergang in *fluid lung* ☞ 4.5.2
- *Links-rechts-Shunt:* erweiterte Pulmonalarterien, pulssynchron „tanzende Hili" in der Durchleuchtung
- *Lk-Vergrößerung:* z.B. Sarkoidose, Bronchial-Ca, Tbc, malignes Lymphom.

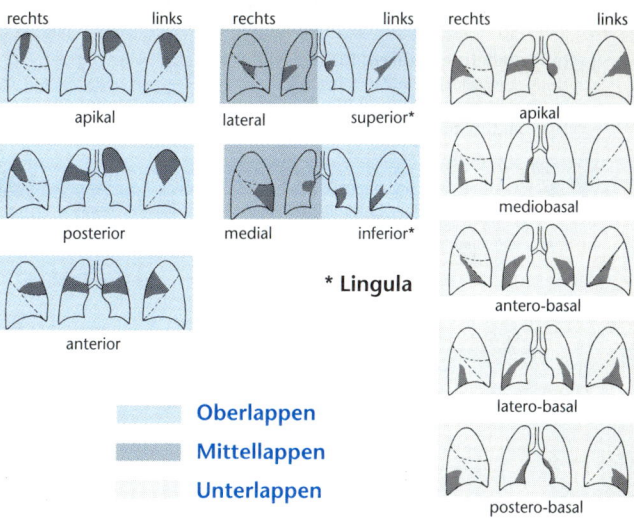

Abb. 20.2: Verschattung einzelner bronchopulmonaler Segmente

20.2.2 Abdomenübersichtsaufnahme

Durchführung im Stehen oder in Linksseitenlage. *Hauptindikation:* Akutes Abdomen. Fragestellung:
- *Freie Luft?* Freie Luft ist im Stehen als Luftsichel unter dem Zwerchfell bzw. in Linksseitenlage unter der seitlichen Bauchwand nachweisbar. Freie retroperitoneale Luft stellt sich als streifenförmige Aufhellung entlang der Psoasmuskulatur dar
- Sonstige pathologische Gasansammlungen?
- *Flüssigkeitsspiegel?*
- *Psoasrandkontur?* Der Psoasrandschatten ist normalerweise glatt abgrenzbar. Eine Unschärfe der Randkontur weist auf retroperitoneale Fibrose, paranephritischen Abszeß bzw. Senkungsabszeß sowie retroperitoneale Hämatome hin
- *Verkalkungen?* DD intraabdomineller Verkalkungen:
  - Pankreasverkalkungen (bei ca. 30 % der chronischen Pankreatitiden)
  - Gallen- oder Nierensteine
  - Phlebolithen (verkalkte Venen bei älteren Menschen)
  - Verkalkte Tumoren, Hämatome, Abszesse, Zysten und Aneurysmen.

 In 30 % ist trotz Perforation keine freie Luft nachweisbar. Freie Luft läßt sich bei Zustand nach OP oder nach Laparatomie bzw. Laparoskopie bis zu 7 Tage lang nachweisen.

20.2.3 I.v. Kontrastmitteluntersuchungen

Kontrastmittelallergie: Erhöhtes Risiko bei Patienten mit
- Kontrastmittelzwischenfall in der Anamnese
- polyvalenten Allergien (z.B. Heuschnupfen, atopisches Ekzem, Asthma)
- hyperreagiblem Bronchialsystem (Asthma, chronisch obstruktive Bronchitis).

Prophylaxe bei V.a. KM-Allergie (mod. nach Arlart und Bräutigam)

- Bei Allergieanamnese oder vorangegangener leichter Unverträglichkeitsreaktion: nichtionisches KM bevorzugen. Evtl. H$_1$- und H$_2$-Blocker (→ ①).
  Bei Verwendung ionischer KM oder bei i.v. Cholegrafie: obligat H$_1$/H$_2$-Blocker (→ ①) oder orale Steroide (→ ③).
- Bei bekanntem schwerem KM-Zwischenfall: KM-Applikation nur bei dringlicher Ind.! Obligate Verwendung nichtionischer KM. Obligat H$_1$/H$_2$-Blocker (→ ①) + i.v. Steroide (→ ②).
- Notfallmedikamente bereithalten ☞ 3.2.5.

① H$_1$/H$_2$-Blocker

Körpergewicht (kg)	H$_1$-Blocker, z.B. Fenistil® (1 Amp. = 4 ml = 4 mg)*	H$_2$-Blocker, z.B. Tagamet® (1 Amp. = 2 ml = 200 mg)*
> 90	3 Amp.	3 Amp.
45–90	2 Amp.	2 Amp.
< 45	1 Amp.	1 Amp.

* **Applikation:**
- Tagamet® 1 Amp. in 10 ml NaCl verdünnt, Injektionsdauer mind. 2 Min. Für Fenistil® mind. 30 Sek. Injektionsdauer pro Amp.
- Alternativ: Kurzinfusion beider Substanzen in 50 ml NaCl in 3–5 Min.
- KM-Applikation nach 15–20 Min. beginnen. *Cave:* Sedierung durch H$_1$-Blocker

② I.v. Steroide

Prednisolon 200 mg oder Dexamethason 40 mg 15 Min. vor KM-Applikation

③ Orale Steroide

Prednisolon je 30 mg 12 h und 2 h vor KM-Applikation

V.a. Hyperthyreose

KM-Gabe prinzipiell nur bei dringlicher Indikation. Nach Möglichkeit muß vor KM-Applikation TSH basal vorliegen. Andernfalls Blut für in vitro-Teste vor KM-Applikation abnehmen.
- Geplante Schilddrüsendiagnostik vorher durchführen
- Bei dringendem V.a. funktionelle Autonomie 15 Min. vor KM-Applikation 40 Trpf. Perchlorat-Lösung (z.B. Irenat®), 2 h später 20 Trpf. Irenat®, danach über 1 Wo. 3 x 15 Trpf. Irenat® tägl.
- Bei klinischem V.a. Hyperthyreose zusätzl. Thiamazol (z.B. Favistan®) 10 mg tägl. (Laborkontrollen inkl. BB)
- Bei gallengängigen KM Behandlung um 3 Wo. verlängern.

Niereninuffizienz: Erhöhtes Risiko für ein ANV bei vorbestehender Nierenschädigung und Diab. mell., deshalb hier strenge Indikationsstellung. Immer auf gute Hydrierung achten (z.B. bei Plasmozytom). Bei Hämodialysepatienten besteht durch die Hyperosmolarität des KM die Gefahr der Überwässerung und kardialen Dekompensation → evtl. Kurzdialyse unmittelbar nach KM-Untersuchung.

20.3 Computertomographie

- Höchstes Risiko der Kontrastmittelallergie bei i.v.-Cholezystographie → nach Möglichkeit durch orale Cholezystographie bzw. ERCP ersetzen
- I.v. KM-Untersuchung nach Möglichkeit nach geplanter Schilddrüsenszintigraphie durchführen. *Cave:* Kontrastmittelgabe macht Radiojodtherapie (z.B. bei Schilddrüsenkarzinom) monatelang unmöglich!
- Kontrastmittelapplikation bedeutet Volumenbelastung → *cave:* Dekompensation einer Herzinsuffizienz
- Einverständniserklärung nicht vergessen!

20.3 Computertomographie

Ein bleistiftdünnes Röntgenstrahlbündel rotiert um den Pat. und durchdringt die zu untersuchende Körperschicht aus unterschiedlichen Richtungen. Die Schwächung der Strahlung wird auf der gegenüberliegenden Seite durch ein Detektorsystem registriert. Durch einen Computer erfolgt die räumliche Zuordnung der absorbierenden Strukturen und die Errechnung ihrer Röntgendichte, welche durch unterschiedliche Grauwerte wiedergegeben wird. Die Quantifizierung der Röntgendichte erfolgt nach sog. Hounsfield-Einheiten

- *hypodens:* relativ geringere Dichte
- *hyperdens:* relativ höhere Dichte
- *isodens:* gleich hohe Dichte (wie ein anderes Medium)

Bei den meisten Fragestellungen werden intravenöse, jodhaltige *Kontrastmittel* eingesetzt. Hierdurch ist die Abgrenzung von Gefäßen möglich. Differentialdiagnostische Hinweise ergibt die Dynamik der KM-Anreicherung im Gewebe *(Enhancement),* wodurch sich z.B. maligne von benignen Prozessen unterscheiden oder Blut-Hirnschrankenstörungen nachweisen lassen.

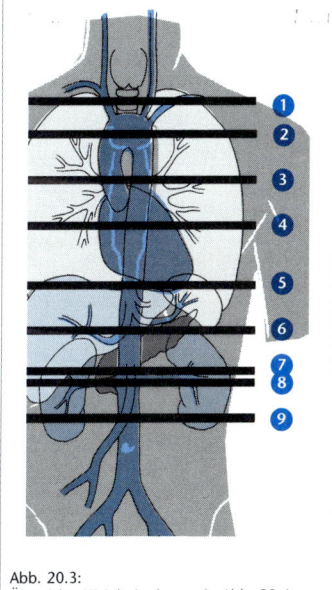

Abb. 20.3:
Übersicht CT-Schnittebenen in Abb. 20.4

Strahlenbelastung
Die Strahlenbelastung hängt von der Schichtdicke und der Anzahl an Schnitten ab. In der Regel beträgt sie ein Vielfaches einer konventionellen Aufnahme der entsprechenden Region.

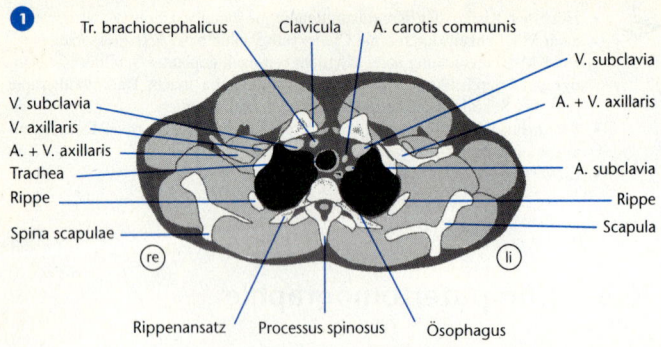
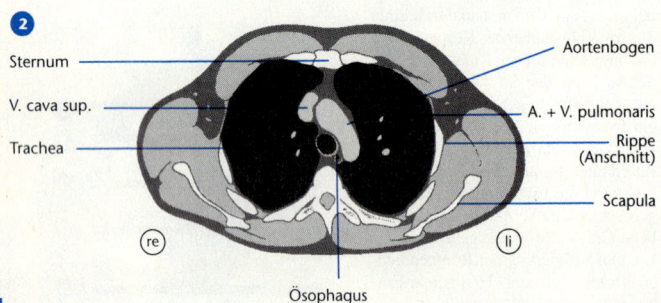
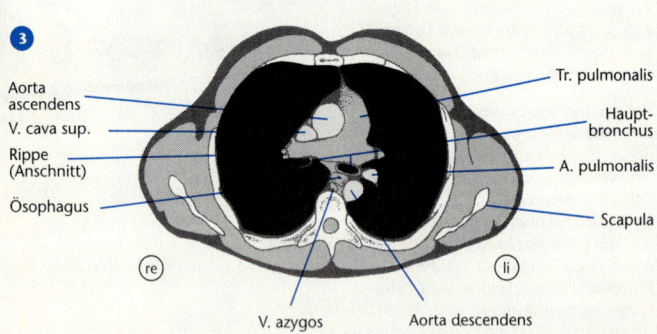

Abb. 20.4: Computertomographische Querschnittstopographie. Nach Wegener, O.H.: Ganzkörpercomputertomographie, 2. Aufl., Blackwell 1992. Die Numerierung der Schnittebenen bezieht sich auf Abb. 20.3.

20.3 Computertomographie

4

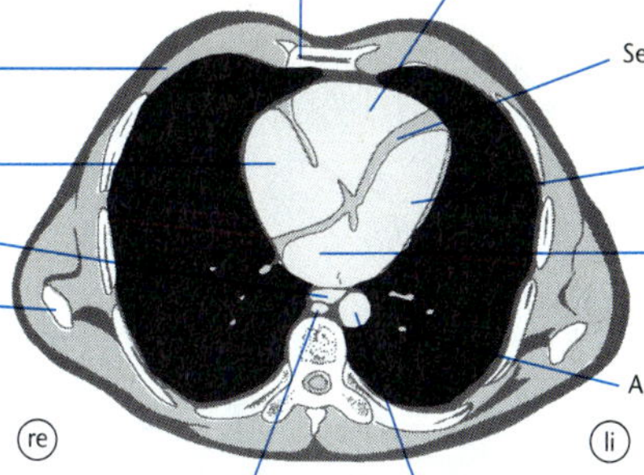

- Sternum
- re. Ventrikel
- M. pectoralis major
- Septum interventr.
- re. Vorhof
- li. Ventrikel
- Ösophagus
- li. Vorhof
- Scapula
- A. + V. pulmonalis
- (re) (li)
- V. azygos
- Aorta descendens

5

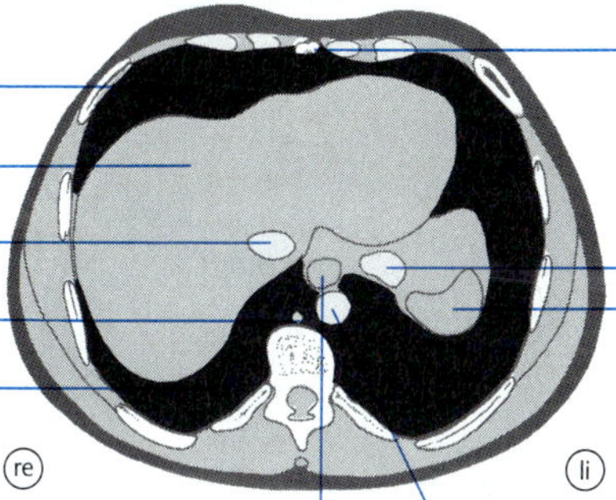

- Sinus phrenicocostalis
- Sternum
- Leber
- V. cava inf.
- Magen
- V. azygos
- Milz
- Sinus phrenico-costalis
- (re) (li)
- Hiatus oesophageus
- Aorta descendens

6

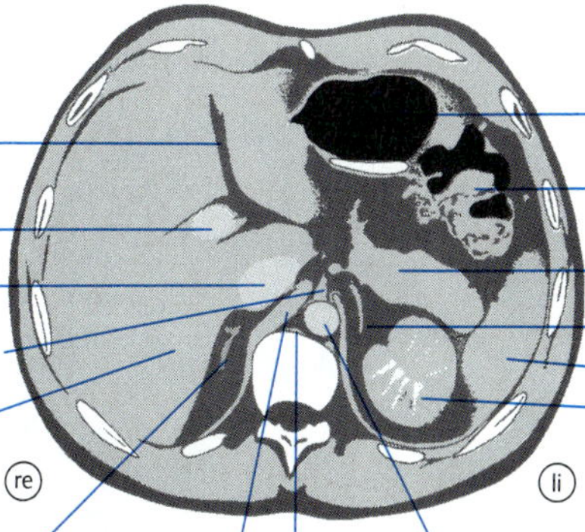

- Lig. falciforme /teres hapatis
- Magen
- li. Kolonflexur
- V. portae
- V. cava inf.
- Pankreas (Corpus)
- Truncus coeliacus
- Nebenniere
- Milz
- Leber
- Niere
- (re) (li)
- Nebenniere
- Zwerchfell
- V. azygos
- Aorta descendens

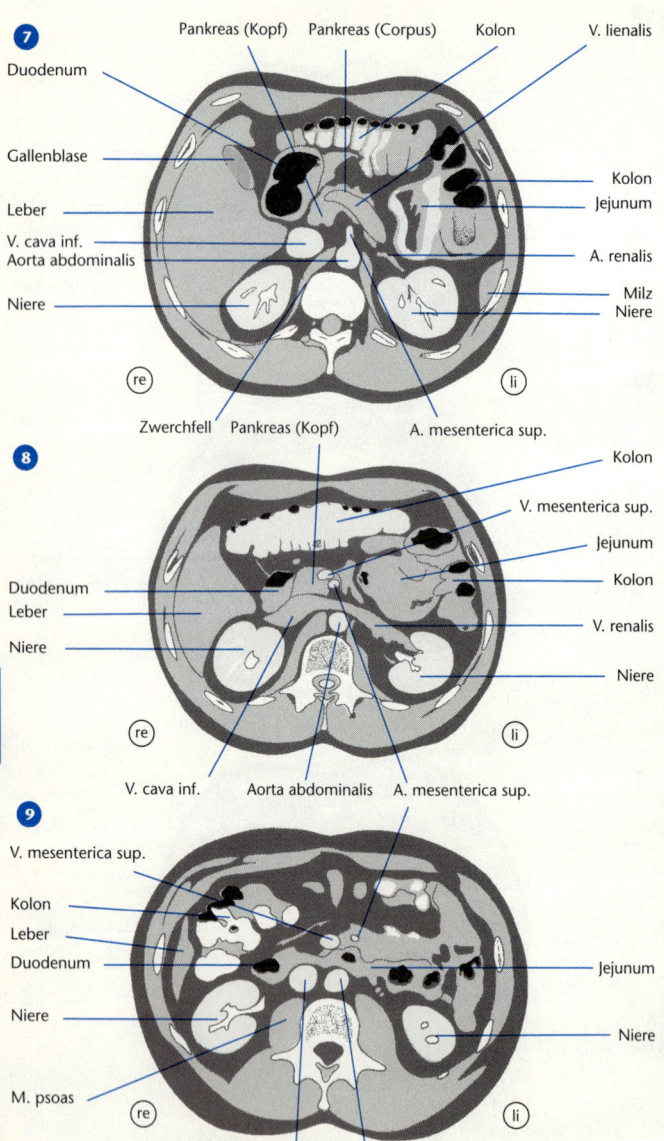

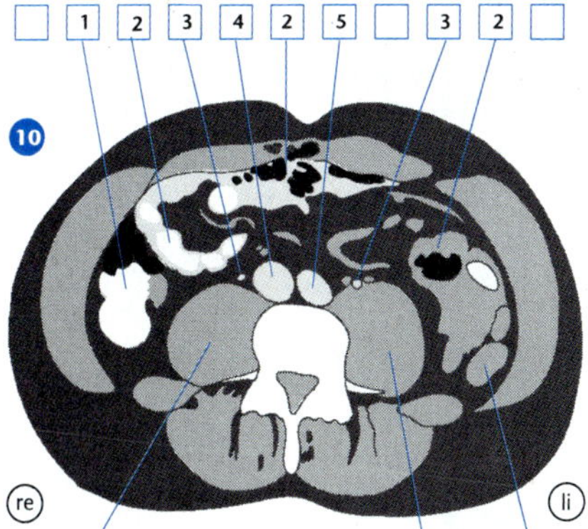

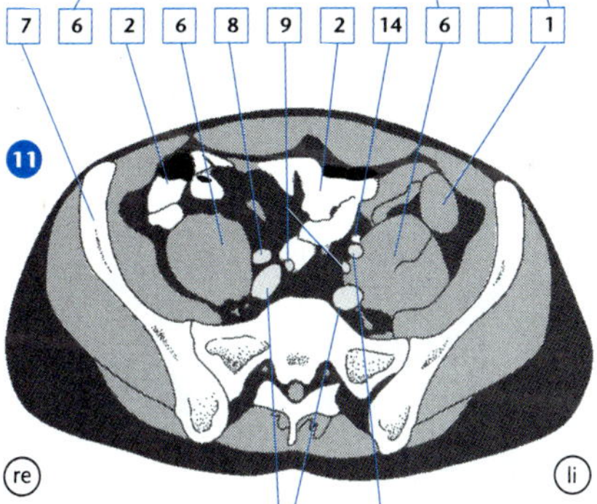

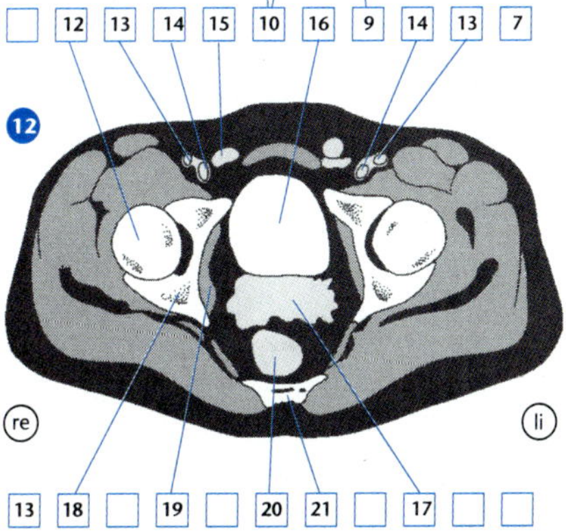

20.3 Computertomographie

10
1 2 3 4 2 5 3 2
(re) (li)

11
7 6 2 6 8 9 2 14 6 1
(re) (li)

12
12 13 14 15 10 16 9 14 13 7
13 18 19 20 21 17
(re) (li)

1 Kolon
2 Ileum
3 Ureter
4 V. cava inf.
5 Aorta abdominalis
6 M. psoas
7 Darmbeinschaufel
8 A. iliaca externa
9 A. iliaca interna
10 V. iliaca communis
11 Ureter
12 Hüftkopf
13 A. femoralis
14 V. femoralis
15 Funiculus spermaticus
16 Harnblase
17 Samenblase
18 Acetabulum
19 M. obturatorius int.
20 Rektum
21 Os sacrum

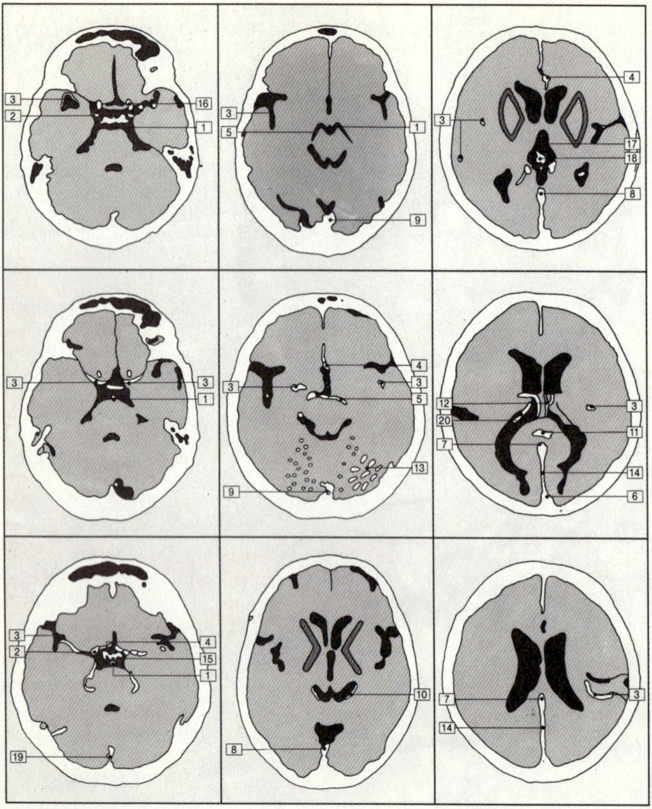

Arterien
1. A. basilaris
2. A. carotis interna
3. A. cerebri media
4. A. cerebri anterior
5. A. cerebri posterior

Venen
6. Sinus sagittalis superior
7. Sinus sagittalis inferior
8. Sinus rectus
9. Confluens sinuum
10. V. basalis
11. V. cerebri magna Galeni
12. V. cerebri interna
13. Tentorium
14. Interhemisphärenspalt

Varia
15. Dorsum sellae
16. Processus clinoideus anterior
17. Habenula
18. Corpus pineale
19. Falx cerebelli
20. Plexus chorioideus

Abb. 20.5: CT Schädel mit KM: Normalbefunde bei koronarer Schnittführung

Mit freundlicher Genehmigung der Schering AG aus: S. Lange, Th. Grumme, W. Kluge, K. Ringel, W. Meese: Zerebrale und spinale Computertomographie. Med.-wiss. Buchreihe Schering, 1988

Margret Oethinger
Arno Dormann
Martin Lindig
Klaus Weber

21

Problemfälle der Arzneitherapie

21.1	Nomogramme	660
21.1.1	Nomogramm zur Abschätzung der endogenen Kreatininclearance	660
21.1.2	Nomogramm zur Bestimmung der Körperoberfläche bei Erwachsenen	661
21.2	Plasmaspiegel und therapeutische Bereiche von Arzneimitteln	662
21.3	Arzneimittelinteraktionen	664
21.4	Arzneimittel in der Schwangerschaft (Positivliste)	671
21.5	Glukokortikoid-Therapie	674
21.6	Schmerztherapie	676
21.6.1	Analgetische Stufenther.	676
21.7	Psychopharmaka	680
21.7.1	Neuroleptika	680
21.7.2	Hypnotika (Schlafmittel)	683
21.7.3	Antidepressiva	684
21.8	Antikoagulation	686
21.8.1	Heparin	686
21.8.2	Cumarinderivate	689
21.8.3	Thrombozytenaggregationshemmer	691
21.8.4	Thrombolyse	691
21.9	Dosierung von Medikamenten über Perfusor	695
21.10	Medikamentendosierung bei Niereninsuffizienz	697
21.11	Arzneitherapie bei Leberschädigung	701
21.12	Arzneitherapie bei älteren Patienten	702

Anthelmintika	☞ 19.4
Antibiotika: Spektrum, Dosierung, NW	☞ 19.1
Antiprotozoenmittel	☞ 18.7
BtMVV-Rezept	☞ 1.3.2
Handels- und Freinamen der 2000 wichtigsten Arzneimittel	☞ 23
Rezeptausstellung	☞ 1.3.1
Tuberkulostatika	☞ 6.5.4
Virostatika	☞ 19.2

21.1 Nomogramme

21.1.1 Nomogramm zur Abschätzung der endogenen Kreatininclearance

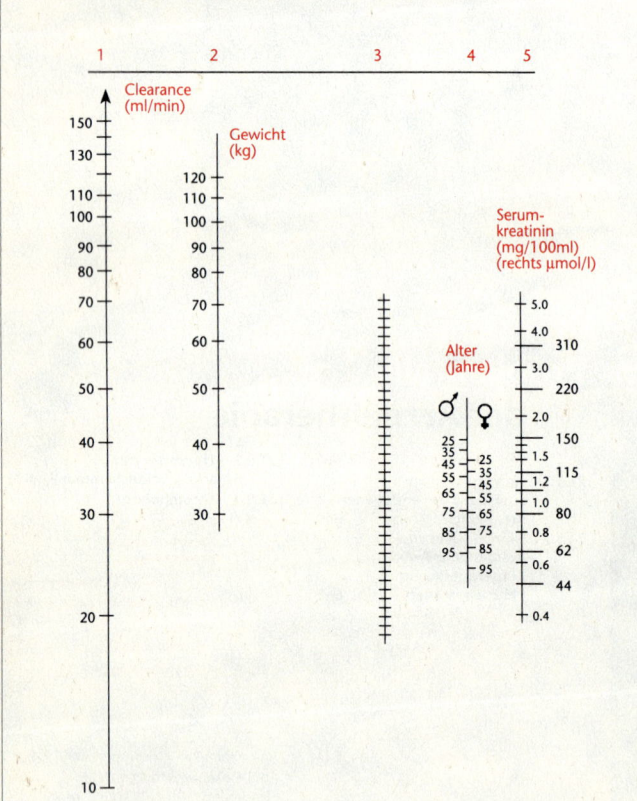

Abb. 21.1: Mit Lineal Gewicht des Patienten *(Skala 2)* mit dem Alter *(Skala 4)* verbinden. Es resultiert ein Schnittpunkt mit *Skala 3*. Diesen Schnittpunkt durch Drehen des Lineals mit dem gemessenen Serumkreatinin-Wert *(Skala 5)* verbinden. Die linke Hälfte des Lineals schneidet dann *Skala 1* → zugehöriger Clearance-Wert.

21.1.2 Nomogramm zur Bestimmung der Körperoberfläche bei Erwachsenen

Formel: KO in m² = $\dfrac{(\text{KG in kg})^{0,425} \times (\text{Größe in cm})^{0,725}}{139,315}$

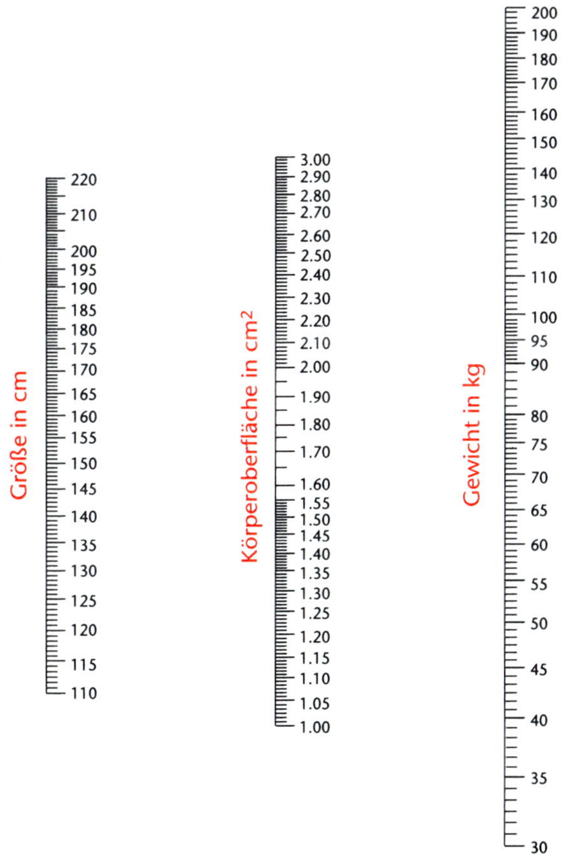

Abb. 21.2:
Größe und Gewicht mit einer Geraden verbinden, Körperoberfläche am Schnittpunkt ablesen

21.2 Plasmaspiegel und therapeutische Bereiche von Arzneimitteln

Therapeutisches „*drug-monitoring*" (TDM), d.h. Messen von Medikamentenkonzentrationen im Blutplasma, hilft bei der Dosisanpassung bei geringer ther. Breite. Es entbindet den Arzt nicht von der Aufgabe, das Behandlungsschema der klinischen Situation (Ausbleiben des gewünschten Effektes, Auftreten von Nebenwirkungen) anzupassen. Mit dem *therapeutischen Bereich* ist die Spanne pharmakodynamisch wirksamer Plasmakonzentrationen beschrieben, in der unerwünschte Wirkungen mit einer geringeren Wahrscheinlichkeit auftreten.

Antiarrhythmika			
	ther. Bereich [µmol/l]	Umrechnungs-faktor[1]	ther. Bereich [mg/l]
Ajmalin	0,09–0,15	3,0	0,03–0,05
Amiodaron	0,8–4,7	1,6	0,5–3,0
Chinidin	6–15	3,0	2–5
Digitoxin	17–33 nmol/l	1,3	13–25 µg/l
Digioxin	0,9–2,6 nmol/l	1,3	0,7–2,0 µg/l
Disopyramid	6–15	3,0	2–5
Flecainid	0,5–2,5	2,5	0,2–1,0
Lidocain	8,5–21,5	4,3	2–5
Magnesium	66,0–136,0	41,2	1,6–3,3
Mexiletin	2,8–11,2	5,6	0,5–2,0
Procainamid	17–43	4,3	4–10
N-Acetyl-Procainamid[2]	22–72	3,7	6–20
Propafenon	0,6–3,0	3,0	0,2–2,7
Sotalol	3–10	3,7	0,8–2,7
Tocainid	20–50	5,2	4–10
Verapamil	0,04–0,20	2,2	0,02–0,10

[1] Umrechnungsfaktor (UF) 1000 : MG, d.h. µmol/l = UF × mg/l
[2] aktiver Metabolit des Procainamids

Antibiotika / Antimykotika / Antivirale Medikamente

	Tal-spiegel[2] [µmol/l]	ther. Bereich [µmol/l]	Umrech-nungs-faktor[1]	Tal-spiegel[2] [mg/l]	ther. Bereich [mg/l]
Amikacin	< 9	26–43	1,7	< 5	15–25
Amphotericin B		0,2–2,2	1,1		0,2–2,0
Chloramphenicol		16–62	3,1		5–20
Cotrimoxazol Trimethoprim Sulfamethoxazol		5–14 160–400	3,4 4,0		1,5–4,0 40–100
Fluconazol		13,2–26	3,3		4–8
Flucytosin		bis 780	7,8		bis 100
Ganciclovir		2,3–97,5	3,9		0,6–25
Gentamycin	< 4,5	11–26	2,2	< 2	5–12
Griseofulvin		0,84–3,6	2,8		0,3–1,3
Isoniacid		3,7–110	7,3		0,5–15
Pyrazinamid		58–87	2,9		20–30
Streptomycin	< 8,5	26–68	1,7	< 5	15–40
Teicoplanin		bis 5	0,5		bis 10
Tobramycin/ Netilmicin	< 4,5	11–25	2,1	< 2	5–12
Vancomycin	< 7	bis 28	0,7	< 10	bis 40

[1] Umrechnungsfaktor (UF) 1000 : MG, d.h. µmol/l = UF x mg/l
[2] Talspiegel *(trough-level)* werden am Ende des Dosierungsintervalles direkt vor erneuter Medikamentenapplikation bestimmt und sollen den angegebenen Wert nicht überschreiten

Antidepressiva

	ther. Bereich [µmol/l]	Umrechnungs-faktor[1]	ther. Bereich [mg/l]
Amitriptylin (+ Nortriptylin)[2]	0,40–0,90	3,6	0,10–0,25
Clomipramin (+ Desmethylclomipramin)[2]	0,50–1,00	3,2	0,15–0,30
Desipramin	0,25–0,95	3,8	0,06–0,25
Doxepin (+ Desmethyldoxepin)[2]	0,20–0,90	3,6	0,06–0,25
Imipramin (+ Desipramin)[2]	0,35–1,10	3,6	0,10–0,30
Lithium	300–1300		
Nortriptylin	0,20–0,60	3,8	0,05–0,15

[1] Umrechnungsfaktor (UF) 1000 : MG, d.h. µmol/l = UF x mg/l
[2] Im Rahmen des ther. drug monitorings oder der toxikol. Analyse werden die Plasmakonzentrationen des entsprechenden Pharmakons mit denen des jeweiligen aktiven Metaboliten (in Klammern) summiert

Antiepileptika

	ther. Bereich [μmol/l]	Umrechnungs-faktor[1]	ther. Bereich [mg/l]
Carbamazepin	17–42	4,2	4–10
Clonazepam	0,06–0,22	3,2	0,02–0,07
Ethosuximid	285–710	7,1	40–100
Phenobarbital	43–172	4,3	10–40
Phenytoin	40–80	4,0	10–20
Primidon[2]	23–55	4,6	5–12
Valproinsäure	345–690	6,9	50–100

[1] Umrechnungsfaktor (UF) 1000 : MG, d.h. μmol/l = UF x mg/l
[2] Wird zu Phenobarbital metabolisiert, gleichzeitige Bestimmung des Phenobarbitalspiegels (deutlich längere HWZ) erforderlich

Sonstige

	ther. Bereich [μmol/l]	Umrechnungs-faktor[1]	ther. Bereich [mg/l]
Ciclosporin A	0,08–0,25	0,8	0,1–0,3
Salicylat	145–720[2] 420–2160[3]	7,2	20–100[2] 100–300[3]
Theophyllin	44–110	5,5	8–20

[1] Umrechnungsfaktor (UF) 1000 : MG, d.h. μmol/l = UF x mg/l
[2] Bei analgetisch/antipyretischer Wirkung
[3] Bei antiphlogistischer Wirkung

21.3 Arzneimittelinteraktionen

- Nicht mit **Glukose** zusammen infundieren: Furosemid, Ampicillin, Hydralazin, Chinin, Urokinase
- Nicht mit **NaCl** zusammen infundieren: Amphotericin, Lidocain, Nitroprussid
- Nicht mit **NaHCO₃**: Ca^{2+}, Dobutamin, Dopamin, Piperacillin, Adrenalin, Noradrenalin
- Nicht verschiedene Medikamente in einer Infusionslösung miteinander mischen.

Acetylcystein (ACC)
Wirkung von oralen Antibiotika vermindert, deshalb Einnahme ca. 2 h später (außer Amoxicillin, Erythromycin, Doxycyclin).

Acetylsalicylsäure und Derivate
Nichtsteroidale Antirheumatika, Anthranilsäure-, Arylessigsäure-, Arylpropionsäurederivate, Oxicame
- Cave bei allen Med., die eine Blutungsneigung verstärken können (orale Antikoagulantien, Heparin, andere nichtsteroidale Antiphlogistika, Alkohol)
- Probenecid/Sulfinpyrazon: verstärkte urikosurische Wirkung
- Sulfonylharnstoffe: Wirkung ↑
- Kortikoide, erhöhte Blutungsgefahr
- Erhöhte Blutspiegel von Barbituraten, Digoxin, Lithium, Phenytoin
- Verstärkte Toxizität von Methotrexat.

ACE-Hemmer
Z.B. Captopril, Enalapril
- Kaliumsparende Diuretika: Hyperkaliämiegefahr
- Nichtsteroidale Antiphlogistika: antihypertensive Wirkung abgeschwächt
- Immunsuppressiva, Allopurinol, Zytostatika, Glukokortikoide: erhöhtes Risiko von Blutbildveränderungen.
- Lithium: Ausscheidung ↓.

Allopurinol
- Ampicillin, Amoxicillin: allergische Reaktion häufiger
- Mercaptopurin und Azathioprin: Toxizität wird verstärkt → Dosis um 50–75 % reduzieren
- Cumarinderivate: Wirkung ↑
- Thiaziddiuretika und Etacrynsäure: Wirkung ↓

Aluminiumhaltige Medikamente
Z.B. Aluminiumhydroxid in Antacida
Tetrazykline und Gyrasehemmer:
Resorption ↓ (bis 90 %).

Amilorid
- Verstärkte Blutdrucksenkung: Antihypertensiva (z.B. β-Blocker, Barbiturate, Psychopharmaka, Vasodilatatoren)
- Hyperkaliämie: Kombination mit K+-Gabe, Spironolacton, ACE-Hemmer
- Orale Antidiabetika und Digitalis: Wirkung ↓
- Lithium: Wirkung ↑.

Aminoglykosidantibiotika
Z.B. Gentamicin
- Cefalosporin: erhöhte Nephrotoxizität
- Schleifendiuretika, Amphotericin B, Ciclosporin, Cis-Platin: erhöhte Oto- und Nephrotoxizität
- Halothan, Muskelrelaxantien (wie z.B. Curare, Suxamethonium): Verstärkung der neuromuskulären Blockade

Anästhetika, halogenierte
Z.B. Halothan
- MAO-Hemmer: erhöhtes Risiko einer Herz-Kreislaufinsuff.
- Aminoglykoside oder Muskelrelaxantien vom Curaretyp: Verstärkung der neuromuskulären Blockade
- Alpha-/Beta-Sympathomimetika, Theophyllin: Herzrhythmusstörungen
- Beta-Blocker: verstärkte kardiodepressive Wirkung.

Anticholinergika
Z.B. Atropin
- Anticholinerge Wirkung ↑ bei Kombination von Anticholinergika untereinander und mit folgenden Medikamenten:
  - Tri- und tetrazyklische Antidepressiva
  - Antihistaminika (H_1-Blocker)
  - Neuroleptika
  - Amantadin
  - Chinidin
  - Dopaminantagonisten (z.B. Metoclopramid).

Antidepressiva, tri-/tetrazyklische
- Guanethidin, Clonidin: abgeschwächte RR-senkende Wirkung
- Katecholamine: verstärkte sympathomimetische Wirkung
- Anticholinergika: verstärkte anticholinerge Wirkung
- Verstärkung der zentraldämpfenden Wirkung durch Sedativa, Neuroleptika, Antihistaminika, Alkohol
- Wirkungsverstärkung oraler Antikoagulantien, Antiarrhythmika, Sympathomimetika.

Antikonzeptiva, orale („Pille")
- Beschleunigter Abbau (und damit Wirkungsbeeinträchtigung) durch Barbiturate, Carbamazepin, Phenytoin, Primidon, Rifampicin, Phenylbutazon, Breitbandantibiotika (z.B. Ampicillin, Tetracyclin)
- Verstärkte/verlängerte Wirkung von Metoprolol, Imipramin, Paracetamol, einige Benzodiazepine, Griseofulvin, Vit. C.

Azathioprin
zusammen mit Allopurinol: vgl. dort

Barbiturate, Primidon
- Durch Enzyminduktion Verminderung des Serumspiegels von oralen Antikonzeptiva, Cumarin-Derivaten, Kortikosteroiden, Phenytoin, Digitoxin, Chloramphenicol
- Zusammen mit Alkohol bzw. zentraldämpfenden Pharmaka kommt es zu gegenseitiger Wirkungsverstärkung
- Valproinsäure erhöht Barbituratspiegel um bis zu 40 %
- Erhöhte Methotrexat-Toxizität.

Benzodiazepine
- Gegenseitige Wirkungsverstärkung durch zentralwirksame Pharmaka, Alkohol, Muskelrelaxantien, Analgetika
- Verlängerte Wirkung durch Cimetidin möglich
- *Cave:* Wechselwirkungen mit zentralwirksamen Antihypertonika, β-Blockern und Antikoagulantien (sowohl Verstärkung, als auch Abschwächung möglich).

ß-Blocker (auch Augentropfen)
- Verstärkter kardiodepressiver Effekt (z.B. AV-Block) von Antiarrhythmetika, Ca^{2+}-Antagonisten vom Verapamil/Diltiazem-Typ
- Verstärkte RR-Senkung bei zentral wirkenden Antihypertensiva: z.B. Reserpin, Methyldopa, Clonidin
- Cimetidin: erhöhter Spiegel von Metoprolol, Propanolol
- Insulin/Sulfonylharnstoffe: Hypoglykämie durch Hemmung der Gegenregulation.

Calciumantagonisten
- *Nifedipintyp* (z.B. Isradipin, Nisoldipin, Nitrendipin)
  - Verstärkte Wirkung von RR-senkenden Med. z.B. Diuretika, auch Psychopharmaka
  - Digoxinspiegel erhöht
  - Chinidinspiegel erniedrigt
  - Wirkungsverstärkung durch Cimetidin, Ranitidin
- *Verapamiltyp* (z.B. Verapamil, Diltiazem, Gallopamil)
  - Kardiodepressiver Effekt (z.B. AV-Block) verstärkt durch Antiarrhythmika, β-Blocker, Inhalationsanästhetika
  - Cyclosporin-, Carbamazepin-, Theophyllin- und Digoxinspiegel werden erhöht
  - Lithiumspiegel wird erniedrigt
  - Wirkungsverstärkung durch Cimetidin, Ranitidin
  - Verstärkte Wirkung von RR-senkenden Med., auch Diuretika und Vasodilatatoren
  - Verstärkte Wirkung vom Muskelrelaxantien.

Carbamazepin
- Cumarin-Derivate, orale Antikonzeptiva: Wirkungsminderung durch Enzyminduktion
- Isoniazid, Erythromycin, Verapamil, Diltiazem, Cimetidin führen zu einem Serumspiegelanstieg von Carbamazepin.

Cephalosporine
- Erhöhte Nephrotoxizität von Aminoglykosidantibiotika, hochdosierten Schleifendiuretika, Polymyxin B, Colistin
- Blutungsgefahr erhöht bei Gabe von Antikoagulantien, ASS

Chinidin
- Verstärkter Effekt von Reserpin, muskelrelax. Med., Antikoagulantien, Anticholinergika, Herzglykosiden
- Rifampicin vermindert Wirkung von Chinidin.

Chloramphenicol
- Sulfonylharnstoffe: verstärkte hypoglykämische Wirkung
- Cumarinderivate: verstärkte Antikoagulationswirkung
- Phenytoin: erhöhter Serum-Phenytoinspiegel
- Methotrexat: erhöhte Toxizität
- *Cave:* nicht zusammen mit anderen Medikamenten geben, die ebenfalls die Hämatopoese beeinträchtigen.

Chloroquin, Mefloquin
- Risiko einer NW erhöht bei: Phenylbutazonen (exfoliative Dermatitis), Probenecid (Sensibilisierung), Metronidazol (akute dystone Reaktion), Kortison (BB-Veränderungen), Fansidar (Hautreaktionen)
- Wirkung von Digoxin, Methotrexat verstärkt.

Clofibrinsäure und Derivate
Z.B. Bezafibrat, Clofibrat, Fenofibrat
- Verstärkte Wirkung von oralen Antikoagulantien, oralen Antidiabetika und Insulin (*Cave:* Hypoglykämie)
- Mit HMG-CoA-Reduktase-Hemmern Gefahr der Rhabdomyolyse.

Clonidin
- Verstärkte Wirkung von Alkohol, β-Blokker, Herzglykoside (Bradykardie / AV-Block möglich), RR-senkenden Med. (z.B. Diuretika)
- Clonidin langsam ausschleichen bei Kombinationsther. mit β-Blockern, zuvor β-Blocker langsam reduzieren.

Colestyramin, Colestipol
Verminderte Resorption von Cumarinderivaten, Herzglykosiden, Schilddrüsenhormonen, Tetrazyklinen.

Co-Trimoxazol
- Wirkungsverstärkung von oralen Antikoagulantien, Antidiabetika, Phenytoin, Methotrexat, NSAR (z.B. Indometacin)
- Wirkungsverlust durch Antazida (Resorption $\downarrow$)
- Toxizität und Gefahr des Folsäuremangels bei Kombination mit Barbituraten, Primidon, Methotrexat, Phenytoin (BB-Veränderungen).

Cumarin-Derivate
- *Verstärkte Antikoagulationswirkung* durch Alkohol (akut), Allopurinol, Amiodaron, Anabolika, Androgene, Antibiotika, nichtsteroidale Antiphlogistika/Antirheumatika (z.B. ASS, Phenylbutazon), (Cephalosporine, Chloramphenicol, Cotrimoxazol, Makrolide, Metronidazol, Sulfonamide, Tetrazykline), Chinin, Chinidin, Cimetidin, Danazol, Dihydroergotamin, Dipyridamol, Disulfiram, Etacrynsäure, Fibrate (z.B. Clofibrat, Bezafibrat), orale Antikonzeptiva, Plasminogen-Aktivatoren, Propafenon, Schilddrüsenhormone, Sulfinpyrazon, Tolbutamid, trizyklische Antidepressiva, Valproinsäure
- *Abgeschwächte Antikoagulationswirkung* durch Alkohol (chronisch), Antihistaminika, Antazida, Barbiturate, Carbamazepin, Chloralhydrat, Colestyramin, Glukokortikoide, Griseofulvin, Haloperidol, Mercaptopurin, orale Antikonzeptiva, Rifampicin, Thiouracil, Vit. K.

Digitalisglykoside
- Verstärkte Digitaliswirkung: erhöhte Serumspiegel durch Ca^{2+}-Salze i.v. (Kontraindikation!), Captopril, Chinidin; erhöhte Toxizität durch K^+- und Mg^{2+}- Verluste z.B. bei Diuretikatherapie; chron. Laxantienabusus, Amphotericin B, Cortison, Penicillin G, Salicylate, ACTH-Gaben. Durch Gabe von Reserpin, Phosphodiesterase-Hemmern, Sympathomimetika und Succinylcholin Gefahr von Herzrhythmusstörungen bis zur ventrikulären Tachykardie. Bei Kombination mit trizyklischen Antidepressiva Gefahr von Bradykardien und AV-Blokkierungen
- *Wirkung vermindert:* Resorptionshemmung und Elemination beschleunigt, v.a. für Digitoxin (z.B. Aktivkohle, Colestyramin)
- *Zusätzlich für Digitoxin:*
  - Spiegel erhöht durch Verapamil, Diltiazem
  - Abbau erhöht durch Enzyminduktoren (z.B. Phenytoin, Rifampicin, Phenobarbital, Spironolacton)
- *Zusätzlich für Digoxin:*
  - Spiegel erhöht durch Amiodaron, Antibiotika (Erythromycin, Tetracycline), Ca^{2+}-Antagonisten, Chinidin, Flecainamid, Propafenon, Rifampicin, Spironolacton
  - Wirkung vermindert: Metoclopramid, Neomycin, Sulfasalasin, Phenytoin.

Dopaminantagonisten
Z.B. Alizaprid, Bomoprid, Metoclopramid
- Wirkungsabschwächung durch Anticholinergika
- Wirkungsverstärkung von zentraldämpfenden Med. und Alkohol, Neuroleptika, trizyklischen Antidepressiva und MAO-Hemmern (Extrapyramidale Nebenwirkungen erhöht, Kombination vermeiden).

Doxepin
- Abgeschwächte Wirkung von Clonidin
- Verstärkte Wirkung von Anticholinergika, Alkohol, Katecholaminen, Neuroleptika, Antiarrhythmika vom Chinidintyp und Amiodaron, Digitalis, *Cave:* Kombination mit MAO-Hemmern (NW wie Erregung, Delir, Koma, Krämpfe).

Glukokortikoide
- Nichtsteroidale Antiphlogistika: erhöhte gastrointestinale Blutungsgefahr
- Cumarinderivate: verminderte Antikoagulationswirkung
- Herzglykoside: Wirkung wird durch glukokortikoidinduzierte Hypokaliämie verstärkt
- Thiazid- und Schleifendiuretika: verminderte Diuretikawirkung, Hypokaliämie
- Phenytoin: erhöhter Phenytoinspiegel
- Primidon, Rifampicin, Phenytoin, Barbiturate: verminderte Kortikoidwirkung
- Antidiabetika: BZ-senkende Wirkung $\downarrow$

- Östrogene und „Pille" verstärken antiinflammatorische und mineralokortikoide Wirkung. Thromboserisiko ↑
- ACE-Hemmer: BB-NW verstärkt
- Chloroquin/Methoquin: Myopathie, Kardiomyopathien.

Gyrasehemmer
Chinolone, z.B. Ofloxazin, Norfloxazin
- Resorptionsrate durch gleichzeitige Gabe von Antazida deutlich verringert
- Erhöhter Theophyllin- und Cyclosporinspiegel
- Orale Antidiabetika: Wirkung verstärkt
- Orale Antikoagulantien: Wirkung verstärkt.

H$_2$-Blocker (z.B. Cimetidin, Ranitidin)
- Führen zu verzögerter Ausscheidung oraler Antikoagulantien (erhöhtes Blutungsrisiko!), Ketoconazol, Phenytoin, Benzodiazepinen, Beta-Blockern, Theophyllin, Lidocain
- Wirkungsverstärkung von Nifedipin (verstärkter RR-Abfall).

Heparin
- In Kombination mit oralen Antikoagulantien, NSAR, ASS: verstärktes Blutungsrisiko
- Wirkungsabschwächung von basischen Medikamenten, z.B. Chinin
- Nitro i.v.: Heparinwirkung abgeschwächt.

HMG-CoA-Reduktase-Hemmer
Z.B. Lovastatin, Simvastatin
- Wirkungsverstärkung von oralen Antikoagulantien, Digitalis
- Erhöhtes Risiko einer Myopathie in Kombination mit Fibraten, Nikotinsäure und Immunsuppressiva.

Insulin
- *BZ-Senkung verstärkt* durch ASS, β-Blocker, Cyclophosphamid, Methyl-Dopa, Amphetamine, Anabolika, Clofibrat, MAO-Hemmer, Tetrazykline, Reserpin, Salicylate
- *BZ-Senkung vermindert* durch Phenothiazine, Lithium, trizyklische Antidepressiva, Glukokortikoide, Diuretika, Schilddrüsenhormone, Sympathomimetika, Phenytoin, Heparin, „Pille", Nikotinsäure und -derivate
- Verminderte Alkoholtoleranz.

L-Dopa, Selegelin
- Wirkungsabschwächung durch: Neuroleptika, Opiate, Pyridoxin (Vit. B$_6$), Reserpin
- Antihypertensiva (vestärkte RR-Senkung)
- Katecholamine (verstärkte Wirkung).

Lidocain
- Additive Hemmung von AV-Überleitung, Erregungsleitung und Kontraktionskraft in Kombination mit anderen Antiarrhythmika, Ca^{2+}-Antagonisten und β-Blockern
- Wirkung vermindert durch Enzyminduktoren; erhöht duch Cimetidin.

Lincomycine
Lincomycin, Clindamycin
- Verstärkte neuromuskuläre Blockade bei Muskelrelaxantien
- Wirkungsminderung durch Makrolide (z.B. Erythromycin).

Lithiumsalze
- Kardio- und neurotox. Wirkung verstärkt durch Saluretika, NSAR, Methyldopa
- Verstärkte Strumabildung bei gleichzeitiger Gabe von Jodverbindungen
- Wirkung vermindert durch Acetazolamid.

Makrolidantibiotika
Z.B. Clarithromycin, Erythromycin, Josamycin, Spiramycin
- Erhöhter Theophyllin-, Digoxin-, Ciclosporin- und Carbamazepinspiegel
- Verstärkte Vasokonstriktion bei Dihydroergotamingabe
- Verstärkte Wirkung von oralen Antikoagulantien
- Verminderte Wirkung von Lincomycinen.

MAO-Hemmer
- Bei Wechsel nach Absetzen eines MAO-Hemmers ca. 14 Tage Med.-Pause, da der Spiegel sich erst nach ca. 3–10 Tagen normalisiert
- Wirkungsverstärkung von Sympathomimetika (*cave:* RR-Abfall), Antidiabetika (Hypoglykämie), Antiparkinsonmittel, Antidepressiva (Erregung, Delir, Krämpfe), Opiate, Sedativa, Alkohol.

Methotrexat
Methotrexattoxizität erhöht durch nichtsteroidale Antiphlogistika, Phenytoin, Barbiturate, Tetrazykline, Sulfonamide, Probenecid, Metamizol.

Miconazol
Bukkale Gabe von Gel/Tabletten
- Wirkung von oralen Antikoagulantien, Antidiabetika und Antiepileptika verstärkt
- Ciclosporinspiegel erhöht
- Verstärkung der NW bei gleichzeitiger systemischer antimykotischer Ther.
- Verminderte Wirkung von Amphotericin B.

Naftidrofuryl
Verstärkte Wirkung von Antihypertonika, β-Blockern und Antiarrhythmika (neg. Dromotropie).

Neuroleptika
Phenothiazin-, Thioxanthen-, Azaphenothiazin- und Butyrophenon-Derivate
- Gegenseitige Wirkungsverstärkung durch zentraldämpfende Pharmaka, Alkohol, Propanolol, trizyklische Antidepressiva und Lithium (*cave:* neurotoxische Symptome bei Lithium)
- Verstärkte Wirksamkeit von Anticholinergika, Antihypertensiva (RR-Abfall) und Phenytoin
- Verminderte Wirksamkeit von α-Methyldopa, Clonidin, Guanethidin (verminderte RR-Senkung) und Dopaminagonisten (z.B. Bromocriptin, Amantadin)
- Verminderte Wirksamkeit der Neuroleptika durch Coffein, Enzyminduktoren (z.B. Barbiturate, Carbamazepin)
- Verstärkte Rate von NW der Neuroleptika bei gleichzeitiger Gabe von Dopaminantagonisten (z.B. Metoclopramid).

Nikotinsäure und -derivate
Verminderte Wirksamkeit von oralen Antidiabetika.

Nitroglycerin
- RR-senkende Wirkung von Ca^{2+}-Antagonisten, anderen Vasodilatatoren und trizyklischen Antidepressiva verstärkt
- Erhöhte Serumspiegel von Dihydroergotamin
- Wirkungsabschwächung von Heparin durch Nitro i.v.

Nitroimidazole
Metronidazol, Nimorazol, Ornidazol, Tinidazol
- Alkoholunverträglichkeit
- Verstärkte Wirksamkeit von oralen Antikoagulantien
- Alkohol, Barbiturate, Carbamazepin, Chloramphenicol mindern Serumspiegel.

Östrogene
- Die Wirkung von Imipramin und Metoprolol wird durch eine verminderte Metabolisierung und Ausscheidung verstärkt
- Die Wirkung von Paracetamol, Lorazepam und Temazepam wird durch eine verstärkte Metabolisierung und Ausscheidung abgeschwächt
- Erniedrigter Östrogenspiegel durch Antiepileptika, Barbiturate, Griseofulvin, Rifampicin.

Paracetamol
- Leberschäden duch vermehrte toxische Metabolite bei gleichzeitiger Einnahme von enzyminduzierenden Med. (z.B. Phenobarbital, Glutethimid, Phenytoin, Rifampicin, Alkohol)
- Erhöhte Toxizität von Chloramphenicol
- Keine Langzeitkombination mit oralen Antikoagulantien.

Penicilline
- Antazida vermindern Penicillin-Resorption
- Allopurinol erhöht Exanthemrate nach Ampicillingabe auf 20 %
- Wirkungsabschwächung der „Pille".

Pentoxifyllin, Pentifyllin
Verstärkte Wirkung von Antihypertonika, Antidiabetika möglich.

Phenytoin
- Cumarinderivate, Disulfiram, Isoniazid, Sulfonamide, Chloramphenicol erhöhen den Serum-Phenytoin-Spiegel
- Erhöhte Methotrexat-Toxizität
- Verminderte Wirksamkeit von Östrogenen, Gestagenen, Cortison, Ca^{2+}-Antagonisten

Pyrazinamid
- Harnsäureausscheidung ↓, → Gichtanfall
- Antidiabetika verstärkt wirksam.

Pyrimethamin
- Lorazepam (verstärkte Lebertoxizität)
- Co-Trimoxazol: Folsäuremangel → Megaloblastenanämie
- Verstärkte Knochenmarkdepression bei Zytostatikatherapie
- Erhöhte Wirksamkeit von Chinidin, Warfarin.

Retinoide (Acitretin, Isoretinoin)
- Phenytoin: Serumspiegel ↑
- Tetrazykline: evtl. Hirndruck ↑.

Rifampicin
- Wirkungsabschwächung von oralen Antikoagulantien, Kontrazeptiva, Antidiabetika, Azathioprin, β-Blocker, Barbituraten, Chloramphenicol, Cimetidin, Chinidin, Clofibrat, Cyclosporin, Dapson, Digitoxin, Disopyramid, Glukokortikoiden, Ketoconazol, Methadon, Mexitil, Phenytoin, Theophyllin, Verapamil, Vit. D.

Schleifendiuretika
Bumetanid, Etacrynsäure, Etozolin, Furosemid, Piretanid, Torasemid
- Verstärkung der Wirkung von curareähnlichen Muskelrelaxantien, Digitalis, Glukokortikoiden und Laxantien (K^+ und/oder

Mg^{2+}-Mangel); RR-senkenden Medikamenten (*cave:* ACE-Hemmer), Lithium, Theophyllin
- Wirkung von Antidiabetika ↓
- Oto- und Nephrotoxizität verstärkt von Aminoglykosiden, Cephalosporinen, Cisplatin
- NSAR, Abschwächung der diuretischen und antihypertensiven Wirkung, cave ANV bei Patienten mit Hypovolämie.

Spironolacton und -derivate
- Hyperkaliämie: K$^+$-sparenden Diuretika, ACE-Hemmern, NSAR
- Digoxinspiegel erhöht
- ASS: verminderter diuretischer Effekt.

Sulfonamide
Z.B. Sulfasalazin
- Verstärkung der Wirkung von Antikoagulantien, oralen Antidiabetika, Phenytoin, Methotrexat
- Sulfonamidwirkung ↑ durch NSAR, Probenecid
- Wirkung vermindert bei gleichzeitiger Antibiose. Anionenaustauscher (z.B. Colestyramin) → verminderte Resorption.

Sulfonylharnstoffe
Orale Antidiabetika, z.B. Tolbutamid
- *Verstärkte Hypoglykämie:* ACE-Hemmer, Anabolika, β-Blocker Clonidin, Cumarinderivate,, Chloramphenicol, Cyclophosphamid, Fenfluramin, Fibrate (Clofibrat, Benzafibrat), Miconazol, Pentoxifyllin, Phenylbutazonverbindungen, Reserpin, Salicylate, Sulfonamide, Tetrazykline
- *Verminderte Blutzuckersenkung:* β$_2$-Mimetika, Barbiturate, Chlorpromazin, Diuretika, Glukokortikoide, Östrogene/Gestagene, Phenytoin, Rifampicin, Schilddrüsenhormone
- Verminderte Alkoholtoleranz.

Sympathomimetika
Z.B. Noradrenalin
- MAO-Hemmer: evtl. lebensbedrohliche Hypertonie und Hyperthermie (adrenerge Krise)
- Hydrokortison, tri-tetrazyklische Antidepressiva, Guanethidin: verstärkte sympathomimetische Wirkung
- Halothan, Digitalis: Herzrhythmusstörungen
- Antidiabetika: BZ-senkende Wirkung wird vermindert
- α-Blocker: RR-Senkung (Wirkungsumkehr).

Tetrazykline
- Verminderte Resorption durch Antazida, Eisenpräparate, Adsorbentien, Milch
- Verstärkte Wirkung von Cumarinen und nicht depolarisierenden Relaxantien
- Erhöhte Nephrotoxizität durch Furosemid und Aminoglykoside
- Ciclosporin- und Methotrexattoxizität ↑

Theophyllin und andere Methylxanthine
- Erhöhte Serumspiegel durch Cimetidin, Makrolid-Antibiotika (z.B. Erythromycin), Allopurinol, Gyrasehemmer
- Beschleunigter Metabolismus durch Rauchen, Barbiturate, Rifampicin, INH, Phenytoin, Carbamazepin.
- Wirkung von Lithium vermindert.

Thiaziddiuretika
- Verstärkte Hypokaliämie bei Kombination mit Laxantien und Glukokortikoiden
- Verminderte BZ-Senkung von Insulin und Sulfonylharnstoffen, besonders bei zusätzlicher β-Blocker-Gabe
- Anstieg des Serum-Lithiumspiegels
- Abschwächung der diuretischen Wirkung von Thiaziden durch nichtsteroidale Antiphlogistika
- In Kombination mit Ciclosporin A Hyperurikämie
- ACE-Hemmer: überschießender RR-Abfall.

Thyreostatika
- Verminderte Wirkung durch jodhaltige Med., Jod und Kontrastmittel
- Wirkung von Cumarinderivaten und Propranolol verstärkt.

Triamteren
- Verstärkte RR-Senkung bei Kombination mit Antihypertensiva, *cave:* ACE-Hemmer
- Erhöhter K$^+$-Spiegel bei Kombination mit K$^+$-sparenden Diuretika, ACE-Hemmern
- Verstärkte Toxizität von Lithium
- Einschränkung der GFR bei gleichzeitiger Gabe von Indometacin
- Verminderte Wirksamkeit von Antidiabetika.

Xipamid
- Wirkung von RR-senkenden Med., ACE-Hemmern (*cave:* Niereninsuff.) curareartige Relaxantien verstärkt
- Wirkung von Antidiabetika, Digitalis, harnsäuresenkenden Med., Sympathomimetika vermindert
- Wirkungsabschwächung durch NSAR
- Erhöhter Lithiumspiegel (kardio- und nephrotoxische Wirkung erhöht).

21.4 Arzneimittel in der Schwangerschaft (Positivliste)

Tab. verändert nach: H. Spielmann u. R. Steinhoff: Taschenbuch der Arzneiverordnungen in Schwangerschaft und Stillperiode, G. Fischer, 1990] **Erklärungen am Ende der Tabelle!** Beratungsstellen z.B. in Berlin (030-3023022), Tübingen (07071-292203), Ulm (0731-5027625) und Jena (03641-8223074)

Arzneimittel	1.–12. SSW	13.–39. SSW	um die Geburt	Still-periode
Acetylsalicylsäure	(+)	(+)	– –	(+)
Aminoglykosid-Antibiotika	– –	– –	– –	+
Amphotericin B (systemisch)	– –	(–)	(–)	+
Amoxycillin	+	+	+	+
Ampicillin	+	+	+	+
Ascorbinsäure	(+)	+	+	+
Atropin	(+)	(+)	(+)	(+)
Barbiturate	– –	(+)	(+)	+
Benzodiazepine	(–)	(–)	– –	*
Beta-Blocker (vorwiegend β$_1$)	(+)	+	+	(+)**
Beta-Mimetika (vorwiegend β$_2$)	(+)	+	(+)	+
Bromhexin	– –	(+)	(+)	+
Bromocriptin	– –	– –	– –	(–)
ACE-Hemmer	– –	– –	– –	(+)
Carbamazepin	(–)	(–)	(–)	+
Carbimazol	– –	(–)	(–)	(+)
Cefalosporine	(+)	+	+	+
Chloroquin	(+)	(+)	(+)	+
Chlorpromazin	– –	(+)	(+)	– –
Cimetidin	– –	(–)	– –	– –
Clomethiazol	– –	– –	(+)	(–)
Clotrimazol	(+)	+	+	+
Codein	– –	(–)	(–)	(+)
Cotrimoxazol	– –	(+)	(+)	***
Cromoglicinsäure	– –	+	+	+
Cumarine	– –	(–)	– –	****
Dextran	+	+	+	+
Diclofenac	– –	(+)	– –	(+)
Digoxin/Digitoxin	+	+	+	+

Arzneimittel	1.–12. SSW	13.–39. SSW	um die Geburt	Still-periode
Dihydralazin	(+)	+	+	+
Dihydroergotamin	– –	(+)	– –	+
Diphenhydramin	– –	– –	– –	(+)
Doxylamin	(+)	(+)	(+)	(+)
Erythromycin	(+)	+	+	+
Fenbufen	– –	(+)	– –	+
Fentanyl	– –	– –	– –	– –
Furosemid	– –	(–)	(–)	(+)
Fusidinsäure	(+)	+	+	+
Glukokortikoide	– –	(–)min	(–)min	(–)min
Glyceroltrinitrat	(+)	+	+	+
Haloperidol	– –	– –	– –	(+)
Halothan	(+)	(+)	(+)	+
Heparin	(+)	+	+	+
Hydrochlorothiazid	– –	(–)	(–)	(+)
Ibuprofen	– –	(+)	– –	+
Imipramin	– –	(+)	– –	+
Indometacin	– –	(+)	– –	– –
Insulin (Human-)	+	+	+	+
Jodid (Substitution)	+	+	+	+
Lidocain	(–)	(–)	– –	+
Lithiumsalze	– –	– –	– –	– –
Mebendazol	(+)	(+)	(+)	+
Meclozin	+	+	– –	+
Meprobamat	– –	(+)	(+)	– –
Metamizol	– –	(–)	– –	– –
Methoxyfluran	(+)	(+)	(+)	+
α-Methyldopa	– –	+	+	+
Methylergometrin	– –	– –	(–)	– –
Metoclopramid	(+)	(+)	(+)	(+)
Metronidazol	– –	– –	– –	°
Miconazol (lokal)	– –	+	+	+
Nalidixinsäure	– –	+	+	– –
Naloxon	– –	(+)	(+)	+
Nifedipin	– –	(+)	(+)	– –
Nystatin	(+)	(+)	(+)	+
Opium-Alkaloide	– –	– –	(–)	°°
Orale Antidiabetika	– –	– –	– –	– –
Oxytozin	– –	– –	(–)min	+
Paracetamol	(+)	(+)	(+)	+

21.4 Arzneimittel in der Schwangerschaft (Positivliste)

Arzneimittel	1.–12. SSW	13.–39. SSW	um die Geburt	Still-periode
Penicilline	+	+	+	+
Penicillamin	– –	– –	– –	(–)
Pentazocin	– –	(+)	(+)	(+)
Pethidin	– –	(+)	(–)	(+)
Phenylbutazon	– –	(–)	– –	(+)
Phenytoin	(+)	(+)	(+)	+
Prazosin	– –	– –	– –	– –
Primaquin	– –	(+)	(+)	+
Primidon	(–)	(–)	(–)	+
Probenecid	(+)	(+)	(+)	– –
Promethazin	– –	(+)	(–)	(+)
Propylthiouracil	(–)min	(–)min	(–)min	+
Prostaglandine	– –	– –	(–)min	– –
Pyrimethamin	(+)	(+)	– –	+
Ranitidin	– –	– –	– –	– –
Radiopharmaka	– –	(+)	(–)	– –
Reserpin	– –	(–)	– –	(+)
Rifampicin	– –	– –	– –	+
Spironolacton	– –	– –	– –	(+)
Streptokinase	(–)	(–)	(–)	+
Sulfonamide	– –	(–)	– –	***
Tetrazykline	– –	– –	– –	+
Theophyllin	(+)	(+)	(+)	+
Thiamazol	– –	(–)	– –	(+)
Thyroxin (L-)	(+)	+	+	+
Tranexamsäure	– –	– –	– –	– –
Valproinsäure	(–)	(–)	(–)	+
Vasopressin	– –	– –	– –	– –
Verapamil	– –	(+)	(+)	+
Vit. D-Substitution	+	+	+	+
Vitamin K 1	– –	(–)	(+)	+
Virustatika	(–)	(–)	(–)	(–)

– –	Nicht empfohlen oder kontraindiziert (ggf. Stillpause)
(–)	Verordnung nur im Ausnahmefall
(–)min	Verordnung in Minimaldosis möglich
(+)	Bei strenger Indikationsstellung anzuwenden
+	Ohne Bedenken indikationsgerecht zu verordnen
*	Medikament der Wahl beim Status epilepticus
**	Nicht geben: Sotalol, Atenolol, Acebutolol, Mepindolol
***	Nicht in den ersten vier Wochen
****	Evtl. Warfarin, Acenocoumarol
°	Möglichst nur Einzeldosis
°°	Ggf. Pethidin oder Dextropropoxyphen

21.5 Glukokortikoid-Therapie

Indikation
- Zur Substitution bei Hypokortizismus (*M. Addison,* nach Adrenalektomie; ☞ 12.2.4)
- Zur Supprimierung von lokalen (z.B. Hauterkrankungen, Gelenkentzündungen) oder systemischen Entzündungen (z.B. RA, P. nodosa, SLE, chron. aktive Hepatitis, Colitis ulcerosa, *M. Crohn*, rheumatisches Fieber)
- Zur Unterdrückung allergischer Reaktionen (z.B. Atopie, Anaphylaxie)
- Zur Förderung von Remissionen bei hämolytischen Anämien, Nierenerkrankungen, Leukämien u.a.

Substanzauswahl
- Zur *Entzündungshemmung* bei oraler Medikation Prednisolon einsetzen, potentere Glukokortikoide bieten keine Vorteile, Steroide mit stärker mineralokortikoider Wirkung vermeiden (→ NW, s.u.)
- Bei *lokaler* Applikation hochpotente Steroide (z.B. Betamethason) bevorzugen, auf optimale Darreichungsform (Tropfen, Gel, Creme) achten. Zur *Hauttherapie* wird überwiegend Hydrocortison empfohlen, v.a. um Schäden bei Überdosierung zu minimieren.

Übersicht Glukokortikoide

Substanz	Handelsname	biol. Halbwertzeit [h]	glukokort. Potenz	mineralokort. Potenz	Cushing-Schwellen-Dosis (mg)
Hydrocortison ≈ Cortisol	Ficortil® Scheroson F®	8–12	1	1	30
Prednison ≈ Prednisolon	Decortin® Ultracorten®	12–36	4	0,6	7,5
Methylprednisolon ≈ Fluocortolon ≈ Triamcinolon	Urbason® Ultralan® Volon A®	12–36	5	—	6
Dexamethason	Fortecortin®	36–72	30	—	1,5
Betamethason	Betnesol® Celestan®	36–72	35	—	1
Fludrocortison	Astonin H®	8–12	10	125	—
Aldosteron	Aldocorten®	—	—	700	—

Faustregeln für das klinische Management
- Routine-Diagnostik vor Ther.-Beginn: BB, Stuhl auf okkultes Blut, Nüchtern-BZ, Rö-Thorax. Bei Dauerther. regelmäßig wiederholen
- Tagesdosis immer morgens geben (Ausnahme: Atemwegsobstruktion; ☞ 6.3.2)
- Bei chronischen Erkrankungen – auch solche mit schweren Symptomen wie RA oder *M. Bechterew* – Dosierung so sparsam wie möglich (Reduktionsversuche), möglichst nicht langfristig über der Cushingschwelle dosieren, um schwere, z.T. irreversible NW zu vermeiden

- Zur Verringerung der NNR-Suppression intermittierende oder *alternate-day Gabe* (jeden 2. Morgen 1,5–2fache Tagesdosis) anstreben. Z.T. wird auch *„NNR-schonende"* parenterale ACTH-Therapie z.B. bei MS bevorzugt – für nichtstationäre Pat. aber ungeeignet
- Wenn möglich, lokale Therapeutika einsetzen (inhalativ bei Asthma, intraartikulär bei Gelenkentzündung, Einlauf bei Colitis)
- Bei Notfällen großzügig dosieren und intravenös verabreichen (z.B. 100–250 mg Prednison). NW sind bei Kurzzeitther. gering. Behandlung der Addison-Krise ☞ 12.2.4. Bei vitaler Ind. (z.B. Hirnödem, Leukämie, Pemphigus, exfoliative Dermatitis) ebenfalls hoch dosieren
- (Nur) bei Therapiedauer über der Cushingschwelle > 1 Wo. Dosis über mehrere Wo. bis Mon. stufenweise reduzieren.

(Relative) KI

Magen-Darm-Ulzera einschl. Ulkusanamnese, Osteoporose, Psychosen, Herpes simplex, Herpes zoster, Varizellen; vor und nach Schutzimpfungen, Glaukom, Hypertonie, Diab. mell., Kindesalter, Stillen (→ abstillen), 1. Trimenon Schwangerschaft (umstritten).

Nebenwirkungen

- *Diabetogene Wirkung:* Hyperglykämie, Glukosurie, Steroiddiabetes
- *Katabole Wirkung:* neg. Stickstoffbilanz, Wachstumshemmung, Osteoporose, Muskelschwäche und -ermüdbarkeit
- *Fettstoffwechselstörung:* Stammfettsucht, Vollmondgesicht, Fettsäurespiegel ↑
- Osteoporose (50 % bei Langzeitbehandlung; ☞ 10.7.)
  Prophylaxe
  - Kalziumsubstitution: 1–1,5 g tägl. p.o. (1 l Milch = 1 g)
  - Substitution von Östrogen bei Frauen in der Postmenopause oder mit Glukokortikoid-induzierter Amenorrhoe (z.B. Kliogest® 1 x 1 Tabl. tägl. p.o.)
  - Einsatz eines Thiazids und kaliumsparenden Diuretikums bei Hyperkalziurie
  - Substitution von 1α,25-Dihydroxycolecalciferol (Calcitriol, z.B. 0,25 μg Rocaltrol® tägl.) oder Colecalciferol (= Vitamin D₃; z.B. Vigantoletten® 1000 3 x 1 tägl.)
- *Blutbildveränderung:* **T**hrombos ↑, **E**rys ↑, **N**eutrophile ↑ (Eselsbrücke: *„TEN plus"*); Eosinophile ↓, Basophile ↓, Lymphos ↓
- *Immunschwäche:* Infektgefährdung
- *Magenschleimhautgefährdung:* evtl. Prophylaxe mit 1 x 300 mg Ranitidin zur Nacht, alternativ Misoprostol 2 x 200 μg, z.B. Cytotec®
- *Kapillarbrüchigkeit:* Petechien, Purpura, Ekchymosen
- *Endokrines Psychosyndrom:* Euphorie, Depression, Verwirrung, Halluzination
- *Auge:* „nach 1 Woche Hornhautulkus, nach 1 Mon. akuter Glaukomanfall, nach 1 Jahr Katarakt" – letzteres bei 20 % nach 1 J. Ther. über Cushing-Schwelle
- *Haut:* Atrophie (auch bei Lokalther.), Akne, Striae rubrae
- *NNR-Atrophie:* Cortisonentzugs-Syndrom (Schwäche, Schwindel, Schock bei Belastung; ☞ 12.2.4)
- Wasserretention, Hypertonie, Hypokaliämie, metabolische Alkalose (Mineralokortikoidwirkung)
- Myopathie, Atrophie der Hüft- und Oberschenkelmuskulatur (CK erhöht!).

21.6 Schmerztherapie

"Schmerz ist ein unangenehmes Sinnes- oder Gefühlserlebnis, das mit aktuellen oder potentiellen Gewebeschädigungen verknüpft ist oder mit Begriffen solcher Schädigungen beschrieben wird." (International Association for the Study of Pain, ISAP, 1986).

21.6.1 Analgetische Stufentherapie

Allgemeine Regeln
- Keine Kombination von Substanzen derselben Wirkgruppe
- Vor einem Substanzwechsel zunächst Dosissteigerung bis zur Höchstmenge, ausreichende Therapiedauer. Übergang auf anderes Medikament erst, wenn Präparat „ausgereizt" oder bei gravierenden NW
- Bei Dauertherapie stets Begleitmedikation zur Prophylaxe oder Therapie von NW (z.B. Laxantien, Antiemetika bei Opiaten, Magenschutz bei Prostaglandinsynthesehemmern)
- Gute Schulung von Pat. und Personal verbessert Compliance
- Beginn der Therapie entweder mit der 1. Stufe und bis zur ausreichenden Analgesie steigern oder gleich auf höherer Stufe einsetzen.

1. Stufe: antipyretische Analgetika
Bedarfsmedikation. Bei chron. Schmerzen nach Zeitschema, Dosierungsintervalle nach Pharmakokinetik, Applikation rektal oder oral, nur in Ausnahmefällen parenteral (i.m.-Inj. möglichst vermeiden).

Paracetamol
Wirkt analgetisch und antipyretisch, nicht antiphlogistisch. Schwächstes Analgetikum. Gut verträglich. *Dos.:* bis zu 4 x 500–1000 mg tägl. (= je 1–2 Supp., 25 ml Saft, 1–2 Tbl. oder Kaps. ben-u-ron®). Mittel der Wahl für Kinder (Einzeldosis 20 mg/kg) und in der Schwangerschaft.

Nicht-steroidale anti-inflammatorische Substanzen (NSAID)
Gute analgetische, antipyretische und antiphlogistische Wirkung. Besonders wirksam bei Kopf-, Skelett- und Muskelschmerzen, Thrombophlebitiden, Abszessen, Tumorschmerzen (Periost-, Kapselspannungsschmerz, entzündliche Begleitreaktionen). *NW:* Magenbeschwerden, Ulzera. *KI:* Magenulzera.

- *Ibuprofen* (z.B. Imbun®). Beste Wirkungs/NW-Relation, daher Mittel der 1. Wahl. Dos.: bis zu 4 x 400 mg tägl. (= je 1–2 Supp. oder Tabl.) oder Retardtabl. 2–3 x 800 mg tägl.
- *Acetylsalicylsäure* (z.B. Aspirin®). Dos.: bis zu 8 x 500–1000 mg tägl. mit Flüssigkeit und nach der Mahlzeit einnehmen. Interaktion ☞ 21.3. KI: Bronchialobstruktion (relativ; „Salicylatasthma") Kinder < 12 J. (Reye-Sy.; ☞ 8.4.2), hämorrhagische Diathese (absolut)
- *Diclofenac* (z.B. Voltaren®). Dos.: bis zu 4 x 50 mg tägl.
- *Indometazin* (z.B. Amuno®). Dos.: bis zu 4 x 50 mg tägl.

Metamizol
(z.B. Novalgin®): analgetisch, antipyretisch und spasmolytisch, nicht antiphlogistisch. Gut geeignet bei kolikartigen Schmerzen und als Kombinationspartner des Morphins bei TU-Pat. mit viszeralen Schmerzen. Nicht für „Bagatellen" (Zahn-, Kopfschmerzen). *Dos.:* bis zu 4 x 500–1000 mg tägl. *NW:* häufig RR-Abfall unter i.v. Gabe insbes. bei Fieber. Meist durch langsame Applikation vermeidbar (z.B. Ureterkolik: Metamizol 1 g in 250 NaCl 0,9 % als Kurzinfusion über 15 min, weiter mit 2,5 g in 500 ml NaCl über 24 h, zusätzlich Spasmolyse; ☞ 9.6.5). Selten Anaphylaxie, Agranulozytose → BB-Kontrolle.

2. Stufe: „schwächere" Opioide
Stets in Kombination mit einem Präparat der 1. Stufe.
Ind.: Bedarfsmedikation bei akuten Schmerzen, bei chron. Schmerzen nach festem Zeitschema, Intervalle nach Pharmakokinetik der Medikamente.

Codein
Codeinphosphat: sinnvoller Kombinationspartner für periphere Analglika. *Dihydrocodein retard* (z.B. DHC 60/90/120 Retardtabl.®): potentes Antitussivum (Atemdepression!). Verwendung auch als Heroinsubstitut. Verursacht von allen Opioiden am häufigsten Obstipation. *Analget. Dos.:* bis zu 2 x 120 mg tägl. Ca. 100 mg entsprechen 10 mg Morphin. Wirkdauer 8–12 h.

Tramadol
(z.B. Tramal®). *Dos.:* bis zu 4 x 50–100 mg tägl. Ca. 50 mg Tramadol entsprechen 10 mg Morphin. Wirkdauer 1–3 h. NW: häufig Benommenheit, Übelkeit, Erbrechen (bis 40 %). Zurückhaltung bei alten Pat: Verwirrtheit.

Tilidin-Naloxon
(z.B. Valoron -N®). Durch Kombination des Morphin-Agonisten mit seinem Antagonisten geringeres Mißbrauchpotential. *Dos.:* bis zu 4 x 100 mg tägl. (= je 20–40 Tr. oder je 1–2 Kaps.). Ca. 50 mg Tilidin entsprechen 10 mg Morphin. Wirkdauer 1–3 h.

Pethidin (BTM)
(z.B. Dolantin®). *Dos.:* bis zu 5 x 100 mg tägl. (= je 1 Amp. i.v. oder i.m., je 25–50 Tr. oder je 1 Supp.). Ca. 75–100 mg Pethidin entsprechen 10 mg Morphin. Auch gegen postop. „shivering". Dadurch Senkung des Sauerstoffverbrauchs. Wirkdauer 3–4 h.

3. Stufe: „starke" Opioide
Stets in Kombination mit einem Präparat der 1. Stufe.
Chron. Schmerz: nach Zeitschema, Intervalle nach Pharmakokinetik der Medikamente, Applikation rektal, oral, auch kontinuierlich via Medikamentenpumpe s.c., i.v. oder peridural/intrathekal.

Morphin (BTM)
Mittel der ersten Wahl bei starken und stärksten chron. Schmerzen. Lineare Dosis-Wirkungsbeziehung, kein Ceeling-Effekt. Keine Höchstdosis, Dosierung nach Wirkung (s. Kasten), Limitierung nur durch evtl. auftretende NW.

Chronischer Schmerz - Ersteinstellung auf Morphin

Dosisfindung
- Anfangsdosis nach analgetischer Vormedikation abschätzen
- Schnell anflutendes und kurz wirkendes Morphin (z.B. Viskose Morphinhydrochlorid - Lösung 1 %* oder Sevredol®) alle 4 h
- Beginn meist mit 10 mg/Dosis. Bei unzureichender Wirkung jeweils folgende Dosis um mind. 50 % erhöhen bis Schmerzfreiheit erreicht. Zusätzliche Gaben im Intervall unbedingt vermeiden.

Erhaltungsphase
- Umstellung auf Retardpräparate
- Titrierte Dosis auf je nach Pharmakokinetik 1 (z.B. MST Continus long 30 und 60 Retardkaps. mit 24 h Wirkung) bis 3 (z.B. MST 10/30/60/100/200 Retardtabl.) Dosen verteilen
- Tageszeitliche Schwankungen der Schmerzintensität berücksichtigen
- Für phasenweise durchbrechende Schmerzen Zusatzmedikation in Form der schnell wirksamen oralen Morphinzubereitung in Höhe der Einzeldosis vorsehen
- Adjuvante Laxantientherapie (z.B. Lactulose 4 x 10 ml) obligat, bei Bedarf Antiemetika (z.B. Haldol 5 Tr. zu jeder Dosis).

Parenterale Applikation
- Nur, wenn enteral nicht möglich.
- Initial 5–10 mg Morphin verdünnt mit NaCl 0,9 % auf 10 ml fraktioniert (1 mg/Gabe) i.v.
- Anschließend Bolusgaben alle 4 h s.c. oder kontinuierlich via Perfusor: 1 Amp. à 100 mg Morphin mit NaCl 0,9 % auf 50 ml: 1–4 ml/h (= 2–8 mg/h), Dosisanpassung nach Wirkung.

* Für den Text des Btm-Rezepts: „nach N.R.F. 2.4 200 ml (= 2000, zweitausend, Milligramm Morphin). S.: Gemäß schriftlicher Anweisung"

Piritramid (BTM)
(z.B. Dipidolor®). *Dos.:* bis zu 6 x 30 mg tägl. (1 Amp. i.m. oder i.v.). Ca. 15 mg Piritramid entsprechen 10 mg Morphin. Sehr häufig postop. eingesetzt. Wirkdauer 4–6 h.

Buprenorphin (BTM)
(Temgesic). *Dos.:* bis zu 4 x 0,4 mg oral (= 4 x 2 Sublingualtabl.), bis zu 4 x 0,3 mg i.m./i.v. (= 4 x 1 Amp.). Ca. 0,3–0,4 mg Buprenorphin entsprechen 10 mg Morphin. Bei sublingualer Applikation Vorteile bei Pat. mit Schluckstörungen. Nicht mit Naloxon (Narcanti®) antagonisierbar. Wirkdauer s.l. 4–6 h.

Fentanyl (BTM)
Hochpotent, nicht oral anwendbar.
- I.v.: schnell an- und abflutend. Ind.: Narkose, Intensivstation, Myokardinfarkt. Ausgeprägte Atemdepression
- Pflaster (Fentanyl TTS® oder Durogesic 25/50/75/100® [µg/h] = Pflaster à 2,5/5,0/7,5/10,0 mg): Ther. von Tumorschmerzen. *Ind.:* Alternative zu anderen Substanzen der Stufe 3. Anflutung über 12 h (Vormedikation solange beibehalten). Pflasterwechsel alle 72 h. Dosisfindung stationär.

Wirkungen und Nebenwirkungen von Opioiden

- **Zentral:** Analgesie, Sedierung (bei chron. Schmerzen Hinweis auf Überdosierung), antitussive Wirkung, Atemdepression (Antagonismus von schmerzbedingter Steigerung und opioidbedingte Dämpfung, bei korrekter Dosierung klinisch irrelevant). Miosis. Übelkeit und Erbrechen, indirekte Steigerung des Liquordrucks durch Hypoventilation
- **Peripher:** spasmogene Wirkung auf glatte Muskulatur des GIT und ableitende Harnwege (verzögerte Magenentleerung, spastische Obstipation, Harnverhalt, Sekretstau in Galle- und Pankreaswegen) bes. bei Morphin (Laxantien-Begleitmedikation obligat) Histaminfreisetzung mit Bronchospasmus und Vasodilatation
- **Keine psychische Suchtentwicklung bei Therapie „lege artis":** Applikation nach Zeitplan und vor Erreichen des Schmerzmaximums, ausreichende Dosierung. Bei abruptem Absetzen können leichtere körperliche Entzugserscheinungen (Zittrigkeit, Kaltschweißigkeit, Unruhe) auftreten → ausschleichen
- **Keine Toleranzentwicklung.** Mehrbedarf deutet auf höhere Schmerzintensität oder Progression der Grunderkr. Veränderungen in der Begleitmedikation ausschließen.

■ Adjuvante Therapie (auf jeder Stufe einsetzbar)

Amitriptylin
(z.B. Saroten), Antidepressivum mit analgetischer Wirkung in niedriger Dosierung (10–75 mg p.o. tägl.). Bei brennend empfundenen Schmerzen (neuropathischer Schmerz). Einschleichend beginnen, wegen sedativer Eigenschaft Gabe zur Nacht. Wirkung erst nach kontinuierlicher Einnahme über 1–2 Wo. beurteilbar.

Carbamazepin (z.B. Tegretal), Antikonvulsivum. Bei „Stromschlag-ähnlich" empfundenen einschießenden Schmerzattacken (oft bei Nervenläsion durch Tumorinfiltration, Stumpf-/ Phantomschmerz oder Trigeminusneuralgie). *Dos.:* beginnend bei 200 mg/Tag langsam steigern bis 400–600 mg tägl. p.o. Kontrolle: Leberfunktionsparameter und Serumspiegel (☞ 21.2).

Dexamethason (z.B. Fortecortin), Glukokortikoid zur Reduktion entzündlich-reaktiver Schmerzen (z.B. Leberkapselspannung, Knocheninfiltration bei Metastasen). Auch unspezifisch stimmungsaufhellende und appetitfördernde Wirkung. Dosierung: 1,5–4,0 mg Tabl. morgens über mindestens 1–2 Wo. (NW ☞ 21.5).

- Statt Kombinationspräparaten besser Monosubstanzen einsetzen, um die jeweiligen Wirkungen und NW besser beurteilen zu können
- Während der Schwangerschaft und Stillzeit ist nur Paracetamol wirklich unbedenklich. *KI:* Opioide (außer beim Wehenschmerz) und NSAID
- Pat. mit akuten und chron. Schmerzen können neben Tumorschmerzen zusätzlich Schmerzen unabhängig vom Tumorgeschehen aufweisen (z.B. Migräne zusätzlich zum Malignom)
- Viele Schmerzpat. sind unterversorgt! Daher konsequent behandeln, keine unangebrachte Scheu vor BTM. In Zweifelsfällen Spezialisten/in fragen.

Btm-Rezepte

Beantragung und Folgebestellungen von **Btm-Rezepten** (darf jeder approbierte Arzt) und von Btm-Anforderungsscheinen für den Stationsbedarf (darf nur der jeweilige Klinikdirektor) bei Bundesinstitut für Arzneimittel und Medizinprodukte, Bundesopiumstelle, Genthiner Straße 38, 10785 Berlin, ☎ 030/2 54 92–119/118/150.

Seit 01.01.1996 gelten nur noch die neuen Btm-Rezepte (waagerechtes Format). Alte, nicht verbrauchte Formulare sind drei Jahre lang aufzubewahren. Die BtMVV vom 01.02.1993, Erläuterungen und Hilfestellungen sind erhältlich bei der Bundesopiumstelle, den Ärztekammern und der pharmazeutischen Industrie (z.B. Fa. Mundipharma, ☎ 0130/85 51 11).

Weiterführende Hilfen

- **Schmerzambulanzen**. Adressen über: Deutsche Gesellschaft zum Studium des Schmerzes für Deutschland, Österreich und die Schweiz, Im Neuenheimer Feld 326, 69120 Heidelberg, ☎ 06221/56 40 50. Zentralsekretariat des Schmerztherapeutischen Kolloquiums, Roßmarkt 23, 60311 Frankfurt/M., ☎ 069/29 98 80 77

- **Palliativstation, Hospize und Hausbetreuungsdienste** für die symptomorientierte interdisziplinäre palliative Versorgung von Pat. mit inkurablem Tumorleiden und AIDS. In Deutschland noch in Anfängen. Aktuelle Adressen bei Krebsinformationsdienst KID, ☎ 06221/41 01 21, FAX: 06221/40 18 06, Mo-Fr 8–20 Uhr, Adressverzeichnis abrufbar bei Fa. Mundipharma, ☎ 0130/85 51 11.

21.7 Psychopharmaka

21.7.1 Neuroleptika

Potente Psychopharmaka mit „antipsychotischem" Effekt - wirksam in der Akut- und Langzeittherapie gegen psychomotorische Erregtheit, affektive Spannung und (schizophrene) Ich-Störungen, haben jedoch mit Tranquilizern und Schlafmitteln sedierende und schlafanstoßende Effekte gemein.

■ Indikationen bei nicht-psychiatrischen Patienten

Zustände psychomotorischer Erregtheit und Angst, z.B.
- Alkoholentzugsdelir (☞ 16.13.2)
- Hirnorganisches Psycho-Syndrom (oft des älteren Patienten), welches sich z.B. in Selbstschädigung, „Verhaltensstörungen" oder Aggressivität gegenüber dem Pflegepersonal äußern kann (☞ 16.14)
- Andere akute organische Psychosyndrome (z.B. massive Schilddrüsenfunktionsstörung oder Exsikkose; ☞ 16.14)
- Erregtheit und Angst während der Intensivther. oder nach Intubationsnarkosen
- Erregtheit bei akuten Trauerreaktionen oder Suizidalität
- Akute psychotische Syndrome, insbesondere paranoid-halluzinatorische Phänomene, schizophrene Denk- und Ich-Störungen sowie Sperrung von Antrieb und Affekt. Produktive „Plus-Symptome" werden besser ausgeglichen als „Minus-Symptome" wie Antriebsarmut (☞ 16.14)
- In geringer Dosierung zur Sedierung und als Einschlafhilfe

- Zur Wirkungsverstärkung von zentralen oder peripheren Analgetika (☞ 21.6). Der „Einsparungseffekt" von Schmerzmitteln durch Neuroleptika (wie auch von Antidepressiva) ist jedoch individuell unterschiedlich und bedarf sorgfältiger klinischer Beobachtung.

■ Prinzipien der Wirkstoffauswahl

Wenn möglich in Absprache mit Psychiater oder Neurologen! Steht die Erregtheit im Vordergrund, sind niederpotente Neuroleptika zu bevorzugen (siehe Tab. unten)
- Akute psychotische Bilder mit deutlicher „produktiver" Symptomatik erfordern Neuroleptika stärkerer Potenz
- Stark potente Neuroleptika nur dann wählen, wenn die sedierende Komponente nicht gewünscht wird (Akutmedizin)
- Manchmal ist es günstig, zu einem stark potenten Neuroleptikum ein schwach potentes Neuroleptikum zur zusätzlichen Sedierung zu verordnen
- Obwohl keine „individuellen" Wirkungsprofile der einzelnen Substanzen nachweisbar sind, existieren individuelle (Un-)Verträglichkeiten *einzelner* Neuroleptika und „Therapieversager" → Bei Beschwerden oder Unwirksamkeit an Wechsel des Präparates denken
- Auch die interindividuelle Empfindlichkeit schwankt um mind. den Faktor 10 → korrekte Dosierung ist schwierig. Wenn möglich, mit der minimalen Tagesdosis (siehe Tab.) beginnen, verteilt auf 3–4 Einzeldosen. Bei geriatrischen Patienten ggf. weitere Reduktion (→ Dosis in eckigen Klammern in der Tab.)
- Zusatzmedikation von Anticholinergika wie z.B. Biperiden (Akineton®) erst bei Auftreten extrapyramidal-motorischer NW, wenn eine zwingende Ind. zur Fortführung der Med. besteht.

Übersicht: gebräuchliche Neuroleptika		
Schwach potente Neuroleptika (vorwiegend sedierend)		
Levomepromazin	Neurocil®	24h-Dosis*: [50**] 75–300 mg
Thioridazin	Melleril®, Melleretten®	[20] 50–200 mg
Promazin	Protactyl®	[30] 50–200 mg
Prothipendyl	Dominal®	[20] 40–200 mg
Promethazin***	Atosil®	[30] 50–150 mg
Mittelstarke Neuroleptika		
Clopenthixol	Ciatyl®	[10] 20–50 mg
Triflupromazin	Psyquil®	[25] 50–100 mg
Chlorpromazin	Megaphen®	[50] 150–300 mg
Stark potente Neuroleptika (vorwiegend antipsychotisch)		
Haloperidol	Haldol®	[1] 2–50 mg
Fluphenazin	Lyogen®	[1,5] 3–9 mg
Flupentixol	Fluanxol®	[2,5] 5–20 mg

Übersicht: gebräuchliche Neuroleptika

Depotpräparate ****		Wirkdauer	Dosis
Flupentixoldecanoat	Fluanxol Depot®	2–4 Wochen	20–100 mg
Fluphenazindecanoat	Lyogen Depot®	2–4 Wochen	12,5–100 mg
Fluspirilen	Imap®	1 Woche	2–10 mg
Haloperidoldecanoat	Haldol Depot®	4 Wochen	25–300 mg
Perphenazinenanat	Decentan Depot®	2 Wochen	50–200 mg
Zuclopenthixoldecanoat	Ciatyl Depot®	2–4 Wochen	200–400 mg

Dosis und Applikationsintervall können erheblich variieren

* 24h-Dosis auf drei bis vier Einzeldosen verteilen
** Dosis in eckiger Klammer z.B. als Initialdosis für geriatrische Pat.
*** Mittel der Wahl, wenn ausschließlich Sedierung gewünscht wird
**** Dosis und Applikationsintervall können individuell erheblich variieren.

 Therapie nie mit Depotmedikation beginnen, da Gefahr des malignen neuroleptischen Syndroms!

■ Nebenwirkungen

- *Frühdyskinesien (Stunden bis Tage nach Ther.-Beginn):* paroxysmale Dyskinesien mit Blickkrampf und Verkrampfungen der Mund- und Halsmuskulatur. *Ther.:* akut Biperiden (Akineton®) 5 mg = 1 Amp. i.v., sonst 3 Tabl. Akineton® tägl.
- *Nach Wochen:* Parkinsonoid (Hypokinese, Rigor, Ruhetremor, Speichelfluß) und Akathisie (innere Unruhe mit Nicht-Sitzenkönnen und Trippeln). Abgrenzung zu psychotischen Symptomen oft schwierig. *Ther.:* Biperiden (Akineton®), Dosisreduktion oder Umsetzen des Neuroleptikums! Bei Akathisie Versuch mit Propanolol in niedriger Dosierung, z.B. 3 x 10 mg
- *Spätdyskinesien:* einem Tic ähnliche, sich wiederholende Hyperkinesien v.a. im Kopfbereich (z.B. Schmatz- und Kaubewegungen), aber auch der Extremitäten. Oft irreversibel. *Ther.:* in Zusammenarbeit mit Psychiater Dosis reduzieren oder steigern (beides kann helfen), evtl. Tiaprid (Tiapridex®) 300–600 mg tägl.
- *Malignes neuroleptisches Syndrom:* Meist 2 Wo. nach Beginn der Ther., Steigerung der Symptome über 24–72 h. Vor allem Männern < 40 J., bei Lithiumbegleitmed. erhöhtes Risiko. In 20 % tödlich (bei Depotmed. höher). Sekundär-KO: Nierenversagen, Ateminsuffizienz, Herz- und Kreislaufversagen. *Diagnose:* mind. 2 Hauptsymptome: Fieber, Rigor und CK-Erhöhung sowie 4 Nebensymptome: Tachykardie, Blutdrucklabilität, Tachypnoe, Schwitzen, Leukozytose und Bewußtseinsstörung. Zusätzlich möglich: extrapyramidale Störungen (Akinesie), teilweise Dys- und Hyperkinesien bis Stupor. Wechselnde Vigilanz bis zum Koma möglich. Autonome Funktionsstörungen (Hautrötung oder Blässe, Speichelfluß, Urininkontinenz), metabolische Azidose, gel. erhöhte Leberenzyme und Myoglobinurie. *DD:* febrile Katatonie, Enzephalitis, maligne Hyperthermie, Lithiumintox. *Ther.:* Absetzen der Med., Intensivmonitoring, kühlen, Volumengabe, ggf. Therapie (nach Rücksprache mit Fachabteilung) mit z.B. Dantamacrin (Dantrolen®) und Bromocriptin (Pravidel®).

21.7.2 Hypnotika (Schlafmittel)

Über 50 % der stationären Pat. klagen über Schlafstörungen – entsprechende Klagen beinhalten jedoch noch keine Indikation zur Pharmather. Zu bedenken sind:
- Ruhestörungen beim Ein- oder Durchschlafen (evtl. Zimmerwechsel)
- Pat. ist nicht müde (fehlende Bewegung, Medikamente, Alkohol)
- Pat. schläft nicht wegen somatischer Grunderkrankung wie z.B. Herzinsuff., Hyperthyreose, Angina pectoris, Hypertonie, Husten, Verdauungs- oder Blasen-Entleerungsstörung → Kann die *kausale* Therapie verbessert werden?
- Ist Pat. depressiv (zur Erinnerung: keine Depression ohne Schlafstörung)? In diesem Fall Antidepressivum evtl. wirkungsvoll
- Ist die Schlafstörung Bestandteil eines hirnorganischen Psychosyndroms mit Teilschlaf tags und Unruhe nachts? → „Rhythmisierung" des Tages verstärken: intensive Mobilisierung, (Mittags-)Schlafentzug und evtl. zentralnervöse Stimulation (z.B. mit Bohnenkaffee) am Tage hilft oft mehr als Hypnotika nachts.

Indikationen zur medikamentösen Therapie
- Vorübergehende Schlafstörung durch äußere Belastung (Hospitalisierung, prä-op., auf Intensivstation)
- Akute Belastungssituationen wie z.B. krankheitsbedingte seelische Krisen
- Chronische Schlafstörungen, die auf andere Maßnahmen (s.o.) nicht ansprechen und/oder wo ein Schlafmittelentzug dem Pat. nicht zumutbar erscheint.

Substanzauswahl
- Bei ausschließlicher Ther. der Schlafstörung Benzodiazepine mit mittlerer Halbwertzeit bevorzugen (☞ Tab.)
- *Möglichst vermeiden:* Triazolam (Halcion®) → Alpträume. Alle Benzodiazepine mit hoher Anflutungsgeschwindigkeit wie Flunitrazepam (Rohypnol®), Lormetazepam (Noctamid®), Lorazepam (Tavor®) → erhöhtes Abhängigkeitspotential; anterograde Amnesie mit Gefahr des Kontrollverlustes
- Soll auch tagsüber eine gewisse Dämpfung erzielt werden, eignen sich außer beim geriatrischen Patienten (→ Akkumulationsgefahr!) Benzodiazepine mit langer Halbwertzeit (40–100 h) besser.

Alternative Substanzen
- **Pflanzliche Medikamente** (bei Alkoholikern meiden, da häufig in alkoholischer Lösung) z.B. Sedariston-Tropfen® 20 Tr.
- **Antihistaminika** mit sedierenden Eigenschaften, wie z.B. Diphenhydramin (Dolestan®) 25–100 mg oder Doxylaminsuccinat (Mereprine®) 25–50 mg
- **Antidepressiva** in niedriger Dosierung (z.B. Amitriptylin 10–25 mg) wirken initial (für mind. 2–3 Wo.) ausgeprägt sedativ und sind v.a. für depressive Pat. geeignet
- **Neuroleptika** wirken ebenfalls „schlafanstoßend" (☞ 21.7.1); Bei geriatrischen Patienten z.B. Melperon (z.B. Eunerpan®) 5–10 ml p.o. Die Gefahren z.T. irreversibler extrapyramidaler NW verbieten jedoch ihren Routineeinsatz als Hypnotika.
- **Barbiturate** sind als Tranquilizer und Hypnotika obsolet!

Übersicht: als Hypnotika geeignete Benzodiazepine

	Substanz	Handelsname	abendliche Dosis*
Mittlere HWZ	Oxazepam	Adumbran®	5–20 mg**
	Temazepam	Remestan®	10–60 mg
Lange HWZ	Diazepam	Valium®	2–15 mg
	Flurazepam	Dalmadorm®	7,5–30 mg
	Chlordiazepoxid	Librium®	12,5–50 mg

* *Cave:* Zusätzlich genossener Alkohol potenziert Wirkung. Bei alten Pat. vorsichtig dosieren!
** „flutet" langsam an → rechtzeitig geben!

Problem Schlafmittelgewöhnung

- Pat. mit Abhängigkeitsproblematik Benzodiazepine zu verordnen ist ein Kunstfehler!
- Gewöhnung tritt je nach Kinetik der Substanz nach 1–2 Wochen ein – *maximal sinnvolle Therapiedauer ist 1 Monat*. Beim abrupten Absetzen ist ein Entzugssyndrom mit Einschlafstörungen, Unruhe, gesteigerter Angst und Alpträumen zu erwarten (→ Pat. dieses sagen!)
- Akzeptabler erscheint die stufenweise Dosisreduktion in 25%-Schritten, alternativ evtl. intermittierende Gabe jede zweite oder dritte Nacht. Weitere Alternative ist die übergangsweise Neuroleptika-Medikation (z.B. Promethazin (Atosil®-Tropfen zur Nacht).

21.7.3 Antidepressiva

Pharmaka zur Behandlung endogener und nicht-endogener depressiver Zustände mit stimmungsaufhellenden und aktivierenden oder dämpfenden Wirkkomponenten. Ausgeprägte anticholinerge NW (Rhythmusstörungen, Orthostase; geringer bei neuen „atypischen" Antidepressiva). Kein Mißbrauchpotential, da euphorisierende Wirkungen fehlen, aber lebensgefährlich auch bei mäßiger suizidaler Überdosierung (Intensivmonitoring).

Indikationen

- Vor Therapie Ausschluß von *somatischen Erkrankungen* mit hohen Anteil an depressiven Symptomen (oft als Altersdepression mißdeutet), da hier die Grunderkrankung primär therapiert werden muß, z.B. M. Parkinson, MS, Tumoren des ZNS, Dünndarm und Kolon, Hydrocephalus, SD-Funktionsstörungen, HIV-Infektion und arzneimittel-assoziierte oder toxische Depression wie Alkohol-, Tabletten- und Drogenabhängigkeit, Clonidin, L-Dopa, Amatadin, Baclofen, Benzodiazepine, Propanolol, H2-Blocker, Cyclosporin, Pille, Neuroleptika, Metoclopramid, Tuberkulostatika
- Bei mangelnder diagnostischer und psychiatrischer Erfahrung sollte ein Fachkonsil erfolgen
- Außerhalb der Psychiatrie werden v.a. zyklische Antidepressiva verordnet, da deren sedierende Eigenschaften (Amitriptylin-Syndrom) meist erwünscht sind oder zumindest in Kauf genommen werden können
- Zyklische Antidepressiva vom Amitriptylin-Typ (v.a. sedierend-anxiolytisch), Imipraminyp (v.a. stimmungsaufhellend) oder Desipramintyp (v.a. aktivierend)

- *NW:* anticholinerg → Mundtrockenheit, Obstipation, Schwitzen, Müdigkeit, Schlafstörungen, Miktionsstörung, akute Durchgangssyndrome, Blutdruckabfall, Brady- oder Tachykardie, orthostatische Dysregulation mit Schwindel (dagegen evtl. Dihydroergotamin, z.B. Dihydergot® ret. 2 x 1–2 Tab. tägl.)
- *KI:* Akuter Harnverhalt, Engwinkelglaukom, paralytischer Ileus, Pylorusstenose. Rel. KI: Prostatahypertrophie (Restharn?), Hypotonie, Störung der Blutbildung, schwere Leber- und Niereninsuffizienz
- Vor Beginn der Therapie Kontrolle von BB, Hst, Krea, EKG und EEG, Verlaufskontrollen.

Antidepressiva

Wirksubstanz	Handels-namen	Sedierung	Anti-cholin. NW	Ortho-stase, ↓ RR	Kardiale NW	Tagesdosis [mg]
Trizyklische Antidepressiva						
Amitriptylin	Laroxyl®, Saroten®	+++	++++	++	+	[50*] 125–300
Clomipramin	Anafranil®	+	+	+	+	[10*] 25–150
Desipramin	Pertofran®	(+)	++	+	+	[50*] 75–200
Doxepin	Aponal®	+++	++	++	+	[30*] 75–150
Imipramin	Tofranil®	++	++	+++	+	[50*] 100–225
Maprotilin	Ludiomil®	++	++	+	(+)	[50*] 75–200
Nortriptylin	Nortrilen®	++	++	(+)	+	[30*] 50–200
Trimipramin	Stangyl®	+++	++	++	+	[50*] 150–450
Serotoninaufnahmehemmer						
Fluoxetin	Fluctin®	+	+	+	(+)	[10*] 20–80
Fluvoxamin	Fevarin	+	+	+	(+)	[50] 100–300 mg
Paroxetin	Seroxat® g	+	+	+	(+)	[10] 10–50 m
MAO-Hemmer						
Moclobemid	Aurorix®	+	–	+	–	[150] 300–600 mg
Trancylpromin	Parnate®	+	–	+++	–	[5] 5–30 mg
Sonstige						
Mianserin	Mianserin®	++	+	+	(+)	[10] 30–60
Trazodon	Thrombran®	++	(+)	++	–	[100*] 200–400

- Antidepressiva brauchen Zeit – Therapieversuch nicht vor 14 Tagen abbrechen! Dann nur bei 60–80 % der Patienten wirksam. Pat. ohne sog. Melancholiesymptome (hierzu zählen Tagesschwankungen, psychomotorische Agitation oder Retardation, starke Anhedonie [= sich an nichts freuen können]) sprechen eher *schlechter* auf Antidepressiva an
- Vorsicht bei Antriebssteigerung (Desipramintyp) und noch vorhandener Depression: Suizidgefahr.

21.8 Antikoagulation

21.8.1 Heparin

Prinzip: Bindung des Heparins an AT III (damit ca. 1000fache Verstärkung der Thrombin-AT III-Reaktion). Der Heparin-AT III-Komplex hemmt eine Reihe von aktivierten Gerinnungsfaktoren, v.a. Faktor IIa (Thrombin) und Xa. Niedermolekulares Heparin besitzt deutl. niedrigere „Anti-Faktor-II-Wirkung".

- Nicht mit anderen Pharmaka in einer Infusion mischen.
- Bei AT III < 70 % verminderte Wirksamkeit (ggf. AT III substituieren).

■ Prophylaktische Heparinisierung (low-dose)

Indikationen
- Posttraumatisch (KI: Polytrauma), postop.;
- Perioperativ bei Eingriffen > 30 Min. oder bei Pat. mit oraler Kontrazeption (Beginn 2–3 h präop.)
- Bei internistischen Risikopatienten: z.B. schwere Infektion, Immobilisation > 18 h tägl., Z.n. zerebralem Insult, schwere Herzinsuff., maligne Erkrankungen, Kardiomyopathie, Polyglobulie, Adipositas
- Wenn KI gegen Cumarine (☞ 21.8.2): Nach Phlebothrombosen vom Becken-/OS-Typ und Z.n. Lungenembolien.

Vorgehen
- *Unfraktioniertes Heparin (z.B. Liquemin® N):* 3 x 5000 IE s.c. tägl. oder 2 x 7500 IE s.c. tägl., bei Adipositas 3 x 10 000 IE s.c. tägl., Therapiekosten ca. 9,80 DM tägl. (Fertigspritze)
- *Niedermolekulares Heparin (z.B. Fraxiparin®):* 1 x 2500–5000 anti-Xa-IE s.c. tägl. Vorteile: längere Halbwertszeit, geringere Gefahr einer heparininduzierten Thrombopenie, geringeres Osteoporosepotential, geringere lipolytische Aktivität. Unbedenklichkeit der niedermolekularen Heparine in der Schwangerschaft noch nicht sicher beurteilbar. Therapiekosten ca. 11,– DM tägl. (Fertigspritze)
- *Ther.-Kontrolle:* Keine Kontrolle der aPTT notwendig, aufgrund der Gefahr einer heparininduzierten Thrombopenie jedoch Kontrolle der Thrombozytenzahl 2x/Wo.

Absolute KI: Heparininduzierte Thrombopenie Typ II, Heparinallergie

■ Therapeutische Heparinisierung (high-dose)

Indikationen
- Thromboembolische Erkrankungen: z.B. frische Venenthrombose, Lungenembolie
- Herzinfarkt (mit und ohne nachfolgende Lyse, je nach Indikation; ☞ 21.8.4, 4.4), instabile Angina pect., als initiale Embolieprophylaxe z.B. bei Vorhofflattern/-flimmern vor oraler Antikoagulation
- Akuter arterieller Verschluß bei pAVK ohne chirurgische Interventionsmöglichkeit (umstritten)

- Extrakorporale Zirkulation: z.B. Dialyse, Herz-Lungen-Maschine
- DIC: Indikation und Dosierung ☞ 3.7.

Vorgehen und Dosierung

Therapieziel: aPTT = 1,5–2,5fach und TZ = 2–4fach verlängert. Bei Langzeittherapie evtl. höherer Heparinbedarf.

Dosierung nach Gewicht unter Berücksichtigung des Gerinnungsstatus, Thrombozytenzahl und Ansprechen des Pat. Verstärkte Wirkung bei gleichzeitiger Gabe von Digitalisglykosiden, Tetrazyklinen, Antihistaminika, Nikotin.

- *i.v.-Dosierung:* initialer Bolus von 5000 IE unfraktioniertem Heparin, dann Dauerinfusion von 15–20 IE/kg/h, später Dosierung anhand aPTT und TZ (erstmalige Laborkontrolle nach 2–4 h, dann 1–2 x tägl.), Blutentnahme nicht aus Zugang oder Extremität der Heparininfusion. *Dosierungsbeispiel* für 70 kg Pat.: 5000 IE i.v. Bolus, dann 10000 IE unfraktioniertes Heparin auf 50 ml 0,9 % NaCl als Perfusor mit initial 6 ml/h, weiter nach aPTT. HWZ dosisabhängig: ca. 1–2,5 h (-5h)
- *s.c.:* (2 x 12500 IE -) 2 x 17500 IE s.c. unfraktioniertes Heparin tägl., Dosisanpassung entsprechend Verlängerung der aPTT (Bestimmung 6 h nach s.c.-Injektion).

 Häufigster Fehler: ungenügende aPTT-Verlängerung.

Vorgehen bei überschießender aPTT-Verlängerung (aPTT > 90 Sek.): Heparin absetzen, aPTT und TZ kontrollieren (unkorrekte Blutentnahme? Verbrauch?), nach Therapiepause (60–90 Min.) Dosisreduktion.

Vorgehen bei Blutungen: lokale Blutstillung, ggf. Antidot Protamin langsam i.v.: 1 mg antagonisiert 100 IE unfraktioniertes Heparin. Maximaldosis: 50 mg über 10 Min. *Cave:* wegen der fibrinpolymerisationshemmenden Eigenschaft von Protamin Verlängerung der aPTT bei Überdosierung möglich.

Absolute KI
- Hämorrhagische Diathese (Ausnahme: DIC; ☞ 3.7), manifeste Blutung
- Floride Magen-Darm-Ulzera, Colitis, Ösophagusvarizen
- Lungenerkrankungen mit hohem Blutungsrisiko (kavernöse Tbc, Bronchiektasen)
- Hirnverletzungen, Hirnarterienaneurysmen, ZNS-OP (< 3–6 Mon.)
- Heparininduzierte Thrombopenie Typ II, Heparinallergie.

Relative KI
- OP vor < 10 d (je nach Schwere der OP und Möglichkeit der lokalen Blutstillung)
- Floride bakterielle Endokarditis
- Schwere Leber-, Niereninsuff. (schlecht steuerbar)
- Symptomatische Nephrolithiasis, akute Pankreatitis
- Vor geplanten Arterien- oder Organpunktionen (z.B. auch Angiographie, Spinal-, Periduralanästhesie). Hierzu sollten Quick > 50 %, aPTT < 40 Sek., Thrombozyten > 40/nl sein
- Kooperationsmangel, Uterus myomatosus
- Nicht embolischer zerebraler Insult (< 6 Mon.)
- Therapierefraktärer arterieller Hypertonus (RR > 180/105 mmHg).

NW

Blutungen (schwer in 2–5 % während high-dose Heparinisierung), allergische Reaktion, heparininduzierte Thrombopenie, Hemmung von Wundheilung und Kallusbildung, reversibler Haarausfall, Anstieg der Leberenzyme und LDH, Osteoporose (nach Anwendung > 2 Mon.), Hautnekrosen, vegetative Störungen, Hypoaldosteronismus. Interaktionen mit anderen Pharmaka ☞ 21.3.

■ Heparininduzierte Thrombopenie

Heparininduzierte Thrombopenie Typ I

- *Ätiol.:* wahrscheinlich vermehrte Thrombozytensequestration durch Heparin-induzierte Steigerung der Plättchenaggregation. Ca. 1–5 % bei Gabe von unfraktioniertem Heparin, unter niedermolekularen Heparinen seltener
- *Diagn.:* akut oder 2–4 Tage nach Heparingabe milde, komplikationslose Thrombozytopenie (100–150/nl)
- *Ther.:* Keine. Oftmals nach 1–5 Tagen spontane Rückbildung selbst unter (kritisch zu überdenkender) Fortführung der Heparingabe. *Cave:* engmaschige Bestimmung der Thrombozyten wegen Möglichkeit einer beginnenden Heparininduzierten Thrombopenie Typ II.

Heparininduzierte Thrombopenie Typ II

- *Ätiol.:* Immunreaktion mit Plättchenaktivierung und erhöhter Thrombozytenclearance durch das RES. In ca. 40 % venöse oder arterielle Gefäßverschlüsse *("white clot-Sy.")*, Blutungen < 5 %. Inzidenz: ca. 0,1–1 % bei Gabe von unfraktioniertem Heparin i.v., öfter bei Rinder- als bei Schweineheparinen, unter niedermolekularen Heparinen seltener, bei s.c.-Gabe sehr selten
- *Diagn.:* 6–14 Tage (bei Re-Exposition Stunden) nach Heparingabe Abfall der Thrombozyten auf < 100/nl. Als Screening Plättchen-Aggregations-Test (PAT), zur Bestätigung Heparin-induzierten-Plättchenaktivierungs-Assay (HIPAA) oder ^{14}C-Serotoninfreisetzungstest, Ausschluß anderer Ursachen einer Thrombozytopenie. Nachweis von heparin-assoziierten-antithrombozytären-Antikörpern
- *Ther.:* Heparin sofort absetzen (Normalisierung der Thrombozytenzahl nach 5–7 Tagen). Bei Indikation zur Antikoagulation nach Austestung (!) Heparinoid ORG 10172 (Orgaran®, über internationale Apotheke) z.B. 2500 U Bolus i.v., dann 400 U/h für 4 h, dann 150–200 U/h i.v. (Ziel: anti-Xa-Spiegel 0,5–0,8 U/ml) später 2 x 750–1250 U s.c. tägl., alternativ Iloprost oder Alprostadil (z.B. prostavasin®) bis zu 2 x 40 μg über ≥ 2 h tägl. i.v., ASS 325 mg tägl. oder Ancrod 1 U/kg über 12 h i.v. (weiter nach Fibrinogenspiegel, Ziel: 1,0 g/l, Wirkungseintritt erst nach ≥ 12 h), evtl. niedermolekulares Heparin (Cave: Kreuzreaktivität > 80 %) oder Hirudin (in Studien), später überlappend Cumarine; frühzeitige Plasmapherese, Immunglobuline von fraglichem Nutzen. Bei Embolien ggf. Streptokinaselyse oder Embolektomie
- *Prognose:* Letalität 12–23 %.

21.8.2 Cumarinderivate

Prinzip: kompetitive Hemmung der Vit.-K-abhängigen Carboxylierung der präformierten Gerinnungsfaktoren II, VII, IX, X, Protein C und S in der Leber.

Indikation
Jede Langzeitantikoagulation
- Vorhofflimmern (☞ 4.6.1) und Alter > 65 J. oder erhöhtem thrombembolischen Risiko
- Nach akutem Herzinfarkt bei ASS-Unverträglichkeit oder hohem Embolierisiko, d.h. schwere LV-Dysfunktion, chron. Herzinsuffizienz, Arrhythmie, thrombembolischen Ereignissen, kardiale Thromben im Echo (3–6 Mon.)
- Dilatative Kardiomyopathie lebenslang (☞ 4.9)
- Nach prothetischen Herzklappenersatz mit biologischen Klappen in ersten 3 Mon. (INR 2,0–3,0), mit Kunstklappe lebenslang (INR 2,5–3,5; falls darunter Thrombembolien Kombination mit ASS 80–100 mg/d; bei infektiöser Endokarditis auf INR 2,0–3,0 reduzieren)
- Nach Phlebothrombosen vom Becken-/OS-Typ und Lungenembolien 3–12 Mon., bei Rezidiven oder Hyperkoagulabilität aufgrund z.B. AT III-, Protein-C- oder -S-Mangel evtl. lebenslang
- Nach kardioembolischem zerebralen Insult und Ausschluß einer Hämorrhagie lebenslang. Indikation umstritten.

Vorgehen
- Überlappend mit therapeutischer Heparinisierung, da initial prokoagulatorischer Effekt
- Therapiebeginn: bei distalen venösen Thrombosen ab 1. Tag, bei massiver iliofemoraler Thrombose oder Lungenembolien ab 3.–7. Tag (falls keine Lyse), Gabe am besten abends
- Tägl. Gerinnungskontrolle bis angestrebter Bereich erreicht ist, dann Absetzen des Heparins und Dosierung nach Quick- bzw. INR-Wert (s.u.; Kontrolle zunächst alle 1–2 Tage, nach Ermittlung der Erhaltungsdosis 1–2 x wöchentl., danach 1–2 x monatl. bei guter Compliance). Engmaschigere Kontrollen z.B. bei interkurrenten Infekten, Verordnung interferierender Pharmaka (☞ 21.3)
- Gute Patientenaufklärung (möglichst dokumentieren), Ausstellen eines „Antikoagulantien-Passes", Verzicht auf Selbstmedikation mit rezeptfreien Medikamenten, Beachten der nahrungsabhängigen Vit K-Aufnahme (Informationsbogen), Vorsicht mit Alkohol, ASS u.a.

Dosierung
Reduktion der Initialdosis bei Quick < 90 %, ebenso bei leichtgewichtigen Pat. oder schwerer Allgemeinerkrankung, *KI:* Quick < 60 %. Die „intermediäre" Antikoagulation (INR 2,0–3,0) scheint für die meisten Indikationen auszureichen. Ausnahmen: Prävention von Thrombembolien bei Kunstherzklappen und Pat. nach Myokardinfarkten mit erhöhtem Thrombembolierisiko (INR 2,5–3,5).
- *Phenprocoumon* (Marcumar®, HWZ ca. 5 Tage): Tag 1: 4–6 Tabl. (12–18 mg), Tag 2: 2–4 Tabl. (6–12 mg), Tag 3: nach Quick- bzw. INR-Wert ca. 1/2 – 1 1/2 Tabl. tägl.; Kosten ca. 0,37 DM tägl.
- *Warfarin* (Coumadin®, HWZ ca. 40 h): Tag 1–3: 3–4 Tabl. (15–20 mg) tägl., dann nach Quick- bzw. INR-Wert, Erhaltungsdosis ca. 1/2–2 Tabl. tägl.

INR (International Normalized Ratio)
Internationaler Standard zur Überwachung der Cumarintherapie (standardisiert mit WHO-Referenz-Thromboplastin), da Quick-Wert aufgrund unterschiedlicher Qualität der in verschiedenen Test-Kits benutzten Thromboplastine schwankt. Exakte Umrechnung Quick in INR daher nur mit Kenntnis des möglich; ggf im Hauslabor erfragen.

Kontraindikationen
- Absolute: KI der „high-dose" Heparinisierung (☞ 21.8.1) mit Ausnahme der Heparininduzierten Thrombopenie Typ II und Heparinallergie, außerdem DIC, Quick < 60 % vor Therapiebeginn (evtl. abklärungsbedürftiger Leberschaden), Schwangerschaft (teratogen), vor und während Lysetherapie oder OPs
- Relative: Epilepsie, chron. Alkoholismus, Nephrolithiasis, Stillzeit, mangelnde Compliance.

Beispiel	
INR 1,0	Quick 100 %
INR 1,5–2,5	Quick 50–30 %
INR 2,0–3,0	Quick 35–25 %
INR 3,0–4,5	Quick 25–15 %

Nebenwirkungen
U.a. Blutung (schwere Blutungen 1,7–2,4 % pro Jahr, letale 0,2 %–0,7 % pro Jahr), Allergie, Cumarin-Nekrose (s.u.), Übelkeit, Erbrechen, Diarrhoe, Ikterus („Cumarin-Hepatitis"), Haarausfall, Exanthem, NNR-Insuff. (selten). Zahlreiche Interaktionen mit anderen Pharmaka (☞ 21.3).

Komplikationen – Management
- *Überdosierung:* Cumarinderivate absetzen, ggf. 2–10 mg Vitamin K_1 (2–10 Tropfen Konakion® N) p.o., Wirkungseintritt nach ca. 6–12 Stunden.
- *Blutungen oder Notfall-OP:* Gabe von Prothrombinkomplex (PPSB, 1 E/kg i.v. hebt Quick-Wert um ca. 1 %, ☞ 2.7.1), falls nicht verfügbar 10–20 ml/kg FFP, zusätzlich 10 mg Vitamin K_1 (Konakion® MM) wiederholt langsam i.v.
- *Vorgehen bei elektiven Eingriffen:* Cumarine absetzen, Quick engmaschig kontrollieren. Wenn INR < 1,5 perioperative Umstellung auf Heparin. Nach größeren Eingriffen erneute orale Einstellung erst nach Abschluß der Wundheilung, nach kleinen Eingriffen (z.B. Zahnextraktion) ab 2. postop. Tag.
- *Cumarin-Nekrose („Marcumarnekrose"):* Hautnekrose infolge hämorrhagischer Infarzierung durch hyaline Thromben meist am 3.–5. Tag der Cumarin-Gabe. Inzidenz 0,01–0,1 %, v.a. bei Frauen 60–70 J., Protein C-Mangel, Adipositas, Östrogenmangel, Infekt.
  - *Diagnostik:* schmerzhafte, überwärmte und derb infiltrierte Rötung (Stadium I, DD: Phlegmone), später prallelastisch und scharf begrenzt mit petechialen Einblutungen und livider Verfärbung (Stadium II, DD: Einblutung), blasige Epidermolyse mit hämorrhagischer, z.T. tief-blauschwarzer Nekrose (Stadium III). Prädilektionsstellen: Mammae, Hüfte, Gesäß, Oberschenkel
  - *Therapie:* keine Standardther., evtl. Antikoagulation („high-dose" Heparinisierung), evtl. Fibrinolyse, Lokalther., evtl. Op. Bei strenger Indikationsstellung später erneute vorsichtige einschleichende Cumarin-Gabe.
  - *Prognose:* Letalität ca. 15 %, Rezidiv in 20 %.

21.8.3 Thrombozytenaggregationshemmer

Acetylsalicylsäure (ASS)
- *Prinzip:* Irreversible Acetylierung der Cyclooxygenase, somit Hemmung der Thromboxan-A_2-Synthese und damit der Plättchenaggregation
- *Therapieindikation:* Akuter oder abgelaufener Herzinfarkt, instabile und stabile Angina pect., evtl. zur Prävention der KHK bei Pat. > 50 Jahre und mind. einem kardialen Risikofaktor, koronarer Bypass (Beginn > 6 h nach OP, ≥ 300 mg/d für 1 Jahr) und koronarer Angioplastie (Beginn ≥ 2 h vor Eingriff), Vorhofflimmern bei KI gegen Cumarine, periphere arterielle Gefäßerkrankung, zerebraler Insult, TIA, nach Gefäßop. (z.B. Carotis-TEA oder femoropoplitealem Bypass), Thrombophlebitis, Schmerzen, Fieber, in Schwangerschaft bei Nachweis von Antiphospholipid-Antikörpern
- *Dosierung:* 75–325 mg tägl. (bei akutem Myokardinfarkt initial ≥ 160 mg); Therapiekosten ca. 0,07 DM tägl.
- *NW:* Gastrointestinale Störungen (ca. 4 %), Magen-Darm-Ulzera, selten GI-Blutung, allergische Reaktionen, Bronchospasmus, Ekzeme, sehr selten Thrombozytopenie
- *KI:* Allergie, Vorsicht bei Asthma („ASS-Asthma" mit Exazerbation bei ca. 20 % der Asthmatiker), hämorrhagische Diathese, Magen-Darm-Ulzera, in Schwangerschaft (v.a. im 3. Trimenon) Wehenhemmung, verfrühter Verschluß des Ductus arteriosus botalli.

Tyclopidin (Tiklyd®)
- *Prinzip:* genauer Mechanismus nicht bekannt, Hemmung v.a. der ADP-induzierten Plättchenaggregation u.a. durch Hemmung der Fibrinogenbindung an Thrombozyten
- *Indikation:* ASS-Unverträglichkeit. Bei TIA, zerebralem Insult und Claudicatio intermittens evtl. besser wirksam als ASS. Nach intrakoronarer Stentimplantation für 4–6 Wo. zusätzlich zum ASS (s. unten). Nachteil: teurer, in den ersten 12 Wochen regelmäßige BB-Kontrollen notwendig, Wirkungseintritt erst nach 24–48 h
- *Dosierung:* 2 x 250 mg tägl.; Therapiekosten ca. 4,31 DM tägl.
- *NW:* Gastrointestinale Störungen (v.a. Diarrhoe), Magen-Darm-Ulzera (50 % seltener als unter ASS), Hautrötung, allergische Reaktionen, BB-Veränderungen (bis zu 2 % Neutropenie, Agranulozytose und aplastische Anämie), Leberfunktionsstörung, Störung der Hämostase
- *KI:* Allergie, BB-Veränderungen, frischer hämorrhagischer Insult, hämorrhagische Diathese, Organverletzungen, Magen-Darm-Ulzera, Schwangerschaft, Stillzeit.

Andere auf die Thrombozytenfunktion wirkende Medikamente wie Dipyramidol oder Sulfinpyrazon erbrachten in kontrollierten Studien keinen gesicherten (zusätzlichen) Nutzen.

21.8.4 Thrombolyse

Prinzip: Intravasale Auflösung eines Thrombus bzw. Embolus durch Aktivierung des fibrinolytischen Systems, z.B. durch Streptokinase, UHSK (ultrahochdosierte Streptokinase), Urokinase, Pro-Urokinase, rt-PA (**r**ecombinant **t**issue-type **p**lasminogen **a**ctivator), Reteplase, Staphylokinase u.a.

Trend zur frühzeitigeren Lyse, schnelleren und sicheren Rekanalisierung und zur Verminderung der Blutungskomplikationen durch neuere Thrombolytika und andere Begleitmedikation.

■ Vorgehen

- *Untersuchungen vor Lyse:* BB, Gerinnung mit AT III, Krea, E'lyte, GOT, γ-GT, Lipase, CHE, Bili, Blutgruppe, Rö-Thorax, EKG, ggf. Dopplersonographie (zur Verlaufsbeurteilung) und evtl. Augenfundusbeurteilung (☞ KI)
- Erheben und ggf. Abklären von Kontraindikationen
- Aufklärung und Einverständnis des Patienten
- Kleinlumige Venenverweilkanüle an gut komprimierbarer Stelle legen. „Geplatzte" Venen mit Druckverband versorgen
- *Allgemeine Maßnahmen:* Bettruhe, keine rektale Temperaturmessung, keine arterielle Punktion oder i.m.-Injektion, Schonkost, Stuhlregulierung, Zähne nicht putzen!
- *Laborkontrollen:* 2 x tägl. Kontrolle von aPTT, Quick, TZ, Fibrinogen, 1 x tägl. Kontrolle von BB, Stuhl und Urin auf Blut (bei UHSK modifiziert)
- Begleitmedikation beachten.

■ Therapieindikationen und Dosierungen

Myokardinfarkt
Signifikante Senkung der Mortalität (bis zu 50 % bei frühem Beginn). Therapiebeginn baldmöglichst bis zu 6 (-12) h nach Ereignis, nach 12 h nur bei persistierenden Beschwerden oder inkompletter Infarzierung. Wiedereröffnungsrate 75–80 %, Reokklusionsrate 5–15 %, meist in den ersten 48 h. (☞ 4.4).

Phlebothrombose vom OS- und/oder Beckentyp oder gesamter US-Querschnitt (☞ 5.5.2)
Ziel ist die Verminderung postthrombotischer Syndrome (40 % → 10 % nach erfolgreicher Lyse). Therapiebeginn ≤ 14 Tage nach Ereignis. Lyseerfolg (> 50 % Rekanalisation): UHSK ca. 75–80 % nach 3 Tagen, rt-PA ca. 50–60 % nach 7 Tagen, Urokinase ca. 50–55 % nach 12 Tagen Lyse. Isolierte Unterschenkel- oder Subklaviathrombose nur in Ausnahmefällen Therapieindikationen.

Streptokinase
- *Standarddosierung:* Initial 250 000–750 000 IE i.v. über 30 Min. als Testdosis am 1. Tag, dann 100 000 IE/h i.v. bis zum Lyseerfolg (normalerweise Tag 1–3, in Ausnahmefällen bis 5 Tage). Lysekosten: ca. 750,– DM tägl. (zuzüglich Liegekosten!)
- *UHSK-Lyse:* Initial 250 000 IE i.v. über 30 Min. als Testdosis , dann 1,5 Mio. IE/h i.v. über 6 h tägl. bis zum Lyseerfolg (normalerweise Tag 1–3, in Ausnahmefällen bis 5 Tage). Lysekosten: ca. 2800,– DM tägl. (zuzüglich Liegekosten!)
- *Cava-Schirm:* bei Streptokinase-Lysen von tiefen Beckenvenen- und Cavathrombosen aufgrund rel. hoher Inzidenz von Lungenembolien (bis 5 %) möglichst Vena-Cava-inferior-Filter.

Urokinase
- Mittelhohe Dosierung: Initial 250 000 IE i.v. über 10–20 Min., dann 2000 IE/kg/h i.v. bis zum Lyseerfolg (Dosisanpassung nach Fibrinogen), Dauer: 7–14, im Mittel 12 Tage, in Ausnahmen bis 4 Wo. Lysekosten ca. 4300,– DM tägl.
- Hohe Dosierung: Initial 600 000 IE i.v. über 10–20 Min., weiter wie oben.

rt-PA
In Studien: 0,25 mg/kg/24h i.v. oder 20 mg i.v. über 4 h (evtl. regionär über Fußrückenvene). Dauer ca. 5–7 Tage. Lysekosten: ca. 620,– DM tägl. (zuzüglich Liegekosten!).

Lungenembolie (☞ 6.7.1)
Nur bei hämodynamischer Instabilität (Grosser Stadium III–IV). Senkung der Gesamtmortalität durch Lyse bei submassiver Lungenembolie statistisch nicht-signifikant (wegen hoher Spontanlyserate von ca. 70 %). Ziel: rasche Senkung des pulmonalen Widerstandes. Gleiche Effizienz der Fibrinolytika, Trend zur Kurzzeitlyse. Ob sekundäre pulmonale Hypertonie günstig beeinflußt werden kann bleibt fraglich.

- *Streptokinase:* 1,5–3 Mio IE über 30 Min. oder 500 000 IE i.v. über 20 Min., dann 3 Mio IE i.v. über 5 Min.; Lysekosten ca. 940,– DM
- *Urokinase:* 2 Mio IE als Bolus i.v. über 10–20 Min., alternativ 1 Mio IE als Bolus i.v. über 10 Min., dann 2 Mio IE über 2 h i.v.; Lysekosten ca. 2500,– DM
- *rt-PA:* 10 mg als Bolus i.v., dann 90 mg i.v. über 2 h; oder 0,6 mg/kg i.v. über 2 Min.; Lysekosten ca. 3100,– DM.

Akuter arterieller Verschluß (☞ 5.4.2)
Ziel ist Rekanalisierung des verschlossenen Gefäßes. Therapiebeginn sobald möglich, bis zu > 6 Mon. Wiedereröffnungsraten (je nach Lage, Alter, Langstreckigkeit) ca. 60–90 %, Reokklusionsrate ca. 20 %. Lokale Katheterthrombolyse mit diversen Verfahren (lokale Infiltrationsthrombolyse, pulsed-spray-Thrombolyse, lokale Infusionsthrombolyse) ggf. in Kombination mit PTA oder Thrombenaspiration. Systemische Lyse aufgrund schlechterer Ergebnisse und höherer Blutungsrate heute zumeist verlassen.

Zerebraler Insult
Möglicherweise besseres neurologisches Outcome bei Lysetherapie < 5–6 h nach akutem thrombotischem Insult und Ausschluß von Ischämiezeichen im CCT. Gegenüber Placebo 3–10fach erhöhtes Risiko intracerebraler Blutungen bei ähnlicher Mortalität. Da Nutzen einer Lyse gegenüber z.B. alleiniger Gabe von niedermolekularem Heparin nicht belegt, Lyse nur im Rahmen von Studien empfohlen. In Studien z.B. rt-PA 0,9 mg/kg (max. 90 mg), davon 10 % als Bolus i.v., den Rest über 60 Min. i.v.

Andere Indikationen: z.B. Shunt-Verschluß, Basilaristhrombose, Zentralgefäßverschluß des Auges, Blutung in vordere Augenkammer oder Glaskörper u.a.

Begleittherapie
- *Heparinisierung vor Urokinase- und rt-PA-Lyse:* 5000 IE unfraktioniertes Heparin i.v. als Bolus, dann ca. 15–20 IE/kg/h i.v. nach aPTT und TZ (☞ 21.8.1) bis > 24–72 h nach Lyseende
- *Heparinisierung bei Streptokinase-Lyse:* bei Myokardinfarkten nur empfohlen bei hohem kardioembolischem Risiko (z.B. anteriorer HI, Herzinsuffizienz, Vorhofflimmern, vorangegangene Embolien), je nach aPTT beginnend ≥ 4 h nach Lyse.

Während UHSK-Lyse z.B. 400 IE/h unfraktioniertes Heparin 2 h vor bis ca. ≥ 2 h nach Lyse, dann „high-dose" Heparinisierung nach aPTT
- *Medikation vor Streptokinase-Lyse:* zur Verminderung unerwünschter NW Cortison und Antihistaminika (H_1-Blockade, H_2-Blockade), z.B. tägl. Urbason® 250 mg i.v., Tavegil® 1 Amp i.v. und Zantic® 1 Amp i.v. ca. 20 Min. vor Lysebeginn.

Kontraindikationen

- *Absolute KI:* Aortendissektion, akute Perikarditis, akute Blutung, zerebraler Insult > 6 h und ohne Ausschluß von Ischämiezeichen im CCT, ZNS-Operation < 3–6 Mon., zerebrale Gefäßmißbildungen oder zerebrales Neoplasma. Bei Streptokinase- und APSAC-Lyse: Vorausgegangener Streptokokkeninfekt oder Streptokinase/APSAC-Lyse < 6–12 Mon., Vorsicht bei ASL-Titer > 200 IU/ml
- *Relative KI:*
  - Frisches Polytrauma, OP, Organ- oder Liquorpunktion < 6–10 Tage je nach Schwere und Lokalisation des Eingriffes, i.m.-Injektion < 7 Tage, Punktion nicht komprimierbarer Organe oder Arterien (< 10 Tage), Zahnextraktion < 14 Tage, arteriovenöse Mißbildungen, therapierefraktäre Hypertonie, Fundus hypertonicus IV° (☞ 5.3.1), schwere diab. Retinopathie
  - Hämorrhagische Diathese, pathologischer Gerinnungsstatus und Thrombos < 100/nl vor Heparinisierung
  - Malignome, Leber- und Nierenerkrankungen, floride bakterielle Endokarditis, Aortenaneurysma, Pankreatitis, Sepsis, V.a. Thrombus im li. Herzen, kavernöse Lungen-Tbc
  - Z.n. kardiopulmonaler Reanimation, Gravidität (v.a. erste 18 SSW) bis 14 Tage nach Geburt, starke Menstruation.

Nebenwirkungen

- *Allgemein:* Blutungen (ca. 10 % schwer, ≤ 1 % mit letalem Ausgang, v.a. durch Hirnblutungen), Unverträglichkeitsreaktionen, in 10–20 % Rethrombosierung
- *Streptokinase:* Allergisch-anaphylaktische Reaktion (2–4 %), Embolien. V.a. bei UHSK-Lyse: Kopf-, Rücken- und Muskelschmerzen, *flush*, Fieber, Antikörperbildung.

Therapie bedrohlicher Blutungen unter Fibrinolysetherapie

- Absetzen des Fibrinolytikums und der Antikoagulation, evtl. Protamin
- Lokale Blutstillung mit Druckverband
- *Antifibrinolytika:*
  - Aprotinin (Antagosan®, Trasylol®) initial 1–2 Mio. KIE (Kallikrein-Inaktivator-Einheiten) über 10–20 Min. i.v., dann 70 000–100 000 KIE/h i.v. oder
  - Tranexamsäure (Anvitoff®, Ugurol®) 1–2 g als i.v.-Bolus, dann 5 mg/kg/h i.v. oder
  - ε-Aminocapronsäure 2–4 g als i.v.-Bolus, dann 1 g/h i.v.
- *Blutderivate:*
  - Erythrozyten- und Thrombozytenkonzentrate, Humanalbumin
  - Evtl. Fresh frozen plasma oder Fibrinogen (*Cave:* evtl. Fibrinolyseaktivierung).

21.9 Dosierung von Medikamenten über Perfusor

 Die Verdünnungen wechseln von Klinik zu Klinik! Im Zweifel nachfragen und grundsätzlich die Verdünnung mit einem Kleber auf der Perfusorspritze vermerken!

	Perfusor-Dosierungen	
Präparat	**Verdünnung, Dosierung / Hinweise / Beispiele**	
Adrenalin (= Epinephrin) (z.B. Suprarenin®)	4 Amp. (1 ml) à 1 mg auf 50 ml NaCl = 0,08 mg/ml	Nach Wirkung: 0,01–0,4 µg/kg/Min.; ggf. höher. **Beispiel 70 kg Patient:** 5–10 ml/h.
Amiodaron (Cordarex®)	2 Amp. à 3 ml = 150 mg in 44 ml Glukose 5 %	Zur Einleitung 5 mg/kg über 20–120 Min. i.v.; **Beispiel 70 kg Patient:** 25–150 ml/h Erhaltungsdosis 10–20 mg/24 h (70 kg: 5–10 ml/h). **ZVK**
Clonidin (Catapresan®)	3 Amp. à 1 ml = 0,15 mg auf 47 ml 0,9 % NaCl	Initial 1 Amp. langsam i.v. Perfusor 1–5 ml/h = 9–45 µg/h
Dihydralazin (z.B. Nepresol®)	3 Amp. à 25 mg auf 50 ml NaCl = 1,5 mg/ml	Initial 1 Amp. auf 10 ml NaCl verdünnt unter RR-Kontrolle fraktioniert über 20 Min. Dann Perfusor 1–5 ml/h
Dobutamin (Dobutrex®)	1 Inj. Flasche à 250 mg auf 50 ml Glukose 5 % = 5 mg/ml	Nach Wirkung. Richtwert (initial): 2,5–12 µg/kg/Min. = 0,03–0,12 ml/kg/h. **Beispiel 70 kg Patient:** 2–8 ml/h
Dopamin (z.B. Dopamin Giulini®)	1 Amp. (10 ml) à 250 mg auf 50 ml NaCl oder 5 % Glukose = 5 mg/ml	„Nierendosis": 0,5–5 µg/kg/Min., „Kreislaufdosis": 6–10 µg/kg/Min.; bei > 10mg/kg/Min.: Nierendurchblutung ↓, RR ↑ **Bsp.: 70 kg Pat** Nierendosis 1,5–3 ml/h, Kreislaufdosis: initial 4,5–9 ml/h, später bis 18 ml/h
Furosemid (Lasix®)	2 Amp à 250 mg = 25 ml = 10 mg/ml	Dosierung: bei hochgradiger Niereninsuff. bis 50–100 mg/h = 5–10 ml/h. Max. 1000 mg tägl. = 8 ml/h
Heparin (z.B. Liquemin®)	1 Amp. à 10 000 IE auf 50 ml NaCl = 200 IE/ml	Vollheparinisierung 1000–1400 E/h (5–7 ml/h) unter TZ- bzw. PTT-Kontrolle. „Low-dose": 600 E/h (3 ml/h), PTT-Kontrolle (☞ 21.8.1).
Alt-Insulin (z.B. Actrapid®)	1 ml à 40 IE auf 40 ml NaCl = 1 IE/ml	Nach (zweistündl. zu wiederholender) BZ-Kontrolle ca. 1–6 IE/h = 1–6 ml/h. Adsorption an Plastik → evtl. die ersten 10 ml verwerfen
Kalium ZVK (über Braunüle max. 40 mmol/l)	2,5 Amp. à 20 mmol auf 50 ml NaCl = 0,4 mmol/ml	Max. 20 mmol = 20 ml/h. Max. 240 mmol/24 h. Bei Alkalose Kaliumchlorid, bei Azidose Kaliumbicarbonat verwenden

Perfusor-Dosierungen

Präparat	Verdünnung, Dosierung / Hinweise / Beispiele	
Lidocain (z.B. Xylocain®, Lidocain Braun®)	1 Amp. (5 ml) à 1000 mg (20%ig) = 50 ml = 1 mmol/ml	Initial „Loading-dose" ca. 1 mg/kg langsam i.v., weiter nach Wirkung; Richtwert 2–4 mg/kg/h = 6–12 ml/h. Max. 6 g/Tag.
Nifedipin (Adalat®)	1 Amp à 5 mg auf 50 ml beigefügte Trägerlösung = 0,1 mg/ml	Dosierung: 6,3–12,5 ml/h = 0,63–1,25 mg/h. Zuvor Bolus 0,5–1 mg über 5 Min. Anwendung nur unter Lichtschutz. **Beispiel für 70 kg Pat.:** 6–12 ml/h
Nitroprussid-natrium (Nipride®, nipruss®-Infusion)	1 Amp. Trockensubstanz à 60 mg in 0,9% Na-*Zitrat* auflösen und auf 50 ml Glukose auffüllen = 1,2 mg/ml	Nach Wirkung. Testdosis: anfangs mit 1 ml/h, langsam bis 30 ml/h titrieren unter minütlichem RR. Anwendung nur unter Lichtschutz. Unbenutzte Lösung nach 4 h verwerfen. Spez. Information beachten! → Beipackzettel *Cave:* Zyanidintoxikation
Noradrenalin (Arterenol®)	3 Amp. à 1,0 mg auf 50 ml NaCl = 0,06 mg/ml	Initial 1/3 Amp., Perfusor: 0,05–0,3 µg/kg/Min., max. 1,5 mg/h = 25 ml/hggf. ↑ **Beispiel für 70 kg Pat.:** 5–20 ml/h.
Nitroglycerin (z.B. Nitrolingual®, Nitro Pohl®)	1 Amp. à 50 mg auf 50 ml NaCl = 1 mg/ml	Initial 2 ml/h. Nach Wirkung 1–6 mg/h = 1–6 ml/h.
Propafenon (Rytmonorm®)	1 Amp. à 20 ml = 70 mg 2,5 Amp. = 175 mg in 50 ml Perfusorspritze	0,5–1 mg/kg über 3–5 Min.; evtl. erneute Gabe; Perfusor: 12–30 mg/h = 3,4–8,5 ml/h; Max. Tagesdosis: 560 mg
Theophyllin® (z.B. Euphyllin®)	3 Amp à 0,24 g auf 50 ml NaCl = ca. 15 mg/ml	**Beispiel für 70 kg Pat.:** Loading dose über 10 Min. bei vorheriger Nullther. mit 0,24 g (bei Vorbehandlung 0,12–0,24 g). Danach 0,5 mg/kg/h (ca. 2,5 ml/h bei 70 kg Pat.)
Urapidil (Ebrantil®)	3 Amp à 50 mg auf 50 ml = 3 mg/ml	Nach Wirkung ca. 9–30 mg/h = 3–10 ml/h. Nur beim liegenden Pat. anwenden
Verapamil (Isoptin®)	2 Amp. à 50 mg auf 50 ml NaCl = 2 mg/ml	Initial 5 mg i.v. über 3 Min. Dann 4–8 mg/h = 2–5 ml/h. Max. 10 mg/h = 5 ml/h, 100 mg/Tag

21.10 Medikamentendosierung bei Niereninsuffizienz

Anpassung der Medikamentendosis bei Niereninsuffizienz
- Abschätzen der GFR (z.B. anhand des Nomogramms ☞ 21.1.1)
- Applikation der normalen Initialdosis entsprechend der erhöhten HWZ reduzieren
- Bei Medikamenten mit geringer therapeutischer Breite (z.B. Aminoglykoside), Serumspiegel kontrollieren (☞ 21.2) Dosis anpassen
- Einen *Anhaltspunkt* für mittlere Dosierung und Intervalle gibt folgende Tabelle.

Medikamentendosierungen bei Niereninsuffizienz			
Substanz	Dosis in % Normaldosis bei Glomerulumfiltrat von ...[ml/Min.]			Serum-HWZ bei normaler Nierenfunkt. [h]
	> 50	10–50	< 10	
Acebutolol	100	25	15	3
Aciclovir	100	50	15	2
Allopurinol	100	50–75	10–30	0,8
Amantadin	50	15–30	5–10	12
Amikacin	30–60	15–30	10–15	1,8 (Spiegel kontrollen)
Amilorid	100	–	–	8
Amiodaron	100	100	100	ca. 800
Amoxycillin	100	50	25	1,1
Amphotericin B	100	100	50–75	ca. 300
Ampicillin	100	50	10–20	1,1
Atenolol	100	50	25	4,2
Azathioprin	100	100	75	0,2
Azlocillin	100	50	25	1,3
β-Azetyldigoxin	75–100	30–60	20–30	24
Aztreonam	100	50	25	1,7
Bacampicillin	100	50	25	1,0
Bleomycin	100	10–50 nach GFR	≤ 10 nach GFR	3
Bromocriptin	Titrieren			3
Captopril	100	100	25–75	2
Carbamazepin	100	100	100	15
Cefaclor	100	50–75	25–50	0,8
Cefadroxil	100	50	25	1,4
Cefalexin	100	50–75	25	1,5
Cefmenoxim	30–80	30	10–20	1,1
Cefoperazon	100	100	100	2

Medikamentendosierungen bei Niereninsuffizienz

Substanz	Dosis in % Normaldosis bei Glomerulumfiltrat von ...[ml/Min.]			Serum-HWZ bei normaler Nierenfunkt. [h]
	> 50	10–50	< 10	
Cefotaxim	100	50	25	1,1
Cefotiam	50–75	20–50	10–20	0,75
Ceftazidim	100	50	25	1,8
Ceftizoxim	100	50	25	1,5
Ceftriaxon	100	100	100	7
Cefuroxim	100	50	15–25	1,1
Cefuroximaxetil	100	50	25	1,1
Chinidin	100	100	100	5
Chloramphenicol	100	100	100	4
Chloralhydrat	100	–	–	10
Chlorpromazin	100	100	–	25
Cilastatin	100	50–75	25–50	0,8
Cimetidin	100	75	50	3,8
Ciprofloxacin	100	50–75	50	3–5
Clavulansäure	100	100	50–75	1
Clindamycin	100	100	100	3
Clofibrat	100	50	25	18
Clonazepam	100	100	100	40
Clonidin	100	100	50–75	8
Cyclophosphamid	100	100	75	8
Diazepam	100	100	100	50–70
Diazoxid	100	100	100	48
Digitoxin	100	100	100	180
Digoxin	100	50	25	40
Dihydralazin	100	100	75–100	3
Diltiazem	100	100	100	6
Diphenhydramin	100	100	100	7
Disopyramid	100	50	25	6
Dobutamin	100	100	100	2,4 Min.
Doxepin	100	100	100	17
Doxycyclin	100	100	100	20
Enalapril	100	75	50	11
Erythromycin	100	100	100	2,0
Ethambutol	100	50	25	3,1
Etoposid	100	?	?	6
Famotidin	100	50	25	3

Medikamentendosierungen bei Niereninsuffizienz

Substanz	Dosis in % Normaldosis bei Glomerulumfiltrat von ...[ml/Min.]			Serum-HWZ bei normaler Nierenfunkt. [h]
	> 50	10–50	< 10	
Flecainid	100	50–75	25–50	15
Flucloxacillin	50–100	50	20–40	0,9
Fluconazol	100	50	25	35
Flucytosin	100	50	10–25	4
Fluouracil	100	100	100	0,2
Flurazepam	100	100	100	70–100
Fosfogin	100	25–50	25	1,5
Furosemid	100	100	100	0,9
Ganciclovir	50	25–50	25	3
Gentamicin	30–70	15–30	10	2,5 (Spiegel)
Gliquidon	100	100	100	17
Glyceroltrinitrat	100	100	100	0,5
Griseofulvin	100	100	100	15
Guanethidin	100	50	25	130
Haloperidol	100	100	100	20
Hydralazin	100	75	50	1
Hydrochlorothiazid	100	100	–	2,5
Ibuprofen	100	100	100	2
Imipenem	100	50–75	25–50	1,0
Indometacin	100	100	100	4
Isoniacid	100	100	25–50	2
Isosorbitdinitrat	100	100	100	0,4
Ketoconazol	100	100	100	5
Levodopa	Titrieren			1,3
Lidocain	100	100	100	2
Lorazepam	100	100	100	16
Mebendazol	100	100	100	?
Methadon	100	75	50	30
Methaqualone	100	–	–	30
Methotrexat	100	Spiegelkontrolle		7,2
Methyldigoxin	75–100	30–60	20–30	40
Methyldopa	100	100	50–75	1,8
Metoclopramid	100	75	50	6
Metoprolol	100	100	100	3,5
Metronidazol	100	100	25–50	7
Mexiletin	100	100	50–75	10

Medikamentendosierungen bei Niereninsuffizienz

Substanz	Dosis in % Normaldosis bei Glomerulumfiltrat von ...[ml/Min.]			Serum-HWZ bei normaler Nierenfunkt. [h]
	> 50	10–50	< 10	
Mezlocillin	75	40–50	25	0,8
Minoxidil	100	100	100	3,1
Morphin	100	75	50	2,5
Nadolol	100	50	25	17
Naloxon	100	100	100	1,3
Naproxen	100	100	100	14
Nifedipin	100	100	100	3
Norfloxacin	100	75	50	3,5
Nortriptylin	100	100	100	35
Ofloxacin	70–100	50–70	10–30	5
Oxacillin	100	100	50–75	0,5
Oxazepam	100	100	100	16
Paracetamol	100	100	100	2,3
Penicillin-G	100	75	15–50	0,5
Pentamidin	100	100	50	6 (i.v.)
Phenytoin	100	100	100	20
Pindolol	100	100	100	3,5
Piperacillin	75	40–50	10–20	1,4
Prazosin	100	100	100	2,5
Prednisolon	100	100	100	2,2
Prednison	100	100	100	3,5
Primidon	100	75	–	12
Procainamid	100	50	25	2,0
Propafenon	100	75–100	50–75	3
Propranolol	100	100	100	3,5
Pyrazinamid	100	100	75	12
Protionamid	100	100	75	1,5
Ranitidin	100	75	50	2,5
Rifampicin	100	100	100	3,5
Sallicylate	100	50–75	–	15
Sotalol	100	30	15–30	7
Spironolacton	100	–	–	20
Streptomycin	100	50–75	25–50	2,5
Sulbactam	100	50–75	25–50	1,2
Tazobactam	100	50	50	1,0
Teicoplanin	150	25–50	10	52

Medikamentendosierungen bei Niereninsuffizienz

Substanz	Dosis in % Normaldosis bei Glomerulumfiltrat von ...[ml/Min.]			Serum-HWZ bei normaler Nierenfunkt. [h]
	> 50	10–50	< 10	
Temazepam	100	75	75–50	13
Terbutalin	100	50	KI	3,5
Theophyllin	100	100	100	8
Timolol	100	100	100	5
Tobramycin	30–70	15–30	10	2 (Spiegel)
Tocainid	100	100	50	12
Triamteren	100	–	–	15
Trimethoprim/ Sulfamethoxazol	75	50	KI	10
Urapidil	100	100	100	2,7
Valproinsäure	100	100	75	12
Vancomycin	50–100	10–50	10	6
Verapamil	100	100	50–75	5
Zidovudin	100	100	75	1,8

(modifiziert nach J. Girndt: Nieren- und Hochdruckkrankheiten (Schattauer, Stuttgart, 397–402) und Klinikleitfaden Intensivmedizin)

21.11 Arzneitherapie bei Leberschädigung

Folgende Faktoren erschweren die Arzneitherapie bei Leberschädigung
- *Eingeschränkter Metabolismus*
- *Hypoproteinämie:* erhöhte Toxizität von Pharmaka mit hoher Proteinbindung
- *Hämorrhagische Diathese* → Vorsicht bei Antikoagulation und antiphlogistischer Therapie
- *Hepatische Enzephalopathie,* deren Symptome durch zentral wirksame Pharmaka, aber auch durch Diuretika (→ Hypokaliämie), verstärkt werden können
- *Flüssigkeitsretention,* die durch Steroide und Antiphlogistika verschlimmert werden kann
- Mögliche *toxische* (dosisabhängige, unten mit * markiert) und *allergische* (dosisunabhängige, mit ** markiert) Leberschädigungen von an sich indizierten Medikamenten, welche bei bereits vorhandener Leberschädigung die Substanzauswahl einschränken.

Lebertoxische Medikamente

Anhaltspunkte für die Substanzauswahl bei lebergeschädigten Patienten

Pharmaka bei Leberschädigung	
Hohes Risiko (Medikament vermeiden bzw. max. 25–50 % der Normaldosis)	Allopurinol**, Androgene*, Chlorpromazin**, Clomethiazol, Demipramin, Erythromycin*, Glycerolnitrat, Halothan**, Imipramin, INH *, **, Labetalol, Lidocain, MAO-Hemmer**, Metformin, Methyldopa, Metoprolol, Mexitil, Nortryptilin, Östrogene*, Pentazocin, Pethidin, Phenacetin, Phenytoin**, Prazosin, Probenecid, Propranolol, Pyrazinamid, Tetrazykline*, Tocainamid, Sulfonamide**, Sulfonylharnstoffe**, Valproinate*
Mittleres Risiko (Reduktion auf 50 % der Normaldosis)	ASS, Barbiturate, Chinidin, Chloramphenicol, Clindamycin, Diazepam, Digitoxin, Fusidinsäure, Indometazin, Metamizol, Metronidazol, Na-Nitroprussid, Paracetamol (in hoher Dosis*), Procainamid, Verapamil
Geringes Risiko (Normale Dosis kann gegeben werden)	Captopril, Digoxin, Furosemid, Lorazepam, Naproxen, Nifedipin, Oxazepam, PAS**, Penicillin, Phenylbutazon **, Spironolacton, Thiazide

21.12 Arzneitherapie bei älteren Patienten

Die Pharmakotherapie im Alter (> 70 J.) gewinnt durch den wachsenden Anteil der älteren Patienten an Bedeutung (80-jährige nehmen im Mittel 1200 Einzeldosen Medikamente/Jahr).

Richtlinien für die Pharmakotherapie von älteren Patienten

- Jede Therapie mit Pharmaka sollte mit einer Dosis von ca. 50 % der angestrebten Dosis eingeleitet werden, im Verlauf Dosis adäquat anpassen
- Engmaschiges Kontrollen von Serumspiegeln (drug monitoring)
- Bestimmung der Nierenfunktion vor jeder Therapie
- Auf typische medikamentös ausgelösten klinschen Bilder achten (vor allem bei neuen Pharmaka: anticholinerges Syndrom, Akute Verwirrheitszustände, Synkopen, Stürze und Exsikkose)
- Kritische Therapiekontrolle und falls möglich, regelmäßige Auslaß- oder Reduktionsversuche.

Organveränderungen bei älteren Patienten

- **GI-Trakt:** Achlorhydrie + Perniziosa bewirken verlangsamte Ösophagus- Magen- und Darmperistaltik; häufig Gastroparese und Obstipation mit verlangsamter Resorption. Durch Abnahme der Albuminkonzentration verminderte Plasmaeiweißbindung. Erhöhte Plasmaspiegel und erhöhter Fettanteil bewirken vergrößertes Verteilungsvolumen

- **Leber:** Verminderte Leberdurchblutung und Metabolismus, Abbau von Med. mit hohen „first pass- Effekt" vermindert (z.b. Nitrate, Ca^{2+}-Antagonisten, β-Blocker, Theophyllin, Benzodiazepine, Tolbutamid, Indometacin, Prednisolon, Ergotamin)
- **Nieren:** altersabhängige Einschränkung der GFR, bei verminderter Muskelmasse kann auch bei normaler GFR die Nierenfunktion eingeschränkt sein.

Die wichtigsten NW von Arzneimittelgruppen

- **Antidepressiva:** bei trizyklischen Antidepressiva häufiger Blutdruckabfall, Harnverhalt, Verwirrtheitszustände, Tachykardien, KI für MAO-Hemmer (→ Hypertensive Krisen, Tremor, Ataxie)
- **Barbiturate** sind kontraindiziert, da paradoxe Reaktionen bis Psychosen
- **Benzodiazepine** veränderte Clearance erhöht Halbwertszeit, deshalb besser kurzwirkende Benzodiazepine verwenden (z. B. Oxazepam, Lorazepam, Temazepam, Triazolam). NW-Risiko: *Frakturen durch Stürze*, paradoxe Reaktionen bis zu Psychosen möglich
- **Neuroleptika:** häufig orthostatische Kreislaufstörung, extrapyramidal-motorische Syndrome (Phenothiazine), hierdurch hohes Sturzrisiko. Niedrige Dosis wählen
- **Glykoside:** *sorgfältige Indikationsstellung;* 70 % der Dauertherapien sind unnötig! Erhöhte Gefahr der Intoxikation, bei eingeschränkter GFR. Kombination mit Diuretika, Laxantien bewirkt Hypokaliämie, hierdurch erhöhte Digitaliswirkung
- **β-Blocker:** Verminderte Wirkung bei verminderter Rezeptorzahl, strenge Indikation!
- **Antihypertensiva** (☞ 5.3.1): Therapie schrittweise und langsam einleiten. Bei chron. Hypertonie (Arteriolosklerose) RR-Ziel 160 mmHg systolisch, da bei zu schneller Senkung Risiko von Orthostasereaktion (Frakturgefahr), apoplektischem Insult und Myokardinfarkt
- **Diuretika:** Strenge Indikation bei Kombination mit Glykosiden (Hypokaliämie), Risiko der Dehydratation und Thrombose oder Embolie
- **Antibiotika:** Verlangsamte Resorption führt zu vermehrter Schädigung der Darmflora. Folge sind bakterielle Fehlbesiedlung (Staphylokokken, Pseudomonas, Proteus), Candidiasis, Pruritus vulvae und ani.

Typische unerwünschte Arzneimittelwirkungen im Alter
Anticholinerge Syndrome
Klinik: Mydriasis, Tachykardie, Mundtrockenheit, Harn- und Stuhlverhalt, Unruhe- und Verwirrtheitszustände, Delir, Krampfanfälle, Koma.

Auslösende Medikamente (Auswahl)

- *Antidepressiva* Amitryptilin (= Saroten®, Laroxyl®), Clomipramin (= Anafranil®, Hydiphen®), Imipramin (= Tofranil®, Pryleugan®), Doxepin (= Aponal®, Sinquan®)
- *Parkinsonmedikamente:* Trihexyphenidyl (= Parkopan®, Artane®), Biperidin (= Norakin®, Akineton®)
- *Neuroleptika:* Haloperidol (= Haldol®, Sigaperidol®), Thioridazin (= Melleril®), Fluspirilen (= Imap®)
- *Sedativa/Antihistaminika:* Promethazin (= Atosil®, Prothazin®), Clemastin (= Tavegil®), Diphenhydramin (= Benadryl®, Sedovegan®)
- *Spasmolytika:* Butylscopolamin (= Buscopan®)
- *Kardiaka:* Ipratropiumbromid (= Itrop®).

Akute Verwirrtheitszustände

Klinik: kognitive Störungen und Verwirrtheitszustände bei alten cerebral vorgeschädigten Pat. (z.B. Demenz, Multiinfarktsyndrom, Parkinson-Syndrom etc.; u.U. schwer zu diagnostizieren).

Auslösende Medikamente
- Hohes Risiko: Analgetika, vor allem Morphin + Derivate
- Mittleres Risiko: (v.a. stark sedierende) Antidepressiva, Benzodiazepine (*cave:* Entzug kann ebenfalls delirante Symptome auslösen), Kortikosteroide(40 mg Prednisolonäquivalent/Tag für 1 Woche), (v.a. stark sedierende) Neuroleptika, Parkinsonmittel (anticholinerge dopaminerge)
- Geringes Risiko: Antiarrhythmika, vor allem Lidocain, Antirheumatika (NSAR), Digitalis (bei therap. Serumspiegeln; bei Überdosierung häufig), H_2-Blocker (v.a. Cimetidin), Theophyllin.

Fehleinnahme von Medikamenten
- Besonders bei älteren Patienten ist häufig davon auszugehen, daß Medikamente nicht wie verordnet eingenommen werden
- Max. 4 Med. verordnen, das Risiko der Fehleinnahme, von Neben- und Wechselwirkungen steigt exponentiell. Einfache Therapieschemata und ggf. Retardpräparate zur Minimierung der Tablettenanzahl anstreben
- Falsches Verständnis und Überbewertung der NW der Beipackzettel: gute Aufklärung erforderlich
- Fehler bei der Medikamentenapplikation: Blisterverpackungen, kleine Tabletten und schwer zu öffnende Verschlüsse meiden
- Bei Selbstmedikation und Kombination von Medikamenten durch verschiedene Fachärzte: ausführliche Medikamentenanamnese erforderlich.

22

Arno Dormann

Referenzbereiche und Differentialdiagnose pathologischer Laborparameter

Die mit + bis +++ bezeichneten Laborwerte sollen zur Orientierung dienen, ob es sich um einen Standardlaborwert oder um ein sehr spezielle diagnostische Verfahren für sehr seltene Erkrankungen oder teure Untersuchungen handelt. Differenzen von Klinik zu Klinik sind möglich.
+ Basisdiagnostik für internistische Patienten
++ Weitergehende Diagnostik, speziell internistische Patienten
+++ Sehr spezielle Diagnostik.

- *Normwerte nach:* L. Thomas, Labor und Diagnose, 4. überarb. + erweiterte Aufl., 40–1872, Med. Verlagsgesellschaft, Marburg (1992)
- *Sortierprinzip:* Alphabetisch, griechische Buchstaben sowie Ziffern ignorierend. Nur eine Namensangabe. Weitere Synonyme im Index nachschlagen.
- Liquorwerte ☞ 16.3.1.

ACE +++ Angiotensin converting enzyme 10–35 U/ml (n. Liebermann), 115–419 U/l (n. Neels)	Serum. ↑: Sarkoidose und andere Lebererkrankungen, Schilddrüsenüberfunktion, Diab. mell., PBC, Amyolidose, Myelom, ↓: Bei Einnahme von ACE-Hemmern
ACTH +++	☞ 12.2.2, EDTA-Plasma (gefroren)
ADH +++ Antidiuretisches Hormon 2–8 pg/ml	Heparinplasma (gefroren). ↑: Bei Tumoren (paraneoplastisch), akuter intermittierender Porphyrie, Schwartz-Bartter-Sy. ☞ 10.2.2, ↓: Diabetes insipidus zentralis, Alkoholabusus, nephrotischen Sy.
AFP +++ (Alpha-Fetoprotein) < 10 µg/l bzw. < 7 IE/ml	Serum Tumormarker für das primäre Leberzellkarzinom und Keimzelltumoren (Dottersack). Bei Erstdiagnose des Leberzell-Ca zu 90 % ↑. AFP > 2 mg/l fast beweisend für primäres Leberzell-Ca. *DD:* cholangio-zelluläres Ca und die meisten Lebermetastasen AFP *nicht* ↑, bei anderen Lebertumoren und benignen Lebererkr. *unregelmäßig* erhöht (< 500 µg/l bei Hepatitis, Leberzirrhose), bei Gravidität < 500 µg/l, sonst Hinweis auf Neuralrohrdefekt
Albumin + 60,6–68,6 % bzw. 35–52 g/l (Serumeiweiß) < 20 mg/l (Harn)	Serum. stark ↓: Hypoproteinämie (☞ Ges.-Eiw.); mäßig ↓: Hyperglobulinämien (☞ Serume'phorese) — stark ↑: Hyperproteinämie (☞ Ges.-Eiw.); mäßig ↑: Hypoglobulinämien. Falsch hohe Werte durch Hämoglobin, Lipide
Aldosteron, freies +++ liegend in Ruhe: 20–100 ng/l = 55–277 pmol/l. Stimulationswert nach 2 h Orthostase: 2–6facher Anstieg 24h-Urin: 3,5–17,5 µg/l	EDTA-Plasma. Interaktion mit verschiedenen Medikamenten, Spironolacton ca. 20 d, Diuretika, Steroide, Östrogene und Antidepressiva ca. 10 d vor Entnahme absetzen. ↓: prim. NNR-Insuff., Hypopituitarismus; AGS; Diab. mell.; Spätgestose; Glycerinsäureintoxikation (Lakritzabusus > 500 g tägl.) — ↑: prim. und sek. Hyperaldosteronismus, renale Hypertonie, Bartter-Sy., Phäochromozytom, Hyperthyreose, reninproduzierender Nierentumor, ACTH-Überproduktion (☞ 12.2.5), Gravidität; Dehydratation, Anorexia nervosa; Diuretika, Laxantien „Pille". Bei V.a. Hyperaldosteronismus **Captopril-Suppressionstest:** 2 h nach Gabe von 25 mg Captopril bei prim. keine und beim sek. Hyperaldosteronismus deutliche Aldosteron-Konzentrationsabnahme (☞ 12.2.5)

Alkalische Phosphatase (AP) + F 55–170 IE/l M 70–175 IE/l Im Wachstumsalter bis 700 IE/l.	Serum. ↓: (selten): hereditär; Anämie; Proteinmangel; Hypophosphatämie; Hypothyreose; hypophysärer Zwergwuchs; Achondroplasie ✗ Erniedrigung meist ohne klinische Relevanz.	↑: Cholestase jeder Ursache (☞ 8.1.1, z.B. Hepatitis, Verschlußikterus, biliäre Zirrhose, Ther. mit Antiepileptika, Chlorpromazin, Thiamazol, Östrogenen, Gestagenen); ossär: z.B. Knochenmetastasen, Rachitis, Osteomalazie, M. Paget, Osteomyelosklerose, Marmorknochenkrankheit, Frakturheilung, Neoplasien mit Knochenbeteiligung. Hyperparathyreoidismus, Cushing-Sy.; Sarkoidose; Mononukleose; Niereninsuff., Nieren-Ca
AMA + + + Anti-Mitochondriale Antikörper	Serum ☞ 8.5.2. **Postiv:** fast 100% der Fälle von primärer biliärer Zirrhose (PBC), ferner bei Lues II, SLE und medikamenten-induziertem LE, anderen Formen (chronischer) Hepatopathien. ✗ Bei unklaren Fällen Subtypisierung	
δ-Aminolävulinsäure < 5 mg/24 h	20 ml Sammelurin (Labor nachfragen). ↑: Porphyrien, Bleivergiftung	
Ammoniak + + F 19–82 µg/dl = 11–48 µmol/l M 25–94 µg/dl = 15–55 µmol/l	EDTA-Plasma (gefroren). ↑: Leberausfallskoma (150–400 µg/dl = 88–240 µmol/l), Leberzerfallskoma (100–200 µg/dl = 58–116 µmol/l)	
α-Amylase + Normwert stark Methoden-abhängig, z.B. < 120 IE/l	Serum. ↑: akuter Schub einer Pankreatitis, Pankreasgangverschluß, penetrierendes Ulkus. Speicheldrüsenerkrankungen; praktisch alle Ursachen des „akuten Abdomens" (☞ 7.1.1); nach Gastroskopie in 20 %; Extrauteringravidität; paraneoplastisch; diab. Ketoazidose; Opiate, Narkotika, Steroide, Phenylbutazon, Thiazide, Furosemid. Falsch ↑: bei Heparin-Ther. ✗ Zur DD pankreasspez. Lipase bestimmen!	
ANA (= ANF) + + + Antinukleäre Antikörper. ✗ Unter Immunsuppression falsch neg. Ergebnisse	Serum. **Postiv** (vgl. auch ☞ 17.2.3): SLE (in 95–100 %), medikamenteninduz. LE (95 %), diskoider LE (20–50 %), Sharp-Sy. (100 %), Sklerodermie (30–90 %), CREST-Sy. (95 %), Sjögren-Sy. (50–95 %), RA (95 %), Uveitis (60 %), autoimmune chron.-aggr. Hepatitis (45–100 %), Primäre biliäre Zirrhose (40%), andere (chron.) Lebererkr. (ca. 30 %). ✗ Weitere Differenzierung durch Fluoreszenzmuster!	
ANCA + + + Antineutrophile zytoplasmische Ak	Serum. (☞ 17.2.3). cANCA (= cytoplasmatisch betont). ↑: bei M. Wegener (hochspezifisch) pANCA (= perinukleär betont). ↑: z.B. bei Panarteriitis, rapid progressiver GN	
Antistreptokokken-AK + + ASL, ADNase < 200 IU/ml	Serum. ↑: Infektion mit betahämolysierenden Streptokokken meist Serotyp A, z.B. Endokarditis, Akute GN, Scharlach, Erysipel	
Anionenlücke + + 8–16 mmol/l Formel: Na+ - (Cl⁻ + HCO₃⁻)	Zur Klassifizierung von Azidosen (☞ 10.6). ↑: Diabetisches Koma, Intox. (ASS, Methanol), chron. und akuter Hypoxie, iatrogene parenterale Fehlernährung (z.B. Fructose-Überinfusion), erbliche Stoffwechseldefekte. ↓: Bromismus, Plasmozytom, Lithiumintox.	

ANP alkalische Neutro- philenphosphatase ANP-Index 10–100	Mehrere Blutausstriche. ↑: Myelofibrose, Polycythämia vera, leukämoide Reaktion, Perniziosa ↓: CML, Paroxysmale nächtliche Hämoglobinurie	
α₁-Antitrypsin + + + 0,9–2,0 g/l	Serum. ↓: homozygoter (PiZZ) oder heterozygter (PiMZ, PiSZ) α₁-Antitrypsinmangel Mangel ist unwahrscheinlich, wenn α₁-Fraktion in E'phorese normal (☞ α₁-Globuline, Serumelektrophorese)	↑: auf das 2–3fache erhöht im Rahmen von Akut-Phase-Reaktionen (vgl. CRP)
AT III + + (Antithrombin III) 70–120 % = 0,14–0,39 g/l	Zitratblut. ↓ (→ erhöhtes Thromboserisiko): angeborener AT III-Mangel, Leberzirrhose, Sepsis, Nephrot. Sy., Z.n. großen OP oder Traumata, Initialphase der Heparinther., „Pille"	↑: Marcumarther., Cholestase, Vit.-K-Mangel

Bence-Jones- Proteine + + +	50 ml Sammelurin. ↑: Monoklonale Gammopathie, selten bei Leukämien und Tumorerkrankungen	
Gesamt- Bilirubin + < 1,1 mg/dl = < 18,8 µmol/l **Bilirubin, direktes + +** (= konjugiertes) < 0,3 mg/dl = < 5 µmol/l	Serum. ↑: *hepatozelluläre Ursachen:* Hepatitis, Zirrhose, tox. Schädigung, schwere Inf., Rechtsherzinsuff. *Cholestat. Ursachen:* Fettleber, Leberabszeß, Lebertumoren, Schwangerschaft, idiopathisch, Verschlußikterus. *Medikamentös:* Indometazin, Methyldopa, Tetrazykline, Phenothiazine, Östrogene, anabole Steroide, Zyto- und Tuberkulostatika (*DD* Ikterus ☞ 8.1.1) ✖ Ikterus sichtbar, wenn Gesamt-Bili > 2 mg/dl = > 34 µmol/l	
Bilirubin im Urin + (= konjugiertes Bili, da freies Bili nicht nierengängig)	Urin. Nachweis immer pathol.: Erkrankung mit erhöhtem konjugiertem Serum-Bilirubin, z.B. Leberparenchymschäden, Hepatitis, Zirrhose, Cholestase (Verschlußikterus). Kein Urobilinogen nachweisbar bei totalem Verschluß der Gallenwege	
Bilirubin, indirektes + + (= unkonjugiertes) = Gesamt-Bili – direktes Bili	Serum. ↑: *hämolytische Ursachen:* hämolytische Anämie, Blutzerfall (Hämatomresorption, Lungeninfarkt, intestinale Blutung), Polycythämia vera, Shunt-Hyperbilirubinämie. *Hepatozelluläre Ursachen:* wie beim direkten Bili. Außerdem Icterus juvenilis intermittens, Hyperthyreose, portokavaler Shunt; Rifampicin, Steroide, Rö-Kontrastmittel. *Cholestatische Ursachen:* wie beim direkten Bili (hier direktes Bili weitaus stärker erhöht)	
Blutkörper- senkungsge- schwindigkeit (BSG) + nach Westergreen: nach 1h in mm: **F** (< 50J.) < 20, (> 50J.) < 30 **M** (< 50J.) < 15 (> 50J.) < 20	Zitratblut. ↓: Polycythämia vera, Polyglobulie, Herzinsuff., allergische Krankheiten, Sichelzellanämie.	↑: Entzündungen, Inf. (bes. bakteriell), Nekrosen, Schock; postop.; Anämie; Leukämie; Dys-, Paraproteinämie; Gravidität. *Stark* ↑: (Sturzsenkung): Plasmozytom; Niereninsuff.; Metastasen; rheumat. Erkr.; Thyreoiditis; Sepsis

C-Peptid* + + Basal 1–3,6 ng/ml	Serum. ↓: immer bei Diab. mell. Typ I	↑: oft bei Diab. mell. Typ II * Maß für endogene Insulinprod.
CA 125 + + + < 35 IE/ml < 65 IE/ml bei benignen Erkr.	Serum. ↑: Tumormarker für Ovarial-Ca. Bei anderen Malignomen Erhöhungen möglich (v.a. bei Bronchial-Ca, gynäkol. Tumoren und Pankreas-Ca). *DD:* benigne Erkr. der Adnexe, Schwangerschaft (in 30 % erhöht), Leberzirrhose, M. Crohn, Colitis ulcerosa, Cholestase	
CA 15–3 + + + Carbohydrat- Antigen < 30 (–40) IE/ml	Serum. ↑: Tumormarker für Mamma-Ca (geeignet für Verlaufskontrolle); *DD:* Ovarialkarzinom, andere Malignome, Pankreatitis, Cholangitis, Leberzirrhose	
CA 19–5 und 19–9 + + + (= GICA) < 30 (–40) IE/ml	Serum. ↑: Pankreas-Ca. Bei Erstdiagn. in 80 % pos. In Komb. mit CEA allgemeiner Marker für GIT-Tumoren. *DD:* Pankreatitis, Cholangitis, Ulzera, M. Crohn, Colitis ulcerosa, Cholestase	
Calcitonin (hCT) + + + < 100 ng/l = < 30 pmol/l Grauzone bis 300 ng/l = 90 pmol/l	Serum. ↑: zur Diagnose und Verlaufskontrolle des medullären Schilddrüsen (C-Zell)-Ca. Leicht erhöhte Spiegel bei Bronchial-Ca, Pankreas-Ca und metastas. Mamma-Ca. möglich. ✗ Blutentnahme nach dem Mittagessen. ✗ Nach Pentagastrinstimulation zeigen auch kleine C-Zell-Ca mit normalen Basalspiegeln massiven Anstieg	
CEA + + + Grenzwert methodenabh. < 1,5–5 µg/l > 20 → hoch- gradiger Ca-Verdacht	Serum. ↑: bei max. 30 % aller lokalwachsenden (rel. häufig bei Kolorektal-Ca und Mamma-Ca) und 60 % aller fortgeschrittenen Ca. Bleibt auch 2–4 Wo. postop. erhöht. *DD:* Raucher (CEA meist < 5 µg/l). Bei Leberzirrhose, akuter Pankreatitis, Lungenemphysem, Bronchitis, Colitis ulcerosa mäßig erhöht bis 20 µg/l. *Nicht* erhöht bei Lymphomen, Sarkomen und Melanomen.	
Chlorid + 97–108 mmol/l (= mval/l). Änderung meist parallel zum Na⁺ und gegensinnig zum HCO₃⁻	Serum. ↓: Hyponatriämie; metab. Azidose, respirat. Alkalose; Cushing-Sy.; Bromidintoxikation; Gentamicin-Ther. ✗ zur DD ggf. BGA ☞ 10.6	↑: alle Ursachen der Hypernatriämie; prim. Hyperparathyreoidismus mit Azidose, Niereninsuff., hypermetabole Zustände; Ther. mit Carboanhydrasehemmern und Steroiden; exogene Säurezufuhr
Cholesterin + < 6,2 mmol/l = < 200 mg/dl. Mäßiges Risiko < 6,7 mmol/l = < 260 mg/dl ✗: ☞ auch **HDL**- und **LDL**-Chol.	Serum. ↓: Malabsorption, Maldigestion, Mangelernährung; Kachexie; Steatorrhoe; Gallensäureverlust-Sy.; Lebererkr.; Hyperthyreose; α-β-Lipoproteinämie, Hypo-α-Lipoproteinämie	↑: primäre Hyperlipoproteinämie, v.a. Typ II, III, V; Hypothyreose; Cholestase; biliäre Zirrhose; nephrot. Sy.; Anorexia nervosa; Gammopathien; Gicht, Diab. mell., Alkoholismus; Ther. mit Kortikoiden, Retinoiden und Androgenen
Cholinesterase (CHE) + Normwert stark methodenabh., z.B. 2,8–8,5 kU/l	Serum. ↓: schwere Lebererkr. (hier meist auch Albumine ↓ und Quick ↓); chron. Inf.; akute Intox., Ther. mit Zytostatika, CHE-, MAO-Hemmer, Chlorpromazin	↑: Fettleber; funktionelle Hyperbilirubinämie; Adipositas; Hyperthyreose; nephrot. Sy.; exsudative Enteropathie

Chymotrypsin im Stuhl +++ > 3 IE/g = 120µg/g photometrisch, > 15 IE/g = > 120 µg/g titrimetrisch	3 verschiedene Stuhlproben. ↓: hochspezifisch, jedoch nur mäßig sensitiv für exokrine Pankreasinsuffizienz. ✗: Pankreasfunktionsdiagnostik ☞ 7.5.2
Coombs-Test ++	**Direkt:** Vollblut → Nachweis inkompletter Erythrozyten-AK. +: Transfusionszwischenfall, autoimmunhämolytische Anämie, M. hämolyticus neonatorum. **Indirekt:** Serum → Nachweis inkompletter Serum-AK. +: Auto-AK bei hämolytischen Anämien, Fremdblutreaktion
Cortisol-Tagesprofil +++ Basalwert 8 Uhr: 5–20 µg/dl = 0,14–0,69 µmol/l; 24 Uhr: < 5 µg/dl = < 0,14 µmol/l	Serum. ↓: primäre und sekundäre NNR-Insuff. (☞ 12.2.4). *DD:* ACTH-Stimulationstest (☞ 12.2.2)	↑: Cushing-Sy. (aufgehobene Zirkadianrhythmik!); „Streß" (auch OP, schwere Inf., akute Psychose); iatrogen
C-reaktives Protein (CRP) + < 5 mg/dl	↑: sog. „Akut-Phase-Protein", deshalb gleiche Veränderungen wie bei der BSG, jedoch weniger störanfällig. Idealer Verlaufsparameter entzündlicher Erkr., normaler CRP-Wert schließt eine systemische bakt. Inf. praktisch aus	
CYFRA 21 +++ < 3,3 ng/ml	Serum. ↑: Plattenepithel-Ca der Lunge (Sensitivität ca. 60 %). Verlaufsparameter bei Blasen-Ca. Leicht erhöhte Werte bei schwerer Leber- und Niereninsuff.	

Differentialblutbild-Übersicht (EDTA-Blut)

Neutrophile + 1,8–7,7/nl, 59 % der Leukos	↓: Sepsis, Typhus, Brucellose, einige virale Infekte, Zytostatika, Thyreostatika, allergisch. Hypersplenismus, KM-Infiltration durch maligne Zellen	↑: nichtvirale Inf., z.B. Pneumonie, Tbc, Systemmykose; Coma diabeticum, hepaticum und uraemicum, Neoplasien; akute Blutung, Hämolyse, Schock; Gichtanfall; myeloproliferative Sy.; Impfungen; Transfusionsreaktion; Glukokortikoid-Ther.
Lymphozyten + 1,5–4,0/nl; 34 % der Leukos Diff.: (+++): B-Lymphos 70–350/µl (3–12 %), T-Lymphos 750–2400/µl (55–80 %), CD4-Zellen/Helferzellen 550–1350/µl (30–50 %), CD8-Zellen/Suppressorzellen 200–850/µl (20–35 %), Ratio CD4/CD8 = 0,7–1,9, NK (Natural Killer Zellen) 30–320/µl (5–10 %)	↓: Miliar-Tbc; Malignome, v.a. Lymphome, M. Hodgkin, SLE; AK-Mangelsy., AIDS (v.a. CD$_4$-Lymphos ↓!), Antikörpermangel-Sy.; Ther. mit Zytostatika, Glukokortikoiden, Strahlen	↑: Keuchhusten, Tbc, Lues, Brucellose; Röteln, Mononukleose, Zytomegalie, Hepatitis A, Viruspneumonie, ALL (Lymphoblasten), CLL, malignes Lymphom, M. Waldenström, SLE

Laborwerte

Eosinophile Granulozyten + < 0,45/nl, 2–4 % der Leukos	↓: Typhus; Masern; Cushing-Sy., Glukokortikoid-Ther.	↑: allergische Erkr. (z.B. Asthma, Neurodermitis, Rhinitis allergica); Parasitenbefall; eosinophiles Lungeninfiltrat, eosinophile Gastroenteritis und Zystitis, Scharlach, Inf. in Remission; Kollagenosen; akute Sarkoidose; M. Addison, Malignome, CML, M. Hodgkin, Endocarditis fibroplastica
Basophile Granulozyten + < 0,2/nl, < 0,5 % der Leukos	↑: Nephrotisches Sy.; Colitis ulcerosa; Myxödem; chron. hämolyt. Anämie; CML; Basophilen-Leukämie; Streß; Schwangerschaft; Splenektomie; Fremdeiweißinjektion, „Pille", (☞ 14.2.1)	
Monozyten + < 0,8/nl 4 % der Leukos	↑: Mononukleose; Tbc, Lues, Brucellose, bakterielle Endokarditis, akute Infektion in Remission; reaktiv nach Agranulozytose; Sarkoidose, Colitis ulcerosa, M. Crohn; Malaria; Trypanosomiasis; CML, malignes Lymphom, Monozytenleukämie, Ca; Lipidspeicherkrankheiten; SLE	
Retikulozyten + + F: 0,63–2,2 % M:0,9–2,71 % mikroskopisch: 0,5–2 %	↓: aplastische Anämie, megaloblastäre Anämie, Thalassämie, sideroblastäre Anämie; Knochenmarkinfiltration; Erythrozytenbildungsstörungen. Nach Zytostatika, Bestrahlung	↑: nach Hypoxie, Blutverlust; bei hämolytischer Anämie (z.B. bei Zieve-Sy.), „Retikulozytenkrise" 4–10 Tage nach medikamentöser Ther. v. Eisen-, Vit.B_{12}- und Folsäure-Mangelanämien, Leberzirrhose.
Thrombozyten + 140 000–400 000/µl **X**: Pseudothrombozytopenie, bei Thrombopenie immer initial einmalig Thrombos aus Zitratblut (idealerweise direkt ins Labor gebracht) bestimmen.	EDTA-Blut. ↓: *Verbrauch:* Blutung, Infektion, Sepsis (Verbrauchskoagulopathie), medikamentös-tox. heparinind. Thrombopenie ☞ 21.8.1), Hypersplenie-Sy., Autoantikörperbildung, hämolytisch-urämisches Sy. *Verminderte Bildung:* (nach Zytostase/Radiation, Aplasie oder Infiltration des Knochenmarks, med.-toxisch, Vit. B_{12}/Folsäure/ Fe-Mangel. *Selten:* Fanconi-Sy., Wiskott-Aldrich-Sy.	↑: Reaktiv nach Blutverlust, bei Entzündung, Polyzythämie, Leukämie, nach Splenektomie

Eisen (Fe^{2+}) + F 23–165 µg/dl = 4–29,5 µmol/l. M 35–168 µg/dl = 6,3–30,1 µmol/l. Zur DD Ferritin und Transferrin ☞ 14.3.1	Serum. ↓: meist durch chron. Blutverlust. Seltener durch Reutilisationsstörung (z.B. bei chron. Entzündungen), Ca (Ferritin ↑), erhöhter Bedarf (Pubertät, Gravidität, Laktation) od. erniedrigte Aufnahme (z.B. Fehlernährung, Parasiten, atrophische Gastritis)	↑: prim. oder sek. Hämochromatose, Hepatitis, Leberzirrhose; Inf.; hämolytische, sideroachrestische, perniziöse, aplastische Anämie; Thalassämie; Porphyrie; Blei-Eisenintox.; nach Bluttransfusionen

Eisenbindungs-kapazität (EBK) + + Totale EBK (TEBK): 258–436 µg/dl = 48–78 µmol/l *	Serum. TEBK ↓: chron. Inf., Entzündung, Malignome, chron. Niereninsuff., Hämochromatose, Proteinverluste (Transferrin ↓, TEBK ↓), Hb-Synthesestörung (z.B. Porphyrie) *Transferrinsättigung (TFSätt) = Serumeisen/TEBK = 16–45 %	TEBK ↑: echter Eisenmangel (gelegentlich ist TEBK-Erhöhung sogar Frühsymptom, TEBK ↑, TF-Sätt. ↓) Schwangerschaft (infolge gesteigerter Transferrinsynthese und gesteigertem Eigenbedarf).
Elastase [α_1-Antitrypsin-Komplex] + + + 60–110 µg/l	Serum. ↑: Akut-Phase-Protein; Anstieg innerhalb von Stunden auf das 10–25fache der Ausgangskonzentration z.B. bei Sepsis, Pneumonie, ARDS, Polytrauma (☞ CRP)	
Erythropoetin + + + 6–25 IE/l	Serum. ↑: Anämien nicht-renaler Genese, Polyglobulien, hypernephroides Ca, Hämangioblastom, Hepatom, Myome, Schwangerschaft	↓: chron. Niereninsuff., Polycythaemia vera
Erythrozyten (Erys) + F 4–5,1/pl M 4,5–5,9/pl	↓: 6 h nach einer akuten Blutung. Alle Ursachen der Anämie, (☞ 14.1.1)	↑: Dehydratation; chron. respiratorische Insuff.; Höhenkrankheit; Androgenther., Polyglobulie, Polycythämia vera
Erythrozyten-indices + **MCV** = mittleres korpuskuläres Volumen: 80–96 fl **MCH** = mittl. korpuskuläres Hb: 28–33 pg **MCHC**: 33–36 g/dl Ery	↑: Die Erythrozytenindices erlauben eine morphologische Klassifizierung von Anämien – *Normozytäre und normochrome Anämie* (MCV und MCH normal): Blutverlust und Hämolyse, chron. Zweiterkrankungen, Knochenmarkshypoplasie und Myelophthise – *Mikrozytäre und hypochrome Anämie* (MCV ↓ und MCH ↓): Eisenmangel und -verwertungsstörungen, Thalassämie, Sphärozytose, Bleiintoxikation – *Makrozytäre und hyperchrome Anämie* (MCV ↑, MCH normal): Vit B$_{12}$- und Folsäuremangel. C$_2$H$_5$OH-Konsum. ✗ DD Anämie ☞ 14.2.1	

Ferritin* + + F 13–651 µg/l M 4–665 µg/l	↓: latenter und manifester Eisenmangel, bei letzterem Ferritin < 15 µg/l. Proteinverlust, Gravidität, akuter Blutverlust (Ferritin sinkt nach 2 Wo.)	↑: bei erhöhtem oder normalem Serumeisen: Hämochromatose, Transfusionshämosiderose, ineffektive Erythropoese, Lebererkr.. Bei Plasmazytom und malignen Lymphomen. ↑: trotz Serumeisenmangel: Malignome, chron. Entzündung
	* Vorwiegend intrazellulär lokalisiertes, eisenspeicherndes Protein ☞ 14.1.1 und 14.3.1	
Fibrinogen + + 1,5–3,5 g/l	Zitratblut. ↓: schwere Lebererkr., -zirrhose; Kachexie, schwere OP; fibrinolytische Ther.	↑: Akut-Phase Protein (wie CRP ☞ C-reaktives Protein)
Fibronectin im (EDTA-)Aszites + + +	Serum. Parameter zur DD des Aszites: ☞ 8.1.2 Werte > 75 mg/l weisen auf malignen Aszites hin, Werte < 75 mg/l bei Herzerkr., bakt. Peritonitis, biliärer Zirrhose	
Folsäure + + im Plasma: 2,3–17 ng/ml. Im Ery: 175–700 ng/ml	Serum. ↓: < 4 ng/ml: V.a. Folsäuremangel als Ursache megaloblastärer Anämie, beweisend ist intraerythrozytäre Folsäure-Konzentration < 175 ng/ml. Vit. B$_{12}$ mitbestimmen, MAS, Alkoholismus, Malnutrition (sehr selten), Gravidität, Folsäure-Antagonisten, Bandwurm	

FSP Fibrinogen-spaltprodukte + + < 1 mg/l	Zitratblut. ↑: Verbrauchskoagulopathie, Hyperfibrinolyse, Leberzirrhose, Spätschwangerschaft

Gastrin + + + < 40–100 pg/ml = < 20–100 pmol/l	Serum. ↑↑: Zollinger-Ellison-Sy. ↑: Chron.-atrophische Gastritis (mit und ohne Perniziosa), Ulcus duodeni, benigne Magenausgangsstenose, „excluded antrum" bei Z.n. Billroth II
Gesamteiweiß + 66–83 g/l	Serum. ↓: Malnutrition, Malabsorption, Maldigestion; Leberzirrhose; nephrot. Sy., GN, chron. Niereninsuff. M. Ménétrier, mechanischer Ileus; chron. Blutung; großflächige Verbrennungen, Amyloidose; Peritonitis; Hyperthyreose; Hyperhydratation	↑: Leberzirrhose im komp. Stadium; Sarkoidose; Paraproteinämien (☞ γ-Globuline); Dehydratation („Pseudo-Hyperproteinämie": bei Krankheiten mit absolutem Eiweißverlust sind bei Dehydratation dennoch erhöhte Eiweißwerte möglich!)
GLDH + Glutamatdehydrogenase **M** < 4,0 U/l, **F** < 3 U/l	Serum. ↑↑: Schwere Rechtsherzinsuffizienz, akuter Leberzellnekrose, z.B. Intoxikation mit Pilzen. Halothan. ↑: Verschlußikterus, Metastasenleber, Leberzirrhose, Virushepatitis
Gliadin-AK + + nicht nachzuweisen	Serum. ↑: Glutensensitive Enteropathie, M. Crohn, Colitis ulcerosa, IgA-Nephritis
α₁-Globuline + + 1,4–3,4 % des Gesamteiweißes **α₂-Globuline** + + 4,2–7,6 % des Gesamteiweißes	Serum. ↓: Hypoproteinämien (☞ Ges.-Eiweiß); α₁-Antitrypsin-Mangel; TBG-Mangel, M.Wilson; Haptoglobinmangel, akute Virus-Hepatitis, chron. aktive Hepatitis	↑: akute Entzündung, postop., posttraumat., Herzinfarkt, Verbrennung (α₁ ↑, α₂ ↑); Ca, Sarkome (α₁ [↑], α₂ ↑); Gallenwegsverschluß, nephrot. Sy. (α₂ ↑)
β-Globuline + + 7,0–10,4 %; enthält β-Lipoproteine, Transferrin, z.T. IgM und IgA	Serum. ↓: chron. Lebererkr.; Antikörpermangel-Sy.; Defektdysproteinämien	↑: Paraproteinämien (☞ γ-Globuline); nephrot. Sy.; Hyperlipidämie; Amyloidose; Verschlußikterus; Septikämie; M. Bechterew, Panarteriitis nodosa; Gravidität
γ-Globuline **(IgG)** + + 12,0–17,7 % des Gesamteiweißes	Serum. ↓: kongenitale Agammaglobulinämie; nephrot. Sy.; exsudative Enteropathie; Amyloidose; Sepsis; Cushing-Sy.; Benzolintox.; Steroide, ACTH, Immunsuppressiva, Strahlenther.	↑: Paraproteinämien (E'phorese: schmalbasige, spitze γ-Zacke, ☞ Abb.): M. Waldenström, Plasmozytom, Schwerkettenerkr., chron. Entzündung, Ca, Verschlußikterus
Glomeruläre Basalmembran-Antikörper (GBM-AK) + + +	Serum. ↑: Rapidprogressive GN, Goodpasture-Sy.; seltener bei anderen Nephritisformen erhöht

Glukose + nüchtern 55–100 mg/dl = 3,05–5,6 mmol/l; unter Belastung ☞ 13.1.1	Kapillarblut. ↓: Hunger; Malabsorption; renal bedingte Glukosurie; Anstrengung; Fieber; großes Ca; Postgastrektomie-Sy.; Alkohol; Leberausfall; Glykogenosen, Fruktoseintoleranz, Galaktosämie; Hypophyseninsuff., NNR-Insuff., Hypothyreose; Hyperinsulinismus: Inselzellhyperplasie, Antidiabetika; β-Blocker	↑: Diab. mell., Cushing-Sy., Hyperthyreose, Akromegalie, Phäochromozytom, Hyperaldosteronismus, Pankreas-A-Zell-Tumor; ZNS-Insult oder ZNS-Tumor, Enzephalitis; Herzinfarkt; Fieber; Schock; Niereninsuff.; Hypothermie; CO-Intox.; Diuretika, Glukokortikoide, Nikotinsäure, Kontrazeptiva, Phenothiazine, Phenytoin
Glukose im Urin + < 150 mg/l = < 0,84 mmol/l.	↑: mit Hyperglykämie: Alle Hyperglykämien mit Überschreitung der Nierenschwelle (ca. 150 mg/l = 10 mmol/l). ↑: ohne Hyperglykämie: idiopathisch; Tubulusschäden der Niere: Fanconi-Sy., Pyelonephritis, chron. interstitielle Nephritis, toxische Nephropathie, Schockniere; Bleiintoxikation; Gravidität	
Glutamat-Oxalacetat-Transferase (GOT, ASAT) + F < 15 IE/l M < 19 IE/l	Serum. ↑: Herzinfarkt (nach 4 h nachweisbar, Gipfel nach 16–48 h, nach 3–6 Tagen normal); Herz-OP, -massage, -katheter; Hepatitis, Leberzirrhose, Verschlußikterus, tox. Leberschäden (Halothan, Alkohol); progr. Muskeldystrophie. Selten ↑: Myokarditis; Lungeninfarkt und -embolie, Status asthmaticus; Nieren- und Hirninfarkt; akute Pankreatitis; Leptospirose, Mononukleose; Gicht; Dermatomyositis; Myoglobinurie; Traumen, Operationen	
Glutamat-Pyruvat-Transaminase (GPT, ALAT) + F < 19 IE/l M < 23 IE/l	Serum. ↑: akute und chron. aggressive Hepatitis, Schub einer Leberzirrhose, Verschlußikterus, toxische Leberschäden (Halothan, Östrogene, Gestagene); Mononukleose	
γ-Glutamyl-Transferase (γ-GT). + F 4–18 IE/l M 6–28 IE/l	Serum. ↑: bei allen Formen der Cholestase (☞ 8.1.1). Leitenzym bei Alkoholabusus!	

Hämatokrit (Hkt.) + F 36–45 % M 42–50 %	EDTA-Blut. ↓: Anämien (☞ 14.1.1); Hyperhydratation (☞ 10.2.2)	↑: Dehydratation (☞ 10.2.1); Polyglobulie; Polycythämia vera
Hämoglobin (Hb) + M 12,3–15,3 g/dl, F 14–17,5 g/dl.	EDTA-Blut. ↓: Anämien (☞ 14.1.1); SLE M. Crohn; chron. Niereninsuff., chron. GN; paroxysmale nächtliche Hämoglobinurie; Hyperhydratation (☞ 10.2.2); Knochenmarksinfiltration und -verdrängung	↑: Dehydratation (☞ 10.2.1); Polyglobulie; Polycythämia vera. ZNS: Insulte, Tumoren, Enzephalitis

Laborwerte

Glykosyliertes Hämoglobin + + **HbA₁** 5–7,8 %, **HbA₁c** 3,2–6,4 % Zielwert für Diabetiker: bis 8 % (laborabhängig). Maß für die Serumglukosekonz. der letzten 6–8 Wo.	EDTA-Blut. ↓: Hämolytische Anämie, nach Blutung, Aderlaß	↑: Hyperglykämie. *Falsch hoher Wert*: bei Niereninsuff. und Hyperlipoproteinämie
	X: „Gute" HbA-Werte können durch häufige Hypoglykämie-Episoden bedingt sein.	
Haptoglobin + + 0,3–2 g/l	Serum. Akut-Phase-Protein ↓: Hämolyse	↑: Entzündungen, Nekrosen
Harnsäure + **F** 2,3–6,1 mg/dl = 137–363 µmol/l **M** 3,6–8,2 mg/dl = 214–488 µmol/l	Serum. ↓: idiopathisch; renale Tubulusdefekte; schwere Lebernekrosen, M. Wilson; Multiples Myelom; SIADH (☞ 10.2.2); Xanthinurie; Zystinose; Gravidität; Schwermetallintox.; Medikation mit Allopurinol, Probenecid, Phenylbutazon, Steroiden, Rö-KM, Expektorantien	↑: Gicht, Lesch-Nyhan-Sy.; Leukämien, Polycythämia vera; nekrotisierende Malignome; Eklampsie, Niereninsuff.; Schock, Diab. mell., Myxödem, Hyperparathyreoidismus, Akromegalie, Laktatazidose; Hyperlipidämie Typ IV; Psoriasis; Fasten; Adipositas; Alkoholismus; Diuretika, Tuberkulo- und Zytostatika
Harnstoff (Urea) + 10–48 mg/dl = 2–8 mmol/l	Serum. ↑: alle Ursachen der Krea-Erhöhung; Eiweißkatabolismus	
HbA, HbA₁, HbA₁c + +	☞ Glykolisiertes Hämoglobin	
Hepatitis-Serologie, + +	☞ 8.3.1 Hepatitis A, B, C, D	
HBDH + + Isoenzym 1 der LDH (☞ LDH) 68–135 IE/l	Serum. ↑: Herzinfarkt (HBDH-Anstieg beginnt 6 h und endet ca. 14 Tage nach Ereignis), Myokarditis, Hämolyse (☞ LDH/HBDH-Quotient), Lungenembolie, Leberparenchymschäden	
β-HCG + + + Humanes Choriongonadotropin < 2 U/l	Serum. ↑: **F**: Gravidität (im Verlauf ↑), Blasenmole, Chorionepitheliom **M**: Teratokarzinom, Embryonal- und Chorion-Ca, Seminome	
hCG + + + Choriongonadotropin (< 5 IE/l, postmenopausal **F**: < 10 IE/l)	Serum. ↑: gonadale und extragonadale Keimzelltumoren, v.a. Chorion-Ca, Blasenmole, andere Malignome (insbesondere Pankreas-Ca, VIPom, und Magen-Ca). Auch eingesetzt zum Schwangerschaftsnachweis (> 10 IE/l spricht für Gravidität). *Cave*: Bei Tumordiagn. immer hCG *und* β-hCG anfordern	
HDL-Cholesterin + + **F**: > 1,68 mmol/l (65 mg/dl) **M**: > 1,45 mmol/l (55 mg/dl)	Serum. Etwa 25 % des Gesamt-Cholesterin. *Mäßiges Risiko* für Herz-Kreislauferkr.: **F**: 1,15–1,68 mmol/l (45–65 mg/dl), **M**: 0,9–1,45 mmol/l (35–55 mg/dl). *Hohes Risiko*: **F**: < 1,15 mmol/l (< 45 mg/dl), **M**: < 0,9 mmol/l (< 35 mg/dl)	
HLA Humane Leukozytenantigene + + +	• HLA B 27: EDTA-Blut. Positiv: M. Bechterew • Andere HLA-Typen (Heparin-Blut, ca. 20–40 ml) vor Transplantation	

Homo-vanillin-säure i.U. +++ < 7,5 mg/dl	10 ml Sammelurin. ↑: Phäochromozytom, Neuroblastome, vor Bestimmung (72 h) ✗: keine Medikamente zur RR-Senkung, Bananen, Vit. B und Kaffee	
5-Hydroxyindol-essigsäure im Urin (5 HIES) +++ < 10 mg/dl	20 ml Sammelurin im Labor nachfragen). ↓: *Down-Sy.*; Mastozytose	↑: Karzinoid-Sy. Selten bei: Ca des GIT, der Schilddrüse und des Kehlkopfes, Oat-cell-Ca der Lunge; Sprue
	✗: Fehlbestimmung bei Rauchern, Verzehr von Bananen, Ananas, Pflaumen, Walnüssen, Tomaten, Pilzen, Avocados, Kaffee, Phenothiazinen	

IgA ++ 54–264 IE/ml = 0,9–4,5 g/l	Serum. Isoliert ↑: häufigstes Antikörpermangel-Sy. (gehäuft „schleimhaut-vermittelte" Infekte). Nicht isoliert ↑: alle Formen prim. und sek. Defektimmunopathien
IgG, IgM	☞ Globuline
Insulin +++	☞ 13.1.1
Insulin-Antikörper +++ < 40 mIE/l	Serum. ↑: Insulin-Unterempfindlichkeit bzw. erhöhter Insulinbedarf
INR International normalized ratio	☞ 21.8.2

Kalium (K⁺) + 3,6–4,8 mmol/l. *Falsch hohe* Werte durch zu langes Stauen, Hämolyse und Thrombozytose	Serum. ↓: *renale Verluste:* Diuretika, Steroide; Hyperaldosteronismus, Cushing-Sy.; *enterale Verluste:* Diarrhoe, Erbrechen, Fisteln, Laxantien; *Verteilungsstörung:* metab. Alkalose, perniziöse Anämie, Anbehandlung des diabet. Koma	↑: *verminderte renale Ausscheidung:* Niereninsuff., kaliumsparende Diuretika; Hypoaldosteronismus, NNR-Insuff.; *Verteilungsstörung:* Azidose, massive Hämolyse, Zellzerfall. Succinylcholin
Kalium im Urin ++ 30–100 mmol/24 h, zur **DD:** Na⁺, BGA	↓: Erbrechen; Durchfall; gastrointestinale Drainagen, Sonden, Fisteln; oligurische Nephropathien: GN, Pyelonephritis, Nephrosklerose, Salzverlust-Niere; M. Addison; extrarenale Urämie; Laxantienabusus	↑: polyurische Phase des ANV; interstitielle Nephritis; renaltubuläre Azidose; Fanconi-Sy.; Bartter-Sy.; Hyperaldosteronismus; Cushing-Sy., Conn-Sy.; Hyperkalzämie-Sy.; Diab. mell.; metabol. Azidose und Alkalose; Diuretika, ACTH, Glukokortikoide, Aminoglykoside, Hunger
Kalzium + 2,2–2,65 mmol/l = 8,8–10,6 mg/dl; Albuminabweichung → gleichsinnige Ca-Abweichung ☞ 10.4	↓: Vit. D-Stoffwechsel-Störungen; Hypoproteinämie (nephrot. Sy., Leberzirrhose); Hypoparathyreoidismus; Hyperphosphatämie; akute nekrotisierende Pankreatitis; Ther. mit Furosemid, Antiepileptika, Steroiden	↑: paraneoplastisch, endokrin, v.a. primärer und tertiärer Hyperparathyreoidismus; Immobilisation; Sarkoidose; M. Paget; Thiazide; Vit. D, Vit. A, Lithium, Kationenaustauscher, *falsch hohe Werte* durch langes Stauen bei Blutabnahme
Kardiolipin-Antikörper +++ negativ	Serum. +: SLE, PBC, RA, idiopathische thrombozytopenische Purpura, Klärung von falsch positiven VDRL-Test durch AK	

Katecholamine i.U. +++ Adrenalin < 20 µg/24 h, Noradrenalin < 125 µg/24 h, Dopamin < 450 µg/24 h, Gesamtkatecholamine 125 µg/24 h	10 ml Sammelurin (im Labor nachfragen), ↑: Phäochromozytom, Neuroblastom	
Kohlendioxid-partialdruck (pCO$_2$) + (BGA ☞ 10.6, 6.2.4) F 32–43 mmHg = 4,3–5,7 kPa M 35–46 mm Hg = 4,7–6,1 kPa	Arterielles oder arterialisiertes (Kapillar-) Blut. ↓: respiratorische Alkalose, Hyperventilation; kompensatorisch bei metabolischer Azidose; Hitzschlag; Höhenkrankheit	↑: respiratorische Azidose; kompensatorisch bei metabolischer Alkalose; alveoläre Hypoventilation, z.B. Pneumonie; Vitien; Schock; Pickwick-Sy.
Komplement +++ Gesamtkomplement 20–55 E/ml, C1-Esteraseinhibitor 20–45 mg/dl bzw. 75–120 %, C3-Faktor 0,9–1,8 g/l, C4-Faktor 0,1–4 g/l	Serum. ↓: Synthesestörung, erhöhter Verbrauch (z.B. SLE), GN (Membranoproliferativ, postinfektiös), chron. und akute Infektionen C1-Esteraseinhibitor ↓: angioneurotisches Ödem C3 ↓: rez. Infekte, GN C4 ↓: SLE ähnl. Symptomatik	↑: Autoimmun- und rheumatologische Erkr., chron. Infektionen,
Kreatinin + methodenabhängig: F 0,47–1,17 mg/dl = 42–63µmol/l M 0,55–1,36 mg/dl = 49–120 µmol/l	Serum. ↑: chron. Niereninsuff. (↑ jedoch erst bei > 50%iger Reduktion der Nierenleistung), ANV, akuter Muskelzerfall (Trauma, Verbrennung, akute Muskeldystrophie), Akromegalie	
Kreatinin-Clearance ++ Normwert altersabhängig ☞ 9.2.2	Serum + Urin. ↓: Minderung der GFR z.B. bei Niereninsuffizienz im Stadium der vollen Kompensation, auch bei normalem Serum-Krea noch normal ist. Bei Serum-Kreatinin > 3 mg/dl (> 260 µmol/l) wenig aussagekräftig	
Kreatinphosphokinase (CK) gesamt + (Ges.-CK) temperaturabhängig M 10–80 IE/l, F 10–70 IE/l; Anteil CK-MM an Ges.-CK: 96 %	Serum. ↑: **Herz:** Infarkt (DD Frühdiagn.: + GOT; Spätdiagn.: + LDH; Anteil Isoenzym CK-MB an Ges.-CK mind. 6 %); entzündlich oder tox.; nach Defibrillation, Herzmassage, Koronarangiographie. **Muskulatur:** entzündl. oder toxisch; Dystrophien; i.m.-Injektion, Trauma; Rhabdomyolyse, Hypokaliämie, Hypophosphatämie, Hyperthermie. **ZNS:** Blutung, Tumor, Meningitis, Enzephalitis, Krampf, Schock; Hypothyreose; Lungenembolie; Lithium, Schlafmittelvergiftung	
Kupfer (Cu^{2+}) ++ F 74–122 µg/dl =11,6–19,2 µmol/l M 79–131 µg/dl =12,4–20,6 µmol/l	Serum. ↓: M. Wilson (Urin-Kupferausscheidung auf > 100 mg/24h erhöht, Coeruloplasmin ↓), nephrot. Sy.; Malabsorption, längerfristige parenterale Ernährung; M. Bechterew; Kwashiorkor	↑: Leberzirrhose, Hämochromatose, Verschlußikterus; akute und chron. Entzündung; Anämie; Nekrose; Malignome, v.a. Leukämien, M. Hodgkin, Mamma-Ca; Gravidität im letzten Trimenon, „Pille"

Laktat ++ 9–16 mg/dl (< 1,8 mmol/l)	Natrium-Fluorid-Blut. ↑: Gewebshypoxien (Frühindikator), bakt. Sepsis, Schock, metabol. Azidose, Sport	
LDH (Laktatdehydrogenase) + 120–240 IE/l. 5 Isoenzyme.	Serum. ↑: Herzinfarkt (spezifischer: Erhöhung von HBDH), Myokarditis, Myopathie; kardiale Leberstauung, Hepatitis, Mononukleose, toxische Leberschäden, Gallenwegserkrankungen; Malignome; Lungeninfarkt, perniziöse und hämolytische Anämien	
LDH/HBDH-Quotient ++ 1,38–1,64 LDH$_1$ = HBDH 68–135 IE/l	Serum. ↓: Herzinfarkt (Spätdiagn.: Quotient bis 20. Tag < 1,3); Hämolyse, DIC (☞ 3.7)	↑: Leberparenchymschäden
LDL-Cholesterin ++ < 150 mg/dl (< 3,9 mmol/l)	Serum. Großteil des Gesamt-Cholesterin. *Mäßiges Risiko* für Herz-Kreislauferkrankungen: 150–190 mg/dl (3,9–4,9 mmol/l), *hohes Risiko*: > 190 mg/dl (> 4,9 mmol/l). Zielwert nach Myokardinfarkt oder Bypass: < 100 mg/dl	
Leukozyten (Leukos) + 4,4–11,3/nl Veränderungen der Leukos insgesamt spiegeln meist Verschiebung bei den Neutrophilen wieder	EDTA-Blut. ☞ Diff-BB **Neutrophile** ↓: bei fortgeschrittener Sepsis, Typhus, Paratyphus, Miliar-Tbc, Brucellose; Influenza, Masern, Mumps, Röteln, Mononukleose; SLE, Hypersplenismus, Agranulozytose	**Neutrophile** ↑: nichtvirale Inf., z.B. Pneumonie, Tbc, Mykose; Coma diabeticum, hepaticum und uraemicum, Neoplasien; Dermatitis herpetiformis, akute Blutung, Hämolyse, Schock; Gichtanfall; myeloproliferative Sy.; Impfungen; Transfusionsreaktion; Glukokortikoid-Ther.
Lipase + stark methodenabhängig < 240 IE/l oder 7,7–56 µg/l	Serum. ↑: wie bei Amylase, aber Ausmaß der Lipaseerhöhung korreliert nicht mit Schwere der Erkr.. Bei akuter Pankreatitis ist die Lipase länger als die Amylase erhöht, Niereninsuff.	

Magnesium (Mg^{2+}) ++ F 1,87–2,51 mg/dl = 0,77–1,06 mmol/l M 1,78–2,56 mg/dl = 0,73–1,06 mmol	Serum. ↓: parenterale Ernährung, Alkoholismus, Magensaftverlust; Diarrhoe; Pankreatitis; Plasmozytom; Gravidität; Diuretika, Cisplatin-Ther., idiopathisch	↑: Oligurie, Niereninsuff.; Mg^{2+}-haltige Infusionen, orale Mg^{2+}-„Substitution", Laxantien und Antazida
Met-Hb, Methämoglobin +++ < 1 %	EDTA-Blut. ↑: Raucher, familiär, durch Sulfonamide und Nitrate	
β$_2$-Mikroglobulin +++ < 2,5 mg/l < 60 J., < 3,0 mg/l > 60 J.	Serum. ↑: AIDS, Multiples Myelom, Autoimmunerkrankungen, GN, manchmal bei Abstoßungsreaktion	
Myoglobin ++ F < 65 µg/l, M < 75 µg/l	Serum. ↑: Myokardinfarkt, mit meist schon 1,5–2 h nach dem Ereignis, Crush-Niere, Skelettmuskelerkr. (auch Ischämie), Nierenversagen (akut), maligne Hyperthermie	

Natrium (Na⁺) + 135–144 mmol/l. Für DD siehe auch ☞ 10.2.1, 10.2.2	Serum. ↓: Erbrechen, Durchfall, renale Salzverluste; Verbrennungen, Trauma; osmotische Diurese (Diab. mell.), Hypoaldosteronismus, SIADH; Porphyrie; Diuretika, Antidiabetika, Zytostatika, Sedativa, trizykl. Antidepressiva	↑: Diarrhoe; Fieber, Schwitzen, mangelnde Wasserzufuhr; Polyurie; Diab. insipidus; zentrale Osmoregulationsstörung; Hyperaldosteronismus; Glukokortikoide; Diuretika
Natrium (Na⁺) im Urin + + 50–220 mmol/24h. Beim Fasten ↓: bis nahe 0	Urin. ↓: alimentär; Erbrechen; Diarrhoe; Pankreatitis; nephrot. Sy., verminderte glomeruläre Filtration, dekomp. Leberzirrhose, dekomp. Herzinsuff.; Cushing-Sy.; Streß; postop.	↑: Nierenversagen; Salzverlustniere; Schwartz-Bartter-Sy.; Fanconi-Sy.; Hypoaldosteronismus; SIADH (Na⁺ auch im Serum ↓), Wasserintox., Alkalose; Ketoazidose; alimentär
Neopterin + + + < 2,5 ng/ml	Serum. ↑: AIDS, auch andere Infektionskrankheiten, hämatologische Erkr., Keimzelltumoren, Autoimmunerkr., Abstoßungsreaktion	
NSE + + + neuronspezifische Enolase < 10[-20] ng/ml	Serum. ↑: Bei kleinzelligen Bronchial-Ca zur Verlaufskontrolle nach Chemotherapie. APUDom (z.B. Karzinoid), andere neuroendokrine Tumoren, metastasierende Seminome	

Osmolalität + Serum: 280–296 mosmol/kg Urin: 50–1200 mosmol/kg Maß für den Gehalt an gelösten, osmotisch „aktiven" Stoffen. Faustregel zur Abschätzung der Serumosmolalität = 2 × Na⁺ + Glucose + Harnstoff-N (Konzentration in mmol/l) ✗: Regel gilt nicht, wenn andere osmotisch wirksame Substanzen stark erhöht, z.B. hyperosmolares Koma!	Osmolalität ↓; Na⁺ ↓: Erkr. mit Hypervolämie und Hyponatriämie, z.B. Herzinsuff., Leberzirrhose, primäre Polydipsie Osmolalität normal; Na⁺ ↓: Pseudohyponatriämie (z.B. Hyperlipoproteinämie, Makroglobulinämie)	Osmolalität ↑; Na⁺ ↑: siehe Hypernatriämie Osmolalität ↑; Na⁺ ↓: „water-shift-Hyponatriämie"; größere Mengen osmotisch aktiver Substanzen im Plasma (z.B. Alkohol, retentionspflichtige Substanzen, Glukose)
PAP (= PSP, Prostataspezif. Saure Phosphatase) + + + < 2 (–6) µg/l	Serum. ↑: Marker für Erkennung und Progression des Prostatakarzinoms; spezifischer ist jedoch PSA (☞ PSA). *DD:* Prostataadenom (meist < 8 µg/l). ✗: bei Manipulation an der Prostata erhöht, deshalb 48 h vor PAP-Bestimmung keine rektale Untersuchung	
Paraproteine im Urin Monoklonale Immunglobuline + + +	↑: *obligat:* M. Waldenström, Plasmozytom (☞ 14.5.2), Schwerkettenkrankheit; *symptomatisch* in niedrigen Titern: Ca, Sarkome, Kälteagglutininkrankheit, Lebererkr.. Bei Jüngeren immer pathologisch	
Parathyrin + + + (Parathormon, PTH) intaktes PTH: 15–65 ng/l = 1,5–6,5 pmol/l C-terminal u. mittelregionales PTH: 100–450 ng/l = 1,0–4,5 pmol/l	Serum. PTH ↑, Phosphat ↓, Ca²⁺ ↑: primärer Hyperparathyreoidismus PTH ↑↑, Phosphat ↑, Ca²⁺ ↓: sekundärer Hyperparathyreoidismus bei Niereninsuff. PTH ↑, Phosphat (↓), Ca²⁺ ↓: sekundärer Hyperparathyreoidismus bei MAS PTH ↑, Phosphat ↑, Ca²⁺ ↓: Pseudo-Hypoparathyreoidismus. (☞ 12.2.1)	

Partielle Thromboplastinzeit (PTT) + 18–40 Sek.; Methodenabhängig. Maß für „*intrinsic system*" ☞ 14.2.2	Zitratblut. ↑: Hämophilie A und B; Hyperfibrinolyse; schwere Lebererkr.; Verbrauchskoagulopathie; angeborene Faktorenmangel-Sy. Monitoring der Heparinther.; Ther. mit Vit K-Antagonisten (z.B. Marcumar®, Monitoring üblicherweise jedoch über Quickwert ☞ 21.8.2)	
pH + 7,35–7,45; BGA ☞ 10.6	Arterielles Blut oder arterialisiertes Kapillarblut. ↓: dekompensierte Azidose, *metabolisch*: Diab. mell., Laktatazidose, Alkaliverlust; *respiratorisch*: Hypoventilation	↑: dekompensierte Alkalose, *metabolisch*: enteraler oder renaler Säureverlust, Hypokaliämie, medikamentös; *respiratorisch*: Hyperventilation
Phosphat (anorganisch) ++ 2,6–4,5 mg/dl = 0,84–1,45 mmol/l	Serum. ↓: Sepsis, Alkoholismus, Vit. D-Mangel, Malabsorption, Erbrechen, Diarrhoe; renal-tubuläre Defekte, Azidose, prim. Hyperparathyreoidismus, Diuretika; respirat. Alkalose, Anorexia nervosa, Ther. Coma diab.	↑: Niereninsuff. wenn GFR < 25 ml/Min., katabole Zustände, phosphathaltige Laxantien und Infusionen; Vit. D-Zufuhr
Plasmathrombinzeit (PTZ, TZ) + 17–24 Sek. Methodenabhängig. Maß für „gemeinsame Endstrecke" der Gerinnung	Zitratblut. ↑: DIC durch Hyperfibrinolyse; Hypo-und Dysfibrinogenämie; Heparinther. (Ther.-ziel: 2–3fach verlängerte TZ) Gerinnungsdiagnostik ☞ 14.2.2	
pO₂	☞ Sauerstoffpartialdruck	
Porphyrine im Urin +++ **I:** δ-Aminolävulinsäure 250–6400 µg/24h = 2–49 µmol/24h **II:** Porphobilinogen 100–700 µg/24h = 0,5–7,5 µmol/24h **III:** Uroporphyrine 3–24 µg/24h = 4–29 nmol/24h **IV:** Koproporphyrine 14–78 µg/24h = 2–119 nmol/24h	↑: erythropoetische Porphyrie (II, III, IV); akute intermittierende Porphyrie (I); Porphyria cutanea tarda (II); symptomatische Porphyrien (IV); Hepatitis; Leberzirrhose; Leberadenom; Verschlußikterus; Hämochromatose; Pankreasinsuff.; Anämien; Leukämien; Intoxikation: Blei, Quecksilber, Zink, Arsen, Tetrachlorkohlenstoff, Barbiturate, ☞ 13.5	
Prolaktin +++ Blutabnahme morgens bei nicht gestreßtem Pat. vorher keine Brustpalpation **M** 20–400 mIIE/l **F** 20–500 mIIE/l	Serum. ↑ (> 500 mIU/l): Mikroadenom der Hypophyse, Amenorrhoe und andere Zyklusstörungen, paraneoplastisch, hypernephorides Ca, Bronchial-Ca, Einnahme von Neuroleptika, Antiemetika, Stillzeit, Hypothyreose ↑↑ (> 5000 mIU/l): Makroadenom der Hypophyse ↓: Menopause	
Protein im Urin ++ < 150 mg/24h. > 3,5 g/24h beweist glomerulären Schaden. Die Biuretmethode ist durch Mezlozillin und Azlozillin störbar	↑: **renal**: chron. GN, Pyelonephritis, interstitielle Nephritis, Glomerulosklerose, Gichtniere, Zystennieren, nephrot. Sy.; EPH-Gestose; Kollagenosen; Quecksilberchlorid-Intox.; **extrarenal**: dekompensierte Rechtsherzinsuff.; Fieber; Anämie; Schock; nach Krämpfen; Leichtketten-Paraproteinämien; Erkr. von Ureteren, Blase, Prostata und Urethra; Gravidität, Orthostase, Hyperlordose; Nierenvenenthrombose	
Protein C +++ 70–140 % siehe auch ☞ 14.2.2	Zitratblut. ↓: erhöhte Thromboembolieneigung bei familiärem Protein C-Mangel. Kumarinther., Vit. K-Mangel, DIC, Leberfunktionsstörungen	

PSA (Prostata-spezifisches Antigen) +++ < 2,7 µg/l	Serum. ↑: bei Prostaadenom (in 98 % jedoch < 10 µg/l) und Prostata-Ca. Bei V.a. immer PAP (☞ PAP) mitbestimmen!

Quick + (Thromboplastinzeit, TPZ) 70–120 %; laborabhängig. Maß für das *extrinsic system* der Gerinnung; ☞ 14.2.2	Zitratblut. ↓: Lebererkr.; Verbrauchskoagulopathie; Hypofibrinogenämie; Vit. K-Mangel; angeborener Faktorenmangel II, VII, X; Hemmkörper gegen Faktor II, VII, X, z.B. SLE; AT III-Überschuß; Ther. mit Vit. K-Antagonisten (ther. Bereich ca. 15–25 %; ☞ 21.8.2); Gerinnungsdiagnostik ☞ 14.2.2

Renin (im Plasma) +++ Blutentnahme morgens endogene und exogene Substratmethode. Nach 2 h Bettruhe 0,2 –2,0 ng/ml/h; nach 30 Min. Stehen 1,0– 4,2 ng/ml/h	EDTA-Plasma gefroren. Absetzen vor Abnahme: 60 d östrogenhaltige Med., 20 d Diuretika, 48 h Clonidin und Methyldopa. ↓: Primärer Hyperaldosteronismus, bei Steroidgabe, Enzymdefekte	↑: Renovaskuläre Hypertonie, reninsezernierende Tumoren (Nierenzell-Ca, Bronchial-Ca), Bartter-Sy., Medikamente (z.B. Diuretika, Laxantien, „Pille", Lakritze)
Retikulozyten	☞ Differentialblutbild	
Rhesusfaktor +	☞ 2.7.1	
Rheumafaktor ++ Werte testabhängig: Latexfixationstest < 1:80, Waaler-Rose-Test < 1:32 (Ein negativer Test schließt eine rheumatologische Erkr. nicht aus)	Serum. Siehe auch ☞ 17.2.2 ↑: bzw. positiv: bei 80 % der RA-, bei allen Felty-Sy. sowie > 25 % der Still-Sy.-Pat. *DD:* Endocarditis lenta (60 %), Tbc (15 %), andere Bindegewebs-Erkr., 5 % der älteren Normalbevölkerung	

Sauerstoffpartialdruck (pO₂) [BGA] + 70–104 mmHg = 9,5–13,9 kPa **Sauerstoffsättigung** (O₂sat) 94–98 %, im Alter niedriger. pO_2 und O_{2sat} verändern sich stets gleichsinnig	Arterielles Blut oder arterialisertes Kapillarblut. ↓: Lungenerkr.: Entzündung, Ödem, Asthma bronchiale, Ca, Emphysem, Infarkt, Embolie. Zirkulatorische Ursachen: Schock, Kreislaufkollaps, Herzrhythmusstörungen, Herzinsuffizienz, Rechts-links-Shunt. Behinderung der Atemexkursion: Rippenfraktur, Pleuraerguß, Pneumothorax, degenerative Veränderungen des Thorax. Ferner: O_2-Mangel der Luft, Hypoventilation
Saure Phosphatase (SP) ++ 4,8–13,5 IE/l	Serum. ↑: Prostata-Ca, -hypertrophie, -infarkt; Thrombozytose, DIC, Hämolyse, M. Paget. Weniger sensitiv als AP bei Knochenmetastasen. ✗ Bei Erhöhung PAP, PSA und AP bestimmen. *Cave:* Erhöhung nicht verwertbar bis 48 h nach rektaler Prostatapalpation
SCC (= TA4) +++ Squamous cell carcinoma antigen < 2 [-3] ng/ml	Serum. ↑: Plattenepithel-Ca der Zervix, des Ösophagus und Anus, der Lunge, des HNO-Bereichs. Relativ gute Diskrimierung zu benignen Erkr.

Standard-Bikarbonat (StHCO₃) + 22–26 mmol/l; alte Einheit: Basenüberschuß (BE): *Umrechnung:* BE = StHCO₃ — 24	Arterielles Blut oder arterialisiertes Kapillarblut. ↑: metabolische Alkalose; kompensatorisch bei respiratorischer Azidose (pCO_2 ↑)	↓: metabolische Azidose; kompensatorisch bei respiratorischer Alkalose (pCO_2 ↓)

T₄/TBG-Quotient + + 3–5	↓: 0,2–2 bei Hypothyreose	↑: 7,6–14,8 bei Hyperthyreose
T₄-Lymphozyten-Subpopulation + + + (=OKT₄⁺= CD4): 30–50 % der Lymphos = > 1 / nl.	EDTA-Blut. ↓: bei Defektimmunopathien, typisch beim ARC und AIDS-Vollbild (☞ 18.4.2); passager bei Virusinf. sowie Autoimmunerkr. und bei fortgeschrittenen Tumoren	
Serumelektrophorese + +	☞ Globuline	

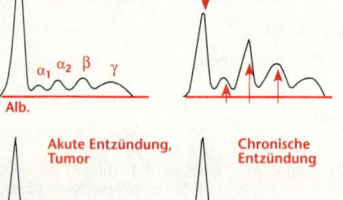
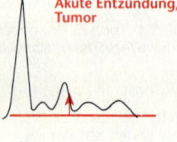
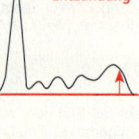
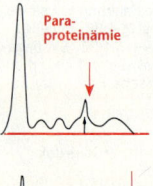
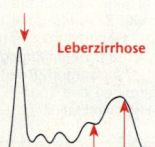
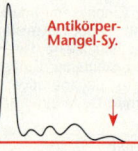
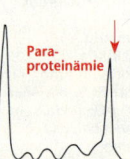

Abb. 22.1: Serum-Elektrophorese

Thyreoglobulin (TG) + + + 13–30 mg/l (220–510 nmol/l)	Serum. ↑: follikuläres und papilläres Schilddrüsen-Ca (→ Rezidiverfassung)
Thyreoglobulin-AK + + +	☞ 12.1.1

Thyreoidea stimulierendes Hormon (TSH) + + basal 0,4–4,5 mIE/l	Serum. ↓: Hyperthyreose, Schilddrüsenhormonüberdosierung, ☞ 12.1.1	↑: Hypothyreose, auch schon im Latenzstadium

Thyroxin (T4) + + 45–115 µg/l = 55–160 nmol/l, bei Schwangeren bis 50 % ↑ **Freies Thyroxin (fT4)** + + 8–20 ng/l = 10–26 pmol/l T_3 ☞ Trijodthyronin	Serum. ↓: Hypothyreose: Jodmangel, Thyroxinsynthesedefekt, chron. Thyreoiditis, Schilddrüsenresektion, antithyreoidale Substanzen, Lithium; Hypophyseninsuff., TBG-Mangel (☞ 12.1.1)	↑: Hyperthyreose: M. Basedow, autonomes Adenom, Anfangsstadium einer Thyreoiditis, Hypophysentumor, Blasenmole, Jodmedikation. TBG-Vermehrung: Gravidität, Östrogenther.
Thyroxinbindendes Globulin (TBG) + + 14–28 mg/l = 220–510 nmol/l	Serum. ↓: Hyperthyreose; chron. Lebererkr.; Malnutrition; nephrot. Sy.; Akromegalie, Cushing-Sy., Androgen produzierender Tumor; Thyreostatika, Lithium, Androgene, Anabolika, Glukokortikoide	↑: Hypothyreose; chron. Lebererkr., akute Hepatitis; Gravidität; Östrogen produzierender Tumor; Östrogen-Ther., Kontrazeptiva
TPA (tissue polypeptide antigen) + + + < 60 IE/l	Serum. ↑: „Markiert" 80 % aller fortgeschrittenen Malignome (unspezifisch). *DD*: Hepatitis, Pneumonie u.a. Infektionen, Diab. mell., Dialysepatienten. Bleibt 4–8 Wo. postop. erhöht	
Transferrin 2,0–3,6 g/l	Serum. Eisenbindungskapazität	
TRH-Test	☞ 12.1.1	
Triglyceride + < 200 mg/dl = < 2,3 mmol/l. Blutprobe nach 12 h Nahrungskarenz abnehmen. Ggf. auch Belastungstest 6 h nach Frühstück mit 100 g Fett	Serum. ↓: schwere Anämien; konsumierende Erkr., Marasmus, Hunger; Hyperthyreose; Verbrennung, exsudative Enteropathie; α-β-Lipoproteinämie	↑: primäre Hyperlipoproteinämien außer Typ IIa; Herzinfarkt, Diab. moll.; Adipositas; Hypothyreose; Lebererkr., Verschlußikterus; nephrot. Sy., Gravidität; Kortisol-, Östrogenther.
Trijodthyronin (T3) + + 0,9–1,8 µg/l = 1,4–2,8 nmol/l **Freies (fT3)** + + 2,5–6 pg/ml = 3,8–9,2 pmol/l	Serum. ↓: wenn T_4 ↓; außerdem T_4-T_3-Konversionshemmung z.B. durch Steroide, Amiodaron, Propranolol, KM. Schwere Allgemeinerkr.	↑: wenn T_4 erhöht; Jodmangel; bei T_3-Ther. isolierte T_3-Hyperthyreose ohne T_4-Erhöhung
Troponin T, Kardiales Troponin T + +, < 0,5 µg/l	Serum. ↑: Myokardinfarkt (Frühdiagnose, max. 3 h nach Ischämie, bis 3 Wochen +, Beurteilung der Reperfusion nach Lyse oder Akut-PTCA und indirekt der Infarktgröße. Myokardschäden nach Trauma und post-OP	
TSH	☞ 12.1.1	
TZ (Thrombinzeit) + +	☞ 14.2.2	

Urobillin + **Urobilinogen**	Urin. ↑ Hämolytischer Ikterus, Leberparenchymschäden, Infektionen	
Vanillinmandel- **säure (VMS) im** **Urin** +++ < 3,3–6,5 mg/24 h = < 18–33 µmol/l. ✗ Zur DD Noradre- nalin und Adrena- lin im Urin bestim- men	Vor Bestimmung (72 h) keine Medi- kamente zur RR-Senkung, Bana- nen, Vit. B und Kaffee. Beta-blocker, Barbiturate und Salicy- late absetzen. ↓: familiäre Dysautonomie; schwerer Schock	Mäßig ↑: Polyneuritis; Herzinfarkt; Herzinsuff.; Hypertonie; Schock; Sep- sis; Asthma; Hyperthyreo- se, Urämie; Ca; Karzinoid- Sy.; Porphyrie; Nikotinab- ususs; Streß. Stark ↑: Phäochromozy- tom; Tumoren d. Sympa- thikus
VIP (vasoaktives **intestinales Poly-** **peptid)** +++ < 20 pmol/l	Serum. ↑: VIPom (Verner-Morrison-Sy., ☞ 12.5.2); geeignet zur Verlaufs- kontrolle	
Vitamin B$_{12}$ Radioimmuno- assay ++ 175–700 pg/ml Mikrobiol.: > 150 (–180) pg/ml	Serum. ↓: Vitamin B$_{12}$-Hypovitaminose durch perniziöse Anämie bzw. Intrinsic-Faktor-Antikörper, chron. Leber- und Nierenerkr., nutriti- ven Mangel (Vegetarier), Dünndarmerkr., Z.n. Magenresektion, chron. atroph. Gastritis. *Cave:* Nach Schilling-Test oder i.v. B$_{12}$-Gabe ist Ergebnis mehrere Monate nicht verwertbar	
Vitamin D$_3$ **(25-OH-Chole-** **calciferol)** +++ Erw.: 30–70 pg/ml = 75–175 pmol/l. Kinder 40–100 pg/ml = 100–250 pmol/l	Serum. ↓↓: erbliche Vit. D-abhängige Rachitis Typ I ↓: Niereninsuff., nephrot. Sy.	↑↑: Vit. D-abhängige Rachitis Typ II
Zink (Zn) +++ 74–139 µg/l = 0,94–1,77 µmol/l	Serum. ↓: Akrodermatitis enterohepatica, Wundheilungsstörungen, mehrwö- chige parenterale Störungen, chron. Diarrhoe, entzündl, Darmerkr., Alko- holismus, Systemerkr., nach OP oder Infarkt	↑: iatrogen, Selbstmedikation

Zirkulierende **Immunkomplexe** +++ < 0,01 g/l	Serum (frisch/gefroren). ↑: SLE, RA (☞ 17.2.3), Infektionen: CMV, Toxoplasmose, Hepatitis, Malaria, auch bei M. Crohn, Colitis ulcerosa

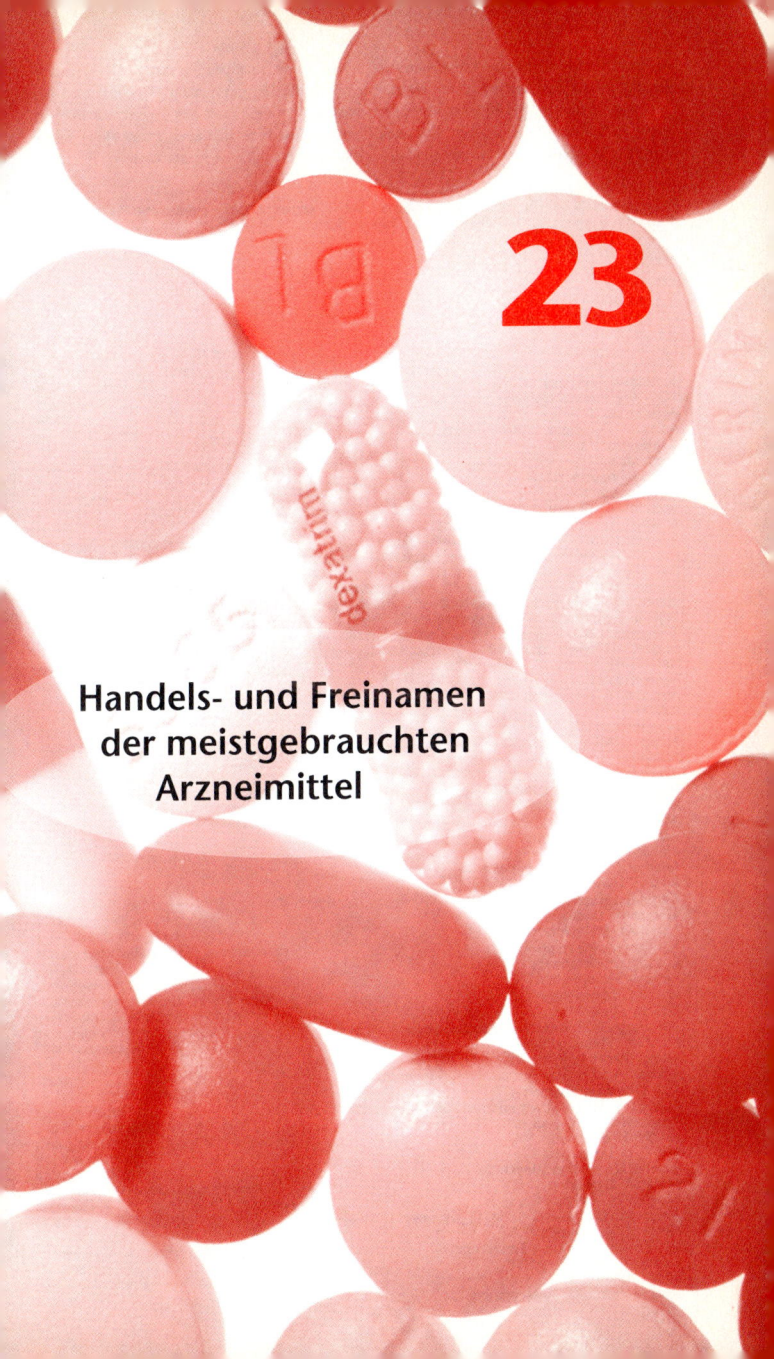

23

Handels- und Freinamen der meistgebrauchten Arzneimittel

Handels- und Freinamen

Im Buch werden oft nur die Freinamen („Generika") von Therapeutika verwendet. Mit Hilfe dieser Liste ist ein Auffinden des Handelsnamens oder bei gegebenem Handelsnamen des Freinamens möglich. Bei Kombinationspräparaten werden die Freinamen der im Präparat verwendeten Substanzen angegeben. Stimmen Handels- und Freiname eines Pharmakons genau überein (z.B. Methotrexat), wurde es in der folgenden Liste nicht aufgenommen.

Freiname: fette Schrift Handelsname: normale Schrift, abweichender Handelsname in Österreich: (A), in der Schweiz: (CH). *Substanzklasse: kursive Schrift*

α-**Liponsäure** Neurothioct, Thiogamma	*Neuropathiemittel*
α-**Acetyldigoxin** Lanadigin; Lanatilin (A), Cedigocin (CH)	*Herzglykosid*
α-**Tocopherol** Eusont	*Vitamin E*
Aarane **Reproterol + Cromoglicinsäure**	*β-Mimetikum + Antiallergikum*
Abdomilon **verschied. pflanzl. Fluidextrakte**	*pflanzl. Magen-Darm-Mittel*
Acarbose Glucobay	*Antidiabetikum*
ACC-Hexal **Acetylcystein**	*Mukolytikum*
Accupro **Quinapril**	*ACE-Hemmer*
Accuzide **Quinapril, Hydrochlorothiazid**	*komb. Antihypertonikum*
Acebutolol Prent	*β-Blocker*
Acemetazin Rantudil	*nichtsteroidales Antiphlogistikum*
Acemuc **Acetylcystein**	*Mukolytikum*
Acenocoumarol Sintrom	*Antikoagulans*
Acenorm **Captopril**	*ACE-Hemmer*
Acerbon **Lisinopril**	*ACE-Hemmer*
Acercomp **Lisinopril, Hydrochlorothiazid**	*ACE-Hemmer + Diuretikum*
Acesal-Calcium **Acetysalicylsäure, Calciumcarbonat**	*Analgetikum, Antiphlogistikum*
Acetazolamid Diamox; Glaupax (CH)	*Carboanhydrasehemmer*
Acetylcystein Acemuc, Acetyst, Azubronchin, Bromuc, durabronchal, Fluimucil, Mucret, NAC-rathiopharm, Pulmicret, Sigamucil, Tamuc, Vitenur; Mucomyst (A)	*Mukolytikum*
Acetylsalicylsäure Acesal, Acesal-Calcium, Aspirin, ASS/+C-ratiopharm, doloma TN, Godasal, Micristin, Miniasal, Neuronoid; Antidol (A); Acetylo (CH)	*Analgetikum, Antiphlogistikum*
Acetyst **Acetylcystein**	*Mukolytikum*
Acic Creme, Hexal **Aciclovir**	*Virostatikum*
Aciclovir Acic Creme, Acic Hexal, Zovirax	*Virostatikum*
Acidamphenicol Berlicetin Ohrentrpf., Augentrpf.-	*antibiot. Otologikum, Ophtalmikum*
Acifugan **Allopurinol + Benzbromaron**	*Urikostatikum + Urikosurikum*
Acimethin **L-Methionin**	*Urologikum*
Acipimox Olbemox	*Lipidsenker*
Actifed **Triprolidin + Pseudoephedrin**	*Sympathomimetikum + Antihistaminikum*
Actihaemyl Creme etc. **Proteinfreies Hämodialysat aus Kälberblut**	*Wundbehandlungsmittel*
Actovegin Amp./Drag. **Deproteinisiertes Hämodialysat aus Kälberblut**	*Ophtalmikum*
Adalat **Nifedipin**	*Kalziumantagonist*
Adelphan-Esidrix **Reserpin + Dihydralazin**	*Antihypertonika-Kombination*
Adenylocrat F **Weißdornauszug**	*Kardiakum*
Adiclair **Nystatin**	*Antimykotikum*
Adrenalin (Epinephrin) Suprarenin; Glycirenan (A); Epifrin (CH)	*α-, β-Mimetikum*
Adumbran **Oxazepam**	*Benzodiazepin*
Advantan -**Methylprenisolon**	*kortikoid. Dermatikum*
Adversuten **Prazosin**	*peripherer α–Blocker, Antihypertonikum*
Aequamen **Betahistin**	*Histaminikum*
Aerobin **Theophyllin**	*Bronchospasmolytikum*
Aerodur **Terbutalin**	*Aerosol, β-Sympathomimetikum, Bronchospasmolytikum*
Aescin Reparil	*nichtsteroidales Antiphlogistikum*
Aescusan 20 **Roßkastaniensamenextrakt**	*planzl. Venentherapuikum*
Afonilum **Theophyllin**	*Bronchospasmolytikum*
Agarol **Paraffin, Phenolphtalein**	*Laxans*
Agiocur, Agiolax **Ind. Flohsamen-, Sennaextrakt**	*Laxans*
Agit **Dihydroergotamin**	*α-Blocker, Antihypotonikum*
Agnolyt **Trockenextrakt aus Keuschlammfrüchten**	*Gynäkologikum*
Agopton **Lansoprazol**	*Ulkustherapeutikum*
AH 3N **Hydroxyzin**	*Antiallergikum*
AHP 200 **Oxaceprol**	*Chondroprotektivum*
Akatinol Memantine **Memantin**	*Myotonolytikum*
Akineton **Biperiden**	*Anticholinergikum + Parkinsonmittel*
Aknefug-EL **Erythromycin**	*Antibiotikum*
Aknemycin Lsg. / 2000 Salbe **Erythromycin**	*Makrolidantibiotikum*
Aknosan **Minocyclin**	*Tetracyclin*
Akrinor **Theophyllin + Theodrenalin**	*Antihypotonika-Kombination*
Aktiferrin **Eisen (II)-sulfat**	*Eisensalz*
Aktren **Ibuprofen**	*nichtsteroidales Antiphlogistikum*
Albucid Liquidum **Sulfacetamid**	*Ophtalmikum*

Alcuronium Alloferin	nicht depolarisierendes Muskelrelaxans
Aldactone **Spironolacton**	Aldosteronantagonist, Diuretikum
Aldosteron Aldocorten	Mineralokortikoid
Alfason **Hydrocortison**	Glukokortikoid
Alimix **Cisaprid**	Prokinetikum
Allantoin Poloris	Wundheilungsmittel
Allergocrom **Cromoglicinsäure**	Antiallergikum
Allergodil **Azelastin**	Antihistaminikum, Antiallergikum
Allergopos (Augentr.) **Antazolin, Tetryzolin, u.a.**	Sympathomimetika-Kombination
Allergospasmin **Cromoglicinsäure, Repreterol**	Antiallergikum + β_2-Mimetikum
Allo von ct **Allopurinol**	Urikostatikum
Allo. comp. ratiopharm **Allopurinol, Benzbromaron**	Urikostatikum + Urikosurikum
Allomaron **Allopurinol + Benzbromaron**	Urikostatikum + Urikosurikum
Allopurinol allo von ct, Foligan, Gichtex, Milurit, Remid, Uripurinol, Urtias, Zyloric; Urosin (A)	Urikostatikum
Allvoran **Diclofenac**	Antiphlogistikum
almag von ct Tabl./Suspension **Al-hydroxid-Gel + Mg-trisilikat**	Antazidum
Almasilat Simagel	Antacidum
Alpha-Depressan **Uradipil**	α-Blocker, Antihypertonikum
Alpicort-F/N **Estradiol + Prednisolon + Salicylsäure**	Dermatikum
Alprazolam Cassadan, Tafil, Xanor (A), Xanax (CH)	Benzodiazepin
Alprenolol Aptin; Aptol Duriles (CH)	β-Blocker
Alrheumun **Ketoprofen**	nichtsteroidales Antiphlogistikum
Altramet **Cimetidin**	H_2-Blocker
Aluminiumclofibrat Atherolipin	Lipidsenker
Aluminiumhydroxid u.a. in almag von ct, Maalox, Maaloxan, Megalac, Solugastril, Trigastril; Legasil (A)	Antazidum
Alupent Tabl. / Amp. **Orciprenalin**	Broncholytikum, Antiasthmatikum
Amagesan **Amoxicillin**	Breitbandpenicillin
Amantadin Contenton, PK-Merz, Symmetrel	Parkinsonmittel + Virostatikum
Ambacamp **Becampicillin**	Breitbandantibiotikum
Ambene neu **Phenylbutazon**	nichtsteroidales Antiphlogistikum
Ambril, AmbroHexal **Ambroxol**	Mukolytikum
Ambrodoxy Hexal **Doxycyclin + Ambroxol**	Mukolytikum
Ambrohexal **Ambroxol**	Mukolytikum
Ambrolös **Ambroxol-HCl**	Mykolytikum
Ambroxol Ambrodoxy, -hexal, Ambrolös, Azudoxat comp., Broncho Euphyllin retard, Doxam, Lindoxyl, Mibrox, Mucosolvan, Muco Tablinen, -Phlogat; Mucosolvon (CH)	Mukolytikum
Amciderm **Amcinanid**	halogeniertes Glukokortikoid
Amdox Puren **Doxycyclin + Ambroxol**	Mukolytikum, Antibiotikum
Amiloretik **Hydrochlorothiazid + Amilorid**	Diuretika-Kombination
Amilorid Arumil; Midamor (A,CH)	kaliumsparendes Diuretikum
Amineurin **Amitriptylin**	Trizyklisches Antidepressivum
Aminoglutethimid Orimeten	Antiöstrogen + Zytostatikum
Aminophyllin **Theophyllin-Ethylendiamin**	Bronchodilatator
Amiodaron Cordarex	Antiarrhythmikum
Amiphenazol Daptazile	Analeptikum
Amitripytlin Saroten, Equilibrin, Laroxyl, Amineurin	Trizyklisches Antidepressivum
Amlodipin Norvasc	Kalziumantagonist
Amorolfin Loceryl	Antimykotikum
Amoxi-(hexal), -tablinen, Amoxillat **Amoxicillin**	Breitbandpenicillin
Amoxicillin Amagesan, Amoxi Hexal, Amoxi-Tablinen, Amoxy-, Amoxypen,	Breitbandpenicillin
Amoxy-Diolan **Amoxicillin**	Breitbandpenicillin
Amoxypen **Amoxicillin**	Breitbandpenicillin
Ampho-Moronal-L- Tbl. / Susp. **Amphotericin B**	Antimykotikum
Amphodyn **Etilefrin**	Antihypotonikum
Amphotericin B Ampho-Moronal-L- Tbl. / Susp.	Antimykotikum
Ampicillin Binotal, Amblosin, Totocillin; Penbritin (CH)	Breitbandpenicillin
Amuno **Indometacin**	nichtsteroidales Antiphlogistikum
Anaesthesulf **Polidocanol + Sulfonilamid, u.a.**	Lokalanästhetikum + Sulfonamid
Anaesthesulf P **Polidocanol, Zinkoxid**	Dermatikum
Anaflon **Paracetamol**	Analgetikum
Anafranil **Clomipramin**	trizyklisches Antidepressivum
Analgin **Metamizol**	Analget., Antiphlogist., Spasmolyt.
Anco **Ibuprofen**	nichtsteroidales Antiphlogistikum
Androcur **Cyproteron**	Antiandrogen
Angionorm **Dihydroergotamin**	Antihypotonikum
Angocin Tabl. **Kapuzinerkresse, Meerrettichwurzel**	Urologikum
Aniflazym **Serrapeptase**	Enzympräparat, „Antiphlogistikum"
Antagonil **Nicardipin**	Kalziumantagonist
Antares **Kava-Kava-Wurzelstock-Extrakt**	pflanzl. Psychopharmakum
Antifungol / vaginal **Clotrimazol**	Antimykotikum
Antistax **Weinlaubextr. + Aesculin**	pflanzl. Venentherapeutikum
Antra **Omeprazol**	Protonenpumpenhemmer
Anusol **Wismut + Zinkoxid + Perubalsam**	Hämorrhoidenmittel
Apalcillin Lumota	Breitbandpenicillin
Aponal **Doxepin**	trizyklisches Antidepressivum
Apranax **Naproxen**	nichtsteroidales Antiphlogistikum

Handels- und Freinamen

Handels- und Freinamen

Aprical	**Nifedipin**	*Kalziumantagonist*
Aprotinin	Trasylol	*Proteinasehemmer*
Apsomol Dosieraerosol	**Salbutamol**	*β-Mimetikum, Bronchospasmolytikum*
Aquamycetin	**Chloramphenicol**	*Antibiotikum*
Aquaphor	**Xipamid**	*Thiazid-Diuretikum*
Aquapred (Augentr.)	**Chloramphenicol + Prednisolon**	*Antibiotikum + Glukokortikoid*
Aquaretic	**Amilorid + Hydrochlorothiazid**	*Diuretika-Kombination*
Arbid	**Buphenin + Diphenylpyralin**	*Vasodilatator + Antihistaminikum*
Arcasin	**Phenoxymethylpenicillin**	*Oralpenicillin*
Arelix	**Piretanid**	*Schleifendiuretikum*
Argun	**Lonazolac**	*nichtsteroidales Antiphlogistikum*
Arilin	**Metronidazol**	*Chemotherapeutikum*
Aristoforat	**Johanniskraut**	*pflanzl. Psychopharmakon*
Arlevert	**Cinnarizin + Dimenhydrinat**	*Antihistaminikum + Antiemetikum*
Artane	**Trihexyphenidyl**	*Parkinsonmittel*
Arteoptic (Augentr.)	**Carteolol**	*β-Blocker*
arthrex Cellugel	**Diclofenac**	*Antiphlogistikum*
Arthrodestal	**Propyphenazon, u.a.**	*antirheumatische Salbe*
Artocoron	**Naftidrofuryl**	*Vasodilatator*
Arubendol-Spray	**Terbutalinsulfat**	*β$_2$-Mimetikum, Bronchospasmolytikum*
Arutimol Augentropfen	**Timolol**	*β-Blocker als Lokaltherapeutikum am Auge*
Asasantin	**ASS, Dipyridamol**	*Thrombozyten-Aggregations-Hemmer*
Asche Basis Creme/Salbe	**Clocortolon**	*Kortikoid, Dermatikum*
Asgoviscum N	**verschied. pflanzl. Extrakte**	*Kardiakum*
Aspecton	**Natriumdibunat, u.a.**	*Antitussivum + Mukolytika-Kombination*
Aspirin, Aspro, ASS	**Acetylsalicylsäure**	*Analgetikum, Antiphlogistikum*
Aspisol	**Lysin-Acetylsalicylat**	*Analgetikum, Antiphlogistikum*
ASS-C-ratiopharm	**Acetylsalicylsäure, Vit. C**	*Analgetikum + Vitamin C*
Astemizol	Hismanal	*nicht-sedierendes Antihistaminikum*
Asthenopin (Augentr.)	**Pilocarpin**	*Cholinergikum*
AT 10	**Dihydrotachysterol**	*„kalziumstoffwechselregulator"*
Atarax	**Hydroxyzin**	*Tranquilizer*
Atehexal	**Atenolol**	*β-Blocker*
Atenolol	Atehexal, Blocotenol, in Bresben, Duratenol, Tenormin,	*β-Blocker*
Atenos	**Tulobuterol**	*Sympathomimetikum*
Atosil	**Promethazin**	*Phenothiazin-Neuroleptikum, Antihistaminikum*
Atrovent	**Ipratropiumbromid**	*Bronchospasmolytikum*
Augmentan	**Amoxicillin**	*Breitbandantibiotikum*
Aureomycin	**Chlortetrazyklin**	*Antibiotikum*
Aurorix	Moclobemid	*MAO-Hemmer, Antidepressivum*
Aurothioglucose	Aureotan	*goldhaltiges Antirheumatikum*
Aurothiopolypeptid	Auro-Detoxin	*goldhaltiges Antirheumatikum*
Avamigran	**Ergotamin + Propyphenazon + Coffein u.a.**	*Vasokonstriktor + Analgetika-Kombination*
Avil /retard	**Pheniramin**	*Antihistaminikum*
Azapropazon	Prolixan, Tolyprin	*nichtsteroidales Antiphlogistikum*
Azathioprin	Imurek	*Immunsuppressivum*
Azelastin	Allergodil	*Antihistaminikum*
Azithromycin	Zithromax	*Makrolidantibiotikum*
Azosemid	Luret	*Schleifendiuretikum*
Azubronchin	**Acetylcystein**	*Mukolytikum*
Azucimet	**Cimetidin**	*H$_2$-Rezeptorenblocker*
Azudoxat	**Doxycyclin**	*Tetrazyklin*
Azudoxat comp.	**Ambroxol + Doxycyclin**	*Mycolytikum, Tetrazyklin*
Azufibrat	**Bezafibrat**	*Lipidsenker*
Azuglucon	**Glibenclamid**	*Sulfonylharnstoff*
Azulfidine	**Salazosulfapyridin**	*Chemotherapeutikum*
Azumetop	**Metoprolol**	*β$_1$-Blocker*
Azupamil	**Verapamil**	*Kalziumantagonist*
Azupanthenol Liqu.	**Guajazulen + Na-D-Pantothenat**	*Gastritis-, Ulkusmittel*
Azupentat	**Pentoxifyllin**	*Xanthinderivat*
Azuprostat	**Beta-Sitosterin, u.a.**	*Prostatamittel*
Azur comp.	**Paracetamol + Codein + Coffein**	*Analgetika-Kombination*
Azutranquil	**Oxazepam**	*Benzodiazepin*
Azutrimazol	**Clotrimazol**	*Antimykotikum*
β-Acetyldigoxin	Novodigal, Digostada, Digotab, Stillacor, Digotab	*Herzglykosid*
β-Sitosterin	Sito-Lande, Harzol, Prostasal	*Lipidsenker*
Babix-Inhalat/N	**Eukalyptusöl, Fichtennadelöl**	*Grippemittel*
Babylax	**Glycerol**	*Laxans*
Bacitracin	**Neomycin comp.-ratiopharm**	*Antibiotikum*
Baclofen	Lioresal	*GABA-Agonist, bei MS verwendet*
Bactisubtil	**Bacillus-Sporen**	*Antidiarrhoikum*
Bactoredum, Bactrim	**Trimethoprim + Sulfamethoxazol**	*Antibiotika-Kombination*
Balkis	**Etilefrin, Chlorphenamin**	*Sympathomimetikum + Antihistaminikum*
Bambec	**Bambuterol**	*β-Mimetikum, Bronchodilatator*
Bambuterol	Bambec	*β-Mimetikum, Bronchodilatator*
Bamethan	Medigel	*β-Mimetikum, Bronchodilatator*
Bamipin	-ratiopharm	*Antihistaminikum*
Baralgin M	**Metamizol**	*Analgetikum, Antiphlogistikum, Spasmolytikum*

Barazan **Norfloxacin**	*Gyrasehemmer*
Basal-H-Insulin Hoechst **Humaninsulin**	*intermediärwirksames Insulin*
Basodexan Salbe **Harnstoff**	*Dermatikum*
Batrafen **Ciclopiroxolamin**	*topisches Antimykotikum*
Baycillin **Propicillin**	*Oralpenicillin*
Baycuten **Clotrimazol + Dexamethason + Azidamfenicol**	
	Antibiotikum + Glukokortikoid + Antimykotikum
Baymycard **Nisoldipin**	*Kalziumantagonist*
Bayotensin **Nitrendipin**	*Kalziumantagonist*
Bazoton **Brennesselextrakt**	*pflanzliches Urologikum*
Becampicillin Ambacamp	*Breitbandantibiotikum*
Beclamid Neuracen	*Antiepileptikum*
Beclomet Orion/ Nasal **Beclomethason**	*Glukokortikoid*
Beclometason Beclomet Orion/Nasal, Beconase Beclorhinol, Becloturmant,	
Sanasthmax, Sanasthmyl, ; Beconase (A,CH)	*Glukokortikoid*
Beclorhinol **Beclomethason**	*Kortikoid-Rhinologikum*
Becloturmant **Beclomethason**	*Kortikoid-Aerosol*
Beconase **Beclomethason**	*Glukokortikoid*
Befibrat **Bezafibrat**	*Lipidsenker*
Bellergal **Belladonna-Alkaloide + Ergotamin + Phenobarbital**	
	Antiemetikum + zentraler α-Blocker + Barbiturat
Belnif **Metoprolol + Nifedipin**	*β-Blocker + Kalziumantagonist*
Beloc **Metoprolol**	*β₁-Blocker*
Beloc comp **Metoprolol + Hydrochlorothiazid**	*β-Blocker + Diuretikum*
Ben-u-ron **Paracetamol**	*Analgetikum*
Benadryl / Infant N **Diphenhydramin**	*Antihistaminikum*
Benazepril Cibacen	*ACE-Hemmer*
Bencyclan Fludilat; Ludilat (A)	*Vasodilatator*
Bendigon **Inositolnicotinat + Mefrusid + Reserpin**	*Antihypertonika-Kombination*
Bendofluminthiazid Pertenso	*Thiazid-Diuretikum*
Bendroflumethiazid Esberizid, Sinesalin	*Saluretikum*
Benfofen **Diclofenac**	*nichtsteroidales Antiphlogistikum*
Benfotiamin Milgamma Drag.	*Vitamin B₁-Derivat*
Benperidol Glianimon	*Butyrophenon-Neuroleptikum*
Benproperin Tussafug	*Antitussivum*
Benserazid + L-Dopa Madopar	*Parkinsonmittel*
Benzaron Fragivix	*Venenmittel*
Benzathin-Benzylpenicillin Tardocillin	*Depotpenicillin*
Benzatropin Cogentinol	*Anticholinergikum*
Benzbromaron Uricosuric; Narcaricin (CH)	*Urikosurikum*
Benzethoniumchlorid Brand- und Wundgel-Medice	*Desinfiziens*
Benzoxoniumchlorid Loscon Tinktur	*Antiseptikum*
Benzoylperoxid Aknefug, Akneroxid, Benzaknen	*Keratolytikum, Antiseptikum*
Benzylpenicillin Penicillin G, Retacillin comp	*Penicillin*
Bepanthen, -Augen-/Nasensalbe **Dexpanthenol**	*Lokaltherapeutikum, Epithelisierungsmittel*
Berberil **Berberin, Tetryzolin**	*Antiseptikum, Vasokonstriktor*
Beriglobin **Immunglobulin**	*Immunglobulin*
Berlicetin Augentrpf /Ohrentrpf. **Acidamphenicol**	*antibiot. Ophtalmikum Otologikum*
Berlicort **Triamcinolon**	*Glukokortikoid*
Berlocid **Trimethoprim, Sulfamethoxazol**	*Sulfonamid*
Berlocombin **Trimethoprim, Sulfamerazin**	*Sulfonamid*
Berniter **Steinkohleteer**	*Dermatikum*
Berodual **Ipratropiumbromid + Fenoterol**	*Bronchospasmolytika-Kombination*
Berotec **Fenoterol**	*β₂-Mimetikum*
Beta-Lande **Bezafibrat**	*Lipidsenker*
Beta-Sitosterin Harzol, Prastasal	*Prostatamittel*
Beta-Tablinen **Propranolol**	*β-Blocker*
Betadermic **Betamethason + Salicylsäure,**	*Glukokortikoid + Dermatikum*
Betaisodona / Mundantiseptikum **Jod-Verbindung**	*äußerliches Antiseptikum*
Betamann **Metipranolol**	*β-Blocker*
Betamethason Betadermic, Betnesol, Celestan, Cordes Beta	*Glukokortikoid*
Betapressin **Penbutolol**	*β-Blocker*
Betasemid **Penbutolol + Furosemid**	*β-Blocker + Schleifendiuretikum*
Betaxolol Kerlone; Kerlon (CH)	*β₁-Blocker*
Betnesol, Rektal-Instillation **Betamethason**	*Glukokortikoid*
Betoptima **Betaxolol**	*β-Blocker*
Beza-Lande, Bezacur **Bezafibrat**	*Lipidsenker*
Bezafibrat Befibrat, Beta-Lande, Bezacur, Cedur; Bezalip (A)	*Lipidsenker*
Bi-Vaspit **Fluocortinbutyl + Isoconazol**	*Glukokortikoid + Antimykotikum*
Biciron **Tramazolin**	*Sympathomimetikum*
Bidocef **Cefadroxil**	*Cephalosporin*
Bifiteral **Lactulose**	*Laxans*
Bifonazol Mycospor; Mycoeporin (CH)	*Antimykotikum*
Bikalm **Zolpidem**	*Hypnotikum/Sedativum*
Biofanal Drg./ vaginal **Nystatin**	*Antimykotikum*
Biotuss N Hustensaft für Kinder **Thymianfluidextr., Eibischsirup, u.a**	*pflanzl. Mukolytikum*
Biperiden Akineton	*Anticholinergikum, Parkinsonmittel*
Bisacodyl Dulcolax, Laxanin, Multilax, Stadalax Prepacol	*Laxans*

Handels- und Freinamen

Bisolvomycin	**Bromhexin + Oxytetracyclin**	*Mukolytikum + Antibiotikum*
Bisolvon	**Bromhexin**	*Mukolytikum*
Bisolvonamid	**Bromhexin + Sulfadiazin**	*Mukolytikum + Sulfonamid*
Bisolvonat	**Bromhexin + Erythromycin**	*Mukolytikum + Antibiotikum*
Bisoprolol	Concor	β_1-*Blocker*
Blemaren	**Citronensäure, Natriumcitrat, Kaliumhydrogencarbonat**	*Urologikum*
Blephamide Augensalbe/Tr.	**Sulfacetamid + Prednisolon**	*Sulfonamid + Kortikoid*
Blocotenol	**Atenolol**	β-*Blocker*
Bornaprin	Sormodren	*Anticholinergikum, Parkinsonmittel*
Borocarpin (Augentr.)	**Pilocarpin, Naphazolin**	*Cholinergikum +* α-*Mimetikum*
Brand- und Wundgel-Medice N	**Benzethoniumchlorid + Polidocanol + Harnstoff**	
		Antiinfektiosum/-septikum, Wundbehandlungsmittel
Braunovidon	**Jodverbindung**	*äußerliches, Antiseptikum*
Bresben	**Atenolol, Nifidepin**	*komb. Antihypertonikum*
Brexidol	**Piroxicam**	*nichtsteroidales Antiphlogistikum*
Bricanyl Aerosol	**Terbutalin**	β_2-*Mimetikum, Bronchospasmolytikum*
Briserin	**Dihydroergocristin + Clopamid + Reserpin**	*Antihypertonika-Kombination*
Bromazanil	**Bromazepam**	*Benzodiazepin*
Bromazepam	Lexotanil, Normoc, durazanil, Gityl	*Benzodiazepin*
Bromelaine	Traumanase, Phlogenzym	*Antiphlogistikum*
Bromhexin	Bisolvon, Bromhexin 12	*Mukolytikum*
Bromocriptin	Kirim	*Dopamin-Antagonist*
Bromoprid	Cascapride, Viaben	*Dopamin-Antagonist, Peristaltikanreger*
Bromperidol	Impromen, Tesoprel	*Butyrophenon-Neuroleptikum*
Bromuc	**Acetylcystein**	*Mukolytikum*
Bronchicum verschied.	**pflanzl. Tinkturen**	*pflanzl. Mukolytika-Kombination*
Bronchipret Tabletten	**Extr. aus Primelwurzel**	*Antitussivum*
Broncho Euphyllen retard	**Theophyllin, Ambroxol**	*Bronchospasmolytikum, Mykolytikum*
Broncho-Euphyllin	**Theophyllin-Ethylendiamin + Guaifenesin**	
		Bronchospasmolytikum + Mukolytikum
Broncho-Vaxom	**Bakterienlysat**	*Immunstimulans*
Bronchodurat-N-Salbe	**Eukalyptus-, Campher-, Mentholöl**	*Expektorans*
Bronchoforton (verschiedn.)	**Eukalyptus-, Pfefferminz-, Anisöl**	*pflanzl. Mukolytikum*
Bronchoparat	**Theophyllin**	*Bronchospamolytikum*
Bronchoprom	**Ambroxol**	*Sektretolytikum*
Bronchoretard	**Theophyllin**	*Bronchospasmolytikum*
Bronchospray	**Salbutamol**	β-*Sympathomimetikum*
Brotizolam	Lendormin; Lendorm (A)	*Benzodiazepin*
Budesonid	Pulmicort, Topinasal	*Glukokortikoid*
Bufedil	**Buflomedil**	*Vasodilatator*
Bufexamac	duradermal, Jomax	*Antiphlogistikum*
Buflomedil	Bufedil, Defluina peri; Loftyl (A, CH)	*Vasodilatator*
Bumadizon	Eumotol, Rheumotol	*nichtsteroidales Antiphlogistikum*
Bunitrolol	Stresson	β-*Blocker*
Buphenin	Dilatol	*Sympathomimetikum*
Bupivacain	Carbostesin	*Lokalanästhetikum*
Bupranolol	Betadrenol	β-*Blocker*
Buprenorphin	Temgesic	*starkes Analgetikum*
Buscopan	**N-Butyl-Scopolamin**	*Spasmolytikum*
Buscopan plus	**N-Butyl-Scopolamin + Paracetamol**	*Spasmolytikum + Analgetikum*
Busulfan	Myleran	*Zytostatikum*
Butamirat	Sinecod	*Antitussivum*
C[h]olestyramin	Quantalan	*Ionenaustauscher, Lipidsenker*
Cafergot N	**Coffein + Ergotamin**	*Migränemittel*
Calci	**Calcitonin**	*Antihyperkalzetikum, Parathormonantagonist*
Calciparin	**Heparin (Kalziumsalz)**	*Antikoagulans*
Calcitonin	Calci, Calimonta; Cibacalcin (A,CH)	*Antihyperkalzetikum, Parathormonantagonist*
Calcitriol	Rocaltrol	*Vitamin D$_3$-Derivat*
Calimonta	**Calcitonin vom Lachs**	*Kalziumstoffwechselregulator*
Calsynar	**Calcitonin**	*Calcitonin*
Calzium Dago	**Kalziumcarbonat**	*Kalziumpräparat*
Calziumdobesilat	Dobica, Dexium; Doxium (A, CH)	*durchblutungsförderndes Mittel*
Candio-Hermal	**Nystatin**	*Antimykotikum*
Canephron	**verschied. pflanzl. Bestandteile**	*pflanzliches Harnwegsinfektionstherapeutikum*
Canesten	**Clotrimazol**	*Antimykotikum*
Canifug	**Clotrimazol**	*Antimykotikum*
Capozide	**Captopril, Hydrochlorthiazid**	*Antihypertonika-Kombination*
Capreomycin	Ogostal; Capastat (A)	*Tuberkulostatikum*
Captin	**Paracetamol**	*Analgetikum*
Capto-Isis	**Captopril**	*ACE-Hemmer*
Captopril	Lopirin, Tensobon, Acenorm, Capto-Isis	*ACE-Hemmer*
Capval	**Noscarpin**	*Antitussivum*
Carbachol	Isopto-Carbachol, Doryl	*Cholinergikum*
Carbamazepin	Finlepsin, Tegretal; Tegretol (A, CH)	*Antiepileptikum*
Carbenicillin	Carindapen; Pyopen (CH)	*Breitbandpenicillin*
Carbenoxolon	Ulcus-Tablinen; Biogastrone (A)	*Magenschleimhautprotektor*
Carbimazol	Neo-Thyreostat, neo-morphazole	*Thyreostatikum*
Carbinoxamin	Rhinotussal Saft	*Antihistaminikum*
Carbo[xymethyl]cistein	Transbronchin, Pectox; Rhinathiol Sirup (CH)	*Mukolytikum*

Carbutamid Nadisan	Sulfonylharnstoff
Cardio-Longoral **K-, Mg-hydrogenaspartat, u.a.**	Kardiakum
Cardiodoron **verschied. planzl. Extrakte**	pflanzl. Kardiakum
Cardular **Doxazosin**	peripherer α-Rezeptorantagonist
Carisano **Knoblauchzwiebelpulver**	pflanzl. Lipidsenker
Carito mono/NA **div. Pflanzenextrakte**	Urologikum
Carnigen Mono **Oxilofrin**	Sympathomimetikum, Antihypotonikum
Carotaben **Betacaroten**	Deramtikum
Carprofen Imadyl	nichtsteroidales Antiphlogistikum
Carteolol Endak; Arteoptic (CH)	β-Blocker
Carvedilol Dilatrend, Querto	β-Blocker
Carvomin Tropfen **Pomeranzenschalentinktur**	pflanzl. Magen-Darm-Mittel
Cassadan **Alprazolam**	Benzodiazepin
Catapresan **Clonidin**	Antihypertonikum
Caviton **Vinopectin**	Vasodilatator
Cedur **Bezafibrat**	Lipidsenker
Cefaclor Panoral; Ceclor (A, CH)	Cephalosporin
Cefadroxil Bidocef	Cephalosporin
Cefalexin -ratiopharm, Ceporexin; Cepexin (A); Ceporex (A, CH)	Cephalosporin
Cefixim Cephoral, Suprax	Cephalosporin
Cefoperazon Cefobis; Cefobid (A)	Cephalosporin
Cefpodoxim Orelox	Cephalosporin
Cefpodoximproxetil Podomexef	Cephalosporin
Ceftazidim Fortum; Fortam (CH)	Cephalosporin
Ceftibuten Keimax	Cephalosporin
Ceftizoxim Ceftix; Cefizox (A)	Cephalosporin
Cefuroxim Elobact, Zinnat	Cephalosporin
Celestamine **Dexchlorpheniramin + Betamethason**	Antihistaminikum, Glukokortikoid
Celestan /Creme **Betamethason**	Glukokortikoid
Celiprolol Selectol	β₁-Blocker
Cellidrin **Allopurinol**	Urikostatikum
Celluvisc (Augentr.) **Na-lactat, KCl, CaCl₂, Carmellose**	Filmbildner, Ophthalmikum
Ceolat **Dimeticon**	Karminativum
Ceolat comp. **Dimeticon + Metoclopramid**	Karminativum, Peristaltikanreger
Cephadroxil Grüncef	Cephalosporin
Cephalexin-ratiopharm **Cephalexin**	orales Cephalosporin
Cephoral **Cefixim**	orales Cephalosporin
Ceporexin **Cephalexin**	Cephalosporin
Cerebroforte, Cerebrosteril **Piracetam**	Neurotropikum, durchblutungsförd. Mittel
Cernilton N **Extr. Pollin sicc.**	pflanzl. Prostatamittel
Cerson Salbe **Flumetason**	kortikoidhalt. Dermatikum
Cerucal **Metoclopramid**	Antiemetikum
Cerumenex N (Tropfen) **Ölsäure-Polypeptid-Kondensat**	Otologikum
Cerutil **Meclofenoxat**	Nootropikum
Cetirizin Zyrtec	Antihistaminikum
Cetylpyridiniumchlorid Tyrosolvetten	Desinfizienz
Chibro Cadron **Neomycin + Dexamethason**	Antibiotikum + Glukokortikoid
Chibro-Amuno-3 **Indometacin**	nichtsteroidales Antirheumatikum
Chibro-Timoptol (Augentr.) **Timolol**	β-Blocker
Chibroxin **Norfloxacin**	Fluorochinolon, Ophthalmikum
Chinidin Chinidin-Duriles; Kinidin-Duriles (CH)	Antiarrhythmikum
Chinidin-Duriles **Chinidin**	Antiarrhythmikum
Chinosol **Chinolinolsulfat**	äußerl. Antiseptikum
Chloraldurat **Chloralhydrat**	Hypnotikum
Chloralhydrat Chloraldurat; Rectiolen (A); Medianox (CH)	Hypnotikum
Chlorambucil Leukeran	Zytostatikum
Chloramphenicol Leukomycin, Paraxin; Kemicetin Inj., Oleomycetin (A); Septicol Inj., Spersamicol Augentr. (CH)	Antibiotikum
Chlorazepat Tranxilium	Benzodiazepin
Chlordiazepoxid Librium, Radepur	Benzodiazepin
Chlormadinon Gestafortin, in Gestamestrol	Gestagen
Chloroquin = Chlorochin Resochin; Antochin (A)	Antimalariamittel
Chlorpromazin Propaphenin	Neuroleptikum
Chlorprothixen Truxal, Taractan	Neuroleptikum
Chlortalidon Hygroton in antihypertens; Kombinationspräp.	Diuretikum
Chlortetracyclin Aureomycin	Antibiotikum
Chol Spasmoletten **Hymecromon**	Choleretikum
Chol-Kugeletten **verschiedene Extrakte**	Gallenwegstherapeutikum
Chol-Kugeletten Neu **Schöllkraut- und Aloetrockenextrakt**	komb. Gallenwegstherapeutikum
Cholagogum Nattermann **verschiedene Extrakte**	Gallenwegstherapeutikum
Cholecalciferol Vigantol, Vigantoletten	Vitamin D
Cholecysmon Drg. **Rindergallenblasen-Trockensubstanz**	Cholagoga, Gallenwegstherapeutikum
Cholintheophyllinat Euspirax	Bronchospasmolytikum
Cholspasmin forte **Hymecromon**	Choleretikum
Cholspasminase **Hymecromon + Pankreatin + Cellulose**	Choleretikum + Enzym
Chomelanum (Salbe) **Cholinstearat**	durchblutungsförderndes Mittel
Ciatyl **Clopenthixol**	trizyklisches Neuroleptikum
Ciatyl-Z **Zuclopenthixol**	Neuroleptikum
Cibacen **Benazepril**	ACE-Hemmer

Handels- und Freinamen

Cibadrex **Hydrochlorothiazid**	Diuretikum
Cibalcalcin **Calcitonin**	Hormonpräparat
Cicatrex (Salbe/Puder) **Bacitracin, Neomycin, u.a.**	Antibiotika-Kombination
Ciclopiroxolamin Batrofen	topisches Antimykotikum
Ciclosporin Sandimmun	Immunsuppressivum
Cilazapril Dynorm	ACE-Hemmer
Cilest **Ethinylestradiol, Norgestimat**	Kontrazeptivum
Cime Puren **Cimetidin**	H₂-Blocker
Cimebeta ,-hexal **Cimetidin**	H₂-Blocker
Cimet **Cimetidin**	H₂-Blocker
Cimetidin Altramet, Azucimet, Cimehexal, CimLich, Cime Puren, Cimet, Gastroprotect, H₂-Blocker-ratiopharm, Simgacimet, Tagagel, Tagamet, Ulcolind H₂	H₂-Blocker
CimLich **Cimetidin**	H₂-Blocker
Cineol Eufiment Balsam N, Soledum Balsam Lsg.	Mukolytikum
Cinnacet, Cinna von ct **Cinnarizin**	Vasodilatator, Antihistaminikum
Cinnarizin Cinnacet, Cerepar; Stugeron(A, CH)	Vasodilatator, Antihistaminikum
Cinobactin **Cinoxacin**	Gyrasehemmer
Ciprobay **Ciprofloxacin**	Gyrasehemmer
Ciprofloxacin Ciprobay; Ciproxin (A, CH)	Gyrasehemmer
Circanol **Dihydroergotoxin**	Vasodilatator
Circo-Maren Nicergolin	Vasodilatator
Cisaprid Alimix, Propulsin	Peristaltikanreger
Cisday **Nifidepin**	Calciumantagonist
Clamoxyl **Amoxicillin**	Breitbandpenicillin
Clarithromycin Cyllind, Klacid, Mavid	Makrolidantibiotikum
Claudicat **Pentoxifyllin**	durchblutungsförderndes Mittel
Claverasal **Mesalazin**	Chemotherapeutikum
Clavigrenen **Dihydroergotamin**	Migränemittel, Antihypotonikum
Clemastin Tavegil; Tavegyl (A, CH)	Antihistaminikum
Clemizol-Penicillin G Megacillin, in Supracillin	Depotpenicillin
Clenbuterol Contraspasmin, Spiropent	Broncholytikum
Clin-Sanorania **Clindamycin**	Antibiotikum
Clindamycin Clin-Sanorania, Sobelin; Dalacin (A); Dalacin C (CH)	Antibiotikum
Clinesfar (Salbe) **Erythromycin + Tretinoin**	Antibiotikum + Keratolytikum
Clinofem **Medroxyprogesteron**	Sexualhormon, Gynäkologikum
Clinovir **Medroxyprogesteronacetat**	Gestagen
Clivarin **Reviparin-Na**	Antikoagulans
Clobazam Frisium; Urbanyl (CH)	Benzodiazepin
Clobutinol Silomat	Antitussivum
Clocortolon Asche Basis	halogeniertes Glukokortikoid
Clomethiazol Distraneurin	Antikonvulsivum
Clomipramin Anafranil, Hydiphen	trizyklisches Antidepressivum
Clonazepam Rivotril	Antiepileptikum + Benzodiazepin
Clonidin Catapresan, Dixarit, Haemiton Tabl.	Antisympathotonikum, Antihypertonikum
Clont **Metronidazol**	(Anaerobier-)Antibiotikum
Clopenthixol Ciatyl, Ciatyl; Cisordinol (A); Clopixol (CH)	Neuroleptikum
Cloprednol Syntestan	halogeniertes Glukokortikoid
Clotriazepam Trecalmo	Benzodiazepin
Clotrimazol Azutrimazol, Canesten, Canifug, cutistad, Fungidexan, Fungizid ratiopharm, Gilt, KadeFungin, Mycofug, Mykofungin Vaginal, Uromykol	Antimykotikum
Clozapin Leponex	Neuroleptikum
Co-Trimoxazol Eusaprim, Kepinol, Supracombin	Trimethoprim, Sulfamethoxazol
Codein Bronchicum Codein, Codicompren, -pertussin, in Treupal comp., Tussipect Codein, in Tussoretard N, Tryasol	Antitussivum
Codeinum phosph. Comprette **Codein**	Antitussivum
Codicaps **Codein + Chlorphenamin**	Antitussivum, Antihistaminikum
Codicompren, Codipertussin **Codein**	Antitussivum
Codipront **Codein + Phenyltoloxamin**	Antitussivum, Antihistaminikum
Colchicum Dispert **Colchicin**	Gichtmittel
Colchizin Colchicum-Dispert, Colchysat Bürger	Gichtmittel
Colchysat Bürger **Colchizin**	Gichtmittel
Coleb **Isosorbidmononitrat**	Vasodilatator
Colecalciferol Dekristol, Ossofortin; Olevit D₃ (A); Vi-De 3 (CH)	Vitamin D₃
Colestyramin Quantalan	Ionenaustauscher, Lipidsenker
Colfarit **Acetylsalicylsäure**	Analgetikum, Antiphlogistikum u.a.
Colina **dioktaedrischer Smetit**	Adsorbens
Collomack **Salicylsäure, Milchsäure, Polidocanol**	Keratolytikum, Dermatikum
Colo-Pleon **Salazosulfapyridin**	Sulfonamid
Combipresan **Clonidin + Chlortalidon**	Antihypertonika-Kombination
Complamin **Xantinolnicotinat**	Vasodilatator, Lipidsenker
Conceplan M **Ethinylestradiol, Norethinsteron**	Östrogen, Gestagen
Concor **Bisoprolol**	β₁-Blocker
Conjunctisan A **Organlysate vom Tier**	Lokaltherapeutikum, Ophthalmikum
Conpin **Isosorbidmononitrat**	Koronarmittel
Contradol **Acetylsalizylsäure**	Analgetikum
Contramutan **Aconitum, Belladonna u.a.**	Immunstimulans
Contraneural N **Acetylsalizylsäure + Paracetamol + Codein**	Analgetika-Kombination
Contraspasmin **Clenbuterol**	Broncholytikum
Contratubex (Salbe) **Heparin, Allantoin u.a.**	Dermatikum

Convulex **Valproinsäure**	Antiepileptikum
Copyrkal N **Propyphenazon, Coffein**	Antipyretikum, Antiphlogistikum, Analgetikum
cor tensobon **Captopril**	ACE-Hemmer
Cor-Vel N Salbe **Campher + Menthol + Fichtennadelöl + Rosmarinöl**	Additivum, Kardiakum
Corangin **Isosorbidmononitrat**	Vasodilatator
Corangin Nitro **Glycerolnitrat**	Vasodilatator
Cordanun **Talinolol**	β-Blocker
Cordarex **Amiodaron**	Antiarrhythmikum
Cordes Beta **Betamethason**	Glukokortikoid, Dermatikum
Cordes BPO Gel **Benzoylperoxid**	äußerliches Aknemittel
Cordes Estriol **Estriol**	Vaginaltherapeutikum
Cordicant **Nifedipin**	Kalziumantagonist
Cordichin **Verapamil + Chinidin**	Antiarrhythmika-Kombination
Coric **Lisinopril**	ACE-Hemmer
Corinfar **Nifidipin**	Kalziumantagonist
Corneregel **Dexpanthenol**	Ophtalmikum
Coro-Nitro **Glyceroltrinitrat**	Vasodilatator
Corotrend **Nifedipin**	Kalziumantagonist
Corsodyl **Chlorhexidin**	Antiseptikum, Mund- und Rachentherapeutikum
Corti-Refobacin **Gentamycin**	Antibiotikum
Corticotrophin Acethropan, Acortan; ACTH-Sanabo (A); Synacthen (CH)	ACTH
Corto-Tavegil **Clemastin + Dexamethason**	Antihistaminikum + Glukokortikoid
Corvaton **Molsidomin**	Koronarvasodilatator
Cosaldon **Pentifyllin, Nicotinsäure**	durchblutungsförderndes Mittel
Cotazym **Pankreatin**	Pankreasenzym
Cotrim Diolan, -forte von ct, -Hexal, -stada, -Puren	
Trimethoprim+ Sulfamethoxazol	Sulfonamidkombination
Cotrimox-Wolff **Cotrimoxazol**	Sulfonamidkombination
Cotrimoxazol = Trimethoprim-Sulfamethoxazol	Sulfonamidkombination
Coversum **Perindopril**	ACE-Hemmer
Cralonin **Cartaegus, Spigelia, Kalium**	Homöopathikum, Kardiakum
Cranoc **Fluvastatin**	Lipidsenker
Crataegutt **Weißdornextrakt**	pflanzliches Kardiakum
Crino-Kaban (Salbe) **Clocortolon, Panthenol, u.a.**	Glukokortikoid
Crinohermal fem (Salbe) **Flupredniden + Estradiol, u.a.**	Glukokortikoid + Östrogen
Cromoglicinsäure Allergocrom, Cromohexal Nasenspray, Diffusyl, Intal, Pulbil, Vividrin, Opticrom	Antiallergikum
CromoHexal (Augentr./Nasenspray) **Cromoglicinsäure**	Antiallergikum
Cumarine z.B. Venalot mono, Phenprocoumon (Marcumar)	Antikoagulans
Curantyl **Dipyridamol**	Vasodilatator, Thrombozyten-Aggregations-Hemmer
cutistad **Clotrimazol**	Imidazolderivat, Antimykotikum
Cuxabrain **Piracetam**	Neurotropikum
Cuxaflex N Gel/Thermo **Hydroxyethylsalicylat + Benzylnicotinat**	äußerliches Antiphlogistikum
Cyanocobalamin B12-Steigerwald, Eukalisan, Milgamma, Vitamin B12-ratiopharm, Vitaprint B12, Erycytol (A); Vitarubin (CH)	Vitamin B12
Cyclandelat Natil	muskulotroper Vasodilatator
Cyclo-Menorette **Estradiol + Estriol + Levanorgestrel**	Östrogen-Kombination
Cyclo-Progynova **Estrdiol + Norgestrel**	Östrogen-Kombination
Cyclobarbital Somnupan C, Phanodorm; Cyclbarbiton-Kalzium	Hypnotikum
Cyclosa **Ethinylestradiol + Desogestrel**	Östrogen + Gestagen
Cyllind **Clarithromycin**	Makrolidantibiotikum
Cynt **Moxonidin**	zentraler α-Agonist, Antihypertonikum
Cyproteron Androcur	Antiandrogen
Cystinol **Flavonoide**	pflanzl. Harnweginfektionstherapeutikum
Cystium Wern **Fenchelöl, Champherbaumöl**	pflanzl. Urolithiasismittel
Cysto Fink **verschied. pflanzl. Extrakte**	pflanzl., die Miktion beeinflussendes Mittel
Cytarabin Alexan	Zytostatikum
Cytidin Kelticin, Posilent	Ophthalmikum
Cytobion **Vitamin B12**	Vitamin B12
Cytotec **Misoprostol**	Prostaglandinderivat, Ulkustherapeutikum
CyxcloÖstrogynal **Estradiol + Levanorgestrel**	Östrogen-Kombination
D-Epifrin (Augentr.) **Epinephrin**	Cholinergikum, Sympathomimetikum
D-Fluoretten **Colecalciferol + Fluorid**	Vitamin D + Fluorid
D-Glucosaminsulfat Dona 200-S-Retard	Chondroprotektivum
Dacarbacin D.T.I.C., DTIC/Deticene	Zytostatikum
Dacrin (Augentr.) **Hydrastinin + Phenylephrin**	Vasokonstriktor-Kombination
Dactinomycin Lyovac-Cosmegen	Zytostatikum
Daflon **Diosmin + Hesperidin + Flavonoidkonz.**	Venenmittel-Kombination
Daktar **Miconazol**	Antimykotikum
Daktar-Hydrocortison	
Dalmadorm **Flurazepam**	Benzodiazepin, Hypnotikum
Dapotum **Fluphenazin**	Phenothiazin-Neuroleptikum
Darebon **Chlortalidon + Reserpin**	Diuretikum + Antihypertonikum
Darob **Sotalol**	Antiarrhythmikum
DCCK **Dihydroergotoxin**	Vasodilatator
Deca-Durabolin **Nandrolen**	Anabolikum
Decaprednil **Prednisolon**	nichtfluoriertes Glukokortikoid
Decentan **Perphenazin**	Phenothiazin-Neuroleptikum
Decoderm comp. **Flupredniden + Gentamicin**	Glukokortikoid + Antibiotikum

Handelsname	Freiname	Kategorie
Decoderm Creme	**Fluprednien**	Glukokortikoid
Decoderm tricreme	**Fluprednien + Miconazol**	Glukokortikoid + Antimykotikum-Kombination
Decortilen	**16-Methylenprednisolon**	Glukokortikoid
Decortin H	**Prednisolon**	Glukokortikoid
Defluina peri	**Buflomedil**	durchblutungsförderndes Mittel
dehydro (sanol) tri	**Triamteren + Bemetizid, u.a.**	Diuretika-Kombination
dehydro tri mite	**Bemetizid + Triamteren**	Diuretika-Kombination
Dekristol	**Colecalciferol**	Vitamin D_3
Delgesic	**Lysin-Acetylsalicylat**	Analgetikum
Delix (plus)	**Ramipril (+ Hydrochlorothiazid)**	ACE-Hemmer (+ Diuretikum)
Delonal (Salbe)	**Alclometason**	Glukokortikoid
Demetrin	**Prazepam**	Benzodiazepin
Denan	**Simvastatin**	Cholesterolsynthese-Enzym-Hemmer, Lipidsenker
Dentinox	**Kamillentinktur + Lidocain + Polidocanol**	Mund- und Rachenther. zum Einreiben
Depo-Clinovir	**Medroxyprogesteron**	Gestagen
Deponit	**Glyceroltrinitrat**	Vasodilatator
Depressan	**Dihydralazin**	direkter Vasodilatator
Deprilet	**Maprotilin**	trizyklisches Antidepressivum
Dequonal	**Benzalkoniumchlorid, u.a.**	Antiseptikum
Dermatop (Salbe)	**Salbengrundlage**	Dermatikum
Dermoxin, Dermoxinale (Salbe)	**Clobetasol**	Glukokortikoid
Desipramin	Pertofran	Antidepressivum
Desitin Salbe/Salbenspray	**Lebertran, Zinkoxid**	Wundbehandlungsmittel
Desogestrel	Lovelle, Marvelon	Progestagen
DET MS	**Dihydroergotamin**	
Detajmiumbitartrat	Tachmalcor	Antihypotonikum
Develin	**Dextropropoxyphen**	Antiarrhythmikum
Dexa	Allovan, Dexabene, -Effekton, in der Ophthiole,	opioides Analgetikum
	-Loscon momo, -Sine **Dexamethason**	Glukokortikoid
Dexa Biciron	**Dexamethason, Tramazolin**	kortikoidh. Ophthalmikum
Dexa-Gentamicin	**Dexamethason + Gentamicin**	Kortikoid + Antibiotikum, Ophthalmikum
Dexa-Loscon mono Lösung	**Dexamethason**	Glukokortikoid + Dermatikum
Dexa-Polyspectran N	**Dexamethason + Neomycin + Polymyxin**	
		Glukokortikoid + Antibiotika, Ophthalmikum
Dexaflam	**Dexamethason**	
Dexamethason	Auxiloson, Dexabene, Dexa Allovan,	Glukokortikoid
	Dexa-Effekton, Dexaflam, Fortecortin, Lipotalon, in Solupen D,	
	Totocortin, Tuttozem N; Decadron (A,CH)	
Dexamonozon N	**Dexamethason**	Glukokortikoid
Dexapos	**Dexamethason**	Glukokortikoid
Dexchlorpheniramin	Polaronil	Antihistaminikum
Dexium	**Kalziumclobesilat**	Vasodilatator
Dexpanthenol	Bepanthen Augen/Nasensalbe, Dispatenol,	
	Comeregel Panthenol Tbl./Amp	Vitamin der B-Gruppe, Epithelialisierungsmittel
Dextran 1	Promit	kolloidale Plasmaersatzlösung
Dextran 40	Rheomacrodex	kolloidale Plasmaersatzlösung
Dextran 70	Macrodex	kolloidale Plasmaersatzlösung
Dextromethorphan	Neo Tussan	Antitussivum
Dextromethorphan	Rhinotussal Saft; Romilar Roche (A); Calmerphan-L (A)	Antitussivum
Dextromoramid	Jetrium	Narkoanalgetikum
Dextropropoxyphen	Develin; Depronal (CH)	Analgetikum
DHC Mundipharma	**Dihydrocodein**	Narkoanalgetikum
DHE-Puren, -ratiopharm	**Dihydroergotamin**	Vasokonstriktor, Antihypertonikum
Diabenyl-Rhinex	**Diphenhydramin, Naphazolin**	Antihistamin.Rhinologikum
Diacard	**Campher, u.a.**	Kardiakum
Diamox	**Acetazolamid**	Carboanhydrasehemmer
Diane	**Cyproteron + Ethinylestradiol**	Antiandrogen-Kombination
Diaphal	**Furosemid + Amilorid**	Diuretika-Kombination
Diarönt mono	**Colestinsulfat**	Darmdesinfizientium
Diarrhoesan	**Apfelpektin + Chamazulen**	Antidiarrhoika-Kombination
Diazepam	Valium, Tranquase, Valiquid, Faustan	Benzodiazepin
Dibenzepin	Noveril	trizyklisches Antidepressivum
Dibenzyran	**Phenoxybenzamin**	α-Blocker
Diblocin	**Doxazosin**	peripherer $α_1$-Antagonist, Antihypertonikum
Diclac	**Diclofenac**	nichtsteroidales Antiphlogistikum
Diclo, -von ct, -Divido, -Phlogont, -Puren, u.a.	**Diclofenac**	nichtsteroidales Antiphlogistikum
Diclofenac	Allvoran, arthrex Cellugel, Duravolten,Voltaren	nichtsteroidales Antiphlogistikum
Dicloxacillin	Dichlor-Stapenor	penicillinasefestes Penicillin
Dicycloverin	Spasmo-Rhoival	Spasmolytikum
Diethylcarbamazin	Hetrazan	Anthelminthikum
Diflucortolon	Neribas	halogeniertes Glukokortikoid
Digacin	**Digoxin**	Herzglykosid
Digimerck	**Digitoxin**	Herzglykosid
Digitoxin	Digimerck; Digimed (A)	Herzglykosid
Dignokonstant	**Nifedipin**	Kalziumantagonist
Dignowell	**Phenylephrin + Mucopolysaccharide**	Venentherapeutikum
Digostada, Digotab	**β-Acetyldigoxin**	Herzglykosid
Digotab	**β-Acetyldigoxin**	Herzglykosid
Digoxin	Lanicor, Digacin, Novodigal, Lanoxin (CH)	Herzglykosid

Dihydergot **Dihydroergotamin**	*Migränemittel, Antihypotonikum*
Dihydralazin Nepresol, Depressan, Obsilazin, Trinoton	*direkter Vasodilatator*
Dihydrocodein Remedacen, Paracodin, Tiamon Mono, DHC Mundipharma	*Antitussivum*
Dihydroergocristin Nehydrin	*Sekealekaloid, Vasodilatator*
Dihydroergotamin Agit, Clavigrenon DET MS, Dihytamin-Tpf., DHE Puren,	
DHE-ratiopharm, Dihydergot, Ergont, Optalidon special NOC,	*Migränemittel, Antihypotonikum*
Dihydroergotoxin Hydergin, Circanol; Ergomed (A); Progeril (CH)	*Sekealekaloid*
Dihydrotachysterol AT 10, Fenint	*Vitamin D-Derivat, Kalziumstoffwechselregulator*
Dihytamin Tropfen **Dihydroergotamin**	*Migränemittel, Antihypotonikum*
Diisopropylamin Disotat	*Vasodilatator*
Dikaliumclorazepat Tranxilium	*Benzodiazepin*
Dilanacin **Digoxin**	*Herzglykosid*
Dilatrend **Carvedilol**	*β-Blocker, Antihypertonikum*
Dilcoran 80 Tabl. **Pentaerithrityltetranitrat**	*Koronarmittel*
Diligan Piperazin, Hydroxyzin, Nicotinsäure	*Antivertiginosum*
Diltahexal **Diltiazem**	*Kalziumantagonist*
Diltiazem Diltahexal, Diltiuc, Dilzem	*Kalziumantagonist*
Diltiuc **Diltiazem**	*Kalziumantagonist*
Dilzem **Diltiazem**	*Kalziumantagonist*
Dimenhydrinat Vomex-A, Vomacur; Emedyl (A); Dramamine (CH)	*Antiemetikum*
Dimethylsulfoxid Rheumabene; Deltan (CH)	*Antiphlogistikum, Resorptionsbeschleuniger*
Dimeticon Ceolat, Espumisan-Granulat, Gallo-Merz N, in Kompensan S,	
Meteosan, in Pankreoflat, in Paractol, in Symadal Spray	*Karminativum*
Dimetinden Fenistil, Fenistil Gel	*Antihistaminikum*
Diosmin Tovene; Ven-Detrex, Daflon (CH)	*Venenmittel*
Dioxopromethazin in Prothanon-Augentropfen	*Antihistaminikum*
Diphenhydramin Benadryl / Infant N, Dabylen, in Diabenyl-Rhinex, Selodorm;	
Dibontrin(A); Benadryl (CH)	*Antihistaminikum*
Dipiperon Pipamperon	*Butyrophenon-Neuroleptikum*
Diprogenta (Salbe) **Betamethason + Gentamicin**	*Glukokortikoid + Antibiotikum*
Diprosalic (Salbe) **Betamethason + Salicylsäure**	*Glukokortikoid + Keratolytikum*
Diprosis **Betamethason**	*Glukokortikoid*
Diprosone (Creme/Salbe) **Betamethason**	*Glukokortikoid*
Dipyridamol Curantyl, Persantin	*Vasodilatator, Thrombozyten-Aggregations-Hemmer*
Disalpin **Hydrochlorothiazid, Reserpin**	*komb. Antihypertonikum*
Disalunil **Hydrochlorothiazid**	*Thiazid-Diuretikum*
Disopyramid Rythmodul; Rhythmodan (A,CH)	*Antiarrhythmikum*
Disotat **Diisopropylamin**	*Vasodilatator*
Dispadex comp. **Dexamethason + Neomycin**	*Glukokortikoid + Antibiotikum; Ophthalmikum*
Dispatenol **Dexpanthenol**	*Filmbildner, Ophthalmikum*
Dispatim **Timolol**	*b-Blocker, Ophthalmikum*
Disprosone Depot **Betamethason**	*Glukokortikoid*
Distigminbromid Ubretid	*Cholinergikum*
Distraneurin **Clomethiazol**	*Antikonvulsivum, Neuroleptikum*
Ditec **Cromoglicinsäure + Fenoterol**	*Antiallergikum + β-Mimetikum*
Dithranol Psoradexan; Dithro (CH)	*Antiseptikum, Antipsoriatikum*
DIU Venostatin **Triamteren + Hydrochlorthiazid**	*Diuretika-Kombination*
diucomb **Bemetizid + Triamteren**	*Diuretika-Kombination*
Diuretikum Verla **Hydrochlorothiazid + Triamteren**	*Diuretika-Kombination*
Diursan **Amilorid + Hydrochlorothiazid**	*Diuretika-Kombination*
Diutensat **Triamteren + Hydrochlorothiazid**	*Diuretika-Kombination*
Dixarit **Clonidin**	*Antihypertonikum*
DNCG TBS **Cromoglicinsäure**	*Antiallergikum*
Dobendan **Cetylpyridiniumchlorid**	*Desinfiziens*
Dobica **Calciumdobesilat**	*Venentherapeutikum*
Dociton **Propranolol**	*β-Blocker*
Döderlein Med **Lactobacillus gasseri**	*Vaginaltherapeutikum*
Dogmatil **Sulpirid**	*Dopaminantagonist, Antidepressivum*
Dolgit / Creme **Ibuprofen**	*nichtsteroidales Antiphlogistikum*
Dolinac **Felbinac**	*äußerliches Antiphlogistikum*
Dolo Posterine **Cinchocain + Diphenylpyralin, u.a.**	*Anästhetikum + Antihistaminikum*
Dolo-Arthrosenex **Salicylsäurederivat**	*antirheumatische Salbe*
Dolo-Dobendan **Cetylpyridiniumchlorid, Benzocain**	*Desinfiziens + Anästhetikum*
Dolo-Neurobion **Paracetamol + B-Vitamine**	*nichtsteroidales Analgetikum*
Dolo-Puren **Ibuprofen**	*nichtsteroidales Antiphlogistikum*
Dolobasan **Diclofenac**	*Antiphlogistikum*
Dolobene **Heparin, Dexpanthenol, u.a.**	*antiphlogistische Salbe*
dolomo TN **ASS + Paracetamol + Coffein**	*Analgetika-Kombination*
Doloreduct **Paracetamol**	*Analgetikum*
Dolovisano **Meprobamat + ASS + Codein**	*Muskelrelaxans + Analgetika*
Dolviran **ASS + Codein + Coffein**	*Analgetikum + Analeptikum*
Dolviran N **Acetylsalicylsäure, Codein**	*Analgetikum, Antiphlogistikum*
Dominal **Prothipendyl**	*Phenothiazin-Neuroleptikum*
Domperidon Motilium	*Dopaminantagonist, Peristaltikanreger*
Dopegyt Tabl. **Methyldopa**	*Antisympathotonikum, Antihypertonikum*
Dopergin **Lisurid**	*Prolaktinantagonist + Dopaminantagonist + Migränemittel*
Doreperol **Hexetidin + Cetylpyridiniumchlorid**	*antiseptische Salbe*
Doryl **Carbachol**	*Cholinergikum*
Doxam **Ambroxol, Doxycyclin**	*anibiotisches Mykolytikum*

Handelsname	Wirkstoff	Kategorie
Doxazosin Cardular, Diblocin		peripherer α₁-Blocker, Antihypertensivum
Doxepin Aponal, Sinquan; Sinequan (A)		trizyklisches Antidepressivum
Doximucol, Doxy Duramucal Doxycyclin + Ambroxol		Tetrazyklin + Mukolytikum
Doxy, Doxy-basan -Komb, -Hexal, -Tablinen, -biocin, -von ct, -Wolff **Doxycyclin**		Tetrazyklin
Doxycyclin Ambrodoxy Hexal, Amdox Puren, Azudoxat / comp., Doxam, Doxymono, in Mibrox comp., Sigadoxin, Sigadylat, -Stada, Supracyclin, Terelit		Tetrazyklin
Doxylamin Mereprine, Sanalepsi N		sedierendes Antihistaminikum
Doxymono **Doxycyclin**		Antibiotikum
Dridase **Oxybutynin**		Spasmolytikum
Dulcolax **Bisacodyl**		Laxans
Duolip **Etofyllinclofibrat**		Lipidsenker
Duphaston **Dydrogesteron**		Gestagen
durabronchal **Acetylcystein**		Mukolytikum
Duracroman Nasenspray **Cromoglicinsäure**		Antiallergikum
Duradiuret **Triamteren + Hydrochlorothiazid**		Diuretika-Kombination
Duradoxal **Doxycyclin**		Tetrazyklin
durafenat **Fenofibrat**		Lipidsenker
Duraglucon N **Glibenclamid**		Sulfonylharnstoff
durajod **Digitalin + Kalziumjodid + Rubidiamjodid**		Ophthalmikum
duralopid **Loperamid**		obstipierendes Antidiarrhoikum
duramipress **Prazosin**		peripherer α₁-Blocker, Antihypertensivum
Duramucal **Ambroxol**		Mukolytikum
Duranifin **Nifedipin**		Kalziumantagonist
duranitrat **Isosorbiddinitrat**		Koronarmittel
durapenicillin **Phenoxymethylpenicillin**		Oralpenicillin
Durapental **Pentoxifyllin**		durchblutungsförderndes Mittel
duraprednisolon **Prednisolon**		Glukokortikoid
durasoptin **Verapamil**		Kalziumantagonist
duraspiron-comp. **Spironolacton + Furosemid**		komb. Diuretikum
Duratenol **Atenolol**		β-Blocker
duravolten **Diclofenac**		Antiphlogistikum
durazanil **Bromazepam**		Benzodiazepin
durazepam **Oxazepam**		Benzodiazepin
Dusodril **Naftidrofuryl**		Vasodilatator
Duspatal **Mebeverin**		Spasmolytikum
Dynacil **Fosinopril**		ACE-Hemmer
Dynexan Gel **Lidocain**, u.a.		Lokalanästhetikum
Dynexan Salbe **Tetracain**, u.a.		Lokalanästhetikum
Dynorm **Cilazapril**		ACE-Hemmer
Dysmenalgit N **Naproxen**		nichtsteroidales Antiphlogistikum
Dysurgal N **Atropin**		Spasmolytika-Kombination
Dytide H **Triamteren + Hydrochlorothiazid**		Diuretika-Kombination
Eatan N **Nitrazepam**		Benzodiazepin
Ebrantil **Urapidil**		α-Blocker, Antihypertonikum
Ecural **Mometason**		kortikoidhalt. Dermatikum
Eferox **Levothyroxin**		Schilddrüsenhormon
Effekton **Diclofenac**		Antiphlogistikum
Efflumidex (Augentr.) **Fluorometholon**		Glukokortikoid
Effortil **Etilefrin**		Sympathomimetikum
Effortil plus **Etilefrin + Dihydroergotamin**		Antihypotonika
Elantan **Isosorbidmononitrat**		Vasodilatator
Ellatun/N (Nasentr.) **Tramazolin**		α-Mimetikum
Elmetacin **Indometacin**		antirheumatische Salbe
Elobact **Cefuroxim**		orales Cephalosporin
Elotrans Neu **Glucose + NaCl + Natriumcitrat + KCl**		Kaliumpräparat-Kombination
Emesan (-E, -K, -S) **Diphenhydramin**		Antiemetika-Kombination + Analeptikum
Emovate (äußerl.) **Clobetason**		Glukokortikoid
Enalapril Pres, Xanef; Renitec (A); Reniten (CH)		ACE-Hemmer, Antihypertonikum
Enantone **Leuprorelin**		LH-RH-Antagonist
Encephabol **Pyritinol**		Neurotropikum
Endak **Carteolol**		β–Blocker
Endrine (Nasentr.) **Ephedrin**, u.a.		Sympathomimetikum
Enelfa **Paracetamol**		Analgetikum
Enzym-Lefax Pankreatin + Pepsin, u.a.		Pankreas- + Magenenzyme
Enzynorm Bohnen **Magenextr. + Salzsäure**		Enzyme + Azidum
Enzynorm forte **Magenschleimhautextrakt**		magenwirksames Enzympräparat
Ephedrin Medigel, Tussipect Sirup/Tr.; in Ipeca (CH)		indirektes Sympathomimetikum
Epi-Aberel **Tretinoin**		Aknemittel
Epi-Pevaryl **Econazol**		Antimykotikum
Epidropal **Allopurinol**		Urikostatikum
Epinephrin (Adrenalin) Suprarenin; Medihaler-Epi		α-, β-Mimetikum
Epipevisone **Econazol + Triamcinolon**		Antimykotikum + Glukokortikoid
Equilibrin **Amitriptylin**		trizyklisches Antidepressivum
Ergenyl **Valproinsäure**		Antiepileptikum
Ergo Sanol N/spez. **Ergotamin, Ethenzamid**		Migränemittel
Ergo-Kranit **Ergotamintartrat + Propyphenazon + Paracetamol**		Migränemittel
Ergo-Lonarid **Dihydroergotamin + Paracetamol**		Migränemittel
Ergocalm **Lormetazepam**		Benzodiazepin
Ergodesit **Dihydroergotoxin**		Nootropikum

Ergont **Dihydroergotamin**	Antihypotonikum
Ergotamin Migrätan, in Ergo-Kranit, Gynergen, Cafergot N;	
Ergotartrat (A), in Ergosanol (CH)	α-Blocker, Vasokonstriktor, Migränemittel
Ery Diolan **Erythromycin**	Makrolidantibiotikum
Eryaknen **Erythromycin**	Antibiotikum
Eryfer **Eisen(II)sulfat**, u.a.	Eisensalz
Eryfer comp. **Eisen(II)sulfat + Vitamin B$_{12}$ + Folsäure**	Antianämikum
EryHexal, Erythrocin **Erythromycin**	Makrolidantibiotikum
Erypo **Erythropoetin**	Antianämikum
Erythromycin Aknemycin, Eryaknen, Ery Diolan, Inderm-Lösung, Infectomycin, Monomycin, Paedithrocin, Sanasepton, Stiemycine, Semiobicin; Ilosone (CH)	Makrolidantibiotikum
Erythropoetin Erypo	Antianämikum
Esbericard **Weißdornextrakt**	pflanzliches Kardiakum
Esbericum **Extr. Herb. Hyperici sicc.**	pflanzl. Psychopharmakum
Esberitox **Pflanzenauszüge**	Immunstimulans
Escor **Nilvadipin**	Kalziumantagonist
Esidrix **Hydrochlorothiazid**	Thiazid-Diuretikum
Esprenit **Ibuprofen**	nichtsteroidales Antiphlogistikum
Estraderm TTS **Estradiol**	Östrogen
Estradiol Estraderm TTS, Alpicort-F/N, Estrifam; Ovocyclin (CH)	Östrogen
Estradiolvalerat Progynova, Progynon, Klimonorm	Östrogen
Estrifam **17 β-Estradiol**	Östrogen
Estriol Cordes-, in Cyclo menorette, OeKolp, Oestriolsalbe, Oestr Gynaedron, Ovestin, Synapause, in Trisequens	Östrogen
Estriolsuccinat Synapause	Östrogen
Ethacridin Rivanol; Aethacridinum Lacticum ÖAB 9 (A), Gelastypt M (CH)	Antiseptikum
Ethenzamid Kolton grippale N, Optipyrin S	
Ethinylestradiol in: Cilest, Conceplan M, Femigoa, Femovan, Femranette, Lovelle, Marvelon, Microgynon, Minisistron, Minulet, Oviol, Progynon, Triette, Trinordiol, Trisiston	Östrogen
Ethosuximid Pyknolepsinum, Suxinutin; Petinimid (A)	Antiepileptikum
Eti-Puren **Etilefrin**	Sympathomimetikum
Etilefrin Thomasin, Effortil, Eti-Puren; Circupon (CH)	Sympathomimetikum
Etofenamat Rheumon, Traumon, Algesalona	antirheumatische Salbe
Etofibrat Lipo-Merz	Lipidsenker
Etofyllinclofibrat Duolip	Lipidsenker
Etoposid Vepesid	Zytostatikum
Etrat **Heparin + Benzylnicotinat**	antirheumatische Salbe
Etretinat Tigason	Antipsoriatikum
Eufibrom **Propyphenazon**	nichtsteroidales Analgetikum
Eufiment Balsam N **Cineol, Fichtennadelöl, Menthol**	Mukolytikum
Eugalac **Lactulose**	Laxans
Euglucon **Glibenclamid**	Sulfonylharnstoff
Eukalisan N **Cyanocobalamin, Nicotinamid, u.a.**	Lebertherapeutikum
Eulatin N **Lidocain + Basisches Bismutgallat**	Hämorrhoidenmittel
Eunerpan **Melperon**	Butyrophenon-Neuroleptikum
Euphorbium comp. Spray **Homöopathika**	Rhinologikum
Euphyllin **Theophyllin**	Bronchospasmolytikum
Euphylong **Theophyllin**	Bronchospasmolytikum
Eusaprim **Sulfamethoxazol + Trimethoprim**	Antibiotika-Kombination
Eusovit **Tocopherol**	Vitamin E
Euspirax **Theophyllen**	Bronchospasmolytikum
Euthyrox **L-Thyroxin**	Schilddrüsenhormon
Euvegal-Dragees forte **Baldrian-, und Melissenextrakt**	pflanzl. Hypnotikum/Sedativum
Exhirud (Salbe) **Blutegelwirkstoff**	Venenmittel
Exoderil **Naftifin**	Antimykotikum
Expit **Ambroxol**	Mukolytikum
Faktu **Cinchocain, Policresulen**	Hämorrhoidenmittel
Falicard **Verapamil**	Kalziumanagonist
Falithrom **Phenprocoumon**	Antikoagulans
Famotidin Pepdul, Ganor; Pepcidine (A,CH)	H$_2$-Blocker
Farial (Nasentr.) **Indanazolin**	Sympathomimetikum
Faros **Weißdorntrockenextr.**	pflanz. Kardiakum
fasax **Piroxicam**	nichtsteroidales Antiphlogistikum
Faustan **Diazepam**	Benzodiazepin
Favistan **Thiamazol**	Thyreostatikum
Felbinac Dolinac, Target	nichtsteroidales Antiphlogistikum
Felden/Top **Piroxicam**	nichtsteroidales Antiphlogistikum
Felodipin Modip, Munobal	Kalziumantagonist
Femigoa **Ethinylestradiol, Levorgestrel**	Östrogen, Gestagen
Femovan **Ethinylestradil, Gestoden**	Östrogen, Gestagen
Femranette **Levorgestrel, Ethinylestradiol**	Östrogen, Gestagen
Fenbufen Lederfen; Cinopal (CH)	nichtsteroidales Antiphlogistikum
Fendilin Sensit; Sensit 50 (A,CH)	Kalziumantagonist
Fenetyllin Captagon	Analeptikum
Fenint **Dihydrotachysterol**	Kalziumstoffwechselregulator
Fenistil/Gel **Dimetinden**	Antihistaminikum, Antiallergikum
Fenofibrat Lipanthyl, Normalip N, durafenat, Lipidril	Lipidsenker
Fenoprofen Feprona	nichtsteroidales Antiphlogistikum

Handels- und Freinamen

Handels- und Freinamen

Fenoterol	Berotec, Partusisten	β-Sympathomimetikum
Ferrlecit 2	**Eisen(II)-succinat**	Eisensalz
Ferro 66	**Eisen(II)-chlorid**	Eisensalz
ferro sanol/duodenal	**Eisen(II)-glycin-sulfat**	Eisenpräparat
Ferro-Folsan	**Eisen(II)-sulfat + Folsäure**	Eisensalz + Vitamin
Ferroglukonat-ratiopharm	**Eisen(II)glukonat**	orales Eisenpräparat
Ferrum Hansmann Saft/Trpf.	**Eisen (III)**	Eisenpräparat
Fevarin	**Fluvoxamin**	Antidepressivum
Fibraflex	**Ibuprofen**	nichtsteroidales Antiphlogistikum
Fibrolan (Salbe)	**Plasmin + Desoxyribonulcease**	Wundbehandlungsmittel
Ficortil Augensalbe	**Hydrocortison**	Glukokortikoid
Finalgon	**Nonivamid + Nicoboxil**	antirheumatische Salbe
Finlepsin	**Carbamazepin**	Antiepileptikum
Flagyl	**Metronidazol**	(Anaerobier-)Antibiotikum
Flammazine	**Sulfadiazin**	Sulfonamid
Flecainid	Tambocor	Antiarrhythmikum
Flexase	**Piroxicam**	nichtsteroidales Antiphlogistikum
Floxal	**Ofloxacin**	Fluorchinolon, Gyrasehemmer
Fluanxol	**Flupentixol**	Neuroleptikum
Fluanxol 0,5 mg	**Flupentixol**	Neuroleptikum
Flucinar Creme/Salbe	**Fluocinolonacetat**	Dermatikum
Flucloxacillin	Staphylex; Floxapen (A, CH)	penicillinasefestes Penicillin
Fluconazol	Fungata	Antimykotikum
Fluctin	**Fluoxetin**	Anitdepressivum
Flucytosin	Ancotil	Antimykotikum
Fludilat	**Bencyclan**	Vasodilatator
Flufenaminsäure	Dignodolin; Arlef, Algesalona (CH)	nichtsteroidales Antiphlogistikum
Fluimucil	**Acetylcystein**	Mukolytikum
Flumetason	Cerson Salbe	kortikoidhalt. Dermatikum
Fluminoc	**Flunitrazepam**	Benzodiazepin
Flunarizin	Sibelium; Amalium (A)	Vasodilatator
Flunisolid	Inhacort, Syntaris	Glukokortikoid
Flunitrazepam	Rohypnol, Staurodorm neu, Fluminoc	Benzodiazepin
Fluocortolon	Ultralan	Glukokortikoid
Fluomycin (Ovula)	**Neomycin, u.a.**	Antibiotikum
Fluor-Vigantoletten	**Colecalciferol + Fluorid**	Vitamin D + Fluorid
Fluoretten	**Fluorid**	Fluorid
Fluoxetin	Fluctin; Fluctine (A, CH)	Antidepressivum
Flupentixol	Fluanxol	Neuroleptikum
Fluphenazin	Dapotum, Lyogen, Lyorodin	Phenothiazin-Neuroleptikum
Flupirtin	Katadolon	Analgetikum
Flurazepam	Dalmadorm	Benzodiazepin
Flurbiprofen	Ocuflur	nichtsteroidales Antiphlogistikum
Fluspirilen	Imap	Neuroleptikum
Fluvastatin	Cranoc	Lipidsenker
Fluvoxamin	Fevarin	Antidepressivum
Folicombin	**Eisen(II)-sulfat + Folsäure**	Antianämikum
Foligan	**Allopurinol**	Urikostatikum
Folsan	**Folsäure**	Antianämikum
Folsäure	Folsan, in Folicombin	Antianämikum
Fortecortin	**Dexamethason**	Kortikosteroid
Fosinopril	Dynacil, Fosinorm	ACE-Hemmer
Fosinorm	**Fosinopril**	ACE-Hemmer
Fragmin	**Dalteparin-Na**	Antikoagulans
Frekatuss	**Acetylcystein**	Mukolytikum
Frenolon	**Metofenazat**	Phenothiazin-Neuroleptikum
Frenopect	**Ambroxol**	Mukolytikum
Frisium	**Clobazam**	Benzodiazepin
Frubiase Kalzium	**Kalziumkarbonat**	Kalziumpräparat
Frubilurgyl	**Chlorhexidin**	Antiseptikum, Mund- und Rachentherapeutikum
Fucidine Gel	**Fusidinsäure**	ext. Antibiotikum
Fucidine plus Salbe	**Hydrocortison, Fusidinsäure**	Dermatika
Fucithalmic	**Fusidinsäure**	Antibiotikum, Ophthalmikum
Fugerel	**Flutamid**	Antiandrogen
Fungata	**Fluconazol**	Antimykotikum
Fungibacid Creme etc.	**Tioconazol**	Imidazolderivat, Antimykotikum
Fungidexan	**Clotrimazol + Harnstoff**	Antimykotikum
Fungizid-ratiopharm / vaginal	**Clotrimazol**	Antimykotikum
Furacin	**Nitrofurazon**	ext. Antibiotikum
Furadantin	**Nitrofurantoin**	Antibiotikum
Furanthril	**Furosemid**	Diuretikum
Furazolidon	Nifuram	Chemotherapeutikum
furo von ct	**Furosemid**	Schleifendiuretikum
Furorese	**Furosemid**	Schleifendiuretikum
Furosemid	in duraspiron comp, Furanthril, Fusid, Furo von ct, Furorese, Lasix, Ödemase, Spiro-D-Tablinen	Schleifendiuretikum
Fusafungin	Locabiosol	Chemotherapeutikum
Fusid	**Furosemid**	Schleifendiuretikum
Fusidinsäure	Fucidine, Fucithalmic; Fucidin (A, CH)	Antibiotikum

Gallo Sanol N **verschied. pflanzl. Extrakte**	Gallenwegstherapeutikum
Gallo-Merz N **Dimeticon + Extr. Rhiz Curcuma sicc.**	pflanzl. Gallenwegstherapeutikum
Gallopamil Procorum	Kalziumantagonist
Ganor **Famotidin**	H₂-Blocker
Gastrax **Nizatidin**	H₂-Blocker
Gastricholan N **Auszug aus verschied. Pflanzen**	pflanzl., appetitanregendes Mittel
Gastricur **Pirenzepin**	Ulkustherapeutikum, Anticholinergikum
Gastroloc **Omeprazol**	Protonenpumpenhemmer
Gastronerton **Metoclopramid**	Antiemetikum, Peristaltikanreger
Gastroprotect **Cimetidin**	H₂-Blocker
Gastrosil **Metoclopramid**	Antiemetikum, Peristaltikanreger
Gastrotranquil **Metoclopramid**	Antiemetikum
Gastrozepin **Pirenzepin**	Ulkustherapeutikum, Anticholinergikum
Gaviscon **Alginsäure + Aluminiumhydroxid**	Antazidum
Gelomyrtol **Myrtol**	Mukolytikum
Gelonida NA **Codein + Paracetamol + ASS**	Analgetika-Kombination
Gelusil-Lac **Magnesium-Aluminium-Silicathydrat**	Antazidum
Gemfibrozil Gevilon	Lipidsenker
Gentamicin Refobacin, Sulmycin; Garamycin (CH)	Aminoglykosid-Antibiotikum
Gentamytrex **Gentamicin**	Aminoglykosid-Antibiotikum
Gepefrin Wintonin	Sympathomimetikum
Gerontamin **Gelatine, L-Cystein**	Chondroprotektivum
GES 60 (Pulver) **Glucose + Na-hydrogencarbonat + KCl + NaCl**	Elektrolytersatz
Gestafortin **Chlormadinon**	Gestagen
Gestamestrol **Mestranol + Chlormadinon**	Östrogen + Gestagen
Gestoden in Femovan, Minulet	Gestagen
Gevilon **Gemfibrozil**	Lipidsenker
Gilt **Clotrimazol**	Antimykotikum
Gityl **Bromazepam**	Benzodiazepin
Glauconex (Augentr.) **Befunolol**	β–Blocker
Glianimon **Benperidol**	Butyrophenon-Neuroleptikum, Dopaminantagonist
Glibenclamid -Riker, Euglucon, Duraglucon, Gliben-Puren, Glukoreduct,	Sulfonylharnstoff
GlibenHexal, Gliben-Puren, **Glibenclamid**	Sulfonylharnstoff
Glibornurid Glutril, Gluborid	Sulfonylharnstoff
Glimdstada **Glibenclamid**	Sulfonylharnstoff
Glisoxepid Pro-Diaban	Sulfonylharnstoff
Gluborid **Glibornurid**	Sulfonylharnstof
Glucobay Acarbose	Antidiabetikum
Glucophage **Metformin**	Biguanid, Antidiabetikum
Glukoredukt, Glukovital Glibenclamid	Sulfonylharnstoff
Glukovital **Glibenclamid**	Sulfonylharnstoff
Glutril **Glibornurid**	Sulfonylharnstoff
Glycerol Glycilax	Laxans
Glycerolnitrat Corangin Nitro, Coro-Nitro, Nitrangin, Nitrolingual, Nitro Mack; Nitroglyn(A); Nitrolent, Nitroacut (CH)	Vasodilatator
Glycilax **Glycerol**	Laxans
Glycolande **Glibenclamid**	Sulfonylharnstoff
Godamed **Acetylsalicylsäure**	Analgetikum, Antiphlogistikum u.a.
Goldgeist **Pyrethrumextrakt, u.a.**	Entlausungsmittel
Gopten **Trandolapril**	ACE-Hemmer
Grüncef **Cephadroxil**	Cephalosporin
Gumbaral **Ademetion**	Antiphlogistikum
Gutron **Midodrin**	Antihypertonikum
Gyno-Daktar **Miconazol**	Antimykotikum
Gyno-Pevaryl **Econazol**	Antimykotikum
Gynodian Depot **Estradiolvalerat + Prasteronenantat**	Östrogen-Kombination
Gynoflor **Estriol + Lactobac. acidoph.**	Östrogen + Bakterien
Gynofug **Ibuprofen**	nichtsteroidales Antiphlogistikum
H₂ Blocker ratiopharm **Cimetidin**	H₂-Blocker
Haemiton Tabl. **Clonidin**	Antisymphatotonikum, Antihypertonikum
Haemo-Exhirud S **Hirudin, Allantoin, Polidocanol**	Hämorrhoidenmittel
Haemoprotect **Eisen(II)sulfat**	orales Eisenpräparat
Halcion **Triazolam**	Benzodiazepin
Haldol **Haloperidol**	Butyrophenon-Neuroleptikum, Dopaminantagonist
Haloperidol **Haldol, Sigaperidol**	Butyrophenon-Neuroleptikum, Dopaminantagonist
Hämatopan **Eisen(II)-sulfat**	Antianämikum
Hametum **verschiedene Extrakte**	Hämorrhoidenmittel
Harnosal **Sulfaethidol + Sulfamethizol**	Sulfonamid-Kombination
Harpagin **Allopurinol + Benzbromaron**	Urikostatikum + Urikosurikum
Harzol **Beta-Sitosterin**	Prostatamittel, Lipidsenker
Hedelix **ethanol. Efeublätterextrakt**	Antitussivum
Heitrin **Terazosin**	peripherer α₁-Blocker
Helfergin **Meclofenoxat**	Nootropikum
Helixor **Tannenmistelauszug**	pflanzl. Zytostatikum
Helmex **Pyrantel**	Antholminthikum
Helopanflat **Pankreatin + Simethicon**	Pankreasenzym + Karminativum
Hepa Gel / Salbe Lichtenstein **Heparin**	Venentherapeutikum
Hepa Merz S **Ornithinaspartat + Allantoin**	Venenmittel
Heparin (niedermolekular) Mono Embolex	Antikoagulans

Handels- und Freinamen

Handelsname	Wirkstoff	Kategorie
Hepatikum-Medice N	div. Pflanzenextrakte	Gallenwegstherapeutikum
Herphonal	**Trimipramin**	Antidepressivum
Herviros s. N.	**Aminoquinurid + Tetracain**	Desinfiziens + Lokalanästhetikum
Herz ASS-rathiopharm	**Acetylsalicylsäure**	Analgetikum, Antiphlogistikum
Hexachlorcyclohexan	Jacutin	Läusemittel
Hexamon	**Hexylresorcin + Polidocanol, u.a.**	Hämorrhoidenmittel
Hexetidin -comp./ratiopharm		Antiseptikum
Hexetidin comp. ratiopharm	**Hexetidin + Cetylpyridinium**	Mund- und Rachentherapeutikum
Hexoral	**Hexetidin**	Antiseptikum
Hexoraletten	**Chlorhexidin + Benzocain**	Mund- und Rachentherapeutikum
Hirudoid (Salbe)	**Heparinoid**	Venenmittel
Hisfedin	**Terfenadin**	Antihistaminikum, Antiallergikum
Hismanal	**Astemizol**	Antihistaminikum, Antiallergikum
hot Thermo Salbe	**Salicyclat, Nicotinat**	komb. Analgetikum, Antirheumatikum
Hövenol	**Roßkastanienfluidextrakt**	Venetherapeutikum
Hydergin	Dihydroergo-cornin, -cristin, -cryptin	durchblutungsförderndes Mittel
Hydiphen	**Clomipramin**	trizyclisches Antidepressivum
Hydralazin	Pertenso	Vasodilatator, Antihypertensivum
Hydrochlorothiazid	Accuzide, Acercomp, Cibadrex, Di-Chlotride,	
in Disalpin, Disalunil, Esidrix, Tiampur comp., in Trinition		Thiazid-Diuretikum
Hydrocodon	Dicodid	Antitussivum
Hydrocortison	Ficortril, Fucidine plus, Hydrodexan, Munitren H, Pandel,	
Poloris, Sanatison Mono, in Soventol H Creme; Hydrocortone (CH)		Glukokortikoid
Hydrodexan Creme	**Hydrocortison + Harnstoff**	kortikoidhaltiges Dermatikum
Hydromorphon	Dilaudid	starkes Analgetikum
Hydrotalcit	Talcid	Antazidum
Hydrotrix	**Furosemid + Triamteren**	Diuretika-Kombination
Hydroxychloroquin	Quensyl; Plaquenil (A, CH)	Antiphlogistikum + Malariamittel
Hydroxycobalamin	Aquo-Cytobion; Hepavit (A); Hydroxo 5000 (CH)	Vitamin B_{12}
Hydroxyzin	AH 3N, Atarax, Diligan	Antipruriginosum
Hymecromon	Cholspasmin forte	Choleretikum
Hyperforat Tr. / Drg.	**Johanneskrautextrakt**	pflanzl. Psychopharmakon
Hypnorex	**Lithium**	Antidepressivum
Iberogast	verschiedene Tinkturen	Peristaltikanreger
Ibu-Attritin, -fug, -hexal, -phlogont, -prof von ct	**Ibuprofen**	nichtsteroidales Antiphlogistikum
Ibuprofen	Aktren, Anco, Dolgit, DoLo-Puren, Fibraflex, Gynofug, Ibuhexal, Ibuphlogont, Ibutad, Ibu-	
top Creme, Imbun, Optalidon 200; Brufen (A,CH)		nichtsteroidales Antiphlogistikum
Ibutad, -top Creme	**Ibuprofen**	nichtsteroidales Antiphlogistikum
Ichtholan Salbe	**Ammoniumbituminosulfonat**	Schieferölsulfonat, Dermatikum
Ichthoseptal (Salbe)	**Chloramphenicol + Bituminosulfat**	Antibiotikum + Aknemittel
Idoxuridin	Virunguent; IDU Röhm (A); Dendrid (CH)	Virostatikum
Idril N (Nasentr.)	**Xylometazolin**	Sympathomimetikum
Ildamen	**Oxyfedrin**	Koronartherapeutikum
Imap	**Fluspirilen**	Neuroleptikum
Imbun	**Ibuprofen**	nichtsteroidales Antiphlogistikum
Imeson	**Nitrazepam**	Benzodiazepin
Imex Salbe	**Tetracyclinhydrochlorid**	Antibiotikum
Imidin	**Xyclometazolin**	abschwellende Nasentropfen
Imigran	**Sumatriptan**	Migränemittel
Imipramin	Pryleugan, Tofranil	trizyklisches Antidepressivum
Immunopret	**Purpursonnenhutkraut**	Immunstimulans
Imodium	**Loperamid**	Antidiarrhoikum
Importal	**Lactitol**	Lebertherapeutikum
Imurek	**Azathioprin**	Immunsuppressivum
Inconturina S	**verschied. pflanzl. Extrakte**	pflanzl., die Miktion beeinflussendes Mittel
Indapamid	Natrilix	Thiazid-Diuretikum
Inderm-Lösung	**Erythromycin**	Makrolidantibiotikum, Dermatikum
Indo Top-rathiopharm	**Indometacin**	nichtsteroidales Antiphlogistikum
Indo-Phlogont	**Indometacin**	nichtsteroidales Antiphlogistikum
Indobloc	**Propranolol**	β-Blocker
Indomet	**Indometacin**	nichtsteroidales Antiphlogistikum
Indometacin	Amuno, Cordes-Amuno 3, Elmetacin, Indomet;	
Indocid, indo von ct, Indo Top-rathiopharm, Sigadoc		nichtsteroidales Antiphlogistikum
Infectocillin	**Phenoxymethylpenicillin**	orales Penicillin
Infectomycin	**Erythromycin**	Makrolidantibiotikum
Inflanefran	**Prednisolon**	inhalatives Glukokortikoid
Ingelan (Salbe)	**Isoprenalin**	β-Mimetikum, ext. Antipruriginosum
Ingelan Puder	**Isoprenalinsulfat, Salicylsäure**	Antipruriginosum
Inhacort	**Flunisolid**	Glukokortikoid
Insidon	**Opipramol**	trizyklisches Antidepressivum
Instillagel	**Lidocain u.a.**	Urologikum
Intal	**Cromoglicinsäure**	Antiallergikum
Ipratropiumbromid	Atrovent, Itrop	Bronchospasmolytikum, Antiarrhythmikum
Irtan	**Nedocromil**	Antiasthmatikum
Iruxol (Salbe)	**Chloramphenicol + Kollagenase**	Antibiotikum + Enzym
IS 5 mono-ratiopharm	**Isosorbidmononitrat**	Vasodilatator
Iscador	**Mistelauszüge, u.a.**	pflanzliches Zytostatikum
ISDN	**Isosorbiddinitrat**	Vasodilatator
Ismo	**Isosorbitmononitrat**	Vasodilatator

Iso Mack / retard **Isosorbiddinitrat**	Vasodilatator
Iso-Puren **Isosorbiddinitrat**	Vasodilatator
Isocillin **Phenoxymethylpenicillin**	Oralpenicillin
Isoconazol Travogen; Travocort (CH)	Antimykotikum
Isoglaucon (Augentr.) **Clonidin**	Sympathomimetikum
Isoket **Isosorbitdinitrat**	Vasodilatator
Isomonit **Isosorbidmononitrat**	Vasodilatator
Isoniazid Isozid, Neoteben; Neotizide (A); Rimifon (A,CH)	Tuberkulostatikum
Isoptin **Verapamil**	Kalziumantagonist
Isopto-Carbachol (Augentr.) **Carbachol**	Cholinergikum
Isopto-Max (Augentr.) **Dexamethason + Neomycin + Polymyxin B**	Glukokortikoid + Antibiotika
Isosorbiddinitrat Isoket, Iso Mack, -Puren, ISDN, Maycor, Isostenase, Nitrosorbon, duranitrat Jenacard; Vasorbate (A); Cedocard, Isordil (CH)	Vasodilatator
Isosorbidmononitrat Ismo, Mono Mack, Coleb, Corangin, Elantan, Conpin, Mono Wolff, Monolong	Vasodilatator
Isostenase **Isosorbiddinitrat**	Vasodilatator
Isotretinoin Isotrex Gel, Roaccutan; Roaccutane (CH)	Vitamin-A-Aknemittel
Isotrex Gel **Isotretinoin**	Dermatikum
Isradipin Lomir, Vascal	Kalziumantagonist
Itraconazol Sempera, Siros	Antimykotikum
Itrop **Ipratropiumbromid**	Antiarrhythmikum
Jacutin **Lindan**	Antiparasitikum
Jaikin **Polydimethylsiliconharz**	Dermatikum
Jarsin **Johanniskrautextrakt**	pflanzl. Psychopharmakum
Jatrosom-N **Tranylcypromium**	Antidepressivum, MAO-Hemmer
Jatrox **Wismutsalicylat + Ca-Carbonat**	Ulkustherapeutikum
Jellin (Salbe) **Fluocinolon**	Glukokortikoid
Jellin-Neomycin **Neomycin**	Aminoglykosid -Antibiotikum
Jenacard **Isosorbiddinitrat**	Vasodilatator
Jenacillin V **Phenoxymethylpenicillin**	Oralpenicillin
Jenafenac **Diclofenac**	nichtsteroidales Antiphlogistikum
Jodetten Kaliumjodid	Jodidpräparat
Jodthyrox **Levothyroxin + Kaliumjodid**	SD-Hormon + Kaliumsalz
Jomax **Bufexamac**	Dermatikum
Josamycin Wilprafen	Makrolidantibiotikum
Kaban, Kabanimat (Salbe) **Clocortolon**	Glukokortikoid
KadeFungin **Clotrimazol**	Antimykotikum, Gynäkologikum
Kalitrans **Kalium**	orales Kaliumpräparat
Kaliumchlorid Kalinor, Kalium-Duriles; Rekawan retard (A); KCl-retard Zyma (CH)	orales Kaliumpräparat
Kaliumjodid Jodetten	Jodidpräparat
Kanamycin Kanamytrex	Aminoglykosid-Antibiotikum
Kanamytrex **Kanamycin**	Aminoglykosid-Antibiotikum
Kaoprompt H **Kaolin + Pektin**	Antidiarrhoika-Kombination
Karil **Calcitonin**	Hormon
Katadolon **Flupirtin**	starkes Analgetikum
Kavain Neuronika	Psychotonikum
Kaveri **Gingko-Extrakt**	durchblutungsförderndes Mittel
Kavosporal S **verschiedene pflanzl. Extrakte**	Sedativum
Keimax **Ceftibuten**	Cephalosporin
Keltican N **Cytidin, Uridin-Gemisch**	Neuraltherapeutikum
Kendural C **Eisen(II)-sulfat, u.a.**	Eisenpräparat
Kepinol **Trimethoprim + Sulfamethoxazol**	Sulfonamid-Kombination
Keptan **Salizylat + Heparin, Vit. C**	antirheumatische Salbe
Kerlone **Betaxolol**	β1-Blocker
Ketoconazol Nizoral, Terzolin	Antimykotikum
Ketof **Ketofin**	Antihistaminikum
Ketofin Ketof	Antihistaminikum
Ketoprofen Alrheumun, Orudis; Profenid (A, CH)	nichtsteroidales Antiphlogistikum
Ketorolac Toratex	starkes Analgetikum
Ketotifen Zaditen	Antiallergikum
Kirim **Bromocriptin**	Dopamin-Antagonist
Klacid **Clarithromycin**	Makrolidantibiotikum
Klimadynon **Cimicifugawurzelstock**	Gynäkologikum
Klimaktoplant **Homöopathika**	Gynäkologikum
Klimonorm **Estradiolvalerat, Levonorgestrel**	Östrogen-Gestagen
Klinomycin **Minocyclin**	Antibiotikum
Kliogest **Estradiol + Estriol + Norethisteron**	Östrogen-Kombination
Kodan Tinktur forte **Propanol**	Antiseptikum
Kollateral **Moxaverin**	muskulotroper Vasodilatator, durchblutungsförderndes Mittel
Kollateral A/E Drag. **Moxaverin + Retinol + a-Tocopherol**	durchblutungsförderndes Mittel
Kolton grippale N Drag. **Piprinhydrinat + Paracetamol + Ethenzamid**	Grippemittel mit Antihistaminika-Kombination
Kompensan **Al-Na-Carbonat**	Antazidum
Kompensan-S **Al-Na-Carbonat + Dimeticon**	Antazidum, Karminativum
Konakion **Vitamin K**	Vitamin
Konjunktival **Naphazolin, Pheniramin**	Sypathomimetikum, Ophtalmikum
Kontagripp N **Paracetamol, u.a.**	Analgetikum
Korodin **Menthol, Campher, u.a.**	pflanzl. Kardiakum

Name	Wirkstoff	Kategorie
Kreon	**Pankreatin**	Pankreasenzym
Kytta Salbe	**verschied. Extrakte**	pflanzl. Antiphlogistikum
Kytta-Cor	**Extrakt aus Weißdornfrüchten, -blüten und -blättern**	Kardiakum
Kytta-Sedativum Drag.	**verschied. Pflanzenextrakte, u.a.**	Hypnotikum/Sedativum
L-Polamidon	**Levomethadon**	starkes Analgetikum
L-Thyroxin Henning	**Levothyroxin**	Schilddrüsenhormon
Laceran Salbe	**Harnstoff**	Dermatikum
Lacrimal	**Polyvinylalkohol**	Filmbildner, Ophtalmikum
Lacrisic	**Methylhydroxipropylcellulose**	Filmbildner
Lactitol Importal		Laxans, Ammoniakentgiftung
Lactuflor	**Lactulose**	Lebertherapeutikum
Lactulose Bifiteral, Lactofalk, Eugalac, Lactuflor; Duphalac (A); Gatinar (CH)		Laxans
Laevilac	**Lactulose**	Laxans
Laitan	**Kava-Kava-Wurzelstock-Extrakt**	pflanzl. Psychopharmakum
Lamictal	**Lamotrigin**	Antiepileptikum
Lamisil Tbl./Creme	**Terbinafin**	Antimykotikum
Lamotrigin Lamictal		Antiepileptikum
Lanatosid C Cedilanid, Lanitosid		Herzglykosid
Lanicor	**Digoxin**	Herzglykosid
Lanitop	**β-Methyldigoxin**	Herzglykosid
Lansoprazol Agopton		Ulkustherapeutikum
Lantarel	**Methotrexat**	Antimetabolit, Zytostatikum
Lariam	**Mefloquin**	Malariamittel
Laroxyl	**Amitryptilin**	trizyklisches Antidepressivum
Laryngomedin (Spray)	**Hexamedin + Tetracain**	Desinfiziens + Lokalanästhetikum
Laryngsan	**Jod, Campher, Coffein, u.a.**	Rachentherapeutikum
Lasix	**Furosemid**	Schleifendiuretikum
Latamoxef Moxalactam		Cephalosporin
Laubeel	**Lorazepam**	Benzodiazepin
Laxoberal	**Na-Picosulfat**	Laxans
Lederderm	**Minocyclin**	Tetracyclin
Lederlind	**Nystatin**	Antimykotikum
Lefax	**Simethicon**	Karminativum
Legalon	**Silymarin**	Lebertherapeutikum
Lemocin	**Tyrothricin + Lidocain u.a.**	Antibiotikum + Lokalanästhetikum
Lemocin CX Gurgellsg.	**Chlorhexidindigluconat**	Mund- und Rachentherapeutikum
Lendormin	**Brotizolam**	Benzodiazepin
Lepinal / Lepinaletten	**Phenobarbital**	Barbiturat
Leponex	**Clozapin**	Neuroleptikum
Leptilan	**Valproinsäure**	Antiepileptikum
Leukase	**Framycetin + Trypsin**	Antibiotikum + Enzym
Leuprorelin Enantone		LH-RH-Antagonist
Levarterenol (Noradrenalin) Arterenol; in Rupton (CH)		α-Mimetikum, Vasokonstriktor
Levocabastin Livocab-Augentropfen		Antiallergikum
Levodopa Madopar, Nacom		Parkinsonmittel
Levomepromazin Neurocil; Nozinan (A,CH)		Phenothiazin-Neuroleptikum
Levomethadon L-Polamidon		starkes Analgetikum
Levonorgestrel in Femigoa, Femranette, Klinorm, Levophta, Microgynon, Minisistron, Oviol, Triette, Trinordiol		Gestagen
Levothyroxin Euthyrox, Thevier; Thyrex (A); Eltroxin (CH)		Schilddrüsenhormon T_4
Levothyroxin, Liothyronin Novothyral, Ptothyrid, Thyreocomb, Thyreotom		Schilddrüsenhormon-Komb. T_3-T_4
Lexotanil	**Bromazepam**	Benzodiazepin
Librium	**Chlordiazepoxid**	Benzodiazepin
Lidocain Dentinox, Instillagel, Lidojekt, Xylestesin; Xylanest (A), Xyloneural (A,CH)		Lokalanästhetikum, Antiarrhythmikum
Lidoflazin Clinium		Kalziumantagonist
Lidojekt	**Lidocain**	Neuraltherapeutikum
Limbatril	**Amitriptylin + Chlordiazepoxid**	Antidepressivum + Benzodiazepin
Limptar	**Chinisulfat + Theophyllin**	Muskelrelaxans + Bronchospasmolytikum
Lincomycin Cillimycin, Albiotic; Lincoin (CH)		Antibiotikum
Lindan Jacutin; Kwellada (CH)		Antiparasitikum
Lindigoa depot S	**Roßkastanienextrakt**	pflanzl. Venentherapeutikum
Lindofluid	**Bornylacetat, u.a.**	antirheumatische Salbe
Lindoxyl	**Ambroxol**	Mukolytikum
Linola-H (Salbe)	**Prednisolon + Linolsäure, u.a.**	kortikoidhaltige Dermatika-Kombination
Linola-sept	**Clioquinol**	Antiseptikum
Lioresal	**Baclofen**	GABA-Agonist, bei MS verwendet
Liothyronin Thybon; Trijodthyronin Sanabo (A); Cynomel (CH)		Schilddrüsenhormon
Lipactin Gel	**Heparin + Zinksulfat**	Virustatikum, Antiinfektiosum, Dermatikum
Lipanthyl	**Fenofibrat**	Lipidsenker
Lipidril	**Fenofibrat**	Lipidsenker
Lipo-Merz	**Etofibrat**	Lipidsenker
Lipostabil forte	**essentielle Phospholipide + Etofyllin**	Lipidsenker
Lipotalon	**Dexamethason**	Glukokortikoid
Liprevil	**Pravastatin**	Cholesterolsynthese-Enzym-Hemmer, Lipidsenker
Liquidepur Liquidum	**Extr. Fruct. Sennae aquos**	pflanzl. Laxantium
Liquifilm (Augentr.)	**Polyvinylalkohol, u.a.**	Filmbildner
Liserdol	**Metergolin**	Prolaktinhemmer

Lisino **Loratadin**		nicht-sedierendes Antihistaminikum
Lisinopril Acerbon, Acercomp, Coric; Prinil (CH)		ACE-Hemmer
Liskantin **Primidon**		Antiepileptikum
Lisurid Dopergin		Dopaminagonist, Migränemittel
Lithiumsalze Quilonum, Hypnorex; Quilonorm (A, CH)		Antidepressivum
Locabiosol **Fusafungin**		Chemotherapeutikum
Loceryl **Amorolfin**		Antimykotikum
Lofepramin Gamonil		Antidepressivum
Loftan **Salbutamol**		β-Mimetikum, Broncholytikum, Antihistaminikum
Lomaherpan (Salbe) **Melissenbläterextrakt**		pflanzliches Virostatikum
Lomir **Isradipin**		Kalziumantagonist
Lomupren (Nasentr.) **Cromoglicinsäure**		Antiallergikum
Lonarid **Paracetamol + Codein**		Analgetika-Kombination
Lonazolac Argun		nichtsteroidales Antiphlogistikum
Longopax **Perphenazin + Amitriptylin**		Neuroleptikum, Antidepressivum
Lopalind **Loperamid**		Anitdiarrhoikum
Lopedium **Loperamid**		Antidiarrhoikum
Loperamid duralopid, Imodium, Lopalind, Lopedium		Antidiarrhoikum
Lopirin **Captopril**		ACE-Hemmer
Loprazolam Sonin		Benzodiazepin
Lopresor **Metoprolol**		β-Blocker
Loracabef Lorafem		Cephalosporin
Lorafem **Loracarbef**		Cephalosporin
Loratadin Lisino		nicht-sedierendes Antihistaminikum
Lorazepam Tavor, Pro Dorm, Laubeel; Temesta (A,CH)		Benzodiazepin
Loretam **Lormetazepam**		Benzodiazepin
Lormetazepam Ergocalm, Loretam, Noctamid; Loramet (CH)		Benzodiazepin
Löscalcon **Kalziumcarbonat**		Kalziumpräparat
Lösferron **Eisen(II)-gluconat**		Eisenpräparat
Lösmag **Magnesiumcarbonat**		Magnesiumpräparat
Lovastatin Mevinacor; Mavacor (A)		HMG-CoA-Reduktasehemmer
Lovelle **Desogestrel + Ethinylestradiol**		Kontrazeptivum
Luctor **Naftidrofuryl**		muskulotroper Vasodilatator
Ludiomil **Maprotilin**		trizyklisches Antidepressivum
Luivac **Lysat aus verschiedenen Keimen**		Magen-Darm-Mittel
Luminaletten **Phenobarbital**		Barbiturat
Luret **Azosemid**		mittellangwirksames Schleifendiuretikum
Luvased **Baldrianwurzelextrakt, u.a.**		pflanzliches Sedativum
Lymphozil **verschied. pflanzl. Extrakte**		pflanzliches Immunstimulantia-Kombination
Lynestrenol Orgametril		Gestagen
Lyogen/Depot **Fluphenazin**		Phenothiazin-Neuroleptikum
Lyorodin **Fluphenazin**		Phenothiazin-Neuroleptikum
Lysin-Acetylsalicylat Delgesic, Aspisol		Analgetikum
Maalox, Maaloxan **Al-, Mg-Hydroxid**		Antazida-Kombination
Madopar **Benserazid, L-Dopa**		Parkinsonmittel
Magaldrat Riopan, Marax		Antazidum
Magnerot **Magnesiumorotat**		orales Magnesiumpräparat
Magnesiocard **Magnesiumaspartat**		orales Magnesiumpräparat
Makatussin forte **Dihydrocodein, u.a.**		Antitussivum, Mukolytika-Kombination
Makatussin Tr. **Thymianfluidextr., Sternanisöl**		pflanzl. Mukolytika-Kombination
Maliasin **Barbexaclon**		Antiepileptikum
Mallebrin **Aluminiumchlorat**		Antiseptikum
Maninil **Glibenclamid**		Sulfonylharnstoff
Maprotilin Deprilet, Ludiomil		trizyklisches Antidepressivum
Marax **Magaldrat**		Antacidum
Marcumar **Phenprocoumon**		Antikoagulans
Marvelon **Desogestrel + Ethinylestradiol**		Kontrazeptivum
Mastodynon N **verschied. pflanzl. Bestandteile**		homöopathisches Gynäkologikum
Maycor **Isosorbiddinitrat**		Vasodilatator
MCP-ratiopharm **Metoclopramid**		Peristaltikanreger
Meaverin **Mepivacain, u.a.**		Lokalanästhetikum
Mebendazol **Vermox; Pantelmin (A)**		Anthelminthikum
Mebhydrolin Omeril		sedierendes Antihistaminikum
Meclofenoxat Cerutil, Helfergin; Lucidril (A)		Nootropikum
Medazepam Nobrium, Rudotel		Benzodiazepin
Mediabet **Metformin**		Biguanid
Medigel **Bamethan + Ephedrin + Polidocanol**		Venentherapeutika-Kombination
Medinox **Secobarbital + Cyclobarbital**		Hypnotika-Kombination
Meditonsin **Homöopathika**		Grippemittel
Medivitan **Vit. B₁, B₁₂, Folsäure**		Vitamin-Kombination
Medivitan N Neuro **Vitamin B₁, B₆, B₁₂**		Vitaminpräparat
Medroxyprogesteron Clinofem, Depo-Clinovir; Farlutal (A,CH)		Gestagen
Mefenaminsäure Parkemed, Ponalar; Ponstan (CH)		nichtsteroid. Antiphlogistikum
Mefloquin Lariam		Antimalariamittel
Mefrusid Baycaron; Bendigon (A)		Saluretikum
Megacillin oral **Phenoxymethyl-Penicillin**		Oralpenicillin
Megagriservit **Clostebol**		Anabolikum
Megalac Almasilat, -Suspension **Aluminiumoxid, Magnesiumoxid**		Antacidum
Melleretten **Thioridazin**		Neuroleptikum

Melleril **Thioridazin**		*Phenothiazin-Neuroleptikum*
Melperon Eunerpan; Buronil (A)		*Butyrophenon-Neuroleptikum*
Melrosum Codein **Codein**		*Antitussivum*
Memantin Akatinol Memantine		*Muskelrelaxans*
Menthoneurin **Salicylat, Menthol**		*antirheumatische Salbe*
Mephentermin Mephentermin		*Symphatotonikum, Psychostimulans*
Mepivacain Meaverin, Scandicain		*Lokalanästhetikum*
Mercaptopurin Puri-Nethol		*Zytostatikum*
Mercuchrom (Externum) **Merbromin**		*Antisepticum*
Mereprine **Doxylamin**		*Antihistaminikum*
Meresa **Sulpirid**		*nicht-trizyklisches Antidepressivum*
Mesalazin Salofalk, Claversal		*Chemotherapeutikum*
Mesterolon Proviron		*Androgen*
Mestinon **Pyridostigmin**		*Cholinesterasehmmer*
Mestranol in Gestamestrol		*Östrogen*
Metamizol Analgin, Baralgin M, Novalgin, Novaminsulfon		*Analgetikum, Spasmolytikum*
Metamucil **Plantgo-avata-Samenschalen**		*pflanzl. Antidiarrhoikum*
Meteosan **Dimeticon**		*Karminativum*
Meteozym **Pankreatin + Simethicon**		*Pankreasenzym + Karminativum*
Metergolin Liserdol		*Prolaktinhemmer*
Metformin Glucophage, Mediabet		*Biguanid*
Methaqualon Normi-Nox; in Motolon (CH)		*Hypnotikum*
Methergin **Methylergometrin**		*Wehenförderer*
Methimazol (Thiamazol) Favistan; Tapazole (CH)		*Thyreostatikum*
Methocarbamol Ortoton		*Myotonolytikum*
Methotrexat Lantarel, Methotrexat „Lederle"		*Antimetabolit, Zytostatikum*
Methyldopa Dopegyt, Presinol,; Aldomet (CH)		*Antisympathotonikum, Antihypertonikum*
Methylergometrin Methergin		*Mutterkornalkaloid*
Methylprednisolon Advantan, Urbason; Medral (CH)		*Glukokortikoid*
Methyprylon Noludar		*Hypnotikum*
Methysergid Deseril		*Serotoninantagonist, Migränemittel*
Metifex **Ethacidrinlactat**		*Chemotherapeutikum*
Metildigoxin Lanitop		*Herzglykosid*
Metipranolol Disorat; Beta-Ophtiole (A); Turoptin (CH)		*β–Blocker*
Metixen Tremarit; Tremaril (A)		*Parkinsonmittel, Anticholinerg., Neuroleptikum*
Meto Tablinen **Metoprolol**		*β$_1$-Blocker*
Metoclopramid Gastrosil, Gastrotranquil,Paspertin; Imperan (A); Primperan (CH)		*Dopaminantag., Antiemet., Peristaltikanreger*
Metofenazat Frenolon		*Phenothiazin-Neuroleptikum*
Metohexal **Metoprolol**		*β-Blocker*
Metoprolol Azumetop, Beloc, Lopresor, Metohexal, Meto Tablinen, Prelis,		*β$_1$-Blocker*
Metronidazol Arelin, Clont, Flagyl		*Chemotherapeutikum*
Mevinacor **Lovastatin**		*HMG-CoA-Reduktasehemmer*
Mexe **Paracetamol + Codein**		*Analgetika-Kombination*
Mexiletin Mexitil		*Antiarrhythmikum*
Mexitil **Mexiletin**		*Antiarrhythmikum*
Mezym forte Filmtabl. **Pankreatin**		*Pankreasenzym*
Mg 5 Longoral **Mg-Hydrogenaspartat**		*Magnesiumsalz*
Mg-Al-Silicathydrat Gelusil-Lac		*Antazidum*
Mianserin Tolvin		*nicht-trizyklisches Antidepressivum*
Mibrox **Ambroxol**		*Mukolytikum*
Mibrox comp. **Ambroxol + Doxycyclin**		*Mycolytikum + Antibiotikum*
Miconazol Daktar; Daktarin (A, CH)		*Antimykotikum*
Micristin Tbl. **Acetylsalicylsäure**		*Thrombozytenaggregationshemmer*
Microgynon **Ethinylestradiol, Levonorgestrel**		*Kontrazeptivum*
Mictonorm **Propiverin**		*Anticholinergikum, Spasmolytikum*
Midodrin Gutron		*Sympathomimetikum*
Migraeflux grün **Paracetamol + Codein**		*Analgetika-Kombination*
Migraeflux orange **Paracetamol, Dimenhydrinat**		*Migränemittel*
Migraene-Neuridal **Paracetamol, Metoclopramid**		*kom. Migränemittel*
Migralave **Buclizin + Paracetamol**		*Migränemittel*
Migräne Kranit mono **Phenanzon**		*Analgetikum*
Migräne Kranit N **Propyphenaton, Paracetamol, Codein**		*Analgetikum*
Migränerton **Paracetamol + Metoclopramid**		*Analgetikum, Antiemetikum*
Migrätan N Supp. **Ergotamintartrat + Porpyphenazon + Coffein**		*Migränemittel*
Migrexa **Ergotamin + Coffein**		*Migränemittel*
Milgamma-100 / NA Drag. **Vitamin B$_1$ + B$_{12}$**		*Vitamin B-Kombination*
Milgamma N Kaps. **Vitamin B$_1$, B$_6$, B$_{12}$**		*Vitamin B-Kombination*
Milurit **Allopurinol**		*Urikostatikum*
Miniasal **Acetylsalicylsäure**		*Thrombozytenaggregationshemmer*
Minipress **Prazosin**		*α-Blocker, Antihypertonikum*
Minirin **ADH**		*antidiuretisches Hormon*
Minisistron **Ethinylestradiol, Levonorgestrel**		*Kontrazeptivum*
Minitrans **Glycerolnitrat**		*Vasodilatator*
Minocyclin Klinomycin, Aknosan, Lederderm, Skid; Minocin (A,CH)		*Tetrazyklin*
Minulet **Ethinylestradiol, Levonorgestrel**		*Östrogen, Gestagen*
Miroton **verschiedene Extrakte**		*pflanzliches Kardiakum*
Misoprostol Cytotec		*Prostaglandinderivat, Ulkustherapeutikum*
Mobiforton **Tetrazepam**		*Muskelrelaxans, Benzodiazepin*

Handelsname	Wirkstoff	Kategorie
Mobilat	**Nebennierenextrakt, u.a.**	antirheumatische Salbe
Mobilisin	**Flufenaminsäure, u.a.**	antirheumatische Salbe
Moclobemid Aurorix		MAO-Hemmer Typ A, Antidepressivum
Modenol	**Butizid + Reserpin u.a.**	Saluretikum + Antihypertonika-Kombination
Modip	**Felodipin**	Kalziumantagonist
Moduretik	**Hydrochlorothiazid + Amilorid**	Diuretika-Kombination
Mofesal	**Mofebutazon + Lidocain**	Antiphlogistikum + Lokalanästhetikum
Mogadan	**Nitrazepam**	Benzodiazepin
Molevac	**Pyrvinium**	Anthelmintikum
Molsidomin Corvaton, Molsihexal; Molsidolat (A)		Koronartherapeutikum
Molsihexal	**Molsidomin**	Koronartherapeutikum
Mometason Ecural		kortikoidhalt. Dermatikum
Monapax (Saft/Supp./Tr.)	**verschied. Pflanzenextrakte, u.a.**	Mukolytika-Kombination
Mono Embolex	**Heparinfragment vom Schwein**	Antikoagulans
Mono Mack	**Isosorbitmononitrat**	Vasodilatator
Mono Praecimed	**Paracetamol**	Analgetikum
Mono Wolff	**Isosorbidmononitrat**	Koronarmittel
Mono-Tridin	**Natriumfluorophosphat**	Mineralstoffpräparat
monobeltin	**Al-Acetylsalicylat + ASS**	Thrombozyten-Aggregations-Hemmer
Monoclair	**Isosorbitmononitrat**	Vasodilatator
Monoflam	**Diclofenac**	nichtsteroidales Antiphlogistikum
Monolong	**Isosorbidmononitrat**	Vasodilatator
Monomycin	**Erythromycin**	Antibiotikum
Monopur	**Isosorbidmononitrat**	Vasodilatator
Monostenase	**Isosorbidmononitrat**	Vasodilatator
Moronal	**Nystatin**	Antimykotikum
Morphin MST Mundipharma		starkes opioides Analgetikum
Motilium	**Domperidon**	Dopaminantagonist, Peristaltikanreger
Movergan	**Selegilin**	MAO-Hemmer, Parkinsonmittel
Moxaverin Kollateral		muskulotropes Spasmolytikum
Moxonidin Cynt, Physiotens		a_2-Rezeptoragonist
MST Mundipharma	**Morphin**	starkes opioides Analgetikum
Muciteran	**Acetylcystein**	Mukolytikum
Muco Panoral	**Bromhexin + Cephaclor**	Mukolytikum + Antibiotikum
Muco Sanigen	**Acetylcystein**	Mukolytikum
Muco-Aspecton, -broxol	**Ambroxol**	Mukolytikum
Mucocedyl, Mucoclear	**Acetylcystein**	Mukolytikum
Mucofalk	**Plantago afra-Samenschalen**	pflanzl. Antidiarrhoikum
Mucophlogat, -solvan, Muco Tablinen	**Ambroxol**	Mukolytikum
Mucotectan	**Ambroxol + Doxycyclin**	Mukolytikum + Tetrazyklin
Mucret	**Acetylcystein**	Mukolytikum
Multibionta Tropfen	**verschiedene Vitamine**	Vitaminkombination
Multilind (Salbe)	**Nystatin**	Antimykotikum
Mundisal	**Cholinsalicylat + Cetalkoniumchlorid**	Antiseptika-Kombination
Munitren H	**Hydrocortison**	kortikoidh. Dermatikum
Munobal	**Felodipin**	Kalziumantagonist
Musaril	**Tetrazepam**	Myotonolytikum + Benzodiazepin
Muskel Trancopal	**Chlormezanon**	Myotonolytikum
Muskel Trancopal c. codeino	**Chlormezanon + Analgetikum**	Myotonolytikum + Analgetikum
Muskel Trancopal comp.	**Chlormezanon + Paracetamol**	Myotonolytikum + Analgetikum
Mutaflor	**vermehrungsfähige E. coli**	mikroorganismenhaltiges Magen-Darm-Mittel
Muzolimin Edrul		Schleifendiuretikum
Mycinopred	**Prednisolon, Polymycin, Neomycin**	kortikoidh. antibiot. Ophtalmikum
Mycofug	**Clotrimazol**	Antimykotikum
Mycospor	**Bifonazol**	Antimykotikum
Mycospor Nagelset	**Bifonazol**	Antimykotikum
Mydocalm	**Tolperison**	Myotonolytikum
Myko Cordes	**Clotrimazol**	Antimykotikum
Mykofungin Vaginal	**Clotrimazol**	Antimykotikum
Mykontral Creme	**Tioconazol**	Antimykotikum
mykoproct sine	**Nystatin + Triancinolon**	Antimykotikum + Glukokortikoid
Mykundex Drg. / Susp. / Heilsalbe	**Nystatin**	Antimykotikum
Mylepsinum	**Primidon**	Antiepileptikum
Myofedrin	**Oxyfedrin**	Koronardilatator
Myogit	**Diclofenac**	nichtsteroidales Antiphlogistikum
Myrtol Gelomyrtol		Mukolytikum
N-Butyl-scopolamin Buscopan		Spasmolytikum
NAC 100/200/600 Brause	**Acetylcystein**	Mycolytikum
Nacom	**Carbidopa+Levodopa**	Parkinsonmittel-Kombination
Naftidrofuryl Artocoron, Dusodril, Naftilong; Praxilene (CH)		Durchblutungsförderer
Naftifin Exoderil		topisches Antimykotikum
Naftilong	**Naftidrofuryl**	Durchblutungsförderer
Nalidixinsäure Nogram; Negram (A,CH)		Chemotherapeutikum, Gyrasehemmer
Nandrolen Deca-Durabolin		Anabolikum
Naproxen Proxen, Dysmenalgit N, Apranax; Naprosyn (CH)		nichtsteroidales Antiphlogistikum
Natamycin Pimafucin		Antimykotikum
Natil	**Cyclandelat**	Vasodilatator
Natrilix	**Indapamid**	Diuretikum
Natriumchlorid Uro-Pract		Urologikum

Natriumperchlorat Irenat		*Thyreostatikum*
Nebacetin Augensalbe/Puder **Neomycin + Bacitracin**		*Antibiotika-Kombination*
Nedocromil Irtan, Tilade		*Antiasthmatikum (Mastzellstabilisator)*
Nedolon P **Codein + Paracetamol**		*Analgetika-Kombination*
Nehydrin **Dihydroergocristin**		*Vasodilatator*
Neo Tussan **Dextromethorphan**		*Antitussivum*
Neo-Eunomin **Ethinylestradiol + Chlormadinonacetat**		*Östrogen + Gestagen*
Neo-Gilurytmal **Prajmalin**		*Antiarrhythmikum*
Neo-Morphazole **Carbimazol**		*Thyreostatikum*
Neobiphyllin **Proxy- + Dipro- + Theophyllin**		*Bronchospasmolytika-Kombination*
Neodorm **Pentobarbital**		*Hypnotikum*
Neogama **Sulpirid**		*nicht-trizyklisches Antidepressivum*
Neomycin Bykomycin, in Dexa-Polyspectran, in Dispadex copm., in Mycinopred; Kaomycin (CH)		*Aminoglykosid-Antibiotikum*
Neomycin comp.-rathiopharm **Neomycin, Bacitracin**		*Antibiotikum*
NeoÖstrogynal Estradiolvalerat + Estriol		*Östrogen-Kombination*
Neotri **Xipamid + Triamteren**		*Diuretika-Kombination*
Nephral **Triamteren + Hydrochlorothiazid**		*Diuretika-Kombination*
Nepresol **Dihydralazin**		*direkter Vasodilatator*
Neribas Creme/Salbe **Diflucortolon**		*halogeniertes Kortikoid*
Nerisona/forte (Salbe/Creme) **Diflurcortolon**		*Glukokortikoid*
Neuralgin N **ASS + Paracetamol + Coffein**		*Analgetika-Kombination + Analeptikum*
Neuranidal **ASS + Paracetamol + Coffein**		*Analgetika-Kombination*
Neuro-Effekton **Diclofenac + Vitamine B_1, B_6, B_{12}**		*Antiphlogistikum, Vitamin-Kombination*
Neuro-ratiopharm **Vitamine B_1, B_6, B_{12}**		*Vitamin-Kombination*
Neuro-Vibolex **Vitamine B_1, B_6, B_{12}**		*Vitamin-Kombination*
Neurobion/forte **Vitamine B_1, B_6, B_{12}**		*Vitamin-Kombination*
Neurocil **Levomepromazin**		*Phenothiazin-Neuroleptikum*
Neurofenac **Diclofenac + Vitamine B_1, B_6, B_{12}**		*Antiphlogistikum, Vitamin-Kombination*
Neuronika **Kavain**		*Tranquillantium, Anxiolytikum*
Neuroplant **Johanniskrautextrakt**		*pflanzl. Psychopharmakum*
Neurothioct **Liponsäure**		*Neuropathiemittel*
Neurotrat **Vitamine B_1, B_6, B_{12}**		*Vitamin-Kombination*
Nicardipin Antagonil		*Kalziumantagonist*
Nicene **Nitroxolin + Sulfmethizol, u.a.**		*Antiseptikum + Sulfonamid*
Nicene forte **Nitroxolin**		*Antiseptikum*
Nicergolin Sermion, Circo-Maren, Nicergolin-ratiopharm		*Sekalealkaloid*
Niclosamid Yomesan		*Anthelmintikum*
Nicotinsäure Niconacid		*Vasodilatator, Lipidsenker*
Nif-Ten **Atenolol + Nifedipin**		*β-Blocker + Kalziumantagonist*
Nifeclair, Nifedipat, Nifelat, Nife-Puren, NifeHexal, Nifical **Nifedipin**		*Kalziumantagonist*
Nifedipin Adalat, Besben, Cisday, Cordicant, Corinfar, Corotrend, Duranifin, Nifeclair, nife von ct, Nifedipat, Nifehexal, Nifelat, Pidilat, Pontuc, -Stada		*Kalziumantagonist*
Nifuram Furazolidon		*Chemotherapeutikum*
Nifurantin **Nitrofurantion + Pyridoxin**		*Chemotherapeutikum + Vitamin B_6*
Nilvadipin Escor		*Kalziumantagonist*
Nimodipin Nimotop		*Kalziumantagonist*
Nimotop **Nimodipin**		*Kalziumantagonist*
Nipolept **Zotepin**		*trizyklisches Neuroleptikum*
Nisita **Emser Salz**		*Rhinologikum*
Nisoldipin Baymycard		*Kalziumantagonist*
Nisylen **verschied. pflanzl. Bestandteile**		*Homöopathikum*
Nitrangin comp., -Isis, -liquidium **Glyceroltrinitrat**		*Vasodilatator*
Nitrazepam Radedorm, Mogadan, Eatan N, Novanox; Mogadon (A,CH)		*Benzodiazepin*
Nitrendipin Bayotensin		*Kalziumantagonist*
Nitro-Obsidan **Pentaerithyltetranitrat, Propanolol**		*Vasodilatator, β-Blocker*
Nitroderm **Glyceroltrinitrat**		*Nitropflaster*
Nitrofurantoin Furadantin, Nifurantin		*Chemotherapeutikum*
Nitrofurazon Furacin-Sol/ -Streusol		*Chemotherapeutikum*
Nitrolingual, Nitro Mack **Glyceroltrinitrat**		*Koronartherapeutikum*
Nitroprussidnatrium Nipruss; Nipride (A,CH)		*Antihypertonikum, Vasodilatator*
Nitrosorbon **Isosorbiddinitrat**		*Koronartherapeutikum*
Nivadil **Nivadipin**		*Kalziumantagonist*
Nivadipin Nivadil		*Kalziumantagonist*
Nizatidin Nizax		*H_2 Blocker*
Nizax **Nizatidin**		*H_2 Blocker*
Nizoral **Ketoconazol**		*Antimykotikum*
Noctamid **Lormetazepam**		*Benzodiazepin*
Noctazepam **Oxazepam**		*Benzodiazepin*
Nolvadex **Tamoxifen**		*Antiöstrogen, Zytostatikum*
Nomon mono **Trockenextrakt aus Kürbissamen**		*miktionsbeeinfl. Mittel, Urologika*
Nootrop **Piracetam**		*Neurotropikum*
Nordazepam Tranxillium N		*Tranquilizer*
Norethinsteron Conceplan M		*Gestagen*
Norethisteron Primolut-Nor, Sovel		*Gestagen*
Norfenefrin Novadral		*α-Mimetikum, Vasokonstriktor*
Norfloxacin Barazan, Chibroxin; Zoroxin (A);Noroxin (CH)		*Gyrasehemmer*
Norgestimat Pramino		*Gestagen*
Norkotral **Pentobarbital + Promazin**		*Barbiturat + Phenothiazin-Neuroleptikum*

Normabrain	**Piracetam**	Neurotropikum, durchblutungsförderndes Mittel
Normalip N	**Fenofibrat**	Lipidsenker
Normoc	**Bromazepam**	Benzodiazepin
Nortase	**Rizalipase, u.a.**	Enzym
Nortrilen	**Nortriptylin**	Antidepressivum
Nortriptylin	Nortrilen	Antidepressivum
Norvasc	**Amlodipin**	Kalziumantagonist
Noscapin	Capval, inTussoretard N; Noscalin (CH)	Antitussivum
Novadral	**Norfenefrin**	α-Mimetikum, Vasokonstriktor
Novalgin	**Metamizol**	Analgetikum
Novaminsulfon-ratiopharm	**Metamizol**	Analgetikum
Novanox	**Nitrazepam**	Benzodiazepin
Noveril	**Dibenzepin**	trizyklisches Antidepressivum
Noviform (Augentr.)	**Bibrocathol**	Antiseptikum
Novodigal	**β-Acetyldigoxin**	Herzglykosid
Novoprotect	**Amitriptylin**	trizyklisches Antidepressivum
Novothyral	**Liothyronin + Levothyroxin**	Schilddrüsenhormone
Nubral (Creme)	**Harnstoff**	Hautschutz- und -pflegemittel
Nuran	**Cyproheptadin**	Antihistaminikum, Serotoninantagonist, Appetitanreger
Nystaderm Creme/Paste	**Nystatin**	Antimykotikum
Nystatin Adiclair, Biofanal Drg, Candio-Hermal Drg. / Susp., Lederlind, Moronal, Nystaderm Creme/Paste, Nystalocal; Mycostatin (A,CH)		Antimykotikum
Obsidan	**Propranolol**	β-Blocker
Obsilazin	**Propanolol + Dihydralazin**	β-Blocker + direkter Vasodilatator
Ödemase	**Furosemid**	Schleifendiuretikum
Ofloxacin	Floxal, Tarivid, Uro-Farivid	Gyrasehemmer
Olbemox	**Acipimox**	Lipidsenker
Oleomycetin-Prednison	**Chloramphenicol + Prednison**	Antibiotikum + Glukokortikoid
Olicard	**Isosorbidmononitrat**	Vasodilatator
Omeprazol	Antra, Gastroloc	Protonenpumpenhemmer
Omeril	**Mebhydrolin**	Antihistaminikum
Omniflora	**Lactobact. acidoph., bifidum, E. coli**	Antidiarrhoikum
Omnisept	**Lactobacillus acidoph.**	Antidiarrhoikum
Ondansetron	Zofran	$5HT_3$-Antagonist, Antiemetikum
Opipramol	Insidon	trizyklisches Antidepressivum
Optalidon N	**Propyphenazon + Coffein**	Analgetika-Kombination
Optalidon 200	**Ibuprofen**	nichtsteroidales Antiphlogistikum
Optalidon special NOC	**Dihydroergotamin + Propyphenazon**	Migränemittel
Optipect Kodein forte	**Codein, u.a.**	Antitussivum + Mukolytika-Kombination
Optipect N / Neo	**Campher, Menthol, Pefferminzöl**	Antitussivum
Opturem	**Ibuprofen**	nichtsteroidales Antiphlogistikum
Orabet	**Tolbutamid**	Sulfonylharnstoff
Orciprenalin Alupent Tabl. / Amp.		Broncholytikum, Antiasthmatikum
Ordinal/forte	**Octodrin + Norfenefrin**	Antihypotonika-Kombination
Orelox	**Cefpodoxim**	orales Cephalosporin
Orfiril	**Valproinsäure**	Antiepileptikum
Orgametril	**Lynestrenol**	Gestagen
Orphol	**Dihydroergotoxin**	Nootropikum
Orthangin N	**Weißdorn-Tinktur**	pflanzl. Kardiakum
Ortoton	**Methocarbamol**	Myotonolytikum, Muskelrelaxans
Orudis	**Ketoprofen**	nichtsteroidales Antiphlogistikum
Ospolot	**Sultiam**	Antiepileptikum
Ossin	**Fluorid**	Fluorid
Ossiplex	**Fluorid + Vitamin C**	Fluorid
Ossofortin	**Kalziumphosphat + -glukonat + Vitamin D**	Kalziumpräparat
Osspulvit	**Kalziumphosphat + -fluorid + Vitamin d**	Kalziumpräparat
Osyrol-Lasix	**Spironolacton + Furosemid**	Aldosteronantagonist + Schleifendiuret.
Otalgan (Ohrentr.)	**Phenazon + Procain, u.a.**	Analgetikum + Lokalanästhetikum
Otolitan N	**Dequaliniumchlorid, Lidocain, Glycerol**	Otologikum
Otriven	**Xylometazolin**	abschwellende Nasentropfen
Ovestin	**Estriol**	Östrogen
Oviol	**Ethinylestradiol, Levonorgestrel**	Östrogen, Gestagen
Oxa von ct	**Oxazepam**	Benzodiazepin
Oxaceprol	AHP 200	Chondroprotektivum
Oxacillin Cryptocillin		penicillinasefestes Penicillin
Oxazepam Adumbran, durazepam, Praxiten; Adumbran (A); Anxiolit (CH)		Benzodiazepin
Oxedrin	Sympatol, Solupen D	Sympathomimetikum
Oxiconazol	Myfungar, Oceral	Antimykotikum
Oxilofrin	Carnigen Mono	Sympathomimetikum
Oxitropiumbromid	Ventilat	Anticholinergikum, Bronchospasmolytikum
Oxoferin	Sauerstoffkomplex	Wundbehandlung
Oxprenolol	Trasicor	β-Blocker
Oxyfedrin	Ildamen, Myofedrin	Koronardilatator
Oxyphenbutazon	Tanderil	nichtsteroidales Antiphlogistikum
Oxytetracyclin	Terramycin	Antibiotikum
P-Mega-Tablinen	**Phenoxymethylpenicillin**	Oralpenicillin
Paedialgon	**Paracetamol**	Analgetikum
Paediathrocin	**Erythromycin**	Antibiotikum
Paedisup K/S	**Paracetamol + Doxylamin**	Analgetikum + Sedativum

Name	Wirkstoff	Kategorie
Pamba Amp./Tabl.	**Aminomethylbenzoesäure**	*Dermatikum*
Panchelidon	**Schöllkrautextrakt**	*Gallenwegstherapeutikum*
Pandel	**Hydrocortison**	*nichthalogeniertes Kortikoid, Dermatikum*
Pangrol	**Pankreatin** vom Schwein	*darmwirksames Enzympräparat*
Pankreaplex Neu	**verschied. pflanzl. Extrakte**	*pflanzl. Karminativum*
Pankreatan/forte	**Pankreatin**	*Pankreasenzym*
Pankreatin	Cotazym, Kreon, Pankreon, Panzytrat, Paspertase	*Pankreasenzym*
Pankreoflat	**Dimeticon + Pankreatin**	*Karminativum + Pankreasenzym*
Pankreon	**Pankreatin**	*Pankreasenzym*
Pankreon comp/forte	**Pankreatin, u.a.**	*Pankreasenzym*
Panoral	**Cephaclor**	*Cephalosporin*
Panthenol Tbl. / Amp.	**Dexpanthenol**	*Vitamin der B-Gruppe, Epithelisierungsmittel*
Pantoprazol	Rifun	*Protonenpumpenhemmer*
Panzynorm/forte	**Pankreatin, u.a**	*Pankreasenzym*
Panzytrat	**Pankreatin**	*Pankreasenzym*
Papaverin	Paveriwern, Paverysat forte Bürger	*Spasmolytikum*
Paracetamol -Al, -Cors, ben-u-ron, Captin, Doloreduct, in Ergo-Kranit, Kont(r)agripp, in Migraene-Neuridal, Mono Praecimed, Neuranidal, Paedialgon, in Treupel comp; Kratofin simplex (A); Acetalgin, Panadol (CH)		*Analgetikum*
Paracodin N	**Dihydrocodein**	*Antitussivum*
Paractol flüssig	**Simethicon + Al-Hydroxid**	*Karminativum + Antazidum*
Paractol Kautabl.	**Dimeticon + Siliziumoxid + Al-Hydroxid**	*Karminativum + Antazidum*
Paraffi	in Agarol	*Laxans*
Paramethason	Monocortin	*Glukokortikoid*
Parkopan	**Trihexyphenidyl**	*Parkinsonmittel*
Paromomycin	Humatin	*Aminoglykosid-Antibiotikum*
Paroxetin	Tagonis	*Antidepressivum*
Parsal	**Ibuprofen**	*nichtsteroidales Antiphlogistikum*
Partusisten	**Fenoterol**	*Wehenhemmer*
Paspertase	**Pankreatin + Metocloperamid**	*Enzyme + Prokinetikum*
Paspertin	**Metoclopramid**	*Antiemetikum, Prokinetikum*
Paveriwern	**Papaverin**	*Spasmolytikum*
Paverysat forte Bürger	**Papaverin**	*Spasmolytikum*
Pect	**Ambroxol**	*Mukolytikum*
Peflacin	**Pefloxacin**	*Gyrasehemmer*
Pefloxacin	Peflacin	*Gyrasehemmer*
Penbutolol	Betapressin, in Betasemid	*β-Blocker*
PenHexal, Penicillat, Penicillin V	**Phenoxymethylpenicillin**	*Oralpenicillin*
Penicillin G	**Benzylpenicillin**	*i.v.-Penicillin*
Pentaerithrityltetranitrat	Dilcoran 80 Tabl., Nitro-Obsidan, Pentalong	*Vasodilatator*
Pentalong	**Pentaerithrityltetranitrat**	*Vasodilatator*
Pento-Puren	**Pentoxifyllin**	*durchblutungsförderndes Mittel*
Pentobarbital	Neodorm, Repocal, Medinox mono, Nembutal	*Barbiturat*
Pentofuryl	**Nifuroxazid**	*Chemotherapeutikum*
Pentoxifyllin	Trental, Azutrentat, Rentylin, Claudicat, Ralofekt	*durchblutungsförderndes Mittel*
Pentoxyverin	Sedotussin	*Antitussivum*
Pepdul	**Famotidin**	*H$_2$-Antagonist*
Perazin	Taxilan	*Phenothiazin-Neuroleptikum*
Perdiphen	**Ephedrin + Paracetamol + Diphenylpyralin**	*Grippemittel*
Perhexilin	Pexid	*Kalziumantagonist*
Perindopril	Coversum	*ACE-Hemmer*
Pernionin	**Methylsalicylat, Benzylnicotinat, Methylnicotinat**	*Balneotherapeutikum*
Peroxinorm	**Orgotein**	*antiphlogistische Salbe*
Perphenazin	Decentan; Trilafon (CH)	*Phenothiazin-Neuroleptikum*
Persantin	**Dipyridamol**	*Vasodilatator + Thrombozyten-Aggregations-Hemmer*
Persumbran	**Dipyridamol + Oxazepam**	*Vasodilatator + Benzodiazepin*
Pertenso	**Propanolol + Hydralazin + Bendofluminthiazid**	*β-Blocker + direkter Vasodilatator + Thiazid-Diuretikum*
Phenaemal	**Phenobarbital**	*Barbiturat, Antikonvulsivum*
Phenhydan	**Phenytoin**	*Antiepileptikum, Antiarrhythmikum*
Pheniramin	Avil	*Antihistaminikum*
Phenobarbital	Lepinal, Lepinaletten, Luminaletten, Phenaemal	*Antiepileptikum*
Phenolphtalein	Agarol	*Laxans*
Phenoxybenzamin	Dibenzyran; Dibenzyline (CH)	*α-Blocker*
Phenoxymethylpenicillin	Isocillin, Megacillin, Penicillin V, Ospen	*Oralpenicillin*
Phenprocoumon	Falithrom, Marcumar; Marcoumar (A,CH)	*Antikoagulans*
Phentolamin	Regitin	*α-Blocker, Antihypertonikum*
Phenylbutazon	Butazolidin, Ambene,	*nichtsteroidales Antiphlogistikum*
Phenylephrin	Neo-Synephrine, Dignowell, Rhinotussal Saft	*Sympathomimetikum*
Phenytoin	Phenhydan, Epanutin, Zentropil	*Antiepileptikum, Antiarrhythmikum*
Phlebodril Kps.	**Trimethylhesperidinchalkon + pflanzl. Extrakte.**	*Venenmittel*
Phlogenzym	**Bromelaine + Trypsin + Rutosid**	*enzymatisches Antiphlogistikum*
Pholedrin liquid. Meuselbach, - longo Isis	**Pholedrinsulfat**	*Antihypotonikum*
Pholedrinsulfat	Pholedrin liquid., Pholedrin- longo Isis	*Antihypotonikum*
Phospholugal	**Al-Phosphat**	*Antazidum*
Physiotens	**Moxonidin**	*zentraler α-Antagonist, Antihypertonikum*
Phytomenadion	Konakion	*Vitamin K*
Pidilat	**Nifedipin**	*Kalziumantagonist*
Piladren	**Pilocarpin + Epinephrin**	*Glaukommittel*

Pilocarpin Pilocarpol, Spersacarpin, Pilomann, Piladren,
in Pilopos Augentr., in Timpilo . . . . *Cholinergikum*
Pimafucin Natamycin . . . . *Antimykotikum*
Pipamperon Dipiperon . . . . *Butyrophenon-Neuroleptikum*
Piperazin Tasnon; Escovermin (CH) . . . . *Anthelminthikum*
Piracebral Piracetam . . . . *Neurotropikum,, durchblutungsförderndes Mittel*
Piracetam Cerebroforte, Cuxabrain, Cuxabrain, Nootrop,
Normabrain, Piracebral; Nootropil (A,CH) . . . . *durchblutungsförderndes Mittel*
Pirbuterol Zeisin . . . . β-*Sympathomimetikum*
Pirenzepin Gastrozepin, Ulcoprotect, Gastricur . . . . *Ulkustherapeutikum*
Piretanid Arelix . . . . *Schleifendiuretikum*
Pirorheum **Propyphenazon** . . . . *nichtsteroidales Antiphlogistikum*
Pirox von ct **Piroxicam** . . . . *nichtsteroidales Antiphlogistikum*
Piroxicam Brexidol, fasax, Felden/Top, Flexasa, Pirox von ct . *nichtsteroidales Antiphlogistikum*
PK-Merz **Amantadin** . . . . *Parkinsonmittel, Virostatikum*
Planum **Temazepam** . . . . *Benzodiazepin*
Plastufer **Eisen(II)sulfat** . . . . *orales Eisenpräparat*
Plastulen **Eisen(II)sulfat, u.a.** . . . . *orales Eisenpräparat*
Pleomix B **Pyridoxin + Thiamin + Cyanocobalamin** . . . . *Vitamin-Kombination*
Podomexef **Cefpodoximproxetil** . . . . *Cephalosporin*
Polydimethylsiliconharz Jaikin . . . . *Dermatikum*
Polymycin Dexa-Polyspectran, Mycinopred . . . . *Antibiotikum*
Polypress **Prazosin + Polythiazid** . . . . α-*Blocker, Vasodilatator*
Polyspectran (Augentr.) **Polymycin B + Neomycin + Gramicidin** . . *Antibiotika-Kombination*
Polythiazid Drenusil; Renese (CH) . . . . *Diuretikum*
Pontuc **Nifedipin + Dihydoergotoxinmethansulfonat** . . . . *Kalziumantagonist*
Posilent **Cytidin** . . . . *Lokaltherapeutikum, Ophthalmikum*
Posorutin **Troxerutin** . . . . *Ophthalmikum*
Posterisan/forte **E. Coli-Bestandteile** . . . . *Hämorrhoidenmittel*
Prajmalin Neo-Gilurytmal . . . . *Antiarrhythmikum*
Pramino **Ethinylestradiol, Norgestimat** . . . . *Östrogen, Gestagen*
Pravasin **Pravastatin** . . . . *Cholesterolsynthese-Enzym-Hemmer, Lipidsenker*
Pravastatin Liprevil, Pravasin; Selipran (A,CH) . . . . *Lipidsenker*
Pravidel **Bromocriptin** . . . . *Parkinsonmittel, Prolaktinhemmer*
Praxiten **Oxazepam** . . . . *Benzodiazepin*
Prazepam Demetrin . . . . *Benzodiazepin*
Praziquantel Biltricide . . . . *Anthelminthikum*
Prazosin duramipress, Minipress, Adversuten . . . . . *peripherer* α-*Blocker, Antihypertonikum*
Prectal **Prednison** . . . . *Glukokortikoid*
Predni-H-Injekt / Tabl., -hexal, -Tablinen **Prednisolonacetat** . . . . *Depotglukokortikoid*
Prednisolon Alpicort-F/N, Decortin H, Dontisolon D, in Mycinopred,
Scherisolon, Solu-Decortin-H; Ultracorten (CH) . . . . *Glukokortikoid*
Prednison Decaprednil, Decortin, Predni-H- Injekt / Tabl.,
Rectodelt, Ultracorten H; Deltacortil (A) . . . . *Glukokortikoid*
Prelis **Metoprolol** . . . . β-*Blocker*
Prelis comp **Metoprolol + Chlortalidon** . . . . β-*Blocker + Diuretikum*
Prent **Acebutolol** . . . . β-*Blocker*
Prenylamin Segontin . . . . *Kalziumantagonist*
Prepacol **Bisacodyl** . . . . *Laxans*
Pres **Enalapril** . . . . *ACE-Hemmer, Antihypertonikum*
Presinol **Methyldopa** . . . . *zentrales* α-*Mimetikum, Antihypertonikum*
Primaquin Primaquine . . . . *Chemotherapeutikum, Malariamittel*
Primidon Liskantin, Mylepsinum; Cyral (A); Mysoline (A,CH) . . . . *Antiepileptikum*
Pro-Diaban **Glisoxepid** . . . . *Sulfonylharnstoff*
Procarbazin Natulan . . . . *Zytostatikum*
Procorum Gallopamil . . . . *Kalziumantagonist*
Procto-Jellin **Fluocinolonacetonid + Lidocain, u.a.** . . . . *Hämorrhoidenmittel*
Procto-Kaban **Clocortolon + Cinchocain** . . . . *Hämorrhoidenmittel*
Proctoparf **Bufexamac + Lidocain, u.a.** . . . . *Hämorrhoidenmittel*
Proculin-Augentropfen **Naphazolin-HCL** . . . . *Sympathomimetikum*
Procyclidin Osnervan . . . . *Parkinsonmittel*
Progastrit **Mg-, Al-Hydroxid** . . . . *Antazida*
Progestogel (Externum) **Progesteron** . . . . *Gestagen*
Proglumetacin Protaxon . . . . *nichtsteroidales Antiphlogistikum*
Progynon C **Ethinylestradiol** . . . . *Östrogen*
Progynova **Estradiolvalerat** . . . . *Östrogen*
Promazin Sinophenin, Protactyl; Prazine (CH) . . . . *Phenothiazin-Neuroleptikum*
Promethazin Prothazin liquidum, Atosil; Phenergan (A); Sominex (CH) . . . . *Neuroleptikum*
Propafenon Rytmonorm; Rytmonorma (A) . . . . *Antiarrhythmikum*
Propaphenin Chlorpromazin . . . . *Neuroleptikum*
Propicillin Baycillin, Oricillin . . . . *Oralpenicillin*
Propiverin Mictonorm . . . . *Anticholinergikum, Spasmolytikum*
Propra-ratiopharm **Propranolol** . . . . β-*Blocker*
Propranolol Dociton, Beta-Tablinen, Obsidan, Obsilazin, Indobloc; Inderal (CH) . . β-*Blocker*
Propulsin **Cisaprid** . . . . *Motilität steigerndes Magen-Darm-Mittel*
Propylthiouracil Propycil, Thyreostat II; Prothiucil (A) . . . . *Thyreostatikum*
Propyphenazon Copyrkal N, in Ergo-Kranit, Eufibrom,
Optalidon special NOC, Pirorheum, Titretta analgica . *Antipyretikum, Antiphlogistikum, Analgetikum*

Handelsname	Freiname	Kategorie
Proscillaridin	Talusin	Herzglykosid
Prosiston	**Norethisteron + Ethinylestradiol**	Gestagen + Östrogen
Prospan	**Efeublätterextrakt**	Antitussivum
Prosta-Urgenin	**Sägepalmfrüchteextrakt**	Urologikum
Prostaforton N	**Brennesselwurzelextrakt**	pflanzl. Prostatamittel
Prostagutt mono/forte	**Extrakt aus Sägepalmenfrüchten**	pflanzl. Prostatamittel
Prostasal	**Beta-Sitosterin**	Urologikum
Protactyl	**Promazin**	Phenothiazin-Neuroleptikum
Protaxon	**Proglumetacin**	nichtsteroidales Antiphlogistikum
Prothazin liquidum Lsg.	**Promethazin**	Phenothiazin-Neuroleptikum
Prothil	**Medrogeston**	Gestagen
Prothipendyl	Dominal	Phenothiazin-Neuroleptikum
Prothyrid	**Liothyronin + Levothyroxin**	Schilddrüsenhormon
Proveno-Drg.	**Aescin + Bioflavonoide**	Venenmittel
Proviron	**Mesterolon**	Androgen
Proxen	**Naproxen**	nichtsteroidales Antiphlogistikum
Proxyphyllin	Spasmolysin; in Neo-Biphyllin (CH)	Bronchospasmolytikum
Pryleugan	**Imipramin**	trizyklisches Antidepressivum
Psoradexan Creme	**Dithranol, Harnstoff**	Antipsoriakum, Dermatikum
Psorcutan	**Calcipotriol**	Dermatikum
Psychatrin	**Johanniskrautextrakt**	pflanzl. Psychopharmakum
Psychotomin M	**Drogenauszug aus Johanniskraut**	pflanzl. Psychopharmakum
Psyquil	**Triflupromazin**	Phenothiazin-Neuroleptikum
Pulbil	**Cromoglicinsäure**	Antiallergikum
Pulmicort	**Budenosid**	Glukokortikoid
Pulmicret	**Acetylcycstein**	Mukolytikum
PulmiDur	**Theophyllin**	Bronchospasmolytikum
Pyralvex	**Hydroxyanthracenderivat, u.a.**	Antiseptikum
Pyrantel	Helmex; Combantrin (A); Cobantril (CH)	Anthelminthikum
Pyrazinamid	Pyrafat	Tuberkulosemittel
Pyridostigmin	Mestinon	Cholinesterasehemmer
Pyridoxin	Hepagrisevit forte, Neuro-Vibolex, in Nifurantin	Vitamin B_6
Pyridylmethanol	Radecol	muskolotroper Vasodilatator, Lipidsenker
Pyrimethamin	Daraprim	Antimalariamittel
Pyritinol	Encephabol	Neurotropikum
Pyromed	**Paracetamol**	Analgetikum
Pyrviniumembonat	Molevac	Anthelminthikum
Quantalan	**Cholestyramin**	Gallensäure
Querto	**Carvedilol**	β-Blocker
Quilonum	**Lithium**	Antidepressivum
Quinapril	Accupro, Accuzide	ACE-Hemmer
Radecol	**Pyridylmethanol**	muskolotroper Vasodilatator, Lipidsenker
Radedorn	**Nitrazepam**	Benzodiazepin
Radepur	**Chlordiazepoxid**	Benzodiazepin
Ralofekt	**Pentoxifyllin**	Purin-Derivat
Ramipril	Delix / plus, Vesdil.	ACE-Hemmer
Raniberl	**Ranitidin**	H_2-Blocker
Ranitidin	Raniberl, Sostril, Zantic	H_2-Blocker
Rantudil	**Acemetacin**	nichtsteroidales Antiphlogistikum
Reasec	**Diphenoxylat + Atropin**	Antidiarrhoikum
Recessan	**Polidocanol**	Lokalanästhetikum, Mund- und Rachentherapeutkum
Rectodelt	**Prednison**	Glukokortikoid
Rectosellan N	**Polidocanol + Zinkoxid**	Hämorrhidenmittel
Refobacin	**Gentamicin**	Aminoglykosid-Antibiotikum
Rekawan	**Kaliumchlorid**	Kaliumsalz
Remedacen	**Dihydrocodein**	Antitussivum
Remestan	**Temazepam**	Benzodiazepin
Remid	**Allopurinol**	Urikostatikum
Renacor	**Enalapril + Hydrochlorothiazid**	ACE-Hemmer + Diuretikum
Rentylin	**Pentoxifyllin**	durchblutungsförderndes Mittel
Reparil	**Aescin**	nichtsteroidales Antiphlogistikum
Repocal	**Pentobarbital**	Barbiturat
Reproterol	Bronchospasmin	$β_2$-Sympathomimetikum, Bronchospasmolytikum
Resaltex	**Reserpin + Hydrochlorothiazid + Triamteren**	Antihypertonikum/Diuretika-Kombination
Reserpin	Disalpin, Serpasil, dystologes, Triniton	Antihypertonikum
Resochin	**Chloroquin**	Malariamittel
Retacillin comp.	**Benzylpenicillin**	Penicillin
Retef	**Hydrocortison**	nichthalogeniertes Glukokortikoid
Retinol/A	Oculotect, Ophtol; Avitol (A); Arovit (CH)	Vitamin A
Rewodina	**Diclofenac**	nichtsteroidales Antiphlogistikum
Rhefluin	**Amilorid + Hydrochlorothiazid**	Diuretika-Kombination
Rhinex	**Naphazolin-HCL**	Sympathomimetikum
Rhinopront Kps.	**Carbinoxamin + Phenylephrin**	Antihistaminikum + Vasokonstriktor
Rhinopront Saft	**Carbinoxamin + Norephedrin**	Antihistaminikum + Vasokonstriktor
Rhinospray	**Tramazolin**	Vasokonstriktor
Rhoival Drag./Tr.	**verschied. pflanzl. Extrakte**	die Miktion beeinflussendes Mittel
Ribomunyl	**bakterielle Ribosomen**	Immunstimulans
Rifampicin	Rimactan; Rifoldin (A,CH)	Antibiotikum, Tuberkulosetherapeutikum
Rifun	**Pantoprazol**	Protonenpumpenhemmer

Riopan	**Magaldrat**	Antazidum
Ritalin	**Methylphenidat-HCl**	Psychostimulans
Rivanol	**Ethacridin**	Desinfiziens/Antiseptikum
Rivotril	**Clonazepam**	Antiepileptikum, Benzodiazepin
Roaccutan	**Isotretinoin**	Aknemittel
Rocaltrol	**Calcitriol**	Vitamin D
Rocornal	**Trapidil**	Koronarmittel
Rohypnol	**Flunitrazepam**	Benzodiazepin
rökan	**Gingko-Extrakt**	durchblutungsförderndes Mittel
Rolitetracyclin	Reverin	Tetrazyklin
Roxatidin	Roxit	H_2-Blocker, Ulkustherapeutikum
Roxit	**Roxatidin**	H_2-Blocker
Roxithromycin	Rulid; Rulide (A)	Makrolidantibiotikum
Rudotel	**Medazepam**	Benzodiazepin
Rulid	**Roxithromycin**	Makrolid-Antbiotikum
Rutosid	Phlogenzym; in Aesrutan (A); Neorutin (CH)	Antihämorrhagikum, Venenmittel
Rythmodul	**Disopyramid**	Antiarrhythmikum
Rytmonorm	**Propafenon**	Antiarrhythmikum
Sab simplex	**Simethicon**	Karminativum
Sabril	**Vigabatrin**	Antiepileptikum
Salazo[sulfa]pyridin = Sulfasalazin	Azulfidine, Colo Pleon;	Chemotherapeutikum
Salbutamol	Apsomol Dosieraerosol, Broncho Spray,	
Sultanol, Loftan, Volmac; Volmax (CH)		β-Mimetikum, Bronchodilatator
Sali-Adalat	**Nifedipin + Mefrusid**	Kalziumantagonist + Diuretikum
Sali-Aldopur	**Spironolacton + Bendroflumethiazid**	Diuretika-Kombination
Sali-Prent	**Acebutolol + Mefrusid**	β-Blocker, Diuretikum
Salicylsäure	Aknin-Winthrop, Betadermic, Collomack, ELL-Cranell, Guttaplast, Rheumasan-, Squamasol, Salhumin Bad, Verrucid, in Volon A Tinktur	Keratolytikum, Antiseptikum
Salofalk	**Mesalazin**	Chemotherapeutikum
Salviathymol	**verschied. pflanzl. Öle**	Antiseptikum, Mund- und Rachentherapeutikum
Salvysat Buerger	**Trockenextrakt aus Salbeiblättern**	Dermatikum
Sanasepton	**Erythromycin**	Makrolidantibiotikum
Sanasthmax, Sanasthmyl	**Beclometason**	Glukokortikoid
Sanatison Mono	**Hydrocortison**	nichthalogeniertes Glukokortikoid, Dermatikum
Sanaven	**Muyopolysaccharidpolysulfat + Phenylephrin**	Venenmittel
Sandimmun	**Ciclosporin**	Immunsuppressivum
Sanopin N	**Koniferenöl, Champheröl**	Expektorans
Sanoxit (Externum)	**Benzoylperoxid**	Aknemittel
Santalyt	**NaCl + Kcl + Glukose + Citrat**	Mineralstoffpräparat
Santax	**med. Hefe**	Antidiarrhoikum
Sapec	**Knoblauchtrockenpulver**	pflanzl. Lipidsenker
Saroten	**Amitriptylin**	trizyklisches Antidepressivum
Scandicain	**Mepivacain**	Lokalanästhetikum
Scheriproct	**Prednisolon + Clemizol + Cinchocain**	Hämorrhoidenmittel
Scherisolon	**Prednisolon**	nicht-fluoriertes Glukokortikoid
Sedalipid	**Mg-Pyridoxal-Phosphat-Glutaminat**	Lipidsenker
Sedanxol	**Zuclopenthixol**	Neuroleptikum
Sedariston Konz./Tr.	**Johanniskraut-, Baldrianwurzelextrakt**	pflanzliches Sedativum
Sedotussin	**Pentoxyverin, u.a.**	Antitussivum, Mukolytika-Kombination
Sedovegan	**Phenobarbital, Chinin, Chinidin, u.a.**	Sedativum
Selectol	**Celiprolol**	β$_1$-Blocker
Selectomycin	**Spiramycin**	Makrolidantibiotikum
Selegilin	Movergan; Jumex (A); Jumexal (CH)	MAO-Hemmer Typ B
Selen	Selenase	Mineralstoffpräparat
Selenase	**Selen**	Mineralstoffpräparat
Selensulfid	Ellsurex	Antiseborrhoikum
Semibiocin	**Erythromycin**	Makrolidantibiotikum
Sempera	**Itraconazol**	Antimykotikum
Sensit	**Fendilin**	Kalziumantagonist
Septacord	**K-Hydrogenaspartat, Mg-Hydrogenaspartat**	Kardiakum
Serenoa ratiopharm	**Sägezahnpalmenextrakt**	pflanzl. Prostatamittel
Sermion	**Nicergolin**	Secalealkaloid
Sibelium	**Flunarizin**	Vasodilatator
Sigabroxol	**Ambroxol**	Mukolytikum
Sigacalm	**Oxazepam**	Benzodiazepin
Sigacimet	**Cimetidin**	H_2-Blocker
Sigadoc	**Indometacin**	nichtsteroidales Antiphlogistikum
Sigadoxin	**Doxycyclin**	Tetrazyklin
Sigadylat	**Doxycyclin**	Tetrazyklin
Sigafenac Gel	**Diclofenac**	nichtsteroidales Antiphlogistikum
Sigamopen	**Amoxicillin**	Breitbandpenicillin
Sigamuc	**Doxycyclin + Ambroxol**	Tetrazyklin + Mukolytikum
Sigamucil	**Acetylcystein**	Mykolytikum
Sigaperidol	**Haloperidol**	Butyrophenon-Neuroleptikum, Dopaminantagonist
Sigaprim	**Trimethoprim + Sulfamethoxazol**	Sulfonamid-Kombination
Silentan	**Netopam 30**	Analgetikum
Silomat	**Clobutinol**	Antitussivum
Silymarin	Legalon	Lebertherapeutikum
Simagel	**Almasilat**	Antacidum

Handels- und Freinamen

Simethicon sab simplex, Lefax	Karminativum
Simplotan **Tinidazol**	Chemotherapeutikum
Simvastatin Denan, Zocor	Cholesterolsynthese-Hemmer, Lipidsenker
Sinecod **Butamirad**	Antitussivum
Sinfrontal **Homöopathika**	Rhinologikum
Sinophenin **Phenothiazin, Promazin**	Phenothiazin-Neuroleptikum
Sinquan **Doxepin**	trizyklisches Antidepressivum
Sinuforton **Anisöl, Primelwurzel-, Thymiankrautextrakt**	pflanzl. Mukolytika-Kombination
Sinupret **Rad. Gentianae, u.a.**	pflanzl. Mukolytika-Kombination
Siozwo N **Naphazolin, Pfefferminzöl**	Sympathomimetikum
Siran **Acetylcystein**	Mukolytikum
Sirdalud **Tizanidin**	Muskelrelaxans
Siros **Itraconazol**	Antimykotikum
Sirtal **Carbamazepin**	Antiepileptikum
Sito-Lande **Sitosterin**	Lipidsenker
Skid **Minocyclin**	Antibiotikum
Skilpin **Al-Hydroxid-Mg-Carbonat, u.a.**	Antidiarrhoikum
Skinoren Creme **Azelainsäure**	Aknemittel
Sobelin **Clindamycin**	Antibiotikum
Solcoseryl **eiweißfreies Kalbsblutkonzentrat**	Mund- und Rachentherapeutikum
Solcosplen **Kälbermilzextrakt**	Gynäkologikum
Soledum Balsam Lösung **Cineol**	Mukolytikum
Soledum Hustensaft/-Tr. **Thymianfluidextrakt**	pflanzl. Mukolytikum
Solidagoren **verschied. pflanzl. Extrakte**	Diuretikum + Kalziumstoffwechselregulator
Solosin **Theophyllin**	Bronchospasmolytikum
Solu-Decortin-H **Prednisolon**	Glukokortikoid
Solugastril **Al-Hydroxid + CaCO₃**	Antazida-Kombination
Solupen D **Naphazolin, Dexamethason, Oxedrintartrat**	kortikoidh. Rhinologikum
Sonin **Loprazolam**	Benzodiazepin
Sormodren **Bornaprin**	Anticholinergikum, Parkinsonmittel
Sostril **Ranitidin**	H_2-Blocker
Sotahexal **Sotalol**	β-Blocker, Antiarrhythmikum
Sotalex **Sotalol**	β-Blocker, Antiarrhythmikum
Sotalol Darob, Sotahexal, Sotalex; Sotacor (A)	β-Blocker, Antiarrhythmikum
Sovel -**Norethisteronacetat**	Gestagen
Soventol **Bamipin**	Antihistaminikum
Soventol H Creme **Bamipinlactat, Hydrocortisonacetat**	kortikoidh. Dermatikum
Spasmex **Trospiumchlorid**	Spasmolytikum
spasmo gallo sanol **Xinytropiumbromid + Gallensäuren, u.a.**	Gallenwegstherapeutikum
Spasmo-Cibalgin comp S **Propyphenazon + Drofenin + Codein**	Spasmolytikum + Analgetikum
Spasmo-Cibalgin S **Propyphenazon + Drofenin**	Spasmolytikum
Spasmo-lyt **Trospiumchlorid**	miktionsbeeinflussendes Mittel
Spasmo-Mucosolvan **Clenbuterol + Ambroxol**	β-Mimetikum + Mukolytikum
Spasmo-Nervogastrol **Butinolin + Wismut, u.a.**	Spasmolytikum, Antazida-Kombination
Spasmo-Rhoival N **Dicycloverin**	miktionsbeeinflussendes Mittel
Spasmo-Solugastril **Butinolin + Al-Hydroxid, u.a.**	Spasmolytikum, Antazida-Kombination
Spasmo-Urgenin **Trospiumchlorid, u.a.**	Spasmolytikum
Spasuret **Flavoxat**	Spasmolytikum
Spectinomycin Stanilo	Aminoglykosid-Antibiotikum
Speda **Vinylbital**	Barbiturat
Sperti Präparation H **Bierhefeextr., Haifischleberöl, u.a.**	Hämorrhoidenmittel
Spiramycin Selectomycin, Rovamycine; Rovamycine (CH)	Makrolidantibiotikum
Spiro comp.-ratiopharm, -D-Tablinen, - von ct **Spironolacton + Furosemid**	Diuretika-Kombination
Spiro-D-Tablinen **Spironolacton + Furosemid**	Diuretikum-Kombination
Spironolacton Aldactone, diuraspiron, Osyrol	Aldosteron-Antagonist
Spiropent **Clenbuterol**	Broncholytikum
Spondylonal α-**Tocopherolacetat u.a.**	Vitamin E
Spondyvit α-**Tocopherolacetat**	Vitamin E
Stangyl **Trimipramin**	trizyklisches Antidepressivum
Staphylex **Flucloxacillin**	penicillinasefestes Penicillin
Stas **Ambroxol**	Mukolytikum
Staurodorm Neu **Flurazepam**	Benzodiazepin
Sterinor **Tetroxoprim + Sulfadiazin**	Chemotherapeutikum, Sulfonamid
Stiemycine **Erythromycin**	Antibiotikum
Stillacor β-**Acetyldigoxin**	Herzglykosid
Stilnox **Zolpidem**	Hypnotikum/Sedativum
Streptomycin Streptothenat	Aminoglykosid-Antibiotikum
Strogen **Sägezahnpalmenextrakt**	pflanzl. Prostatamittel
Strotan **Extr. Fruct. Agui casti sicc.**	Gynäkologikum
Sucralfat **Ulcogant**	Antazidum, Ulkusmittel
Sulfacetamid Blephamide Augensalbe/Tr.; Beocid (A); Spersacet (CH)	Sulfonamid
Sulfadiazin Flammazine	Sulfonamid
Sulfalen Longum	schwer resorbierb. Sulfonamid
Sulfamerazin Berlocombin	Sulfonamid
Sulfamethoxazol in Bactrim, in Eusaprim, Berlocid, Cotrim Hexal, -Puren	Sulfonamid
Sulfametoxydiazin Durenat	Sulfonamid
Sulfasalazin Azulfidine	Chemotherapeutikum
Sulfinpyrazon Anturano; Anturan (A,CH)	Urikosurikum, Thrombo.-Aggregat-Hemmer
Sulfisomidin Aristamid	Sulfonamid

Sulpirid	Dogmatil, Meresa, Neogama	*Dopaminantagonist, nichttrizykl. Antidepressivum*
Sultanol	Salbutamol	*b-Mimetikum*
Sultiam	Ospolot	*Antiepileptikum*
Sumatriptanhydrogensuccinat	Imigran	*Migränemittel*
Supracombin	**Trimethoprim + Sulfamethoxazol**	*Sulfonamid-Kombination*
Supracyclin	**Doxycyclin**	*Tetrazyklin*
Suprax	**Cefixim**	*Cephalosporin*
Surgam	**Tiaprofensäure**	*nichtsteroidales Antiphlogistikum*
Sweatosan N (Drag.)	**Salbeiextrakt**	*pflanzl. Antihidrotikum, Dermatikum*
Symadal Spray	**Dimeticon**	*Dermatikum*
Symbiofloor	**I:Str. Faecalis; II: E. coli**	*Bakterien, Darmregulans*
Sympatol	**Oxedrin**	*Sympathomimetikum*
Synapause	**Estriolsuccinat**	*Östrogen*
Synergomycin	**Erythromycin + Bromhexin**	*Antibiotikum + Mukolytikum*
Syntaris	**Flunisolid**	*Rhinologikum*
Syntestan	**Cloprednol**	*halogeniertes Glukokortikoid*
Systral	**Chlorphenoxamin**	*Antihistaminikum*
Syviman N	**verschied. pflanzl. Extrakte**	*pflanzl., äußerl. Antiphlogistikum*
Tabalon	**Ibuprofen**	*nichtsteroidales Antiphlogistikum*
Tachmalcor	**Detajmiumbitartrat**	*Antiarrhythmikum*
Tafil	**Alprazolam**	*Benzodiazepin*
Tagagel, Tagamet	**Cimetidin**	*H$_1$-Blocker*
Tagonis	**Paroxetin**	*Antidepressivum*
Talcid	**Hydrotalcit**	*Antazidum*
Talinolol	**Cordanun**	*β-Blocker*
Talso	**Sabalfruchtextrakt**	*pflanzl. Prostatamittel*
Talusin	**Proscillaridin**	*Herzglykosid*
talvosilen	**Paracetamol + Codein**	*Analgetika-Kombination*
Tambocor	**Flecainid**	*Antiarrhythmikum*
Tamoxifen	Kessar, Nolvadex	*Antiöstrogen, Zytostatikum*
Tampositorien B	**Belladonnaextr. + Guajazulen**	*Hämorrhoidenmittel*
Tampovagan C-N N	**Hydrocortison + Neomycin + Sulfathiazol**	*kortikoidh. Antibiotikum*
Tamuc	**Acetylcystein**	*Mukolytikum*
Tannacomp	**Tannin + Ethacridin**	*Antidiarrhoikum + Antiseptikum*
Tannalbin	**Tanninalbuminat**	*Chemotherapeutikum, Antidiarrhoikum*
Tanninalbuminat	Tannalbin	*Antidiarrhoikum, Adstringens*
Tantum	**Benzydamin**	*nichtsteroidales Antiphlogistikum*
Tardocillin	**Benzathin-Benzylpenicillin**	*Depotpenicillin*
Tardyferon	**Eisen(II)sulfat**	*Antianämikum*
Target	**Felbinac**	*äußerliches Antiphlogistikum*
Tarivid	**Ofloxacin**	*Gyrasehemmer*
Tavegil	**Clemastin**	*Antihistaminikum*
Tavor	**Lorazepam**	*Benzodiazepin*
Taxilan	**Perazin**	*Phenothiazin-Neuroleptikum*
Tebonin	**Gingko-Extrakt**	*durchblutungsförderndes Mittel*
Tefilin	**Tetrazyklin**	*Antibiotikum*
Tegretal	**Carbamazepin**	*Antiepileptikum*
Teldane	**Terfenadin**	*Antihistaminikum*
Temazepam	Planum, Remestan; Levanxol (A); Normison (CH)	*Benzodiazepin*
Temgesic	**Buprenorphin**	*starkes Analgetikum*
Tempil N	**Diphenylpyralin + Metamfepramon + ASS**	*Grippemittel*
Teneretic	**Atenolol + Chlortalidon**	*β-Blocker + Diuretikum*
Tenormin	**Atenolol**	*β-Blocker*
tensobon	**Captopril**	*ACE-Hemmer*
tensobon comp	**Captopril + Hydrochlorothiazid**	*ACE-Hemmer + Diuretikum*
Tepilta	**Oxetacain + Al-Hydroxid, u.a.**	*Anästhetikum + Antazida-Kombination*
Terazosin	Heitrin	*peripherer α$_1$-Blocker*
Terbinafin	Lamisil Creme/Tabl.	*Antimykotikum*
Terbutalin	Bricanyl, Aerodur, Arubendul-Spray	*β$_2$-Mimetikum, Bronchospasmolytikum*
Terelit	**Ambroxol + Doxycyclin**	*Mukolytikum + Antibiotikum*
Terfemundin	**Terfenadin**	*Anithistaminikum, Aniallergikum*
Terfenadin	Teldane, Hisfedin, Terfemundin, Volon A mit Terfenadin, Triludan (A)	*nicht-sedierendes Antihistaminikum*
Terramycin	**Oxytetracyclin**	*Antibiotikum*
Terzolin	**Ketoconazol**	*Antimykotikum*
Tesoprel	**Bromperidol**	*Butyrophenon-Neuroleptikum*
Testosteronpropionat	Testoviron	*Androgen*
Testoviron	**Testosteronpropionat**	*Androgen*
Tetagam	**Tetanus-Hyperimmunoglobulin**	*Passivimpfstoff*
Tetanol	**Tetanus-Toxoid**	*Aktivimpfstoff*
Tetra-Gelomyrtol	**Myrtol + Oxytetracyclin**	*Mukolytikum + Tetrazyklin*
Tetracosactid	Synacthen	*synthetisches ACTH*
Tetrazepam	Mobiforton, Musaril	*Muskelrelaxans + Benzodiazepin*
Tetrazyklin	Tefilin, Tetracyclin Wolff; Tetralysal (A); Achromycin (CH)	*Antibiotikum*
Tetryzolin	Tyzine, Rhinopront, Yxin; Visine (CH)	*Vasokonstriktor*
Theophyllard	**Theophyllin**	*Bronchospasmolytikum*
Theophyllin	Afonilum, Aerobin, Bronchoretard, in Broncho Euphyllin retard, -von ct, Euphylong, PulmiDur, Solosin, Uniphyllin; Afonilum (A);Xantirent (CH)	*Bronchospasmolytikum*

Handels- und Freinamen

Handelsname	Wirkstoff	Kategorie
Thevier	**Levothyroxin**	Schilddrüsenhormon
Thiamazol	Favistan; Tapazole (CH)	Thyreostatikum
Thiamin	Aneurin AS, Benerva, Betabion, Ophtol/N; Bevitol (A); Benerva (CH)	Vitamin B₁
Thiamphenicol	Urfamycine	Antibiotikum
Thilo-Tears	**Carbomer + Mannitol**	Filmbildner, Ophthalmikum
Thioctacid, Thiogamma	α-**Liponsäure**	Neural-, Lebertherapeutikum
Thioridazin	Melleretten, Melleril	Phenothiazin-Neuroleptikum
Thomapyrin	**ASS + Paracetamol + Coffein**	Analgetika-Kombination + Analgetikum
Thomapyrin C	**ASS + Paracetamol +Vitamin C**	Analgetika-Kombination + Vitamin C
Thomasin	**Etilefrin**	Sympathomimetikum
Thrombran	**Trazodon**	nicht-trizyklisches Antidepressivum
Thrombareduct (Salbe)	**Heparin**	Antikoagulans
Thrombophob/gel	**Heparin**	Antikoagulans
Thymipin	**Thymian-, Sonnentaukraut-Tinktur**	Mukolytika-Kombination
Thyreocomb	**Levthyroxin, Liothyronin**	Schilddrüsenhormone T₃, T₄
Thyreotom	**Liothyronin, Levothyroxin**	Sympathomimetikum
Thyrojod	**Kaliumjodid**	Kaliumpräparat
Tiabendazol	Minzolum; Thibenzole vet. (CH)	Anthelminthikum
Tiamon Mono	**Codein**	Antitussivum
Tiaprid	Tiapridex; Delpral (A); Tiapridal (CH)	Antihyperkinetikum
Tiapridex	**Tiaprid**	Antihyperkinetikum
Tiaprofensäure	Surgam	nichtsteroidales Antiphlogistikum
Ticarcillin	Aerugipen; Ticarpen (A); in Timenten (CH)	Breitbandpenicillin
Ticlopedin	Tiklyd	Thrombozytenaggregationshemmer
Tiklyd	**Ticlopedin**	Thrombozytenaggregationshemmer
Tilade	**Nedocromil**	Kortikoid Aerosol, Antiallergikum, Bronchospasmolytikum
Tilidin	in Valoron N	starkes Analgetikum
Timonil	**Carbamazepin**	Antiepileptikum
Tinidazol	Simplotan, Fasigyn (A,CH)	Chemotherapeutikum
Tioxolon	Dexa-Loscon Tinktur, Loscon Tinktur	Antiseborrhoikum, Aknemittel
Tizanidin	Sirdalud	Muskelrelaxans
TMS	**Trimethoprim + Sulfamethoxazol**	Sulfonamid-Kombination
Tobramycin	**Tobramycin**	Antibiotikum, Ophthalmikum
Tobramycin	Tobramaxin; Tobrasix (A); Obracin (CH)	Aminoglykosid-Antibiotikum
Tocopherolacetat	Eusovit	Vitamin E
Tofranil	**Imipramin**	nicht-trizyklisches Antidepressivum
Tolbutamid	Orabet	Sulfonylharnstoff
Tolid	**Lorazepam**	Tranquilizer
Tolnaftat	Tonoftal, Sorgoa, Tinatox; Sorgoran (A); Tinactin (CH)	Antimykotikum
Tolperison	Mydocalm	Myotonolytikum
Tolvin	**Mianserin**	Antidepressivum
Tolyprin	**Azapropazon**	nichtsteroidales Antiphlogistikum
Tonoftal (Salbe)	**Tolnaftat**	Antimykotikum
Tonsilgon/N Drag.	**Auszug aus verschied. Pflanzen**	pflanzl. Immunstimulans
Topinasal	**Budesonid**	Kortikoid, Rhinologikum
Topisolon (Salbe)	**Desoximethason**	Glukokortikoid
Topsym (Salbe)	**Fluocinonid**	Glukokortikoid
Torasemid	Torem, Unat	Diuretikum
Toratex	**Ketorolac + Trometamol**	starkes Analgetikum
Torem	**Torasemid**	Diuretikum
Torrat	**Metipranolol + Butizid**	β-Blocker + Diuretikum
Totocortin	**Dexamethason**	Kortikoid, Ophthalmikum
Tovene Creme	**Diosmin**	Venotonikum
Trama-Dorsch	**Tramadol**	starkes opioides Analgetikum
Tramadol	Trama-Dorsch, Tramadolor, Tramagit,Tramal, Tramudin	starkes opioides Analgetikum
Tramadolor, Tramagit, Tramal	**Tramadol**	starkes opioides Analgetikum
Tramazolin	Biciron, Dexa Biciron, Ellatum	Sympathomimetikum
Tramudin	**Tramadol**	starkes opioides Analgetikum
Trandolapril	Gopten, Udrik	ACE-Hemmer
Tranquase	**Diazepam**	Benzodiazepin
Tranquo-Buscopan	**N-Butylscopolamin + Oxazepam**	Spasmolytikum + Benzodiazepin
Transannon comp.	**Östrogene + Fluphenazin**	Östrogene + Neuroleptikum
Transbronchin	**Carbocistein**	Mukolytikum
Transpulmin Balsam/Supp.	**Öle + Campher**	pflanzliche Mukolytika-Kombination
Tranxilium	**Dikaliumchlorazepat**	Benzodiazepin
Tranylcypromium	Jatrosom-N	Antidepressivum, MAO-Hemmer
Trapidil	Rocornal	Vasodilatator
traumanase	**Bromelaine**	Antiphlogistikum
traumanase-cyclin	**Bromelaine + Tetrazyklin**	Antiphlogistikum + Tetrazyklin
traumanse / -forte Drg.	**Bromelaine**	pflanzl. Antiphlogistkum
Traumasenex	**Salicylatderivat**	antiseptische Salbe
Traumon	**Etofenamat**	antirheumatische Salbe
Travocort Creme	**Isoconazol + Diflucortolon**	Antimykotikum + Glukokortikoid
Trazodon	Thombran; Trittico (A,CH)	nicht-trizyklisches Antidepressivum
Trecalmo	**Clotriazepam**	Benzodiazepin
Tredalat	**Nifedipin + Acebutolol**	Kalziumantagonist + β-Blocker
Trelco	**Metoprolol + Hydrochlorothiazid + Hydralazin**	β-Blocker + Diuretikum + Vasodilatator
Tremarit	**Metixen**	Parkinsonmittel
Trental	**Pentoxifyllin**	durchblutungsförderndes Mittel

Trepress	**Oxprenolol + Hydralazin + Chlortalidon**	β-Blocker + Vasodilatator + Diuretikum
Tretinoin	Cordes VAS, Epi-Aberel	Aknemittel
Treupel comp.	**Paracetamol, Codeinphoshat**	Analgetikum
Treupel N	**Paracetamol + Codein + Salicylamid**	Analgetika-Kombination
TRI-Normin	**Atenolol + Chlortalidon + Hydralazin**	β-Blocker + Diuretikum + Vasodilatator
Tri-Thiazid Stada	**Triamteren + Hydrochlorothiazid**	Diuretika-Kombination
Tri-Torrat	**Metipranolol + Butitid + Dihydralazin**	β-Blocker + Diuretikum + Vasodilatator
TRIAM Lichtenstein	**Triamcinolon**	Glukokortikoid
Triam-Injekt	**Triamcinolon**	Glukokortikoid
Triamcinolon	Volon A, Delphicort, Triamhexal, Triam Injekt.,	
TRIAM-Lichtenstein; Ledercort (CH)		Glukokortikoid
TriamHexal, Triam-Injekt	**Triamcinolon**	Glukokortikoid
Triamteren	Triamteren comp.	Diuretkum
Triamteren comp.	**Triamteren, Hydrochlorothiazid**	Diuretikakombination
Triapten	**Foscarnet-Natrium**	virusstat. Dermatikum
triazid von ct	**Hydrochlorothiatid + Triamteren**	Diuretika-Kombination
Triazolam	Halcion	Benzodiazepin
Tridin	**Fluorophosphat, u.a.**	Fluorid
Triette	**Levorgestrel + Ethinylestradiol**	Östrogen + Gestagen
Trifluoperazin	Jatroneural, Jatrosom	Phenothiazin-Neuroleptikum
Trifluperidol	Triperidol	Butyrophenon-Neuroleptikum
Triflupromazin	Psyquil	Phenothiazin-Neuroleptikum
Trigastril	**Al-, Mg-Hydroxid + Ca-Carbonat**	Antazida-Kombination
Trihexyphenidyl	Artane, Parkopan	Parkinsonmittel
Trimethoprim	Bactrim, Berlocid, Berlocombin, Cotrim Hexal,	
in Eusaprim, Monotrim,-Puren, Trimanyl, Trimono		Chemotherapeutikum
Trimipramin	Herphonal, Stangyl; Surmontil (CH)	Antidepressivum
Trimono	**Trimethoprim**	Antibiotikum
Triniton	**Dihydralazinsulfat, Hydrochlorothiazid, Reserpin**	komb. Antihypertonikum
Trinordiol	**Ethinylestradiol, Levonorgestrel**	Östrogen, Gestagen
Trisequens	**Estradiol + Estriol + Norethisteron**	Östrogen-Kombination
Trisiston	**Ethinylestradiol, Levonorgestrel**	Östrogen, Gestagen
Tromantadin	Viru-Merz	Virostatikum
Tromcardin	**K- + Mg-Hydrogenaspartat**	Kalium- + Magnesiumsalz
Trometamol	Toratex	Azidosetherapeutikum
Trospiumchlorid	Optipyrin, Spasmo-lyt	Spasmolytikum, Anticholinergikum
Troxerutin	-ratiopharm, Veno SL; Helveton (CH)	Antihämorrhagikum
Truxal	**Chlorprothixen**	Neuroleptikum
Tryasol-	**Codein**	Anitussiva
Trypsin	Phlogenzym	Trypsin
Tulobuterol	Atenos	β-Mimetikum
Turfa	**Triamteren + Hydrochlorothiazid**	Diuretika-Kombination
Tussafug	**Benproperin**	Antitussivum
Tussamag Saft	**Thymianfluidextrakt, u.a.**	Expektorantia-Kombination
Tussipect Codein (Tr.)	**Codeinphosphat**	Antitussivum
Tusso-Basan	**Ambroxol**	Mukolytikum
Tussoretard N/Saft	**Codein + Noscarpin**	Antitussiva-Kombination
Tuttozem N	**Dexamethason**	kortikoidh. Dermatikum
Tuttozem Spezial Ekzemsalbe	**Dexamethason +**	
Diphenhydramin + Dequaliniumchlorid		Glukokortikoid + Antihistaminikum + Antiseptikum
Tyrosolvetten-C	**Cetylpyridiniumchlorid + Ascorbinsäure,**	Antiseptikum
Tyzine (Nasentr.)	**Tetryzolin**	Vasokonstriktor
Ubretid	**Distigminbromid**	Cholinergikum
Udrik	**Trandolapril**	ACE-Hemmer
Ulcogant	**Sucralfat**	Antazidum
Ulcolind H2	**Cimetidin**	H_1-Blocker
Ulcoprotect	**Pirenzepin**	Sekretionshemmer
Ultracortenol (Augentr.)	**Prednisolon**	Glukokortikoid
Ultralan	**Fluocortolon**	Glukokortikoid
Ultraproct	**Fluocortolon + Clemizol + Cinchocain**	Hämorrhoidenmittel
Umckaloabo	**Extrakte aus Wurzeln von Pelargonium reniforme u.a.**	Antibiotikum
Unat	**Torasemid**	Diuretikum
Unilair	**Theophyllin**	Bronchospasmolytikum
Uniphyllin	**Theophyllin**	Bronchospasmolytikum
Uralyt-U	**Pentacitrathydrat**	Harnalkalisierungsmittel
Urapidil	Ebrantil, Alpha-Depressan	α-Blocker, Antihypertonikum
Urbason	**6-Methylprednisolon**	Glukokortikoid
Urem/forte	**Ibuprofen**	nichtsteroidales Antiphlogistikum
Urgenin	**Pflanzenextrakte**	Urologikum
Uripurinol	**Allopurinol**	Urikostatikum
Uro-Nebacetin	**Neomycin + Sulfamethizol**	Antibiotika-Kombination, Sulfonamid
Uro-Pract	**Natriumchlorid**	Urologikum
Uro-Ripirin Novum	**Emeproniumhydroxid**	Anticholinergikum
Uro-Tarivid	**Ofloxacin**	Gyrasehemmer
Uro-Vaxom	**lysierte, immunaktive Fraktionen aus E.coli**	Immunstimulans
Urol mono	**div. Pflanzenextrakte**	Urologikum
Urol S	**verschied. pflanzl. Extrakte**	pflanzl. Urolithiasismittel
Uromykol	**Clotrimazol**	Antimykotikum
Urospasmon	**Nitrofurantoin + Sulfadiazin + Phenazopyridin**	Urologikum

Urospasmon sine **Nitrofurantoin + Sulfadiazin**		*Chemotherapeutikum + Sulfonamid*
Ursodesoxycholsäure Ursochol, Ursofalk		*Gallensteinauflöser*
Ursofalk **Ursodesoxycholsäure**		*Gallensteinauflöser*
Urtias **Allopurinol**		*Urikostatikum*
Uskan **Oxazepam**		*Benzodiazepin*
Uvalysat **Auszüge aus Bärentraubenblättern**		*Urologikum*
Uvirgam **verschied. pflanzl. Bestandteile**		*Harnwegsitherapeutika*
Uzara **Uzarin**		*pflanzliches Antidiarrhoikum*
V-Tablopen **Phenoxymethylpenicillin**		*Oralpenicillin*
Vagiflor **Lactobacillus acidophilus**		*Gynäkologikum*
Vagimid **Metroindazol**		*Chemotherapeutikum*
Valdispert **Baldrianextrakt**		*pflanzliches Sedativum*
Valerina comp.-Hevert **div. pflanzl. Extrakte**		*pflanzl. Sedativum*
Valiquid **Diazepam**		*Benzodiazepin*
Valium **Diazepam**		*Benzodiazepin*
Valocordin N **Phenobarbital**		*Barbiturat*
Valoron N **Tilidin + Naloxon**		*starkes opioides Analgetikum, Morphinantagonist*
Valproinsäure Convulex, Ergenyl, Leptilan, Orfiril		*Antiepileptikum*
Vancomycin Vancomycin Lilly		*Antibiotikum*
Vascal **Isradipin**		*Kalziumantagonist*
Vasomotal **Betahistin**		*Histaminderivat, Antiemetikum*
Vaspit (Salbe) **Flucortin**		*Glukokortikoid*
Venalitan Gel **Heparin + Panthenol**		*Antikoagulans + Epithelisierungsmittel*
Venalot Kps. **Rutosid + Extr. Herb. Meliloti**		*Antihämorrhagikum*
Venalot mono **Cumarin**		*Antikoagulans*
Venalot-Depot Drag. **Cumarin +Troxerutin**		*Antikoagulans + Antihämorrhagikum*
Veno SL **Troxerutin**		*Venentherapeutikum*
Venopyronum **Pflanzenextrakte**		*pflanzliches Venenmittel*
Venoruton **Hydroxethylrutoside**		*Venenmittel*
Venostasin Gel **Heparin, Aescin, u.a.**		*Antikoagulans, Antiphlogistikum*
Venostasin Kps./Salbe **Roßkastanienextrakt**		*pflanzliches Venenmittel*
Ventilat **Oxitropiumbromid**		*Bronchospasmolytikum*
Veradurat **Verapamil**		*Vasodilatator*
VeraHexal, Veramex, Vera von ct **Verapamil**		*Kalziumantagonist*
Veramex **Verapamil**		*Kalziumantagonist*
Verapamil Azupamil, durasoptin, Falicard, Isoptin, Veradurat, Veramex, Veratide, Veroptinstada		*Kalziumantagonist*
Veratide **Verapamil + Triamteren + Hydrochlorothiazid,**		*Antihypertonikum + Diuretikum*
Vermox **Mebendazol**		*Anthelminthikum*
Veroptinstada **Verapamil**		*Kalziumantagonist*
Verospiron **Spironolacton**		*Aldosteron-Antagonist, Diuretikum-Kombination*
Verrucid **Salicylsäure**		*Dermatikum*
Verrumal 5-Fluorouracil, Salicylsäure, Dimethylsulfaoxid		*Antimetabolit, Keratolytikum, Antiphlogistikum*
Vertigo-Vomex **Dimenhydrinat + Nicotinsäure, u.a.**		*Antiemetikum + Vasodilatator*
Vertigoheel **Homöopathika**		*Antivertiginosum*
Vesdil **Ramipril**		*ACE-Hemmer*
Vetren Salbe **Heparin, u.a.**		*Antikoagulans*
Vibravenös **Doxycyclin**		*Tetrazyklin*
Vibrocil (Nasentr.) **Dimetindin + Phenylephrin**		*Antihistaminikum + Vasokonstriktor*
Viburcol **verschied. pflanzl. Bestandteile**		*homöopathisches Hypnotikum/Sedativum*
Vidirakt (Augentr.) **Aesculen, u.a.**		*nichtsteroidales Antiphlogistikum*
Visidept (Augentr.) **Polyvinylpyrrolidon, u.a.**		*Filmbildner*
Vidisic (Augentr.) **Polyacrylsäure + Sorbid**		*Filmbildner*
Vigabatrin Sabril		*Antiepileptikum*
Vigantol **Cholecalciferol**		*Vitamin D*
Vigantoletten **Cholecalciferol**		*Vitamin D*
Viloxazin Vivalan; Vivarint a.H. (A)		*Antidepressivum*
Vincamin Cetal		*durchblutungsförderndes Mittel*
Vindesin Eldisine		*Zytostatikum*
Vinopectin Caviton		*Vasodilatator*
Vinylbital Speda		*Barbiturat*
Viru-Merz **Tromantadin**		*Virostatikum*
Viruderm **Zinksulfat**		*Zinkpräparat*
Virunguent P Salbe **Idoxuridin + Prednisolon**		*Virostatikum + Glukokortikoid*
Virunguent Salbe **Idoxuridin**		*Virostatikum*
Visadron (Augentr.) **Phenylephrin**		*Vasokonstriktor*
Visken **Pindolol**		*β-Blocker*
Vistagan (Augentr.) **Levobunolol**		*β-Blocker*
Vitadral Tropfen **Rethinolpalmitat**		*Vitamin A*
Vitaferro Drg. **Eisen (II)-sulfat**		*Eisenpräparat*
Vitamin A-POS (Augensalbe) **Retinoilpalmitat,**		*Vitamin A-Lokaltherapeutikum*
Vitamin B-Komplex forte ratiopharm **Vitamine B$_1$, B$_2$, B$_6$, B$_{12}$, u.a.**		**Vitamin B-Kombination**
Vitamin B$_1$, B$_6$, B$_{12}$ Medivitan N Neuro		*Vitaminpräparat*
Vitamin D$_3$ Ospur D$_3$		*Vitaminpräparat*
Vitaprint B$_{12}$ **Glutamin + Vitamin B$_{12}$ + Serin**		*Vitamin B$_{12}$*
Vitenur **Acetylcystein**		*Mycolytikum*
Vitreolent N (Augentr.) **Natrium- + Kaliumjodid**		*Antikataraktikum*
Vividrin **Cromoglycinsäure**		*Antiallergikum*

Vividrin comp. **Cromoglycinsäure + Xylometazolin**		Antiallergikum + α-Mimetikum
Vividrin mit Terfenadin **Terfenadin**		nicht-sedierendes Antihistaminikum
Volmac **Salbutamol**		Sympathomimetikum
Volon A (antibiotikahaltig) **Triamcinolon + Neomycin + Gramicidin**		
		Glukokortikoid + Antibiotikum + Chemotherapeutikum
Volon A Tinktur **Triamcinolon, Salicylsäure**		komb. Antiseptikum
Volon A, Volon Tabl. **Triamcinolon**		Glukokortikoid
Volonimat Creme/Spray **Triamcinolon**		Glukokortikoid
Volonimat Salbe **Triamcinolon + Neomycin + Gramicidin**		
		Glukokortikoid + Antibiotikum + Chemotherapeutikum
Voltaren ophtha **Diclofenac**		nichtsteroidales Antiphlogistikum
Voltaren/Emulgel **Diclofenac**		nichtsteroidales Antiphlogistikum
Vomacur **Dimenhydrinat**		Antiemetikum
Vomex A **Dimenhydrinat**		Antiemetikum
Wilprafen **Josamycin**		Makrolidantibiotikum
X-Prep **Extrakt aus Alexandriner Sennesfrüchten**		Laxans, Diagnostikum
Xanef **Enalapril**		ACE-Hemmer, Antihypertonikum
Xantinolnicotinat Complamin		Vasodilatator, Lipidsenker
Ximovan **Zopiclon**		Hypnotikum/Sedativum
Xipamid Aquaphor		Thiazid-Diuretikum
Xycloneural **Lidocain**		Anästhetikum
Xylometazolin Nasan, Otriven, Olynth, Nasentr.-ratiopharm,		
Schnupfen Endrine, Imidin		abschwellende Nasentropfen
Xyloneural Lidocain		Lokalanästhetikum
Yohimbin Yohimbin Spiegel		α$_2$-Blocker, Spasmolytikum, Urologikum
Ypsiloheel **verschied. pflanzl. Bestandteile**		homöopath. Psychopharmakon
Yxin (Augentr.) **Tetryzolin**		Vasokonstriktor
Zaditen **Ketotifen**		Mastzellstabilisator
Zantic **Ranitidin**		H$_2$-Blocker
Zeel (Tabl./Amp/Salbe.) **verschied. Pflanzenextrakte, u.a.**		Chondroprotektivum
Zeisin **Pirbuterol**		β-Sympathomimetikum
Zentramin Bastian Tbl. **Mg, Phenobarbital, u.a.**		Magnesiumpräparat, Barbiturat
Zentropil **Phenytoin**		Antiepileptikum
Zineryt (Salbe) **Erythromycin**		Antibiotikum
Zinkionen Unizink		Mineralstoffpräparat
Zinkorotat **Zinkorotat**		Zinkpräparat
Zinkoxid Aneasthesulf P		Dermatikum
Zinksulfat Virudermn		Zinkpräparat
Zinnat **Cefuroxim**		orales Cephalosporin
Zithromax **Azithromycin**		Makrolidantibiotikum
Zocor **Simvastatin**		Cholesterolsynthese-Enzym-Hemmer, Lipidsenker
Zofran **Ondansetron**		5HT$_3$-Antagonist, Antiemetikum
Zoladex **Goserelin**		LH-RH-Antagonist, Zytostatikum
Zolpidem Bikalm, Stilnox		Hypnotikum/Sedativum
Zopiclon Ximovan		Hypnotikum/Sedativum
Zotepin Nipolept		Neuroleptikum
Zovirax **Aciclovir**		Virostatikum
Zuclopenthixol Ciatyl-Z, Cloxipol, Sedanxol; Cisordinol (A)		Neuroleptikum
ZUK Hepagel **Heparin-Natrium**		Venentherapeutikum
Zyloric **Allopurinol**		Urikostatikum
Zymafluor **Fluorid**		Fluorid
Zyrtec **Cetirizin**		Antiallergikum

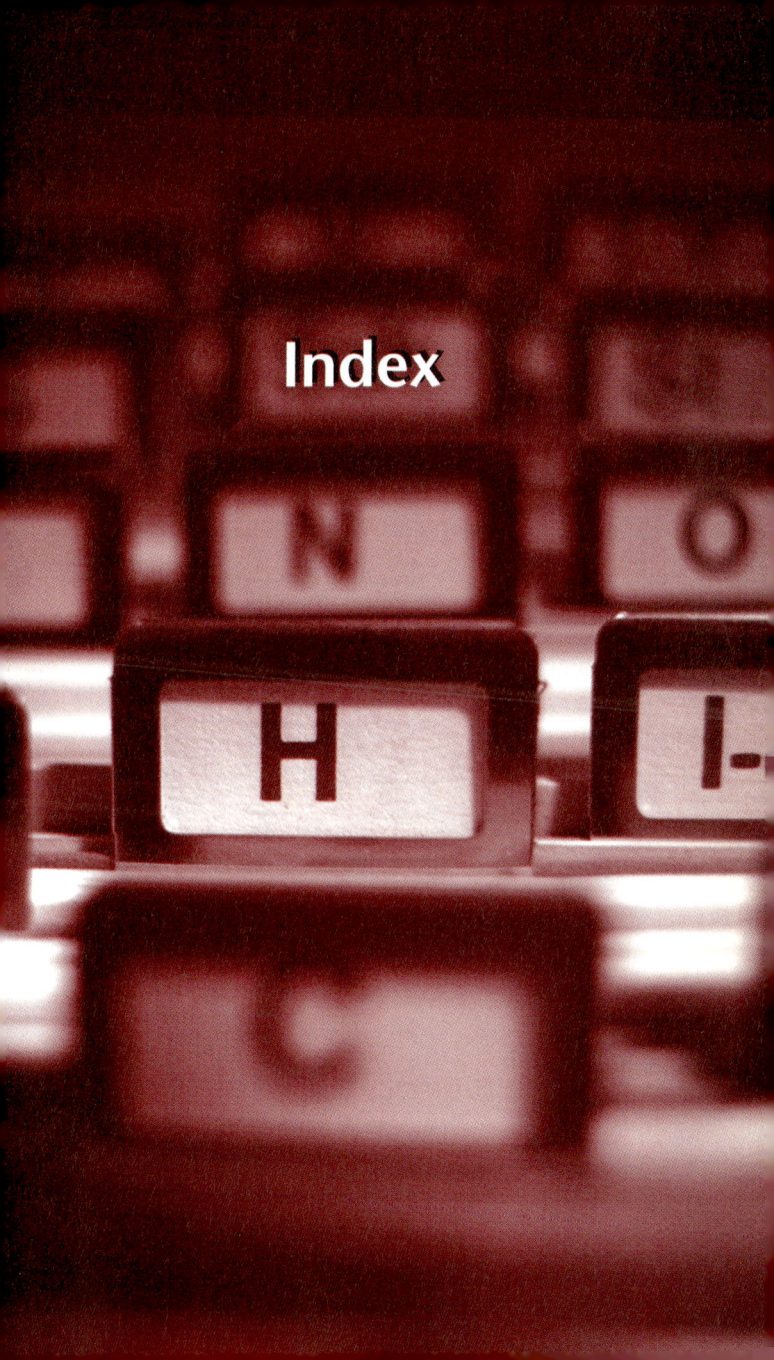
Index

A

Term	Page
ABCD-Regel	84
α_1-Fetoprotein	
Labor, DD	706
A. meningea media	532
α_1-Antitrypsinmangel	318
Abbo-Cath	43
Abdomen, akutes	**248**
Abdomen-	
übersicht	285, 339, 651
Abdomino-perineale Rektum-	
amputation	293
Abduzensparese	543
Abführmittel	258
pflanzliche	258
ABO-System	67
Absencen	524
Abstoßung, akute	363
Abstrich	53
Abszeß	
Anal-	300
Appendizitis	284
Douglas-	283
Haut-	594
Hirn-	539
Abwehrspannung	283
Akanthosis nigricans	500
Acarbose	436
ACE	706
ACE-Hemmer	151, 198
Hyperkaliämie	373
WW	665
β-Acetyldigoxin	152
Acetylcystein (ACC), WW	665
Acetylsalicylsäure (ASS)	691
WW	665
Achalasie	270
Achillessehnenreflex	505
bei Hypothyreose	417
Achillodynie	572
Aciclovir	395, 539, 639
Acinetobacter	589
Acipimox	447
ACO II-Schema	241
ACTH	419
Kurztest	420
Mangel, Koma	96
Actinomycin D	496
Actrapid-Perfusor	695
ACVB	141
Acylaminopenicilline	630
Acylureidopenicilline	630
Adalat	696
Hypertonie	197
-Perfusor	696
Adams-Stokes-Anfall	121, 164
M. Addison	239, 421
Addison-Krise	**96, 423**
Additionsazidose	381
Adeno-Virus-Inf.	606
Adenom	
Dickdarm	290
Prostata	399
Adenom, autonomes	
Schilddrüse	409, 416
Adenomatose	
familiäre	290
Adenomatosis coli	290
Aderlaß	203
ADH	706
Erhöhung	371
Mangel	429
adjuvante Chemotherapie	488
Adnexe	393
Adnexitis	284, 395
Adoleszentengynäkomastie	389
Adrenalektomie	421
Adrenalin	86
-Perfusor	695
Adriamycin	496
Adson-Test	189
Adult polycystic kidney	
disease	353
Adumbran	684
Adversivanfall	524
Aerobilie	285
nach ERCP	310
Affektlabilität	550
AFP, α_1-Fetoprotein	309, 502
Labor, DD	706
Agnosie	550
Agranulozytose	475
bei Zytostase	493
AICD	159
implantierbarer	
Defibrillator	160
AIDS, acquired immuno-	
deficiency sy.	577
Palliativstation	680
Pneumonie bei-	236
Tbc-Therapie	238
Ajmalin	161
Serumspiegel	662
Akathisie	682
Akinese	546
Akineton	542
Akrodermatitis chronica	
atrophicans	555
Akromegalie	429
Aktinomykose	589
Akustikusneurinom	514, 536
akustisch evozierte	
Potentiale (FAEP)	13
Akut-Phase-Protein	
Labor, DD	710
Akute Thyreoiditis	419
Akute Tubulusnekrose	355
Akute Urethritis	341
Akutes Abdomen	**248**
DD	250
Akutes Nierenversagen	355
Akzelerierte Phase	
bei CML	474
Akzidentelles Herzgeräusch	124
$Al(OH)_3$	360
Alabasterhaut	428
ALAT, Glutamat-Pyruvat-	
Transaminase	309
Labor, DD	714
Albendazol	642
Albumin	68, 91, 309
Labor, DD	706
Aldactone	152
Aldocorten	674
Aldosteron	419, 674
Labor, DD	706
Aldosteronantagonisten	152
Aldosteronismus	370
Alexanian-Schema	479
ALG	363
Alkalische Phosphatase	
Labor, DD	707
Alkalose	
Ca^{2+}-Spiegel	375
metabolische	382
Alkohol	
bei Diabetes	435
Entzug	545
Intoxikation	98
Leberschaden	316
alkoholassoziierte	
Erkrankungen	547
Alkoholismus	547
Tremor bei-	510
Kardiomyopathie	181
Alkoholschmerz	
bei M. Hodgkin	476
Allen-Test	43, 189
Allergie	
Alveolitis	233
anaphylakt. Schock	**93**
Angiitis	580
Asthma	225
Ödem	366
Allopurinol	450
WW	665
Alopezie bei Zytostase	491
Alopezie-Prophylaxe	
bei Zytostase	490
Alpha-Fetoprotein	706
Altersamyloidose	571
Altersemphysem	229
Altinsulin	439
Aluminiumhaltige	
Medikamente, WW	665
Alveolitis	
exogen allergische	233
lymphozytäre	231, 233
Alzheimersche Krankheit	550
AMA, antimitochondriale AK	
bei PBC	320
Labor, DD	707
Ambisome	640
Amblosin	629
Ambu-Beutel	79
Amenorrhoe	428, 491
sekundäre	394
Amikacin	635
Serumspiegel	663
Amilorid	152, 196
WW	665
Amimie	546
Aminobenzylpenicilline	629
Aminoglutethimid	496
Aminoglykoside	343, 635
WW	665
5-Aminosalizylsäure	295
Aminosäuren, parenteral	74
Amintest, KOH-Test	404
Amiodaron	162
Perfusor	695
Serumspiegel	662
Amitriptylin	685
Dosierung	685
Serumspiegel	663
AML, akute myeloische	
Leukämie	471
Ammoniak	
Labor, DD	707
Amöbiasis	617, 620
Amoxicillin	275, 629
Amoxypen	629
Amphetamine	546
Ampho-Moronal	640
Amphotericin B	614, 640
liposomales	640
Serumspiegel	663
Ampicillin	629
Ampicillin-Sulbactam	629

761

Ampulla recti		
Untersuchung	262	
Amputation	204	
α-Amylase		
Labor, DD	707	
Amyloidose	181, 346, 571	
Amyotrophische Lateral-		
sklerose	543	
ANA, antinukleäre AK	564	
Differenzierung	564	
Labor, DD	707	
Anaerobier	589, 638	
Analabstrich	53	
Analfissur	300	
Analfistel	301	
Analgesie, bei Tumorpat.	497	
Analgetika	680f, 683, 685	
antipyretische	676	
Nephropathie	353	
Analkanal, Untersuchung	262	
Analkarzinom	301	
Analprolaps	300	
Anämie		
autoimmunhämolytische	468	
bei Systemerkrankungen	469	
DD	454	
Eisenmangel	465	
hämolytische	346, 467	
hyperchrome	455	
isoimmunhämolytische	467	
Kugelzell-	468	
Magen-OP	277	
makrozytäre	455	
mikrozytäre	455	
normochrome	455	
normozytäre	455	
perniziöse	272, 455, 466, 469	
renale	359	
Sichelzell-	468	
sideroachrestische	455, 469	
Anamnese		
bei Fieber	584	
bei Hypertonie	193	
Gelenkschmerz	552	
Anaphylaxie s. Allergie		
Anasarka	366	
Anästhetika, WW	665	
Anästhetika, halogenierte		
WW	665	
Anastomosenulkus	276	
ANCA	563	
cANCA	580	
DD	707	
Ancotil	641	
Androcur	401	
Androgene	424	
Aneurysma	116	
Bauchaorta	205	
dissecans	116, 206	
nach Gefäß-OP	203	
Subarachnoidalblutung	531	
Anexate	97, 99	
ANF, antinukleäre AK		
Labor, DD	707	
Anfallstypen, epilept.	524	
Angiitis		
Hypersensitivitäts-	580	
Angina	596	
Angina abdominalis	288	
Angina decubitus	142	
Angina pectoris	116, 139	
Ther.	140	
Angio-CT, dynamisches	311	

Angiographie	191, 523	
A. carotis	13	
Viszeralarterien	262	
Angioplastie	141	
Anhedonie	548	
Anionenaustauscher	446f	
Anionenlücke	381	
DD	707	
Anismus	257	
Anlaufschmerz	552, 565	
ANP	708	
Antacida	665	
Antagosan	694	
Anthelminthika	642	
Anthracyclin-Kardio-		
myopathie	181	
Anti-ds-DNA	564	
Anti-Histon-AK	564	
Anti-PM 1	564	
Anti-SCL 70	564	
Anti-Jo 1	564	
Anti-LA (SSB)	564	
Anti-RO (SSA)	564	
Anti-SM	564	
Anti-TPO-AK	408	
Anti-U-RNP	564	
Antiandrogene	401	
Antiarrhythmika	160	
Serumspiegel	662	
Antibasalmembran-		
Autoantikörper	713	
Antibiotika	628	
Serumspiegel	663	
Wirkungslücken	236	
WW	665	
Ther.	638	
Antibiotikaprophylaxe		
bei Agranulozytose	493	
Endoskopie	264	
Antibiotikatherapie		
kalkulierte	586	
Anticholinerge Syndrome	703	
Anticholinergika	542, 681	
WW	665	
Antidepressiva	684	
Intox.	99	
Serumspiegel	663	
Übersicht (Tab.)	685	
WW	665	
Antidiabetika		
bei OP	441	
orale, WW	670	
Antidotther.	97	
bei Digitalis	100	
Antiepileptika	525	
Serumspiegel	664	
Antifibrinolytika	694	
Antigen		
prostataspezifisches	721	
squamous cell carcinom-	721	
tissue polypeptide	723	
Antihämophiles Globulin	482	
Antihistaminika	93	
als Hypnotika	683	
Intox.	100	
Antiinfektiva	628	
Antikoagulantien-Paß	689	
Antikoagulation	667, 686	
Antikonzeptiva, WW	665	
Antikörper		
AMA, Labor, DD	707	
Insulin-bindende	716	
Antikörpersuchtest	67	

Antilymphozytenglobulin	363	
Antimalariamittel	619	
Antimykotika	640	
Antinukleäre Antikörper	563	
Antiöstrogen	392	
Antiparkinson-Medikamente	542	
Antirheumatika		
nichtsteroidale, NW	665	
Antistreptokokken-AK	707	
Antithrombin III	708	
Antithymozytenglobulin	363	
α₁-Antitrypsin		
Clearance, endogene	266	
Labor, DD	708	
Mangel	318	
α₁-Antitrypsin-Komplex		
Labor, DD	712	
Antra	275	
Anuloplastik	177	
Anurie	332	
Anus	299	
ANV, akutes		
Nierenversagen	332, 355	
nach Kontrastmittel	358	
postrenales	332	
Anvitoff	694	
Aortenaneurysma		
Bauch-	205	
Aortendilatation	175	
Aorteninsuffizienz	175	
Aortenisthmusstenose	194	
Aortenklappe		
Insuffizienz	175	
Stenose	174	
Aortenklappenersatz	175	
Aortenstenose	174	
Aortitis	572, 579	
AP, alkalische		
Phosphatase	309	
Labor, DD	707	
Apallisches Sy.	534	
Apnoe	245	
CPAP-Maske	246	
mikro-arousal	245	
Test	13	
Apomorphin	97	
Aponal	685	
Apoplex	526	
Appendektomie	284	
Appendizitis	283	
DD	396	
Links-	289	
Aprotinin	694	
APUD, amine precursor uptake		
and decarboxylation	430	
Apudom	430	
ARA-Kriterien		
bei RA	569	
bei SLE	575	
Arbeitstechniken	30	
Arbo-Viren	606f	
ARDS, adult respiratory		
distress sy.	82, 103	
Stadien	103	
Arenaviren	606	
Argyll-Robertson-Sy.	405	
Armhalteversuch	507	
Artane	542	
Arterenol,		
-Perfusor	696	
A. carotis Angiographie	13	
Arterieller Katheter	43	
Arterien, Punktion	42	

Arterienspasmus	204	
Arterienverschluß		
akuter	**204**	
Arteriitis		
Takayasu	579	
temporalis	578	
Arteriographie	191	
viszerale	262	
Arteriosklerose	139	
Arthritis		
bakterielle	555	
juvenile rheumatoide	571	
postenteritische/urethritische	555	
rheumatoide	554, 568	
seronegative	571	
virale	555	
Yersinien-	597	
Arthropathie		
bei Hämophilie	554	
diabetische	554	
Arthrosis deformans	565	
Arumil	152	
Arzneimittel		
bei Leberschaden	701	
bei Parkinson-Pat.	541	
in der Schwangerschaft	671	
Problemfälle	660	
s. auch Medikamente		
Arzneimittel-NW	200	
Agranulozytose	475	
allerg. Schock	93	
Anämie	468	
Anthelmintika	642	
Antibiotika	628	
β-Blocker	196	
Cor pulmonale	244	
Eisen	466	
Hämolyse	468	
Hypersensitivitäts-Angiitis	580	
Leberzirrhose	318	
Lymphknotenvergrößerung	459	
Neuroleptika	682	
Obstpation	257	
Ödem	366	
Parkinson-Sy.	541	
SLE	575	
Thrombozytopenie	480	
Tremor	510	
Übelkeit	253	
Virilisierung	424	
Virostatika	639	
Zytostatika	491	
Arzneimittel		
Digitalis	152	
Eisen	465	
Entzug	545	
Interaktionen	664f, 667, 669	
WW	664f	
ASAT, Glutamat-Oxalacetat-Transferase	309	
Labor, DD	714	
ASB	81	
Asbestose	232	
Ascariasis	616	
ASD	182	
Aspergillom	613	
Aspergillus	236, 611	
fumigatus	613	
Aspiration	52	
Bolus-	112	

Fremdkörper-	112	
Lipid-	112	
Magensaft-	112	
Aspirationszytologie	409	
ASS, Acetylsalicylsäure	676, 691	
Intox.	101	
Schmerztherapie	676	
Serumspiegel	664	
Thrombozytenaggregationshemmer	691	
Asthma bronchiale	225	
Asthma cardiale	154, 226	
Asthmatherapie	226	
Astonin H	674	
Astrozytom	536	
asymmetrische Septumhypertrophie	178	
Asystolie		
Notfall	**87**	
Aszites	306	
chylöser Aszites	307	
DD	306	
Diagnostik	45	
hämorraghischer	307	
maligner	306	
Punktion	47	
AT III	462	
DD	708	
Ataxie	510f	
Rumpf-	508	
Atelektase	82, 112	
DD	650	
Atemfrequenz	82	
Atemgeräusch	221	
Atemhilfsmuskulatur	226	
Atemminutenvolumen	82	
Atemnot		
s. auch Dyspnoe		
DD	214	
Atemnotsyndrom	103	
Atemstillstand	**84**	
Atemtest	265	
Atemwegsobstruktion		
Stadieneinteilung	225	
Ther.	227	
Atemwegswiderstand	81	
Atemzugvolumen	82	
Atenolol	197	
ATG	363	
Athetose	540	
Äthoxysklerol	106	
Atmung	89	
inverse	112	
Koma, DD	95	
Atrophie blanche	211	
Atropin	86f	
Atrovent	226	
Atypische Mykobakterien	239	
Auer-Stäbe	471	
Augenhintergrund	504	
Hypertonie	194	
Augmentan	629	
Aura	524	
Auranofin	570	
Ausfluß, s. auch Fluor		
vaginaler	394	
Auskultation	122, 221	
Arterien	188	
Klappenfehler	172	
Septumdefekt	182	
Ausscheidungsurogramm	339	
Ausschöpfungszyanose	119	

Ausschwemmung von Ödemen	367	
Austauschtransfusion	68	
Austin-Flint-Geräusch	124, 173, 175	
Auswurf, DD	216	
Autismus	546	
Autoantikörper	563	
Schilddrüse	408	
Automatismen, motorische	524	
Autonomie		
Schilddrüse	408, 414, 416	
AV-Block	164	
AV-Dissoziation	159	
AV-Fistel	344	
AV-Knoten-Ablation	157	
AV-Überleitungszeit	129	
Azactam	634	
Azathioprin	362, 570, 582	
NW, WW	666	
Azetronam	634	
Azetylsalicylsäure	691	
s. auch ASS		
Azidose		
Ausgleich	87	
Ca^{2+}-Spiegel	375	
metabolische	360	
renal-tubuläre	354	
Azidothymidin	639	
Azithromycin	636	
Azlocillin	630	
Azoospermie	491	
Azotämie	359	
AZT, Azidothymidin	600, 639	
Aztreonam	634	
Azulfidine	295, 570	

B

β-HCG	715	
β-Lactam-Antibiotika	236	
β-Lactamase-Hemmer	630	
β-Rezeptoren-Blocker	196	
Angina pectoris, KHK	140	
bei Hypertonie	197	
Intox.	99	
Myokardinfarkt	149	
WW	666	
$β_2$-Mikroglobulin	718	
$β_2$-Sympathomimetika	374	
BAA (Bauchaorten-Aneurysma)		
dissezierendes	206	
OP-Indikation	206	
Ruptur	206	
Babinski-Reflex	506	
Bacampicillin	629	
backward-failure	150	
Backwash-Ileitis	294	
Bahnung, Reflex-	505	
Baker-Zyste	188, 553, 569	
Bakterielle Endokarditis	167	
Bakterielle Überwucherung	265	
Bakteriologische Proben	49	
Bakteriurie, asymptomat.	341	
BAL	236, 52	
Balanitis	405, 557	
circinata	573	
Ballondilatation	141	
Ballongegenpulsation		
intraaortale	149	
Ballonhernie	82	
Bambuswirbelsäule	573	
Bandscheibenvorfall	520	
Bandwurm	615	

M. Bang	590	
Bannwarth-Polyneuritis	543	
Lumbalpunktion bei	522	
Bannwarth-Sy.	555	
Barazan	636	
Barbiturate		
Epilepsie	525	
Intox.	99	
WW	666	
Barret Sy.	267	
Barret Ulkus	267	
Bartter-Sy.	334, 382	
Basal-Insulin	439	
base excess	380	
Basilaristhrombose, Lyse	693	
Basilarisverschluß	528	
Basis-/Bolus-Konzept		
Insulin	438	
Basisernährung		
periphervenöse	76	
Basistherapie	581	
bei RA	570	
Bassini-Herniotomie	302	
Batterieerschöpfung		
Schrittmacher	166	
Bauchaortenaneurysma	205	
Bauchhautreflexe	506	
Baypen	630	
BCG-Impfung	239	
Beatmung	78, 81, 84, 227	
assistiert	81	
Entwöhnung	81	
kontrolliert	81	
maschinell	81	
PEEP	81	
Beatmungspneumonie	587	
Beatmungstechniken	81	
M. Bechterew	554, 572	
Becken-Bein-Angiografie	191	
Beckenbodengymnastik	393	
Beckenkammpunktion	56	
hintere	56	
Beckenringfraktur	113	
Bedarfshyperventilation	383	
Bedside-Test	69	
Behçet-Sy.	573	
Beinhalteversuch	507	
Beinschmerzen	187	
Beinschwellung	187	
Beinulkus	186	
Beinvenenthrombose	208	
Belastungs-EKG	133, 135	
Belastungsschmerz	565	
Bell'sche Lähmung	543	
Bell'sches Phänomen	504	
Beloc	161, 197	
Bence Jones Protein	337	
benign intracranial		
hypertension	534	
Benserazid	542	
Benzbromaron	450	
Benzodiazepine	683	
WW	666	
Benzyl-Penicillin	628	
Berufskrankheiten, Lunge	232	
Besenreiser, Varikosis	207	
M. Besnier-Boeck-		
Schaumann	581	
Bestrahlte Blutkomponenten	69	
Beta-Blocker		
s. β-Rezeptoren-Blocker		
Beta-Lactam-Antibiotika	634	
Betamethason	674	
Betäubungsmittelrezept	679
Betnesol	674
Beutelbeatmung, Ind.	78
Beutelrückatmung	383
Bewußtseinstörung	546
Bezafibrat	447
BGA, Blutgasanalyse	
	42, 224, 380
BHR, Bauchhautreflexe	506
Bicarbonat, Standard-	
Labor, DD	722
Biceps-longus-Sy.	567
Bidocef	631
bifaszikulärer Block	131
Biguanide	436
Bikarbonat	380
Bedarf	382
Biklin	629
Bilanzierung, Wasserbedarf	368
Bilharziose	615f
Bilirubin	304
direktes	304
indirektes	304
Labor, DD	708
-Stein	327
Billroth-II-OP	276
Bing-Horton-Kopfschmerz	518
Binotal	629
Biopsie	55
Knochenmark	55
Leber	57
Niere	57
BIPAP	82
Pickwick-Syndrom	246
Biperiden	542, 681
Blasenbilharziose	616
Blasenkatheter	62
Blasenpunktion	63
Blasenpunktionsurin	51
Blastenkrise	474
Blastomyces	611
Blei, interstitielle Nephritis	352
Bleomycin	496
Blinddarmentzündung	283
Blindsack-Sy.	256, 276, 296
Block, atrioventrikulärer	164
Blumberg-Zeichen	283
Blutbild	461, 710
Blutdruck	192
Blutdruckmessung	194
direkte	43
Blutentnahme	33
Desinfektion für-	30
Bluter-Krankheit	482
Bluterbrechen	104, 216
Blutgasanalyse	224, 380
O_{2sat}	721
pCO_2	717
pH	720
pO_2	721
Blutgruppenbestimmungen	67
Blutkomponenten	
bestrahlte	69
CMV-Antikörper-negative	69
Blutkultur	49
Desinfektion für-	30
Blutröhrchen	33
Bluttransfusion	66
Blutung	
epidurale	532
gastrointestinale	104f
intrazerebrale	531
Lysetherapie	694
Notfall	457
---	---
okkulte	259
peranale	258
subarachnoidale	531
subdurale	533
vaginale	393
Blutungsneigung	456
Blutungszeit	456, 462
Blutverlust	91
Blutzucker	440
M. Boeck	231
Boerhaave-Sy.	104, 239
Bolus-Aspiration	112
BOOP, Bronchiolitis obliterans	
organising pneumonia	229
Bordetella pertussis	593
Bornholm-Krankheit	237, 607
Borrelia burgdorferi	590
Borrelien	590
Borrelien-AK	522
Borreliose	555
Borrmann-Einteilung	277
Botulinustoxin	100
Botulismus	592
Bouchard-Arthrose	567
Bouchardsche Knoten	557
Brachymenorrhoe	394
Brachytherapie	497
Bradyarrhythmia absoluta	164
Bradykardie	87, 162
Hypertonie-Ther. bei-	198
Therapie	165
Bradyphrenie	540
Braun'sche Fußpunkt-	
anastomose	276
Braunüle	34
Breitspektrumpenicilline	630
Bridenileus	286
Broca-Index	224
Bromcarbamide, Intox.	100
Bromocriptin	393, 428, 542
Bronchial-Ca	240
limited disease	240
paraneopl. Sy.	500
Bronchialatmen	221
Bronchiallavage	
Atemwegsobstruktion	227
Bronchialsekretgewinnung	51
Bronchiektasen	230
Bronchitis	228
Bronchoalveoläre	
Lavage	52, 236
Broncholysetest	226
Bronchophonie	220
Bronchopleurale Fistel	217
Bronchopneumonie	650
Bronchoskopie	51, 224
Bronchospasmolysetest	223
Bronzediabetes	434
Broteinheit	436, 440
Brucellose	590
Bruchband	302
Brückenvenen	533
Brudzinski-Zeichen	507
Brust	388
Brustdrüsenknoten	388
Brustwandableitung	126
BSG, Blutkörpersenkungs-	
geschw.	
Labor, DD	708
Btm-Rezept	679
Budd-Chiari-Sy.	306
buffy-coat	68

Bülau-Drainage	64	
Bulbärhirn-Sy.	534	
bulky disease	477	
Buprenorphin	678	
Mc Burney-Punkt	283	
Bursalavage bei Pankreatitis	280	
Bursitis subacromialis	567	
Bürstenabstrich	52	
Buserlin	392	
Busulfan	496	
Bypass, extraanatomisch	203	
Bypass-OP	141, 207	
Byssinose	233	
BZ	714	
C-Peptid Labor, DD	709	
C-reaktives Protein Labor, DD	710	
C-Zell-Ca Schilddrüse	413	
C₃-Nephritis-Faktor	346	
CA 125, CA 15-3, CA19-9	502	
Labor, DD	709	
CA 72-4	502	
CA, Carbohydratantigene Labor, DD	709	
Ca^{2+}, Kalzium Labor, DD	716	
Cabrera-Kreis	126	
Café au lait	466	
bei Anämie	454	
-Flecke	544	
Calcitonin	375, 385, 411, 413	
Labor, DD	709	
-erhöhung	375	
Calcitriol	375, 385, 426	
Calcium	716	
-antagonisten, WW	666	
-haushalt	375	
-Polystyrensulfonat	374	
Campylobacter jejuni	255	
cANCA	563	
Candida	611	
-ösophagitis	267	
-sepsis	612	
Candidose	404, 612	
Canesten	641	
CAPD	361	
Captopril	151, 198	
-test	344	
capture beats	159	
Caput medusae	318	
Carbachol	400	
Carbamazepin	518	
Serumspiegel	664	
WW	666	
Carbidopa	542	
Carbimazol	414	
Carbohydratantigene Labor, DD	709	
Cardiac Index	40	
Cardiolipinantikörper	575	
Cardiomyotomie	270	
Carmustin	496	
Carotis-Sinus-Druckversuch	121	
Carotisdruck	157	
Carvallo-Zeichen	176	
CAST-Studie	160	
Catapresan	197	
bei Delir	548	
Perfusor	695	

Cauda equina-Sy.	520	
Caudakompression	520	
Cavafix	37	
Cavographie	340	
CCS, Canadian Cardiovascular Society	139	
CCS-Klassifikation	139	
CCT, craniale Computertomographie	523	
CD₄-Zellen/Helferzellen	710	
CD₄/CD₈-Ratio	710	
CD₈-Zellen/Supressorzellen	710	
CDC-Diagnosekriterien Müdigkeitssyndrom	559	
CDC-Klassifikation	601	
CEA, carcinoembryonales Antigen	502	
Labor, DD	709	
Cefaclor	631	
Cefadroxil	631	
Cefalexin	631	
Cefalotin	630	
Cefamandol	631	
Cefazolin	631	
Cefepim	633	
Cefixim	633	
Cefmenoxim	632	
Cefoperazon	632	
Cefotaxim	632	
Cefotetan	632	
Cefotiam	631	
Cefoxitin	632	
Cefpodoxim	633	
Cefsulodin	633	
Ceftamedpivoxil	633	
Ceftazidim	633	
Ceftibuten	633	
Ceftix	632	
Ceftizoxim	632	
Ceftriaxon	632	
Cefuroxim	631	
Cefuroximaxetil	632	
Celestan	674	
Cephalosporine	631	
bei Pseudomonas	633	
WW	666	
Cephoral	633	
Certomycin	635	
Ceruletid	287	
Cesol	642	
Cestoden	615	
Chargenbezeichnung	72	
CHE, Cholinesterase	309	
Labor, DD	709	
Cheese disease	193	
Chemolitholyse, direkte	328	
Chemolitholyse, orale	328	
Chemosis	416, 533	
Chemotherapie adjuvante	488	
neoadjuvante	488	
Cheyne-Stokes-Atmung	95	
Child-Pugh-Score bei Leberzirrhose	319	
Chinidin	161	
NW	666	
Serumspiegel	662	
WW	666	
Chinidin Duriles	161	
Chinidinbisulfat	161	
Chinolone	636	
NW	668	

Chlamydia trachomatis	341	
Chlamydien	591	
Diagnostik	54	
Genitalinfektion	404	
Chlorambucil	496	
Chloramphenicol	637	
WW	666	
Chlordiazepoxid	684	
Chlorid, Labor, DD	709	
Chlormezanon	519	
Chloroquin	570, 619	
WW	666	
Chlorpromazin	681	
Cholangiographie	310	
Cholangiosepsis	587	
Cholangiozelluläres Ca	325	
Cholangitis	330	
25-OH-Cholecalciferol Labor, DD	724	
Choledocholithiasis	328	
Cholelithiasis	327	
Cholera	597	
Cholestase	304	
Enzyme	309	
Labor	310	
Cholesterin	309, 445	
-Stein	327	
Labor, DD	709	
LDL-, Labor, DD	718	
Cholestipol	447	
Cholestyramin	100	
Cholezystektomie laparoskopische	328	
Cholezystitis	329	
sonographischer Befund	646	
Cholezystographie	311	
Cholezystolithiasis	327	
Sono	646	
Cholinerge Krise	544	
Cholinesterase	309	
Labor, DD	709	
Cholinesterasehemmer Intox.	100	
Chondrokalzinose	556	
Chorea	540, 543	
Choriomeningitis	538	
Chorion-Ca. Hoden	403	
Choriongonadotropin Labor, DD	715	
Chronische Niereninsuffizienz	359	
Chronische Polyarthritis	568	
Churg Strauss-Sy.	233, 348, 581	
Chvostek-Zeichen	367, 426	
Chylomikronen	445	
Chylothorax	39, 218	
Chymotrypsin, Labor, DD	710	
Ciclosporin A	362	
Serumspiegel	664	
Cilastatin	634	
Cilazapril	152	
Cimetidin	274	
Cimet	274	
Cimino-Fistel	361	
Circulation	85	
Cisaprid	254, 261	
Cisplatin	496	
CK, Kreatinphosphokinase bei Herzinfarkt	145	
Labor, DD	717	
Claforan	632	

Clamoxyl	629	Coma diabeticum	442	Cumarin-Nekrose	690
Clarithromycin	636	Notfalltherapie	443	Cupulolithiasis	513
bei atyp. Mykobakterien	239	Coma prolongé	534	M. Cushing	420
WW	668	Coma vigile	534	Cushing-Sy.	382, 420
Claudicatio intermittens	201	Combactam	630	Cushingschwelle	674
Clavulansäure	629	Commotio cerebri	535	CVI, chron.-venöse	
Clearance		complete stroke	529	Insuffizienz	186, 211
Kreatinin-, Labor, DD	717	Compliance	81	Cyanide, Intox.	100
Clindamycin	636	CompuServe	23	Cyclooxygenase	691
WW	668	Computertomo-		Cyclophosphamid	350, 496
CLL, chronisch lymphatische		graphie (CT)	644, 654	CYFRA 21-1	502
Leukämie	473	craniale	523, 660	Cymeven	639
Clofibrat		Kosten	644	Cyproteronacetat	401
NW, WW	666	Querschnittstomographie	656	Cystofix	63
Clomethiazol	547	Radiodensität	655	Cytarabin	496
Clomipramin		spinale	523		
Dosierung	685	Strahlenbelastung	654	**D**-Dimere	107
Serumspiegel	663	Condylomata acuminata	394	δ-Aminolävulinsäure	707
Clonazepam		Condylomata lata, Lues	405	D-Xylose-Test	297
Serumspiegel	664	M. Conn	423	D4T	601
Clonidin	197	Conn-Sy.	195, 423	Dacarbacin	496
Delir	548	Contusio cerebri	535	Daktar	641
Hypertonie	197	Coombstest	454	Dalmadorm	684
Perfusor	695	direkter	468	Dalrymple-Zeichen	416
WW	667	COPP/AVBD-Schema	477	Danazol	392, 398
Clont	638	Cor pulmonale	244	Darmatonie, postop.	287
Clopenthixol	681	Atemwegsobstruktion	227	Darmbilharziose	616
Clorazepat	547	Cordarex	162	Darmerkrankung	
Clostridien	591	Perfusor	695	ischämische	287
Clostridium botulinum	592	Cordichin	156	Darmgeräusche	248
Clostridium difficile	255, 591	Cornealreflex	504	Datenkommunikation	22
antibiotische Therapie	638	Corona phlebectatica	207	Dauerkatheter	62
Clostridium perfringens	591	Coronarangiographie	137	Daunorubicin	496
Clostridium tetanus	592	Corpus luteum Insuffizienz	393	DCM, dilatative Kardio-	
Clotrimazol	613, 641	Cortisol	419	myopathie	179
cluster headache	518	Tagesprofil	710	DDC	601, 639
CML, chronisch myeloische		Cortison	674	DDI	601, 639
Leukämie	474	Corynebakterien	592	Decortin	674
CMV, Zytomegalievirus	610	Cotrimoxazol	637, 663	Defäkographie	266
Antikörper-negative		Coumadin	689	Defibrillation	85, 110
Blutkomponenten	69	Courvoisier-Zeichen	282	Dehydratation	255
Infektion	363	Coxarthrose	565	hypertone	370
Ther. bei AIDS	48	Coxiella	595	hypotone	370
CO, Kohlenmonoxid		Coxsackie-Viren	607	isotone	369
Intox.	100	Myokarditis	169	Delaviridine	601
Co-Trimoxazol		CPAP	81	Delir	545
WW	667	CPAP-Maske, Apnoe	246	Alkoholentzug	547
CO$_2$, Kohlendioxid		CPPV	81	Delpech-Lichtblau-Quotient	521
Intox.	100	CR, komplette Remission	489	Demenz	549
CO$_2$-Retention	227	Craniale Computerto-		Demers-Katheter	360
Coccidiose	617	mographie (CCT)	523	Dengue-Virus	607
Codein	677	Craniopharyngeom	536	Dennissonde	286
Codman-Dreieck	562	Creatinin-Clearance	339, 660	Depot-Insulin	439
Coeliacographie	262	Crescendo-Angina pect.	142	Depression, agitierte	546
Colchicum dispert	450	CREST-Syndrom	564, 576	Depressivität	548
Colchizin	450	Creutzfeldt-Jakob-Erkr.	72	Dermatome	508
COLD, chron.-obstrukt.		CRH-Test	420	Dermatomyositis	577
Bronchitis	228	Crigler-Najar-Sy.	305	Polymyositis	564
Colestipol	298	Crixivan	602	Dermatophyten	611
WW	667	Crohn	294	Dermatophytose	613
Colestyramin	100, 298, 447	Cromoglycinsäure	227	Dermatosklerose	211
WW	667	Cross match	362	Dermoid	398
Colitis, pseudomembranöse	638	Crossektomie	208	Desferaltest	470
Colitis ulcerosa	294	Crossen-Insuffizienz	207	Desferoxamintest	470
Therapie	295	CRP, C-reaktives Protein		Desinfektion, Haut	30
Colon irritable	296	Labor, DD	710	Desipramin	
Colon-Ca	291	Cryptococcus	611	Dosierung	685
Dukes-Klassifikation	292	CT s. Computertomographie		Serumspiegel	663
colony forming units	341	Cu^{2+}, Kupfer		Desmethylclomipramin	
Coloskopie	264	Labor, DD	717	Serumspiegel	663
Coma		cuff	80	Desmethyldoxepin	
hypoglykämisches	95	Cumarin-Derivate	689	Serumspiegel	663
thyreotoxisches	415	WW	667	Desmopressin	429, 483
				Desorientiertheit	545

Detergentien, Intox.	101	Serumspiegel	662	Dünndarmpassage, orale	263
Dexamethason	674	Digoxin	152	Dünndarmsonde	60
Kurztest	420	Serumspiegel	662	Duodenalsonde	78
Dextran 1	91	WW	667	Duplex-Sonographie	190, 344
Dextran 60	91	Dihydralazin	197	bei Mesenterialinfarkt	288
Diabetes insipidus	333, 429	-Perfusor	695	Dupuytren-Kontraktur	318
Diabetes mellitus	434	Dihydroergotamin	200	Durchblutungsstörung	
Arthropathie	554	Dilatative Kardiomyopathie	179	zerebrale	526
Diät	436	Diltiazem	197	Durchfall	254
Hypertonie-Ther. bei-	198	WW	666	Durchflußraten	
Kardiomyopathie	441	Dilzem	197	Verweilkanülen	34
Koma	95, 442	Diphtherie	169, 592	Durchgangssyndrom	545
Komatherapie	443	direkte Hernie	302	Durchleuchtung	222
Mediasklerose	441	Diskusprolaps	519f	Durstversuch	429
Mikroalbuminurie	441	Disopyramid	156, 161	DUS, Doppler-Ultraschall	190
Nephropathie	441	Serumspiegel	662	Dysäquilibrium-Sy.	361
Neuropathie	442	Distigminbromid	393	Dysdiadochokinese	508
OP bei	441	Distraneurin	547	Dysenterie	255
pankreopriver	282	Diurese		Dysgerminom	398
Proteinurie	441	forcierte	98	Dyskrinie	228
Retinopathie	442	osmotische	334, 338	Dysmenorrhoe	394
sekundärer	434	postobstruktive	358	Dysmetrie	510
Diabeteseinstellung	440	Diuretika	152	Dyspepsie	260, 296
Diabetestherapie	435	Divertikel, Ösophagus	269	Dysphagie	252, 267, 269
Diabetische Fettleber	442	Divertikulitis	286, 289	DD	253
Diabetische Nephropathie	351	Divertikulose	289	Dysphasie	550
Stadien der	351	DK	62	Dyspnoe	
Diabetische Osteopathie	442	Dobutamin-Perfusor	92, 695	DD	118, 214
Diadochokinese	508	Dobutrex-Perfusor	695	kardiale	117
Diagnosenschlüssel	26f	Dociton	197	Dystonie	540
Diagnostik, bildgebende	644	Dokumentationspflicht		vegetative	119
Indikationsstellung	644	Plasmabestandteile	72	Dysurie	334, 341
Kosten	644	Domperidon	517		
Diagnostische Lücke	71	Dopamin		**E**-Mail	22
Dialyse	360	-Perfusor	92, 695	ε-Aminocapronsäure	694
Medikamentendosierung	697	-agonisten	542	E605, Intox.	100
Dialyse-Patient	361	-antagonisten, WW	667	EBK, Eisenbindungskapazität	
Dialysezugang	43	Dopergin	542	Labor, DD	712
Diarrhoe	254	Doppelläufige Transverso-		Ebola-Virus	607
antibiotika-assoziiert	255	stomie	292	Ebrantil	198
mit Gelenkschmerz	552	Doppelbilder	504	-Perfusor	696
Salmonellen	595	Doppelnieren	363	EBV, Epstein-Barr-Virus	608
Diastolikum	124, 127	Doppler-Echokardiographie	135	Echinokokkose	615f
Diät		Dopplersono, farbkodierte	135	Echokardiographie	134f
bei Diabetes	436	Doryl	400	Echovist	135
bei Hyperurikämie	450	Douglas-Abszeß	283, 395	Ecstasy	546
Formula-	77	Downstaging	488	EDTA-Chelatbildung	352
Diathese, hämorrhagische	456	Doxepin	685	EGKS, Europäischen	
Diazepam	684	Dosierung	685	Gesellschaft für Kohle	
Dibenzyran	425	Serumspiegel	663	und Stahl	222
Dichlor-Stapenor	629	WW	667	Eierschalenhilus	232
Dickdarm		Doxorubicin	496	Eigenblutspende	72
Karzinom	291	Doxycyclin	634	Eigenreflexe	505
Divertikel	289	Drainage		Einfach-TK	68
Ileus	286	Bülau-	64	Einflußstauung, obere	119
Polypen	290	Penrose-	62	Einklemmungssyndrome	534
Dicker Tropfen	590, 617	Pleura-	64	Einmalkatheter	62
Dicloxacillin	629	Post-OP	62	Einthoven-Ableitung	126
Didanosin	601, 639	Redon-	62	Eisen	464
Differentialblutbild	710	Thorax-	64	Bedarf	464f
Diffusionskapazität	223	Dranginkontinenz	393	Labor, DD	711
Diffusionsstörung	224	Dressler-Sy.	148	-Mangelanämie	465
Diflucan	641	drop attacks	121, 528	Resorption	464
Digimerck	152	DRSP s. Pneumokokken,		Stoffwechsel	464
Digitale venöse Subtraktions-		penicillinresistent		Substitution, orale	465
angiographie	523	Drucksteigerung, intrakraniell	534	-Sulfat	465
Digitalisglykoside	152	drug-monitoring, therapeut.	662	Eisenbindungskapazität	
Intox.	100	Drüsenfieber, Pfeiffer	608	Labor, DD	712
WW	667	Ductus Botalli	124	Eisenmangel	464
Digitalisierung	156	apertus	175	Anämie	465
Digitalisüberempfindlichkeit	372	Dukes-Klassifikation	291	Eisenmenger-Reaktion	183
Digitoxin	152	Dumping-Sy.	276	Eiterstippchen	596
NW	667	Dünndarm, Ileus	286	Eiweiß, Labor, DD	713
				Eiweißverlust-Sy.	298

Ejakulat	401
ejection click	123
Ekchymosen	456
EKG, Elektrokardiogramm	130
Ableitung	126
Auswertung	126
bei Herzinfarkt	145
bei Septumdefekt	182
Belastungs-	133
Lagetypen	127
Langzeit-	133
Zeitwerte	128
EKG-getriggerte Kardioversion	157
Eklampsie	332, 345
Ekzem, Perianal-	259
Elastase, Labor, DD	712
Elektrische Kardioversion	157
Elektrolyte, Substitution	76
Elektrophorese	722
bei Leberstör.	309
Elementartherapie	84
Elephantiasis	596
Ellis-Damoiseau-Linie	650
Elotrans	256
Elzogram	631
Embolektomie	205
Embolie	
Lunge, Notfall	**242**
EMP, Ethambutol	238
Emphysem	229
obstruktives	228
Empyem	218
Enalapril	151, 198
Encephalitis granulomatosa	231
end of dose akinesia	542
Endobrachyösophagus	267f
Endogene α₁-Antitrypsin-ausscheidung	266
Endokardfibrose	431
Endokarditis	167, 587
Blutkultur	50
lenta	167
Libman-Sacks	574
Löffler	180
Prophylaxe	168
Endokrine Orbitopathie	416
Endokrinologie	408
Endokrinopathien	
paraneoplastisch	500
Endometriose	398
Endometrium-Ca	398
Endomyokardbiopsie	179
Endomyokardfibrose	180
Endoskopie	
Antibiotikaprophylaxe	264
gastrointestinale	264
Endosonographie	263, 292
Endoxan	582
Endplatte, motorische	509
endstage lung	229
Enolase	
neuronspez., Labor, DD	719
Enoxazin	636
Entamoeba histolytica	617, 620
Enterales Eiweißverlust-Sy.	298
Enteritis regionalis	294
Enterobacter	593
Enterobacteriaceae	593
Enterobius vermicularis	53, 615f
Enterokokken	596
Endokarditis	168
vancomycinresistent	20

Enterokolitis, Salmonellen	595
Enteropathie	
diabetische	297
exsudativ	298
Enteropathische Arthritiden	574
Enthesiopathie	553, 572
Enthirnungsstarre	534
Entkopplung, elektromechanische	87
Entzugsdelir, Alkohol	547
Entzündung	
Anämie bei	469
Enzephalitis	538
Enzephalopathie	
hepatische	323
Eosinophile Granulozyten	711
Eosinophile Pneumonie	233
Eosinophiles Granulom	217
EPH-Gestose	193, 345
Epidermoidzysten	290
Epidermophyton	611
Epididymitis	403
Epilepsie	524
Dauertherapie	525
DD	121
einfache fokale Anfälle	524
komplexe fokale Anfälle	524
Epinephrin, Perfusor	695
Episkleritis	569
Epithelkörperchen	425
Epivir	601
Epstein-Barr-Virus	608
Erbrechen	253
bei Zytostase	495
induziertes	97
kaffeesatzartiges	104
Kot-	285
ERCP	310, 279
Erfrierung	110
Ergenyl	526
Ergometrie	133
Ergotamintartrat	517
Erhaltungstherapie	
Zytostatika	490
Ernährung,	
parenteral	73
Schemata	76
Sonde	77
Ernährungsther.	
bei M. Crohn	295
Erosive Gastritis	271
Blutung	104
Erregbarkeit, muskuläre	367
Erregungszustände	546
Erstickungs-T	131
Ertrinken	**111**
Erycinum	635
Eryfer	465
Erypo	360
Erysipel	186, 596
Erythema chronicum	
migrans	557, 590
Erythema marginatum	557
Erythema	
nodosum	167, 231, 555f
Erythromycin	635
Erythromycin WW	668
Erythropoetin	360, 469, 494
-mangel	359
Erythrozyten	454, 461
-Konzentrat (EK)	68
Labor, DD	712
Erythrozytenindex	

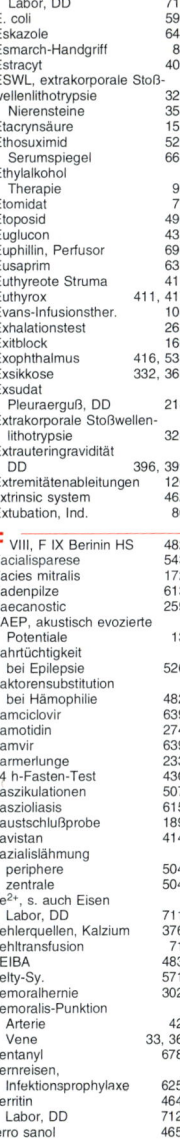

Labor, DD	712
E. coli	593
Eskazole	642
Esmarch-Handgriff	84
Estracyt	401
ESWL, extrakorporale Stoßwellenlithotrypsie	328
Nierensteine	354
Etacrynsäure	152
Ethosuximid	526
Serumspiegel	664
Ethylalkohol	
Therapie	99
Etomidat	79
Etoposid	496
Euglucon	437
Euphillin, Perfusor	696
Eusaprim	637
Euthyreote Struma	411
Euthyrox	411, 417
Evans-Infusionsther.	108
Exhalationstest	265
Exitblock	166
Exophthalmus	416, 533
Exsikkose	332, 369
Exsudat	
Pleuraerguß, DD	218
Extrakorporale Stoßwellenlithotrypsie	328
Extrauteringravidität	
DD	396, 399
Extremitätenableitungen	126
extrinsic system	462
Extubation, Ind.	80
F VIII, F IX Berinin HS	482
Facialisparese	543
Facies mitralis	172
Fadenpilze	613
Faecanostic	259
FAEP, akustisch evozierte Potentiale	13
Fahrtüchtigkeit	
bei Epilepsie	526
Faktorensubstitution	
bei Hämophilie	482
Famciclovir	639
Famotidin	274
Famvir	639
Farmerlunge	233
24 h-Fasten-Test	430
Faszikulationen	507
Faszioliasis	615
Faustschlußprobe	189
Favistan	414
Fazialislähmung	
periphere	504
zentrale	504
Fe²⁺, s. auch Eisen	
Labor, DD	711
Fehlerquellen, Kalzium	376
Fehltransfusion	71
FEIBA	483
Felty-Sy.	571
Femoralhernie	302
Femoralis-Punktion	
Arterie	42
Vene	33, 36
Fentanyl	678
Fernreisen,	
Infektionsprophylaxe	625
Ferritin	464
Labor, DD	712
ferro sanol	465

α₁-Fetoprotein	
Labor, DD	706
Fette, parenterale Gabe	74
Fettleber	316
Sono	646
diabetische	442
-hepatitis	317
Fettstoffwechsel	445
Fettstuhl	297
FFP	67f
Fibrate	447
Fibrinmonomere	462
Fibrinogen	462
Labor, DD	712
Fibrinogenspaltprodukte (FSP)	106, 462
Fibromuskuläre Dysplasie	344
Fibromyalgie-Sy.	553, 558
Fibronectin, Labor, DD	712
Ficortil	674
Fieber	
bei Agranulozytose	494
bei Venenkatheter	587
DD	584
hämorrhagisches	607
nach ERCP	587
Wasserbedarf	369
Fieber, rheumatisches	167
FIGO-Kassifikation	
Ovarial-Ca	399
FIGO-Klassifikation	
Endometrium-Ca	397
Zervix-Ca	397
Filgastim	494
Filoviridae	606f
Filzlaus	394
Finger-Boden-Abstand (FBA)	553
Finger-Nase-Versuch	508
Fischbandwurm	616
Anämie bei	455
Fischmaulstellung	367
Fischwirbel	384
Fissur, Anus	300
Fistel	
anorektal	300
bei M. Crohn	295
bronchopleurale	217
ösophago-tracheale	112
Flagyl	638
Flapping tremor	323, 510
bei Leberkoma	323
Flecainid, Serumspiegel	662
Fleckfieber	595
Fleroxacin	636
Flucloxacillin	629
Fluconazol	612, 614
Serumspiegel	663
Flucytosin	641
Serumspiegel	663
Fludrocortison	674
fluid lung	154, 359
Flunarizin	517
Flunitrazepam	683
Fluocortolon	674
Fluor	
blutig-wässrig	397
eitrig	405
übelriechend	404
weißl.-käsig	404
5-Fluorcytosin	611
Fluoride	385
5-Fluorouracil	496
Fluoxetin, Dosierung	685
Flupentixol	681
Flupentixoldecanoat	682
Fluphenazin	681
Fluphenazindecanoat	682
Flurazepam	684
Fluspirilen	682
Flüssigkeit, Substitution	76
Flüssigkeitsdefizit	370
Flutamid	401
Fluvoxamin, Dosierung	685
FNH, fokal noduläre Hyperplasie	326
Foetor	
Koma	95
hepaticus	323
Fogarty-Ballonkatheter	205
Fokal noduläre Hyperplasie	326
Sono	646
Fokal segmentale Glomerulosklerose	350
Folsäure	
Labor, DD	712
Mangel	455
Fontaine-Stadien	201
Formuladiät	77
Forrest-Klassifikation	105
Fortecortin	674
Fortum	633
Foscarnet	639
Foscavir	639
Fosfocin	637
Fosfomycin	637
Fragmentozyten	346
Francisella	597
Fraxiparin	686
Fredrickson, Hyperlipoproteinämie-Typen	445
Freezing-Episode	540
Fremdkörperaspiration	112
Fremdreflexe	506
Fresh frozen plasma (FFP)	67f
Friedreich-Ataxie	512
Frischblutkonserve	68
Fritz-Hughes-Curtis-Sy.	395
frozen shoulder	567
Frühdumping	276
Frühdyskinesien	
bei Neuroleptika	682
Frühsommermeningoenzephalitis	539, 607
Fruktosamin	435
Fruktose	
-intoleranz	74
parenterale Gabe	74
FSME, Frühsommermeningoenzephalitis	607
FSP, Fibrinogenspaltprodukte	462
fT₃	408
fT₄, freies Thyroxin	408
Labor, DD	723
FTA-Abs.-Test	406
ftp, file transmission protocol	23
Fuchsbandwurm	616
Fucidine	638
Fugerel	401
Fundus hypertonicus	194
Fundusvarizen	58
Fungämie	611
Fungata	641
Funktionelle Herzgeräusche	124
Funktionsdiagnostik	
gastrointestinale	264
Furosemid	152, 196
-Perfusor	695
WW	669
Fusidinsäure	638
fusion beats	159
Fußklonus	506
Fußpilz	613
G-CSF, granulocyte-colony-stimulating factor	494
γ-GT	309
Gabeltumor	325
Galaktorrhoe	388, 428
Gallenblase	
Ca	325
Sono	646
Gallengang, Ca	325
Gallenkolik	328
Gallensäureverlust-Sy.	256, 296
Gallenstein	327
-Ileus	286
Gallenwege	304, 327
Gallenwegs-Ca	325
Metastasierung	487
Gameten	618
γ-GT, γ-Glutamyl-Transferase	
Labor, DD	714
Gancyclovir	639
Serumspiegel	663
Gangataxie	510
Ganglion	557
gasseri	518
Gangrän	203
bei Diabetes	442
Gangstörungen	511
Ganor	274
Gardia lamblia	617
Gardner-Sy.	290
Gardnerella	404
vaginalis	593
Gastrax	274
Gastrin, Labor, DD	713
Gastrinom	431
Gastritis	271
atrophische	272, 466
chronische	272
erosive	271
Gastroenteritis	253, 595
urämische	359
Gastroenterostomie	282
Gastrointestinalblutung	104
Notfall	105
Gastropexie	
transabdominale	268
Gastroskopie	264
Gastrozepin	275
Gauge	34
Gefäßerkrankungen	185
Gefäßspasmen	557
Gefiltertes EK	68
Gehirn, s. auch Hirn	
-Metastasierung	487
Gehtest	189
Gehtraining, bei pAVK	202
Gehversuch	513
Gelatine	91
Gelbfieber	607
Gelenkerkrankung	565
Gelenkschmerz	552
Genitale	393
Gentamicin	635, 665
Serumspiegel	663

Gerinnungsfaktoren	106, 464	
-konzentrate	68	
Gerinnungsstörung		
bei Leberkoma	325	
Gerinnungstests	462	
Gernebcin	635	
Geruchsinn	504	
Gesamteiweiß		
Labor, DD	713	
Geschlechtskrankheiten	404	
Geschlechtsverkehr	341	
Gesichtsfeld	504	
Gewaschenes EK	68	
Giardiasis	620	
GICA	709	
Gicht	449	
Nephropathie	352	
Gichtanfall	450	
Gichttophus	557	
Giftelimination, sekundäre	98	
Giftinformationszentralen	102	
Gilbert-Meulengracht-Sy.	305	
Gilurytmal	161	
Gingivahyperplasie	363	
GIT-Blutung	105	
Ursachen	104	
Glasgow-Coma-Scale	94	
GLDH	309, 713	
Gleithernie	268	
Gliadin-AK	713	
Glibenclamid	437	
Glibornerid	437	
Glioblastom	536	
Gliquidon	437	
Glisoxepid	437	
Globalinsuff., respir.	224	
Globocef	633	
Globulin		
thyroxinbindendes	723	
Globuline		
Labor, DD	713	
monoklonale Immun-	719	
Globus hystericus	253	
Glomerulo-		
nephritis	346ff, 574, 578, 580	
de novo	363	
Histologie	348	
rapid progressive	348	
Ödem bei-	366	
Glossitis, Hunter	466	
Glucagon	444	
Glucobay	436	
Glucophage	437	
Glucotard	436	
Glucuronyltransferase	305	
Glukokortikoid-Ther.	570	
Glukokortikoide	226, 674	
bei RA	570	
KI	675	
NW	675	
Potenz, relative	674	
Spray	226	
Substitution	422	
WW	667	
Glukose		
Austauschstoffe	73	
im Liquor	522	
Labor, DD	714	
parenterale Gabe	74	
Stoffwechsel	434	
Toleranz-Test, oraler	429	
WW	664	
Glukosetoleranz, pathol.	435	

Glukosurie	334, 435	
Glurenorm	437	
Glutamat-Oxalacetat-		
Transferase (GOT)		
Labor, DD	714	
Glutamat-Pyruvat-Trans-		
aminase (GPT)		
Labor, DD	714	
γ-Glutamyl-Transferase (γ-GT)		
Labor, DD	714	
Gluten-Unverträglichkeit	298	
Glutril	437	
Glycylpressin	106	
Glykopeptid-Antibiotika	637	
Glykopeptide	637	
Glykoside	152	
Intox.	100	
GM-CSF, granulocyte-macro-		
phage-colony-stimulating		
factor		
Molgramostim	494	
GN, rapid progressive	348	
GnRH-Analoga	397	
GnRH-Agonisten	392, 397	
Goldberger-Ableitung	126	
Goldtherapie	570	
Gonadotropin-Mangel		
Koma	96	
Gonarthritis	405	
Gonarthrose	565	
Gonorrhoe	405	
Diagnostik	54	
Goodpasture-Sy.	216, 233, 348	
Gordon-Reflex	506	
Goretex-Interponat	361	
GOT, Glutamat-Oxalacetat-		
Transferase	309	
bei Herzinfarkt	145	
Labor, DD	714	
GPT, Glutamat-Pyruvat-		
Transaminase	309	
Labor, DD	714	
Grading		
histopath., TNM	486	
Graefe-Zeichen	416	
graft-versus-host-Krankheit		
bei Knochenmarktrans-		
plantation	500	
graft-versus-host-Reaktion		
(Transfusions-		
zwischenfall)	69	
Graham-Steel-Geräusch	124	
Gramaxin	631	
Grand-mal Anfall	524	
Granulationen		
toxische	458	
granulocyte-colony-		
stimulating factor	494	
Granulom, eosinophiles	217	
Granuloma venerum	394	
Granulomatose		
Wegener	580	
Granulozyten		
eosinophile, Labor, DD	711	
neutrophile,		
Labor, DD	710, 718	
Granulozyten-Szintigraphie	585	
Gravidität		
Appendizitis	283	
Arzneimittel	671	
Grenzwerthypertonie	192	
Griseofulvin		
Serumspiegel	663	

Grosser	242	
Gsell-Erdheim		
Medianekrose	175	
Guarmehl	436	
Guedel-Tubus	84	
Guillain-Barré-Sy.	544	
Gummibandligatur		
bei Hämorrhoiden	299	
Gummibauch		
bei Pankreatitis	279	
Gumprecht'sche Kern-		
schatten	473	
Gürtelrose	609	
Gutron	393	
GvH, graft versus		
host-Krankheit	500	
Gynäkomastie	318	
DD	389	
Gyrasehemmer	636	
WW	668	
H.E.L.P.	446, 448	
H_2-Atemtest	265, 297	
H_2-Blocker	274	
WW	668	
Haarausfall, bei Zytostase	496	
Haarzelleukämie	473, 478	
Haemate HS	483	
Haemophilus	593	
-Infektion	593	
HAES	91, 202	
Halbmonde, bei GN	348	
Halcion	683	
Haldol	548	
Halfan	619	
Halluzinationen	545	
Halofantrin	619	
Haloperidol	548, 681	
Haloperidoldecanoat	682	
Halothan		
NW	665	
WW	665	
Halssympathikus	504	
Hämangiom der Leber	326	
Hämarginat	452	
Hämatemesis	104, 216	
Hämatokrit	454, 461	
Labor, DD	714	
Hämatom		
epidurales	532	
intrakranielles	531	
subdurales	533	
Hämatothorax	39, 64, 219	
Hämatozele	402	
Hämaturie	335	
Hamman-Rich-Sy.	233	
Hämorrhoidalblutung	258	
Hämoccult	259	
Hämochroma-		
tose	181, 318, 434, 554	
Hämodiafiltration	361	
Hämodialyse	361	
Hämodilution		
bei pAVK	202	
Hämofiltration	361	
Hämoglobin	304, 454, 461, 464	
Labor, DD	714	
Hämoglobinopathien	455	
Hämoglobinurie	467	
Hämolyse		
	33, 71, 304, 361, 466	
bei HELLP-Sy.	345	
Hämolytisch-urämisches		
Syndrom, HUS	346	

Hämolytische Anämie	346, 467	Hemiballismus	540
Hämophilie	482	Hemiblock	
Hämophilus influenzae	234	linksanterior/-posterior	130
Hämophilus vaginalis	404	Hemispastik	511
Hamoptoe	216	Hemithyreoidektomie	413
Hämoptyse	104, 216	Hemmkörperhämophilie	483
Hämorrhagische		Heparin	686
Diathese	106, 456	bei Lysether.	693
Hämorrhagisches Fieber	607	niedermolekulares	686
Hämorrhoiden	299	-Perfusor	695
Hämosiderin	464	Ther.	107, 462
Haptoglobin	454	WW	668
Harn, bei Porphyrie	451	Heparininduzierte Thrombo-	
Harnaufstau	333, 340	penie	688
Harnblase		Hepatisches Koma	96
bei Querschnitt-Sy.	512	Hepatitis	
Harnblasen-Ca		akute	311
Metastasierung	487	A, B, C, E	312f
Harninkontinenz	364, 393	autoimmune	316
Harnsäure	449	chronische	315
Gicht	449	Fettleber	317
Labor, DD	715	fulminante	323
Harnstoff	339	infektiöse	314
Labor, DD	715	Labor	310
Harnträufeln	364	Prophylaxe	312
Harnverhalt	64, 333, 357	Sono	645
Harnverhalt,		virale	311
akuter Notfall	**399**	Hepatomegalie, DD	308
Harnwegsinfekt	341	Hepatosplenomegalie	
komplizierter	342	bei RA	572
Harnwegsobstruktion	357, 399	Hernie	301
Harnzytologie	336	direkte	302
Harzol	400	indirekte	302
Hashimoto-		inkarzerierte	286
Thyreoiditis	408, 417f	Ösophagus	268
Hausbetreuungsdienste	680	paraösophageale	268
Haut		Herniotomie	302
Abszeß	594	nach Bassini	302
bei Systemerkr.	556	Heroin-Intox.	101
Koma, DD	94	Herpangina	607
Hautdesinfektion	30	Herpes genitalis	607
Hautfalten, stehende	369	Herpes labialis	607
Hautzeichen		Herpes simplex	607
Kollagenosen	557	Enzephalitis	539
Leber	318	Herzbeschwerden,	
Hb, Hämoglobin	454, 464	funktionelle	116
Labor, DD	714	Herzdruckmassage	85
HbA$_{1c}$	435	Herzfehler, kongenitale	182
Labor, DD	715	Herzfrequenz im EKG	126
HBDH		Herzgeräusche	
bei Herzinfarkt	145	Stärkegrade	124
Labor, DD	715	Herzindex	40
HbE, mittl. korpuskuläres		Herzinfarkt	116, 143
Volumen	461	Komplikationen	148
β-HCG, humanes Chorion-		Lokalisation	144
gonadotropin	502, 715	Lysetherapie	146
StHCO$_3$, Standard-Bicarbonat		Therapie	146
Labor, DD	722	Herzinsuffizienz	150
HCT, Calcitonin		Dyspnoe	117
Labor, DD	709	Hypertonie-Ther. bei-	198
HDL-Cholesterin		Killip-Klassifikation	149
Labor, DD	715	Therapie	151
Heberden-Arthrose	567	Herzkatheter	137
Heberden-Knötchen, DD	557	Herzklappen	172
Heberwirkung	64	Herzklappenfehler	171
Heerfordt-Sy.	576	Herzklopfen	120
Heimlich-Handgriff	112	Herzkrankheit, koronare	139
Helferzellen	710	Herzrasen	120
Helicobacter pylori	272f	Herzrhythmus-	
Heller-Cardiomyotomie	270	störungen	148, 154
HELLP-Syndrom	326, 345	bradykarde	162
Helmex	642	Herzschrittmacher	
Hemianopsie, bitemporale	428	Indikation	165

Herzstillstand	85		
Herztod, plötzlicher	178		
Herztöne	122		
Herztransplantation, Ind.	153		
Herzzeitvolumen	40		
Hexenschuß	519		
Hiatushernie	268		
high output-failure	150		
high-dose Heparin	686		
Highresolution-CT			
Spiral-CT	222		
Hili, tanzende	182		
Hilusverbreiterung (Rö)			
DD	650		
Hinterstrangläsion	512		
Hirn			
Abszeß	539		
Blutung	527		
Embolie	526		
Trauma	535		
Tumor	536		
Hirnatrophie	523		
Hirndruck	82		
erhöhter, Rö	535		
Hirndruckzeichen	536		
Hirnhautentzündung	537		
Hirnleistungsstörungen	549		
Hirnmassenblutung	531		
Hirnnerven	504		
Hirnödem	534		
Rö	523		
Ther.	535		
Hirnorganisches			
Psychosyndrom	680		
Hirnschaden			
hypoxischer	82		
Hirnstammareflexie	13		
Hirntod	13		
Diagnostik	362		
Hirsutismus	424, 428		
Histoacryl	106		
Histoplasma	611		
Hitzekrämpfe	111		
Hitzschlag	111		
HIV	577ff		
Impfprophylaxe	606		
Hkvid			
Hkt., Hämatokrit	601, 639		
Labor, DD	454, 461		
	714		
HLA Humane Leukozyten-			
antigene	715		
HLA-kompatible Transfusion	68		
HLA-Typisierung	362		
bei onkolog. Ther.	490		
HMG-CoA-Reduktase-			
Hemmer	447		
WW	668		
Hochfrequenzangioplastie	141		
Hochstetter			
(Injektionstechnik)	31		
Hoden	402		
Atrophie	318, 389		
Malignom	403		
Schwellung, DD	402		
Tumoren	403		
Hoden-Ca	402		
Metastasierung	487		
Hodentorsion	**251**		
Notf.	**402**		
M. Hodgkin	476		
Hodgkinzellen	477		
Hohlnägel	465		
Holosystolikum	173		

Holzschuhherz	174	latente	408
Homanns-Zeichen	189	Röntgenkontrastmittel	653
Homovanillinsäure i.U.	716	Hyperthyreosis factitia	411, 414
Hormonther.		hypertone Dehydratation	370
bei Mamma-Ca	392	Hypertonie	192
Horner-Sy.	240, 411, 504, 544	Arzneimittel-NW	193
Horrortrips	546	bei EPH-Gestose	345
Hörvermögen	505	pulmonale	244
Hospize	680	renoparenchymatöse	194
HP-Eradikation	274	renovaskuläre	194
HSV, Herpes-simplex-Virus	607	Stadieneinteilung	194
Hufeisennieren	363	Stufentherapie	196
Humanalbumin	72	Hypertonie-Ther.	195
Hundebandwurm	616	bei Begleiterkrankungen	198
Hungerversuch	430	Hypertrichose	363
Huntington-Chorea	543	Hypertriglyzeridämie	445f

IDDM, Typ I-Diabetes
hypoglyk. Schock 444
Koma-Auslöser 442
Idiopath. hypertrophe Sub-
aortenstenose, IHSS 178
Idiopathische Lungen-
fibrose 233
Ifosfamid 496
IgA-Mangel 230
IgA-Nephropathie 347
IgG, γ-Globuline
Labor, DD 713
Ikterus 304, 321
DD 304
Vorgehen bei 305
Ileitis terminalis 294
Ileus 250, 285
mechanischer 285
paralytische 285
IMA-Bypass 141
Imigran 517
Imipenem 236, 634
Imipramin
Dosierung 685
Serumspiegel 663
Immunglobuline 68
monoklonale 719
Immunkoagulopathie 483
Immunkomplex-GN 347f
Immunsuppression
bei Ntx 362
Pneumonie bei 236
Impfung
Hepatitis A 312
Hepatitis B 314
Implantierbarer Venen-
katheter 48
Impotenz
Hypertonie-Ther. bei 199
Impulsiv-Petit mal 524
Imurek 362, 570, 582
IMV 81
Inaktivitätsosteoporose 384
Indifferenztyp 127
Indinavir 602
Indirekte Hernie 302
5-OH-Indolessigsäure 431
Indometazin 450
Induktionsther. 490
Infarkt
EKG, Lokalisation 144
OP 142
-pneumonie 234
stummer 143
Infektanämie 455
Infektasthma 225
Infektexazerbation 227
Atemwegsobstruktion 227
bei Asthma 227
Infektion
bakterielle 589
Kultur 49
Pilz- 610
Protozoen 617f
urogenital 404
Infektionsprophylaxe
Fernreisen 625
Infektionsrisiko 30, 71
durch Blutkomponenten 71
Infiltrat, perityphlitisches 284
Inflammatorisches Ca
Mamma 391
Influenza A-Virus 608
Infusionslösungen 75, 87

HUS, Hämolytisch- urämisches Syndrom	346	Hypertroph-obstruktive Kardio- myopathie (HOCM)	178
Husten, DD	215	Hypertrophe, nicht obstruktive	
HVL-Tumor	428	Kardiomyopathie	178
HVL-Überfunktion	428	Hyperurikämie	449
HWS		Hyperventilation	82, 214, 383
Spondylarthrose	566	Hyperviskositäts-Sy.	478
-Beteiligung bei RA	569	Hypnotika	683
Hydrochlorothiazid	152	Gewöhnung	684
Hydrocortison	674	Substanzauswahl	683
Hydronephrose	340	Übersicht (Tab.)	684
5-Hydroxyindolessigsäure		Hypocortisolismus	421
Labor, DD	716	Hypoglycämia factitia	435
Hydroxyäthylstärke	91, 202	Hypoglykämie	430
Hydroxycobalamin	467	bei Diabetes	440
Hydroxyurea	496	Notfalltherapie	444
Hydrozele	402	Hypoglykämischer Schock	95
Hyper-/Hypomenorrhoe	394	Hypogonadismus	428
Hyperaldostero- nismus	152, 372, 423	Hypokaliämie Notfall-Ther.	352, 372 373
sekundärer	370	hypokaliämische Hypertonie	194
Hypercholesterinämie	445f	Hypokalzämie	375, 426
Hyperfibrinolyse	106	Hypokalzämische Krise	
Hyperhydratation		Notfall	376
hypotone	371	Hypokinese	540
isotone	370	Hypomagnesiämie	378
Hyperinsulinämie	434	Hyponatriämie	370
Hyperkaliämie	367, 373, 383	Hypoparathyreoi- dismus	410, 426
Notfallther.	374	Hypophyse	427
Hyperkalzämie	352, 376	hypophysäres Koma	96
Hyperkalzämische Krise Notfall	377	Hypophysenadenom Hypophyseninsuffizienz	421, 536 428
Hyperkapnie	78, 228, 383	Hypophysentumor	429
Hyperkinetisches Herz-Sy.	120	Hypopituitarismus	428
Hyperlipidämie, Diät	446	Hypoproteinämie, Ödem	366
Hyperlipoproteinämie	445	Hypothermie	89
Hypertonie-Ther. bei	199	Hypothyreose	389, 408, 417
Hypermagnesiämie	378	Anämie bei-	469
Hypernephrom	364	sekundäre	408, 417
sonographischer Befund	647	Hypotonie	200
Hyperparathyreoidismus	193, 354, 359, 425	Kardiogener Schock, Ther.	92
Hyperphosphatämie	375	Hypoventilation	383
Hyperpigmentierung, DD	422	Hypovolämie, Schock	90
Hyperplasie, fokal noduläre Sono	646	Hypoxämie Hypoxischer Hirnschaden	224 82
Hyperprolaktinämie	428	Hysterektomie	
Hyperpyrexie	546	bei Ovarial-Ca	399
Hypersensitiver Karotissinus	164	bei Uterus myomatosus	397
Hypersensitivitäts-Angiitis	580	bei Zervixkarzinom	397
Hypersplenismus	323, 457		
Hypertension intrakranielle	534	**I**.v. Ausscheidungs- urogramm	339
Hypertensive Enzephalo- pathie	195	i.v.-Injektion I/E Ratio	32 82
Hypertensive Krise	192, 199	ICD-Schlüssel	26F
Hyperthyreose	408, 414	Icterus juvenilis intermittens	305

Volumenersatz	91	
Infusionstherapie		
bei Verbrennungen	108	
INH, Isoniazid	238	
Injektion	30	
Desinfektion für	30	
Hochstettertechnik	31	
intrakutane	30	
intramuskuläre	31	
intravenöse	32	
Oberarm	32	
subkutane	31	
Ventroglutäale	31	
Inklination	569	
Inklinationsaufnahme		
HWS	569	
Innenohrschwerhörigkeit	505	
INR, international normalised ratio	690	
Insertionstendopathie	573	
Inspiration		
O₂-Konz., Druck	82	
Inspirations-Exspirations-Verhältnis	82	
Instabile Angina pectoris	139, 142	
Insuffizienz, chron.-venöse	211	
Insulin	438	
-Perfusor	695	
Antikörper, Labor, DD	716	
Bedarf	438	
Injektionsort	438	
Marktübersicht	439	
Spritz-Eß-Abstand	438	
Wirkungsbeginn	439	
WW	668	
Insulinmast	438	
Insulinom	430	
Insulinresistenz	438	
Insult	526	
Intal	227	
Intensivmedizin	84	
Intentionstremor	510	
Interferon alpha	639	
Internet	22	
Interphalangealgelenk		
distales	567	
proximales	567f	
Interstitielle Nephritis	352	
Intoxikation		
Lebensmittel-	591	
Notfall	97, 99, 101	
Tremor bei-	511	
Vergiftungszentralen	102	
Intrakranielles Hämatom	531	
Intravenöse Injektion	32	
Intrazerebrale Blutung	527, 531	
intrinsic asthma	225	
Intron A	639	
Intubation	79, 84	
einseitig	80	
in den Ösophagus	80	
Ind.	78	
KO	82	
Invagination	290	
Invirase	602	
Ipecacuanha	97	
IPPV	81	
Ipratropiumbromid	226	
Atemwegsobstruktion	227	
Iridozyklitis	405, 552	
Iritis	572	
Ischämie		

Kolitis		294
zerebrale	526, 528	
Ischämieschmerz, Darm-	248	
Ischämiezeit, kalte	363	
Ischämische Kolitis	288	
ISIS IV-Studie	149	
ISMO	153	
Isoket	153	
Isoniacid	238	
Serumspiegel	663	
Isoptin	162, 197	
-Perfusor	696	
5'Isosorbidmononitrat	153	
Isosorbiddinitrat	153	
ITP, idiopathische thrombozytopenische Purpura	480	
Itraconazol	641	
Ivy, Blutungszeit	462	
Jackson-Anfall	524	
Jacutin	395	
Jarisch Herxheimer-Reaktion	406	
Jatrox	275	
Jendrassik'scher Handgriff	505	
Jod-Kontamination	415	
Jodmangel	411, 416	
Jüngling, Ostitis cystoides multiplex	231	
Kala-Azar	460, 620	
K⁺-Substitution	373	
Kalinor-Brause	373	
Kalium	367, 372	
-Haushalt	372	
Labor, DD	716	
-Mangel	372	
-Perfusor	695	
Kaliumsubstitution im diab. Koma	443	
Kalkulierte Antibiotika-Ther.	586	
Kalorienberechnung bei Diab. mell.	436	
Kälteagglutinine	468	
Kälteintoleranz	417	
Kälteschäden	109	
Kalzium, Labor, DD	716	
Kalziumantagonisten	153, 197	
WW	666	
Kalziumhaushalt	375	
Kammerflimmern	160	
Stufenschema	87	
Kammertachykardie	159f	
Kanikola-Fieber	594	
Kaolinlunge	232	
Kaplan-Sy.	572	
Kapselschmerzen	498	
Kardiogener Schock	148f	
Kardiolipin-Antikörper	716	
Kardiomyopathie		
diabetische	441	
dilatative	547	
hypertrophe	178	
nutritive	181	
peripartale	181	
Karnofsky-Index	489	
Karotis-Sinus-Druckversuch	157	
Karotissinus-Sy.	121, 164	
Karpaltunnel-Sy.	429, 571	
Kartagena-Sy.	230	
Karzinoid	431	
Lunge	241	
Karzinom	486, 488, 490f, 497, 502	

Anus	301	
Bronchial	240	
cholangiozelluläres	325	
Gallenblase	325	
Gallengang	325	
Hoden	403	
Kolon	291	
Korpus	398	
Leber	325	
Magen	277	
Mamma	388, 390	
Ösophagus	268	
Ovar	398	
Pankreas	282	
Polyglobulie	456	
Prostata	400	
Schilddrüse	413	
Therapie	488, 490f, 496	
Zervix	397	
Katabolie	74	
Katatonie	546	
Katecholamine	425	
i.U.	717	
Katheter		
arteriell	43	
Blasen-	62	
Venen-	34	
Kathetersepsis	54	
Katheterthrombolyse lokale	693	
Katheterurin	50	
Kaudakompression	520	
Kaudasyndrom	519	
KE (Kolonkontrasteinlauf)	263	
Keilwirbel	384	
Keimax	633	
Keimstrangtumoren	398	
Keimzelltumoren	398	
Kennmuskeln	521	
Kent-Bündel	157	
Keratokonjunktivitis sicca	572	
Kerckring-Falten	286	
Kerley-B-Linien	151	
Kernig-Zeichen	506	
Kernspintomographie	523	
Ketoazidose	381, 434	
Koma	442	
Ketoconazol	611, 641	
Ketotifen	227	
Keuchhusten	230, 593	
KHK, koronare Herzkrankheit	139	
OP	142	
Ther.	140	
Kiefersperre	80	
Killip-Klassifikation Herzinsuffizienz	149	
Kinderlähmung	608	
Kinetosen	514	
Kipptisch-Untersuchung	122	
kissing disease	608	
Klacid	636	
Klappenfehler		
Auskultation	124	
Klappeninsuffizienz	172	
Klatskin-Tumor	325	
Klebsiella	593	
Kleinhirn-Sy.	510	
Kleinhirnbrückenwinkel-Sy.	514	
Klick, Mitralklappenprolaps	174	
Klippel-Feil-Syndrom	545	
Klonische Phase, Epilepsie	524	
Klonus	506	

KM		hypoglykämisches	95, 444	Nomogramm	660	
ANV	358	hypophysäres	96, 428	Kreatinin	339	
Insuffizienz	455	hypothyreotes	95	Labor, DD	717	
Transplantation	493	ketoazidotisches	442	Kreatinphosphokinase		
KMP, Kardiomyopathie	177	Myxödem	95, 418	Labor, DD	717	
Knie-Hacke-Versuch	508	thyreotoxisches	95, 415	Krebsinformationsdienst	680	
Knochen		urämisches	96	Krebsnabel	390	
-Metastasierung	487	zerebrales	96	Mamma	389	
Knochenmarkpunktion	55	Kombinationsanalgetika	353	Kreislauf,		
Knochenmarksdepression		Komplement	563, 717	enterohepatischer	304	
bei Zytostase	493	C3, C4	346	Kreislaufsregulation		
Knochenmarktransplantation,		Komplette Remission	489	hypotone	200	
KMT	69, 498	Konakion	484	orthostatische	200	
Knochenmetastasen		Konditionierung	499	Kreislauferkrankungen	192	
bei Hyperkalzämie	376	Kondylome	395	Kreislaufstillstand	84	
Rö	562	Kongestion	178	zerebraler	89	
Knochennekrose,		Konglomerattumor		Kreuzprobe	67	
aseptische	553	bei M. Crohn	294	Krise		
Knochenschmerzen	498	Koniotomie, Notfall	85	cholinerge	544	
Knochentumoren, Rö	562	Konjugationsstörung	305	hyperkalzämische	377	
Knospe-Schema	478	Konjunktivalikterus	318	hypertensive	192, 199	
Knoten		Konjunktivitis	405, 552, 573	hypokalzämische, Notf.	376	
bei Systemerkr.	556	Konsensgespräch bei		myasthenische	544	
Bouchard	557	Reanimation	87	Kristalloide Lösungen	87	
Heberden	557	Konsolidation, Lunge	235	Krukenberg-		
Mamma, DD	388	Konsolidierungstherapie	490	Tumor	278, 399, 487	
Knoten, Schilddrüse	409	Kontinua	584	Krupp-Husten	592	
Koagulopathie	456, 482	Kontinuierliche komplette		Kryoglobulinämie	337, 480	
DD	457	Remission	489	Kryptokokkose		
Kohlendioxid		Kontrasteinlauf	263	s. Cryptococcus		
Intox.	100	Kontrastmittel		Kulissenphänomen	505	
Partialdruck,		bei Niereninsuffizienz	653	Kultur, quantitative	52, 224	
Labor, DD	224, 717	bei V.a. Hyperthyreose	653	Kumarin-Ther.	462	
Kohlenhydrate, parenteral	73	Kontrastmittel (Rö)		Kunstklappenendokarditis	168	
Kohlenhydratintoleranz	265	Hyperthyreose	653	Kupfer, Labor, DD	717	
Kohlenmonoxid, Intox.	100	Niereninsuff.	653	Kurzdarm-Sy.	297	
Köhler I	554	Kontrastmittel-Unter-		Kurznarkose	79	
Köhler II	554	suchung,	652	Kurzzeitsonden	60	
Kokardenphänomen	284	Abdomen	263	Kußmaul'sche		
Kokzidioidomykose	614	Echokardiogramm	135	Atmung	95, 381, 443	
Kolektomie		Kontrastmittelallergie	652			
bei Colitis ulcerosa	295	-Zwischenfall	93	**L**-Dopa	542	
Kolik		Prophylaxe	652	WW	668	
Gallen-	328	Konvergenzreaktion	504	L-T$_4$	417	
Nieren-	335	Koordination	508	L-Thyroxin	411, 417	
Nieren-, Ther.	354	Kopfschmerz, DD	515	Labordiagnostik	563	
Schmerz	248	Koplik'sche Flecken	608	Labyrinthgymnastik	513	
Kolitis		Koproporphyrin	451	Lackzunge	318	
ischämische	294	Korkenzieherösophagus	270	LAD-Stenose	141	
Kollagen-	256	Kornealreflex	504	Laevulose	74	
pseudomembranöse	591	Koronarangiogramm	137	Lagerung		
ulcerosa	294	Koronarchirurgie	141	kardiogener Schock	92	
Kollagenosen	574	Koronardissektion	141	Trendelenburg	36	
Therapie	581	Koronarinsuffizienz	139	Lagerungsprobe, Ratschow	188	
Kollaps	200	Körperoberfläche		Lagerungsschwindel	513	
Kollateralphänomen	569	Nomogramm	661	Lakritz-Conn	423	
Kolon, spastisches	296	Korpus-Ca	398	Lakritzabusus	193	
Kolon-Ca	291	Korsakow-Sy.	547	Laktasemangel	297	
Dukes-Klassifikation	292	Kortikosteroide	674	Laktat, Labor, DD	718	
Metastasierung	487	Kortison	674	Laktatazidose	73, 381	
TNM-Klassifikation	292	-Entzugssyndrom	675	Laktatdehydrogenase		
Koloninterposition	650	Kosten		Labor, DD	718	
Kolonkontrast-		CT	644	Laktose-Toleranztest	265	
einlauf (KE)	263, 285	MRT	644	Laktoseintoleranz	265	
Kolontransitzeit	266	Röntgen	644	Lambliasis	617, 620	
Koloskopie	264	Koterbrechen	285	laminar-flow Gehäuse	490	
Kolposkopie	397	Kraftgrade	507	Lamivudine	601	
Koma	94	Kraftprüfung	507	Landouzy-Sepsis	239	
DD	94	Krampfanfall	524	Langzeit-EKG	133	
diabetisches	95, 442	Kraniopharyngeom	536	Langzeit-pH-Metrie	265	
diabetisches, Ther.	443	Krätzmilbe	394	Langzeitantikoagulation	689	
hepatisches	96, 323	Kreatin-Clearance	339	Langzeitglukokortikoid-		
hyperosmolares	442	Labor, DD	717	Behandlung	422	
				Lantarel	570	

Lanzscher Punkt	283	Leukozytose, DD	458	Lues	405
Laparaskopie	57	Leukozyturie	336	Serologie	406
Laparoskopische		Levomepromazin	681	Luftembolie	39, 361
Cholezystektomie	328	Lhermitte'sches Zeichen	507	Luftsichel, suphrenische	249
Lariam	619	LHRH	427	Lukes/Lennert-Grading,	
Laryngoskop	79	Libidoverlust	428	M. Hodgkin	476
Lasègue-Zeichen	506, 553	Libman-Sacks-Endokarditis	574	Lumbago	335, 519
Laserangioplastie	141	Librium	684	Lumbalpunktion	45, 521
Lasix-Perfusor	695	Lichtdermatosen	451	Luminal	525
Lassafieber	607	Lidocain	161	Lunatum-Malazie	554
Lateralsklerose, amyo-		bei Reanimation	86	Lunge	214
trophische	543	-Perfusor	696	Auskultation	221
Lauge, Intox.	101	Serumspiegel	662	Lungenembolie,	116
Lauren-Einteilung	277	WW	668	Notfall	242
Laxantien	258	Limited disease		Ätiologie	242
-abusus	296	Bronchialkarzinom	240	bei Lysetherapie	693
LDH, Laktatdehydrogenase		Lincosamide	635	Diagnostik	243
bei Herzinfarkt	145	Lindan	395	DD	116
Labor, DD	718	Linksanteriorer Hemiblock	130	fulminante	242
LDH/HBDH-Quotient		Linksappendizitis	286, 289	Inhalationszintigramm	243
Labor, DD	718	Linksherzinsuffizienz	117, 150	Komplikationen	244
LDL, Lipoproteine	445	dekompensierte	153	Perfusionszintigraphie	243
LDL-Cholesterin		Linkshypertrophie, EKG	130	Pulmonalisangiographie	243
Labor, DD	718	Linksschenkelblock	130	Schweregrade	242
Leadpipe	507	Linkstyp	127	Lungenemphysem	229
Lebensmittel-		Linksverschiebung	458	Lufu bei	223
vergiftung	254, 591, 595	Linton-Anastomose	322	Lungenentzündung	234
Leber	304	Linton-Nachlas-Sonde	58, 106	Lungenfibrose	231
Biopsie	57	Lipase, Labor, DD	718	Lungenfunktion	
Blindpunktion	57	Lipid-Aspiration	112	Diagnostik	222
Dystrophie	309	Lipide	309	Lungenmetastasen	487
Anatomie	311	Lipödem	187	Herkunft	487
Hautzeichen	318	β-Lipoproteine	445	Lungenödem	82, 153
Koma	96, 323	Lippenbremse	230	e vacuo	45
Metastasen	326, 487	Liquemin	686	Ther.	154
Palpation	308	Liquordiagnostik	46, 521	toxisches	112
Sonographie	645	Liquorpunktion	45	Lungenszintigraphie	222
Lebererkrankung		Lisinopril	152	Lungentransplantation	229f
Anämie bei	469	Liskantin	525	Lungenveränderungen	
Arzneither. bei	701	Listeria monocytogenes	594	interstitielle, DD	231, 237
Labor	310	Listeriose	594	Lungenwasser, extravasal	103
Ödem bei	366	Lisurid	542	Lupus erythematodes,	
Leberhämangiom, Sono	645	Lithium	352, 518	systemischer	574
Leberkoma		Serumspiegel	663	Arthritis	554
endogenes	323	WW	668	Lupus pernio	231
exogenes	323	Litholyse	354	Lupus-Antikoagulans	575
Prophylaxe	106	Lithotripsie		Lyme-Arthritis	555
Lebermetastasen		bei Gallensteinen	328	Lyme-Krankheit	590
bei Kolon-Ca	293	Nierensteine	354	Lymphadenitis	
Sono	645	Lobärpneumonie	235, 587, 650	mesenteriale	284
Leberschaden		locked-in-Sy.	528	Lymphadenopathie	459
durch Medikamente	317	Löffler, Endokarditis	180	Lymphangitis	210
Lebertransplantation	319	Löfgren-Sy.	231, 555	Lymphatische Leukämie	
Leberzell-Ca	325	lokale Fibrinolyse	203	chronische	473
Leberzerfallskoma	323	lone atrial fibrillation	156	Lymphknoten	
Leberzirrhose	318	Longmire-Gütgemann-		-Metastasen	487
Komplikationen	321	Jejunuminterposition	278	TNM-Sytem	486
Labor	310	Lonolox	197	Vergrößerung	459, 472
Sono	645	Looser'sche Umbauzonen	425	Syphillis	405
Lederknarren	170	Lopirin	151, 198	Lymphödem	211
Legionellen	594	Lopresor	197	primär	211
Leichtkettenplasmozytom	337	Loracarbef	632	sekundär	211
Leishmaniose	460, 617, 620	Lorazepam	683	Lymphogranulomatose	476
Leistenhernie	301	Lormetazepam	683	Lymphozyten	710
Leptospirose	594	Loslaßschmerz	283	Lymphozytentypisierung	
Leukämie	471	Lovastatin	447	bei CLL	473
Therapie	490	NW	668	Lysetherapie	
Leukomax	494	low-dose Heparin	686	Herzinfarkt	146
Leukopenie	571	low-output-failure	150	Blutung bei	458
Leukozyten	461	Low-T$_3$-Sy.	417	Lyssa	607
Labor, DD	718	Lown-Klassifikation	159		
Leukozytenstimulation	494	LSD	546		
Leukozytenzylinder	338	Ludiomil	685		

M

M-Mode
(Echokardiogramm) 134
M. Addison 256, 417
M. Alzheimer 550
M. Basedow 408, 414
M. Behçet 394, 557
M. Conn 382
M. Crohn 294
M. Gaucher 460
M. Horton 578
M. Kahler 478
M. Ménétrier 298, 465
M. Reiter, Reiter-Syndrom 573
M. von Winiwarter-Buerger 201
M. Wegener 580
M. Werlhof 480
M. Cushing 195
M. Ebstein 177
MacIntosh-Spatel 79
Madopar 542
Magen
Ca 277
Ulkus 273
Magen-Breipassage 263
Magendoppelkontrast 278
Magenentleerungssonographie 265
Magengeschwür s. Ulkus
Magenhochzug 269
Magenmotilitätsmessung
szintigraphisch 265
Magenresektion 276
Magensaft 55
Aspiration 112
Magensaftverlust 382
Magensekret 60
Magensekretionsanalyse 265
Magensonde 60
Ernährung 77
Magenspülung 97
Magill-Zange 79
Magnesium
Labor, DD 718
Serumspiegel 662
Magnesiumascorbat
bei EPH-Gestose 345
Magnesiumhaushalt 378
Magnesiummangel 372
Magnesiumsulfat 378
Magnetresonanztomographie
Kosten 644
Mahaim-Bündel 157
Makroglobulinämie
Waldenström 479
Makrohämaturie 335
Makrolid-Antibiotika 635
WW 668
Mal perforans 186, 442
Malabsorbtion 297
Malaria 618
Malassimilationssy. (MAS) 296
Maldigestion 296
maligne Arrhythmie 160
Malignes neuroleptisches
Syndrom 682
Mallory-Weiss-Sy. 104, 253
MALT-Lymphom 478
Maltafieber 590
Mamille
Sekretion, DD 389f
Mamma 388
Karzinom 390
Zyste 388
Mamma-Ca 388, 390

Einteilung 392
Mammasonographie 390
Mammographie 389
Technik 569
Mandokef 631
Manie 546
MAO-Hemmer 542
bei Leberschaden 702
WW 668
Maprotilin, Dosierung 685
Marburg-Virus 607
march of convulsion 524
Marchia fava 468
Marcumar 140, 689
-nekrose 690
Marfan-Syndrom 175, 206
Mariske 300
Marschhämoglobinurie 468
Marvelon 393
MAS, Malassimilations-Sy. 296
Maschinengeräusch 124
Masern 608
Maskenbeatmung 84
Maskengesicht 540
Massentransfusion 375
Massivtransfusion 68f
Mastektomie 392
Mastodynie 388, 393
Mastodynon 393
Mastopathie 392
Maxipime 633
MCH, mittl. korpuskul. Hb 461
Labor, DD 712
MCHC, mittl. korpuskul.
Hb-Konz. 461
MCP, Metacarpophalangealgelenke 568
MCTD, mixed-connective-
tissue-disease 564
MCV, mittl. korpuskul.
Volumen 461
Labor, DD 712
Mebendazol 642
Medianekrose Gsell-
Erdheim 175
Mediasklerose 441
Mediastinalfibrose 218
Mediastinitis 239
Medikamente
s. auch Arzneimittel
NW Leber 317
Perfusor 695
Medikamentendosierung
bei Niereninsuffizienz 697
Medroxyprogesteronacetat 498
Mefloquin 619
WW 666
Mefoxitin 632
Megaureter 357
Megestrol 498
Mehrfeldertechnik 497
Mehrpunktmanometrie 264
Meigs-Sy. 306, 398
Meläna 104, 258
Melanom
Metastasierung 487
Meldepflicht
bei STD 404
Geschlechtskrankheiten 404
Infektionskrankheiten 624
Todesfall 624
Melkersson-Rosenthal-Sy. 543
Melphalan 496

Membranen (webs) 252
Membranoproliferative GN 347
Membranöse GN 350
MEN, Multiple endokrine
Neoplasia 430
Mendel-Mantouxtest 238
Mendelson-Sy. 112, 234
M. Menière 514
Meningeom 536
Meningeosis leucaemica 471
Meningismus 537
Meningitis 522, 537, 587
Meningokokken 594
Mennel-Zeichen 553
Menorrhagie 393f, 465
6-Mercaptopurin 496
Meronem 634
Meropenem 634
Mesangial proliferie-
rende GN 350
Mesangiokapilläre GN 347, 350
Mesaortitis luica 206
Mesenterialinfarkt 251, 287
Ileus 286
Mesenterikographie 288
Mesna 350, 496
Mestinon 544
Met-Hb, Methämoglobin 718
Metabolische Azidose 381
Metabolisches Syndrom 450
Metacarpophalangeal-
gelenke(MCP) 554, 568
Metamizol 677
Metanephrine 425
Metaplasie, intestinale 272
Metastasen
Knochen- 562
osteoklastische 562
osteolytische 562
TNM-System 486
Metastasenleber 326
Metastasierung 487
Gehirn 487
Knochen 487
Leber 487
Lunge 487
maligner Pleuraerguß 487
Metformin 436
Methadon, Intox. 101
Methämoglobinämie 119
Methanol, Intox. 101
Methicillinresistenz
S. aureus 19
Methotrexat 570, 582
WW 668
β-Methyldigoxin 152
Methylprednisolon 674
Metoclopramid 254, 495
Metoprolol 161, 197
Metronidazol 638
WW 669
Metrorrhagie 394
Meulengracht-Sy. 305
Mexiletin 161
Serumspiegel 662
Mexiten-HCL 542
Mexitil 161, 662
Mezlocillin 630
Mianserin, Dosierung 685
Miconazol 641
WW 668
Microsporie 613
Microsporon 611

Midodrin		393
Migraine accompagnée		516, 527
Migräne		516
mikro-arousal Apnoe		245
Mikroalbuminurie		337, 351, 434, 441
Mikrographie		540
Mikrohämaturie		335
Mikrosomale AK		408
Miktionszystourethrogramm		339
Mikulicz-Sy.		473, 576
Milzinfarkt, Sono		648
Milzruputur, Sono		648
Milzvergrößerung		460
Mineralokortikoide Substitution		422
Minimal change GN		350
Minipress		197
Minirin		483
Minoxidil		197
Minussymptome		540
Mirizzi-Sy.		328
Mischinsulin		438
Mischstaubpneumokoniose		232
Miserere		285
missed abortion		106
Mithramycin		377
Mitomycin C		496
Mitoxantron		218, 496
Mitralklappe Insuffizienz		173
Prolaps		168, 173f
Stenose		172
Mitralöffnungston		123, 172
Mitralsegel		173
Mittelhirn-Sy.		534
Mittellappensyndrom		234
Mittelmeerfieber familiäres		251
Mittelstrahlurin		50
Mittleres Plättchenvolumen (MPV)		461
Mixed-connective-tissue-disease		564, 577
Mobitz, Block-Typen		163-164
Möbius-Zeichen		416
Moclobemid, Dosierung		685
MODY, maturity onset diabetes		434
Molgramostim		494
Monarthritis, bei Gicht		449
monday fever		233
Moniliasis		612
Monoklonale Gammopathie		337
Mononucleosis infectiosa		608
Mononukleose-Schnelltest		608
Monozyten		711
M. Basedow		465
Hashimoto-Thyreoiditis		418
Morgensputum		51
Morgensteifigkeit		552, 568
Moronal		641
Morphin		677
Ersteinstellung		678
Intox.		101
NW		679
Suchtentwicklung		679
Toleranz		679
Moschcowitz-Sy.		457
MÖT, Mitralöffnungston		123, 172
Motilitätsstörungen primäre		253
sekundäre		253
Ösophagus		270
Motilium		517
Motoneuron, erstes		509
Movergan		542
MPV, mittleres Plättchenvolumen		461
MRSA, multiresistenter S. aureus		19
MRT, Magnet Resonanz Tomographie		523
Kosten		644
MRT-Angiographie		523
MSH-Mangel-Koma		96
MSU, Mittelstrahlurin		50
mucoid impaction		225
Müdigkeitssyndrom, chron.		559
Mukormykose		614
Mukoviszidose		230, 318
Multiinfarktdemenz		550
Multiple endokrine Neoplasien (MEN)		430
Multiple Sklerose Lumbalpunktion bei		522
Multiples Myelom		478
Multiresistenz S. aureus		19
Tuberkulose		20
Mundwinkelrhagaden, DD		465
Murphy-Zeichen		329
Musaril		519
Muskel-Trancopal		519
Muskelkrampf		367
Muskelriß		188
Muskelschwäche DD		422, 509
Myasthenia gravis		544
Mycobacterium tuberculosis		237
Mycoplasma pneumoniae		55, 594
Mycosis fungoides		478
Myelinolyse zentrale pontine		370
Myelofibrose		475
Myeloische Leukämie chronische		474
Myelom, multiples		478
Myeloproliferatives Sy.		475
Myelose, funikuläre		466, 512
Mykobakterien, atypische		239
Mykoplasmen		54, 594
Mykoplasmenpneumonie		468
Mykosen, systemische		611
Myoglobin		145, 464, 718
Myokardinfarkt		143, 148
Lysetherapie		692
Myokarditis		169
Myokardruptur		148
Myoklonischer Anfall		524
Myomknoten		396
Myopathien paraneoplastisch		500
Myxödem		414, 417
Anämie		469
Koma		95, 418

N

N-Acetyl-Procainamid Serumspiegel		662
N. abducens		504
N. accessorius		505
N. facialis		504
N. glossopharyngeus		505
N. hypoglossus		505
N. olfactorius		504
N. opticus		504
N. trigeminus		504
N. trochlearis		504
N. vagus		505
N. vestibulo-cochlearis		505
Nackensteifheit		531, 537
NaCl-Substitution		370
NaCl, WW		664
Nacom		542
Nadel-Tracheotomie Notfall-		**80**
Nadir, Leukopenie		493
Naftidrofuryl, WW		669
Nägel, Hohl-		465
Nahrungsaufbau		75
nach Kolektomie		293
Nahrungsbedarf 8er Regel		73
Nahrungskarenz bei Pankreatitis		280
Nahrungsunverträglichkeit		261
Naloxon		97, 99
NANB-Hepatitis		314
Narbenemphysem		232
Narbenhernie		302
Narcanti		97
Narcaricin		450
Narkolepsie		246
Nasenabstrich bei MRSA		19
NAST, Nierenarterienstenose		344
Natrium, Labor, DD		719
Natriumbikarbonat		86
Natriumhaushalt		368
Natural Killer Zellen		710
Nebengeräusche, Lunge		221
Nebenniere		419, 421, 423
Nebenschilddrüse		375, 425
neck dissection		413
Neisseria gonorrhoea		341, 405
Nematoden		615
Neo-Gilurytmal		161
Neoplasie multiple endokrine		430
Neopterin		719
Neostriatum		540
Nephrektomie		350
Nephritis, interstitielle		332
Nephrolithiasis		354, 377
bei HPT		425
M. Cushing		421
Sono		647
Nephropathie diabetische		351, 441
Gicht		449
Nephrostomie perkutane		343
Nephrotisches Sy.		349, 574
Ödem bei-		366
Nepresol		197
-Perfusor		695
Nervendehnungsschmerz		506
Nervenwurzelkompressionssyndrom		520
Netilmicin		635
Serumspiegel		663
Neupogen		494
Neuritis vestibularis		513
Neurofibromatose		544
v. Recklinghausen		536
Neuroleptika		680

Auswahl	681	
Frühdyskinesien	682	
Intox.	101	
Malignes neuroleptisches Syndrom	682	
nicht-psychiatr. Pat.	680	
NW	682	
Parkinsonoid	682	
Spätdyskinesien	682	
Übersicht	681	
WW	669	
Neuroleptisches Sy., malignes	682	
Neurolues	406	
Neuropathie		
autonome	442	
diabetische	442	
Neutral-0-Methode	560	
Neutrophile	458, 710, 718	
Nevirapin	601	
Newsgroups	22	
NHL, Non-Hodgkin-Lymphom	477	
Nicht-ionisches Kontrastmittel	358	
Nichtsteroidale Antirheumatika NW	665	
Niclosamid	642	
NIDDM, Typ II-Diabetes		
hypoglyk. Schock	444	
Koma-Auslöser	442	
Niedervoltage	127	
Niere		
Arterienstenose	344	
Biopsie	57, 333	
Sonographie	647	
Nieren-Ca. Metastasierung	487	
Nierenarterienembolisation	350	
Nierenarterienstenose, NAST	344	
Nierenaufstau	340	
Nierenbeckenentzündung	342	
Niereninsuffizienz		
chronische	359	
Hypertonie-Ther. bei-	199	
Kontrastmittelgabe	653	
Medikamentendosierung	697	
Nierenkolik	335, 354	
DD	355	
Nierensequenzszintigraphie	339, 344	
Nierensteine Prophylaxe	355	
Nierentransplantation	362	
Nierentumoren Sonographie	647	
Nierenversagen, akutes	332	
Nierenzellkarzinom	364	
Nifedipin	153, 696	
-Perfusor	696	
Adalat	197	
WW	666	
Nikotinsäurederivate	446f	
WW	669	
Nipride, Perfusor	696	
Nitrate	153	
Nitrittest	336	
Nitroglycerin	154	
-Perfusor	92, 696	
kardiogener Schock	92	
WW	669	
Nitroprussidnatrium		
-Perfusor	696	
Nizatidin	274	
Nizax	274	
Nizoral	641	
NNR-Insuffizienz	421	
Koma	96	
No change	489	
bei Tumorther.	489	
Noctamid	683	
Nomogramme	660	
Non-A-Non-B-Hepatitis	314	
non-cardiac-chest-pain	264	
Non-Hodgkin-Lymphom	477	
non-producer	265	
Non-Q-Wave-Infarkt	143	
Nootropika	550	
Noradrenalin	93	
-Perfusor	696	
Norfloxacin	636	
Normal-Insulin	439	
Normalgewicht Kalorienbedarf bei Diab.mell.	436	
Norpace	161	
Nortriptylin Dosierung	685	
Serumspiegel	663	
Norvir	602	
Nosokomial-Infekt.	586	
Notfalldrainage Spannungspneumothorax	64	
Notfalltransfusion	67, 70	
Novantron	218	
NSE, neuronspezifische Enolase, Labor, DD	719	
Ntx, Nierentransplantation	362	
Nuclear Magnetic Resonance	523	
Null-Linien-EEG	13	
Nußknackerösophagus	270	
NYHA-Stadien	150	
Nykturie	334	
Nystagmus grobschlägig	513 510	
Nystatin	641	
Oat-cell-carcinoma	240	
Oberbauch Beschwerden	260	
Topographie	261	
Obstipation	257	
Obstruktive Lungenerkr. Lufu	228 223	
N. oculomotorius	504	
Ödeme	297, 366, 370f	
bei EPH-Gestose	345	
Ofloxacin	636	
OGTT, oraler Glukosetoleranz-Test	429, 435	
Ohnmacht	120	
Ohrensausen	514	
Okkulte Blutung	259	
OKT 3	363	
Okulo-zephaler Reflex	13	
Oligodendrogliom	536	
oligoklonale Banden	522	
Oligomenorrhoe	394	
Oligurie	332, 356	
Omeprazol	275	
on-off-Phänomen	542	
Ondansetron	495	
Onkologische Therapie adjuvant	488	
kurativ	488	
neo-adjuvant	488	
palliativ	488	
supportiv	488	
Online-Dienste	22	
Onychomykosen	613	
Oophoritis	395	
OP-Vorbereitung akutes Abdomen	249	
Operabilität bei Bronchial-Ca	241	
Operation bei pAVK	203	
Desinfektion für	30	
Opiat/Heroin-Intoxikation	545	
Opiatentzug	545	
Opioide	677	
Intox.	101	
NW	679	
Suchtentwicklung	679	
Toleranz	679	
Oppenheim-Reflex	506	
Opportunistische Inf:	611	
Oracef	631	
Oralpädon	256	
Oralpenicillin	628	
Orbitopathie endokrine	414, 416	
Orchiektomie	401	
Orciprenalin	87	
Orelox	633	
Organentnahme	13	
Organgewinnung	362	
Orimeten	392	
Ornidazol; WW	669	
Ornithose	591	
M. Osler-Rendu-Weber	216, 458	
Osmolalität	334	
DD (Serum, Urin)	719	
Osmolarität	369	
Infusionslösungen	75	
Störung der-	368	
Ösophagusmanometrie	264	
Ösophago-tracheale Fistel Fremdkörperaspiration	112	
Ösophagus	266	
Breischluck	263	
Ca	268	
Kompressionssonde	58	
Motilitätsstörungen	270	
Perforation	219	
Spasmus	264, 270	
Sphinkter	270	
Varizenblutung, Notf.	252	
Ösophagusvarizen	104	
-blutung, Vorgehen	106, 318	
Ospen	628	
Osteo-CT	384	
Osteoarthropathie hämophile	482	
Osteochondrosis dissecans	553	
Osteodystrophie	425	
Osteolyse	376	
Osteomalazie	385, 425	
Osteome	290	
Osteomyelosklerose	470, 475	
Osteopathie renale	360	
diabetische	442	
Osteoporose	384	
bei Glukortikoidther.	675	
endokrine	384	

präsenile	384
Ostitis	186
cystoides multiplex	231
deformans Paget	568
Östrogene	
Substitution	385
WW	669
Ott-Zeichen	553
Ovar	
polyzystisches	398, 424
Tumor	398
Ovarial-Ca	
Metastasierung	487
Ovarialzysten	398
overdrive pacing	157
Oversensing	166
Oxacillinresistenz	
S. aureus	19
Oxazepam	684
Oxyuren	53, 259, 616
Oxyuriasis	615

P-pulmonale 128
P-Welle 128
PABA-Test 281
pack-years 240
M. Paget 390, 568
Paget-von-Schroetter-Sy. 210
Palliativstation 680
Palliativtherapie
 Krebsinformationsdienst 680
 Schmerzther., -ambulanz 680
 Schmerztherapie 676
Palmarerythem 318
Palpation
 Leber 308
 Mamma 389
 Puls 188
 Schilddrüse 411
Palpitation 120
Paludrine 619
Panarteriitis nodosa 555, 578
pANCA 563, 579
Pancoast-Tumor 215, 240, 544
Pankreatikographie 310
Panikattacken 546
Pankreas 279
 Tumoren 282, 430
 Sonographie 647
 Insuffizienz 281, 296
Pankreatitis 116, 279
 akute 279
 bei Hyperkalzämie 377
 chronische 281
 Hypoglykämie 375
 Sonographie 647
Pankreolauryl-Test 281
Panoral 631
PAP, prostataspez.
Phosphatase 400
 Labor, DD 719
Papanicolaou
 Zervixabstrich 398
Papillarmuskeldysfunktion 173
Papillennekrose 353
Papillom, Lunge 241
Papillotomie 310
Paracetamol
 Schmerzther. 676
 Intox. 101
 WW 669
Paradioidomykose 614
Paradoxe Spaltung 123
Parakokzidiodomykose 614

Paralysis agitans	540
Paraneoplastische Sy.	456, 500
Paraparese	511
Paraphimose	63, 402
Paraproteine	337
Labor, DD	719
Pararektalschnitt	284
Parathion, Intox.	100
Parathormon (PTH)	375
Labor, DD	719
Parathyreoidea	425
Parathyrin, Labor, DD	719
Paratyphus	595
Paravasate	35
bei Zytostatika	491
Paraxin	637
Parazentese	47
Parenterale Ernährung	73
Prinzipien	75
Parese	507, 520
M. Parkinson	540
Gang	511
Tremor	510
Parkinson plus	541
Parkinson-Sy.	540
Neuroleptikather.	682
Ther.	541
Parkinsonoid	682
Parotitis epidemica	608
Paroxetin, Dosierung	685
Paroxysmale nächtliche	
Hämolyse	468
Paroxysmale Tachykardie	120
Partialdruck	
pCO$_2$	380
pCO$_2$, Labor, DD	224, 717
pO$_2$, Labor, DD	224, 721
Partialinsuff., respir.	224
Partielle Remission, PR	489
Paspertin	254, 495
Patellarklonus	506
Patientenschulung	
Diabetes mellitus	435
Pauci-immun RPGN	348
pAVK	186, 201
bei Diab. mell.	441
Payr-Zeichen	189
PBC, primäre biliäre	
Zirrhose	320
Labor	310
PCM, s. Paracetamol	
pCO$_2$	717
peau d'orange	389
Pediculosis pubis	394
PEEP-Beatmung	81
PEG	61
Pel-Ebstein-Fieber	476
pelvic inflammatory	
disease	395
Pen, Insulinther.	438
Penglobe	629
Penicillin	
bei Staphylokokken	629
penicillinasefestes	629
Prophyl., Endokarditis	168
Penicillin G	
Oralpenicilline	628
Penicillin V	628
Penicilline, WW	669
Penicillinresistente Pneumo-.	
kokken	20
Penrose-Drainage	62
Pentagastrin-	

Belastungstest	413
Pentoxifyllin	202
WW	669
Pepdul	274
Peptische Ulzera	104
Peptostreptokokken	596
Perfloxazin	636
Perforation	250
Appendizitis	284
Perforationsschmerz	248
Perfusionsszintigraphie	222
Perfusoreinstellungen	695
Perianale Thrombose	300
Perianalekzem	259
Periarthropathia humero-	
scapularis	567
Pericarditis constrictiva	170
Pericholangitis	321
Perikardektomie	171
Perikarderguß	359
Perikardfensterung	171
Perikarditis	116, 170
Autoimmun	148
Stadieneinteilung	170
urämische	359
Perindopril	152
periphere Zyanose	118
Peritonealdialyse	361
Peritonealkatheter	360f
Peritoneallavage	45
Peritonealpunktion	47
Peritonitis	250
bei CAPD	361
primäre	250
sekundäre	250
Perkussion, Lunge	220
Perkutane endoskopische	
Gastro-/Jejunostomie	
(PEG)	61, 269
Perniziöse Anämie	466
Perphenazinenanat	682
perspiratio insensibilis/	
sensibilis	368
M. Perthes	553
Perthes-Test	189
Pertussis	593
Pessar	395
Petechien	456
Pethidin	677
Pethnidan	526
Petit mal-Anfall	524
Peutz-Jeghers-Sy.	290
Pfeiffersches Drüsenfieber	608
Pflastersteinrelief	294
Pfötchenstellung	367
Pfropfgestose	345
pH	380
Labor, DD	720
Phäochromo-	
zytom	195, 199, 424
Phenacetin	353
Phenhydan	525
Phenobarbital	525
Serumspiegel	664
Phenothiazin-Derivate	
NW	475
WW	669
Phenoxybenzamin	425
Phenprocoumon	689
Phenytoin	525
Serumspiegel	664
WW	669
Philadelphia-Chromosom	474

Phlebödem	366	Therapie	236	Primumdefekt	182
Phlebographie	192	Pneumothorax	116, 217	PRIND, prolonged ischaemic neurological deficit	529
Phlebothrombose	208	Therapie	64		
bei Lysetherapie	692	Pneumovax	468	Prinzmetal-Angina	116, 142
Risikofaktoren	242	Podagra	449	proarrhythmischer Effekt	157
Phlegmasia caerulea dolens	210	Poliomyelitis	608	Procainamid	160
		Pollakisurie	334, 341	Serumspiegel	662
Phosphat, Labor, DD	720	Polyangiitis mikroskopische	578	Procarbazin	496
Phosphatase				Prodiaban	437
alkalische, Labor, DD	707	Polyarthritis		Profundaplastik	203
Labor, DD	721	chronische	568	progressive stroke	529
prostataspez., Labor, DD	719	Polycythaemia vera	455, 470	Proguanil	619
saure, Labor, DD	721	Polydipsie	333	Proktokolektomie	290
Phosphatbinder	360	Polyglobulie	230, 455, 470	Proktoskopie	264
Photosensibilität	575	relative	456	Prolaktinom	428
Phrenikusparese	240	Polymenorrhoe	394	Prolaps	
Pickwick-Syndrom	246	Polymyalgia rheumatica	578	anorektal	300
PID	395	Polymyositis	577	Bandscheibe	520
Pigmentstein	327	Polyneuropathie	466	Prolymphozytenleukämie	473
Pilonidalsinus	301	Polyp, Kolon-	290	Promazin	681
Pilzendokarditis	167	Polyposis	291	Promethazin	681
Pilzinfektion	610	Polytrauma		Promit	91
Ther.	640	Einschätzung	113	Propafenon	161
Pindolol	197	Reanimationsphase	114	Perfusor	696
PIP, proximales Interphalangealgelenk	568	Polyurie	333	Serumspiegel	662
		Polyzythämie	470	Propranolol	197, 414
Piperacillin	630	Ponsinfarkt	528	Propulsion	254
Pirenzepin	275	Porphobilinogen	452	Propycil	415
Piretanid	152	Porphyrie	251, 335, 338	Propylthiouracil	415
Piritramid	678		451, 453, 464	Prostaglandine, bei pAVK	203
PK-Merz	542	akute intermittierende	451	Prostagutt	400
Plaques muqueuses	405	Porphyrine, Labor, DD	720	Prostata	399
Plasmafraktion	71	Port	48, 293	Adenom	399
Plasmapherese	348, 350	Portosystemische Encephalopathie	323	Exprimat	401
Plasmaspiegel	662			Hyperplasie	399
Plasmathrombinzeit	462	Postcholezystektomie-Sy.	328	Hypertrophie	340
Labor, DD	720	Postinfarkt-Syndrom	169	Sekret	341
Plasmodien	617	Postkardiotomie-Syndrom	169	-spez. Phosphatase (PAP)	719
Plasmodium falciparum	618	Postprimäre Tbc	237		
Plasmozytom	478	Postpunktionelles Sy.	46	-spezifisches Antigen, PSP	401, 721
Plättchenaggregation	691	Postrenales ANV	357		
Pleura		Poststreptokokken-GN	347	Prostata-Ca	400
Drainage	64	Postthrombotisches Sy.	211	Metastasierung	487
Empyem	219, 235	Postvagotomie-Syndrom	277	Prostatikerzeichen	399
Punktion	44	PPSB	68, 107, 484	Prostatitis	401
Pleuracath	64	PQ-Zeit	129	Prostatovesikulektomie	401
Pleuradrainage		PR, Partielle Remission	489	Protamin	687
Notfall	64	Prä-b	445	Protein	
Pleuraerguß	217	Prädelir	547	Akut-Phase-	710
maligner	487	Präeklampsie	345	C-reaktives	710
Punktion	44	Präexzitations-Syndrom	157	Protein C	
Rö-Befund	650	Prajmalin	161	Labor, DD	720
Pleuramesotheliom	232, 237	Präkanzerose, Magen-Ca	277	Proteinase Inhibitor	72
Pleurapunktat	45	Prämenstruelles Sy.	393	Proteine	
Diagnostik	45	Pravidel	393, 542	im Serum, Labor, DD	713
Pleuraschwarte	218	präzipitierende Antikörper	226	im Urin, Labor, DD	720
Pleuritis	237	Praziquantel	642	Para-	719
Pleuritis sicca	237	Prazosin	197	Proteinose, alveoläre	225
Pleurodese	218	Prechtel-Einteilung, Mastopathie	392	Proteinrestriktion	351
Plummer-Vinson-Sy.	253			Proteinurie	57, 336, 441, 720
Plussymptome	540	Prednisolon	362, 674	bei EPH-Gestose	345
Pneumocystis carinii	620	Prednison	674	orthostatische	337
Pneumonie	620	Prehn'sches Zeichen	403	selektive	337
Pneumokokken	234	Pres	151, 198	Proteus	593
DRSP	20	Pricktest	226	Prothipendyl	681
penicillinresistent	20	Primär sklerosierende Cholangitis	321	Prothrombin-Komplex	309
Pneumokoniose	232			Prothrombinzeit	462
Pneumonie	234	Primäre biliäre Zirrhose (PBC)	320	Protozoen	617
atypische	235			Infektion	618
Erregernachweis	235	Primärtumor, TNM-System	486	Proximale Interphalangealgelenke (PIP)	568
opportunistische	234	Primidon	525		
poststenotische	234	Serumspiegel	664	Pruritus	259
röntgenologische DD	650	WW	666	ani	259

arzneimittelinduziert	259
generalisiert	259
PSA, prostataspezifisches Antigen, Labor, DD	400 721
PSC, primär sklerosierende Cholangitis	321
PSE, portosystemische Enzephalopathie	323
Pseudo-Conn-Syndrom	194
Pseudo-Hypoparathyreoidismus	426
Pseudoappendizitis	251
Pseudocef	633
Pseudochylothorax	219
Pseudocyste	281
Pseudogicht	556
Pseudohyperkaliämie	374
Pseudohypoparathyreoidismus	375
Pseudomonas aeruginosa	594
Pseudomembranöse Colitis	638
Pseudomoninsäure	20
Pseudomyxoma peritonei	398
Pseudoobstruktion	286
Pseudoocclusio	190
Pseudoperitonitis diabetica	443
Pseudopolyposis	294
Pseudoradikuläre Rückenbeschwerden	520
Pseudothrombopenie	457
Pseudotumor cerebri	534
Pseudozysten Pankreatitis	279, 281
Psittakose	591
Psoasrandschatten	339, 651
Psoriasis-Arthritis	553, 574
PSP	719
Psychomotorischer Anfall	524
Psychopharmaka	680
Psychose	546
Neuroleptika bei	680
Psychosyndrom endokrines	420
hirnorganisches	680
PTA, perkutane transluminale Angioplastie	203
PTC, perkut. transhep. Cholangiographie	310
PTCA	137, 141, 149
PTH, Parathormon	375
Labor, DD	719
PTT, partielle Thromboplastinzeit	456, 462
Labor, DD	720
PTZ, Plasmathrombinzeit	462
Labor, DD	720
Pubertätsgynäkomastie	389
Pulmonalarteriendruck	40
kapillärer Verschlußdruck	40
Pulmonale Hypertonie	244
Pulmonale Verschattungen DD	649
Pulmonalis-Katheter	35, 40f
Druckkurven	41
Puls, fehlender, DD	188
Pulslosigkeit	84
Pulsus celer et altus	175
Pulsus paradoxus	225
Pulsus parvus et tardus	174
Punktion Arterien	42
Aszites	47

Beckenkamm-	56
Desinfektion für-	30
Jugularis interna	37
Knochenmark	55
Lumbal-	45, 521
Peritoneal-	47
Pleura	44
Sternal-	56
V. femoralis	33
V. subclavia	38
Punktionsurin	51
Pupillen	504
im Koma, DD	95
Puppenkopfphänomen	13
purging	499
Purpura	456, 458
idiopathische thrombozytopenische	480
jaune-d'ocre	211
posttransfusionelle	480
Schoenlein-Henoch	458, 580
senilis	458
simplex	458
Pyelonephritis	342
Pyknolepsie	524
Pylorusstenose	276
Pyonephrose	342
Pyosalpinx	395
Pyrantel	642
Pyrazinamid	238
Serumspiegel	663
WW	669
Pyrazolonderivate, NW	475
Pyridostigmin	544
Pyrimethamin, WW	669
Pysquil	254
Pyurie	336
PZA, Pyrazinamid	238
Q-Fieber	595
Q-Zacke	129
QRS-Komplex	130
QT-Dauer	127
Quantalan	100
quantitative Kultur	224
Quarantänelagerung	71
Quartett, tödliches	183
Quensyl	570
Querschnitts-Sy.	364, 512
Querschnittslähmung	512
de Quervain-Thyreoiditis	418
Quick	456, 462
Labor, DD	721
Quincke-Ödem	366
Quinodis	636
Rabies	609
Rachenabstrich	53
Rachendiphterie	592
Rachitis	375
Radialis-Katheter	43
Radialis-Punktion Arterie	42
Radio-Synoviorthese	571
Radiojod	415
Therapie	410
Ramipril	152
Ramsay-Hunt-Syndrom	543
Ranitidin	274
Rapid progressive Glomerulonephritis	348
Rasselgeräusche	221
Rastinon	437
Ratschow, Lagerungsprobe	188

Raucherhusten	228
Raw, Resistance	223
Raynaud-Sy.	557
RCM restriktive Kardiomyopathie	180
Re-Induktionstherapie	490
Reanimation	84
erfolgreiche	87
Unterkühlung	110
Reanimationsphase bei Polytrauma	114
Rebound-Phänomen	508
Rechtsherzinsuffizienz	117, 150, 176
Ödem bei-	366
Rechtsherzkatheter	40
Rechtshypertrophie EKG	130
Rechtsschenkelblock	130
Rechtstyp	127
v. Recklinghausen-Neurofibromatose	544
Recurrensparese	410
Redon-Drainage	62
Reflexabschwächung	506
Reflexblase	512
Reflexbradykardie	164
Reflexe	505
okulo-zephaler	13
Reflexinkontinenz	394
Reflexsteigerung	506
Refluxösophagitis	266
Refobacin	635
Regurgitation	252
Reinigungsmittelintox.	101
Reisediarrhoe	255, 625
Reisekrankheit	514
M. Reiter, Reiter-Sy.	405, 573
Reithosenanästhesie	519
Reizgasintox.	101
Reizkolon	296
Reizung, peritoneale	248
Rejektion	363
Rekalzifizierungstetanie	375
Rekapillarisierungszeit	188, 204
Rektalabstrich	52
Rektoskopie	264
Rektum	299
Prolaps	300
Rektum-Ca Dukes-Klassifikation	292
Rektumamputation abdomino-peritoneale	293
Rektumschleimhautbiopsie	571
Rekurrensparese	240
Remestan	684
Remission, komplette	489
Renale Osteopathie	359f
Reninaktivität	419
Reperfusionsarrhythmien	148
Residualvolumen	222
Resistance	223
Resochin	619
Resorptionsatelektase	650
Respiratorische Alkalose	383
Respiratorische Azidose	383
Respiratorische Insuff.	78
Respiratortypen	81
Druckgesteuert	81
Volumengesteuert	81
Zeitgesteuert	81
respiratory distress sy.	103

Respiratory Syncytial-Virus	609	Röntgen	648	Saquinavir	602
Restharn	364	Abdomen	651	Sarcocystis	617
Bestimmung	648	bei SHT	536	Sarkoidose	231
Restriktive Kardiomyopathie	180	Eisentabl.	466	Arthritis	555
		Fahrradschlauch	294	Herzbeteiligung	181
Restriktive Lungenerkr.	231	Gelenke	561	Saroten	685
Lufu bei	223	Hirndrucksteigerung	535	Sauerstoff	
Retention, Niere	359	KM bei V.a. Hyperthyreose	653	Partialdruck, Labor, DD	224, 721
Retentionsazidose	381	KM bei V.a. Niereninsuff.	653	Sättigung, Labor, DD	721
Retentionszysten	398	Konkrement	354	Sauerstoff-Langzeittherapie	230, 244
Retikuläre Varikosis	207	Kontrastmittel	652		
Retikulozyten	711	Kosten	644	Sauerstoffsättigung	224
Anstieg	465	Pflastersteinrelief	294	Saug-/Preßversuch	
Retina-Hypertrophie	290	Sakroiliitis	573	Tracheomalazie	409
Retinoide, WW	669	Wirbelsäule	566, 573	Saure Phosphatase	
Retinopathie, diabetische	442	Röntgen-Thorax		Labor, DD	721
Retraktion	389	bei Herzinsuff.	151	prostataspez., Labor, DD	719
Retraktionsphänomen	389	Röntgenkontrolle, ZVK	37	Säure-Basen-Status	380
Retrobulbärneuritis	466	rose spots	595	Säuren, Intox.	101
Retroperitonealfibrose	357	Roseolen	595	Scabies	394
Retrosternaler Schmerz	116	Rota-Virus	609	SCC, Tumormarker	502
Retrovir	600, 639	Rotationsangioplastie	141	Labor, DD	721
Reye-Sy.	317, 323	Rotatorenmanschette	567	Schädel, Rö.	523
Rezidiv	489	Röteln	609	Schädel-Hirn-Trauma	
RF	563	Roxatidin	274	(SHT)	113, 535
RG		Roxithromycin	636	Schädelbasisfraktur	535, 539
klingende	235	Roxit	274	Schädelprellung	535
Rasselgeräusche	221	Rückbildungsstörung	131	Schalleitungsstörung	505
Rhabdomyolyse	332, 355	Rückenmarks-Sy.	511	Schallempfindungsstörung	505
Rhabdoviren	606f	Rückenmarksbahnen	511	Schatzki-Ring	252
Rheologika	202	Rückenschmerzen	519	Schellong-Test	200
Rhesus-System	67	Rückfallfieber	590	Schenkelblock	130
Rheuma		Ruhetremor	510	Schilddrüse	408, 414
Geschlechtsprävalenz	552	Ruhr	255	Autoantikörper	408
Rheumafaktor		Amöben-	620	Ca, medulläres	430
Labor, DD	721	Rulid	636	Feinnadelpunktion	409
Rheumaknoten	557, 569	Rumpel-Leede-Test	456	Karzinom	413
Rheumatische Endokarditis	168	Rumpfataxie	508, 510	Koma	95
Rheumatisches Fieber	167, 555	Rundatelektase	650	Malignitätszeichen	411
		Rundherd, pulmonaler DD	649	Operative Ther.	410
Rheumatoide Arthritis	554, 568	Rundschatten, DD	649	Überfunktion	414, 417
Rheumatoide Vaskulitis	569	Rythmodul	156, 161	Schilling-Test	266, 297, 467
Rhizarthrose	567	Rytmonorm	161, 696	Schimmelpilze	611, 613
Rhythmisierung Vorhofflimmern	156	**S.** aureus		Schirmer-Test	577
Rhythmusstörung	154	methicillinresistente	19	Schistosoma haematobium	615
bei Katheterfehllage	39	oxacillinresistente	19	Schistosomiasis	616
Ribaverin	640	S. thyphimurium	595	Schizophrenie, akute	546
Rickettsia provazekii	595	SA-Block	163	Schlafapnoesyndrom	245
Rickettsien	595	Säbelscheidentibia	568	Schlaffragmentierung	245
Riedel-Struma	418	Säbelscheidentrachea	215	Schlafkrankheit	246
Riesenzellarteriitis	578	Safar-Tubus	84	Schlaflosigkeit	683
Rifa	638	Sagittaltyp	127	Schlafmittel	683
Rifampizin	238, 638	Sakroiliitis	572	Substanzauswahl	683
WW	669	Salbengesicht	540	Schlafstörungen	683
Rigor	507, 540	Salbutamol		Schlaganfall	526
Rinderbandwurm	615	Atemwegsobstruktion	227	Intrazerebrale Blutung	527
Ringelflechte	613	Salicylate		Schlatter, M.	554
Ringer-Laktat	91	Serumspiegel	664	Schleifendiuretika	152, 196
Rinne-Versuch	505	Intox.	101	WW	669
Riolansche Anastomose	288	Salmonella typhi	595	Schleusenkost	
Risikopatient, operativ	441	Salmonellen	595	bei Agranulozytose	493
Ristocetin-Cofaktor	482-483	Lebensmittelvergiftung	254	Schleusensyndrom	493
Ritonavir	602	Salpingitis	395	Schluckstörung	252
RMP, Rifampizin	238	DD	396	Schmerz	
Rö-Thorax	648	Salvage-Therapie	490	Abdomen	248
Auswertung	649	Salzrestriktion	195	Bein	187
Normalbefunde	648	SAM-Phänomen	178	Kopf	515
Übersicht	648	Sanasthmax	226	Nervendehnungs-	506
Rocephin	632	Sandimmun	362	Nierenlager	335
Rohypnol	683	Sandomigran	517	retrosternaler	116, 252
Rollvenen	33	Sandostatin	429	Rücken	519
Romberg-Test	508			Schmerzambulanzen	680

Schmerzausstrahlung	
Cholezystitis	248
Hinterwandinfarkt	251
Pankreatitis	248
Ureterstein	248
Schmerzkrankheit	497
Schmerztherapie	
bei Tumorpat.	497
Morphin	678
Pankreatitis	280
Schmerzambulanz	680
Stufentherapie	676
Schmetterlings-	
erythem	556, 574
Schober-Zeichen	553
Schock	89f
anaphylaktischer	93
hypoglykämischer	95, 444
hypovolämischer	90
kardiogener	91
septischer	92
spinaler	512
Therapie	90
Verbrennungs-	109
Schockblase	512
Schockindex	89
Schoenlein-Henoch-	
Purpura	458, 580
Schokoladenzysten	398
Schilddrüse	412
Schrittmacher	165
bei Herzinfarkt	149
Fehlfunktion	166
Tachykardie	166
temporärer	87, 165
Therapie	165
Schüttelfrost	584
Schwangerschaft	
Arzneimittel	671
Schwangerschaftsdiabetes	438
Schwangerschaftsfettleber	327
Schwartz-Bartter-Sy.	371
Schwarzwasserfieber	618
Schweinebandwurm	615
Schweineinsulin	439
Schwindel	
DD	512
systematischer	512
unsystematischer	512
SD-Zysten	412
second-look-Op	399
Sectio	345
Securopen	630
Segment, Eigenreflexe	509
SeHCAT-Test	266, 297
Sehkraft	504
Seifenabort	106
Sekretin-Pankreozymin-	
Test	281
Sekundäre	
Kardiomyopathien	181
Sekundumdefekt	182
Selbstmord	548
Seldinger-Technik	36
Selegilin	542
Selektiver IgA-Mangel	68
Sellink-Doppelkontrast-	
darstellung	263
Semikastration	403
Sempera	641
Sengstaken-Blakemore-	
Sonde	58, 106

Sensibilität	508
Sensing-Defekt	166
Sepsis, Schock	92
Septum membranaceum	183
Septumdefekt	182
Serositis	575
Serratia	593
Serumelektrophorese	309, 722
Serumosmolarität	369
Serumspiegel	
Antiepileptika	525
Digitaliglykoside	152
Medikamente (Tabelle)	662f
Sézary-Sy.	473, 478
Sharp-Syndrom	577
Sheehan-Sy.	428
SHT, Schädel-	
Hirn-Trauma	113, 535
Shunt	361
intrakardialer	135
-thrombosen	361
-umkehr	183
-verschluß	361
Shunt-OP, Leber	322
Shunt-Verschluß	
Lysether.	693
Shuntvolumen, pulmonal	82
Shy-Drager-Sy.	541
SI-Arthritis	573
SIADH, Sy. der inadäquaten	
ADH Sekretion	371
Sibelium	517
Sicca-Sy.	552, 576
Sichelzellanämie	468
Sichelzellen	454
Sick-sinus-Syndrom	121, 163
SIH (Schwangerschafts-	
induzierter Hypertonus)	366
silent lung	226
Silikatose	232
Silikose	232
Silofüllerkrankheit	233
Sinus cavernosus-	
Thrombose	210
Sinus venosus-Defekt	182
Sinusarrest	163
Sinusbradykardie	162
Sinusknotensyndrom	163
Sinustachykardie	155
S_IQ_{III}-Typ	243
Sjögren-Sy.	576
Skalp-Hypothermie	490
Sklerodaktylie	556
Sklerodermie	576
Diagnostik	564
Sklerose, systemische	564, 576
Sklerosierung	106, 207
Skrotalhernie	402
SLE, syst. Lupus erythe-	
matodes	554, 574
medikamenteninduzierter	575
SM, Streptomycin	238
small vessel disease	441
Sobelin	636
Sodbrennen	252, 267
Sokolow-Index	130, 151
Somogyi-Effekt	440
Sonden	
Ernährung	77
Ösophaguskompressions-	
sonde	58
Sonnenstich	111

Sonographie	
Befunde	645
Mamma	390
Niere	340
Oberbauch	645
Schilddrüse	409
Übersicht	645
Soor	612
Sorbit	74
Sostril	274
Sotalex	162
Sotalol	162
Serumspiegel	662
SP, saure Phosphatase	
Labor, DD	721
Spaltung, paradoxe	123
Spannungskopfschmerz	517
Spannungspneumothorax	217
Notfalldrainage	64
Spastik	507
Spätdumping	276
Spätdyskinesien	
bei Neuroleptika	682
Spectinomycin	635
Spenderauswahl	
zur Knochenmarktrans-	
plantation	499
Spermatozele	402
Sperrliquor	522
Sphärozytose	468
Spiculae	562
Spider naevi	318
Spinale Computertomo-	
graphie	523
Spinalnadel, atraumatische	45
Spiral-CT	
high resolution	222
Spirillen	597
Spirochäten	594
Spironolacton	152, 196, 367
WW	670
Spizef	631
Splanchnomegalie	429
Splenektomie	481
bei Sphärozytose	468
Splenomegalie	306, 460
bei Leukämie	472
DD	308
Spondarthritis	554, 572
Spondylarthrose	566
Spondylitis ankylo-	
poetica	554, 572
Spondylolisthesis	519
Spontanfrakturen	384
Spontanpneumothorax	116, 217
Sporotrichose	614
Sprache, skandierende	510
Spritz-Eß-Abstand	
Insulin	438
Spritztechnik	30
Sproßpilze	611
Sprue	298
Spülkatheter	62
Spulwurm	615f
Sputum	
DD	216
Gewinnung	51
schaumig-rot	154
ST-Strecke, EKG	131
Stabilisierungsphase	
bei Polytrauma	114
Staccatohusten	154
Staging	488

Stammfettsucht	420
Stammganglien	540
Stammvarikosis	207
Stammzellen	498
Standard-Bikarbonat Labor, DD	722
Standataxie	510
Stangerbad	519
Stangyl	685
Stanilo	635
Staph. aureus Lebensmittelvergiftung	254
Staphylex	629
Staphylokokken	596
Endokarditis	168
Penicilline	629
Pneumonie	236
Statistik ICD-Schlüssel	26f
Status anginosus	116
Status asthmaticus	227
Therapie	227
Status epilepticus	525
Staubinhalationskrankheit	232
Stauungsaszites	306
Stauungsdermatitis	211
Stauungsnieren	340
Stavudine	601
STD, sexually transmitted disease	404
Steal-Effekt	202
Steatorrhoe	265, 297f
Steiltyp	127
Stein-Leventhal-Sy.	398
Steine	
DD (Rö).	354
Gallen-	327
Steiner MEN-Typen	430
Steinextraktion	310
Steißbeinfistel	301
Stellwag-Zeichen	416
Stemmer-Zeichen	212
Stenose, peptische	267
Stent, endobronchialer	225
Stent-Implantation	203
bei Cholestase	310
Sternalpunktion	56
Sternberg' Riesenzellen	477
Steroide	674
Stewart-Treves-Syndrom	211
Stiernacken	420
Still-Syndrom	572
Stimmfremitus	220
Stimmgabelversuche	505
Stomatitis-Prophylaxe bei Agranulozytose	493, 495
Streptococcus pyogenes	596
Strahlenkater	497
Strahlenpilzkrankheit	589
Strahlenreaktion	497
Strahlentherapie	497
Strangulation	286
Streptokinase, NW	694
Streptokinase-Lyse	694
Streptokokken	167, 596
β-hämolysierende	347
Endokarditis	168
vergrünende	596
Streptomycin	238
Serumspiegel	663
Streßinkontinenz	364, 393
Streßläsionen Prophylaxe	271
Streßulkus	271
Striae rubrae	420
Stridor	215
Stripping, Varizen-	208
Strömungsgeräusch, DD	188
Struma	409, 411
maligna	410
Prophylaxe	412
Riedel	418
Strumektomie	412
subtotale	415
Stufenther., analgetische	676
Stuhl	
blutig	255, 258, 292
blutig-schleimig	580
himbeergeleeartig	255
lehmartig	297
Proben für Bakteriologie	52
schwarzer	104
Stuhlfettbestimmung	266
Stuhlinkontinenz bei Demenz	550
Stupor	323, 546
Subaortenstenose, idiopath. hypertrophe	178
Subarachnoidalblutung	531
Subclaviapunktion	38
Subclaviastenose	202
Subhämophilie	483
Subluxation bei RA	569
subtotale Strumektomie	410
Subtraktionsangiographie	192
Subtraktionsazidose	381
Suchmaschinen	23
Sucht, Alkohol-	547
Sucralfat	275
Sudeck-Sy.	366, 384
Sugillationen	456
Suizid	548
Risiko	546
Vergiftung	97
Sulbactam	630
Sulfamethoxazol	637
Sulfasalazin	295, 570
Sulfonamide, WW	670
Sulfonylharnstoffe	437
WW	670
Sulindac	290
Sumatriptan	517
Summationsgalopp	123
Suppressionsszintigraphie	409
Suppressorzellen	710
Suprapubischer Blasenkatheter	63
Suprarenin-Perfusor	695
Supraspinatus-Sy.	567
Supraventrikuläre Extrasystole (SVES)	155
Supraventrikuläre Tachykardie	155, 157
Suprefact	392
Suspensorium	403
Swan-Ganz-Katheter	40f
swinging heart	170
Sydenham-Chorea	543
Symmetrel	542
Sympathomimetika, WW	670
Synkope	121
DD	120
vasovagale	120
Synovektomie	571
Synovialflüssigkeit	556
Syringomyelie	544
Systemische Sklerose (Sklerodermie)	576
Systemmykosen	611
Therapieempfehlungen	612
systolic anterior movement	178
Systolikum	124
Szintigraphie	
Lungen-	222
Myokard	137
Schilddrüse	409

T-Welle	131
fT₃, freiesTrijodthyronin	723
Labor, DD	723
T₃/T₄	408
fT₄, freies Thyroxin	723
Labor, DD	723
T₄/TBG-Quotient	408
Labor, DD	722
TAA, Tachyarrhythmia absoluta	156
Tabes dorsalis	405, 512
Tacef	632
Tachyarrhythmia absoluta	156
Tachykardie	154
Hypertonie-Ther. bei-	198
paroxysmal	120
Taenia saginata	615
Taenia solium	615f
Tagamet	274
Tagestherapiekosten	628
TAK	408
Takayasu-Arteriitis	579
Takus	287
Talkumlunge	232
Tamoxifen	392
Tanzende Hili	182
Tanzende Patella	553
Tardocillin	406
Targetzellen	454
Targocid	637
Tarivid	636
Taubheit	514
Tavor	683
Tazobactam	630
Tbc, Tuberkulose	237
Diagnostik	55
TBG, thyroxinbindendes Globulin; Labor, DD	723
3TC	601
TcTU, Tc-uptake SD-Szintigramm	409
TDM, ther. drug monitoring	662
TEBK, totale Eisenbindungskapaz.	712
Teerstuhl	104, 258
Teflonkanüle	43
TEG, Thrombelastogramm	462
Tegretal	525
Teicoplanin	637
Serumspiegel	663
Teleangiektasie	458
Temazepam	684
Temperaturdifferenz rektal-axillär	283
Temporallappen Enzephalitis	539
Temporallappenepilepsie	514, 524
Tendovaginitis	569
Tenormin	197
Tensobon	151, 198
Tepilta	495
Teratom	398

Terbutalin		
Atemwegsobstruktion	227	
Terlipressin	106	
Tetagam	592	
Tetanie	367	
Notfall	376	
Tetanol	592	
Tetanus	592	
Tetanusprophylaxe	592	
Tetraplegie	512	
Tetrazepam	519	
Tetrazykline	634	
WW	670	
Teufelsflecken	458	
TG, Thyreoglobulin		
Labor, DD	722	
Thalassämia major	468	
Thalassämia minor	468	
Theophyllin	226f	
-Perfusor	696	
Serumspiegel	664	
WW	670	
Thiamazol	414	
Thiamin	548	
Thiaziddiuretika	152, 196	
WW	670	
6-Thioguanin	496	
Thioridazin	681	
Third-Space-Phänomen	369	
Thorakales Aorten-aneurysma	117	
Thoraxdrainage	64	
Thoraxlineal	40	
Thoraxübersicht	648	
Auswertung	649	
Normalbefunde	648	
Thrombangitis obliterans	201	
Thrombelastogramm (TEG)	462	
Thrombendarteriektomie, TEA Arterie	203	
Thrombinzeit	462	
partielle	456	
Thrombolyse	691	
Thrombopathie	456	
Thrombopenie	456, 575	
heparininduzierte	688	
Thrombophlebitis	210	
bei Verweilkanülen	35, 75	
migrans	500	
Thromboplastinzeit	456, 462	
Labor, DD	721	
partielle	462, 720	
Thrombopoese	464	
Thrombopzyten-Konzentrat (TK)	68	
Thrombose		
anorektale	300	
Beinvenen	208	
Hirnsinus	210	
Hirnvenen	533	
Mesenterialvene	210	
Milzvene	210	
Nierenvene	210	
Pfortader	210	
Sinusthrombose	533	
V. cava inferior	332	
V. jugularis	210	
V. subclavia	210	
V. cava	210	
Thrombosezeichen, radiol.	192	
Thrombozyten	711	
-Aggregationshemmer	691	
-Alloantikörper	480	
-Konzentrat (TK)	67	
-Transfusion	70	
Thrombozythämie	481	
Thrombozytopathie, DD	457	
Thrombozytopenie		
DD	457	
medikamentös induz.	480	
Thrombozytose	481	
Thymom	544	
Thyreoglobulin	413	
Labor, DD	722	
Thyreoidea-stimulierendes Hormon, TSH		
Labor, DD	722	
Thyreoidektomie	410, 413	
Thyreoiditis	414, 418	
akute	419	
de Quervain	409, 418	
Hashimoto-	408, 418	
subakute	418	
Thyreostatika, WW	670	
Thyreotoxische Krise	415	
Thyreotoxisches Koma	95	
Thyreotropin (TSH)	408	
Thyroxin		
freies, fT4	408	
Labor, DD	723	
Thyroxinbindendes Globulin		
Labor, DD	723	
TIA, transiente ischämische Attacke	529	
Ticlopidin	529	
Tiffeneau-Wert	223	
Tilidin-Naloxon	677	
Tine-Test	238	
Tinnitus, DD	514	
TIPS, transjug. Stent	322	
Tissue polypeptide antigen Labor, DD	723	
TNM-Klassifikation	486	
Bronchial-Ca	240	
Magen	278	
Tobramycin	635	
Serumspiegel	663	
Tocainid, Serumspiegel	662	
Todesfall, Meldepflicht	624	
Tofranil	685	
Toga-Flavi-Virus	607	
Tolbutamid	437	
Tollwut	607, 609	
Tonische Phase, Epilepsie	524	
Tonus	507	
Tophi, bei Gicht	449	
Torsade-de-pointes-Tachykardie	378	
Torticollis spasticus	540, 545	
Totale parenterale Ernährung	75	
Totalkapazität	222	
Totenstille		
bei Ileus	285	
Toxisches Megakolon	294	
Toxizitätsbewertung nach WHO	491	
Toxoplasmose	620	
TPA, Tumormarker	502	
Labor, DD	723	
TPE	75	
TPHA-Test	406	
TPZ, Thromboplastinzeit Labor, DD	721	
Trachea-Zielaufnahme	411	
Trachealpunktion		
Notfall	85	
Trachealsekret		
Gewinnung	51	
Trachealtubus		
Intubation	79	
Tracheomalazie	215, 409	
Tracheopathia fibroplastica	410	
Tracheostoma		
Sekretgewinnung	52	
Tracheotomie		
Notfall-Nadel-	80	
Tracheotomie, Notfall	112	
TRAK	408, 414	
Traktion		
bei Lumbago	519	
Traktionsdivertikel	269	
Tramadol	677	
Trancylpromin		
Dosierung	685	
Tranexamsäure	694	
Tranquilizer		
Intox.	99	
Transaminasen	309	
Transferrin	464	
Transferrinsättigung		
Berechnung	712	
Labor, DD	712	
Transfusion	66	
bei Tumortherapie	494	
Fehltransfusion	71	
Infektionsrisiko	71	
Notfall	70	
Quarantänelagerung	71	
Verweigerung einer	67	
Transfusionsreaktion	70, 467	
bakteriell	71	
Transjug. Stent, TIPS	322	
Transmineralisation	372	
Transösophageale Echokardiographie (TEE)	135	
Transplantatdysfunktion	363	
Transplantation, Herz	153	
-Vorbereitung	362	
Transplantationszentrale	13	
Transsudat		
Pleuraerguß	218	
Transurethrale		
Katheterisierung	62	
Transurethrale Resektion	400	
Transversostomie, doppelläufige	292	
Tranxillium	547	
Trasylol	694	
Trazodon, Dosierung	685	
Tremarit	542	
Trematoden	615	
Tremor	540	
benigner essentieller	510	
DD	510	
Trendelenburg-Lage	36	
Trendelenburg-Test	189	
Trepanation	532	
Treponema pallidum	405	
TRH	427	
TRH-Test	408	
Triamcinolon	674	
Triamteren	152, 196	
WW	670	
Trias, letale	287	
Triazolam	683	
Trichinose	615	
Trichomonaden	617	
Trichomoniasis	404, 620	
Trichophyten	611, 613	

Triflupromazin	254, 681	Turixin-Salbe	20	Urikult	50	
Trigeminus		Turmschädel		Urin		
Neuralgie	504	bei Sphärozytose	468	-Kultur	50, 338	
Triglyzeride	518	Tyklid	691	-Osmolarität	369	
Labor, DD	445	Typ III-Allergene	226	-Sediment	338	
Trihexiphenydil	723	Typhus	595	Urobilinogen	304, 708	
Trijodthyronin	542	TZ, Plasmathrombinzeit	462	Urogenitalinfekt	404	
Labor, DD	723	Labor, DD	720	Urolithiasis	425	
Trikuspidalklappen				Urometixan	350, 496	

Triflupromazin 254, 681
Trigeminus
  Neuralgie 504
Triglyzeride 518
  Labor, DD 445
Trihexiphenydil 542
Trijodthyronin
  Labor, DD 723
Trikuspidalklappen
  -Insuff. 176
  -Endokarditis 176
  -Stenose 176
Trimethoprim 637
Trimipramin
  Dosierung 685
Tripper 405
Trommelschlegelfinger 183
Tropeninstitut 625
Troponin T 145, 723
Trousseau-Test 367
Trousseau-Zeichen 426
Trypanosomiasis 617
TSH, Thyreoidea-stimu-
lierendes Hormon 408
  Labor, DD 722
TSH-Mangel, Koma 96
TSI 408
Tube feeding syndrome 78
Tuberkulinprobe 238
Tuberkulose 237
  Diagnostik 55
  multiresistente 20
  Silikotuberkulose 232
Tubulusnekrose, akute 363
Tubus 79
  KO 82
Tularämie 597
TULIP, transurethrale laser-
gestützte Prostatektomie 400
Tumor
  Hoden 403
  Hypophyse 429
  intrakranieller 536
  Klassifikation (TNM) 486
  Leber 325
  Lunge 240
  Mamma 390
  Ovar 398
  Unterleibs- 394
Tumoranämie 455
Tumorlyse-Syndrom 491
Tumormarker 501
  AFP 502, 706
  CA 125, CA 15-3,
  CA 19-9 502, 709
  Calcitonin 709
  CEA 502
  CYFRA 21-1 502
  HCG 502
  HCT 502
  Leber 309
  NSE 502
  PAP 502
  PSA 502
  SCC 502, 721
  TG 502
  TPA 502, 723
Tumorschmerzen 498
  Adjuvante Ther. 679
  Morphin 678
TUR, transurethrale
Resektion 400
TUR-Syndrom 400

Turixin-Salbe 20
Turmschädel
  bei Sphärozytose 468
Tyklid 691
Typ III-Allergene 226
Typhus 595
TZ, Plasmathrombinzeit 462
  Labor, DD 720

U-Welle 132
Übelkeit 253
  bei Zytostase 495
Überlaufblase 334
Überlaufinkontinenz 364, 394
Überlaufproteinurie 336
Überwässerung 370
Ubretid 393
Ugurol 694
Uhrglasnägel 183, 230
UICC-Einteilung 392
Ulcogant 275
Ulkus
  Blutung 273
  Chirurgie 276
  cruris 207, 186
  duodeni 273, 276
  molle 593
  pepticum jejuni 276
  ventriculi 116, 273
Ulkusblutung
  Forrest-Klassifikation 105
Ulkuskrankheit 272
Ulnardeviation 569
Ultralan 674
Ultraschall
  Doppler 190
Umweltschutz
  Adressen 25
  im Krankenhaus 25
Unacid 629
Unterberger Tretversuch 509
Unterkühlung 109
Untersuchung
  Arterien 188
  bakteriologische 49
  bei Fieber 584
  bei Inkontinenz 364
  bei Koma 94
  bei Schock 90
  Gelenke 553
  Hypertonie 194
  Lunge 220
  Lungenfunktion 222
  Mykosen 611
  neurologische 504
  rektal 249, 262
  Wirbelsäule 553
Upside-down-Magen 268
Uralyt U 354
Urämie 96, 170, 359
  Anämie bei- 469
Urämische Gastroenteritis 359
Urämisches Koma 96
Urapidil 198
 -Perfusor 696
Urate 449
Uratsteine 354
Urbason 674
Ureidopenicilline 630
Urethralabstrich 53
Urethritis 552, 573
  akute 341
Urge-Inkontinenz 364, 393
Urikosurika 450

Urikult 50
Urin
 -Kultur 50, 338
 -Osmolarität 369
 -Sediment 338
Urobilinogen 304, 708
Urogenitalinfekt 404
Urolithiasis 425
Urometixan 350, 496
Uroporphyrin 451
Urosepsis 342f, 587
Urothel-Ca 335
Uterus 393
Uterus myomatosus 396

V. basilica, Punktion 37
  V. cephalica, Punktion 37
v. Willebrand-Jürgens-Sy. 483
VAD-Schema 479
Vagotomie
  selektiv proximale 276
Vagotonie 131
Vagusreflex 82
Vakuolisierung 458
Valaciclovir 640
Valium 684
Valleixscher Druckpunkt 520
Valproinsäure 526
  Serumspiegel 664
Valsalva Manöver 45, 157
Valtrex 640
Vancomycin 637
  Serumspiegel 663
Vancomycinresistente
  Enterokokken 20
Vanillinmandelsäure 425
  Labor, DD 724
Variant Angina 142
Varikosis 207
Varikozele 302, 402
Vasculitis allergica 580
Vaskulitis 574
  Lunge 233
Vasodilatatoren 153
Vasomotoren-Synkope 164
Vasopathie 456
  DD 458
Vasovagale Synkope 120
Vaughan/Williams 160
VDRL-Test 406
Venen 207
  Untersuchung 189
Venendruck, zentraler
  Messung 39
Venenpunktion 33
  periphere 33
Venenthrombose 208
Venenverschlußplethysmo-
graphie 190
Ventilations-Perfusions-
Verhältnis 82
Ventilationsszintigraphie 222
Ventrikel
  Dilatation 179
  hyperdynamer 178
  Septumdefekt 183
  Thrombus 180
ventrikuläre Extrasystolie 158
ventrikuläre Tachykardie 159
Verapamil 162, 197
 -Perfusor 696
  Serumspiegel 662
  WW 666
Verbrauchskoagulopathie 106

Verbrennung	108	
Grade	108	
Ther., Notfall	108	
Zentrale, Tel.	109	
Verbrennungskrankheit	108	
Vergiftung		
Äthanol	98	
Notfall	97, 100f	
Stadien, Äthanol	99	
Tremor bei-	511	
Vergiftungszentralen	102	
Verkehrsunfall	113	
Vermox	642	
Verner-Morrison-Sy.	430	
Verschattungen, DD	649	
flächige, DD	650	
pulmonale, DD	649	
Verschlußkrankheit		
periphere arterielle	201	
Verweilkanüle	34	
Desinfektion für-	30	
Verweilsonden	60	
Verwirrtheit	545, 704	
VES	158	
vesiko-ureteraler Reflux	339	
N. vestibularis		
Neuritis	513	
Vestibularisausfall	513	
Vestibulotox. Substanzen	514	
Vibramycin	634	
Vibrionen	597	
Videx	601, 639	
Vincristin	496	
VIPom	430	
Virazole	640	
Virchow'sche Drüse	278	
Virchowsche Trias	208	
Viridans-Streptokokken	596	
Virilisierung	424	
Virostatika	639	
Virusinaktivierung	71	
Virusmyokarditis	169	
Visken	197	
Vitalkapazität	222	
Vitamin B₁		
bei Delir	548	
Vitamin B₁₂		
bei Anämie	467	
Labor, DD	724	
Mangel	455	
Schilling-Test	467	
Vitamin K-Mangel	457, 484	
Vitamin D₃	360	
Labor, DD	724	
Vitium	172	
VLDL, Lipoproteine	445	
VMS, Vanillinmandelsäure		
Labor, DD	724	
Vogelzüchterlunge	233	
Vollblutkonserve	68	
Vollmondgesicht	420	
Vollremission	490	
Volon A	674	
Volumensubstitution	91	
Volvulus	286	
Vorhofflattern	156	
Vorhofseptumdefekt	182	
Vorhoftachykardie	155	
VSD	183	
Vulvitis	394	
VVI-Schrittmacher	165	

Waaler-Rose-Test	563	
Wabenlunge	233	
M. Waldenström	479	
walking through-Phänomen	201	
Wallenberg-Sy.	528	
Wanderniere	339	
Warfarin	689	
Warnvenen	208	
Warren-Anastomose	322	
Wasserdefizit	370	
Wasserhammer-Puls	175	
Wasserhaushalt	368	
Wassersubstitution		
periphervenös	76	
Waterhouse-Friedrichsen-Sy.	422, 537, 594	
WDHA-Sy.	431	
weaning	81	
Web-Browser	23	
Weber-Versuch	505	
webs	252	
Wechselfieber	618	
Wechselschnitt	284	
Wedgedruck	40	
Wegenersche		
Granulomatose	233, 580	
M. Weil	594	
Wenckebach-Periodik	163f	
M. Werlhof	480	
Wernicke-Enzephalopathie	547	
Wernicke-Mann	511	
Wertheim-Meigs-OP	397	
Westermark Zeichen	243	
M. Whipple	297	
Whipple-OP	282	
white clot-Sy	688	
WHO-Toxizitätsbewertung	491	
WHO-Einteilung		
Allgemeinzustand	489	
WHO-Klassifikation		
Bronchial-Ca	240	
Wiederbelebungszeit	89	
v.Willebrand-Jürgens-Sy.	457	
Willebrand-Faktor	482	
M. Wilson	318, 541	
Wilson-Ableitung	126	
Winobanin	392	
Wirbelsäule	565	
degenerativ	566	
Röntgen	566, 573	
Untersuchung	553	
Wismut	275	
Wolff-Parkinson-White-Sy.	156	
Wundinfektion	587	
Wundrose	596	
Wundstarrkrampf	592	
Würgereflex	505	
Wurminfektion	593f	
Ther.	642	
WWW/WorldWideWeb	22	

Xanef	151, 198	
Xanthinsteine	354	
Xipamid, WW	670	
Xylit	74	
Xylocain	161	
-Perfusor	696	
D-Xylose-Test	265	

Yamshidi-Stanznadel	56	
Yersinia	579	
pestis	597	
pseudotuberculosis	597	
Yomesan	642	

Zaditen	227	
Zahnradphänomen	507, 540	
Zalcitabine	601	
Zantic	274	
Zeckenbißfieber	595	
Zeiss-Schlinge	354	
Zellseparator-TK	68	
Zenker-Divertikel	269	
Zentrale Zyanose	118	
Zentraler Venenzugang		
Port	48	
Zerebrale Ischämie	526, 528	
Zerit	601	
Zervix-Ca	397	
Zervixabstrich		
Papanicolaou	398	
Zidovudine	600	
Ziehl-Neelsen-Färbung	216	
Zienam	634	
Zieve-Sy.	309, 317	
Zinacef	631	
Zinnat	632	
Zirkulierende Immun-		
komplexe	346, 724	
Zirrhose		
biliäre	321	
Leber	318	
Zithromax	636	
ZNS, Infektion	537	
Zofran	495	
Zoladex	397f, 401	
Zöliakie	298	
Zollinger-Ellison-Sy.	256, 273, 431	
Zona fasciculata	419	
Zona glomerulosa	419	
Zoster	609	
Zoster oticus	543	
Zovirax	395, 539, 639	
Zuclopenthixoldecanoat	682	
ZVD-Messung, zentraler		
Venendruck	39	
ZVK, zentraler Venen-		
katheter	35	
Zweikammer-Schrittmacher	165	
Zwerchfellhernie	117	
Zwerchfellhochstand, DD	650	
Zyanid-Intox.	100	
Zyanose	118	
Zylinder		
granulierte	338	
hyaline	338	
Zyloric	450	
Zyste		
Mamma	388	
Schilddrüse	412	
Zystenniere	353	
Zystitis	341	
Zystoskopie	336	
Zystostomie-Set	63	
Zystozele	334	
Zytapherese	498	
Zytomegalie	610	
Zytostase, Pneumonie bei-	236	
Zytostatika	488f	
NW	490f	

Mitten ins Herz

Der Kardiologie Klinikleitfaden

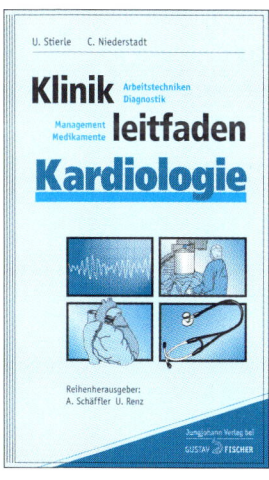

1996, 700 S., 100 Abb. u.
zahlreiche Tab., geb.
DM/SFr. 72,– / ÖS 533,–

Aktuelle und vollständige Darstellung der Kardiologie, einschließlich Prävention, Rehabilitation und Psychosomatik.

- Hochaktuelle Informationen zu Diagnostik und Therapie in der Kardiologie
- Präzise und praxisnahe Darstellung der kardiologischen Arbeitstechnik, Diagnose- und Therapiemethoden
- Reanimation und Erstmaßnahmen bei kardiologischen Notfällen auf einen Blick
- Detaillierte Therapierichtlinien
- Übersichtliche Differentialdiagnoseschemata.

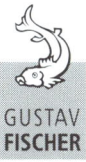

GUSTAV FISCHER

Labor-Normalwerte (Erw.)

(Differentialdiagnose bei pathologischen Werten ☞ Kap. 22)

Blut	bisher	SI-Einheiten	Hausinterne Werte
Blutgasanalyse			
Basenüberschuß	–2 bis +2 mmol/l		
pH	7,35–7,45		
pCO2 (art.)	32–46 mmHg	4,3–6,1 kPa	
pO2 (art.)	71–104 mmHg	9,5–13,9 kPa	
Standard-Bicarbonat	21–26 mmol/l		
BSG	1 h: ♀: < 20 (<50 J.), < 30 (>50 J.) ♂: < 15 (<50 J.), < 20 (>50 J.)		
Differentialblutbild	☞ 22		
Erythrozyten	♀: 4,1–5,1 /pl ♂: 4,5–5,9 /pl		
Fibrinogen	180–350 mg%	1,8–3,5 g/l	
Gerinnungstests	☞ 14.2.2		
Hkt. (Hämatokrit)	♀: 36–45 % ♂: 42–50 %		
Hb (Hämoglobin)	♀: 14–17,5 g/dl ♂: 12,3–15,3 g/dl		
HbA_1	5–7,8 %	Diabetiker < 8 (–9) %	
HBE (MCH)	28–33 pg		
Leukozyten	4400–11300/mm^3	4,4–11,3/nl	
MCHC	33–36 g/dl		
MCV	80–96 fl		
Prothrombinzeit (Quick)	70–120 %	Ther.: 15–25 %	
PTT	ca. 18–40 Sek.	Ther.: 1,5–2fach verl.	
Retikulozyten	♀: 0,63–2,2 % ♂: 0,9–2,71 %	35–75/nl	
Thrombozyten	136 000–423 000/mm^3	136–423/nl altersabhängig	
Thrombinzeit (TZ)	17–24 Sek.	Ther.: 2–3fach verl.	

Serum/Plasma	bisher	SI-Einheiten	Hausinterne Werte
Ammoniak	♀: 19–82 µg/dl ♂: 25–94 µg/dl	11–48 µmol/l 15–55 µmol/l	
α-Amylase	< 120 U/l		
Alkalische Phosphatase	♀: 55–170 U/l ♂: 70–175 U/l		
Bilirubin (gesamt)	< 1,1 mg/dl	< 18,8 µmol/l	
Bilirubin (direkt)	< 0,3 mg/dl	< 5 µmol/l	
Blutzucker (nüchtern)	55–100 mg/dl	3,05–5,6 mmol/l	
CEA	1,5–5 µg/l		
CHE	♀: 2,8–7,4 kU/l ♂: 3,5–8,5 kU/l		